国家卫生和计划生育委员会住院医师规范化培训规划教材

口腔医学
口腔颌面影像科分册

Division of Oral and Maxillofacial Imaging

主　　编　王铁梅　余　强

副 主 编　郑广宁　程　勇　傅开元　曾东林

编　　委（按照姓氏笔画排序）

王铁梅　南京大学医学院附属口腔医院口腔颌面医学影像科

祁森荣　首都医科大学附属北京口腔医院放射科

李国菊　山东大学口腔医院放射科

李志民　吉林大学口腔医院放射科

余　强　上海交通大学医学院附属第九人民医院放射科

郑广宁　四川大学华西口腔医院放射科

孟庆江　第四军医大学口腔医院口腔颌面医学影像科

曹代荣　福建医科大学附属第一医院影像科

韩方凯　南京大学医学院附属口腔医院口腔颌面医学影像科

程　勇　武汉大学口腔医院放射科

傅开元　北京大学口腔医院放射科

曾东林　中山大学光华口腔医学院·附属口腔医院放射科

主编助理　韩方凯　南京大学医学院附属口腔医院口腔颌面医学影像科

人民卫生出版社

图书在版编目（CIP）数据

口腔医学.口腔颌面影像科分册/王铁梅，余强主编.
—北京：人民卫生出版社，2015

国家卫生和计划生育委员会住院医师规范化培训规划教材

ISBN 978-7-117-20452-1

Ⅰ.①口… Ⅱ.①王…②余… Ⅲ.①口腔科学-医师-职业培训-教材②口腔颌面部疾病-影象诊断-医师-职业培训-教材 Ⅳ.①R78②R816.98

中国版本图书馆 CIP 数据核字(2015)第 055703 号

口腔医学 口腔颌面影像科分册

主　　编：王铁梅　余　强
出版发行：人民卫生出版社（中继线 010-59780011）
地　　址：北京市朝阳区潘家园南里 19 号
邮　　编：100021
E - mail：pmph @ pmph.com
购书热线：010-59787592　010-59787584　010-65264830
印　　刷：北京汇林印务有限公司
经　　销：新华书店
开　　本：889×1194　1/16　　印张：27
字　　数：743 千字
版　　次：2015 年 6 月第 1 版　2018 年 5 月第 1 版第 2 次印刷
标准书号：ISBN 978-7-117-20452-1/R · 20453
定　　价：83.00 元

出 版 说 明

为深入贯彻国家卫生计生委、中央编办、国家发展改革委、教育部、财政部、人力资源社会保障部、国家中医药管理局联合发布的《关于建立住院医师规范化培训制度的指导意见》文件精神，满足全国各地住院医师规范化培训的要求，在国家卫生和计划生育委员会科教司领导和支持下，全国高等医药教材建设研究会、全国住院医师规范化培养教材评审委员会组织编写了《住院医师规范化培训规划教材》，人民卫生出版社正式出版。

本套教材的编写原则是：①坚持“三个对接”：与5年制的院校教育对接，与执业医师考试对接，与专科医师的准入和培训对接；②强调“三个转化”：在院校教育强调“三基”的基础上，本阶段强调把基本理论转化为临床实践、基本知识转化为临床思维、基本技能转化为临床能力；③强化“三个临床”：早临床、多临床、反复临床；④提高“四种能力”：职业道德、专业能力、人际沟通与团队合作能力、教学与科研的能力；⑤培养“三种素质”：职业素质、人文素质、综合素质；⑥实现“三医目标”：医病、医身、医心。不仅要诊治单个疾病，而且要关注患者整体，更要关爱患者心理。

本套教材强调“规范化”和“普适性”，实现培训过程与内容的统一标准和规范化。其中临床流程、思维与诊治均按照各学科临床诊疗指南、临床路径、专家共识及编写专家组一致认可的诊疗规范进行编写。在编写过程中不断地征集带教老师和学员意见并不断完善，实现“从临床中来，到临床中去”。本套教材的编写模式不同于本科院校教材的传统模式，注重体现PBL和CBL的教学方法，符合毕业后教育特点，并为下一阶段专科医师培训打下坚实的基础。

本套教材共47种。根据新近印发的《住院医师规范化培训内容与标准（试行）》的文件要求，分为临床学科（42种）、医学人文（5种）两类。本套教材充分考虑各学科内亚专科的培训特点，能够满足不同地区、不同层次的培训要求。

本套教材是在全面实施以“5+3”为主体的临床医学人才培养体系，深化医学教育改革，培养和建设一支适应人民群众健康保障需要的临床医师队伍的背景下组织编写的，希望全国广大住院医师培训基地在使用过程中提供宝贵意见。

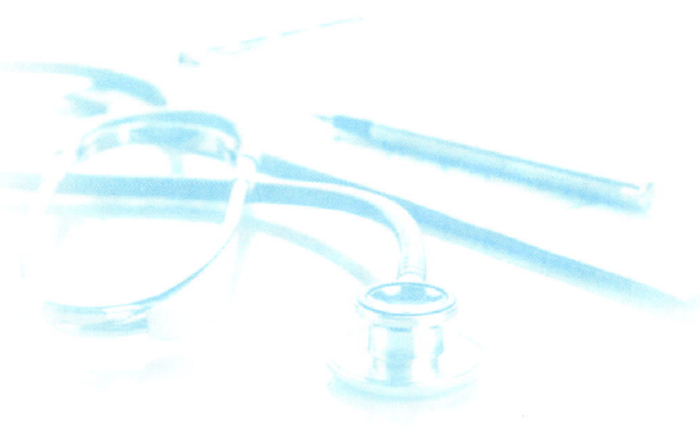

国家卫生和计划生育委员会住院医师规范化培训规划教材

教材目录

序号	教材名称	主编		副主编			
1	内科学 心血管内科分册	张　澍	霍　勇	陈　红	高海青	何　奔	周玉杰
2	内科学 呼吸与危重症医学科分册	王　辰	高占成	康　健	王　虹	李海潮	代华平
3	内科学 消化内科分册	唐承薇	张澍田	陈旻湖	房静远	陈卫昌	王蔚虹
4	内科学 血液内科分册	黄晓军	吴德沛	王健民	邵宗鸿	侯　明	卢振霞
5	内科学 肾脏内科分册	梅长林	余学清	陈江华	陈　楠	付　平	倪兆慧
6	内科学 内分泌科分册	童南伟	邢小平	郭晓蕙	肖海鹏	余学锋	陈　兵
7	内科学 风湿免疫科分册	张奉春	栗占国	鲍春德	刘　毅	毕黎琦	杨念生
8	内科学 感染科分册	魏　来	李太生	范学工	张文宏	党双锁	赵龙凤
9	儿科学	申昆玲	黄国英	母得志	薛辛东	罗小平	黄松明
10	急诊医学	于学忠	黄子通	陆一鸣	陈玉国	陈旭岩	张连阳
11	皮肤性病学	张学军	涂　平	徐金华	高兴华	陆前进	晋红中
12	精神病学	唐宏宇	方贻儒	李占江	刘铁桥	胡　建	贾福军
13	神经病学	贾建平	陈生弟	黄一宁	洪　震	周　东	唐北沙
14	全科医学	于晓松	季国忠	霍洪军	赵　钢	李双庆	王　敏
15	康复医学	励建安	黄晓琳	燕铁斌	何成奇	岳寿伟	吴　毅
16	外科学 普通外科分册	刘玉村	朱正纲	王　杉	胡三元	刘青光	程南生
17	外科学 神经外科分册	李新钢	王任直	赵世光	游　潮	刘建民	康德智
18	外科学 胸心外科分册	胡盛寿	王　俊	孙立忠	高长青	庄　建	肖颖彬
19	外科学 泌尿外科分册	叶章群	周利群	黄翼然	张小东	吴　斌	黄　翔

序号	教材名称	主编		副主编			
20	外科学 整形外科分册	祁佐良	李青峰	郭树忠	王晓军	郭 澍	江 华
21	骨科学	裴福兴	陈安民	翁习生	阎作勤	林建华	贺西京
22	小儿外科学	孙 宁	郑 珊	冯杰雄	刘文英	高 亚	董 蒨
23	妇产科学	杨慧霞	狄 文	王建六	赵 霞	薛凤霞	漆洪波
24	眼科学	黎晓新	王宁利	许 迅	刘奕志	刘 平	沈 晔
25	耳鼻咽喉头颈外科学	韩东一	肖水芳	许 庚	唐安洲	张 榕	潘新良
26	麻醉学	刘 进	于布为	王国林	李文志	赵国庆	任家顺
27	临床病理学	陈 杰	步 宏	王连唐	李 挺	吴 强	戚基萍
28	临床检验医学	王 前	王建中	府伟灵	李 莉	续 薇	欧启水
29	放射影像学	郭启勇	王振常	胡道予	龚启勇	滕皋军	刘士远
30	超声医学	姜玉新	张 运	王金锐	田家玮	唐 杰	李建初
31	核医学	黄 钢	李亚明	李 方	王全师	石洪成	王 铁
32	肿瘤放射治疗学	王绿化	朱广迎	郎锦义	郭小毛	马 骏	刘晓冬
33	医学遗传学	邬玲仟	张 学	赵彦艳	张咸宁	余细勇	刘睿智
34	预防医学	朱启星	傅 华	张正东	王 彤	宿 庄	
35	口腔医学 口腔全科分册	周学东	白玉兴	宋宇锋	刘洪臣	章锦才	徐 欣
36	口腔医学 口腔内科分册	凌均棨	陈 智	孙 正	牛玉梅	俞立英	潘亚萍
37	口腔医学 口腔颌面外科分册	俞光岩	王慧明	王佐林	周 诺	胡勤刚	董福生
38	口腔医学 口腔修复科分册	周延民	陈吉华	高 平	陈 江	余占海	麻健丰
39	口腔医学 口腔正畸科分册	王 林	沈 刚	周 洪	邓 锋	毛 靖	王建国
40	口腔医学 口腔病理科分册	钟 鸣	王 洁	李铁军	陈 宇	周 峻	肖 晶
41	口腔医学 口腔颌面影像科分册	王铁梅	余 强	郑广宁	傅开元	程 勇	曾东林
42	重症医学	于凯江	杜 斌	管向东	王祥瑞	马晓春	康 焰
43	循证医学	王吉耀	何 耀	徐佩茹	祁艳波	王聪霞	王小钦
44	医学科研方法	陈世耀	刘晓清	张宏家	吕 明	肖志波	
45	医学伦理学实践	邹和建	陈晓阳	纪宗正	张 欣	杨 薇	王兆良
46	医患沟通技能训练	李惠君	郭 媛	王 颖	刘惠军	韩新生	曹素艳
47	住院医师英语手册	唐熠达	冉志华	蔡世荣	潘 慧	金泽宁	李 刚

全国住院医师规范化培养教材

评审委员会名单

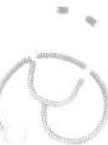

委　　员（按姓氏笔画排序）

于凯江　哈尔滨医科大学附属第二医院
毛　颖　复旦大学附属华山医院
王　前　南方医科大学南方医院
王以朋　北京协和医院
王共先　南昌大学第一附属医院
占伊扬　江苏省人民医院
申昆玲　首都医科大学附属北京儿童医院
伍伟锋　广西医科大学第一附属医院
刘　彬　吉林大学第一医院
刘建国　天津医科大学总医院
刘青光　西安交通大学医学院第一附属医院
朱晒红　中南大学湘雅三医院
汤宝鹏　新疆医科大学第一附属医院
许　迅　上海市第一人民医院
吴一龙　广东省人民医院
张东华　哈尔滨医科大学附属第一医院
张成普　中国医科大学附属盛京医院
张学文　吉林大学中日联谊医院
李占江　首都医科大学附属北京安定医院
李海潮　北京大学第一医院
沈　晔　浙江大学医学院附属第一医院
狄　文　上海交通大学医学院附属仁济医院
邱海波　东南大学附属中大医院
陈　椿　福建医科大学附属协和医院
陈卫昌　苏州大学附属第一医院
陈昕煜　国家卫生和计划生育委员会科技教育司
周玉杰　首都医科大学附属北京安贞医院
罗天友　重庆医科大学附属第一医院
胡娅莉　南京大学医学院附属鼓楼医院
费广鹤　安徽医科大学第一附属医院
赵龙凤　山西医科大学第一临床医院
赵增仁　河北医科大学第一医院
唐北沙　中南大学湘雅医院
徐剑铖　第三军医大学第二附属医院（新桥医院）
贾建国　首都医科大学宣武医院
贾明艳　北京医学教育协会
高　亚　西安交通大学医学院第二附属医院（西北医院）
高　炜　北京大学第三医院
高长青　中国人民解放军总医院
诸葛启钏　温州医科大学附属第一医院
龚启勇　四川大学华西临床医学院/华西医院
董　蒨　青岛大学医学院附属医院
谢苗荣　首都医科大学附属北京友谊医院

主编简介

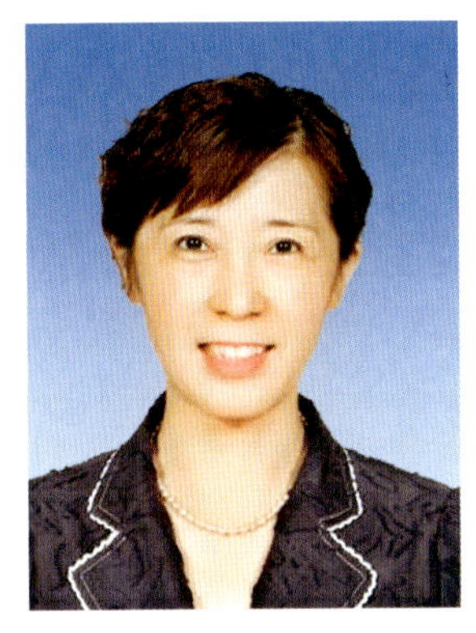

王铁梅

女，现任南京大学口腔医学院教授、硕士生导师、主任医师，中华口腔医学会口腔放射专业委员会副主任委员，国际牙医师学院（International College of Dentists，ICD）院士，International Association of Dento-Maxillo-Facial Radiology（IADMFR）委员，教育部科技成果奖励及博士基金评审专家组成员，江苏省中西医结合影像诊断专业委员会常委，江苏省口腔科质量控制中心委员，中国人民政治协商会议南京市第十二届、十三届委员会委员。

从事口腔颌面影像的临床、教学、科研工作30余年。主编及副主编专著3部，参编专著及教材8部，发表SCI论文及其他专业论著60余篇，以第一完成人获江苏省及南京市科技进步成果奖12项。

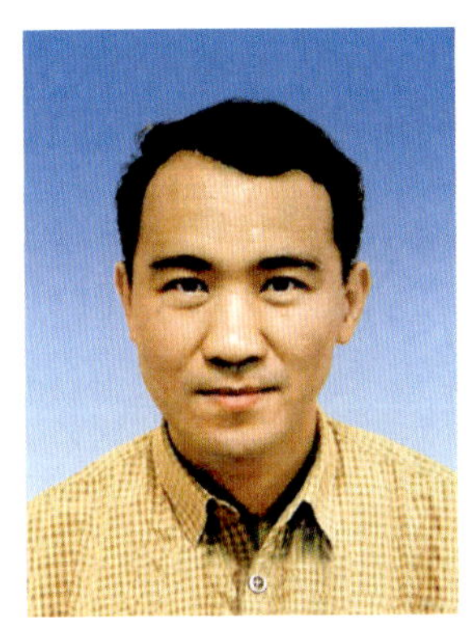

余强

男，1961年6月出生于北京。1984年7月毕业于上海第二医学院口腔系。现任上海交通大学医学院附属第九人民医院放射科主任医师，硕士生导师。中华口腔医学会口腔颌面放射专业委员会主任委员。

毕业后一直从事医学影像诊断工作至今，擅长于头颈部和口腔颌面部疾病的影像诊断。迄今，已发表论文80余篇（含SCI论文20余篇）；主编专著2部，参编专著18部。曾作为第四完成人获中华人民共和国科学技术进步二等奖1项（2011年）和中华人民共和国教育部科学技术进步一等奖1项（2010年）。

副主编简介

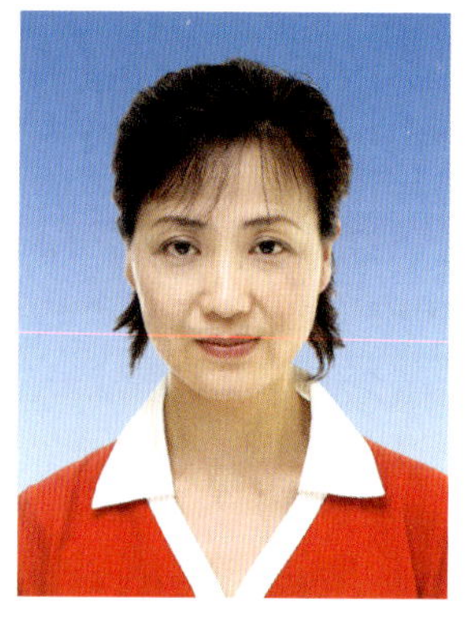

郑广宁

女，1961 年 4 月生于吉林省吉林市。现任中华口腔医学会口腔颌面放射诊断学专业委员会常委；International Association of Dento-Maxillo-Facial Radiology（IADMFR）委员；《华西口腔医学杂志》和《国际口腔医学杂志》审稿专家；四川大学华西口腔医院工会副主席。1984 年毕业于四川医学院口腔系，先后获口腔学士、硕士、博士学位。历任华西医科大学口腔医学院助教、讲师、副教授、教授，硕士生导师。从事口腔颌面放射影像的临床、教学、科研工作 28 年，作为主研人获成都市科技进步二等奖、四川省科技进步三等奖各一次，参研获四川省科技进步二等奖、四川大学教学成果二等奖各一次。

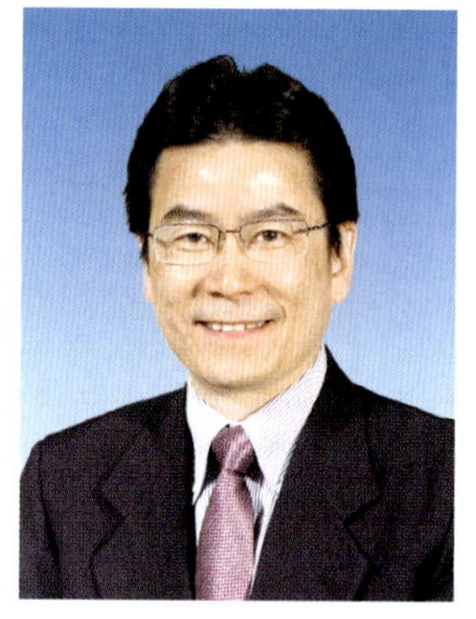

傅开元

男，1965 年 7 月出生于浙江宁波。现任北京大学口腔医学院放射科及颞下颌关节病口颌面疼痛诊治中心教授、主任医师、博士生导师，国际牙医师学院（International College of Dentists，ICD）院士，兼任中华口腔医学会颞下颌关节病学及殆学专业委员会副主任委员、口颌面疼痛学组组长、北京大学医学部疼痛医学中心副主任、中国医师协会疼痛医师专业委员会常委、中华口腔医学会口腔颌面放射专业委员会常委。

从事教学工作 20 年。第一作者和通讯作者发表论文 70 余篇，其中 SCI 收录 20 余篇。主编专著 1 部、参加编写专著或教材 12 部。2005 年入选教育部新世纪优秀人才支持计划。

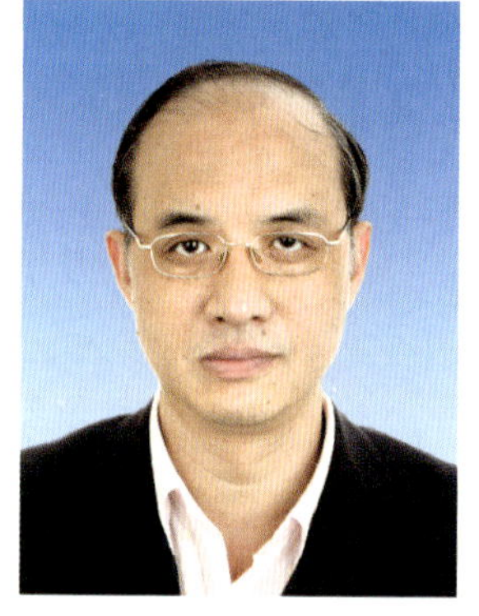

程勇

男，1965 年 12 月生于湖北麻城，现任武汉大学口腔医院副院长、中华口腔医学会口腔放射委员会副主任委员、硕士研究生导师。

从事教学工作至今十余年，“颞下颌关节疾病的基础及临床研究”获教育部高等学校科学进步一等奖，主持国家自然科学基金面上项目一项，编写卫生部“十一五”规划教材《口腔颌面医学影像诊断学》，发表 SCI 论文数篇。

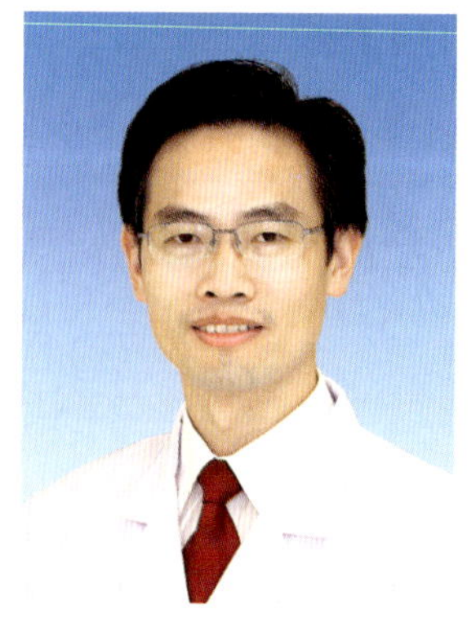

曾东林

男，1969 年 11 月出生于湖南省邵东县，现任中山大学光华口腔医学院口腔颌面影像诊断教研室主任，中山大学附属口腔医院放射科主任，广东省口腔颌面放射专业委员会主任委员，广东省医师协会口腔医师分会常委，中华口腔医学会口腔颌面放射专业委员会委员，中华口腔医学会会员，卫生部注册口腔医师，《中华口腔医学研究杂志》（电子版）通讯编委，担任 *Indian Journal of Dental Research*、*European Journal of Dentistry*、*Dentomaxillofacial Radiology*、*Annals of Medical and Health Sciences Research* 等杂志同行评审员。

从事教学工作 14 年，发表论文 30 余篇。

序

我认真阅读了王铁梅、余强两位教授主编的《口腔医学　口腔颌面影像科分册》，获益匪浅，深感其不仅是一部住院医师规范化培训的精品教材，同时也是一部十分实用的口腔医师临床工作参考书，特作此序，向我国口腔医学和临床医学相关学科的广大医务工作者郑重推荐。

该书编撰基于全国高等医药院校教材《口腔颌面医学影像诊断学》，但不同于原教科书传统的编写模式。为提高口腔医师临床工作的实际能力，该书编写以病例为基础、以问题为中心，对相关疾病进行叙述和讨论，既包括常见疾病，又包括部分少见疾病，介绍了相关的知识点和拓展的新知识，密切结合临床实际，注重讨论疾病的影像学诊断和鉴别诊断，有利于提高读者的影像学及临床诊断能力，具有很强的实用性。该书收集了作者们多年积累的大量临床病例，内容翔实，图文并茂，文字流畅。我相信，每一位读者均会从此书中的不同方面获益。

该书凝集了两位主编和全体编委的心血，是一部用“心”编写出来的好书。该书的出版必将在我国住院医师规范化培训工作中发挥重要作用，必将为促进我国口腔颌面医学影像学的进步和口腔医学的总体发展作出重要贡献。我愿藉此机会表示衷心祝贺。

马绪臣

2015 年 4 月 29 日

前　言

《口腔医学·口腔颌面影像科分册》是一本在国家卫生和计划生育委员会指导下，由全国高等医药教材建设研究会进行规划，并组织全国相关医学院校参与编写的住院医师规范化培训教材。

口腔颌面医学影像学是一门涉及口腔各专业学科，且实践性较强的口腔医学二级学科。其主要内容包括各种口腔颌面医学影像生成和疾病诊断。近年来，随着医学影像技术的快速发展，口腔颌面医学影像学也取得了长足进步。各类数字式影像采集设备不断涌现，如种类繁多的数字式X线成像仪器、锥形束CT、多层螺旋CT、MRI和超声已全面应用于临床工作，为口腔颌面医学影像学的进步不断地注入新的活力。

本教材紧密围绕国家卫生和计划生育委员会有关住院医师规范化培训标准和大纲，以解决口腔临床工作实际为主要目的，力求在全国医学五年制教材基础上进行延伸和拓展，以期起到加强住院医师临床综合能力的培养，强化其对临床常见病、多发病乃至部分少见疾病的规范学习和训练（影像诊断和鉴别诊断），开拓其临床诊断视野的作用。

在编写结构上，本书主要采用以病例为基础和以问题为中心的模式，对相关疾病进行叙述。这种编写结构有别于以往教材编写框架，也是编者们的一种创新尝试。在病例选择上，依据疾病的不同类型之不同征象、不同年龄之不同表现和不同发展时期之不同影像特征，对每一个病例均采用提出问题、解决思路、影像鉴别诊断及提炼知识点的方式进行阐述。

该教材特点是以培养住院医师的临床思维为主导，通过大量丰富的图像讲述故事，充分体现影像教材特色，让图片说话，让病例说话，让影像诊断和鉴别诊断说话，体现图说-说图的特征性教学理念，汇聚了影像精华。该书编写过程非常烦琐和辛苦，书中所示每一个病例的采集，每一幅图片的甄选都是各位编者从无数积累的影像资料中精选而出的，无一不凝聚着诸位编委的心血与才智。能为住院医师规范化培训奉献结晶之作，着实令人振奋和惊喜。

本书共10章，集纳约500个病例、1500余幅图片，较为系统地阐述了口腔颌面部常见疾病和在牙体牙髓牙周的部分少见疾病、外伤、炎症、颌骨囊肿、肿瘤及肿瘤样病变、唾液腺疾病、颞下颌关节病、颅颌面畸形及口腔种植学等领域病变的影像表现以及相关的影像诊断和鉴别诊断思路，特别是在某些章节做了进一步延伸拓展。

由于在编写结构上我们有所尝新，且缺乏相关编写经验，故本书难免有不成熟之处。“沉舟侧畔千帆过，病树前头万木春”，在此本书作者们想借用刘禹锡的这句诗，以期待其具备抛砖引玉之功。同时，我们也真诚希望读者和相关专家不吝赐教，给予指正。

本书之所以能成书并出版，凝聚了各方的艰辛努力和热情关怀。在此我们特别要感谢中华口腔医学会的王兴会长、俞光岩和周学东副会长、北京大学口腔医学院马绪臣教授以及人民卫生出版社编辑们对本书所作出的精心指导和有力支持。

王铁梅　余　强

2015 年元月

目　录

第一章 牙体和牙周疾病

第一节 龋　　病

龋病(caries)是以致龋菌为主的多种因素作用下,牙体硬组织发生的慢性、进行性破坏的疾病,病变可导致无机物脱矿、有机物崩解、牙体完整性破坏,是口腔临床常见病、多发病之一。发生龋病的牙体在色、形、质各方面均有变化。

【影像学表现】

有些临床检查发现需要治疗的龋损,X线检查并没有明显的影像表现(图1-1-1),这是因为当病变导致牙齿硬组织脱矿达40%左右才能在根尖片上显示被肉眼识别的密度改变,所以龋病的检查必须结合临床。

1. 浅龋　牙釉质龋或牙骨质龋(图1-1-2,图1-1-3),临床上常无明显的自觉症状,多在检查其他病变时偶然发现,应提示临床医生及早治疗,提高活髓保存率。

2. 中龋　病变进入牙本质浅层,临床可出现冷热激发痛,可见明显的龋洞(图1-1-4)。

3. 深龋　牙本质深层龋(图1-1-5,图1-1-6),临床上可见明显的龋洞,冷、然、酸、甜都会引起激发痛,此时应注意龋髓关系,仔细观察是否穿髓。

4. 邻面龋　指两牙相邻的牙面(近远中面)发生的龋损,多需要拍片检查才能发现,特别是位于触点以下临床检查难于发现的病变(图1-1-7~图1-1-9)。

5. 潜行龋　由于沟窝处釉柱排列特点向沟窝底部集中,发生龋损时形成口小底大的潜行龋,沟窝底部釉质薄,病变很快进入牙本质,沿釉-牙本质界扩展,病变程度较临床检查发现更严重(图1-1-13)。

6. 根面龋　又称牙骨质龋(图1-1-10),老年人多见,因牙龈退缩、牙槽骨吸收使牙根暴露,好发于下前牙、前磨牙的邻面、颊面(图1-1-11),由于牙骨质、牙本质的有机物含量高于牙釉质,所以龋损的进展较釉质龋速度快,严重者可造成牙齿折断。

7. 继发龋:指治疗充填后在充填物的底壁和边缘再发生的龋损(图1-1-12)。

8. 猖獗龋　见于颌面肿瘤病人接受放疗(图1-1-14)或全身系统疾病导致唾液分泌减少(如干燥综合征)的病人,也可见于小儿的易感病人。常累及多个牙齿、多个牙面,发展迅速。

学习笔记

学习笔记

【临床病例】

病例1：患者女性，23岁，右下后牙冷热敏感半月。临床检查发现46 殆面窝沟龋。

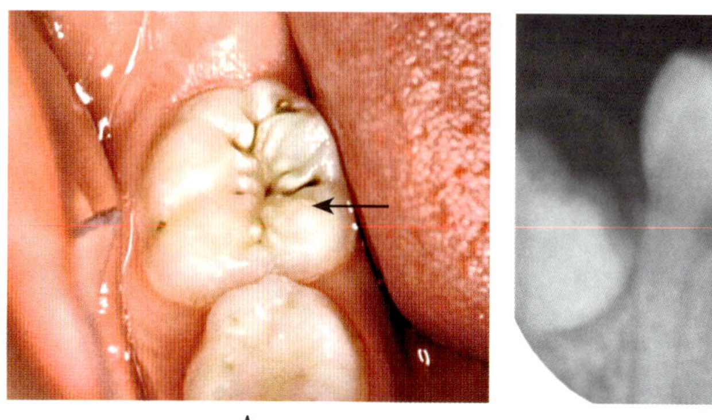

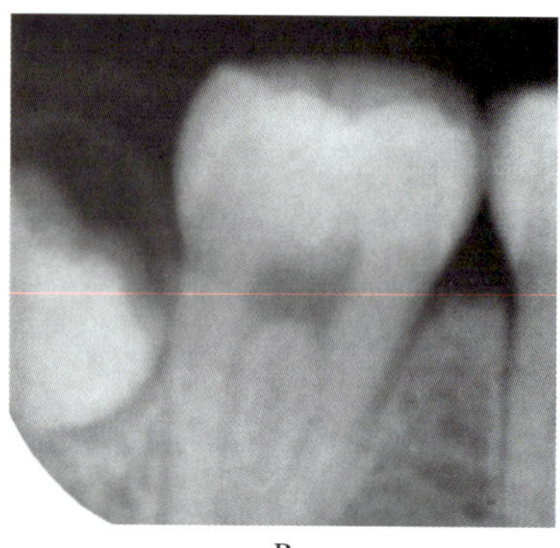

A　　B

图1-1-1　窝沟龋

A图口内照片（黑色箭头）示46舌沟处见条状黑色龋损病变；B图根尖片相同部位未见异常

病例2：患者女性，19岁，正畸前常规影像学检查。

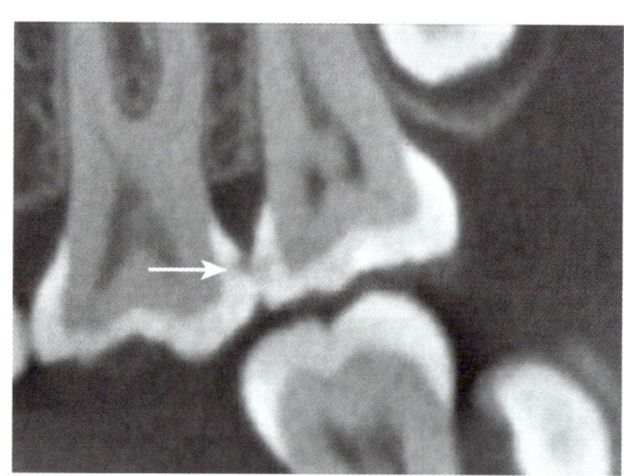

图1-1-2　浅龋

CBCT矢状位示26、27之间邻面浅龋，未及牙本质层

病例3：男性，62岁，种植前上颌牙槽嵴高度测量。

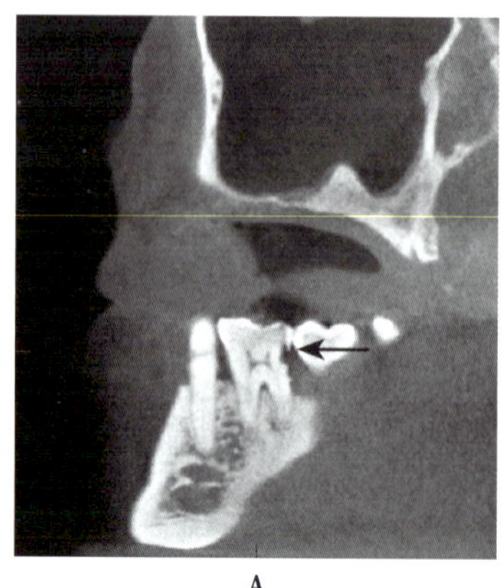

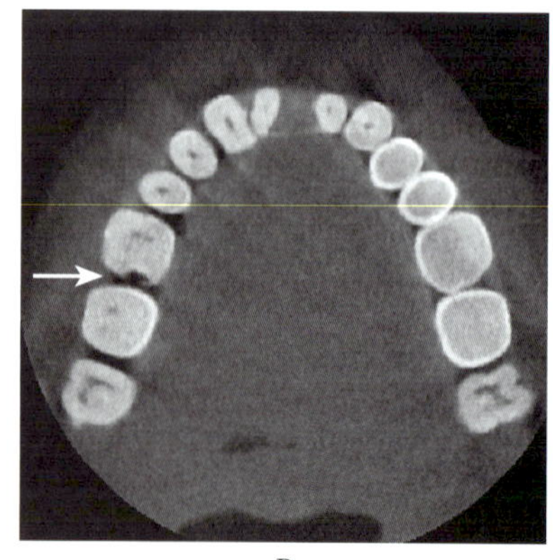

A　　B

图1-1-3　浅龋

A图CBCT矢状位（黑色箭头）示46远中邻面颈部龋损；B图CBCT轴位（白色箭头）示46远中邻面龋损

病例4：患者女性，16岁，体检时发现16龋坏，2日前出现冷热刺激痛，请求治疗。

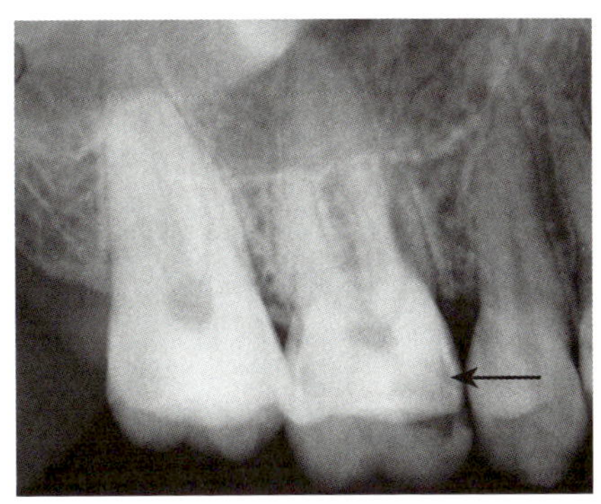

图1-1-4　中龋
根尖片示（黑色箭头）16近中邻面龋损，达牙本质浅层

病例5：患者男性，56岁，左上后牙出现冷热激发痛2月余，近期加重。

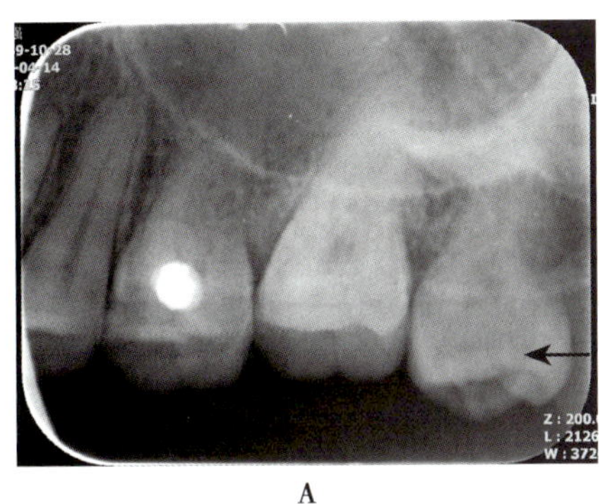
A

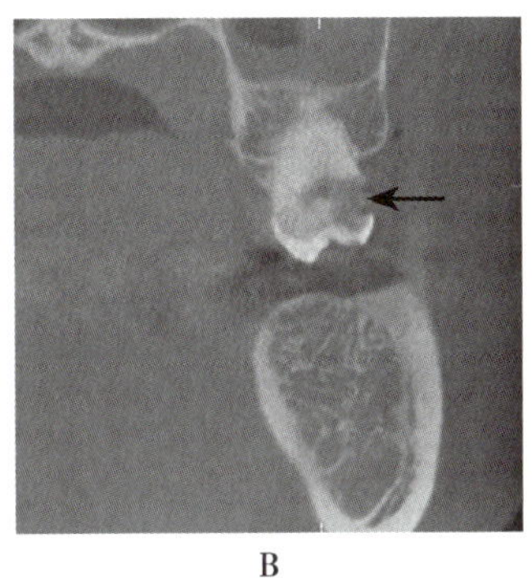
B

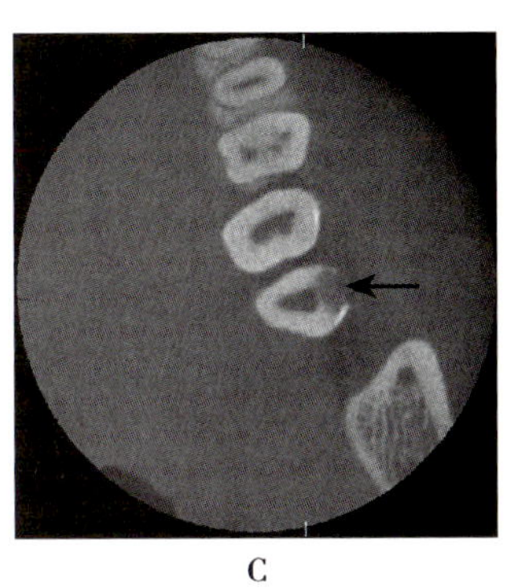
C

图1-1-5　深龋1
A图：根尖片（黑色箭头）示28伸长、牙冠密度降低；B、C图：CBCT冠状位、轴位（黑色箭头）示龋损在牙冠颊侧且穿髓

病例6：患者男性，20岁，右下后牙龋损2年余，近期出现食物嵌塞，冷热激发痛。

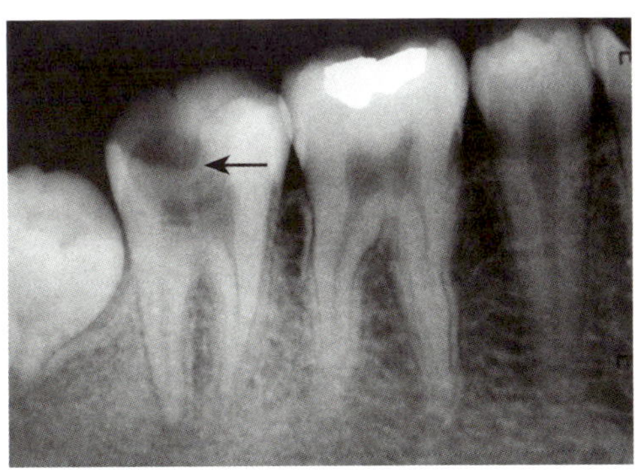

图1-1-6　深龋2
根尖片（黑色箭头）示47牙冠远中大面积龋损且近髓腔区域

学习笔记

病例7：患者女性，7岁，左下后牙1年前充填治疗，近期出现松动求治。

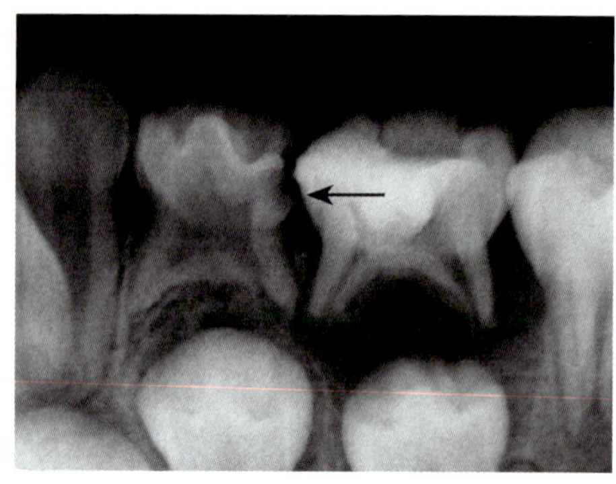

图 1-1-7　乳牙邻面龋
根尖片（黑色箭头）示74远中邻面龋，75牙冠见充填体影，根尖吸收

病例8：患者男性，64岁，左下大牙种植术前拍片。

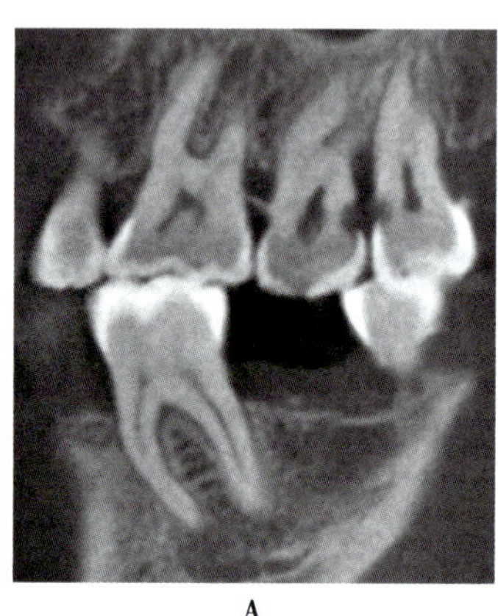

A

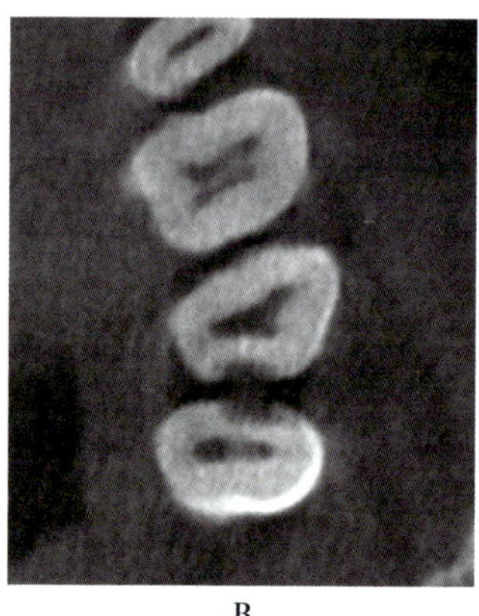

B

图 1-1-8　邻面龋1
CBCT矢状位（A）、轴位（B）见27、28之间邻面龋

病例9：患者男性，33岁，右上后牙遇酸敏感，偶有自发痛。

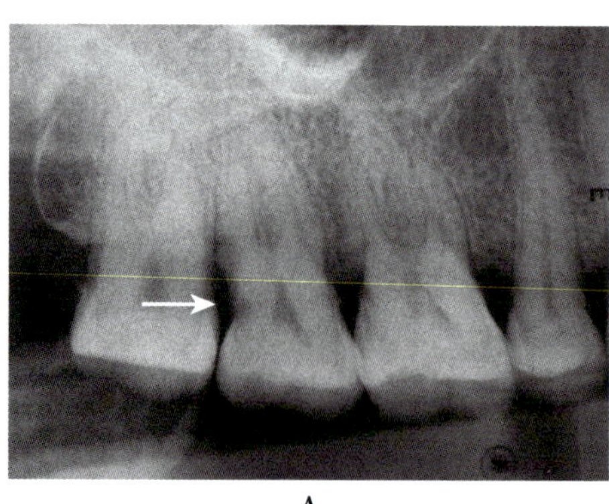

A

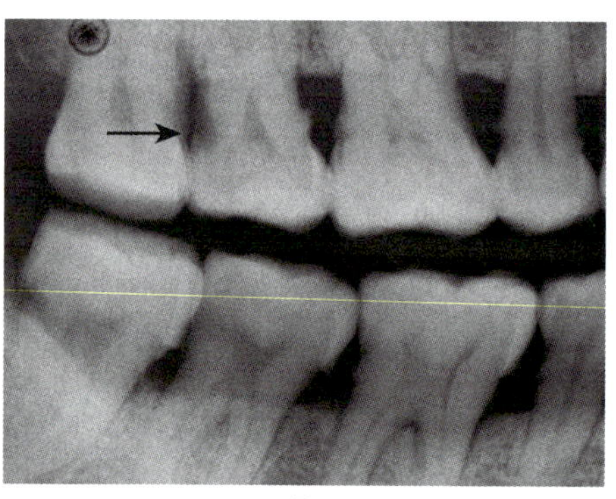

B

图 1-1-9　邻面龋2
A图：根尖片（白色箭头）见17牙颈部远中邻面龋；B图：咬翼片（黑色箭头）相同部位17牙颈部远中邻面龋更清晰

病例 10：患者男性，72 岁，右下后牙出现松动多年。

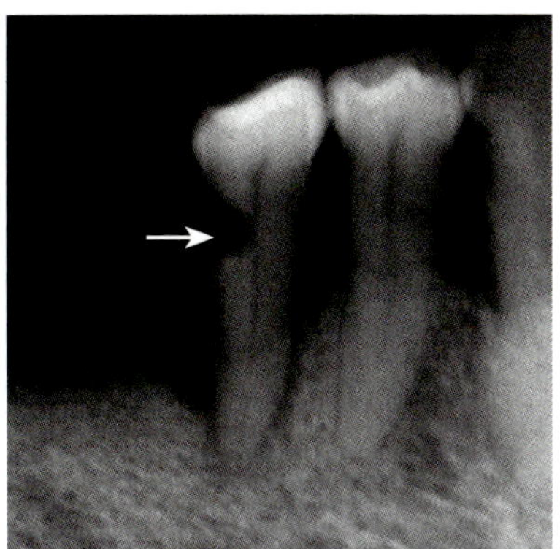

图 1-1-10　根面龋 1

根尖片（白色箭头）示 45 远中根面呈凹陷龋损，接近根管，根尖周见骨质吸收（遵义医学院口腔医院放射科刘敏医生供图）

病例 11：患者男性，63 岁，多个牙齿缺失，拟行种植。

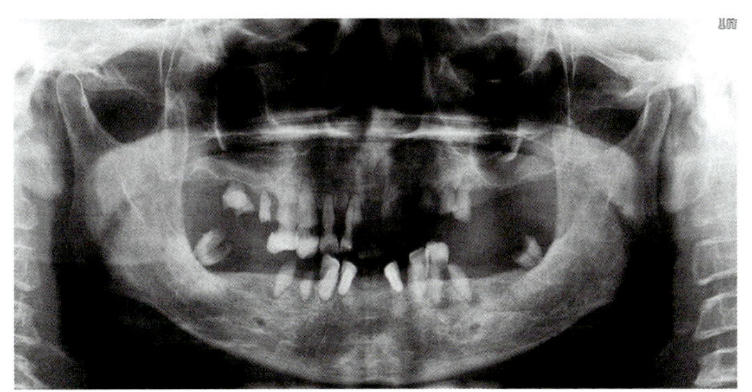

图 1-1-11　根面龋 2

全口牙位曲面体层 X 线片示右上前磨牙根面龋及口内多个根面龋、残根

病例 12：患者女性，46 岁，右下颌后牙 2 年前曾充填治疗，半月来多次出现冷热刺激痛、夜间痛。

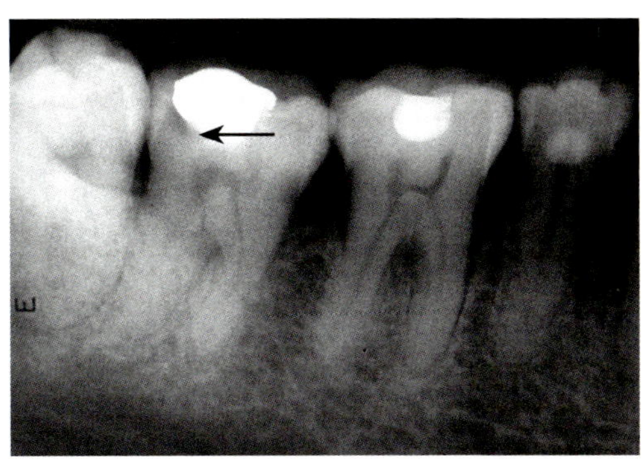

图 1-1-12　继发龋

根尖片（黑色箭头）示 47 牙殆面充填物下份远中密度降低，边界不清晰，远中髓角变钝、提示可能穿髓

学习笔记

病例 13：女性，32 岁，右下大牙冷热敏感，偶有自发痛 1 周。

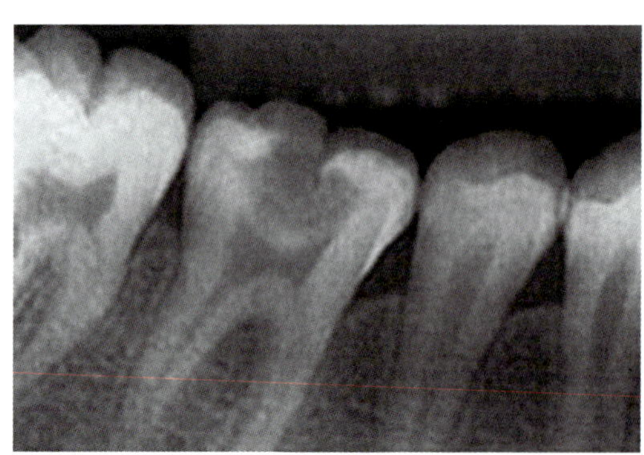

图 1-1-13　潜行龋

根尖片见 46 沟窝底部口小底大的潜行龋

病例 14：患者男性，75 岁，鼻咽癌放疗 3 年复查全景片。

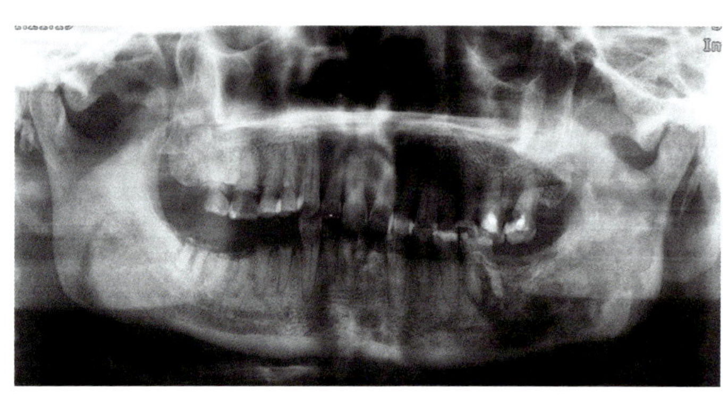

图 1-1-14　猖獗龋

全景片示口内多数牙龋损，右下颌后牙残根，左下颌骨体及升支见放射性骨髓炎征象

【问题】

问题 1：多数龋病通过临床医师询问病史、视诊、探诊可以确诊，X 线检查的目的是什么？

思路 1：影像学检查的目的在于了解病变的有无、观察病变的范围、明确病变的程度，即判定龋髓关系、有无穿髓。

思路 2：对触点以下的邻面龋、充填物遮盖的继发龋、沿釉-牙本质界扩展的隐匿性龋多需要拍片检查才能正确诊断。

思路 3：潜行龋沿釉牙本质界扩展，实际范围可能大于临床视诊、探诊检查的范围（图 1-1-13）。

思路 4：穿髓的典型征象是髓室形态模糊，髓角低平、不清晰，虽然由于二维影像的局限，有时不能看到小的穿髓孔，但可以通过根尖周骨质的吸收间接判定穿髓，必须与临床检查紧密结合，方能得出正确诊断。

知识点

龋病的影像学分类

龋病的临床表现具有多样性，根据龋损的部位、范围、程度、治疗史的有无而分为不同类型，在影像学上常分为浅龋、中龋、深龋、邻面龋、根面龋、继发龋、猛性龋等。

问题2：龋病的影像检查方法有哪些？各有何种优缺点？

思路1：根尖片是临床最常用的检查方法。可以完整显示牙冠、牙根，但由于投照难于标准化，不同个体、不同牙位存在个体差异，容易造成失真、变形。

思路2：咬翼片由于胶片贴近牙面，近似平行投照，较根尖片更利于观察早期龋。可以同时显示上、下颌磨牙的牙冠、部分牙根及牙槽嵴顶的影像。

思路3：全口牙位曲面体层X线片则可以同时显示全口牙列，便于双侧同名牙对照，缺点是分辨率较差，细节显示不清晰。

思路4：CBCT可以避开重叠、从不同方向准确显示病变部位、范围。往往能够发现二维影像不能发现的隐匿性病变，因为费用较贵，一般不用于龋病常规检查，有时在做其他检查时偶然发现早期龋。

知识点

临床常用的根尖片、咬翼片、全口牙位曲面体层X线片、CBCT等都可用于龋病检查，但各自的特点不同。应根据临床需要进行合理选择。

知识拓展：在龋病诊断中应该注意的鉴别诊断有哪些？

1. 邻面龋与牙颈部正常的生理稀疏区(burnout)相鉴别：牙颈部釉-牙骨质界正常的低密度区(图1-1-15)应与邻面龋的透射影鉴别，其特点是同名牙的近、远中面形态基本对称，相邻牙齿的近、远中面基本相似；邻面龋则表现与对侧牙颈部明显不同的透射区(图1-1-9)。

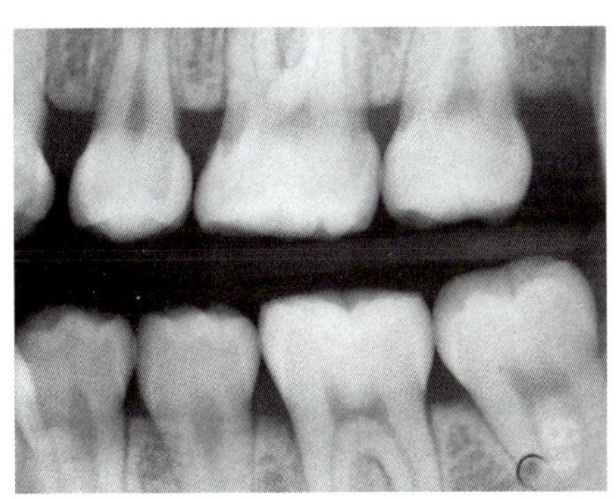

图1-1-15　正常咬翼片

咬翼片见正常后牙颈部生理缩窄区，近远中邻面形态对称

2. 邻面龋与非阻射的充填、垫底材料相鉴别：瓷粉、甲基丙烯酸甲酯、氢氧化钙、硅酸盐类化合物等在X线片上显示透射影像，此时应与继发龋鉴别。透射的充填物边缘与正常牙本质界限分明；继发龋损形态不规则、密度不均匀呈“墨浸样”。

3. 根面龋与楔状缺损相鉴别：楔状缺损常由于不恰当的刷牙方法、机械损伤导致牙体缺损，好发于尖牙、第一前磨牙等牙冠突度较大的牙颈部唇(颊)面，边缘较光滑(图1-1-16)；而根面龋好发于老年人牙颈部，从邻面向唇(颊)面扩展，呈“浅碟样”，严重者致牙齿折断(图1-1-11)。

学习笔记

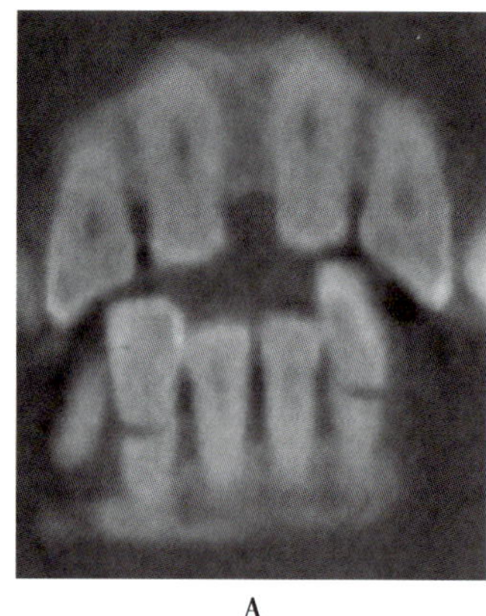
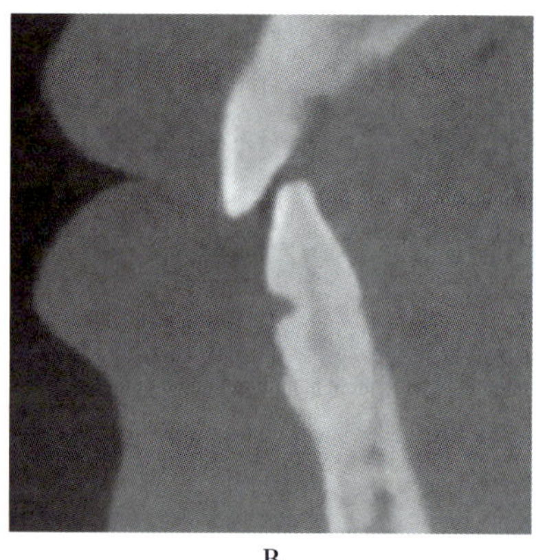

A　　　　B

图 1-1-16　楔状缺损

CBCT 冠状位(A)、矢状位(B)见下颌侧切牙缺失,尖牙颊侧颈部楔状缺损

第二节　牙 髓 病 变

牙髓病包括牙髓充血、炎症、变性等疾病,牙髓组织富含神经、血管,虽然牙髓炎临床上有明显的症状,但影像学上没有阳性征象,拍片只能看到牙髓变性导致的钙化和牙体吸收。

【影像学表现】

1. 牙髓钙化(pulp calcification)是由于炎性、创伤等慢性刺激因素导致的牙髓组织变性,形成大小不等的钙化团块。髓石指髓室或根管内的局限钙化,呈密度增高的团块或针状影像(图 1-2-1,图 1-2-2)。弥散性钙化可使髓腔或根管影像消失(图 1-2-3)。牙髓钙化一般没有自觉症状,个别病例会出现类似牙髓炎的疼痛,有些在根管口的髓石可影响根管治疗。

2. 牙体吸收

(1) 牙内吸收(internal resorption of tooth)指牙髓组织被炎性肉芽替代,牙体硬组织从髓腔、根管内壁向表面的吸收,导致根管扩大、管壁变薄,重者可发生牙体折裂(图 1-2-4),常伴慢性根尖周感染。

(2) 牙外吸收指牙体硬组织从表面开始的吸收,好发于根尖,生理性吸收常见于替牙期乳牙根尖吸收(图 1-2-5);病理性吸收可见于慢性炎变、创伤、囊肿或肿瘤,有些正畸治疗后的前牙也可发生牙根吸收(图 1-2-6 ~ 图 1-2-8)。

【病例】

病例 1:男性,40 岁。左上后牙痛半个月。咬合无力,偶有体位改变时自发痛(图 1-2-1)。

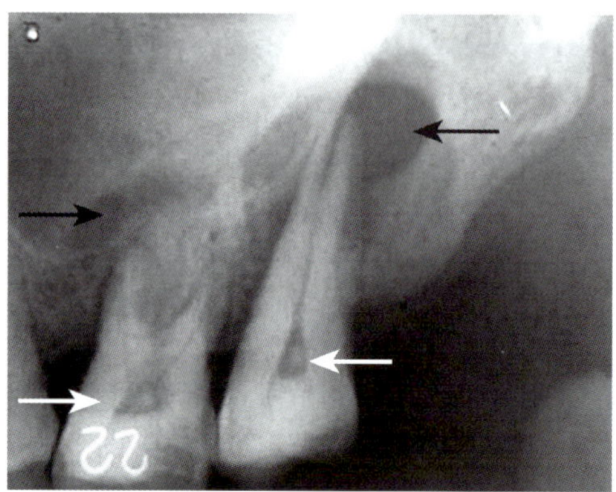

图 1-2-1　髓石

根尖片示 26、27 髓室内局限性钙化髓石影(白色箭头),伴有根尖病变(黑色箭头),其中 26 根尖周病变形态不规则、密度不均匀;27 牙周硬板消失,病变区边界清晰、密度均匀透射呈囊腔样改变

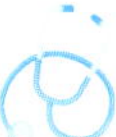

病例 2：男性，27 岁。后牙种植前 CBCT 偶然发现左上尖牙髓石（图 1-2-2）。

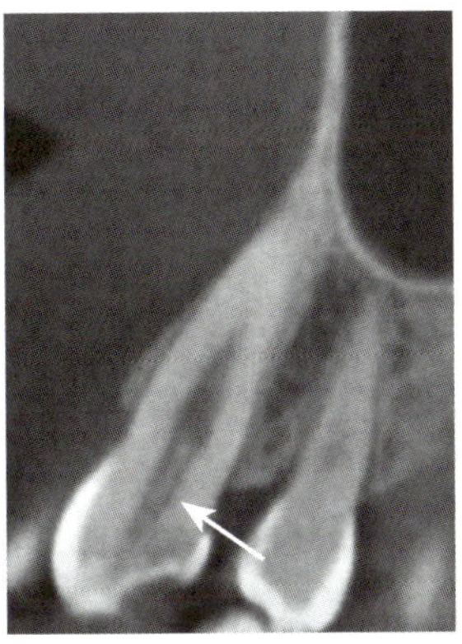

图 1-2-2　髓石

CBCT 矢状位示 23 根管内针状条形髓石

病例 3：男性，30 岁。外伤后为排除骨折拍 CBCT，发现 11 髓腔消失（图 1-2-3）。

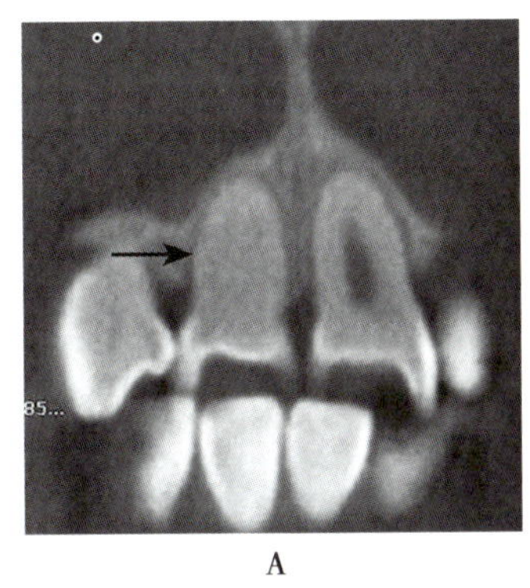

A

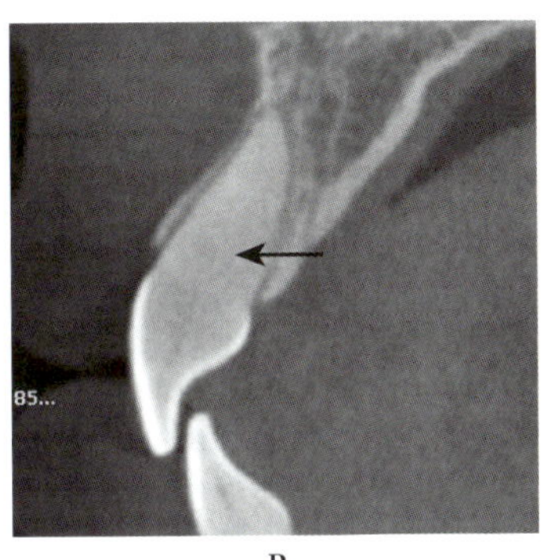

B

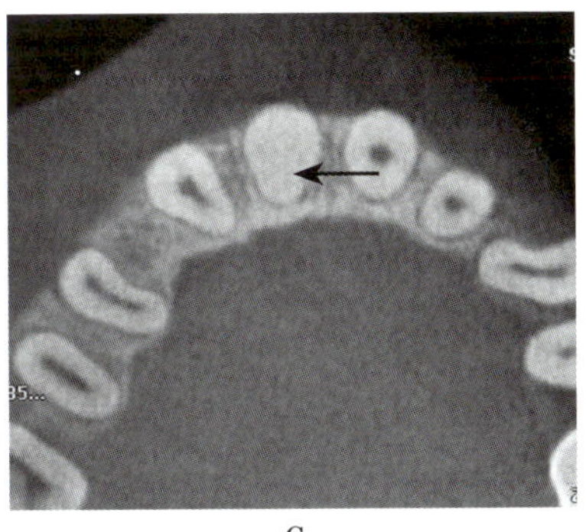

C

图 1-2-3　髓腔钙化

CBCT 冠状（A）、矢状（B）、轴位（C）（黑色箭头）示 11 髓腔弥漫性钙化，髓腔正常形态消失

病例 4：男性，37 岁，2 年前右上门牙逐渐变色，3 天前进食时牙齿咬折、松动（图 1-2-4）。

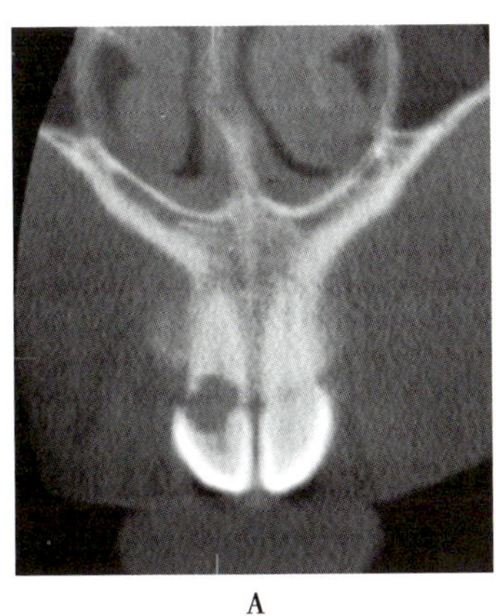

A

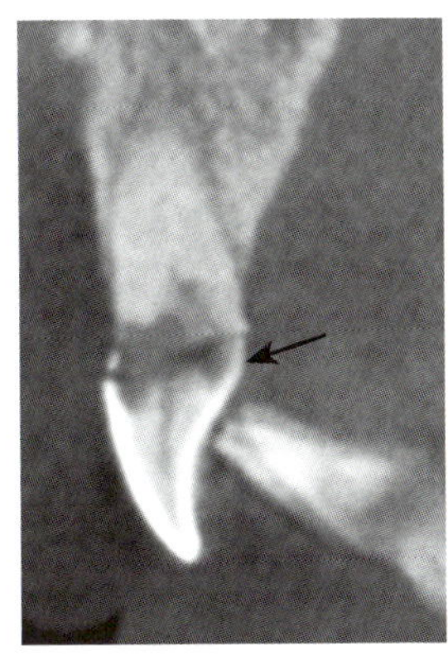

B

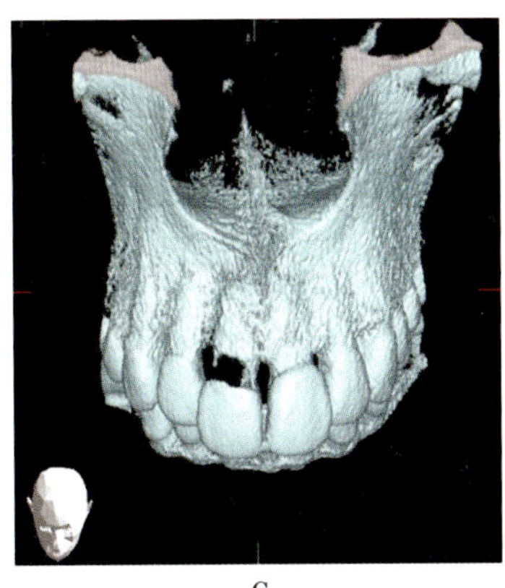

C

图 1-2-4　内吸收伴牙折

CBCT 冠状位（A）、矢状位（B）、三维重建（C）示 11 牙内吸收，冠根交界处可见折线影（B 图黑色箭头）

学习笔记

病例5：女性，4岁。外伤1小时后为排除牙折拍根尖片（图1-2-5）。

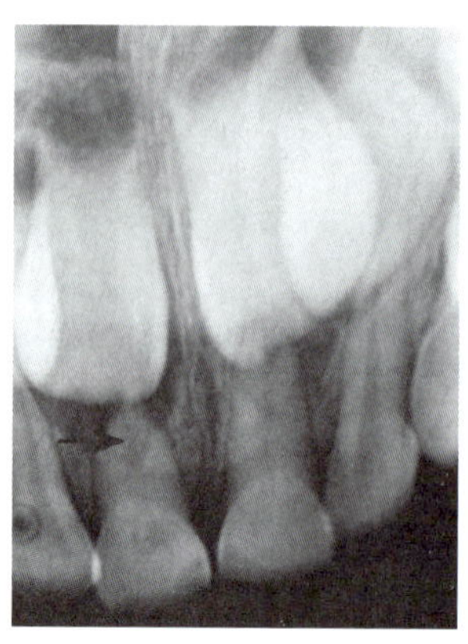

图1-2-5　乳牙根尖生理吸收

根尖片（黑色箭头）示51根尖生理性吸收，未见牙折或牙槽突骨折

病例6：女性，25岁。正畸治疗3年，上前牙松动半年（图1-2-6～图1-2-8）。

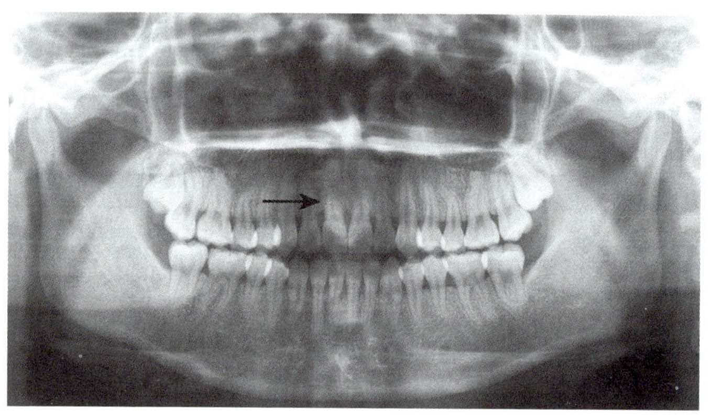

图1-2-6　牙根吸收（正畸1年后）

曲面体层X线片（黑色箭头）示双侧上颌中切牙牙根变短、根尖变钝

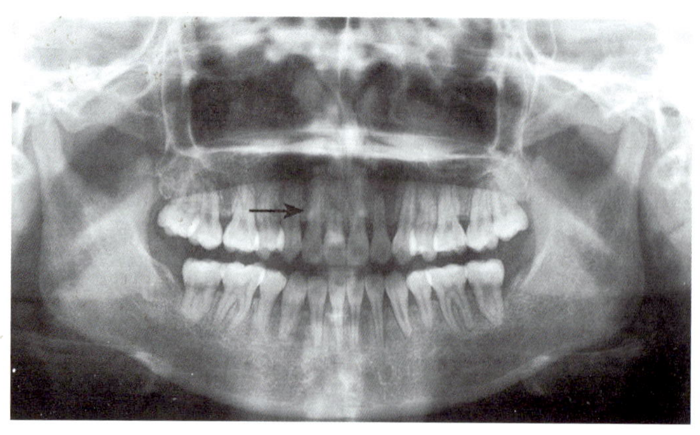

图1-2-7　牙根吸收（正畸2年后）

曲面体层X线片（黑色箭头）示双侧上颌中切牙牙根明显吸收

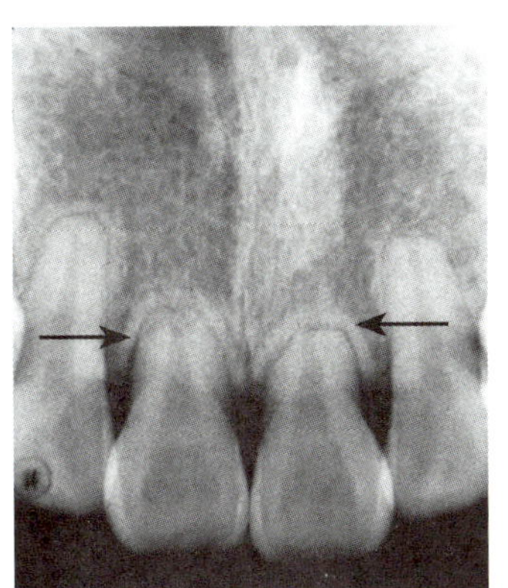

图 1-2-8　牙根尖吸收(正畸 3 年后)
根尖片(黑色箭头)示双侧上颌中切牙牙根吸收超过根长的三分之二

【问题】

问题：牙髓疾病中可以在影像学上有表现的是哪类疾病？影像学特征是什么？

思路 1：牙髓疾病包括牙髓充血、急慢性牙髓炎、牙髓坏死、牙髓变性和牙体吸收。

思路 2：牙髓系软组织，病变时没有密度差异往往在影像上无法辨认，可以通过 X 线检查诊断的病变主要是牙髓钙化和牙体吸收。

思路 3：牙髓钙化 X 线表现为髓腔内有局限的钙化物(髓石)或髓房根管弥漫性钙化。

思路 4：牙体吸收分牙内吸收、牙外吸收：内吸收 X 线表现为髓腔、根管的不规则扩大，严重者可见根管壁穿通、形成根侧囊肿，甚至出现牙根纵折；外吸收指牙体硬组织从表面开始的吸收，有生理性和病理性。

知识点

如何诊断牙髓钙化和牙内吸收

1. X 线表现的典型征象可作为重要的诊断依据。
2. 病史和临床表现作为参考。

知识拓展：牙髓钙化的鉴别诊断有哪些？

1. 髓石与三叉神经痛相鉴别：髓石所引起的疼痛似牙髓炎的疼痛，虽然可沿着三叉神经分布区域放射，但无扳机点，其自发痛往往与体位有关。X 线检查可见病源牙，经牙髓治疗后，疼痛得以缓解。

2. 弥散性钙化与先天性乳光牙本质鉴别：前者发生于个别牙，髓腔、根管形态消失，但牙冠外形没有改变；后者见于多个牙，牙冠形态异常。

第三节　根尖周病变

定义：根尖周病(periapical diseases)包括根尖周炎(apical periodontitis)、致密性骨炎(periapical condensing ostitis/condensing osteitis)、牙骨质增生(hypercementosis)、牙骨质结构不良(cemental hypoplasia)等。

【影像学表现】

1. 急性根尖周炎可有明显的自发性、持续性、搏动性疼痛，牙齿浮出、伸长等临床症状，但影像表现不明显，有时在影像清晰的根尖片上可以见到根尖牙周膜间隙的增宽（图 1-3-1）。

2. 慢性根尖周炎（chronic apical periodontitis）的三种表现慢性根尖周脓肿（chronic periapical abscess）、根尖周肉芽肿（periapical granuloma）、根尖周囊肿（radicular cyst）。由于三种病变因机体抵抗力、病源毒力强度、是否治疗等因素作用相互转化，所以当病变很小或变化过程中三种慢性根尖周炎单凭影像不易鉴别。

（1）慢性根尖周脓肿常由于急性炎症未得到彻底治疗或根尖肉芽肿在一定条件下转化而来，影像特点有明显的病源牙，如深龋、牙冠充填物、修复体等，病变的根尖周见形态不规则、边界模糊、密度不均匀的低密度区（图 1-3-2、图 1-3-3），有时可见根尖吸收。

（2）根尖周肉芽肿表现为病源牙根尖周局限的半圆形低密度区（图 1-3-4），边界清晰，病变范围较小，密度较均匀，有时可在患牙拔除时带出韧性的肉芽组织。

（3）根尖周囊肿表现为病源牙根尖周形态规则、边界清晰、中心密度透射均匀的低密度透射影像（图 1-3-5）。囊肿发展缓慢，边缘常见致密线条影、又称骨白线，牙齿可见推移，偶有根尖吸收。

3. 致密性骨炎指病源牙根尖周骨质受到轻微、和缓、持续的低毒性刺激后发生的骨质增生，属于正常骨组织的防御性反应。特点：包绕患牙根尖周的带状致密区，骨髓腔变小、骨小梁增粗、骨质密度增高，与正常骨边界不清晰（图 1-3-6）。

4. 牙骨质增生是由于炎症、创伤或其他不明原因的刺激导致根周牙骨质的过度沉积，影像表现为患牙牙根肥大，有时与牙槽骨粘连使其不能正常萌出（图 1-3-7）。

5. 牙骨质结构不良又称假性牙骨质瘤，常见于下前牙，表现为多个牙根尖周的骨质结构改变。

（1）早期出现骨质溶解破坏：根尖片上见多个牙的根尖周有大小不等、边界不清、形态不规则的低密度透射区，病变牙根尖周骨硬板和牙周膜间隙消失，与慢性根尖周炎容易混淆，但没有明显的病源牙，牙髓活力测试正常（图 1-3-8A）。

（2）随着病变发展，在低密度区内出现点状、团片状的致密影像，即牙骨质小体、骨样组织和骨组织的沉积，所以又称牙骨质小体形成期（图 1-3-8B）。

（3）钙化成熟期：病变区钙化成分逐步增多，点、片状的牙骨质小体融合聚集，周围骨质密度有增高，根尖周可见类似骨硬板、牙周膜间隙的影像（图 1-3-8C）。

【病例】

病例 1：女性，32 岁。右下后牙变色、嵌食物半年，1 天前出现咬合痛、感觉牙伸长（图 1-3-1）。

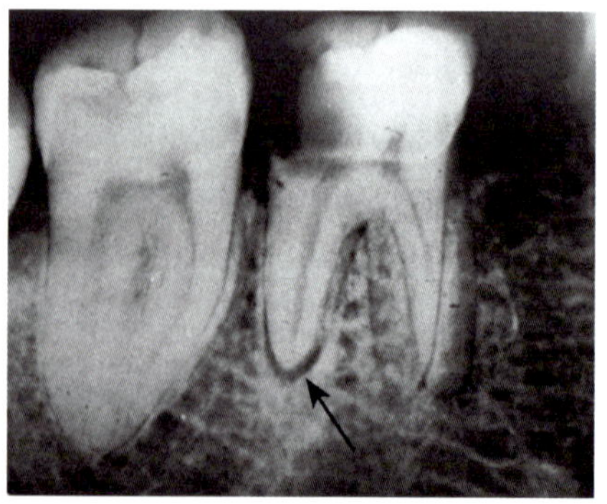

图 1-3-1　急性根尖周炎

根尖片示 46 远中龋损，远中根尖牙周膜间隙增宽

病例2：男性，24 岁。右下后牙钝痛、咬合不适 2 月余，已在外院开髓（图 1-3-2）。

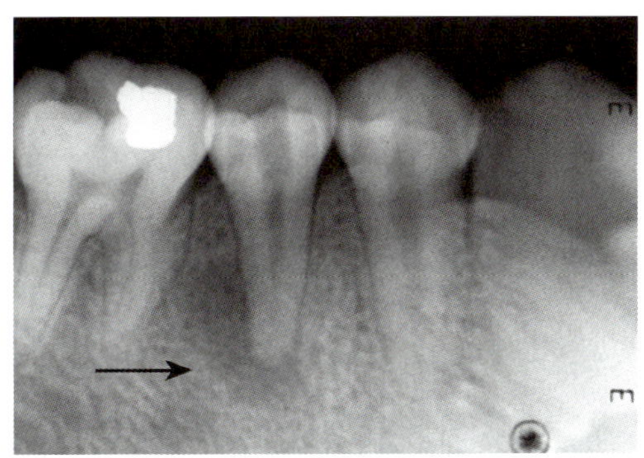

图 1-3-2　慢性根尖周脓肿

根尖片示 45 𬌗面已开髓，根尖周骨质密度降低，病变边缘不锐利、密度不均匀（黑色箭头）；46 𬌗面见充填物，根尖周牙周膜间隙清晰

病例3：男性，31 岁。左下后牙“蛀牙”1 年，间歇疼痛，时好时坏半年多（图 1-3-3）。

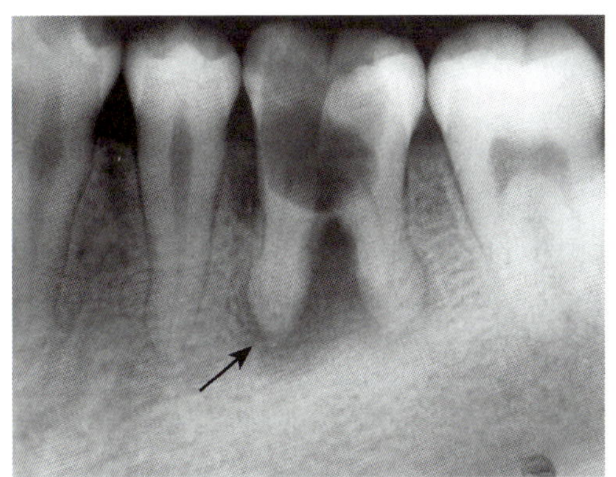

图 1-3-3　慢性根尖周脓肿伴牙骨质增生

根尖片见 36 牙冠大面积龋损，髓室底穿，牙根肥大，根分叉、近远中根尖周见骨质吸收，边界模糊、密度不均（黑色箭头）

病例4：女性，57 岁。下前牙牙齿变色，时有疼痛不适 1 年余（图 1-3-4）。

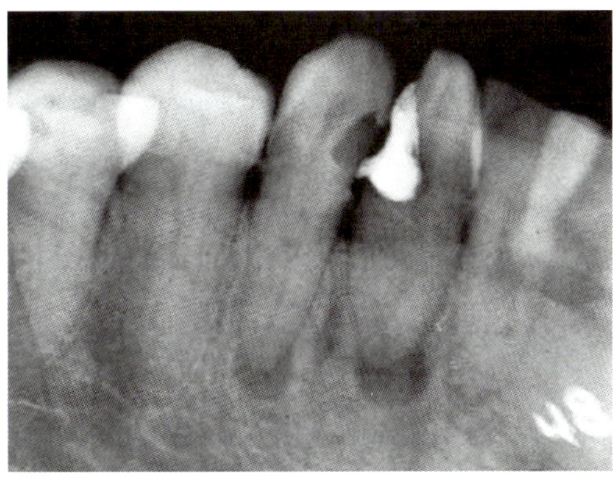

图 1-3-4　根尖周肉芽肿

根尖片见 42、43 根尖周半圆形透射影，形态规则、边界清晰、范围较小、病变区密度均匀

学习笔记

病例5：男性，49岁。近2个月来自觉下前牙根端膨隆(图1-3-5)。

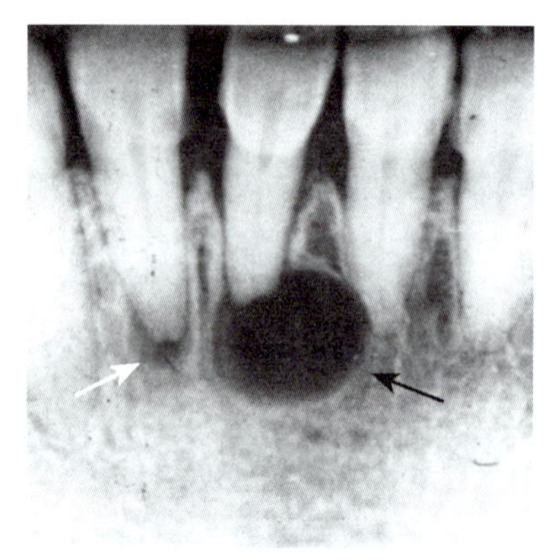

图1-3-5　根尖周囊肿
根尖片见41根尖周轮廓鲜明、边界清晰、形态规则的低密度区，病变呈类圆形，中心密度透射均匀，周缘见致密锐利的骨白线，直径约1cm，41根尖呈斜行吸收(黑色箭头)；42根尖周见肉芽肿改变(白色箭头)

病例6：男性，22岁。体检时发现左下后牙龋坏，无明显自觉症状(图1-3-6)。

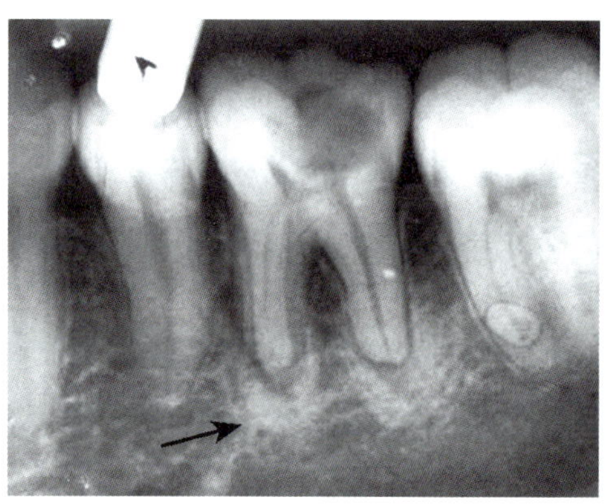

图1-3-6　致密性骨炎
根尖片见36深龋穿髓，根尖周骨小梁增粗紊乱、致密，局部骨质呈带状密度增高，根尖部牙周膜间隙增宽，根尖无增粗膨大

病例7：男性，52岁。左上牙龋损治疗1年后要求摄片复查，无临床症状(图1-3-7)。

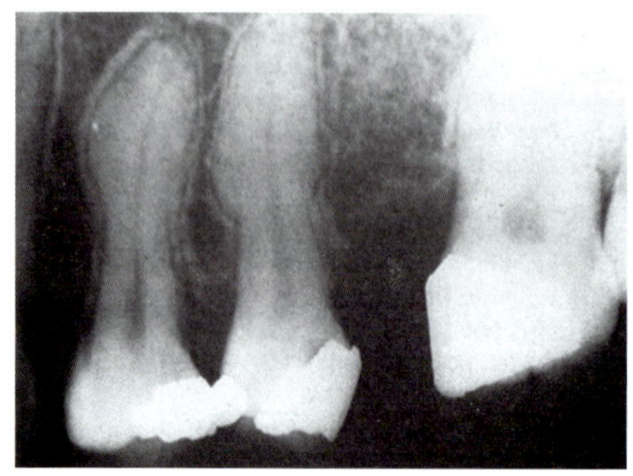

图1-3-7　牙骨质增生
根尖片示24、25牙根变粗肥大，呈球状增生

学习笔记

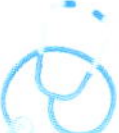

病例 8：女性，40 岁。多年前因下前牙出现松动，而定期摄根尖片随诊复查（图 1-3-8）。

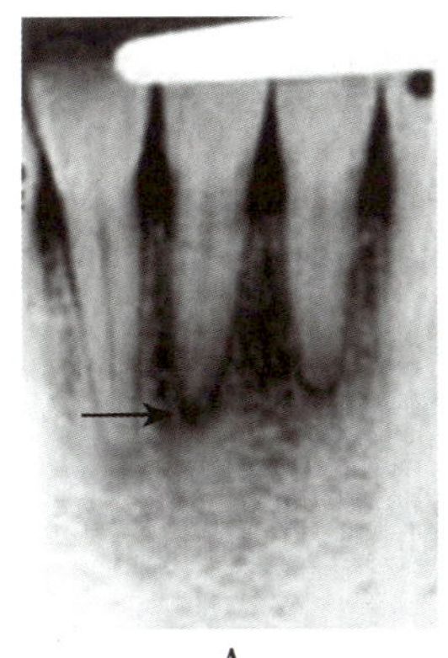
A

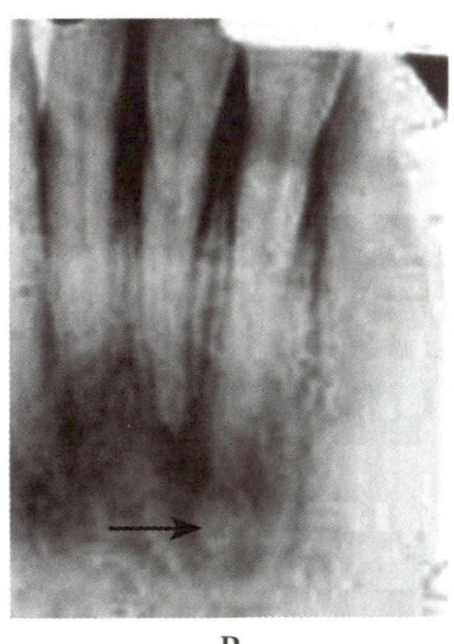
B

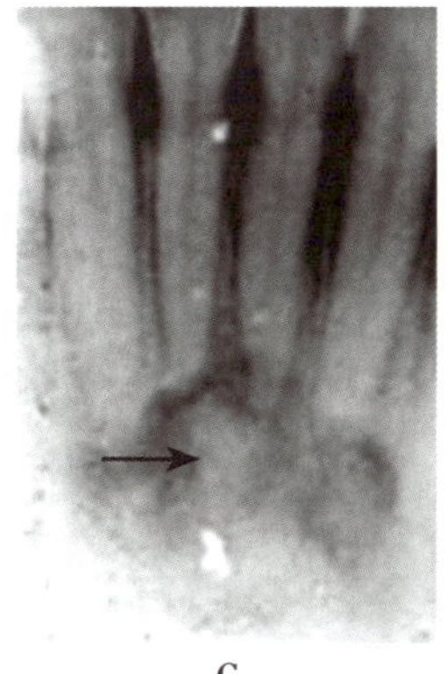
C

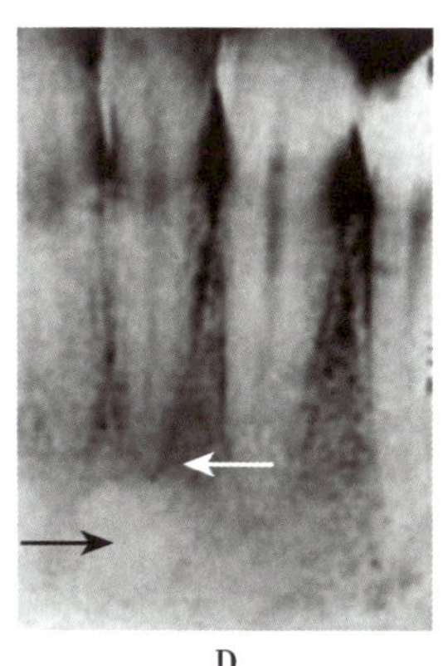
D

图 1-3-8　牙骨质结构不良

A. 骨质溶解破坏期：根尖周骨质密度降低，牙周膜间隙和硬板影像消失（黑色箭头）；B. 牙骨质小体形成：在低密度区出现点、片状的钙化影像（黑色箭头）；C. 钙化成熟期：点、片状的致密影融合成较大团块（黑色箭头）；D. 根尖周的骨组织开始修复（黑色箭头），出现牙周膜间隙、骨硬板的影像改变（白色箭头）

【问题】

问题 1：有典型影像表现的根尖周病变有哪些？

思路 1：有根尖周炎、致密性骨炎、牙骨质增生、牙骨质结构不良等。

思路 2：慢性根尖周炎由于不同时期、不同的病理变化影像表现不同，可分为慢性根尖周脓肿、根尖周肉芽肿、根尖周囊肿。

问题 2：如何在 X 线根尖片上鉴别三种典型的慢性根尖周炎？

思路 1：根尖周病 X 线检查非常重要，能确定病变的性质、程度及范围，有助于治疗方案的制订，临床上以根尖片作为首选的像学检查方法。

思路 2：慢性根尖脓肿的病变区边界不清楚，形态不规则，病变区骨质密度不均匀、越近根尖密度越低。

思路 3：根尖周肉芽肿的特点为病变形态规则、呈半圆形，范围小、常不超过 1cm，边界清晰，中心密度均匀、较囊肿稍高。

思路 4：典型的根尖周囊肿系三种病变中形态最规则、边界最清晰、范围较大的病变，常呈圆形，密度最低、均匀透射，周缘可见骨白线。较小的根尖周囊肿在根尖片上显示的透射影像与根尖周肉芽肿难以区别。

问题 3：如何在根尖片上鉴别牙骨质结构不良与真性牙骨质瘤、致密性骨炎和牙骨质增生？

思路 1：牙骨质结构不良常多发，可累及多个牙的根尖周或双侧、上下颌同时发病。病变的不同时期影像表现不同；真性牙骨质瘤常单发，下颌后牙多见，边界清晰、可有完整的包膜，影像表现较为恒定、呈高密度包块影，与牙根关系密切。

思路 2：致密性骨炎的病变部位是根尖周的松质骨，表现为骨小梁密度增高呈带状；牙骨质增生发病部位是牙根，表现为牙根肥大，有时可与牙槽骨粘连不能正常萌出。

知识点

1. 慢性根尖周炎的病变过程是一个破坏与修复双向进行的病理变化。
2. 患牙 X 线片上根尖区骨质破坏的影像是为确诊的关键依据。
3. 病史及患牙牙冠情况可作为辅助诊断的指标。

学习笔记

第四节　牙发育异常

牙在生长、发育、矿化过程中由于遗传、感染、全身性疾病或某些局部因素导致牙的形态、结构、数目、体积、位置异常统称为牙发育异常。

一、形态异常

形态异常包括畸形中央尖、牙内陷、牛牙症、结合牙、融合牙、牙根弯曲等。

（一）畸形中央尖(central cusp)

定义：指病变牙𬌗面颊舌尖之间突起的额外锥形牙尖。

【影像学表现】

畸形中央尖好发于第二或第一前磨牙(图1-4-1A、B)，有时可对称性发生，指牙𬌗面颊舌尖之间额外的锥形牙尖，如咬合关系正常易早期磨穿、导致牙髓暴露、影响牙根发育造成根尖慢性感染，这时即使看不到高耸的畸形牙尖，但可根据牙根较同名牙短，根尖孔未闭合呈喇叭口样，常伴慢性根尖周感染(图1-4-1C)得出诊断；如患牙颊舌向错位没有𬌗接触，则可见畸形牙尖(图1-4-1A)，不影响牙根发育或根尖孔形成。

【病例】

病例1：男性，23岁。牙齿排列不齐，咬合不得力求治(图1-4-1A)。

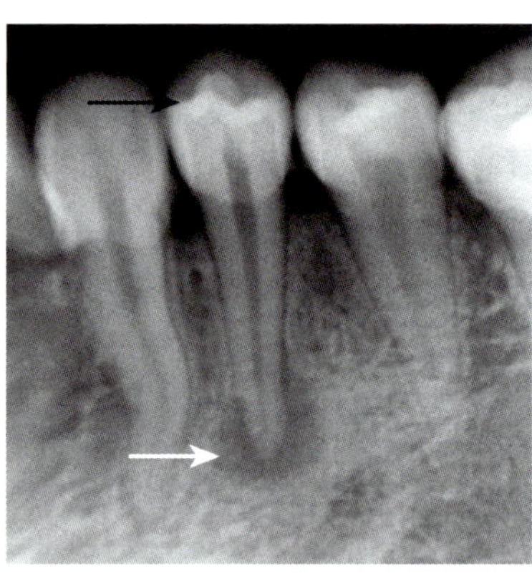

图1-4-1A　畸形中央尖根尖片1
34颊舌尖之间畸形中央尖(黑色箭头)，牙根长度、根尖形态正常，根尖周见低密度影，似根尖肉芽肿(白色箭头)

病例2：女性，12岁。牙防普查发现牙齿形态异常(图1-4-1B)。

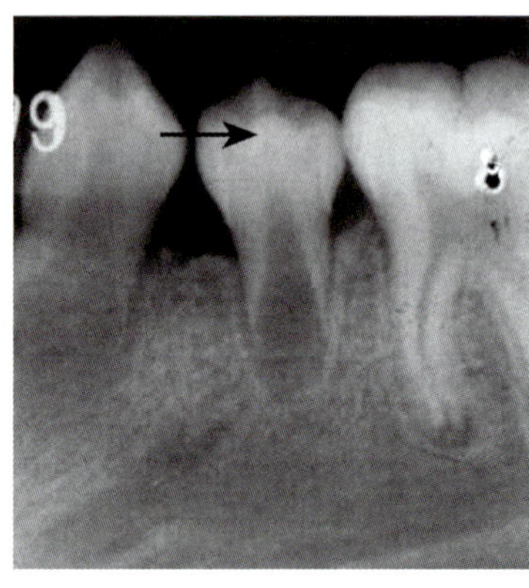

图1-4-1B　畸形中央尖根尖片2
35年轻恒牙，牙冠见高耸的畸形中央尖(黑色箭头)，根尖未发育完成

学习笔记

病例3：女性，26岁。右下牙时有疼痛不适就医（图1-4-1C）。

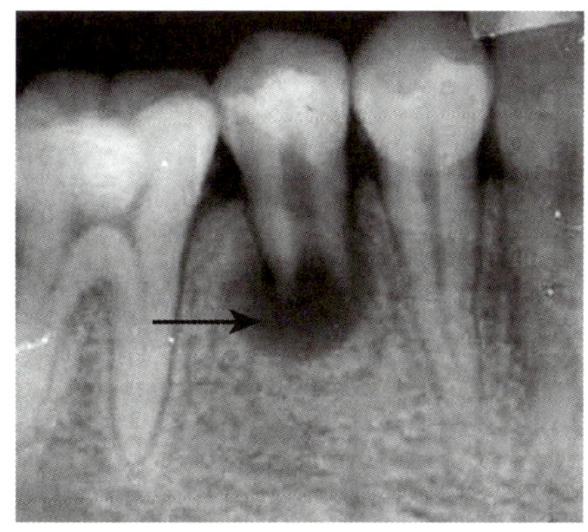

图1-4-1C　畸形中央尖根尖片3
45牙根短、根尖孔未形成呈喇叭口样，根尖周低密度影像，似根尖周囊肿（黑色箭头），𬌗面未见畸形中央尖

【问题】

问题1：畸形中央尖有哪些诊断要点？

思路1：特定的好发牙位，第一或第二前磨牙，有时可对称性发生。

思路2：特殊的形态，颊舌尖之间突出的牙尖。

思路3：当咬合关系正常时，畸形尖磨穿，此时看不到畸形牙尖，但可依据病变牙根较同名牙短，根尖孔未闭合呈喇叭口样，常伴慢性根尖周感染（见图1-4-1C）得出诊断。

问题2：怎样与年轻恒牙的喇叭口样根尖鉴别？

思路1：与对侧、对𬌗同名牙比较，病变牙根短。

思路2：年轻恒牙的牙周硬板连续，而畸形中央尖根尖区牙周硬板消失、伴慢性感染。

（二）牙内陷（dens invaginatus）

定义：指牙发育时成釉器在某些因素影响下出现内陷或突出造成有釉质覆盖的牙冠或牙根表面出现凹陷。

【影像学表现】

牙内陷多发生在上颌侧切牙（图1-4-2），但也可见于其他牙位，由于牙体组织向内包裹牙冠呈圆锥状，根据内陷的程度及形态变异分畸形舌侧窝（图1-4-2A）、畸形根面沟（图1-4-2B）、畸形舌侧尖（图1-4-2C）和牙中牙（图1-4-2D）。

【病例】

病例1：男性，20岁。右上门牙偶有钝痛（图1-4-2A）。

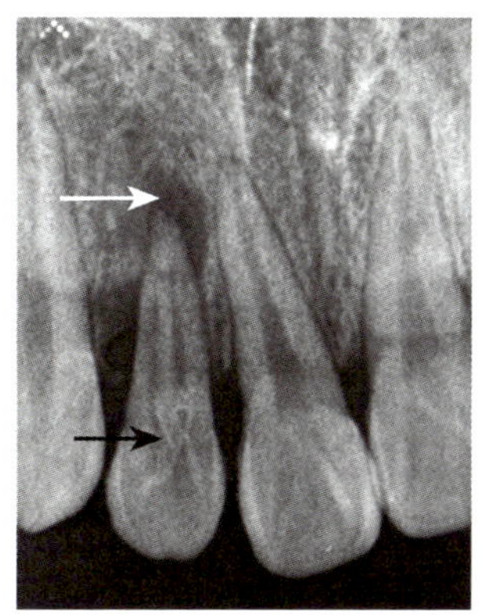

图1-4-2A　牙内陷根尖片1（遵义医学院口腔医院放射科刘敏医师供图）
12畸形舌侧窝（黑色箭头），根尖周慢性感染（白色箭头）

学习笔记

病例2：男性，21岁。右上前牙形态不佳就医（图1-4-2B）。

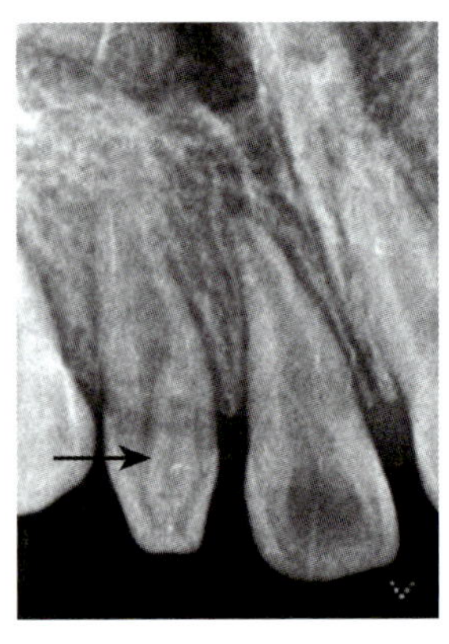

图1-4-2B　牙内陷根尖片2（遵义医学院口腔医院放射科刘敏医师供图）
12畸形根面沟（黑色箭头）

病例3：女性，31岁。种植术前检查，偶然发现左上前牙异常（图1-4-2C）。

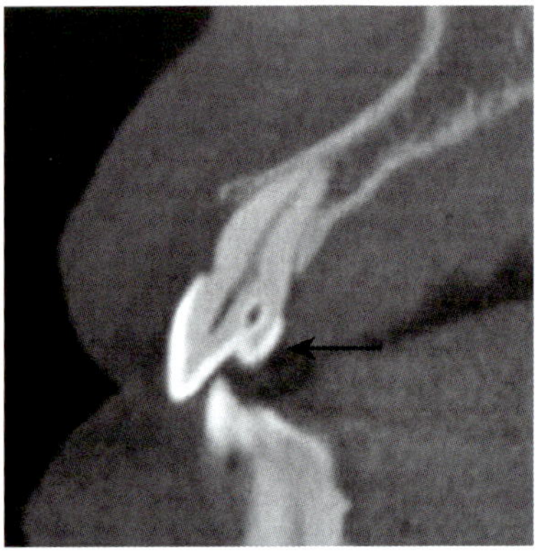

图1-4-2C　牙内陷CBCT矢状位
22畸形舌侧尖（黑色箭头）

病例4：男性，30岁。外伤1小时拍片（图1-4-2D）。

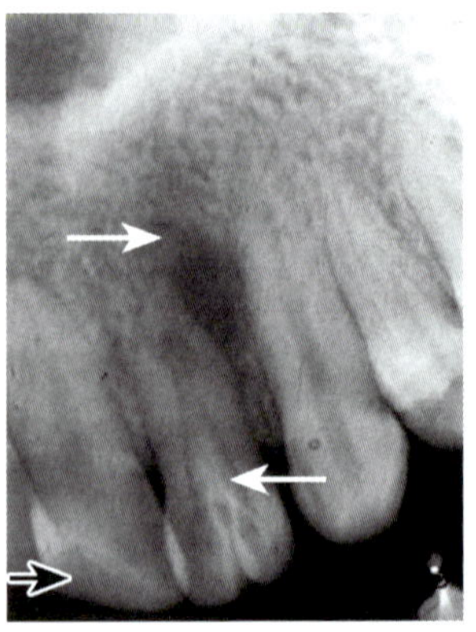

图1-4-2D　牙内陷根尖片
22牙中牙（白色箭头）、根尖周慢性炎变（白色箭头）。21牙冠折、近中切缘缺损（黑色箭头）

【问题】

问题：牙内陷有哪些诊断要点？

思路1：特定的好发牙位，以上颌侧切牙多见，但也可见于尖牙、磨牙等。

思路2：依形态异常程度不同表现各异，如畸形舌侧窝、畸形舌侧尖、畸形根面沟、牙内牙。

思路3：常伴慢性根尖周感染，以根尖肉芽肿、囊肿多见。

(三) 牛牙症

定义：是以髓腔异常扩大、牙颈部缩窄不明显、牙根短小弯曲为特点的形态异常(图1-4-3)。

【影像学表现】

影像特点是髓腔高度增加、髓底向根方移动、牙根短小，可发生于恒牙或乳牙，磨牙多见、也可见于前磨牙，可左右侧、上下颌同时发生，所以一如发现应检查其他部位的同名牙齿。

【病例】

病例：女性，16岁。正畸术前拍片发现磨牙形态异常(图1-4-3)。

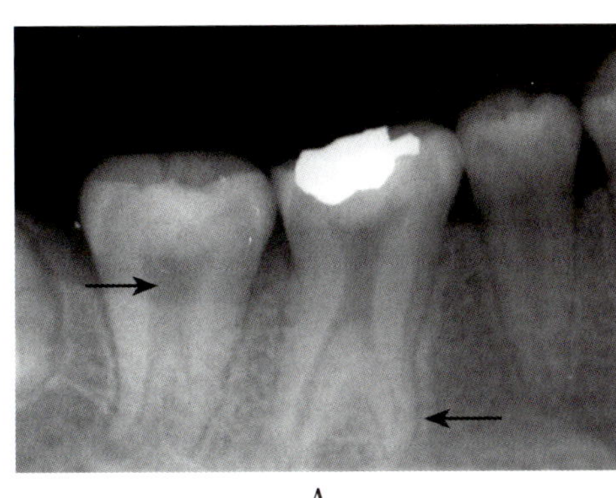
A

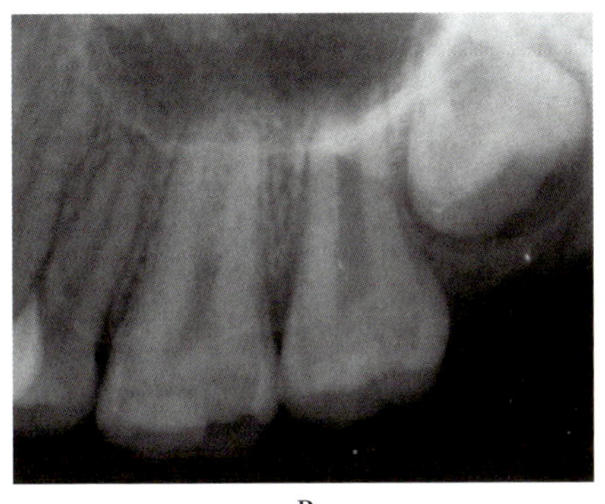
B

图1-4-3　牛牙症

A. 根尖片见46、47髓腔高度增加，根分叉向根方移动、根短、弯曲(黑色箭头)，46殆面高密度充填物；B. 根尖片见同一病人26、27髓室底向根方移动，根分叉向远端移行，26远中殆面龋损

【问题】

问题：牛牙症有哪些诊断要点？

思路1：乳牙或恒牙都可发生，磨牙多见、也可见于前磨牙，常左右、上下同时发生。

思路2：影像表现特点是髓腔异常扩大、牙颈部缩窄不明显、髓室底向根方移动、牙根短小弯曲。

(四) 双生牙(geminate teeth)、融合牙(fused tooth)、结合牙(concrescent teeth)

定义：结合牙可以发生在两个正常的牙胚、也可见于正常牙和多生牙。两个牙沿根面经牙骨质结合，牙本质不融合(图1-4-4)；融合牙为两个分别发育的牙胚联合，两个牙的牙本质相连，牙列中牙齿数目减少(图1-4-5)；双生牙为两个单个牙胚未完全分裂，有两个牙冠共用一个牙根(图1-4-6)

【影像学表现】

双生牙似正常牙冠的多余牙尖或多生的小牙冠，牙根形态正常；结合牙可发生在正常牙之间(图1-4-4A、图1-4-4B)、也可见正常牙和多生牙结合(图1-4-4C)，有独立的牙冠和牙根，通过牙骨质结合，牙本质不融合；融合牙表现为两个牙冠独立、牙根增粗、牙本质融合。

学习笔记

【病例】

病例1：男性，6岁。左下前牙未替换、与对侧同名牙不对称就医（图1-4-4A、B）。

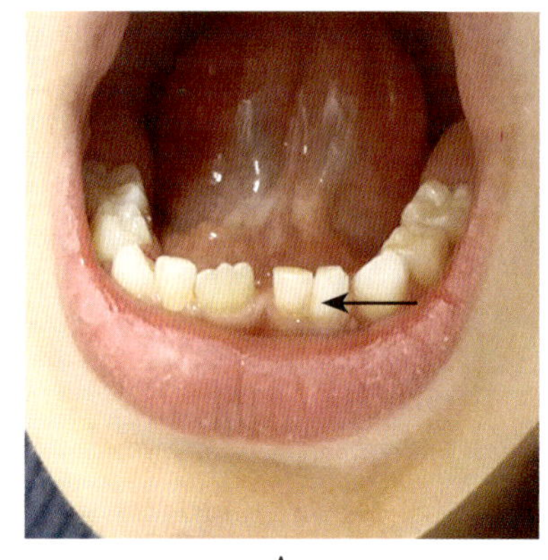

A

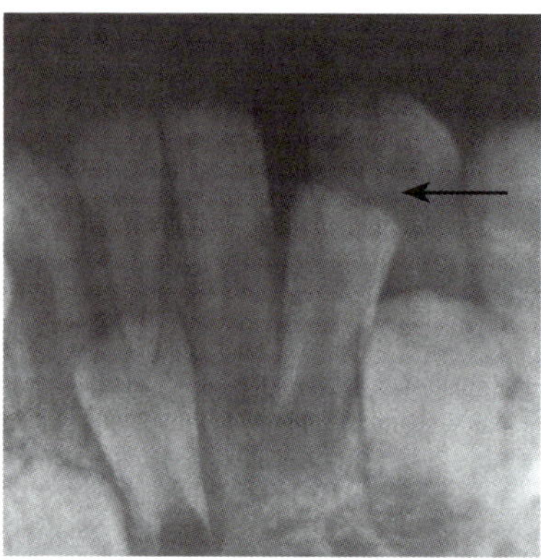

B

图1-4-4　乳牙结合牙

A. 口内照片见左下颌乳中切牙、侧切牙结合，有独立的牙冠、牙根（黑色箭头）；
B. 同一部位根尖片见71、72牙冠结合牙（黑色箭头），阻碍31正常萌出

病例2：女性，23岁。左上前牙排列不齐就医（图1-4-4C）。

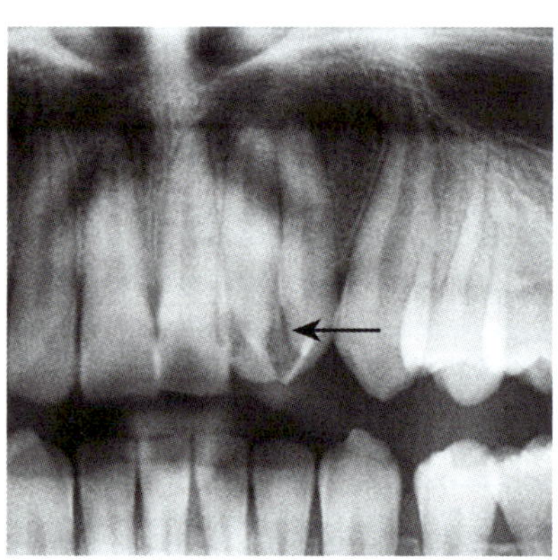

图1-4-4C　恒牙结合牙

曲面体层X线片（局部）（黑色箭头）见22与多生牙结合，牙冠、牙根独立、完整，牙骨质、釉质粘连

病例3：女性，21岁。左下前牙形态不佳就医（图1-4-5）。

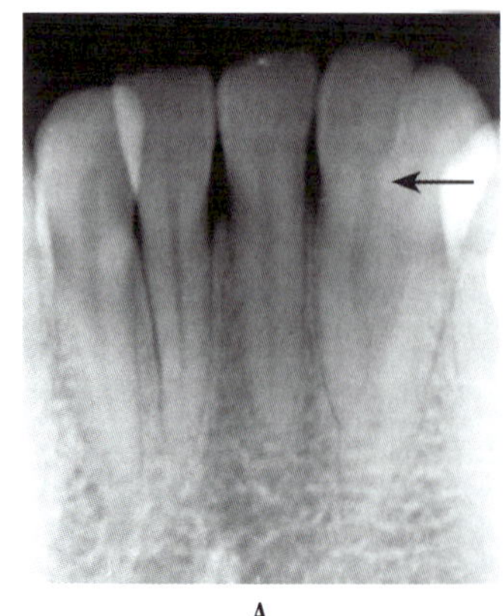

A

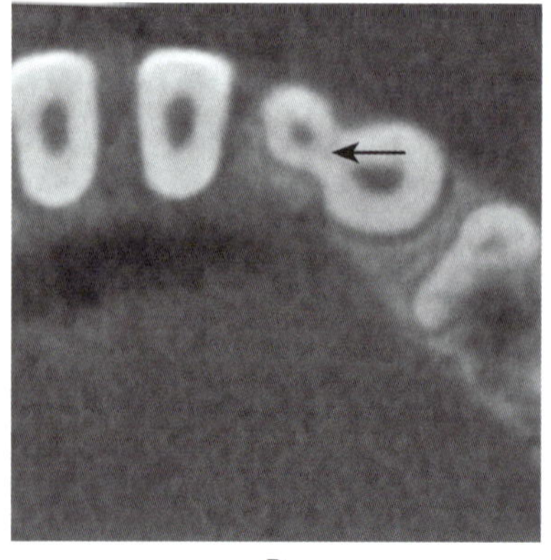

B

图1-4-5　融合牙

A. 根尖片（黑色箭头）见22、23呈融合状，牙冠独立、牙根牙本质相连，似共用一个粗大牙根；B. 与根尖片相同部位的CBCT横断位见22、23融合牙（黑色箭头）

病例 4：女性，53 岁。因牙周病就诊拍片（图 1-4-6）。

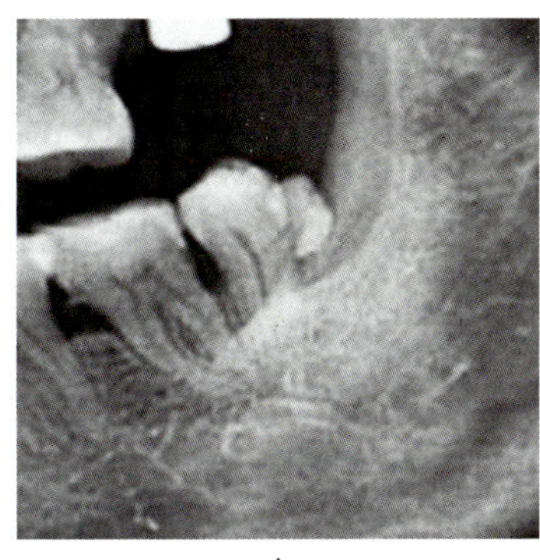
A

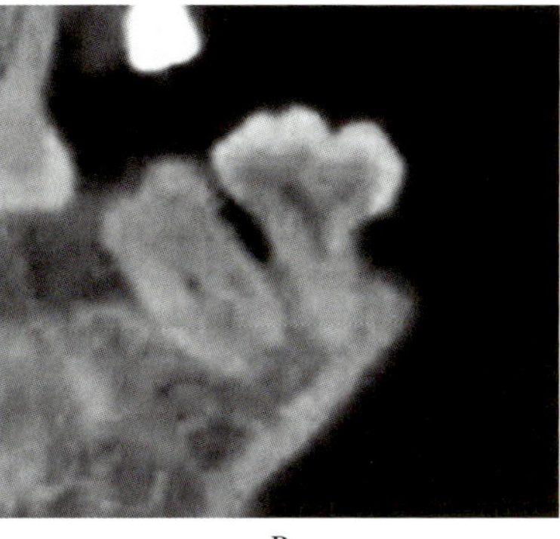
B

图 1-4-6　双生牙
A. 曲面体层 X 线片（局部）见 38 远中有一小牙冠，牙根为融合根、形态正常；B. 为同一部位的 CBCT 矢状位见 38 双生牙

【问题】

问题 1：怎样区别双生牙、融合牙、结合牙？

思路 1：都有牙冠结合或异常，如仅限于牙冠有多余牙尖或较小的多余牙冠，共用一个牙根，且牙根大小、形态正常是双生牙。

思路 2：如两个牙冠似共用一个牙根、牙根增粗、牙列中牙齿数目减少是融合牙。

思路 3：如见两个牙冠、两个独立牙根粘连则是结合牙。

问题 2：怎样区别巨牙和融合牙、双生牙？

思路 1：巨牙是体积过大的异常牙齿，形态、数目没有变化。

思路 2：巨牙表现是一个牙冠、一个牙根；而融合牙是两个牙冠共用一个体积增大的牙根。

思路 3：如两个牙冠共用一个体积、形态正常的牙根则是双生牙。

（五）牙根异常

【影像学表现】

牙根异常（root anomalies）包括牙根弯曲（图 1-4-7A、图 1-4-8）、走行异常（图 1-4-7B、C）、根管数目异常（图 1-4-9）、牙根数目异常（图 1-4-10）、及根尖分歧（图 1-4-11）等，如根管预备、充填时不了解这些变异可能导致侧穿、底穿、根管漏填等医源性事故，影响根管治疗的效果。

【病例】

病例 1：女性，50 岁。牙周炎行常规检查（图 1-4-7）。

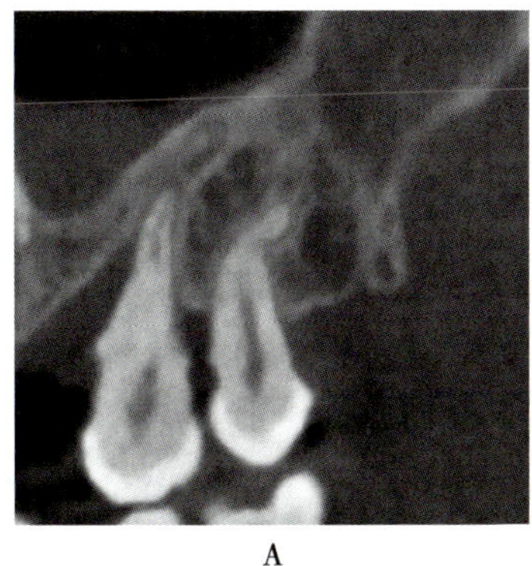
A

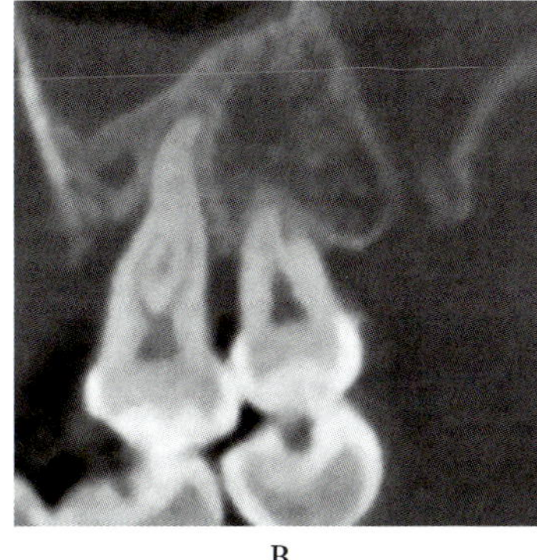
B

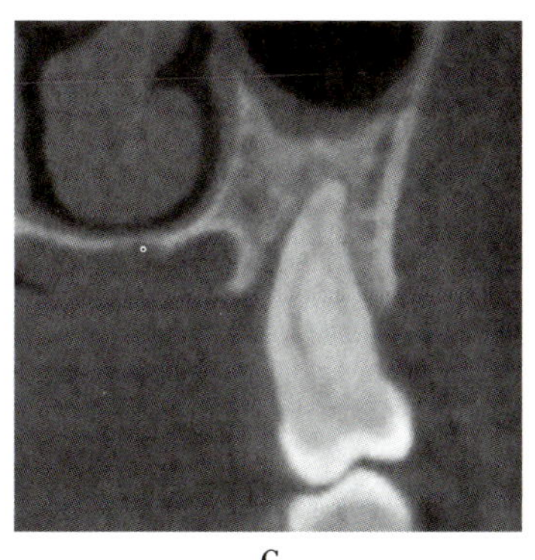
C

图 1-4-7　根尖弯曲、Y 形根管
A. CBCT 矢状位见 28 根尖向远中弯曲，27 近中牙槽突骨质楔形吸收；B，C. 为同一病人的 CBCT 矢状位、冠状位见 27Y 形根管

学习笔记

病例 2：女性，31 岁。正畸治疗前摄片检查(图 1-4-8)。

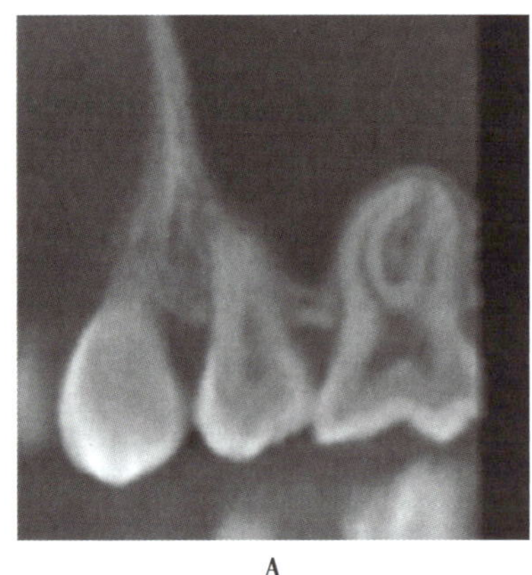

A

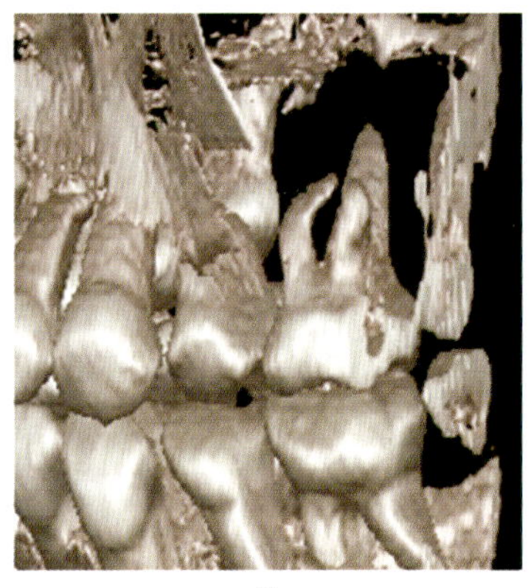

B

图 1-4-8　牙根弯曲

A. CBCT 矢状位见 26 近中颊根远中向弯曲；B. 三维重建示 26 近中颊根弯曲后倾

病例 3：男性，27 岁。牙列不齐正畸术前检查(图 1-4-9)。

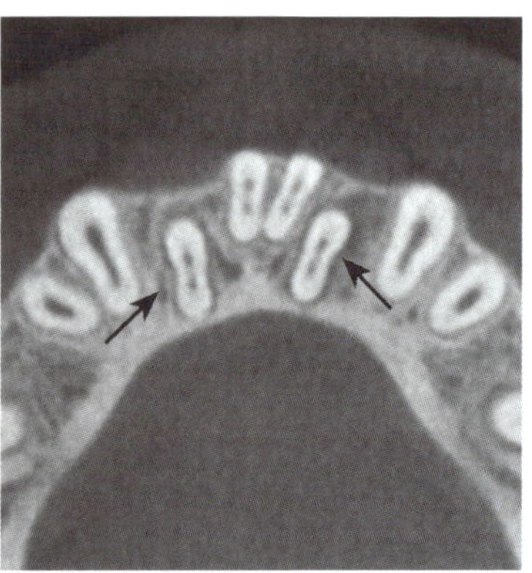

图 1-4-9　下前牙多发双根管

CBCT 横断位(黑色箭头)见双下颌中切牙、侧切牙双根管

病例 4：女性，26 岁。46 根管治疗术中摄片(图 1-4-10)。

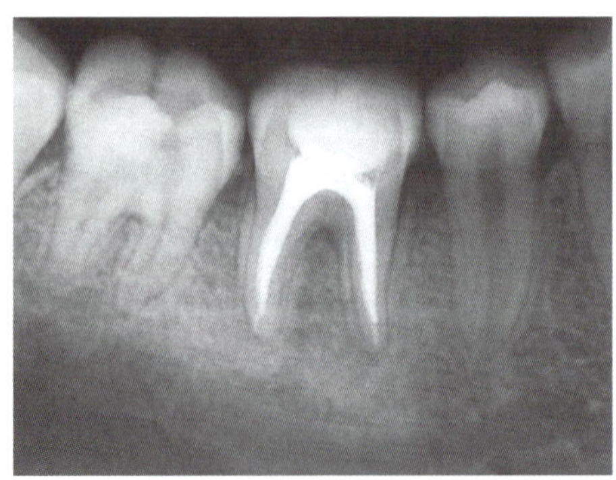

图 1-4-10　牙根变异

根尖片示右下颌 45 近远中向两个根

病例 5：离体牙实验（图 1-4-11）

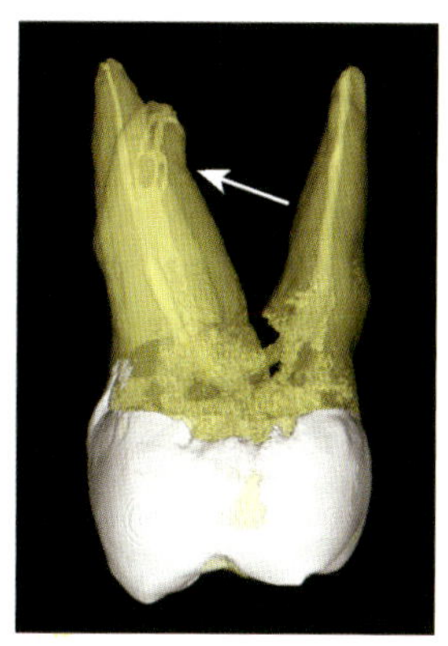

图 1-4-11　根尖分歧
Micro-CT 见右上颌 16 近中颊根根尖分歧，根尖分歧呈网状

【问题】

问题：牙根异常影像表现有哪些？临床意义是什么？

思路 1：牙根弯曲指根尖向近、远中、颊、舌侧弯曲，提示根管预备时提前预弯。

思路 2：下颌第二前磨牙可出现颊舌向 2 根，近远中向分根少见，这类异常还有下颌第一磨牙远中舌根等。术前了解异常牙根变异可以在根管治疗中避免漏填。

思路 3：下前牙多为扁根、单根管，根管数目变异常见的还有上颌第一磨牙的 MB2，出现根管数目变异时应注意在根管治疗中避免漏填。

思路 4：牙根在根分叉处是 2 根，在根尖又融合成 1 根，称 Y 形根管，复杂根管系统中还有“1-2”“2-1”“2-2”“1-2-1”型等。

思路 5：根尖分歧在根尖片、CBCT 检查时不易发现，但它可能影响根管系统的严密封闭，导致根尖感染难于控制。

二、结构异常

（一）釉质发育不良（enamel hypoplasia）

定义：指牙发育期间由于全身或局部因素的影响使釉质基质形成或矿化障碍。

【影像学表现】

釉质发育不良的影像表现：釉质形成阻碍可见多数釉质缺损（图 1-4-12）或见重度磨耗，牙本质和髓腔根管影像正常。矿化阻碍见釉质在萌出时厚度正常，但釉质很软、易磨耗，仅遗留颈部釉质，牙冠短、牙本质暴露，常有牙本质过敏症，易龋损。

学习笔记

【病例】

病例：男性，16 岁。以牙冠短、咀嚼不得力多年就诊（图 1-4-12）。

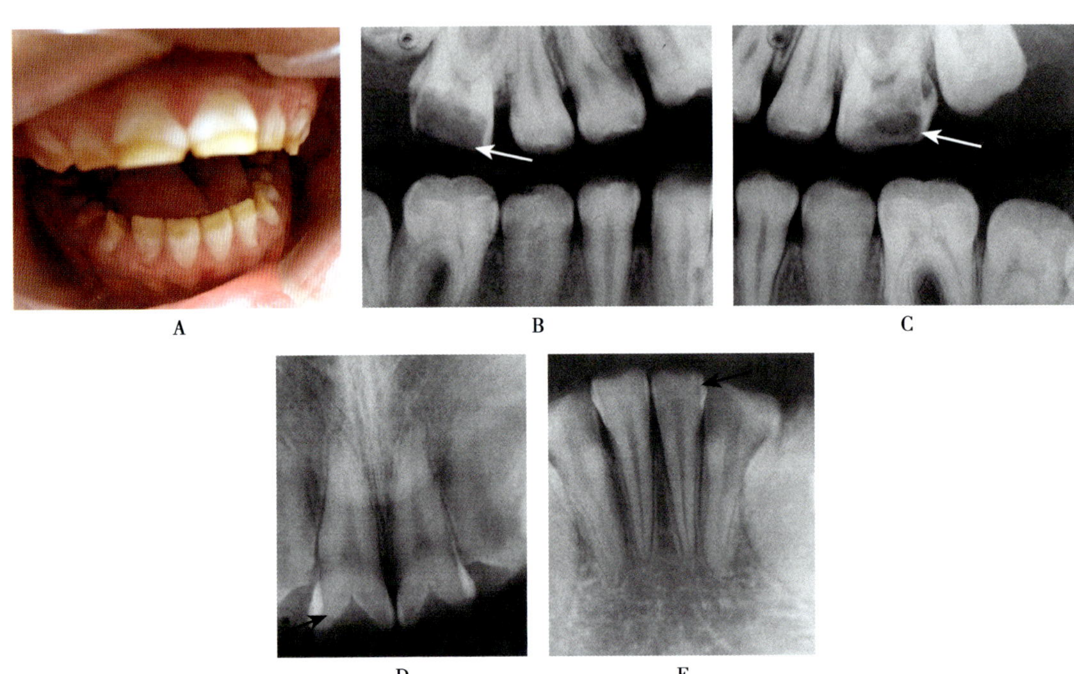

图 1-4-12　釉质发育不良

A. 口内拍片见全口牙齿切缘或牙尖釉质缺损，牙本质暴露；B，C. 咬翼片见双侧后牙牙尖釉质薄、有缺损，16、26 深龋残冠（白色箭头）；D，E. 同一病人的上、下颌前牙根尖片（黑色箭头）见牙冠短、切缘形态异常

学习笔记

【问题】

问题：釉质发育不良的影像表现有什么特点？

思路：釉质发育不良由于釉质基质形成或矿化不良造成多数牙的形态结构异常，影像上出现全口牙的相同部位釉质缺损、牙冠短、易龋损。

（二）遗传性乳光牙本质（hereditary opalescent dentin）

定义：又称牙本质发育不全，多为遗传性，但一些影响钙的代谢、钙化的环境或全身因素也可导致异常牙本质形成。

【影像学表现】

影像表现特点是牙冠短小、形态异常，釉质易脱落，矿化不良的牙本质基质代偿性异常增殖，髓腔消失（图 1-4-13）。

【病例】

病例：男性，21岁。牙齿形态不正常就医(图1-4-13)。

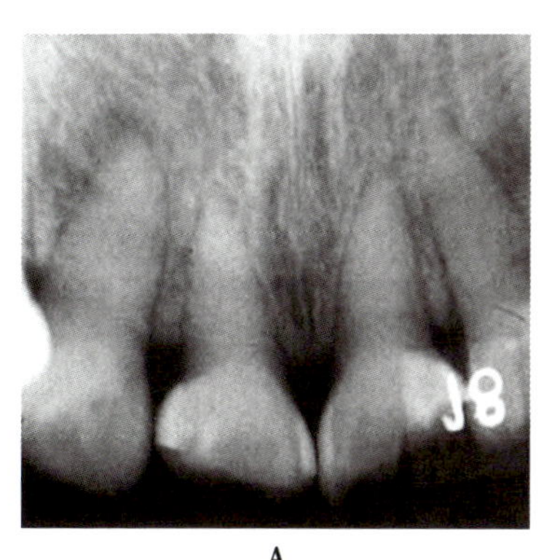

A

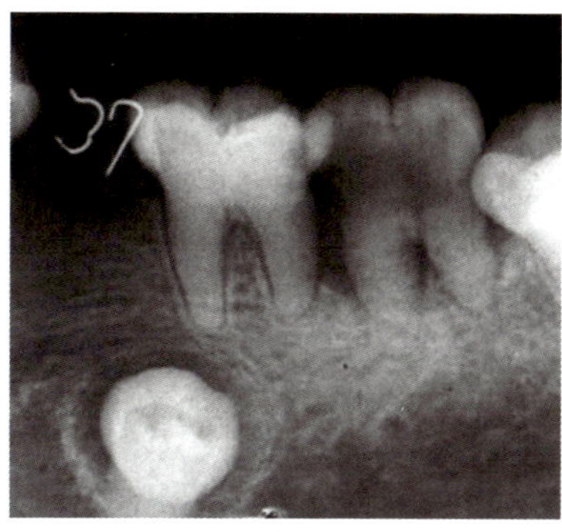

B

图1-4-13　先天性乳光牙本质

A. 上前牙根尖片见11、12、21、22根管影像消失，牙冠短小，11、21牙冠缺损；B. 同一病人的左下颌根尖片，牙齿形态异常，牙冠釉质可见，髓室及根管影像消失，35埋伏阻生

【问题】

问题1：先天性乳光牙本质的影像表现有什么特点？

思路1：全口牙齿形态异常、短杵。

思路2：髓腔或根管影像消失，可有厚度正常的釉质覆盖。

问题2：怎样与弥散性髓房钙化鉴别？

思路1：先天性乳光牙本质属于牙齿发育，病变累及多个牙。

思路2：髓房钙化是牙髓变性疾病，表现为个别牙的髓腔、根管消失，牙冠、牙根形态、体积正常。

三、数目异常

定义：牙齿数目异常指多于正常牙列数目的额外牙(supernumerary tooth)、少于正常牙列数目的先天失牙(congenital absence of teeth)(少牙)。

【影像学表现】

多生牙可见于任何部位、前牙区多见(图1-4-14)，可正常萌出、扭转错位，也可阻生，常见的并发症有牙列不齐、阻碍正常牙萌出(图1-4-15)、邻牙根吸收或囊肿等。先天失牙有少牙或无牙，少牙是一个或数个牙缺失(图1-4-16)，无牙指单颌或双颌牙列完全缺失，后者少见、可见于全身发育性疾病。

学习笔记

【病例】

病例1：男性，10岁。正畸术前检查(图1-4-14)。

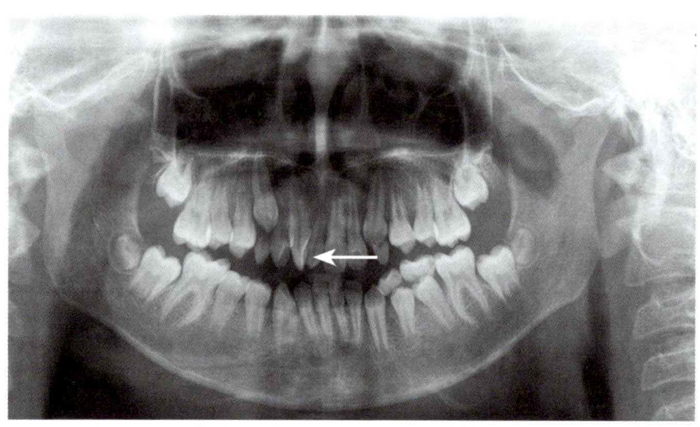

图1-4-14 多生牙、早萌1
曲面体层X线片示双上中切牙之间见一多生牙(白色箭头)，11扭转移位。10岁时双上颌、右下颌前磨牙已萌出属于早萌

病例2：女性，7岁。乳牙缺失后半年恒牙未萌(图1-4-15)。

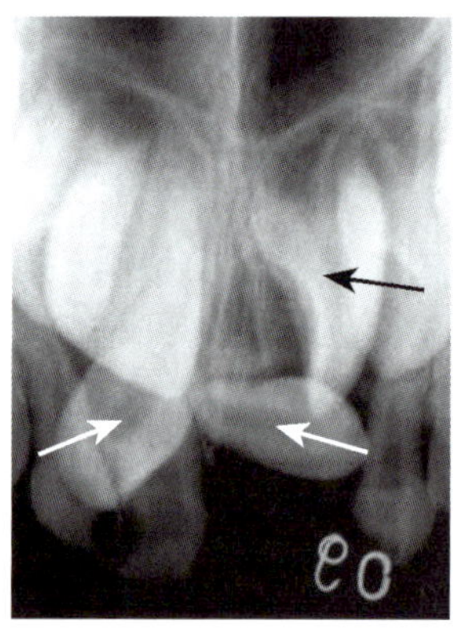

图1-4-15 多生牙2
根尖片示上前牙区2枚多生牙(白箭头)，11、21因多生牙阻碍迟萌，21扭转(黑色箭头)

病例3：男性，13岁。牙列稀疏求治(图1-4-16)。

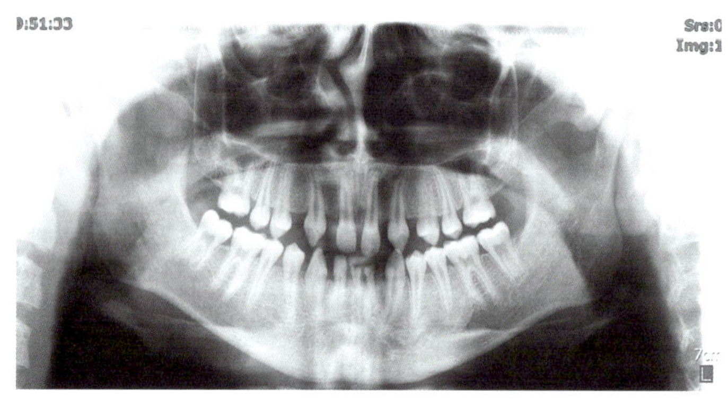

图1-4-16 先天性缺失牙
曲面体层X线片示：双上侧切牙、第二磨牙、左下侧切牙缺失，颌骨内未见牙胚。上、下颌牙齿排列稀疏

学习笔记

【问题】

问题1：牙齿数目的影像表现有什么特点?

思路1：多于正常牙列数目的是多生牙。

思路2：少于正常牙列数目的是少牙。

问题2：诊断牙齿数目应该注意的问题

思路1：替牙期注意鉴别乳牙、新生恒牙，只有熟悉正常牙的形态、数目，才能正确判别异常的多生牙。

思路2：少牙常伴全身发育性疾病，牙齿排列稀疏、牙齿之间无触点。多生牙多以阻生的状态埋伏于颌骨内，可导致正常牙阻生、邻牙根吸收、伴发囊肿等。

四、牙齿其他异常

定义：包括巨牙（macrodontia）、小牙、迟萌和早萌等。巨牙、小牙分别指牙的体积超过或小于正常的同名牙。早萌可能与牙胚位置表浅、乳牙过早脱落有关。某些内分泌疾病、营养缺乏、染色体异常等可以导致牙齿迟萌，牙胚的特发性移位、创伤性移位等有时也可导致牙齿延迟萌出。

【影像学表现】

牙齿体积大小的异常实际上与正常体积的界限不明确，可与同名牙、邻牙相比较，过大称巨牙（图1-4-17）；过小称小牙（图1-4-18）。提前或延迟于正常萌出周期的分别称为早萌（图见1-4-14）和迟萌（图1-4-19）。

【病例】

病例1：女性，22岁。牙齿排列不齐，要求正牙（图1-4-17）。

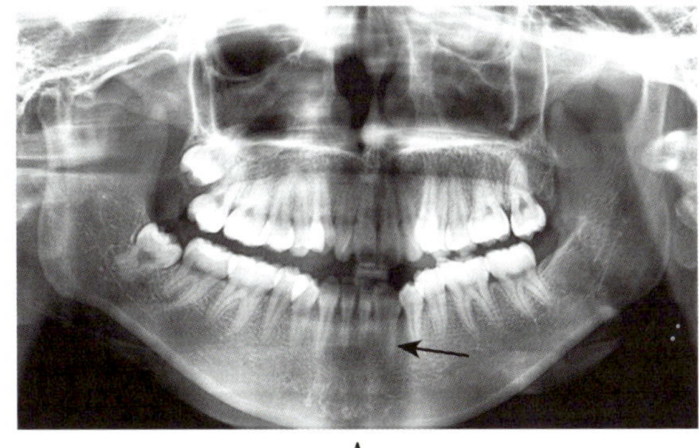

A

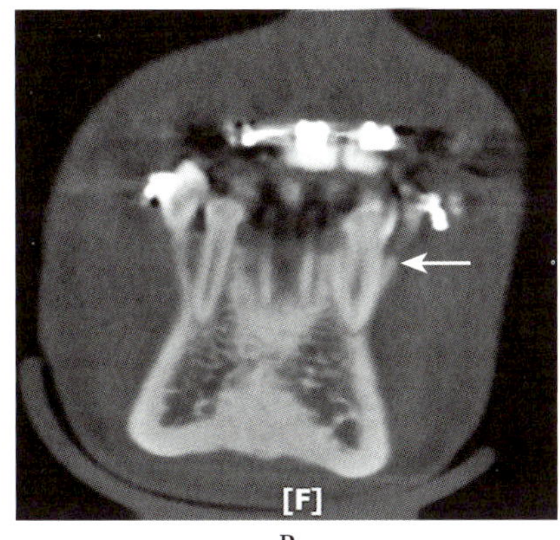

B

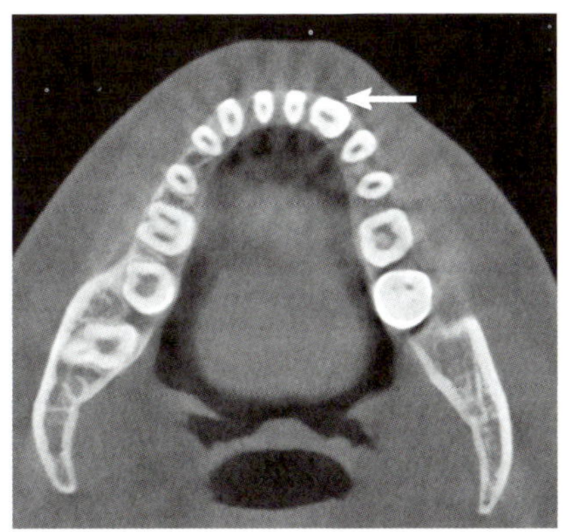

C

图1-4-17　巨牙

A. 曲面体层X线片示左下颌尖牙较对侧同名牙大巨牙（黑色箭头），双上颌尖牙区牙列拥挤，双下颌侧切牙缺失；B，C. 为同一病人的CBCT冠状位、横断位见33巨牙（白色箭头）

学习笔记

病例2：女性，21岁。拔牙前摄片检查（图1-4-18）。

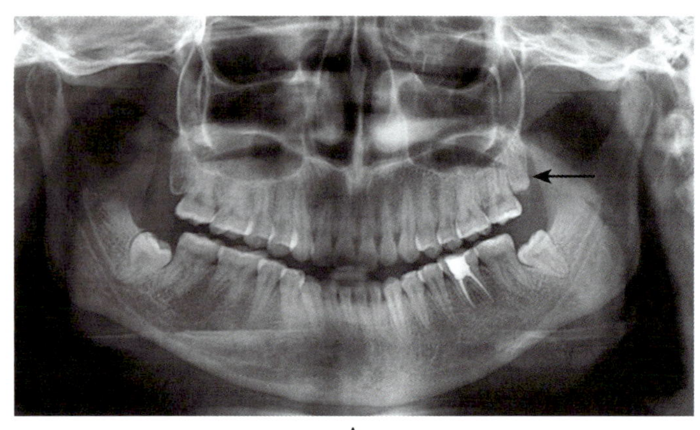

A

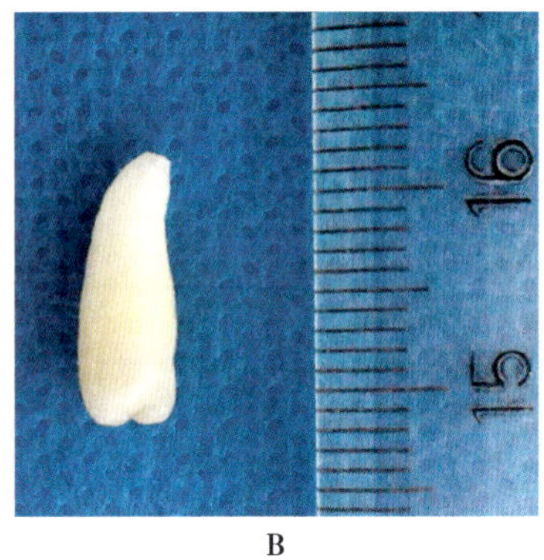

B

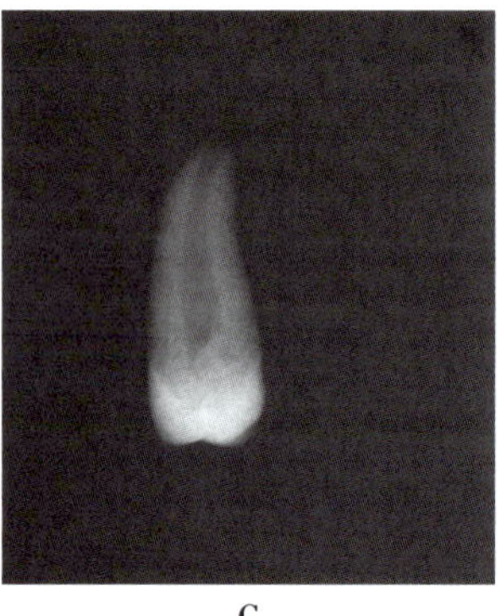

C

图1-4-18　过小牙

A. 曲面体层X线片（黑色箭头）示28阻生、牙体过小；B. 拔出后的离体牙，长度约1.1cm；C. 离体牙X线片

学习笔记

病例3：男性，16岁。多枚乳牙未替换（图1-4-19）。

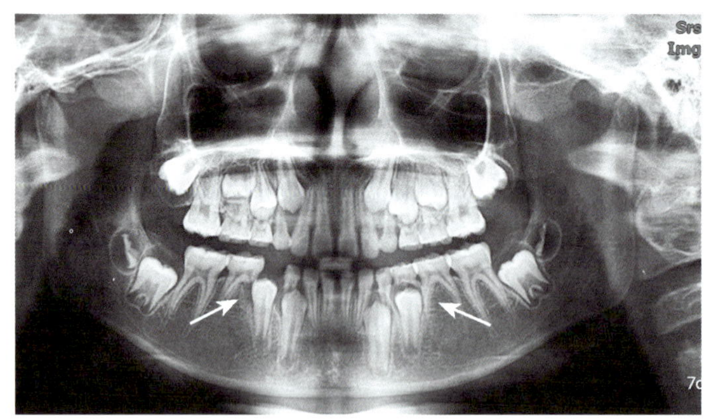

图1-4-19　迟萌、先天缺失牙

曲面体层X线片示：仅上、下颌切牙替换，16岁属迟萌。双下颌无35、45恒牙胚（白色箭头）、少牙，第二乳磨牙滞留

【问题】

问题1：牙的体积异常影像表现有哪些？

思路1：指体积大于正常牙的巨牙和小于正常牙的小牙。

思路2：巨牙、小牙与正常牙的界限不明确，可与同名牙、邻牙相比较。

问题2：牙萌出时间异常的影像表现有哪些？

思路1：有早萌、迟萌，早脱、滞留等。

思路2：全身因素可能影响萌出的时序，局部影响因素主要指牙胚的特发性移位、创伤性移位、多生牙的阻碍等。

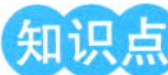

牙发育异常影像诊断应注意的要点有哪些？

牙发育异常的临床表现具有多样性，较其他疾病少见，但因为有特定的好发部位，典型的影像表现特点，比较容易识别诊断。

第五节 阻 生 牙

阻生牙（impacted tooth）指牙齿超出了正常应该完全萌出的时间后仍留在颌骨内未萌出、或仅仅部分萌出。阻生牙可单发、多发、或对称性多发。好发牙是下颌第三恒磨牙、上颌尖牙、下颌前磨牙等。阻生牙可见于正常牙列、也可见于多生牙，多生牙常以阻生状态埋伏于颌骨内。病因有牙胚的位置异常、牙萌出时颌骨相应部位位置不够、多生牙的阻碍、或伴发于颌骨囊肿、肿瘤。阻生牙在临床上引起的并发症最常见的是智齿冠周炎、邻牙的龋损、对颌牙的伸长移位使触点异常引起食物嵌塞。牙齿的正常萌出、咬合关系建立还可以刺激颌骨的正常生长发育，所以多数牙齿的阻生有时可导致颌骨的发育异常。

【影像学表现】

根据阻生牙与第二磨牙长轴的关系，下颌第三磨牙阻生可分为前倾（图1-5-1）、水平（图1-5-3）、垂直（图1-5-6）、倒置（图1-5-7）、异位阻生（图1-5-9）。

阻生牙影像诊断的目的：了解阻生牙的数目、位置、方向、与邻牙的关系、是否导致牙根吸收（图1-5-1）、邻牙龋损、与下牙槽神经管的关系（图1-5-20），阻生牙自身状态：是融合根还是多根、分根，方向如何？有无病变？还应检查阻生牙有无伴发疾病如囊肿（图1-5-4A）、肿瘤，有无颌骨发育异常（图1-5-14），是否有对颌牙伸长移位（图1-5-13）。

【病例】

病例1：女性，23岁。左下大牙痛后至咬合无力、松动3年（图1-5-1）。

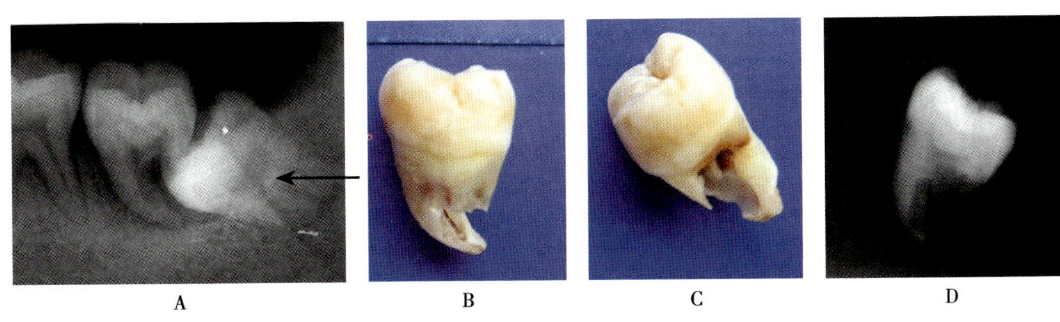

图1-5-1 前倾阻生1

A. 根尖片（黑色箭头）见38前倾阻生，37远中牙根吸收、根分叉骨质密度降低；B. 37拔除后颊面观；C. 37拔除后舌面观；D. 37离体牙X线片病例2：男性，19岁。双下颌智齿前倾阻生（图1-5-2）。

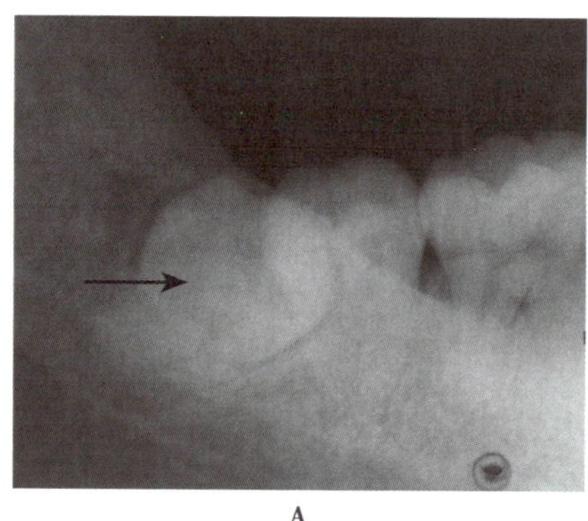
A

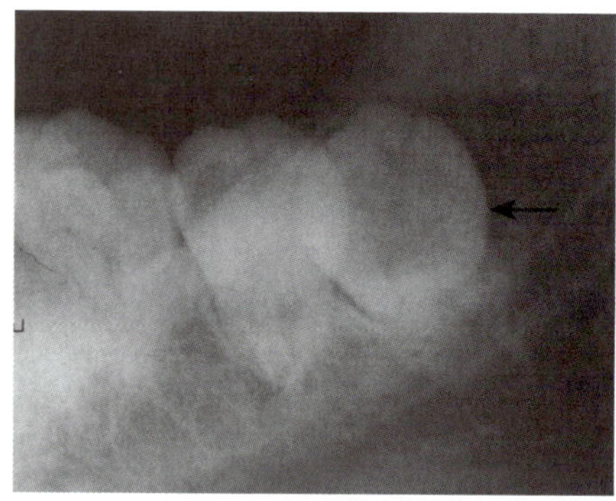
B

图1-5-2　双侧下颌8前倾阻生2

A. 根尖片（黑色箭头）见48前倾阻生；B. 同一病人根尖片（黑色箭头）见38前倾阻生、牙冠向颊（舌）侧倾斜

病例3：男性，29岁。47龋损，拍片见48阻生（图1-5-3）。

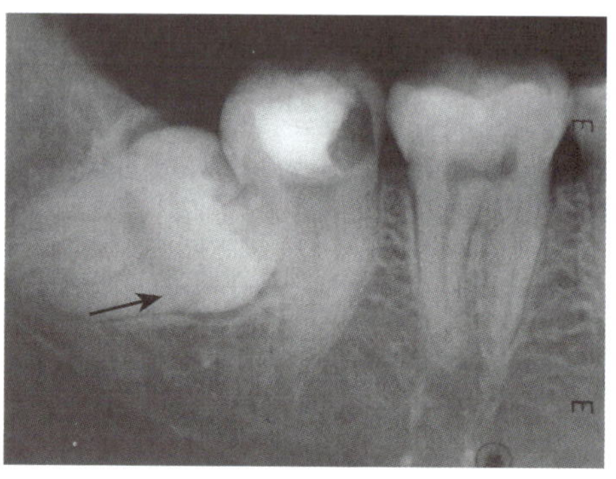

图1-5-3　水平阻生1

根尖片（黑色箭头）示48水平向阻生，47殆面见高密度封物

病例4：男性，32岁。右下后牙区肿痛不适，求检查（图1-5-4）。

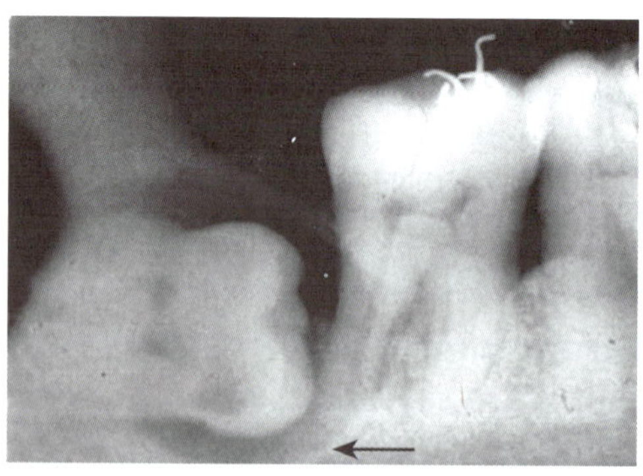

图1-5-4　水平阻生2

根尖片见48水平向低位阻生、冠周见囊肿（黑色箭头）

学习笔记

病例 5：男性，27 岁。正畸术前检查（图 1-5-5）。

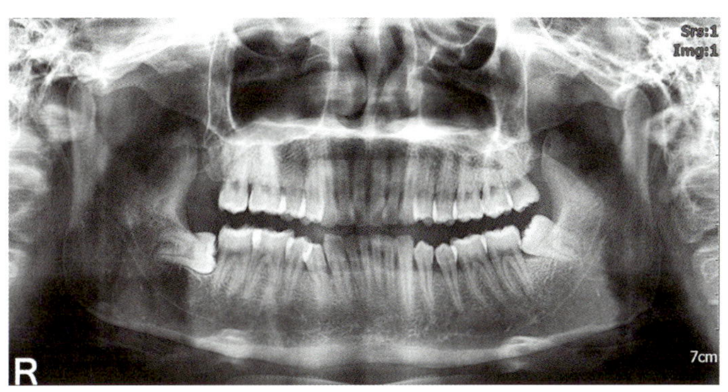

图 1-5-5　多个牙阻生
曲面体层 X 线片见 48 水平阻生、38 前倾阻生，44 及 45、34 及 35 阻生，28 伸长

病例 6：女性，21 岁。右上颌乳牙滞留，要求检查（图 1-5-6）。

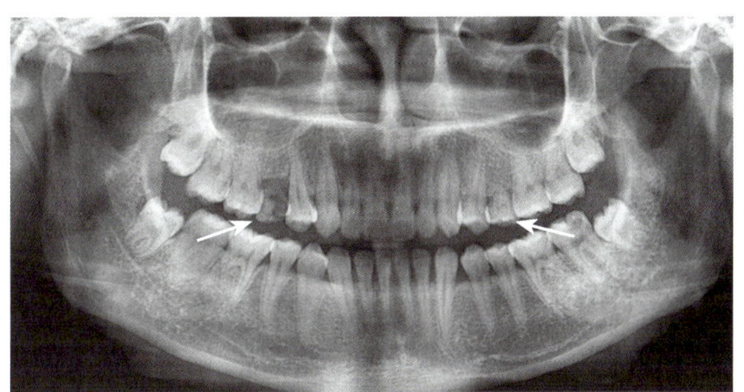

图 1-5-6　垂直阻生、先天失牙
曲面体层 X 线片见 18、28、38、48 垂直阻生。15、25 牙缺失，55、65 滞留（白色箭头），37 远中深龋

病例 7：女性，24 岁。右下颌智齿未萌（图 1-5-7）。

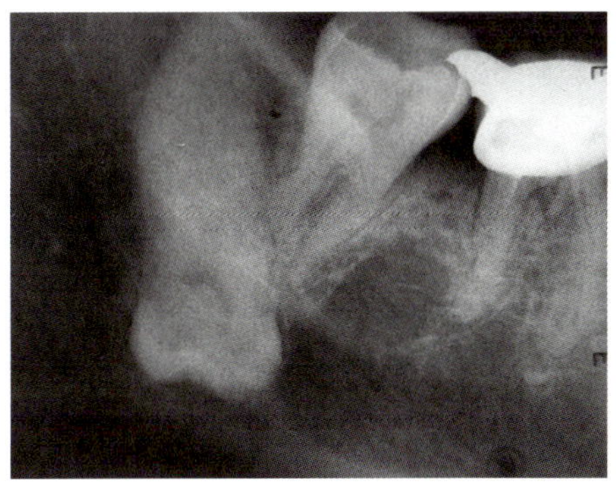

图 1-5-7　倒置阻生 1
根尖片见 48 倒置阻生，牙冠朝向 47 的根方向

学习笔记

病例 8：男性，41 岁。36 牙半切术后复查（图 1-5-8）。

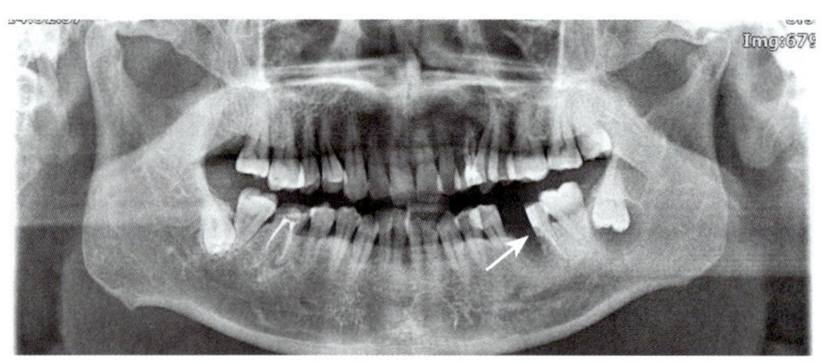

图 1-5-8　倒置阻生 2

曲面体层 X 线片见 38、48 倒置阻生，38 伴含牙囊肿。36 牙半切术后（白色箭头）

病例 9：男性，21 岁。左下后牙松动（图 1-5-9）。

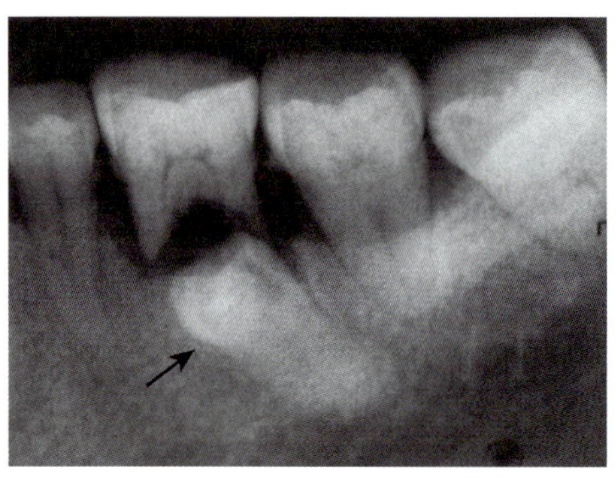

图 1-5-9　异位阻生 1

根尖片（黑色箭头）示 36 根尖下一异位阻生的前磨牙导致牙根吸收

病例 10：男性，25 岁。右下颌失牙多年（图 1-5-10）。

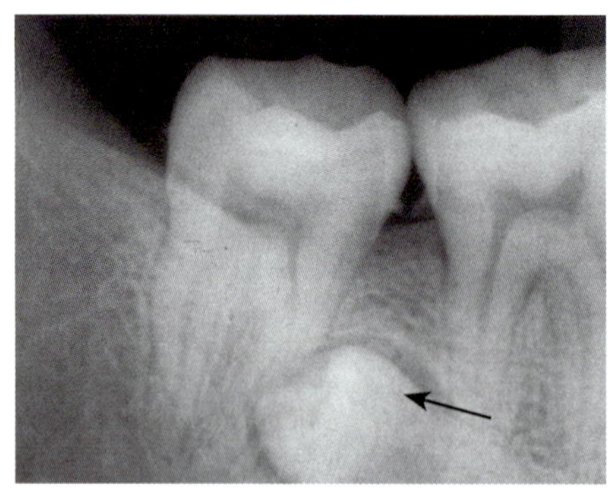

图 1-5-10　异位阻生 2

根尖片（黑色箭头）示 46、47 之间见一异位阻生的前磨牙

病例 11：女性，12 岁。双侧上颌尖牙未萌（图 1-5-11）。

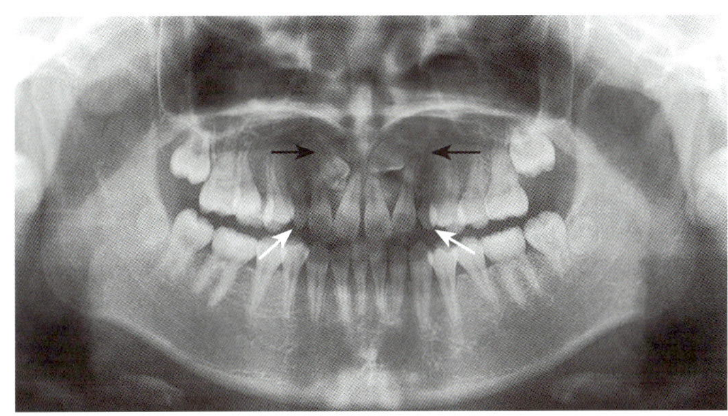

图 1-5-11　对称性异位阻生

曲面体层 X 线片示双上颌尖牙异位阻生（黑色箭头），乳尖牙滞留（白色箭头）

病例 12：男性，15 岁。右上前牙区膨隆（图 1-5-12）。

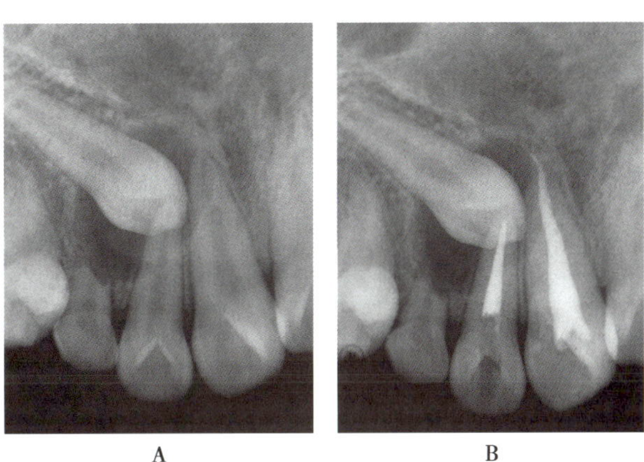

图 1-5-12　尖牙阻生

A. 根尖片见 13 阻生伴囊肿，乳尖牙滞留；B. 同一病人 11、12 根管治疗术后

病例 13：女性，26 岁。双下颌 8 阻生牙拔除一年后，上颌牙伸长移位（图 1-5-13）。

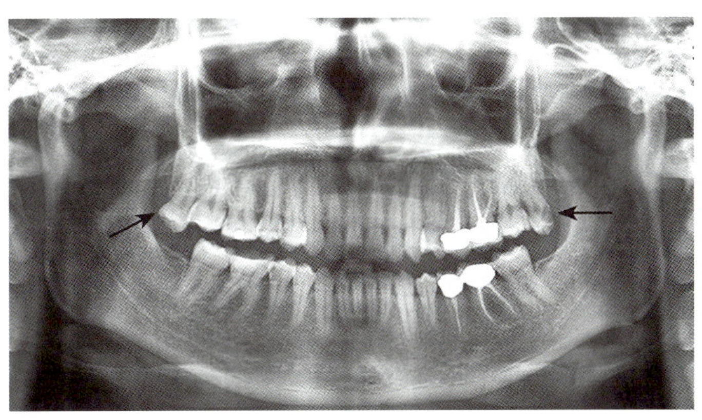

图 1-5-13　无对验伸长

曲面体层 X 线片（黑色箭头）示 18、28 向验方向伸长，28 远中邻面龋损，38、48 缺失

学习笔记

病例 14：男性，15 岁。因双侧面部不对称，牙列不齐就医（图 1-5-14）。

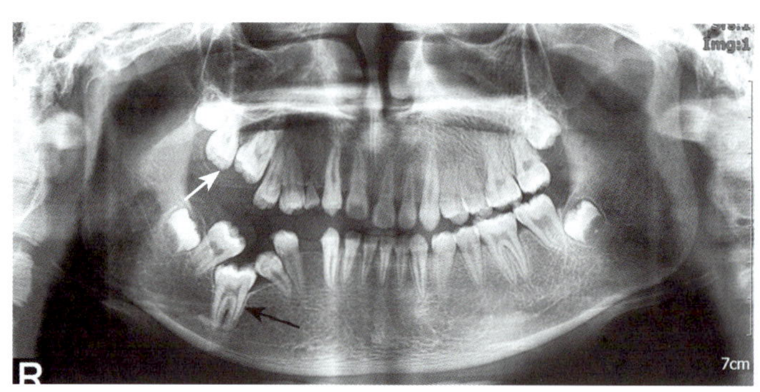

图 1-5-14 多个牙阻生致颌骨发育不足

曲面体层 X 线片见 46 阻生（黑色箭头）、相邻牙齿倾斜移位，右下颌骨发育不足。右上颌 16、17 阻生，右上颌骨发育不足（白色箭头），12 缺失，13 异位，53 滞留；双上、下颌第三磨牙阻生

病例 15：女性，20 岁。牙列不齐就医（图 1-5-15）。

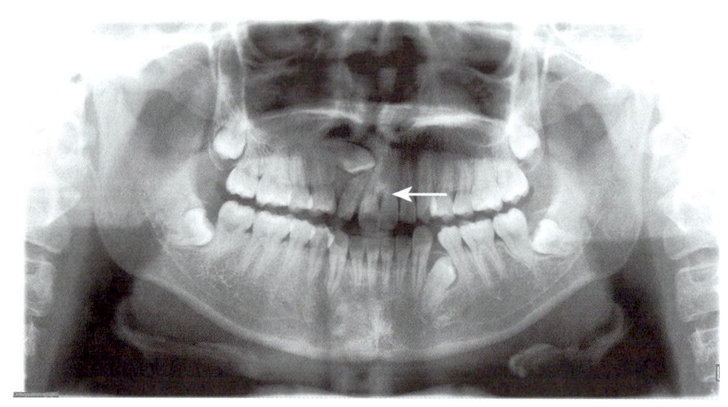

图 1-5-15 多个牙阻生、多生牙

曲面体层 X 线片见 13、18、28、34、38、48 阻生，双上中切牙之间一多生牙（白色箭头）

病例 16：男性，5 岁。门牙不齐就医（图 1-5-16）。

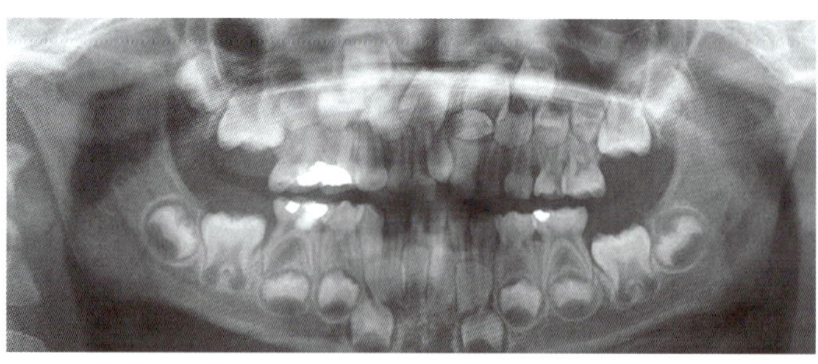

图 1-5-16 多生牙致中切牙阻生

曲面体层 X 线片见上中切牙之间两枚多生牙，51、61 之间牙间隙，11、21 不能正常萌出

病例 17： 女性，12 岁。正畸前检查（图 1-5-17）。

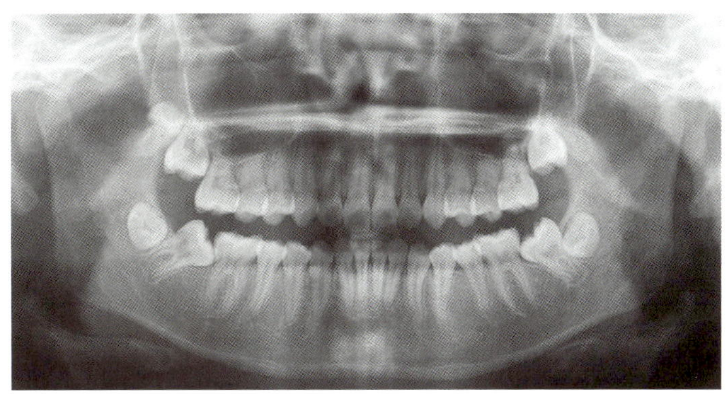

图 1-5-17　多个磨牙对称阻生

曲面体层 X 线片见 17、18、27、37、38、47、48 同时阻生，28 缺失

病例 18： 女性，16 岁。因上前牙间隙就医（图 1-5-18）。

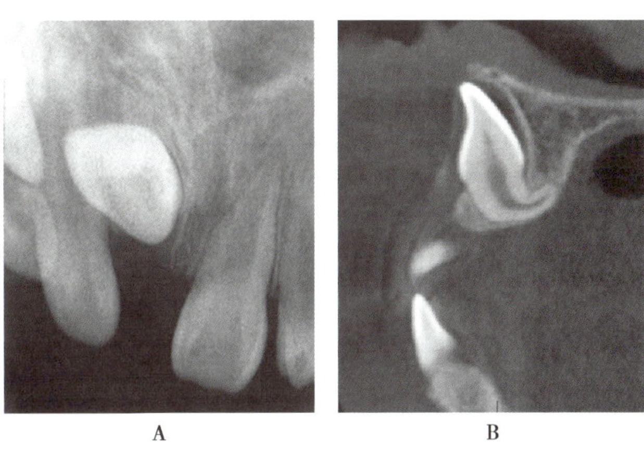

A　　B

图 1-5-18　中切牙形态异常阻生

A. 根尖片见 11 阻生，牙冠向上；B. 同一部位 CBCT 矢状位清晰显示阻生牙根弯曲呈"鱼钩样"，牙冠向唇侧上方

病例 19： 女性，13 岁。左下牙未替换，间隙性疼痛半年（图 1-5-19）。

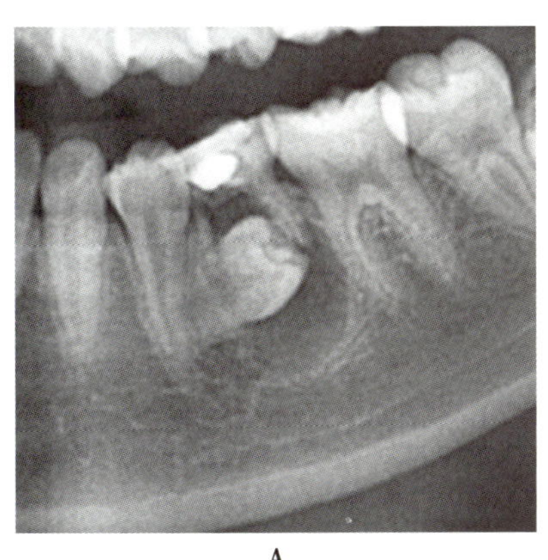

A

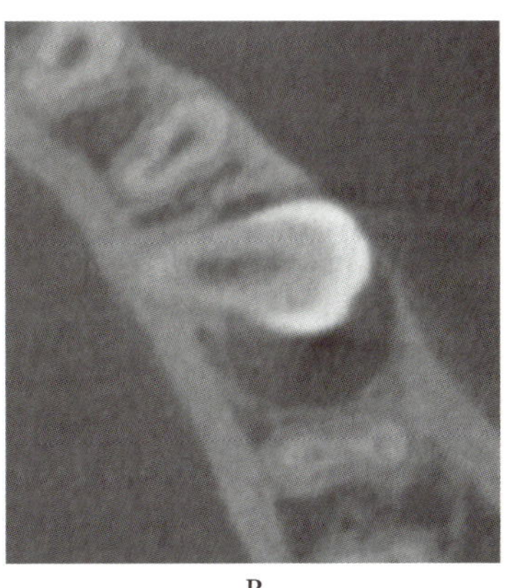

B

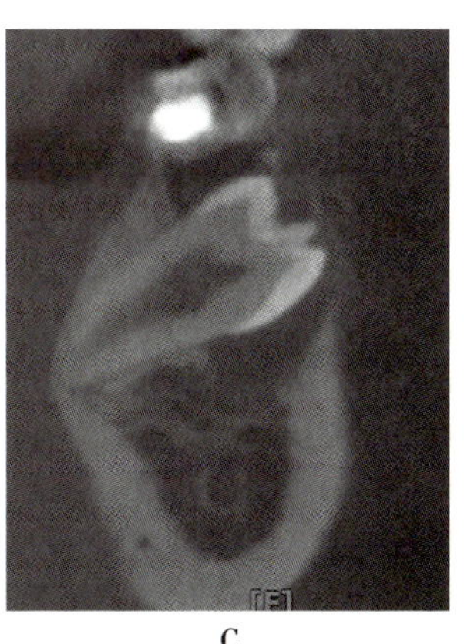

C

图 1-5-19　颊舌向阻生

A. 曲面体层 X 线片（局部）见 75 滞留、牙根吸收，35 阻生，牙冠向远中伴冠周囊肿；B，C. 同一部位 CBCT 轴位、冠状位见阻生牙冠向远中颊侧、根尖向近中舌侧，囊肿偏远中颊侧

学习笔记

病例 20：男性，18 岁。右下大牙肿痛 3 天（图 1-5-20）。

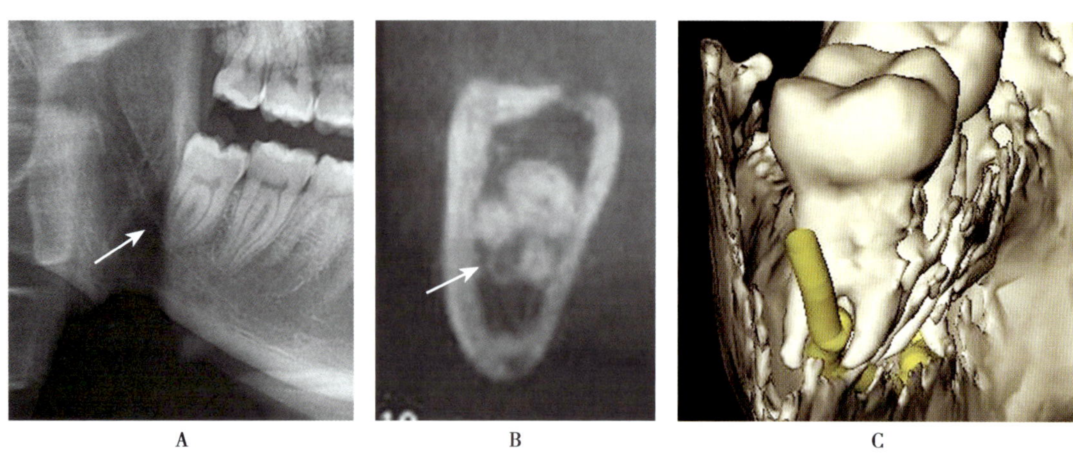

图 1-5-20　阻生牙与下牙槽神经管

A. 曲面体层 X 线片（局部）见 48 垂直阻生（白色箭头），根尖似进入下牙槽神经管；B. 同一部位 CBCT 冠状位（白色箭头）见下牙槽神经管在颊、舌侧两个根之间；C. CBCT 第三方软件三维重建显示阻生牙的颊、舌根骑跨下牙槽神经管

病例 21：男性，21 岁。正畸拍片发现上中切牙区多生牙（图 1-5-21）。

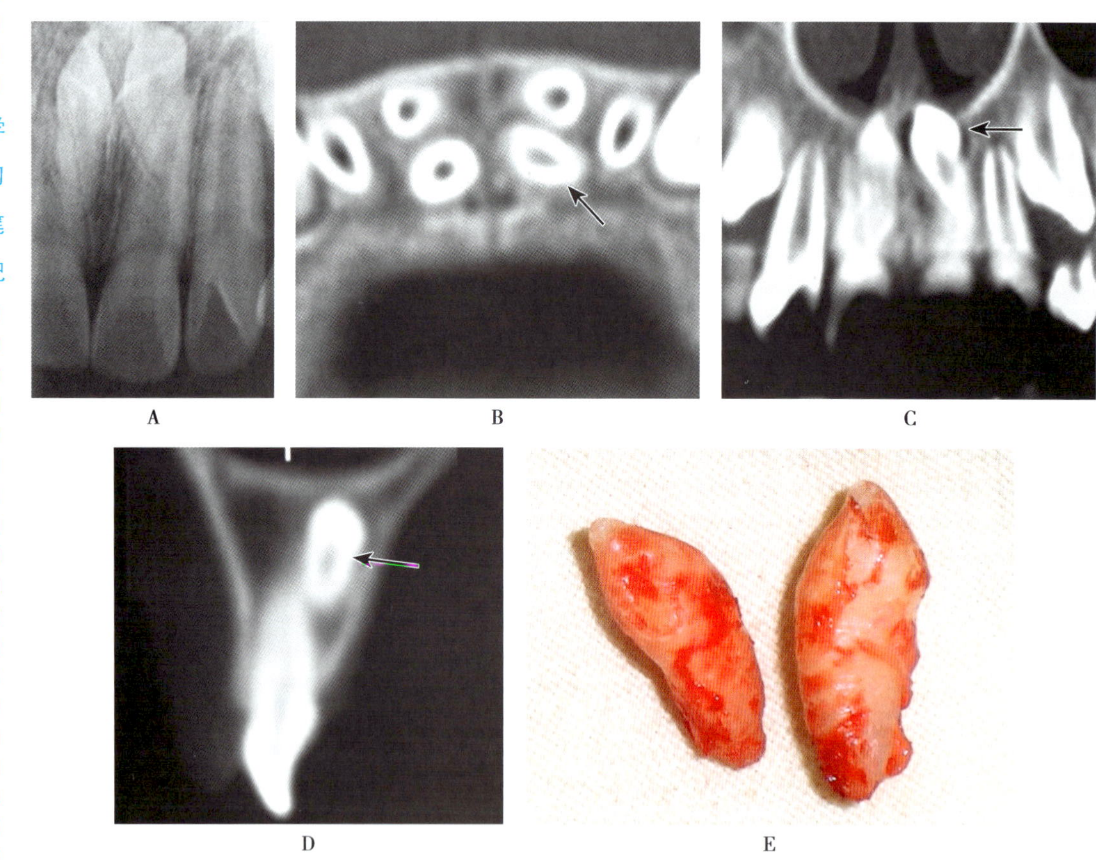

图 1-5-21　CBCT 定位腭侧多生牙

A. 根尖片见 11、21 区两枚多生牙；B～D. CBCT 轴位、冠状、矢状位（黑色箭头）见多生牙位于 11、21 的腭侧；E. 术后拔除的多生牙

病例 22：男性，21 岁。牙列不齐，因正畸治疗照片（图 1-5-22）。

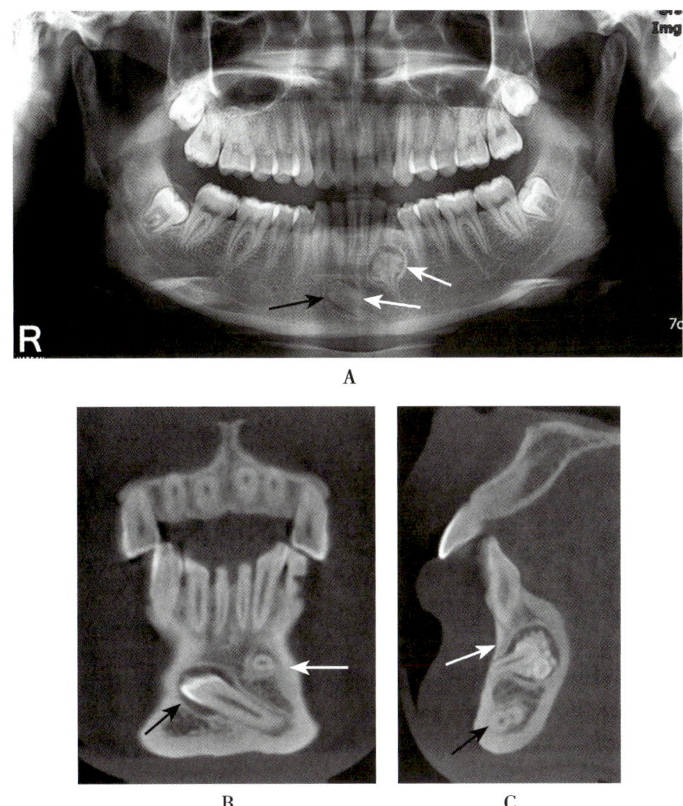

图 1-5-22　阻生牙、多生牙伴牙瘤

A. 曲面体层 X 线片见 33 异位阻生至下颌颏部（黑色箭头），73 滞留、根尖区见一多生牙阻生伴牙瘤（白色箭头）；B. CBCT 冠状位见 33 阻生牙（黑色箭头）及多生牙根（白色箭头）；C. CBCT 矢状位见多生牙及牙瘤（白色箭头），33 阻生牙根有 2 个根管（黑色箭头）

病例 23：男性，26 岁。左下阻生牙拔出时断根（图 1-5-23）。

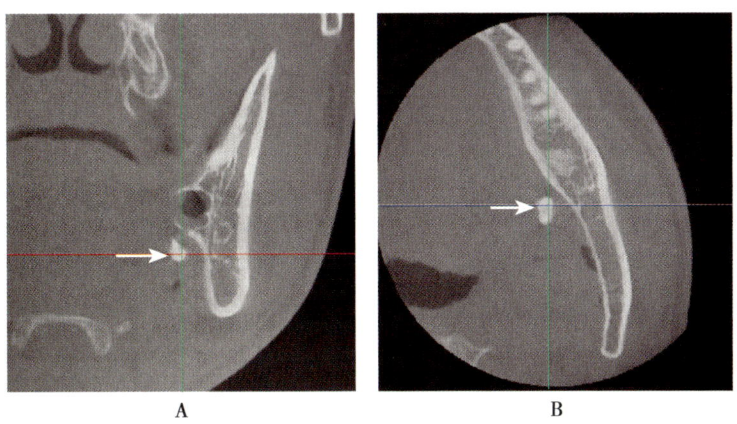

图 1-5-23　CBCT 检查拔牙意外

CBCT 冠状位（A）、轴位（B）见 38 拔除时断根移位至下颌骨舌侧

【问题】

问题 1：阻生牙 X 线检查的目的是什么？

思路 1：了解阻生牙的有无、数目、形态、方向、位置、有无龋损、与邻牙关系、与下牙槽神经管或上颌窦的关系。

思路 2：多生牙常以阻生的形式埋伏于颌骨内，多数阻生牙需要拔除，在拔牙术前详尽了解阻生牙及周围的解剖结构，有助于制订正确的手术方案、减少创伤、防范意外。

问题 2：阻生牙的影像表现特点有哪些？

思路 1：阻生牙可以单发，也可以多发。好发牙是下颌第三恒磨牙、上颌尖牙、下颌前磨牙等。

思路 2：根据阻生牙与第二磨牙长轴的关系分前倾、水平、垂直、倒置、异位阻生等。多数牙齿的阻生有时可导致颌骨的发育异常。

思路 3：阻生牙引起的常见并发症是智齿冠周炎、邻牙的龋损、牙体吸收、对颌牙的伸长移位等。

问题 3：CBCT 检查阻生牙的优势有哪些？

思路 1：CBCT 三维影像弥补了二维影像的重叠、变形、失真，可以清晰定位阻生牙（多生牙）的位置、方向与邻牙的关系。

思路 2：更清晰显示与邻牙牙根关系，提示有无早期牙根吸收。

思路 3：明确显示与下牙槽神经管或上颌窦的位置关系，有利于防范和诊断拔牙意外。

思路 4：判断多生牙的具体位置，对拔除路径的设计提供指导，对伴发病变的诊断提供依据。

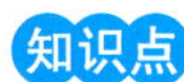

阻生牙影像检查的临床意义

阻生牙的临床表现具有多样性，X 线检查对明确阻生牙的有无、位置、方向、有无伴发病变、与邻近重要解剖结构的关系等有重要意义，对复杂病例应该选择 CBCT 检查，可以有效防范拔牙术中可能出现的医源性意外。

第六节　牙　周　病

牙周病（periodontitis）指发生在牙的支持组织的炎症性、破坏性疾病，病变发生时牙周膜、牙槽骨、根周的牙骨质都要发生相应的改变。临床上可由牙龈炎症逐渐发展至牙周袋形成、牙槽骨吸收，直至牙齿的松动、移位、脱落。

【影像学表现】

牙周病引起牙槽骨吸收的形式常见的有三种：

1. 水平吸收指多数牙或一组牙的牙槽骨从牙槽嵴顶向根尖呈水平方向吸收，吸收程度根据剩余牙槽骨与相邻牙根的长度比值来描述，如吸收至根长的 1/3、1/2、2/3 等，或分为轻、中、重度（图 1-6-1、图 1-6-2）。水平吸收的病人临床上常可见牙结石，探及浅而宽的骨上袋。

2. 垂直吸收指个别牙的牙槽骨的某一个侧壁从牙槽嵴顶向根尖退缩，早期仅见牙周膜间隙的增宽、骨硬板消失，随病程进展牙槽骨吸收呈角形、斜形或楔形，患牙根周牙骨质也可吸收不光滑（图 1-6-3），如病变包绕牙根累及两个以上根侧面可见弧形吸收（图 1-6-4、图 1-6-5）。垂直吸收的病人临床上多由于咬合创伤引起，临床检查可探及窄而深的骨下袋。

3. 混合吸收在水平吸收的基础上伴发个别牙或多数牙牙槽骨的垂直吸收称混合吸收(图1-6-6)，常见于牙周炎晚期。

4. 牙槽间隔的骨质吸收见于邻面充填体、修复体的悬突刺激导致两牙之间的牙槽骨吸收(图1-6-7)。

5. 有效、及时的治疗可使牙槽骨的吸收得到一定修复(图1-6-8)，有效缓解临床症状，延长患牙的寿命。

【病例】

病例1：女性，43岁。牙齿咀嚼无力，伴有牙龈出血半年余(图1-6-1)。

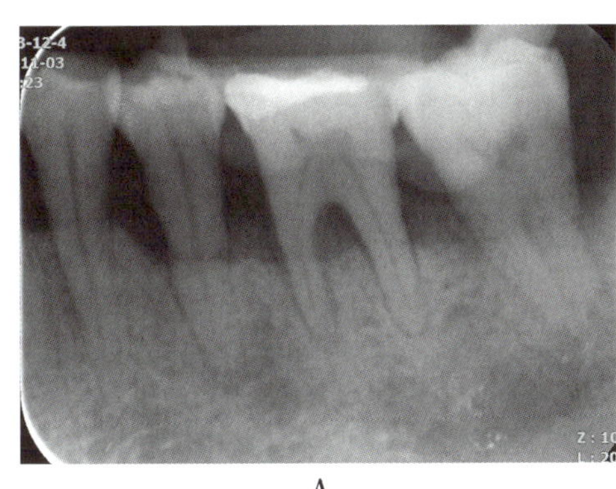

A

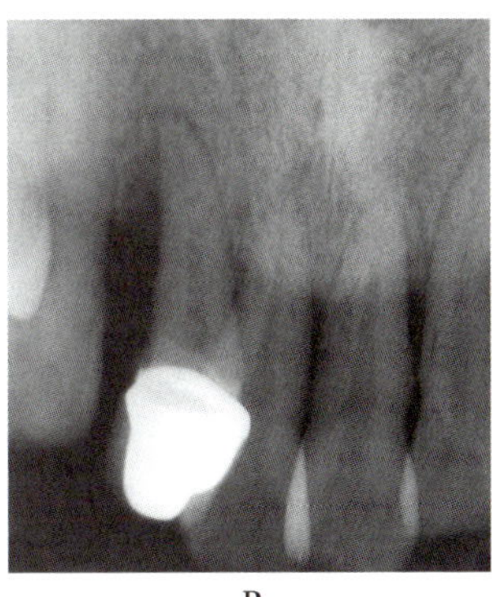

B

图1-6-1　水平吸收1

A. 根尖片见34～37区牙槽骨水平吸收至根中1/3；B. 同一病人上前牙区根尖片见13～22区牙槽骨水平吸收至根尖1/3

病例2：男性，33岁。口腔异味、牙龈出血1年余(图1-6-2)。

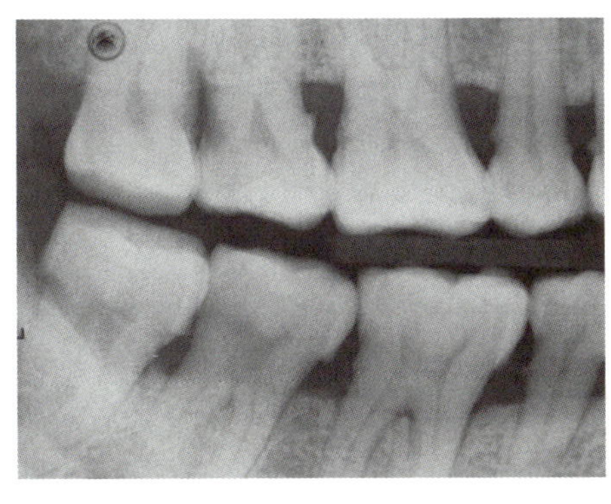

图1-6-2　水平吸收2

咬翼片示右侧上、下颌牙槽骨轻度水平型吸收，牙齿邻面见结石影

病例3：女性，38岁。左下大牙咬合痛半年(图1-6-3)。

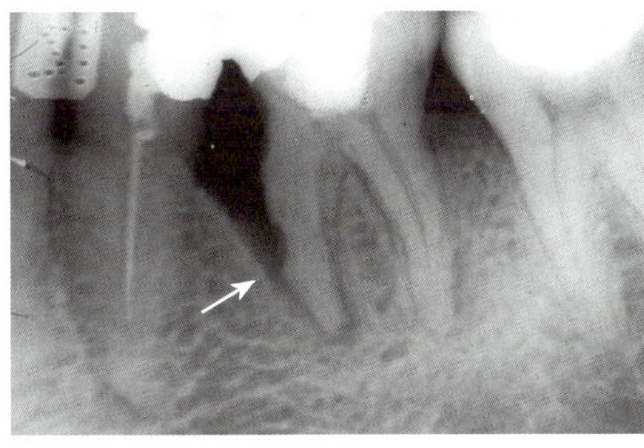

图1-6-3　垂直吸收

根尖片(白色箭头)见36近中根周牙槽骨垂直吸收呈斜形，根面牙骨质也有吸收

学习笔记

病例4：女性,36岁。右下大牙咬合不得力半年(图1-6-4)。

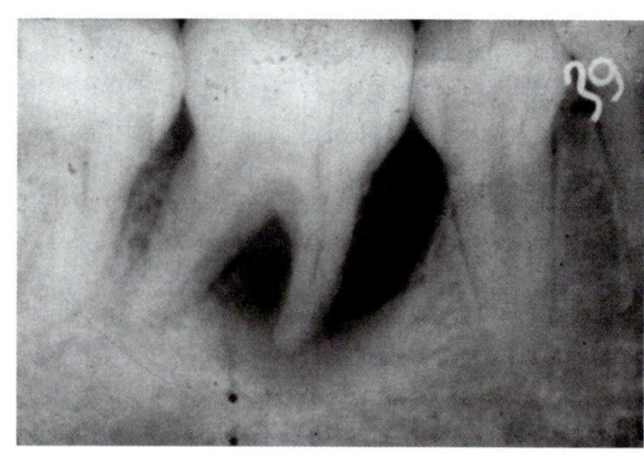

图1-6-4　弧形吸收

根尖片示46近中根的牙槽骨吸收呈弧形,病变累及根分叉

病例5：男性,60岁。左下后牙治疗后出现咬合痛多年(图1-6-5)。

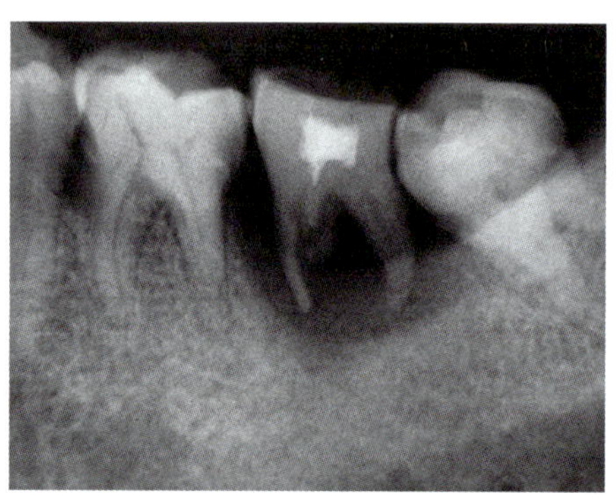

图1-6-5　弧形吸收伴根外吸收

根尖片示37根周牙槽骨弧形吸收,近中根远中侧见不规则吸收

病例6：男性,40岁。口腔异味、牙龈肿痛、后牙无力1年余(图1-6-6)。

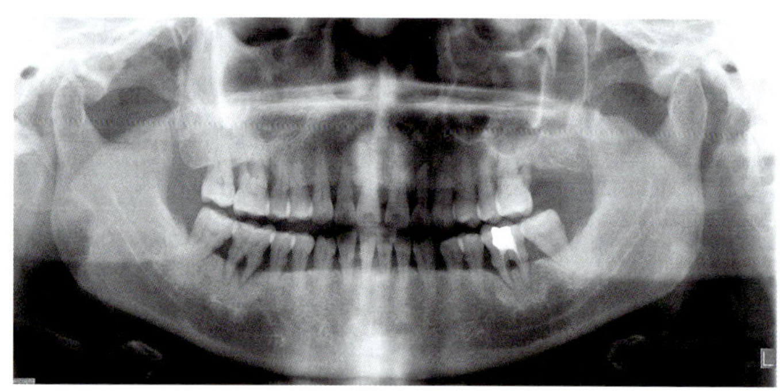

图1-6-6　混合吸收

曲面体层X线片示双上、下颌牙槽骨水平吸收中至重度,16、26、36、46区伴垂直吸收,牙结石(+)

病例7：女性，36岁。右下大牙补牙后牙龈红肿、不能咀嚼(图1-6-7)。

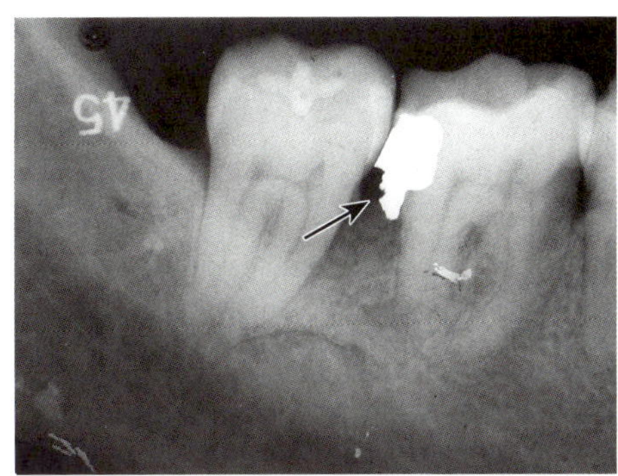

图1-6-7　牙槽间隔吸收

根尖片(黑色箭头)示46、47之间悬突充填，牙槽间隔骨质吸收

病例8：女性，37岁。口内多数牙咀嚼无力、下前牙松动半个月(图1-6-8)。

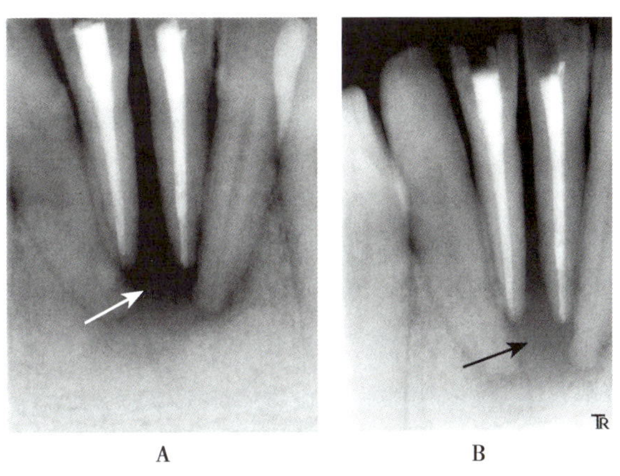

A　　B

图1-6-8　牙周病治疗后追踪观察

A. 根尖片(白色箭头)见下前牙混合吸收达根尖周，31、41根尖周无骨质支持，牙周牙体联合治疗后即刻拍片；B. 治疗5个月后复查根尖片(黑色箭头)见根尖周骨质有修复，骨质密度增高，临床检查牙齿的松动有改善

病例9：女性，37岁。左下大牙咀嚼无力、下前牙松动半个月(图1-6-9)。

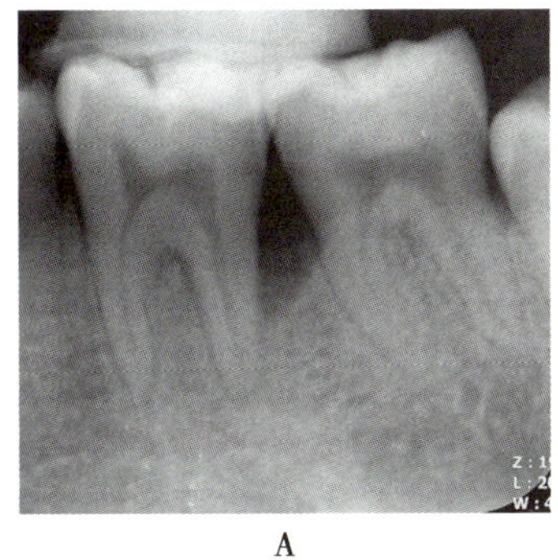

A

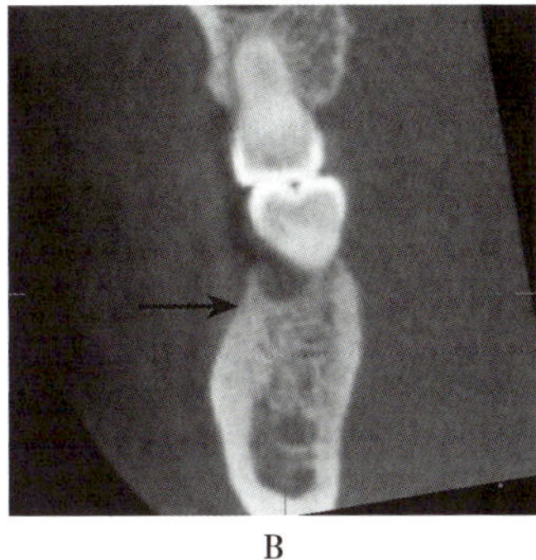

B

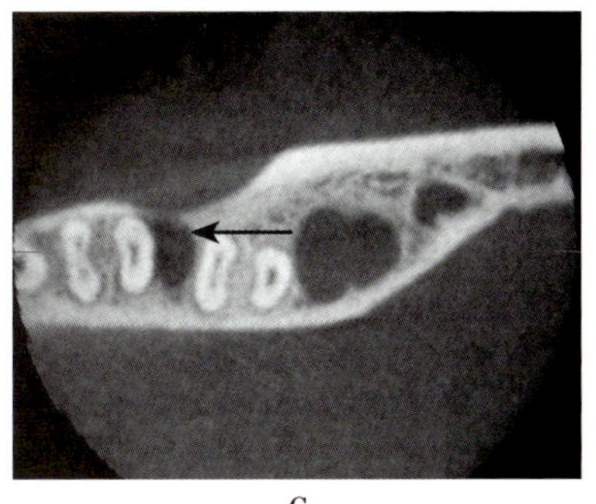

C

图1-6-9　CBCT诊断垂直吸收

A. 根尖片见36远中牙槽骨垂直吸收；B、C. CBCT冠状位、轴位(黑色箭头)见36牙槽骨吸收的位置偏舌侧

学习笔记

【问题】

问题1：牙周病影像表现有哪些？

思路1：常见牙槽骨的三种吸收，水平吸收、垂直吸收、混合吸收。

思路2：根尖片还可检查由于充填物、修复体悬突导致的牙槽间隔吸收、根分叉病变。

思路3：牙周病的治疗需要长期观察，影像检查是追踪疗效的辅助方法。

问题2：牙周病的影像检查方法有哪些？

思路1：牙周病的影像学方法主要有根尖片、咬翼片、曲面体层X线片、CBCT，但各自的特点有所不同。

思路2：根尖片可以观察牙周病变的范围、程度，是否波及根尖、有无牙体病变。

思路3：咬翼片可以观察上、下颌牙槽嵴顶，适用于发现早期病变。缺点是不能显示根尖周。

思路4：曲面体层X线片可以观察全口牙周的病变，缺点是局部的清晰度较差，不能替代根尖片。

思路5：CBCT可以观察牙槽骨吸收的准确部位、范围，是颊侧还是舌侧，有利于牙周手术治疗方案的制订。

问题3：怎样认识正常牙周组织的影像？

思路1：高度：正常牙槽嵴顶应距釉-牙骨质界2mm以内，形态：前牙呈尖顶形，后牙呈倒梯形，边缘有时可见致密的骨壁与骨硬板相连。

思路2：当牙周炎导致牙槽骨吸收时，前牙的尖顶形变平，后牙的倒梯形呈凹陷状，牙周膜间隙增宽、骨硬板不连续是提示病变出现的早期征象。

第七节　牙　外　伤

牙外伤指牙齿受到机械力作用引起牙体、牙周组织的急性损伤。牙外伤包括牙震荡（concussion of teeth）、冠折、根折、冠根折（复杂牙折）。牙震荡是指牙周膜的轻度损伤，牙体组织通常无缺损、牙无松动移位、临床检查叩诊敏感，X线检查一般无阳性征象，有时在CBCT图像上可见牙周膜增宽。影像检查可以诊断牙脱位和牙折。由于前牙暴露、牙外伤较后牙常见。

【影像学表现】

1. 牙脱位（luxation of teeth）分部分脱位、嵌入性脱位、完全脱位三种，部分脱位表现为外伤后牙齿向𬌗方移位、根尖周牙周膜间隙增宽、骨硬板连续（图1-7-1）；嵌入性脱位表现为牙齿向根方移位、牙周膜间隙消失（图1-7-2、图1-7-3）；牙齿完全脱出表现无牙槽窝空虚、硬板连续，结合外伤病史可以诊断。

2. 牙折（tooth fracture）根据发病部位可分为冠折（图1-7-4）、根折（图1-7-5～图1-7-9）、冠根折（图1-7-10）；依折线的走行又可分为横折、斜折、纵折。

3. 冠折时牙体的完整性破坏、牙冠缺损或连续性中断、有不规则的线状透射影；根折表现为牙根连续性中断、骨硬板和牙周膜间隙不连续，可伴牙槽骨骨折，甚至颌骨骨折。

4. 牙根折裂（vertical root fracture）（图1-7-11～图1-7-13）或纵裂是病理性的根折，好发于颊（唇）舌径大于近远中径的扁根，一般不累及牙冠。病因可由于创伤性咬合力、牙槽骨吸收或牙内吸收，特点是无明显的外伤史，根尖周常见牙槽骨吸收、牙根可见内吸收。

学习笔记

【病例】

病例1：男性，19岁。打架受伤1小时要求检查（图1-7-1）。

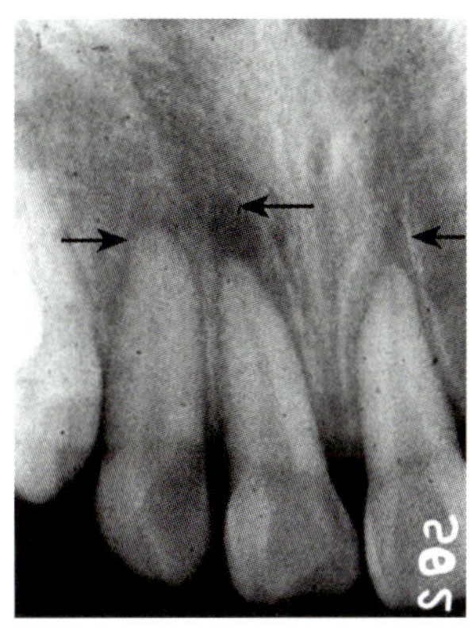

图1-7-1　牙脱位（部分脱位）

根尖片（黑色箭头）见11、12、21根尖周牙周膜间隙增宽，切缘超出𬌗平面。11冠折、近中切缘缺损

病例2：女性，29岁。骑车不慎摔倒2小时（图1-7-2）。

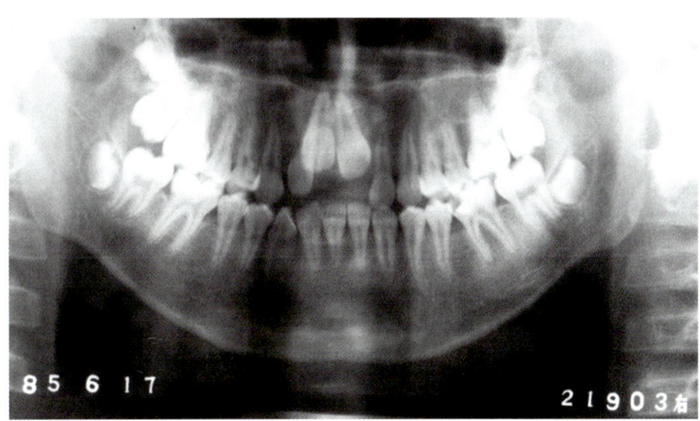

图1-7-2　嵌入性牙脱位1

曲面体层X线片见11、21向根方移位，牙冠低于𬌗平面，根尖周牙周膜间隙消失

病例3：男性，4岁。不慎摔伤1小时（图1-7-3）。

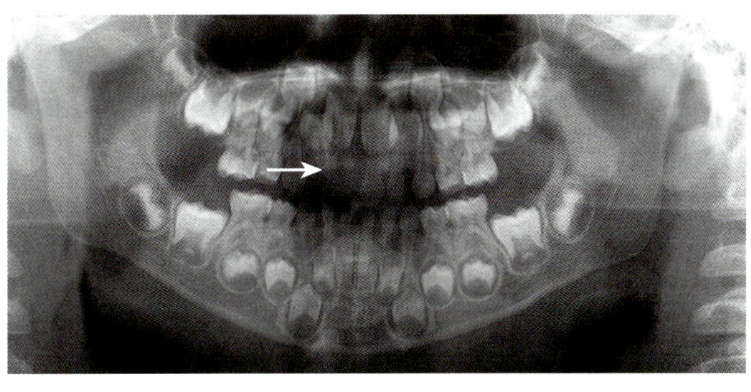

图1-7-3　嵌入性牙脱位2

曲面体层X线片（白色箭头）见右上乳中切牙、侧切牙向根方移位

病例 4：男性，7 岁。前牙碰伤 1 小时（图 1-7-4）。

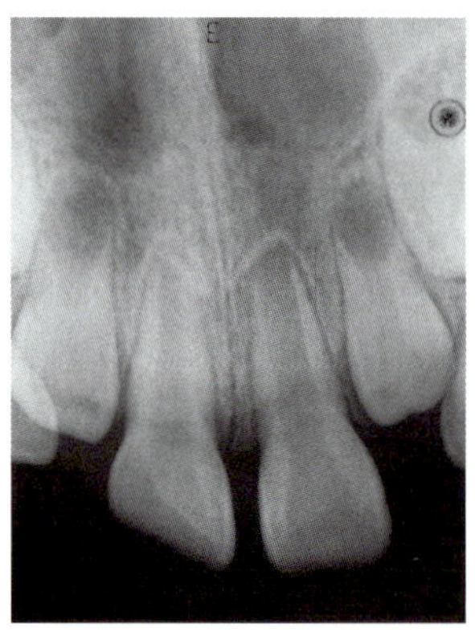

图 1-7-4　牙冠折
根尖片见 11 牙冠远中切缘缺损

病例 5：女性，41 岁。不慎摔伤 3 天（图 1-7-5）。

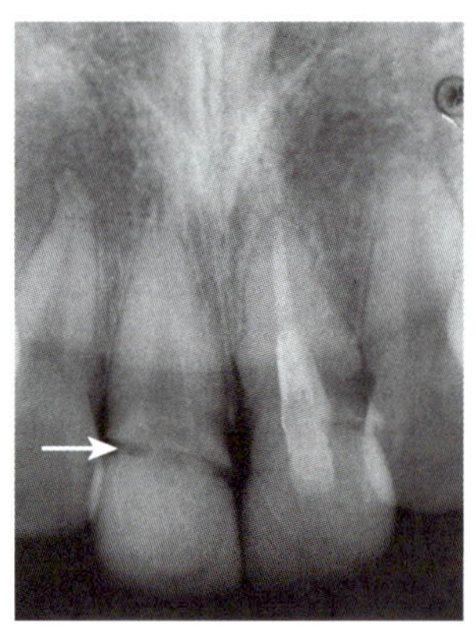

图 1-7-5　牙冠横折
根尖片（白色箭头）见 11、21 牙颈部横行折线，21 根管内见充填物

病例 6：男性，21 岁。踢球撞伤 4 小时（图 1-7-6）。

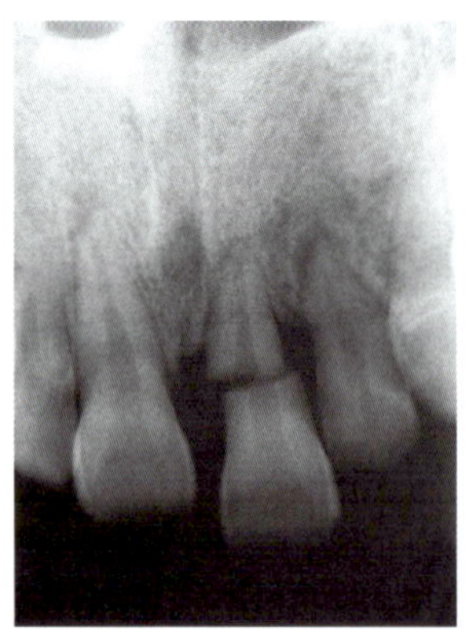

图 1-7-6　根折
根尖片见 21 牙根近颈部横行折线，断端错位

学习笔记

病例 7：女性，34 岁。外伤后不愿拔牙，1 年后觉左上前牙松动（图 1-7-7）。

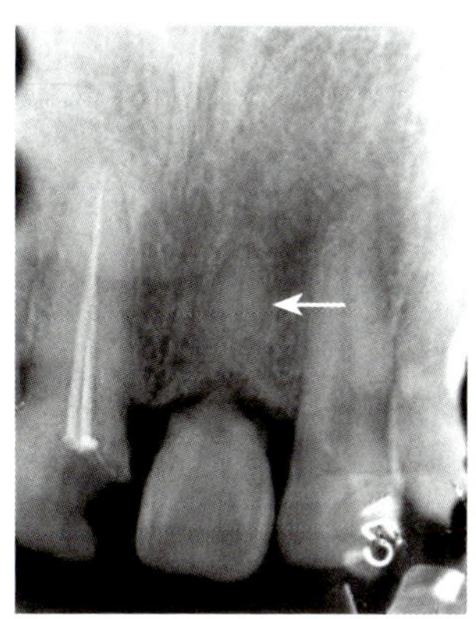

图 1-7-7　根折后牙根吸收 1

根尖片（白色箭头）见 21 牙冠、牙根相对的部位牙根吸收，牙冠悬浮、牙槽骨内见部分牙根。11 近中邻面深龋，根管内见充填物

病例 8：女性，28 岁。外伤后不愿拔牙，3 年后复查拍片（图 1-7-8）。

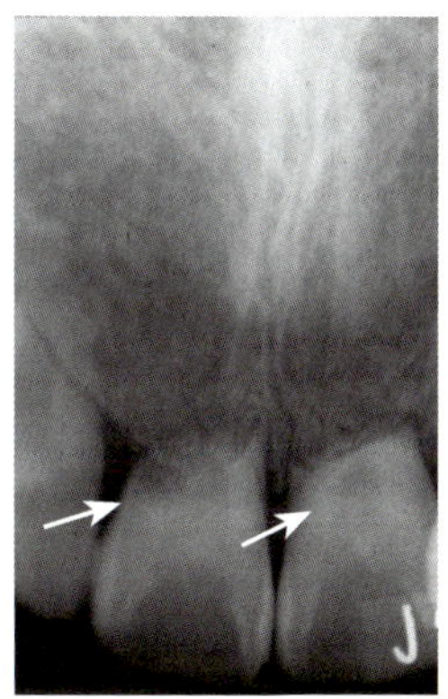

图 1-7-8　根折后牙根吸收 2

根尖片（白色箭头）见 11、21 牙根吸收、牙冠断面光滑，牙槽骨内未见残余牙根

病例 9：男性，38 岁。车祸后 20 天（图 1-7-9）。

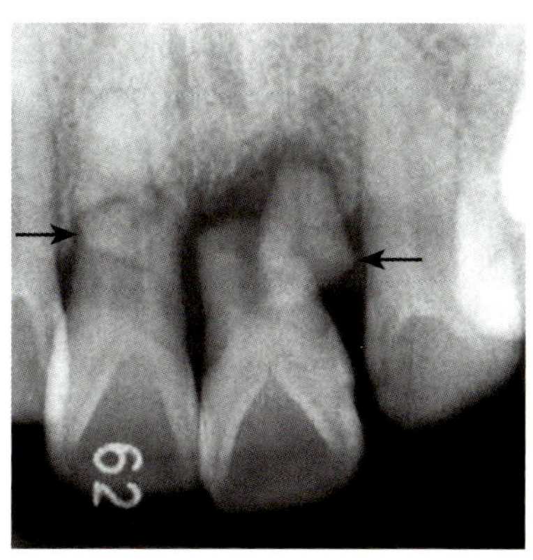

图 1-7-9　根折

根尖片（黑色箭头）见 11、21 根折，21 根折断端错位，根尖周牙槽骨吸收

学习笔记

病例 10：男性，40 岁。右上大牙被骨头硌了以后接触痛、不敢咬合一天（图 1-7-10）。

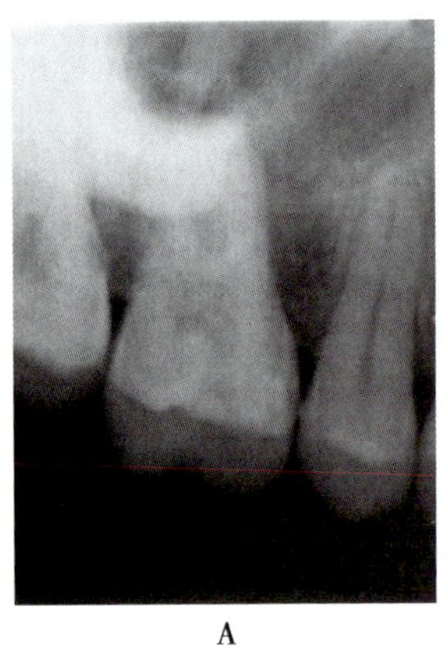

A

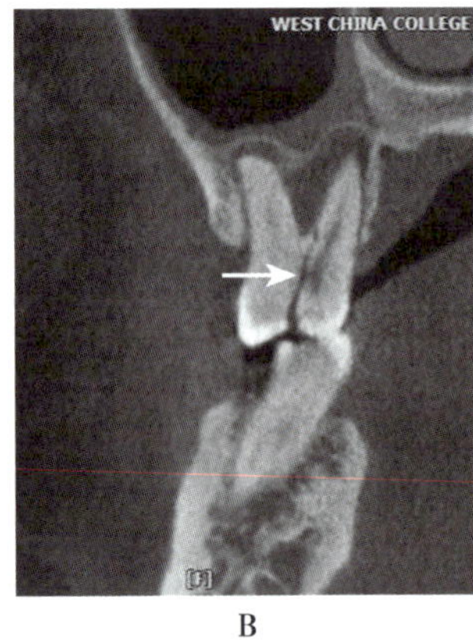

B

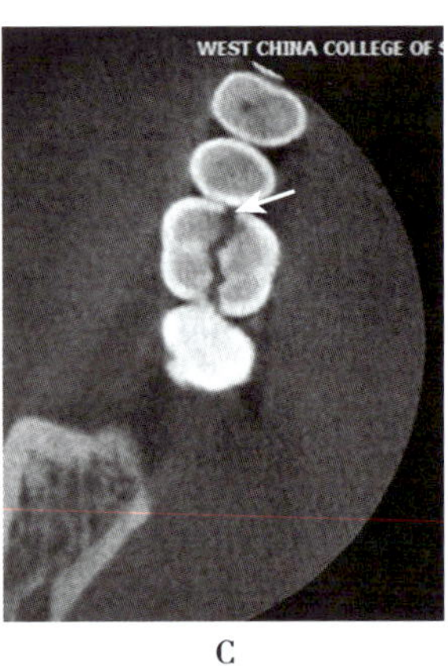

C

图 1-7-10　冠根折

A. 根尖片未见明显折线；B，C. CBCT 冠状位、轴位（白色箭头）见 16 牙冠近远中向折线延至牙根

病例 11：女性，31 岁。左下大牙咬合痛 1 个月（图 1-7-11）。

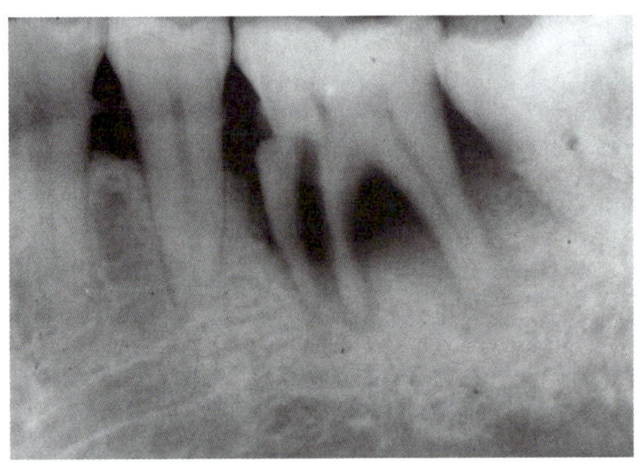

图 1-7-11　牙根折裂 1

根尖片示 36 近中根纵行折裂，折片向近中移位，近、远中根尖周及根分叉牙槽骨吸收，牙周硬板消失

病例 12：女性，46 岁。左下牙咬合不适半年（图 1-7-12）。

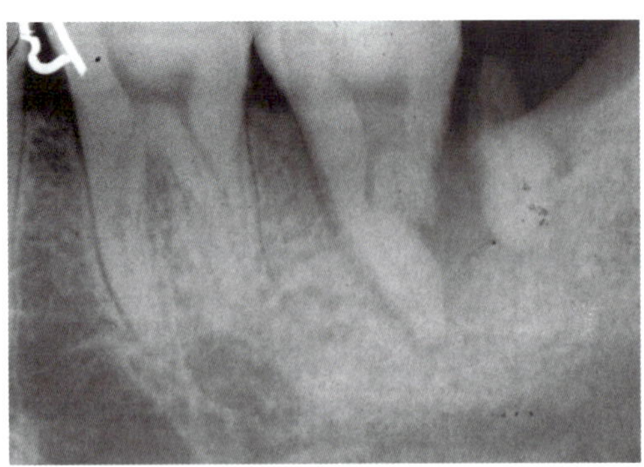

图 1-7-12　牙根折裂 2

根尖片示 37 远中根纵行折裂，折片向远中移位，远中牙槽窝骨质密度降低，牙周硬板消失

学习笔记

病例 13：女性，59 岁。右上牙咬合不适、时有疼痛半年（图 1-7-13）。

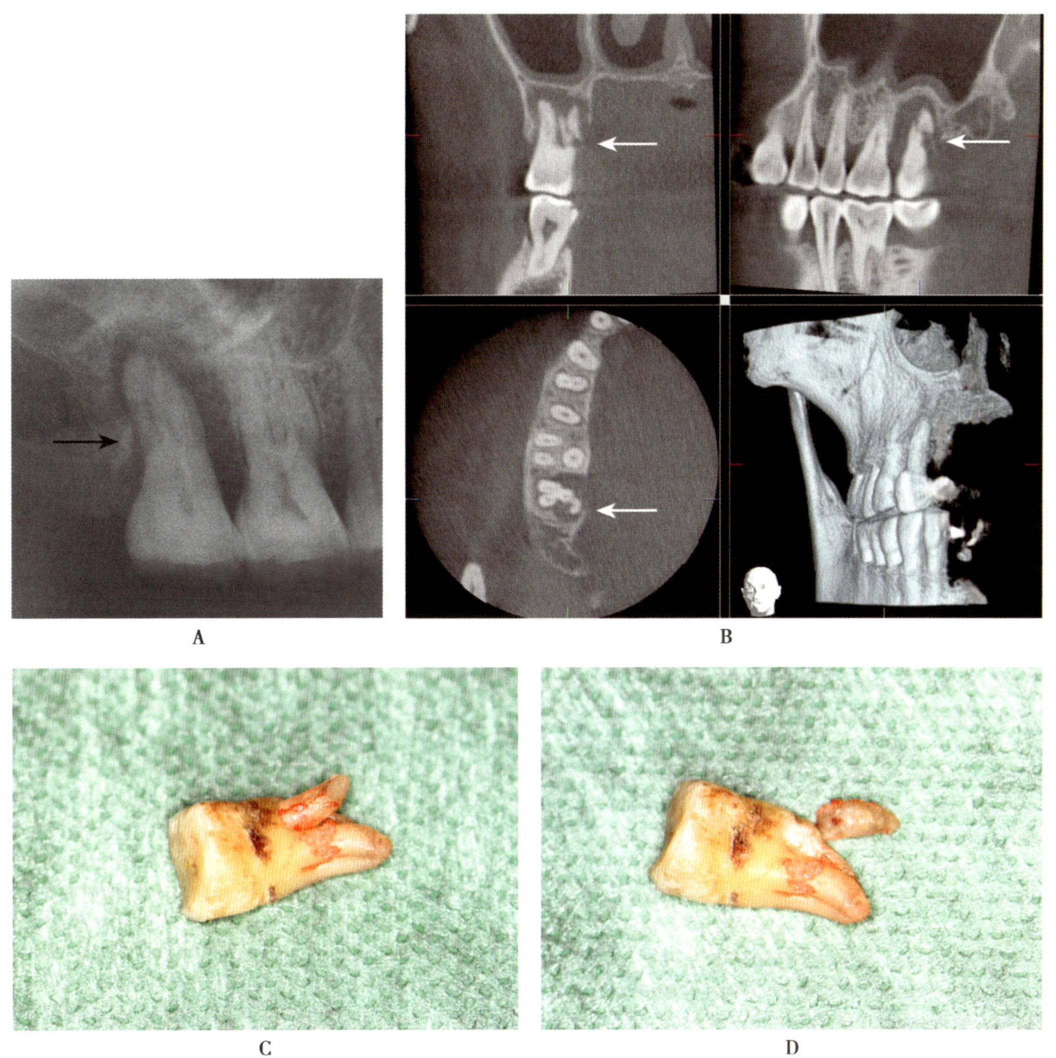

图 1-7-13　牙根折裂 3

A. 根尖片（黑色箭头）仅见 17 根尖周牙槽骨弧形吸收，似见根折；B. CBCT 冠状位、矢状位、轴位（白色箭头）见 17 腭根折，折片向远中移位；C，D. 患牙拔除后，离体牙照片牙根折裂情况与影像检查一致

【问题】

问题 1：牙外伤时影像检查的目的是什么？

思路：初诊时明确有无牙折或脱位？是否伴有牙槽突或颌骨骨折？对乳牙、年轻恒牙还要注意根方替继恒牙的状态，注意牙根发育情况、根尖孔是否形成？随访中观察牙外伤有无引起的根尖周炎症、根管内吸收、钙化、牙外吸收等。

问题 2：牙外伤影像表现的典型征象有哪些？

思路 1：牙脱位（部分脱位、嵌入性脱位、完全脱位）。

思路 2：牙折分冠折、根折，有时可伴发牙槽突骨折甚至颌骨骨折。

思路 3：牙根折裂是病理性的根折，好发于颊（唇）舌径大于近远中径的扁根，影像特点是折片常向远端移位（图 1-7-11、图 1-7-12）。

问题 3：CBCT 检查的优势是什么？

思路：由于三维影像没有重叠，可以发现根尖片不易发现的病变，如近远中向的折线，可以观察牙根的侧方移位，在牙折伴牙槽突骨折时，可以观察向唇（颊）侧移位的碎片。

第八节　影像学检查在根管治疗中的应用

一、X线检查在根管治疗中的应用

根管治疗是目前国内外公认的牙髓及根尖周疾病最有效、最彻底的治疗方法，根管治疗术的质量是提高患牙保存率的重要保证。X线检查是唯一能够记存的、贯穿根管治疗术始终的、直观的影像学资料。影像学检查可以明确病变、了解根管数目、走行、弯曲情况，测量根管的工作长度，评估根管预备、充填的质量及术后治疗效果。

【病例】

病例：男性，73岁。曾在院外治疗左下大牙，时好时坏1年多（图1-8-1）。

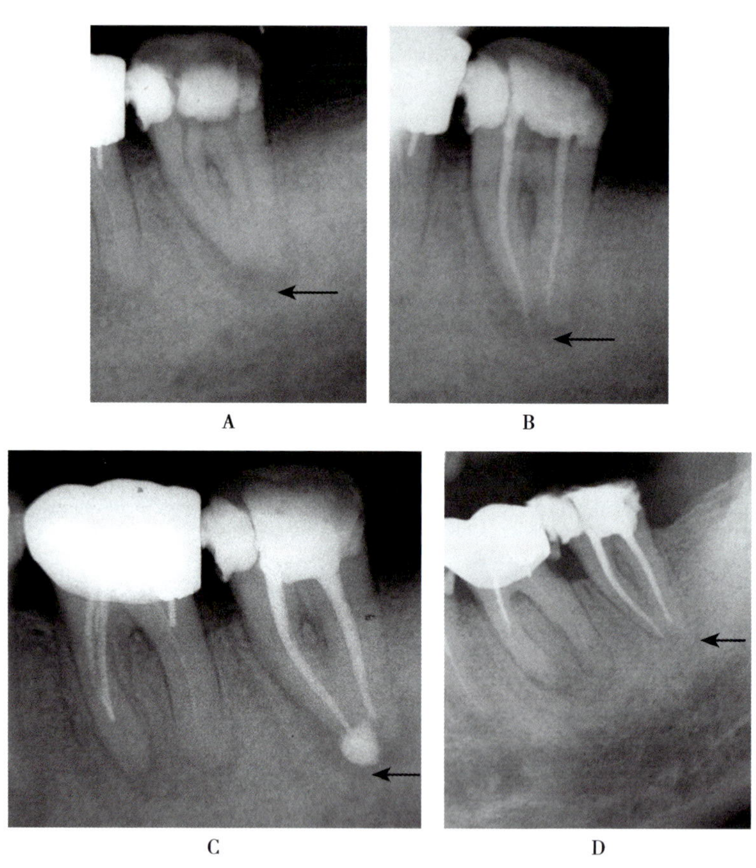

图1-8-1　根管治疗过程根尖片

A. 术前片示37牙冠不规则充填物，根尖周见透射影，为慢性根尖周炎；B. 主尖片示近中根超出，远中根到位；C. 充填片示调整主尖长度后完成充填，恰填；D. 追踪片示根管治疗术后2个月复诊拍片，根尖周病变骨质密度增高，提示有修复愈合

【问题】

问题：根管治疗全过程应如何拍摄X线根尖片？目的是什么？

思路1：规范的根管治疗全过程应该拍5张以上的根尖片：①术前片；②初尖片，当后牙多个根管排列有时与中心射线的方向一致时，还要加拍偏移方向的照片；③主尖片；④充填片；

⑤追踪片。

思路2：每次检查拍片的目的：①明确病变牙，了解病因、根尖周感染的部位和范围）（图1-8-1A）；②了解根管的数目、方向、走行、弯曲情况，测量根管的工作长度；③评估根管预备的质量，是否方向偏移，形成台阶、侧穿（图1-8-1B）；④评估根管充填的质量，是否到达根尖及恰填，如未到根尖孔即欠填，超出根尖孔即超填（图1-8-1C）；⑤（评价根管治疗的效果，根尖周病变部位是否有骨性愈合）（图1-8-1D）。临床上如无明显的自觉症状，一般2～6个月可见根尖周病变区骨质的修复。

二、CBCT在根管治疗中的应用

CBCT是近年来发展迅速的影像检查技术，因其辐射剂量较小、空间分辨率高、图像质量清晰、作为三维影像检查方法有效地避开重叠、几乎没有放大失真等诸多优势被临床医生广为应用，它可以清晰显示复杂根管，准确判断病变部位，在现代根管治疗技术中发挥着重要作用。

【病例】

病例1：男性，45岁。右上后牙牙髓炎行根管治疗（图1-8-2）。

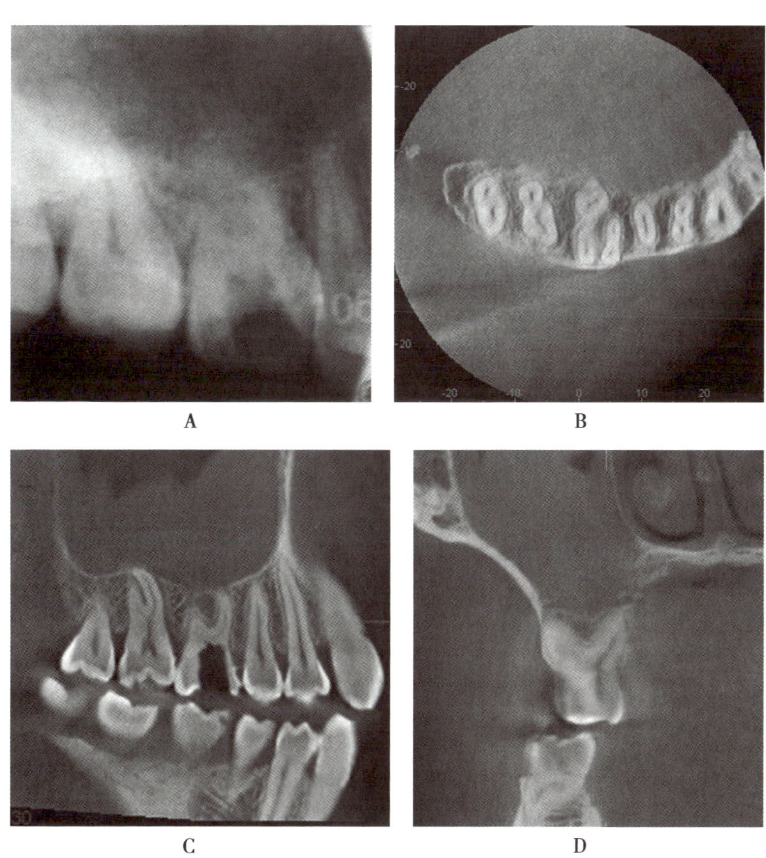

A　B　C　D

图1-8-2　CBCT显示复杂根管

A. 根尖片16根管影像不清晰；B. CBCT轴位见3根、6根管；C. 矢状位见颊侧近、远中根短、弯曲；D. 冠状位见颊、腭根倾斜

学习笔记

病例2：女性，37岁。左上前牙根尖肉芽肿（图1-8-3）。

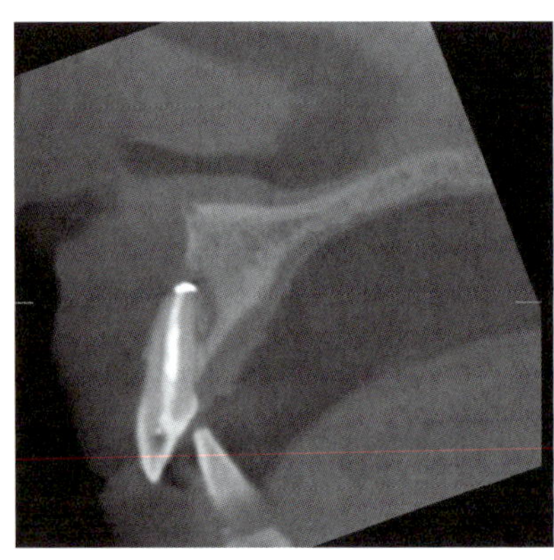

图1-8-3　CBCT定位腭侧病变

CBCT矢状位示：病变位于根尖腭侧

病例3：男性，40岁。咬硬物不适就诊（图1-8-4）。

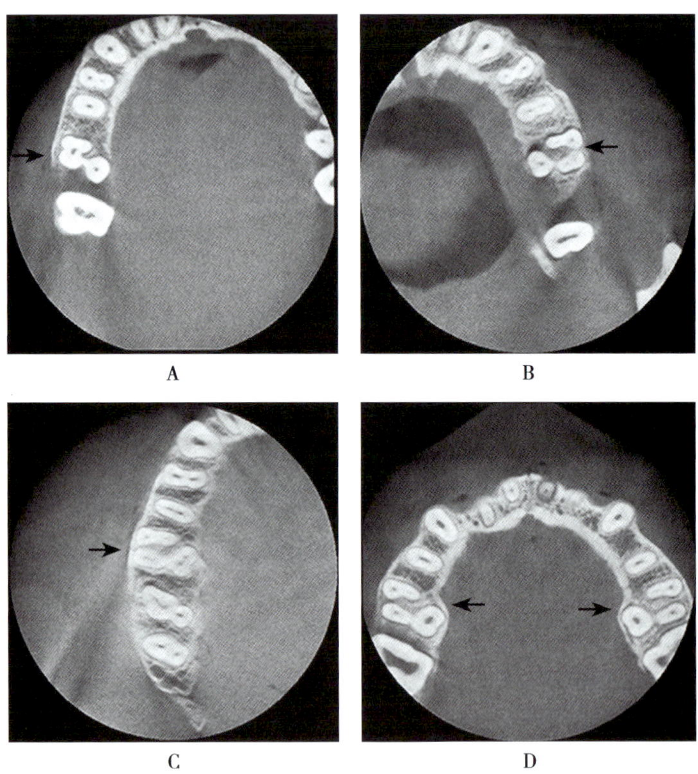

图1-8-4　CBCT显示复杂根管，21、26根尖骨质有吸收

CBCT轴位分别显示2根管（A）、5根管（B）、6根管（C）、双侧的MB2（D）

病例4：女性，31岁。右下牙不适就诊（图1-8-5）。

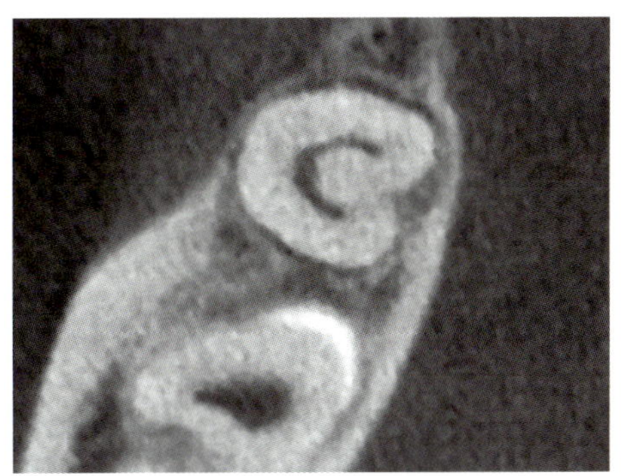

图1-8-5　CBCT显示C形根管

CBCT轴位示：下颌47的C形根管

病例5：男性，35岁。上颌牙龈时有肿胀（图1-8-6）。

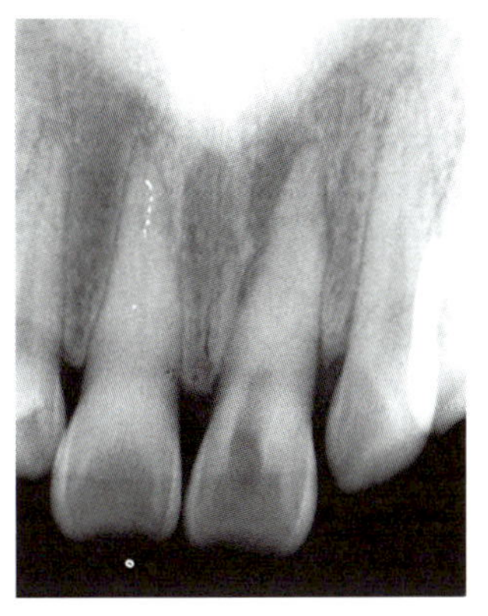

图1-8-6　钙化根管

根尖片示11、21根管钙化，21根管预备时方向偏移，根近中侧骨质有吸收

【问题】

问题：与传统X线检查相比，采用CBCT检查对根尖周变的诊断有何优势？

思路：与传统X线检查相比，在根管治疗中采用CBCT检查有以下优势：①显示复杂根管（见图1-8-2）；②明确病变位置（见图1-8-3）；③准确测量根管长度；④显示复杂根管的变异（见图1-8-4、图1-8-5）。

三、影像学检查对根管治疗中的医源性意外的提示

由于根管系统的复杂多变，临床医生在进行根管治疗之前，应该对根管解剖有详细的了解，否则可能出现一些医源性意外。

学习笔记

【病例】

病例1：男性，43岁，院外根管治疗失败转来再治疗（图1-8-7）。

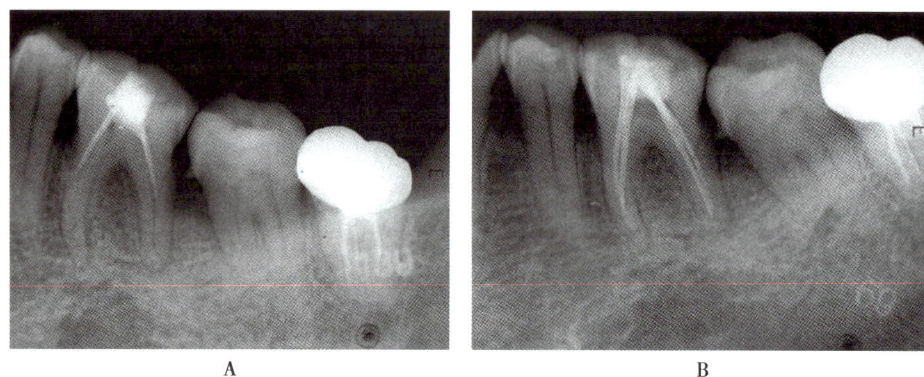

图1-8-7　根管欠填、充填物偏离根管

A. 根尖片示36近中根管充填物向近中偏移形成阶台、近远中根管欠填；B. 同一病人36根管再治疗后

病例2：女性，35岁。院外根管治疗失败转来再治疗（图1-8-8）。

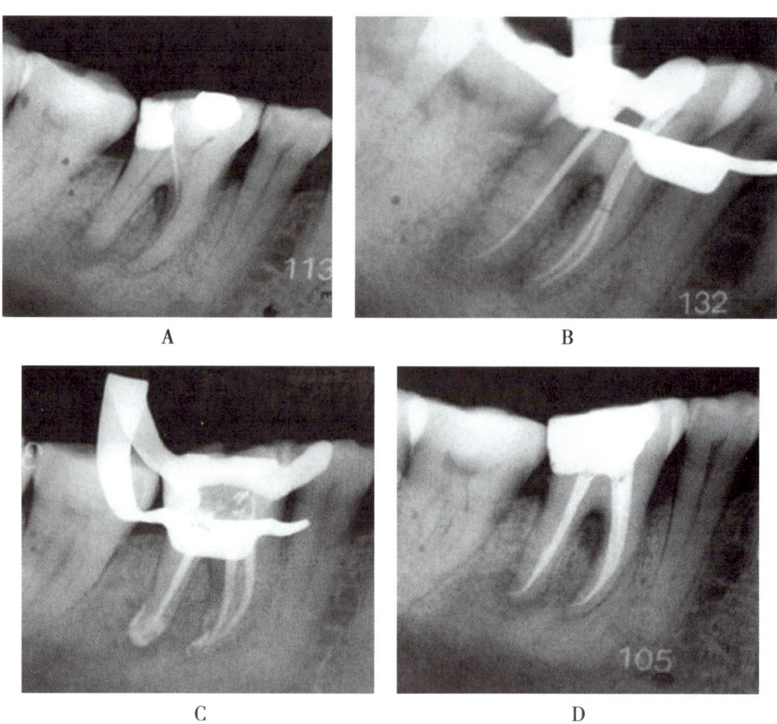

图1-8-8　底穿

A. 46髓室底穿；B. 重新预备后主尖片；C. 充填后即刻片；D. 1个月后追踪片

学习笔记

病例3：男性，47岁。根管预备术中拍片（图1-8-9）。

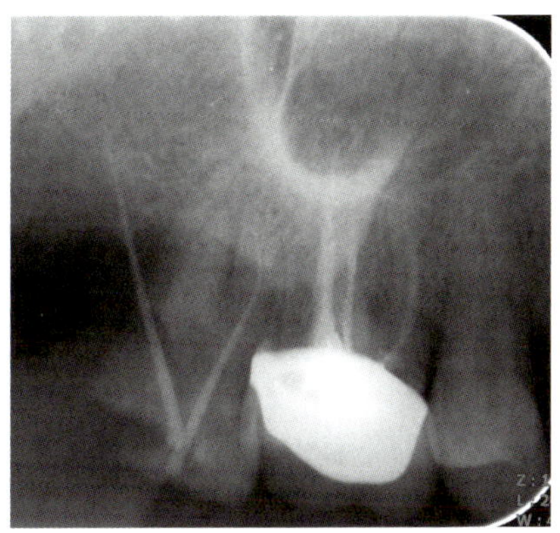

图1-8-9　侧壁穿
根尖片见17远中侧壁穿

病例4：女性，43岁。根管治疗术后不适（图1-8-10）。

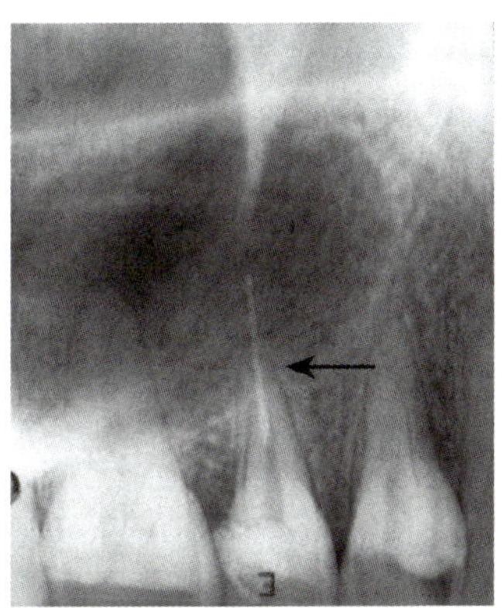

图1-8-10　超填
根尖片（黑色箭头）见15超填

病例5：男性，38岁。根管治疗术后摄片（图1-8-11）。

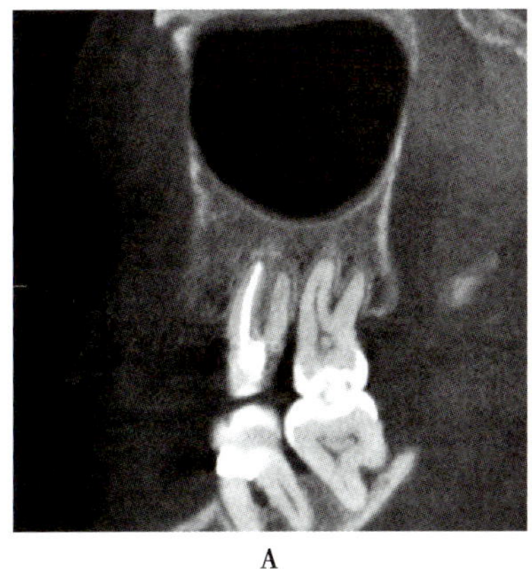
A

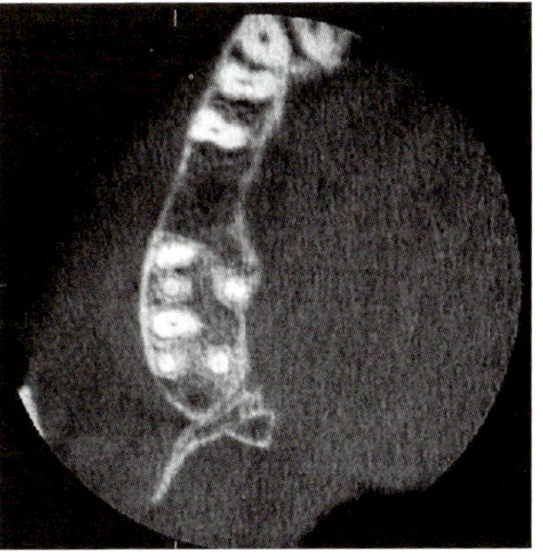
B

图1-8-11　根管治疗漏填
CBCT矢状位（A）、轴位（B）示：16远中颊根漏填

病例6：女性，46岁。右上后牙根管治疗后疼痛（图1-8-12）。

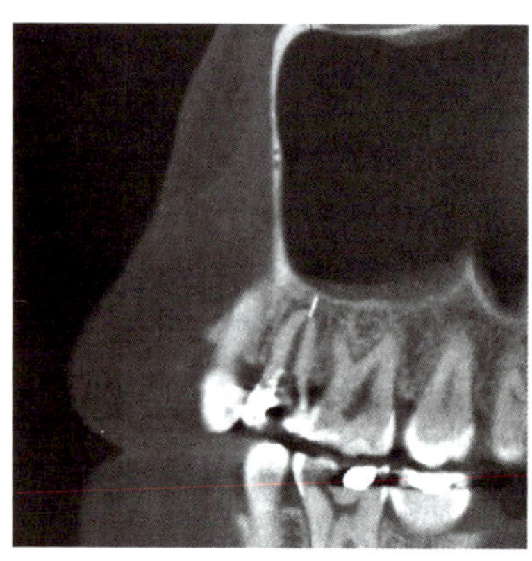

图1-8-12 器械分离

CBCT矢状面示：15根尖见遗留的针状分离器械

【问题】

问题：根管治疗过程中，可能发生并能为影像学检查所发现的医源性意外有哪些？

思路：影像学检查（X线和CBCT）可以帮助发现以下根管治疗中所出现的医源性意外：①根管预备时方向偏移形成阶台和欠填（见图1-8-7）；②髓室底穿（见图1-8-8）；③侧穿（见图1-8-9）；④超填（见图1-8-10）；⑤漏填（见图1-8-11）；⑥器械分离（见图1-8-12）。

学习笔记

知识点

根管治疗中影像检查的意义

1. 作为记录根管治疗全过程的客观依据，可以指导根管治疗的顺利进行。
2. 了解复杂根管系统的解剖变异，有效防范医源性意外。
3. 对于疑难病例建议选择CBCT检查。

（郑广宁）

参考文献

1. 马绪臣. 口腔颌面医学影像诊断学. 第5版. 北京：人民卫生出版社，2012.
2. 于世凤. 口腔组织病理学. 第6版. 北京：人民卫生出版社，2012.
3. 周学东，叶玲. 实用牙体牙髓病治疗学. 第2版. 北京：人民卫生出版社，2013.
4. Zheng QH, Wang Y, Zhou XD, et al. A cone-beam computed tomography study of maxillary first permanent molar root and canal morphology in a chinese population. J Endod, 2010, 36: 1480-1484.
5. Wang Y, Zheng QH, Zhou XD, et al. Evaluation of the root and canal morphology of mandibular first permanent molars in a western Chinese population by cone-beam computed tomography. J Endod, 2010, 36: 1786-1789.
6. Zheng Q, Zhang L, Zhou X, et al. C-shaped root canal system in mandibular second molars in a Chinese population evaluated by cone-beam computed tomography. Int Endod J, 2011, 44: 857-862.

第二章 口腔颌面部损伤

第一节 颌面骨骨折

一、牙槽突骨折

牙槽突骨折(alvelor fracture)多发生于颌骨前部。可单发,也可与上、下颌骨或其他部位的骨折同时存在,常伴有唇部损伤,牙龈发红、肿胀、撕裂、淤血及疼痛等,并常有牙折、牙松动、脱位、嵌入等表现。

【影像学表现】

牙槽突骨折以根尖片、咬合片最常应用(图 2-1-1、图 2-2-2)。骨折线为横行、斜行或纵行,其表现为不规则、不整齐的密度减低的线条状影。常伴有牙损伤。口腔颌面锥形束 CT 对牙槽突骨折及伴发牙列损伤效果更佳(图 2-1-3、图 2-1-4)。

【病例】

病例 1:男性,32 岁。跌倒摔伤 1 天(图 2-1-1)。

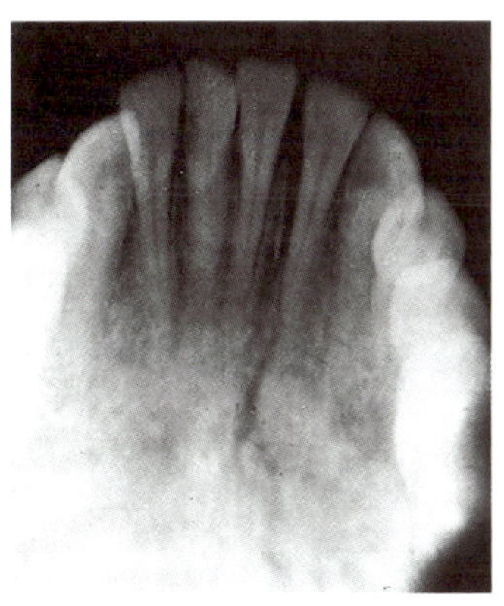

图 2-1-1 左下切牙区牙槽突骨折
下颌前部咬合片示左下切牙间牙槽突纵行骨折

病例 2:女性,18 岁。床上摔下 2 小时(图 2-1-2、图 2-1-3)。

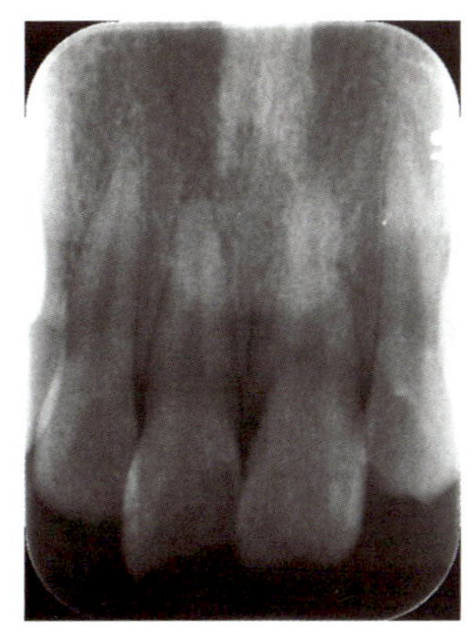

图 2-1-2 上颌前牙区牙槽突骨折
上颌前牙根尖片示 11 冠折,21 牙根形态模糊不清,似见牙槽突骨折

学习笔记

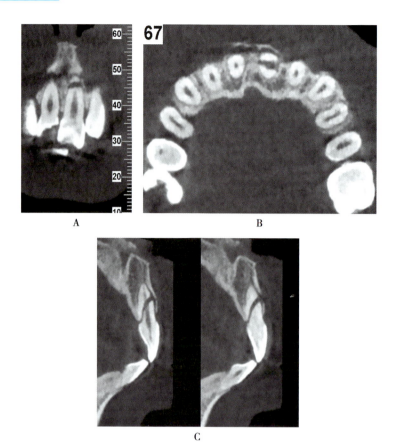

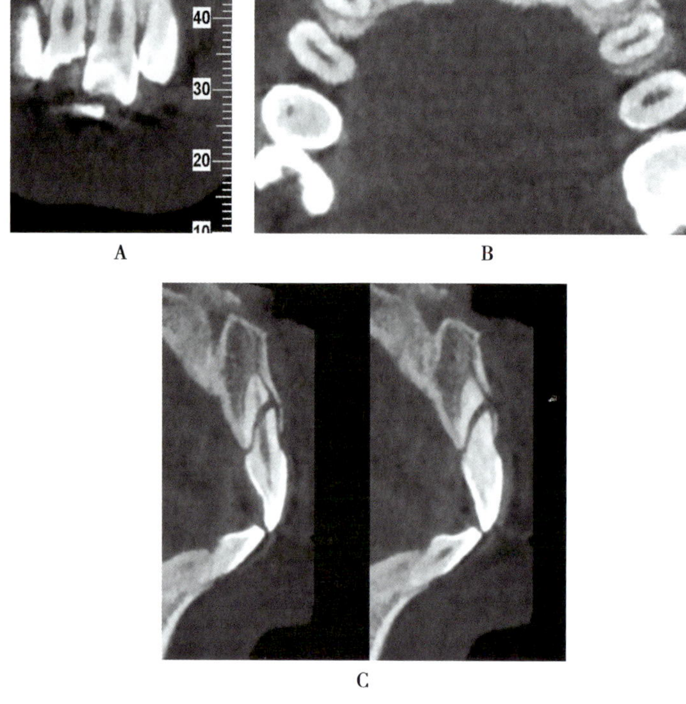

图 2-1-3　上颌前牙区牙槽突骨折伴 21 根折

冠状位 CBCT(A)、轴位 CBCT(B)示 21 根尖 1/3 折断,11-21 区牙槽突唇向移位、分离;C 矢状位 CBCT 示 21 根尖 1/3 斜形折断,21 区唇侧牙槽突骨折

学习笔记

病例 3：男性,31 岁。右面部摔伤 1 天(图 2-1-4)。

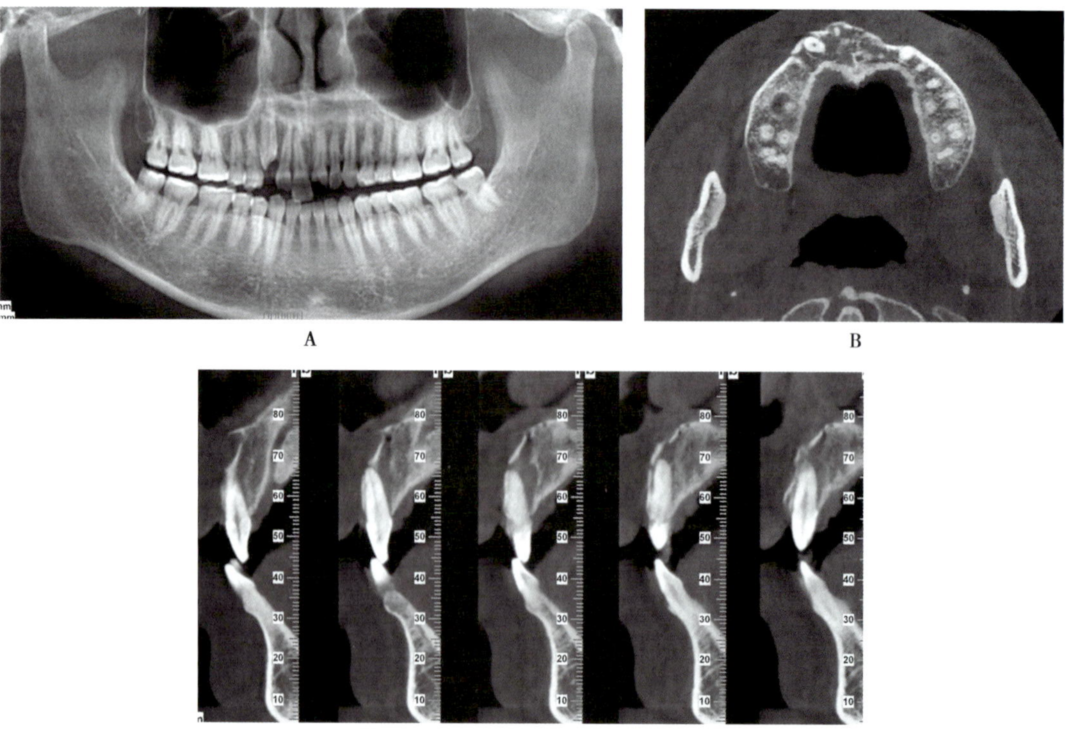

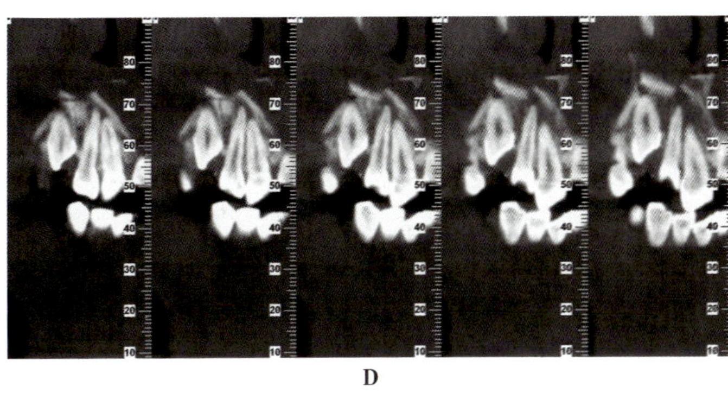

D

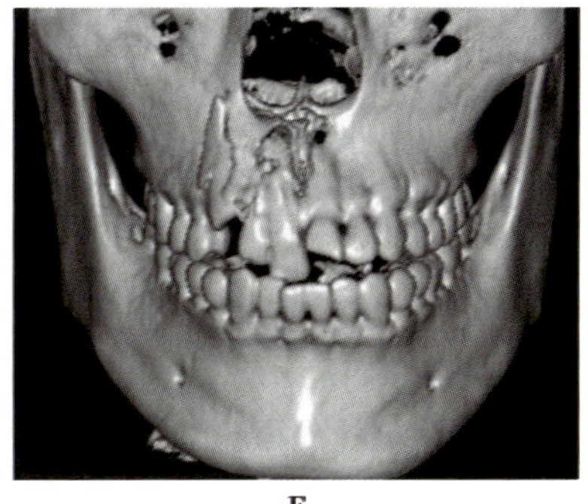

E

图 2-1-4　右上颌前牙区牙槽突骨折伴前牙外伤

A. CBCT 曲面重建片示 13 嵌入性脱位、11 半脱位、21 冠折；B. CBCT 轴位示 11～13 唇侧牙槽骨板断裂；CBCT 矢状位（C）、冠状位（D）、三维重建（E）示 11～13 牙根唇向移位，牙槽唇侧骨板粉碎性断裂，11 半脱位，13 嵌入性脱位

【问题】

问题 1：如何选择合适的影像学检查方法以完整显示牙槽突骨折？

思路 1：X 线检查是检查骨折的常用方法。局限于牙槽突骨折选用根尖片，范围较大时选用咬合片及全口牙位曲面体层 X 线片，也可选用小视野口腔颌面锥形束 CT 检查。

思路 2：应考虑检查方法在显示牙槽突骨折时的各自优点和不足，并结合病人实际情况进行选择。根尖片及咬合片（图 2-1-1、图 2-1-2）操作简便，无金属伪影，但检查视野有限，不能完整显示较大牙槽突骨折。曲面断层常由于颈椎伪影及牙列错位而使前牙区成像欠佳，常较难准确判断骨折片的移位方向及程度。口腔颌面锥形束 CT（图 2-1-3、图 2-1-4）可三维立体清晰显示骨折情况及其与牙列的关系。螺旋 CT 薄层扫描也能显示牙槽突骨折及牙列损伤，但电离辐射大，费用相对较高。

知识点

牙槽突骨折的一般影像学表现特点

1. X 线上表现牙槽突区为不规则、不整齐的密度减低的线条状影。

2. 常有唇部等软组织损伤及牙折、牙松动、脱位、嵌入等牙损伤表现。CT 能准确评估牙槽突骨折及牙损伤程度。

问题 2：如何判断发生在牙槽突骨折中的牙列损伤？

思路 1：根据外伤后牙体的形态。

思路 2：根据牙周膜的宽度及牙列缺失牙槽窝情况。

知识拓展：牙槽突骨折的影像鉴别诊断

1. 上颌腭中缝位置居中，低密度影形态较规整，和不规则、不整齐的上前牙区纵向骨折线明显不同。

2. 单侧及双侧牙槽裂均发生在尖牙区，可伴发牙列形态及数目异常，但上颌骨多发育不足常伴唇腭裂术后改变，牙槽裂隙多宽大而光滑，不同于上颌牙槽突骨折。

3. 下前牙区营养管可表现为根尖区网状结构，通常不会累及牙槽嵴及伴发牙损伤，有别于下前牙区牙槽突骨折。

4. 牙槽突骨折常伴牙损伤，牙损伤可不伴牙槽突骨折。

学习笔记

二、下颌骨骨折

下颌骨位置较为突出，是颌面损伤的好发部位，可发生于颏部、体部最多，其次为下颌角部及髁突。临床上，局部软组织肿胀，疼痛，皮下出血形成瘀斑，可有皮肤撕裂；可出现语言障碍、流涎、咀嚼及吞咽困难、咬合错乱、开口受限等；骨折断端因咀嚼肌的牵拉发生错位而产生面部畸形；伴有下牙槽神经损伤时，可发生同侧下唇麻木。

【影像学表现】

1. 颏部骨折(fracture of chin)　发生于正中联合部，单发时骨折断端移位不明显或无移位；如为双骨折或粉碎性骨折，骨折段因附着于颏棘的肌牵引向后下移位或由于颌舌骨肌牵引向中线移位，而显示下牙弓变窄。正中颏部骨折可伴一侧或双侧髁突的间接骨折。

2. 颏孔区骨折(fracture of mental foramen area)　发生在下颌骨体部前磨牙区。单发性骨折多见，骨折线可为纵行或斜行；也可为粉碎性骨折。骨折分为长、短骨折段。长骨折段主要受双侧降颌肌群牵引向下内移位，短骨折段主要受升颌肌群牵引向上前方并稍偏内侧移位，前牙可出现开颌。一侧颏孔区骨折常伴有对侧下颌角部、升支或髁突的间接骨折。

3. 下颌角部骨折(fracture of mandibular angle)　多发生在下颌骨体部第三磨牙的远中侧，可为间接骨折，也可由直接暴力所致。有报道第三磨牙特别是阻生第三磨牙存在一种楔状作用，而成为角部发生骨折的因素之一(图2-1-5)。骨折线一般由前斜向后下至下颌角，或由后上至前下方。骨折线位于一侧下颌角时，因骨折线两侧均有咬肌、翼内肌附着，骨折段可不发生移位；若骨折线发生在咬肌、翼内肌附着之前，其骨折段移位同颏孔区骨折。

4. 髁突骨折(condylar fracture)　髁突骨折是指从下颌乙状切迹水平向后至下颌升支后缘以上任何部位的骨折，多发生在髁突颈部；为下颌骨骨折的好发部位，在下颌骨骨折中占有很大比例，并且对颌、殆功能及儿童的面部生长发育影响较大，存在发生真性颞下颌关节强直的潜在危险(图2-1-6、图2-1-8)。据统计其骨折占下颌骨骨折的23%，常为正中联合部、颏孔区遭受直接暴力时发生的间接骨折。直接骨折仅见于火器伤或来自侧方的暴力。骨折可为一侧髁突，也可双侧同时发生。双侧髁突骨折伴移位时，下颌升支被拉向上方，后牙早接触，前牙呈开殆状态。

【病例】

病例1：男性，21岁。左面部外伤1天(图2-1-5)。

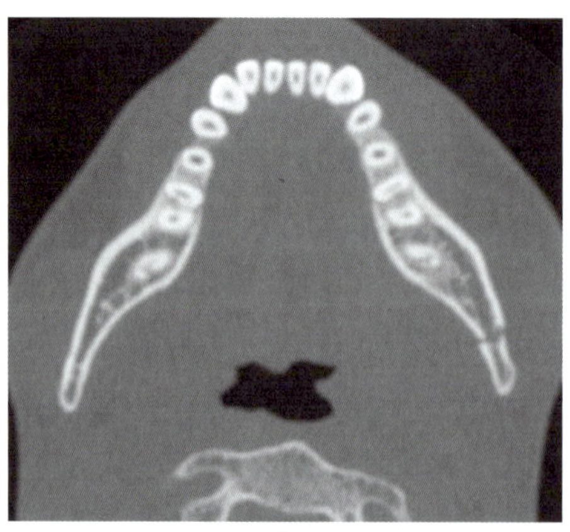
A

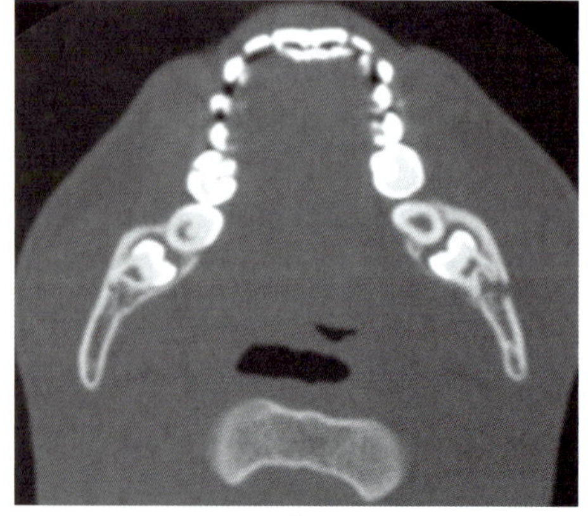
B

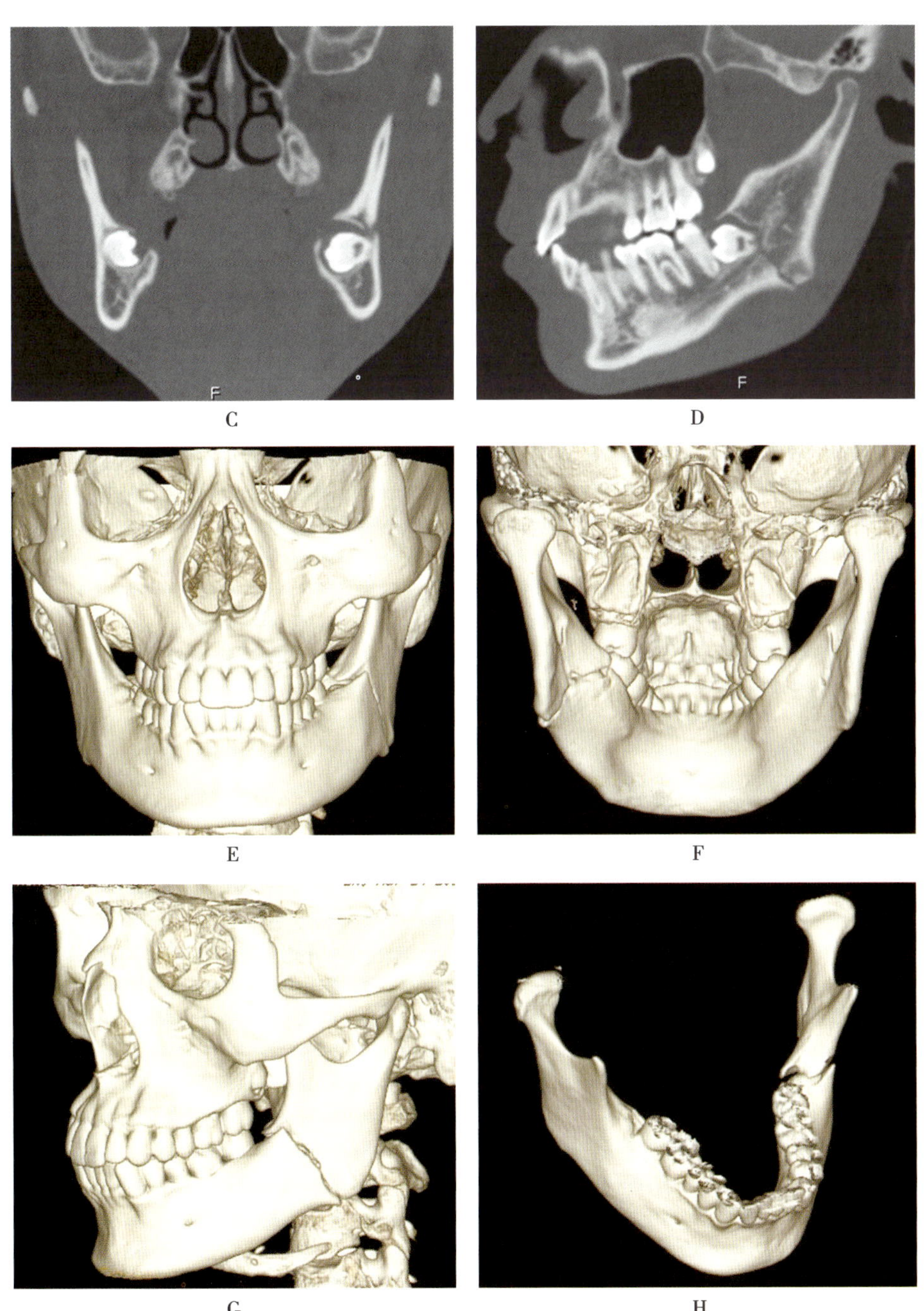

图 2-1-5　左侧下颌骨下颌角骨折

A 螺旋 CT 轴位（A、B）、冠状位（C）、矢状位（D）、三维重建（E～H）示左下颌骨下颌角骨折，骨折断端轻度移位，38 位于骨折线上

病例2：女性，12岁。下巴摔伤3天。左侧面部明显肿大，颏部皮肤擦伤，左侧颞下颌关节明显压痛，开口度2.5cm，开口型↓。左侧后牙早接触，左侧前牙开𬌗（图2-1-6）。

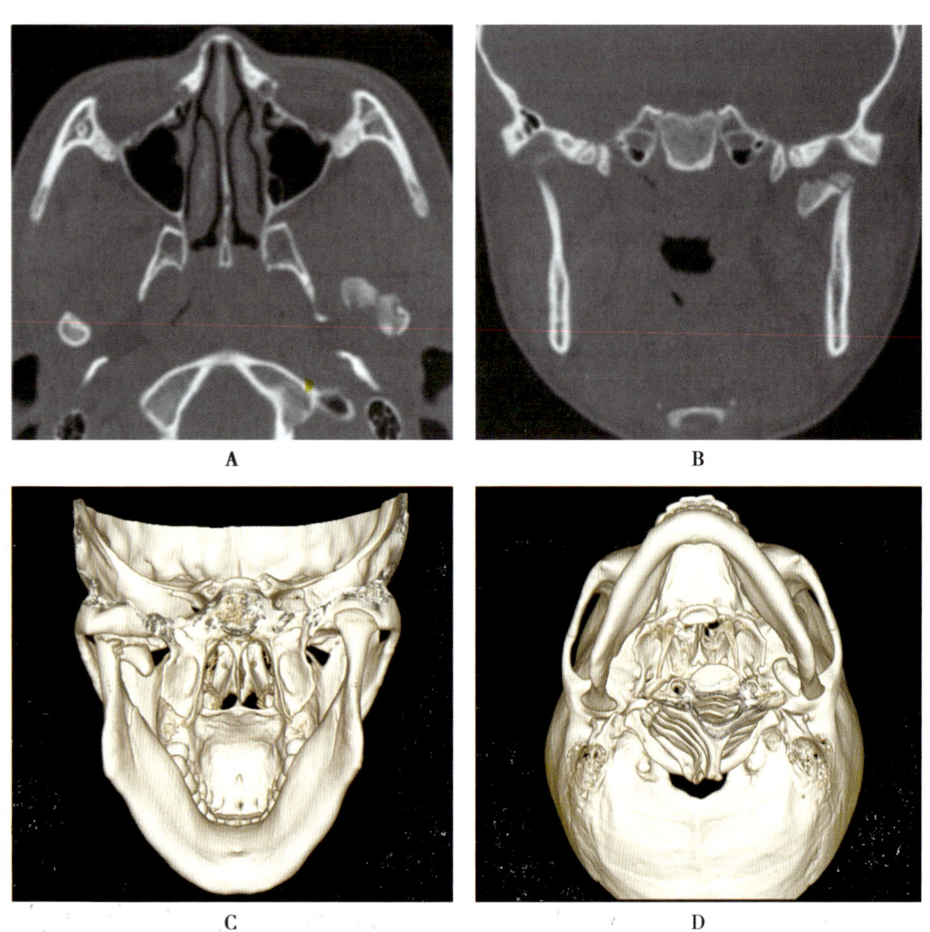

图2-1-6　左侧髁突骨折

螺旋CT轴位（A）、冠状位（B）、三维重建（C、D）示左侧髁突高位骨折，骨折断端弯曲成角、向前内下方移位

病例3：男性，66岁。头部撞伤4天。左侧额部可见清创缝合术后瘢痕，左侧颞部、颧面部可见擦伤，左侧下颌可见明显凹陷。开口度2cm，开口型↓，左侧耳屏前肿胀、有明显压痛。口内见右侧下颌牙龈开裂，骨折断端移位、有明显活动度。多处牙缺失及残根，咬合紊乱（图2-1-7）。

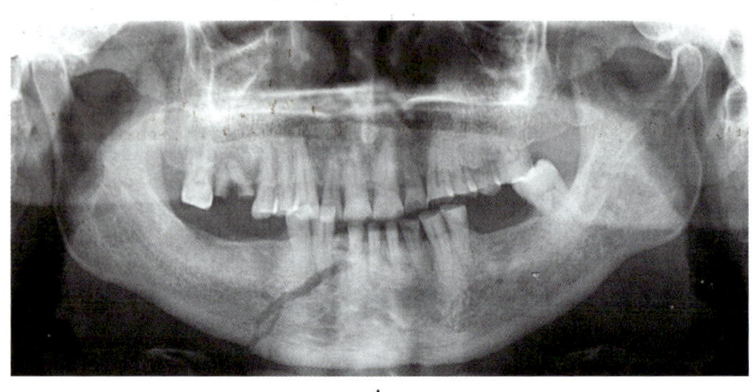

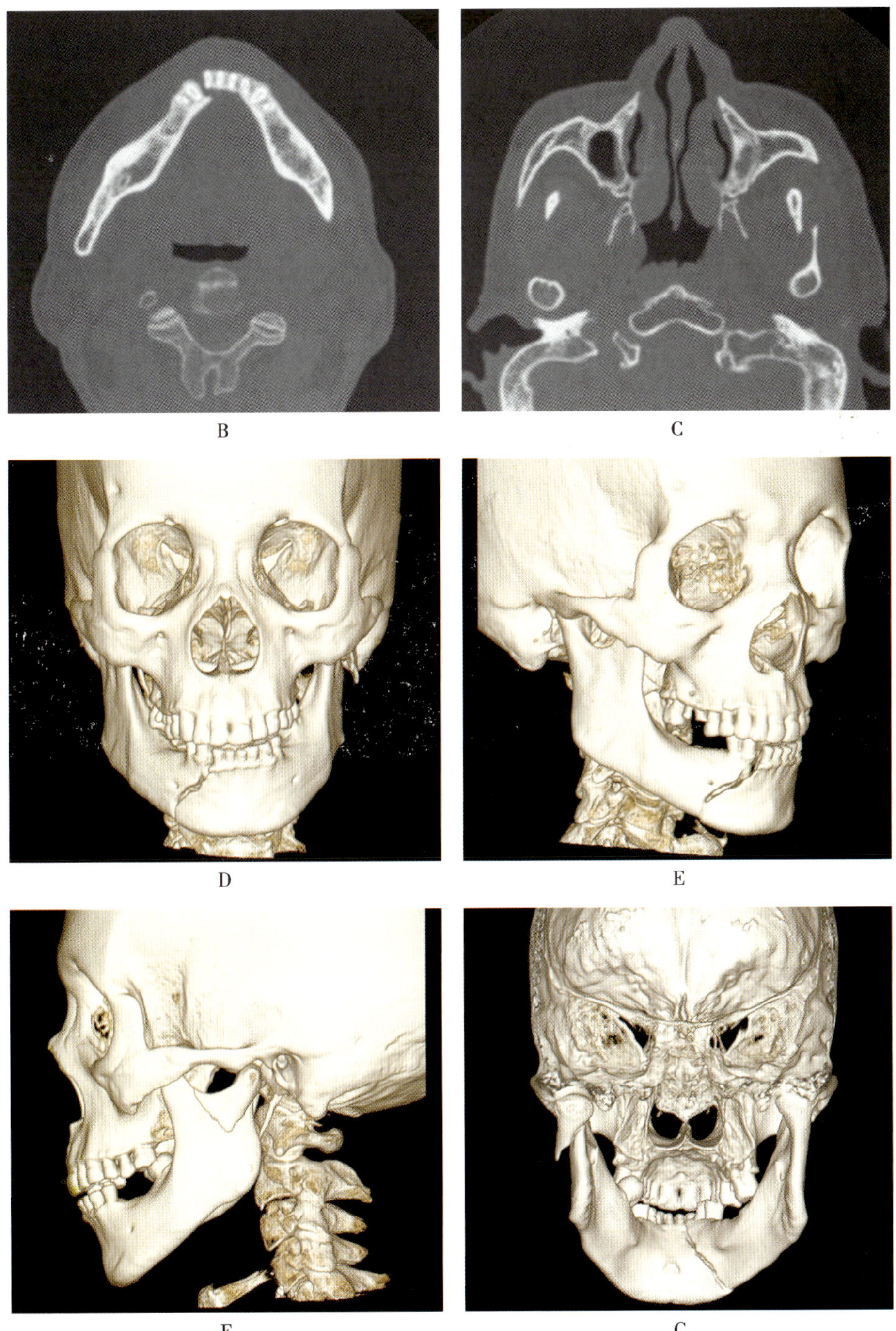

图 2-1-7　右侧下颌骨颏孔区及左侧髁突颈部骨折

A. 全口牙位曲面体层 X 线片（A）示右侧下颌骨颏孔区斜行骨折，左侧髁突颈部骨折；螺旋 CT 轴位（B、C）示 42、43 之间下颌骨可见骨质断裂，左侧下颌骨乙状切迹处亦见骨质断裂错位影；螺旋 CT 三维重建（D ~ G）直观显示右侧颏孔区及左侧髁突颈部骨质断裂

学习笔记

病例4：男性，3岁。摔伤面部1天（图2-1-8）。

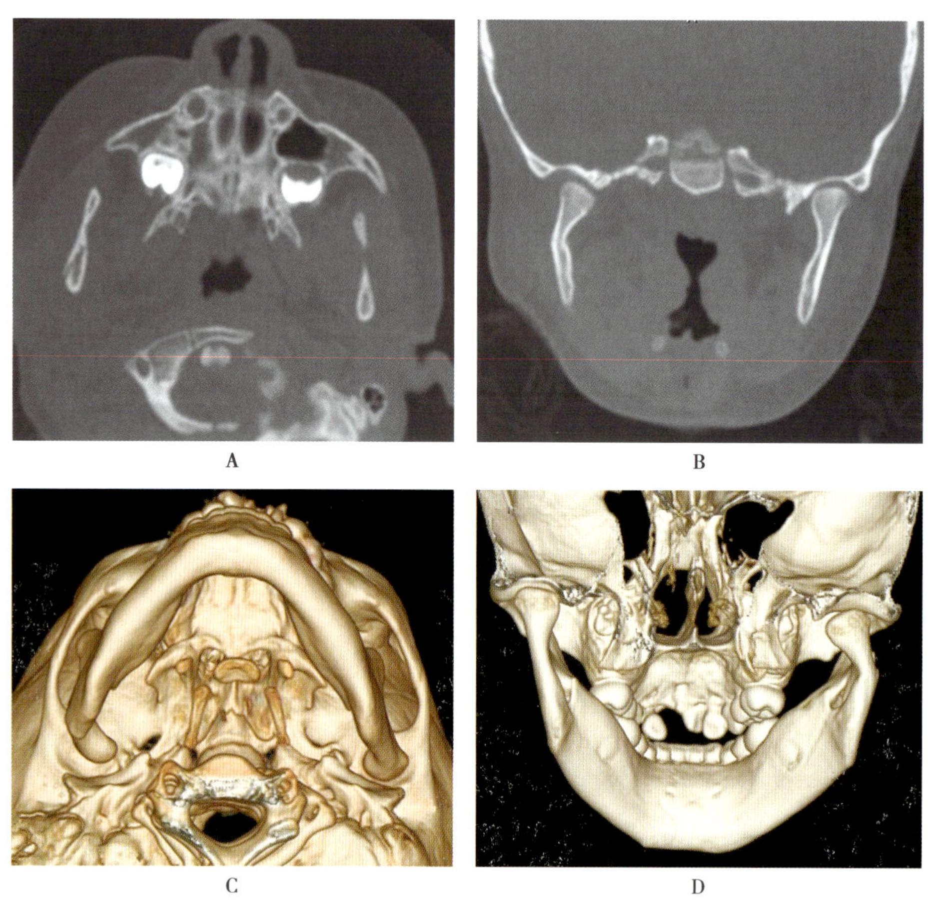

图2-1-8　右侧髁突青枝骨折

螺旋CT轴位（A）示右侧髁突颈部下方颊侧骨皮质断裂；螺旋CT冠状位（B）、三维重建（C、D）示右侧髁突颈部下方骨质不完全断裂，向内侧弯曲成角

学习笔记

【问题】

问题1：如何选择合适的影像学检查方法以完整显示下颌骨骨折？

思路1：下颌骨骨折常用X线检查方法有哪些？常规X线平片操作简单，成像时间短，下颌骨骨折X线检查可选择下颌骨侧位、下颌骨后前位、下颌开口后前位、下颌前部咬合片及全口牙位曲面体层X线片等。应考虑常规X线片对不同部位下颌骨骨折显示不足，结合病人实际情况进行选择。对下颌骨体部及升支区骨折采用下颌骨侧斜位片显示较佳，对颏部骨折可采用下颌前部咬合片明确，对下颌角骨折可加摄下颌标准后前位片，髁突骨折为避免关节结节的重叠，需采取下颌开口后前位片才能更好显示。对下颌骨多发性骨折、粉碎性骨折及了解牙列受累情况，可采用常用的全口牙位曲面体层X线片检查（见图2-1-5A）。

思路2：由于相连骨块的干扰、骨重叠和牙齿重叠，对于常规X线平片检查显示可疑骨折者，可进行CT进一步检查。中视野的口腔颌面锥形束CT对下颌骨骨折显示较佳，可行曲面重建显示牙列情况。CT横断扫描可比较准确地显示骨折情况，横行骨折线由于与扫描线走行一致，常可出现漏诊。薄层骨重建及三维重建技术可任意切面立体地显示横行骨折，尤其是髁突较为复杂结构者，常应用多平面重建，两侧对比观察，直观地显示骨折及关节脱位情况，并可清晰地显示骨折线的走行及骨折片的大小与空间位置（图2-1-6、图2-1-7）。

知识点

下颌骨骨折的一般影像学表现特点

1. 下颌骨骨折线呈贯穿骨密质与骨松质的透光线，呈线状或锯齿状，宽度不一，其形态多为横行、纵行、螺行或丫行等。

2. 当骨折两断相重叠时，骨折处可表现为异常致密线，多见于嵌入性骨折。

3. 髁突骨折压缩性骨折常表现有髁突变形，下颌骨粉碎性骨折可见游离碎骨片等。

4. 应注意观察牙是否在骨折线上；有无牙折或病变牙；混合牙列期应注意骨折线与牙胚的关系以及骨折段上的牙是否存在等。

5. 注意是否伴骨段缺损、游离骨片及异物存留。火器贯通伤时，入口处有的表现为不很大的洞形骨折，而出口处常为粉碎性骨折。

问题2：髁突骨折都是直接骨折吗？影像表现如何？

思路1：髁突骨折，多因间接受力所致，可与颏部骨折同时发生，因而颏部外伤应注意双侧髁突有无骨折，一侧下颌骨体部外伤，应特别注意观察对侧髁突有无骨折，以免漏诊。

思路2：髁突骨折后，常因翼外肌的牵拉，向前内方移位，同时下颌升支因升颌肌群牵拉而向上移位，出现前牙不能闭合的状态。如双侧髁突骨折，则前牙开殆更明显。

思路3：如髁突区受到严重创伤，可同时伴有颞骨骨板的损伤，致使此区肿胀明显，外耳道流血，如合并颅中窝骨折时，可出现脑脊液耳漏，应注意鉴别。

思路4：对隐匿性及粉碎性髁突骨折宜用CT检查，对骨折移位程度可进行更准确的评估。

知识拓展：下颌骨骨折的影像鉴别诊断

1. 下颌角区骨折常不伴有断端错位，咬合错乱不明显，应避免漏诊。
2. 髁突骨折多为间接骨折，位置较隐蔽，对儿童髁突骨折亦注意观察（见图2-1-8）。
3. 关节区外伤不一定导致髁突骨折，颧弓骨折压迫喙突也可引起张口受限。

三、上颌骨骨折

上颌骨为面中部最大的骨骼，其骨折较下颌骨骨折发生率低，但其损伤后情况较为严重复杂，并常伴有不同程度的其他部位损伤，特别是颅脑损伤。上颌骨骨折（fracture of maxilla）有鼻腔出血，下睑肿胀，淤血，出现“眼镜征”。眼球突出或向下移位时出现复视、视力障碍；骨折移位较下颌骨骨折对面形的影响更为明显，表现有面中部凹陷、面形变长、左右面部不对称。常有咬合错乱。损伤眶下神经时，可伴同侧上唇、鼻翼、眶下部的麻木。腭部骨折出现黏膜肿胀、出血。伴有颅底骨折时，可见有口腔、耳及鼻出血或脑脊液鼻漏等。颅脑损伤引起脑水肿、出血，而导致颅内压力变化，常见有头痛、呕吐、昏迷以及神经功能障碍等。

【影像学表现】

上颌骨骨折可以是单侧或双侧，或只是累及上颌骨的某一部分，或是整个上颌骨。骨折段可向各个方向移位。由于上颌骨大部分为表情肌附着，骨折后移位较下颌骨轻，常受外力方向及骨重力影响而移位。单侧上颌骨骨折一般向后内或后外移位，双侧上颌骨骨折可因其本身重量向后下移位；嵌入骨折向后内移位；上颌骨骨折仅仅是裂缝骨折时，则不发生移位。

学习笔记

【病例】

病例 1：男性，40 岁。颌面部摔伤 1 天（图 2-1-9）。

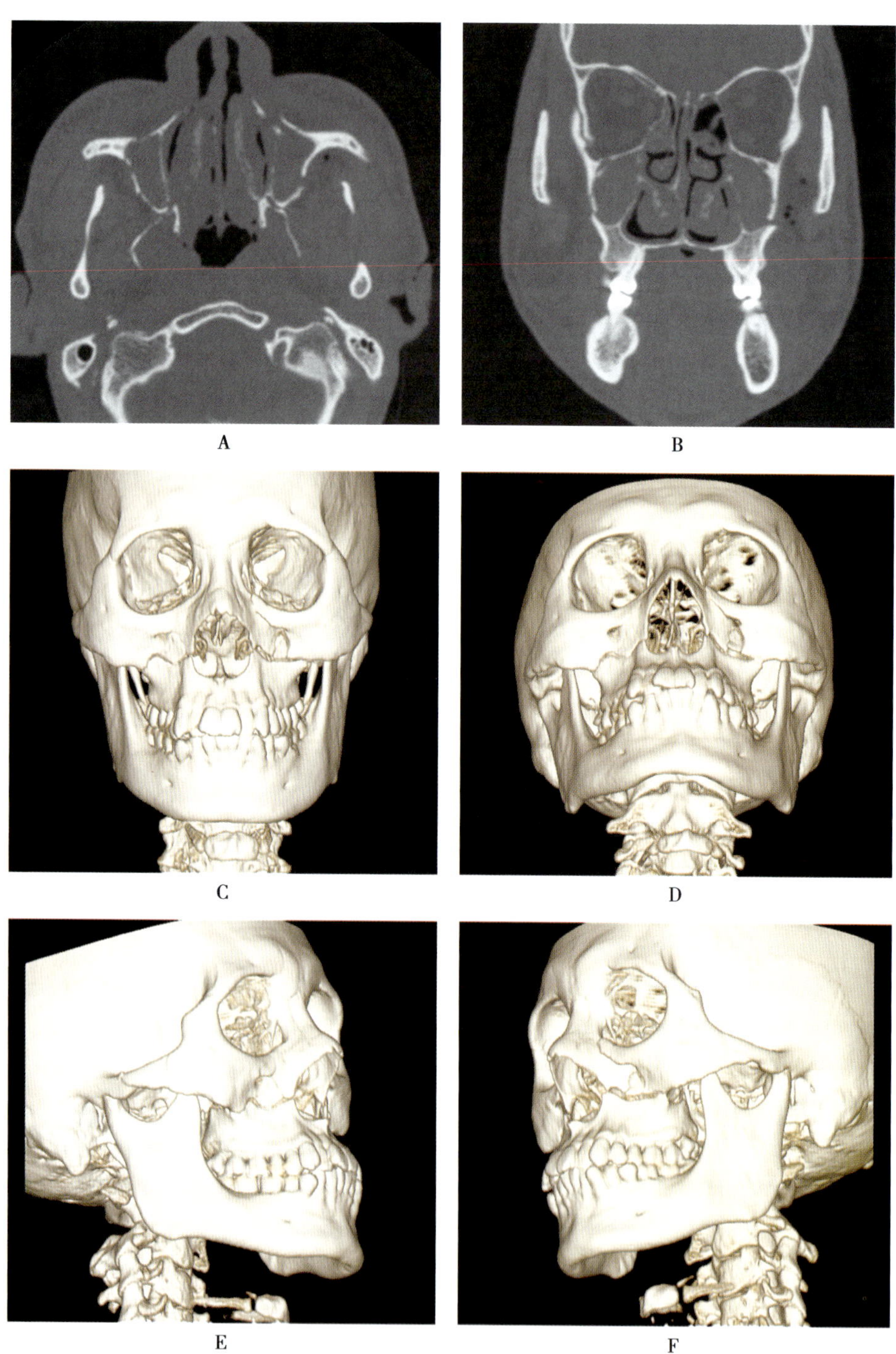

图 2-1-9　双侧上颌骨骨折

螺旋 CT 轴位（A）、冠状位（B）示双侧上颌骨上颌窦各壁呈粉碎性骨折，局部骨质断端向窦腔内移位，双侧窦腔密度增高；螺旋 CT 三维重建（C～F）示骨折线自右侧梨状孔外下部，经牙槽突基底部，向后至右侧上颌结节区。左侧上颌骨自左侧鼻根部向外下方牙槽突基底部至左侧上颌结节区

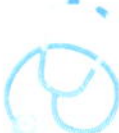

病例 2：女性，50 岁。不慎摔倒致颌面部外伤一周余。双侧面中份塌陷，眶周淤青肿胀，眶下区触压痛明显。开口度 1.5cm，开口型↓，右侧颞下颌关节压痛，关节动度减弱，咬合紊乱（图 2-1-10）。

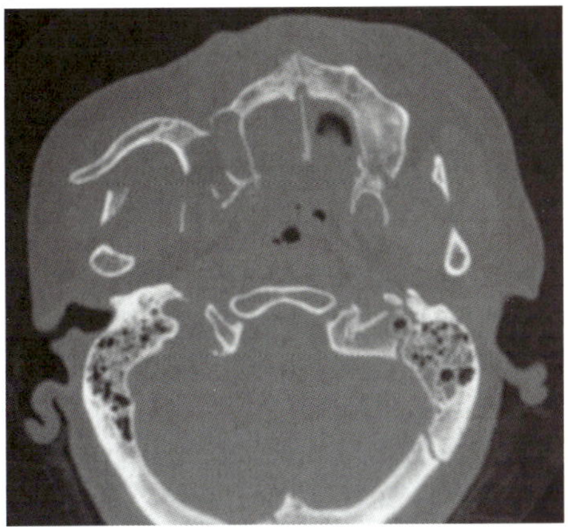

A 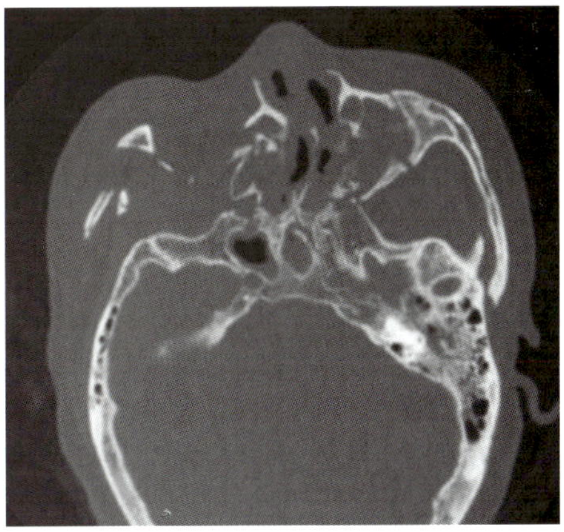　B

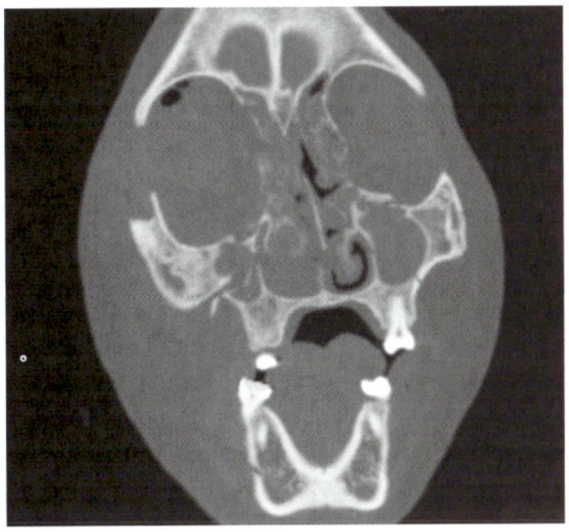

C 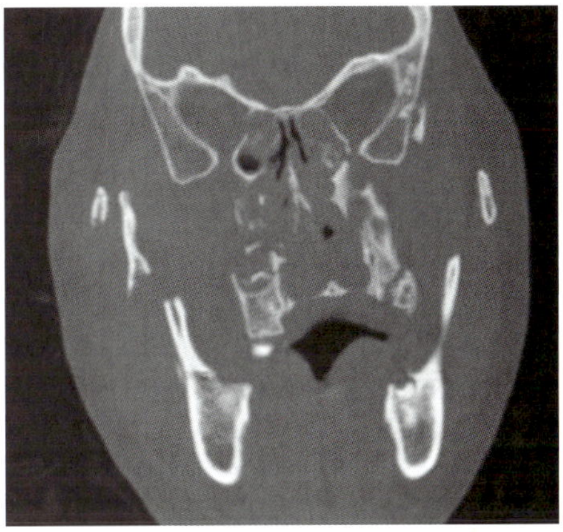　D

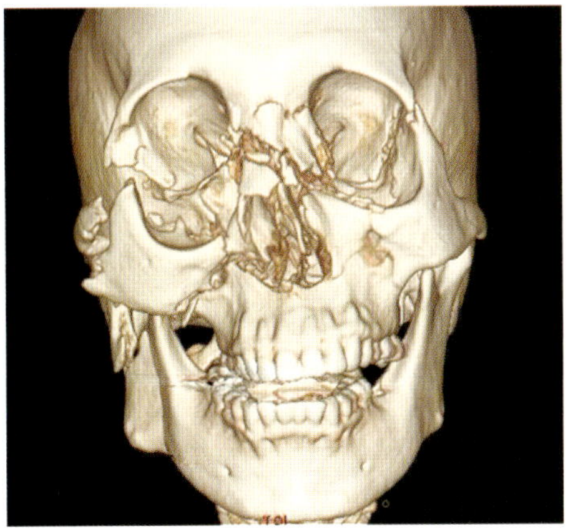

E 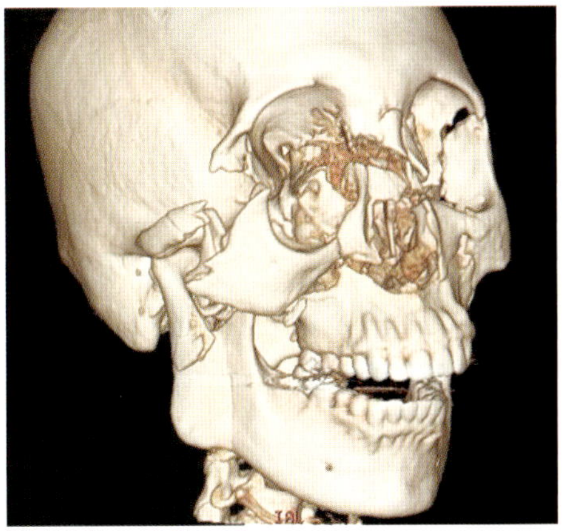　F

学习笔记

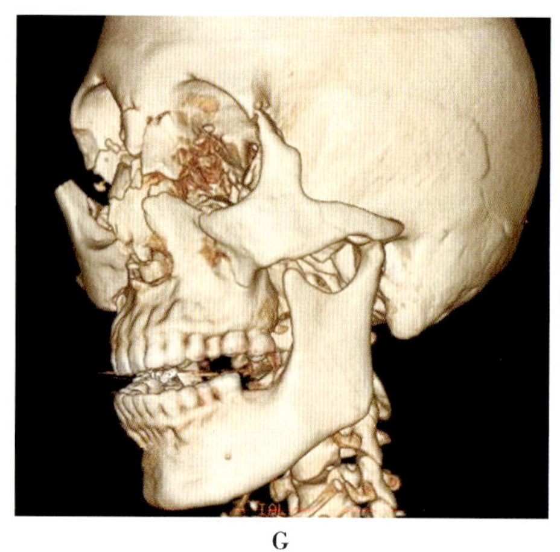

G

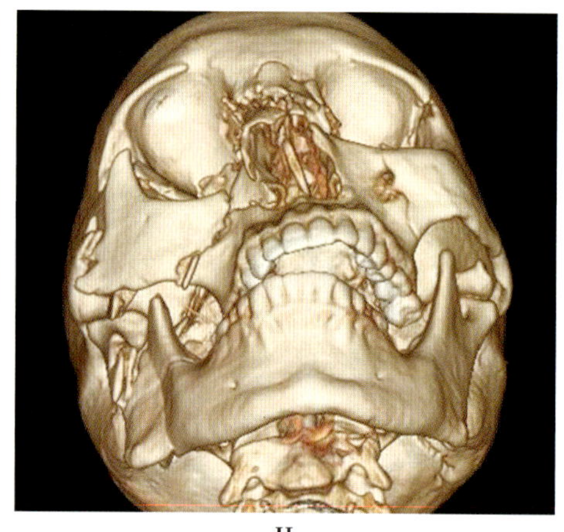

H

图 2-1-10 全面部复杂骨折

螺旋 CT 轴位(A、B)示右侧髁突、喙突、颧弓骨折,断端移位明显,双侧上颌骨上颌窦各壁骨质断裂;螺旋 CT 冠状位(C、D)示双侧眶下缘不连续,窦腔密度增高,双侧颧上颌骨及右侧下颌骨喙突骨折;螺旋 CT 三维重建(C~F)示双侧颧上颌骨、颧弓骨折,右侧颧骨完全游离,全面部可见多处游离小骨碎片影

【问题】

问题:如何选择合适的影像学检查方法以完整显示上颌骨骨折?

思路 1:上颌骨骨折常用 X 线检查方法有哪些?上颌骨骨折 X 线检查常首选华特位片,腭骨骨折则可以上颌咬合片显示。疑有颅底骨折时,视病情轻重,选择适当的时间或待伤情稳定后再进行 X 线检查。对于上颌骨复杂骨折,最好选用 CT 检查。螺旋 CT 或锥形束 CT 三维重组图像可以立体地显示上颌骨复杂的解剖结构,可以整体观察上颌骨的情况及其与下颌骨的关系,观察骨折线的走行及骨折块的移位情况。

思路 2:由于成像及视野的局限,常见的全口牙位曲面体层 X 线片并不能独自评估上颌骨骨折情况,但可以初步评估伴发的牙列及牙槽突受损情况。大视野的口腔颌面锥形束 CT 对上颌骨骨折显示较佳,可同时行曲面重建显示牙列情况。CT 横断扫描可比较准确地显示骨折情况,薄层骨重建及三维重建技术可任意切面立体地显示骨折情况,并可清晰地显示骨折线的走行及骨折片的大小与空间位置(图 2-1-9)。

知识点

上颌骨骨折的一般影像学表现特点

上颌骨骨折移位可致上颌窦腔变形;左右眼眶大小不对称,眶下缘不在同一水平面。火器伤所致的粉碎性骨折,呈多数骨折线及碎骨片,甚至骨缺损,并有弹片及其他异物存留。上颌骨骨折按其好发部位,X 线分为 3 型:

1. Le Fort Ⅰ型骨折 骨折线从梨状孔下部,经牙槽突基底部,向后至上颌结节呈水平地延伸至翼突,为一条密度减低不整齐的裂隙影。显示出上颌窦内侧壁、颧牙槽嵴折裂,并可伴有牙损伤。此型骨折发生于上颌骨下部,为上颌骨低位骨折。

2. Le Fort Ⅱ型骨折 骨折线横过鼻背,通过眶内下、眶底、经眶下缘、颧骨下方向后达翼突。还可波及颧骨、鼻骨和泪骨等相邻诸骨,甚至波及颅底。此型骨折为上颌骨中位骨折。

3. Le Fort Ⅲ型骨折 骨折线横过鼻背、眶部、经颧骨上方达翼突。常伴有颅脑损伤及颅底骨折。还可致颅颌面骨分离。当此型骨折累及蝶骨翼突时,由于其位置隐蔽,常规 X 线摄片不能显示,CT 能显示良好。

上颌骨骨折有时并非绝对按上述Ⅰ、Ⅱ、Ⅲ型骨折线折断，而呈现一种非典型性骨折或粉碎性骨折，特别是在颅颌面损伤中，面中部多骨联合骨折较多（见图2-1-10），在骨折治疗方面亦具有其复杂性。

知识拓展：

1. 上颌骨折波及上颌窦时，窦腔密度增高，其原因为上颌窦黏膜肿胀及窦内出血，有的患者坐位投照时可见窦腔内液平面。此改变要区别上颌窦炎症及窦腔内息肉，一般结合临床不难鉴别。

2. 上颌骨骨折容易发生在骨质结构的部位，如牙槽突、上颌窦、骨缝等。由于上颌骨四周由颅骨中的额骨、筛骨、蝶骨及面部颧骨、鼻骨、泪骨、犁骨等比较薄弱的骨骼所支撑着，遭受暴力时可波及邻骨，发生上述诸骨的骨折，甚至可伤及颅脑及颅底。

四、颧骨颧弓骨折

颧骨是构成面中的主要支架骨之一，且最为突出，容易受损伤发生骨折，据资料统计占面部损伤的19%～25%。由于交通工具的发展，颧骨体处多发性骨折有增加趋势，常见施工中塌方、事故中挤压伤等。颧骨、颧弓骨折（fracture of zygoma and zygomatic arch）除局部肿胀、疼痛外，可表现不同程度的面部畸形。颧上颌骨骨折有颧区肿胀、皮下淤血、颊部变平坦、眼球移位（内陷或突出），复视、张口困难等。

【影像学表现】

颧骨骨折好发于与颞骨连接体部，并且有相连骨的创伤。颧骨骨折移位，受打击力、颧骨体本身重量及咬肌收缩力等因素影响常造成多种类型骨折。一般分颧骨骨折与颧骨颧弓骨折。颧弓骨折分二线骨折、三线骨折以及多发性骨折。颧骨骨折分单纯性颧骨骨折、颧骨与颧弓骨折以及上颌骨与颧骨联合骨折、颧骨多发性骨折等。

【病例】

病例1：男性，22岁。右面部摔伤1周。右面部肿胀，张口受限（图2-1-11）。

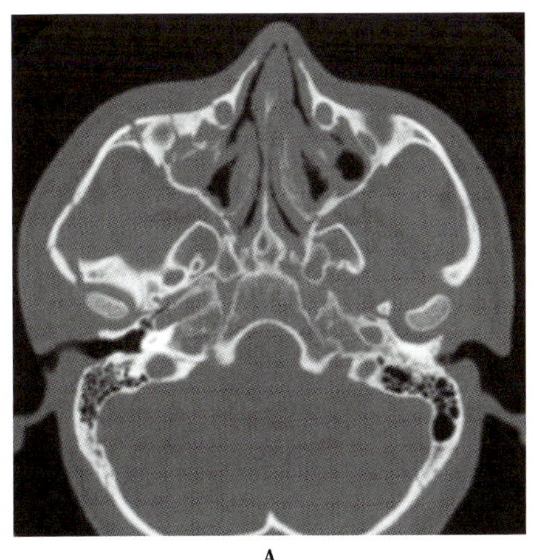

A

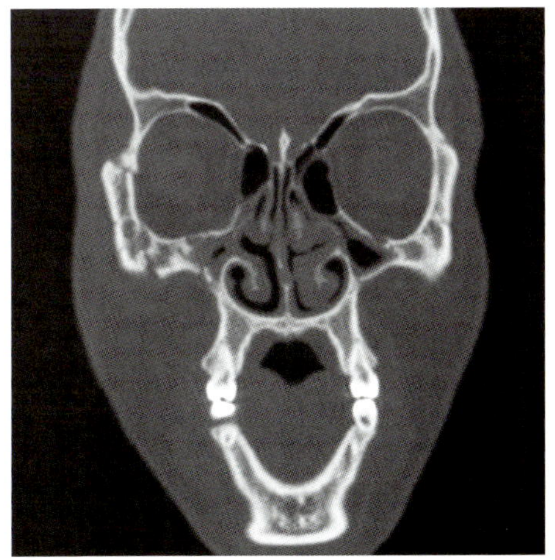

B

学习笔记

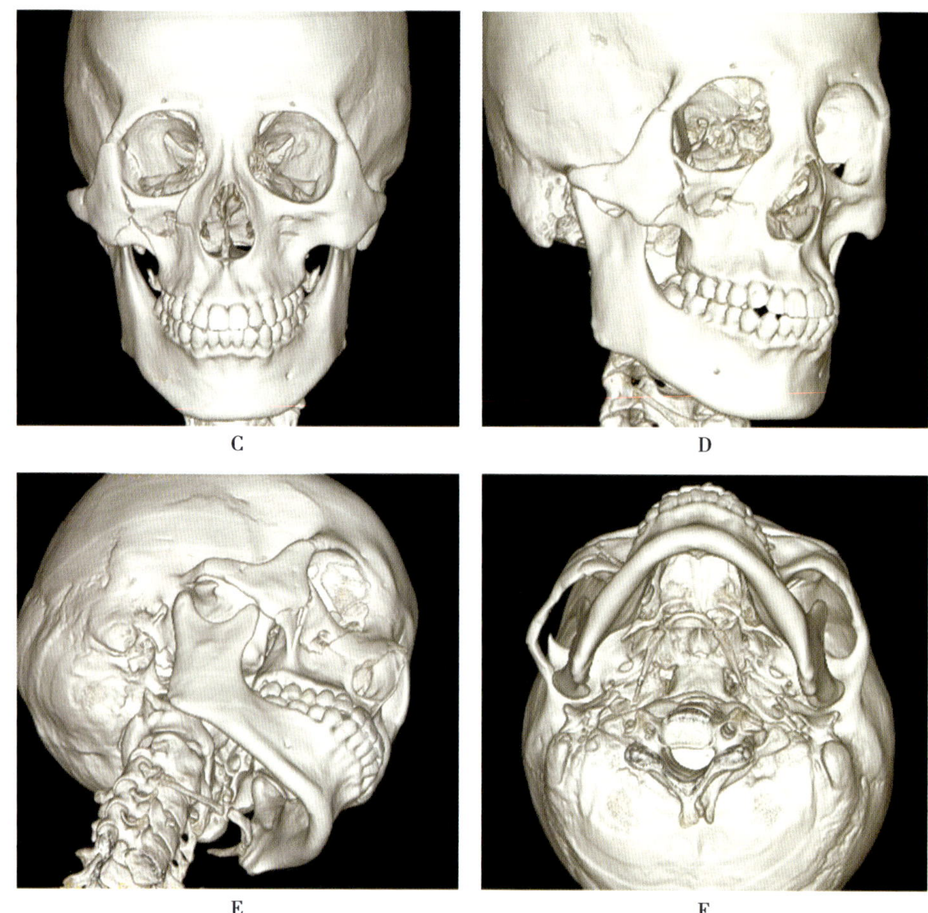

图 2-1-11　右侧颧上颌骨、颧弓骨折

螺旋 CT 轴位(A)、冠状位(B)示右侧颧骨、颧弓呈多处骨折；螺旋 CT 三维重建(C～F)示右侧颧上颌骨、颧弓粉碎性骨折

病例 2：女性，60 岁。车祸致右侧面部外伤 2 周。右侧颧部青紫，压痛，眶周稍肿胀，左眼失明。开口度 3.5cm，开口型↓，无牙殆(图 2-1-12)。

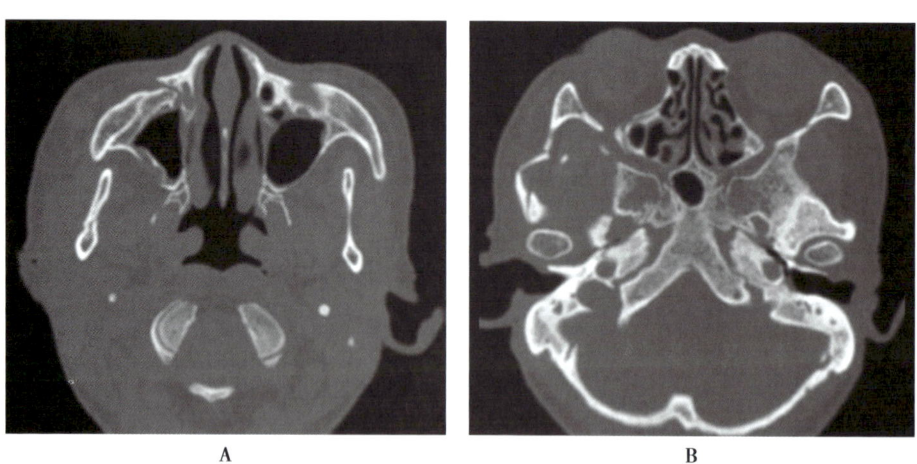

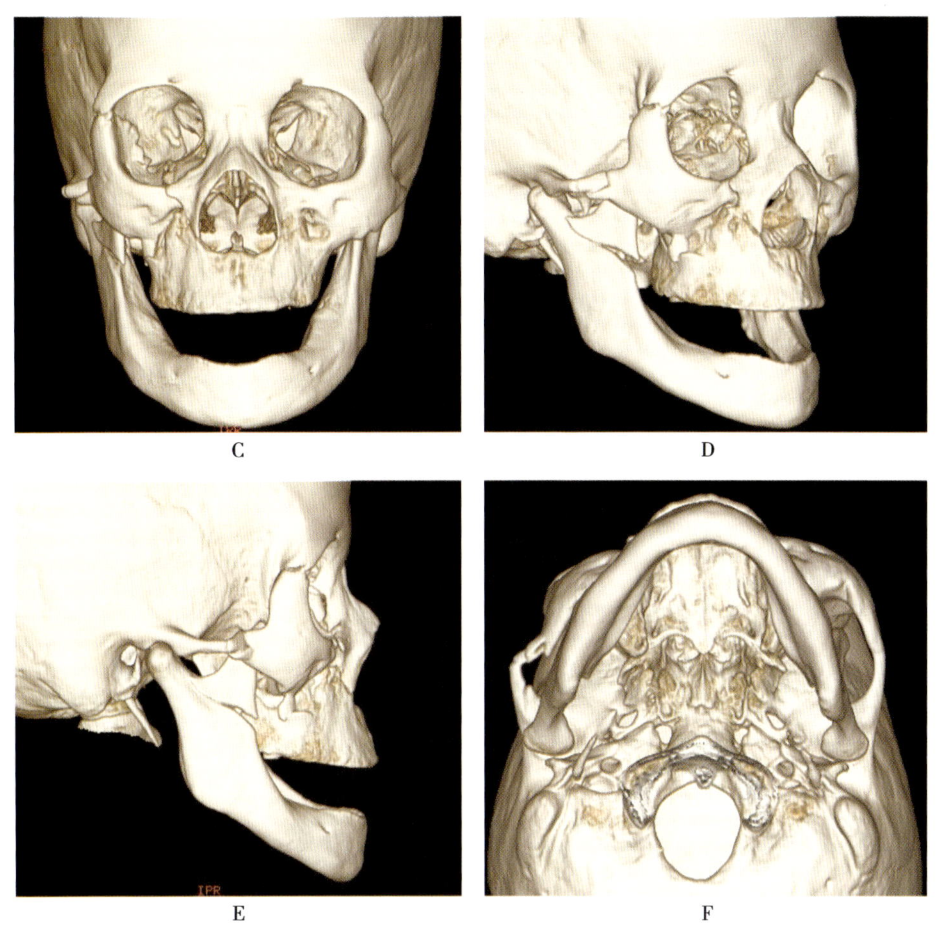

图 2-1-12　右侧颧上颌骨及右侧下颌喙突骨折

螺旋 CT 轴位（A、B）示右侧颧骨骨质断裂，断端重叠错位，右侧颧弓呈 M 形骨折；螺旋 CT 三维重建（C～F）示右侧颧额缝分离、右侧喙突游离

【问题】

问题：如何选择合适的影像学检查方法以完整显示颧骨颧弓骨折？

思路 1：颧骨颧弓骨折常用 X 线检查方法有哪些？全口牙位曲面体层 X 线片并不能准确评估颧骨颧弓骨折情况，华特位是检查颧骨骨折 X 线检查的首选方法；颧弓位可清楚显示颧弓骨折。

思路 2：大视野的口腔颌面锥形束 CT 对颧骨颧弓。CT 薄层骨重建及三维重建技术能立体地显示骨折的类型、移位的程度及颧弓与喙突的关系（图 2-1-12）。

知识点

颧骨骨折的一般影像学表现特点

颧骨骨折可分为 3 型：

Ⅰ型：无移位骨折　仅表现一线骨折或骨缝处裂开。

Ⅱ型：颧弓骨折　可表现为一线骨折、二线骨折、三线骨折，三线骨折常呈 M 形。

Ⅲ型：复杂型骨折　表现有颧骨内陷，内外旋转移位或 OMZ 骨折，显示有眶下缘，颧额突移位、一侧或两侧的 Le Fort Ⅱ、Ⅲ型骨折。CT 三维重组（见图 2-1-11）可以立体地显示颧骨颧弓复合体骨折情况，对骨折部位、骨折块移位的诊断具有明显优势，能较完整地显示面部颧骨颧弓骨折形态和骨折线走向。

学习笔记

五、鼻骨骨折

鼻骨为成对的长方形骨板，位于颜面之中央而突出，受外伤易发生骨折。鼻骨骨折（nasal fracture）临床表现有鼻背部肿胀、出血、鼻部弯曲、塌陷（鞍鼻畸形）；伴有额骨或颅前窝骨折时，可发生脑脊液鼻漏。

【影像学表现】

鼻骨骨折可单独发生于一侧、双侧或面中部骨折同时发生。骨折线常为横行或斜行，也可为纵行、凹陷或粉碎性骨折。

【病例】

病例：男性，41 岁。鼻部外伤 1 天（图 2-1-13）。

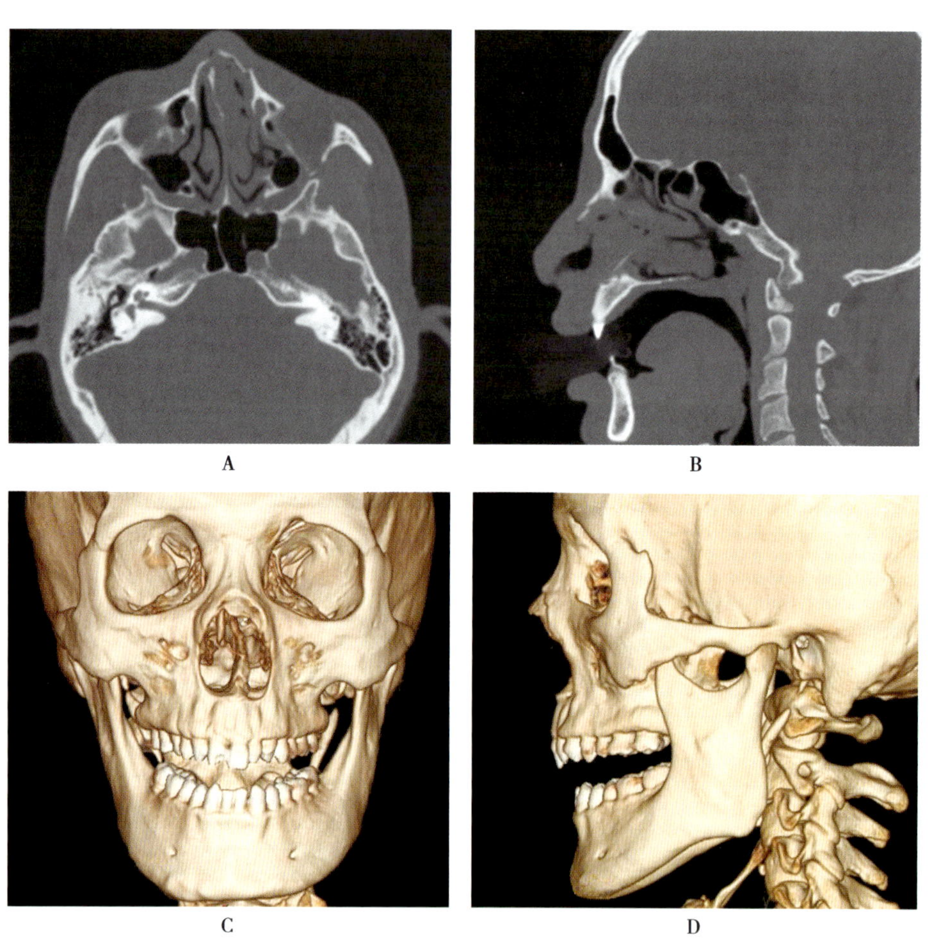

图 2-1-13　双侧鼻骨骨折

A. 螺旋 CT 轴位示双侧鼻骨骨质不连续；螺旋 CT 矢状位（B）、螺旋 CT 三维重建（C、D）示左侧鼻骨骨质断裂，断端错位

【问题】

问题：如何选择合适的影像学检查方法以准确显示鼻骨骨折？

思路 1：鼻骨骨折常用 X 线检查方法有哪些？鼻骨骨折 X 线检查常规采用鼻骨侧位。有时也拍摄鼻骨轴位，即将一 6cm×8cm 胶片放入口内正中咬住，X 线中心线自前额垂直投照，显示鼻骨的轴位影像。

思路 2：大视野的口腔颌面锥形束 CT 及螺旋 CT 多平面重组技术均有助于明确鼻骨骨折移

学习笔记

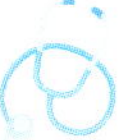

位情况(见图 2-1-13)。

思路 3：鼻骨骨折应注意与鼻额缝区别,勿将其误为骨折线。

第二节　颌面部软组织损伤

颌面部软组织伤可以单独发生,也可以与颌、面骨骨折同时发生。颌面部软组织伤主要是外部暴力所致。因伤因和伤情不同可分为擦伤、挫伤、挫裂伤、切割伤、刺伤、火器伤、撕裂伤等。擦伤是皮肤表面被粗糙物擦破的损伤。挫伤是皮下及深部组织遭受损伤而无开放创口,常有组织内溢血,形成瘀斑,甚至发生血肿。切割伤的皮肤和软组织已有裂口。刺伤及火器伤的创口小而伤道深,多为盲管伤,可伴有异物残留。刺割伤及大血管时可大量出血。切断面神经可发生面瘫,损伤腮腺则可导致涎瘘。撕裂或撕脱伤为较大的机械力量将组织撕裂或撕脱,其创缘多不整齐,皮下组织及肌肉均有挫伤,常有骨面裸露。

【影像学表现】

根据损伤可有前额、眉弓、眼睑、耳、鼻、颊、唇(上、下)、颏、舌、腭、牙龈和口底等不同部位损伤情况。影像学检查对异物定位及明确面部特殊结构解剖的受损情况意义重大。

【病例】

病例 1：女性,44 岁。右颊部异物(图 2-2-1)。

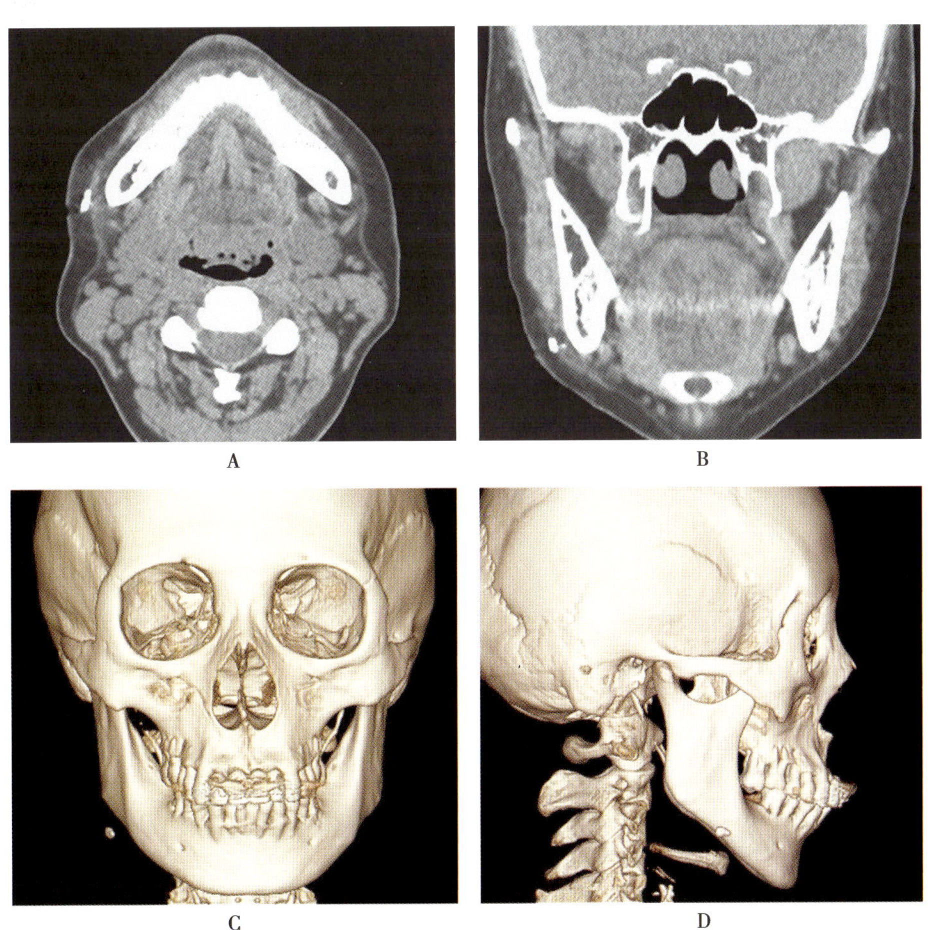

图 2-2-1　右侧面部异物

螺旋 CT 轴位(A)、冠状位(B)示右侧下颌骨下缘软组织不连续、组织内可见约黄豆大小高密度异物影像、三维重建(C、D)立体直观显示异物近右下颌骨体部下缘处

学习笔记

病例2：男性，48岁。右舌部肿痛1周，有食鱼刺伤史（图2-2-2）。

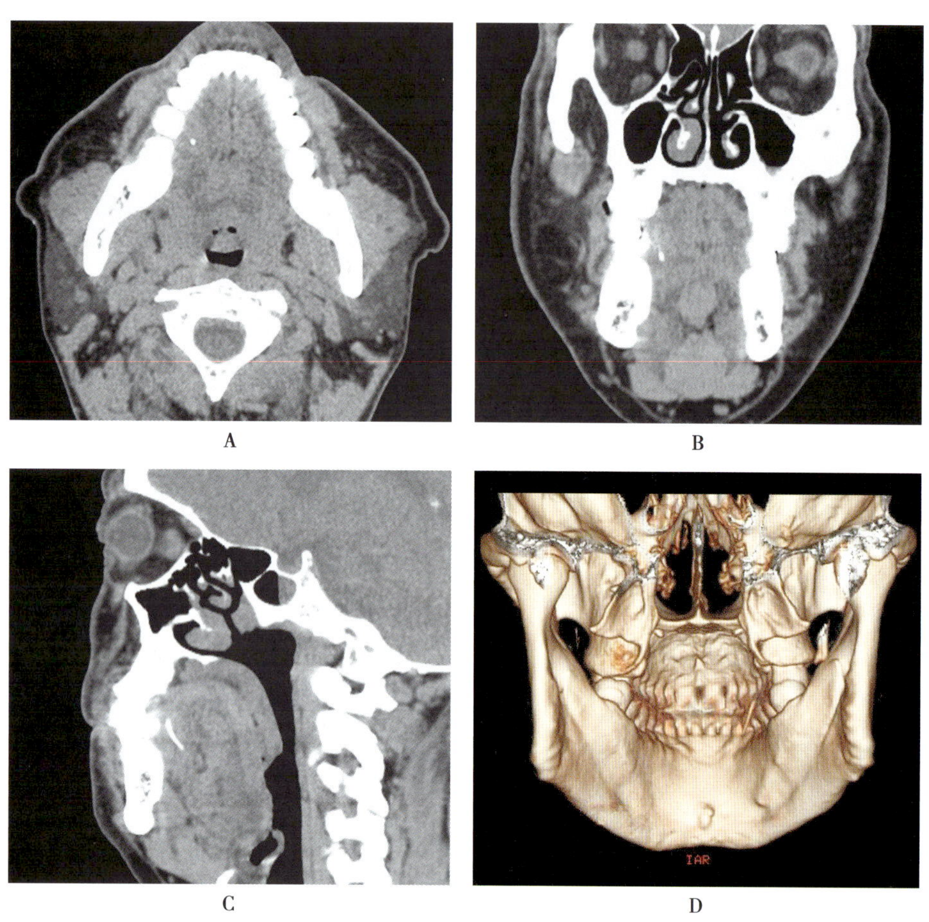

图2-2-2　右侧舌体鱼刺

螺旋CT轴位（A）、冠状位（B）示右侧舌缘中份可见点状高密度物影；螺旋CT矢状位（C）及三维重建（D）示右侧舌体区长条形鱼刺影

【问题】

问题：如何选择合适的影像学检查方法以完整显示颌面部异物？

思路1：X线检查是异物定位的常用方法。无论是骨组织还是软组织内常发生异物存留，为了明确金属异物或其他密度较高异物存在与否及确切位置，常需要用X线透视及摄片进行异物定位。常规投照局部标准正位片和侧位片，即可确定异物的方位。阅读正位片，可明确异物上下内外或颊舌侧方位及其周围的骨性标志，阅读侧位片，可明确异物上下前后位置及与周围骨性标志的关系。根据X线平片初步确定的异物深度，亦可在术前局麻下刺入一细长注射针头，再摄局部标准正位和侧位片；或于透视下矫正针尖位置，使针尖接近或触及异物，并将针头固定，此时能达到比较满意的定位效果。

思路2：其他异物定位方法。对高密度异物，可选取CT进行立体定位（见图2-2-1、图2-2-2）；对部分等密度异物，也可增强扫描明确异物位置及与血管间的关系。对部分口底及颌面表浅异物，也可采取超声评估并进行介入处理。

（程　勇）

参考文献

1. 马绪臣. 口腔颌面医学影像诊断学. 第6版. 北京：人民卫生出版社，2012.

学习笔记

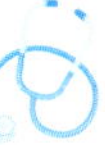

2. Gassner R, Tuli T, Hächl O, et al. *Cranio-maxillofacial trauma: a 10 year review of 9,543 cases with 21,067 injuries*. J Craniomaxillofac Surg, 2003. 31(1): 51-61.
3. Sakr, K., I. A. Farag, and I. M. Zeitoun. *Review of 509 mandibular fractures treated at the University Hospital, Alexandria, Egypt*. Br J Oral Maxillofac Surg, 2006, 44(2): 107-111.
4. Cavalcanti AL, Melo TR. *Facial and oral injuries in Brazilian children aged 5-17 years: 5-year review*. Eur Arch Paediatr Dent, 2008. 9(2): 102-104.
5. Adam AA, Zhi L, Bing LZ, , et al. *Evaluation of treatment of zygomatic bone and zygomatic arch fractures: a retrospective study of 10 years*. J Maxillofac Oral Surg, 2012. 11(2): 171-176.
6. Obuekwe O, Owotade F, Osaiyuwu O. *Etiology and pattern of zygomatic complex fractures: a retrospective study*. J Natl Med Assoc, 2005, 97(7): 992-996.
7. Fu, X. H. *Foreign bodies in oral and maxillofacial region: Review of 36 consecutive cases*. Shanghai Kou Qiang Yi Xue, 1998, 7(2): 108-109.
8. Eggers G, Welzel T, Mukhamadiev D, et al. *X-ray-based volumetric imaging of foreign bodies: a comparison of computed tomography and digital volume tomography*. J Oral Maxillofac Surg, 2007, 65(9): 1880-1885.
9. Gui H, Yang H, Shen SG, et al. *Image-guided surgical navigation for removal of foreign bodies in the deep maxillofacial region*. J Oral Maxillofac Surg, 2013, 71(9): 1563-1571.

学习笔记

第三章 口腔颌面部炎症

第一节 颌骨炎症

一、牙源性中央性颌骨骨髓炎

牙源性中央性颌骨骨髓炎(odontogenic central osteomyelitis of jaws)是由病原牙首先引起根尖周组织感染,若未得到及时而合理的治疗,炎症由颌骨内向周围扩散,进而累及骨密质和骨膜。甚至波及周围软组织。炎症较局限者,称为局限性骨髓炎;炎症弥散者,称为弥散性骨髓炎。弥散性骨髓炎在临床上已很少见。

该病多发生于下颌骨。如有较大死骨形成,可致病理性骨折。发生于上颌者,症状相对较轻且病变多较局限,可并发上颌窦炎。

【影像学表现】

1. 急性骨髓炎早期X线表现为因骨小梁破坏而导致的轻微骨密度减低。随病变进展,在颌骨内出现以病原牙为中心的单发或多发密度减低区(图3-1-1、图3-1-2),大小不等,边界模糊不清。病原牙根尖周骨质破坏最重,骨质密度最低。

2. 炎症进一步扩展,则表现为病变区骨质破坏范围加大。骨破坏区中可有死骨形成(图3-1-3、图3-1-5、图3-1-7),为骨髓炎的特征性影像学改变。当骨内的脓液穿破骨密质至骨膜下则将骨膜掀起,并刺激骨膜成骨,在X线片上可见骨密质外有高密度的线条状影像,此即骨膜反应(图3-1-1、图3-1-4)。脓液亦可穿破骨密质、骨膜及其表面的软组织形成瘘管。

3. 广泛的骨质破坏及较大死骨形成均可导致病理性骨折。骨质破坏结束后病变区开始修复,修复后的病变区骨小梁变粗,数目增多,排列与正常骨纹理不同,呈较致密的影像。死骨排出、去除导致的骨缺损、骨腔(图3-1-6、图3-1-7)、病理性骨折错位愈合及新骨过度沉积,均使原有的骨外形发生明显改变。

4. 上颌骨骨髓炎多位于上颌后部牙槽突和上颌骨体一部分,有时也可波及患侧上颌窦,呈上颌窦炎表现(图3-1-8)。

5. 磁共振T2WI可显示急性炎症期病变区骨髓腔水肿,呈高信号表现。

学习笔记

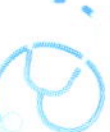

【病例】

病例1：女性，11岁。左下颌牙疼半年求治（图3-1-1、图3-1-2）。

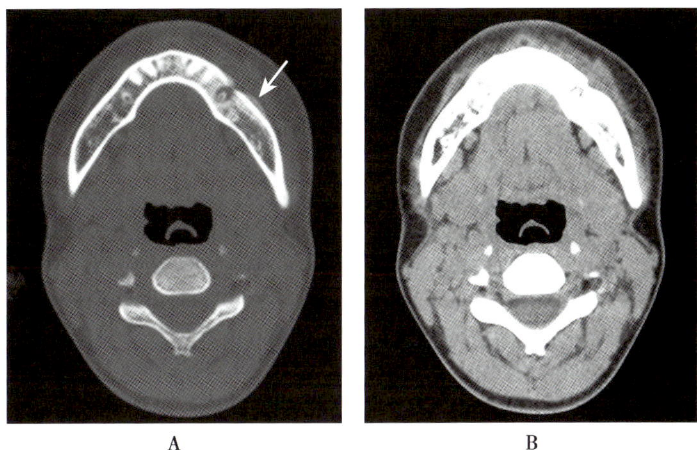

图3-1-1　牙源性中央性颌骨骨髓炎

CT轴位片骨窗（A）示左下颌第二前磨牙根尖骨质破坏，并穿破颊侧骨皮质，骨皮质表面见骨膜反应（箭头）；软组织窗（B）示骨皮质外侧软组织肿胀

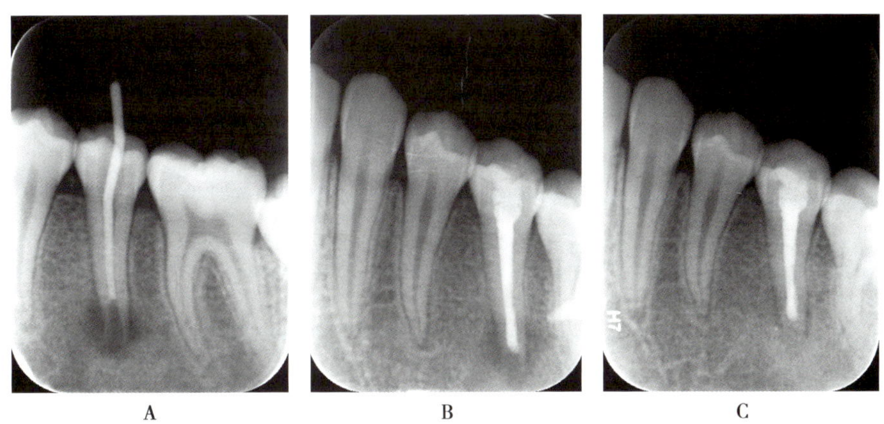

图3-1-2　牙源性中央性颌骨骨髓炎

根尖片（A）为就诊当日根尖片，示左下颌第二前磨牙根尖周阴影；根尖片（B、C）分别为治疗后1个月、3个月根尖片，示阴影范围逐渐缩小

病例2：男性，63岁。左下后牙区流脓2个月（图3-1-3）。

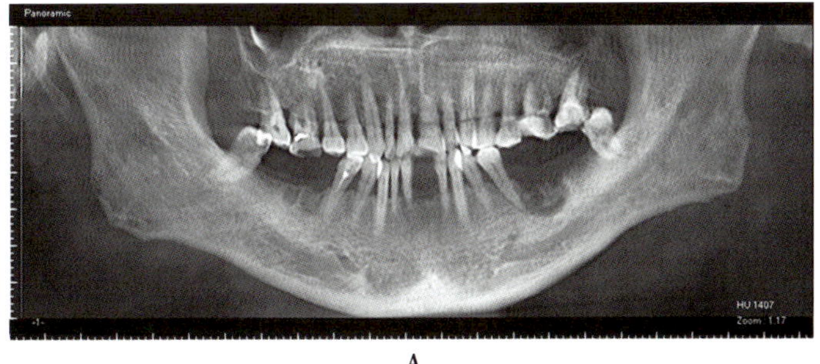

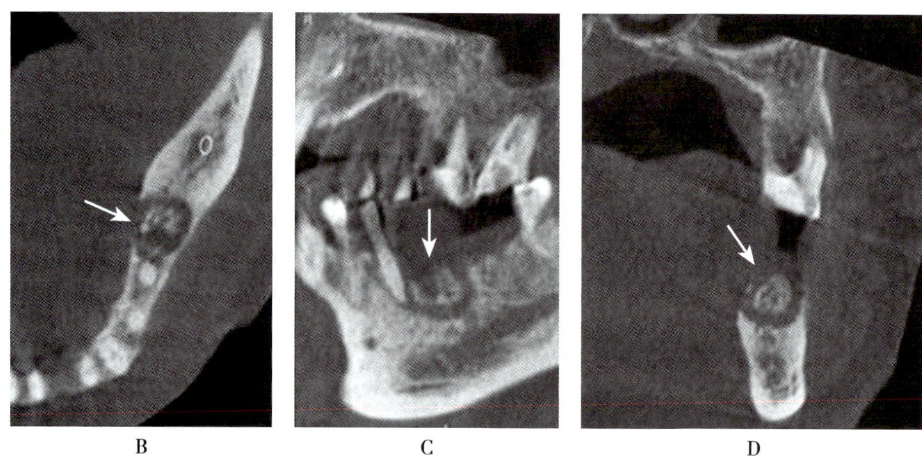

图 3-1-3　牙源性中央性颌骨骨髓炎

CBCT 全景重建图(A)示患者全口多牙缺失,左下颌第一磨牙缺失,相应部位骨质密度减低,其内见点片状高密度影;轴位(B)、矢状面(C)、冠状面(D)示左下颌死骨形成(箭头)

病例 3:女性,59 岁。左下颌拔牙后不适 4 个月(图 3-1-4)。

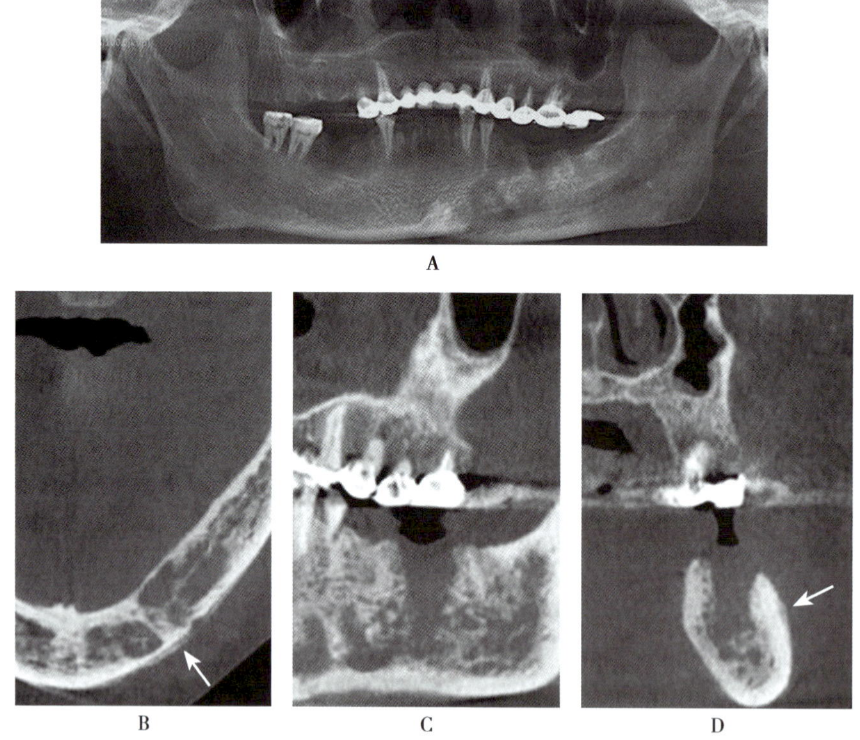

图 3-1-4　牙源性中央性颌骨骨髓炎

CBCT 全景重建图(A)示患者全口多牙缺失,左下颌前磨牙及磨牙区骨质密度不均匀。轴位(A)、矢状面(B)、冠状面(C)示左下颌前磨牙及磨牙区骨质大面积破坏,唇颊侧见骨膜反应(箭头)

学习笔记

病例 4：男性，52 岁。左下唇麻木 2 周（图 3-1-5、图 3-1-6）。

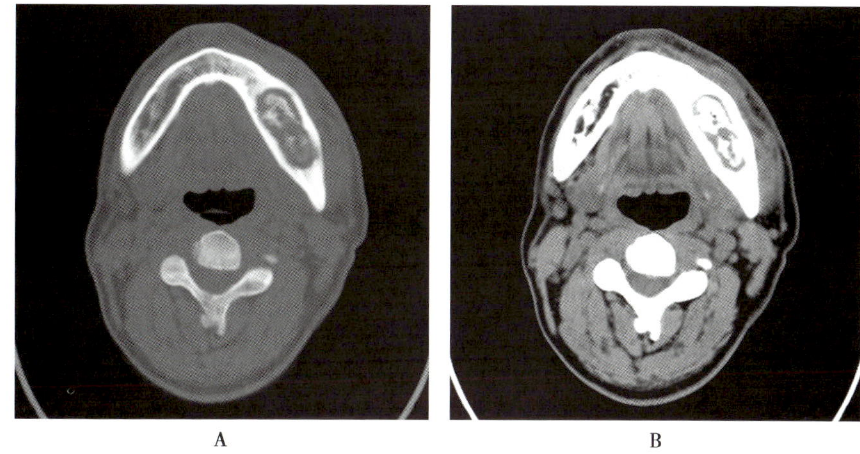

A　B

图 3-1-5　牙源性中央性颌骨骨髓炎
CT 轴位片骨窗（A）示左下颌磨牙区一边界清楚的骨质破坏区，其内有大片死骨；软组织窗（B）示颊侧软组织肿胀

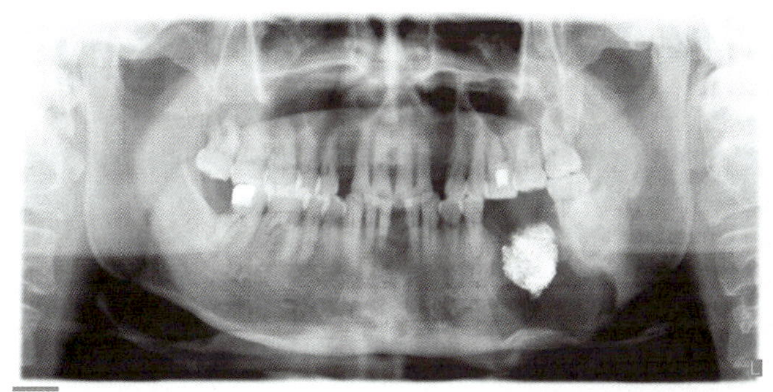

图 3-1-6　牙源性中央性颌骨骨髓炎
全口牙位曲面体层 X 线片示手术去除死骨，碘仿纱条充填骨腔（左下颌骨体）

病例 5：男性，70 岁。右下颌不适 2 个月（图 3-1-7）。

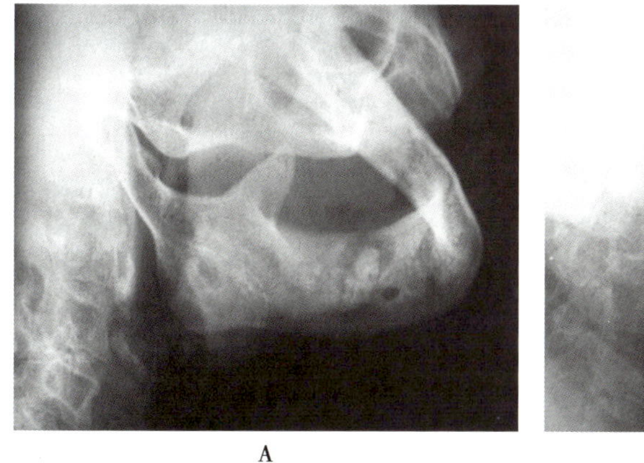

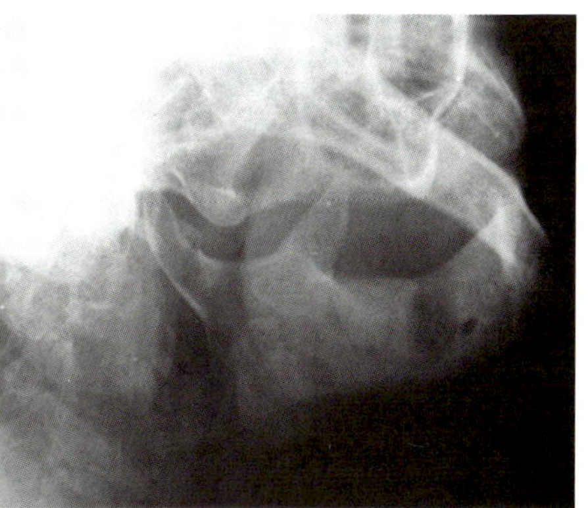

A　B

图 3-1-7　牙源性中央性颌骨骨髓炎
下颌骨侧斜位片（A）示右下颌骨磨牙区一边界清楚的骨质破坏区，其内有死骨；下颌骨侧斜位片（B）死骨去除，骨腔形成

学习笔记

病例6：女性，42岁。左上颌牙疼2个月（图3-1-8）。

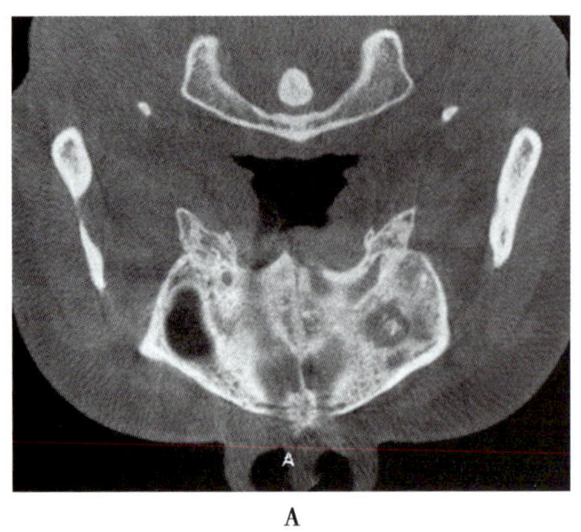

A

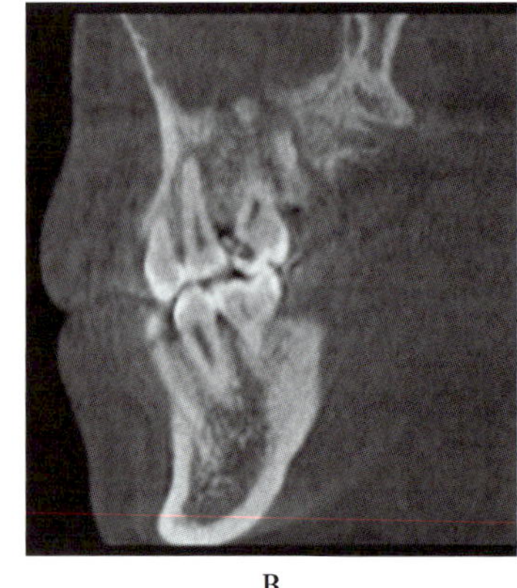

B

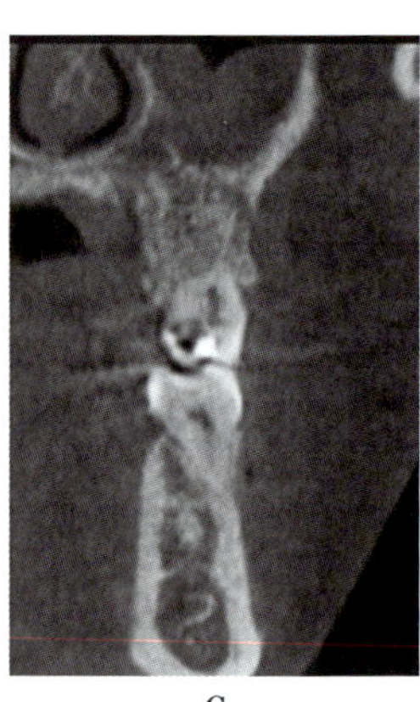

C

图3-1-8　牙源性中央性颌骨骨髓炎

CBCT片轴位（A）、矢状面（B）、冠状面（C）片示左上颌第一磨牙龋坏、根尖周骨质密度不均匀，并与上颌窦相通，引起左侧上颌窦炎

【问题】

问题1：对牙源性中央性颌骨骨髓炎影像学检查策略如何设计？

思路：影像学检查包括X线、CT和MRI。牙源性中央性颌骨骨髓炎，是由病原牙未得到及时处理而继发引起的颌骨炎症，其首选检查方法为X线检查。病变范围比较小常选择根尖片或咬合片，病变范围比较大则选择口外片或CT检查，病变波及软组织时，可考虑行CT和MRI检查。

问题2：牙源性中央性颌骨骨髓炎影像学表现特点有哪些？

思路：牙源性中央性颌骨骨髓炎对于颌骨的破坏呈渐进性改变，颌骨表现为骨质密度减低—斑点状破坏区—较大范围破坏区，同时可有骨膜反应和骨质增生—病变局限，可见死骨形成，可有病理性骨折—死骨吸收或排出—骨腔形成，部分可形成瘘管—骨修复完成，错位愈合，外形改变。影像学检查只反映某个阶段的改变，结合临床表现作出正确诊断亦不难。

知识点

牙源性中央性颌骨骨髓炎的影像鉴别诊断

1. 朗格汉斯组织细胞增生症　两者均有骨质破坏和骨膜增生。朗格汉斯组织细胞增生症X线可表现为囊样骨质破坏区，边界不清，有线状骨膜反应。极少发生骨质硬化反应且无死骨形成。

2. 骨肉瘤　骨髓炎能看到或追溯到病原牙，早期骨破坏以病原牙为中心，晚期骨破坏边界清楚，周围骨质硬化，可有死骨形成。骨肉瘤无病原牙，骨破坏边界模糊，骨破坏区内可见高密度的瘤骨且无死骨形成。骨髓炎多为线状或层状骨膜反应；骨肉瘤则常见放射状骨针并有骨密质广泛破坏。

二、牙源性边缘性颌骨骨髓炎

牙源性边缘性颌骨骨髓炎（odontogenic peripheral osteomyelitis of jaw）主要是由病原牙引起颌周间隙感染，进而侵犯骨膜、骨皮质乃至骨髓的炎症过程。早期可无影像学改变，晚期见骨膜反

学习笔记

应、骨破坏等征象。

【影像学表现】

1. 下颌第三磨牙冠周炎通常会引起咬肌间隙及翼下颌间隙感染。脓性渗出物刺激骨膜，引起骨膜下成骨。早期的 X 线检查，可无阳性发现，超声检查能够发现骨皮质表面毛糙、断裂及骨膜反应（图 3-1-17）。

2. 病变进一步发展，骨膜下成骨增多，大量的脓液积聚破坏骨质，X 线及超声检查会发现骨质破坏（图 3-1-9、图 3-1-11 ~ 图 3-1-17）、骨膜反应（图 3-1-10、图 3-1-12、图 3-1-14 ~ 图 3-1-17）、颌骨周围软组织肿胀（图 3-1-10、图 3-1-12、图 3-1-13、图 3-1-15 ~ 图 3-1-17）等。

【病例】

病例 1：男性，25 岁。右面颊部反复肿胀半年（图 3-1-9、图 3-1-10）。

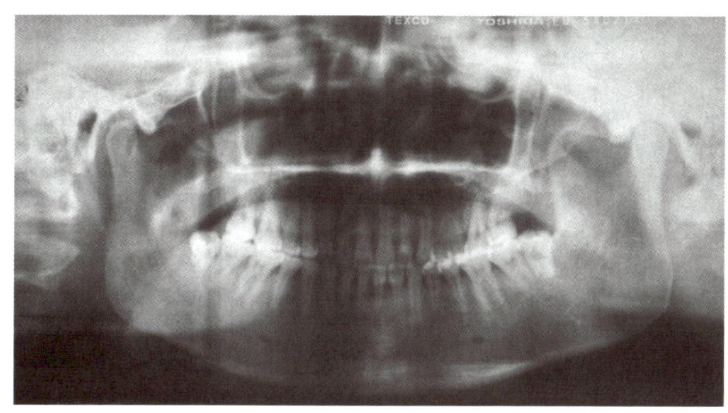

图 3-1-9　牙源性边缘性颌骨骨髓炎

全口牙位曲面体层 X 线片示右下颌第三磨牙阻生，升支密度增高，升支中段见透光区

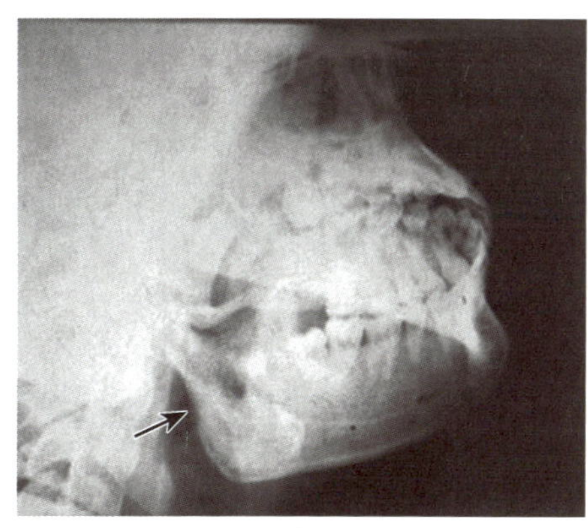

A

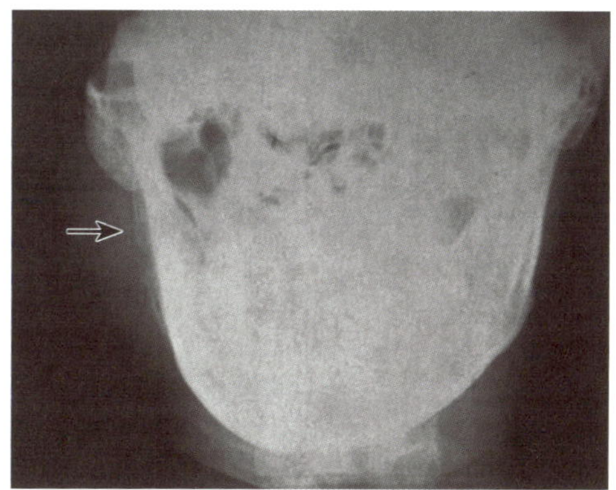

B

图 3-1-10　牙源性边缘性颌骨骨髓炎

右下颌骨侧斜位（A）及升支切线位片（B）示升支后缘及外侧有骨膜反应（箭头），并见升支外侧软组织肿胀

学习笔记

病例2：男性，23岁。左侧面部肿胀、疼痛1周（图3-1-11～图3-1-13）。

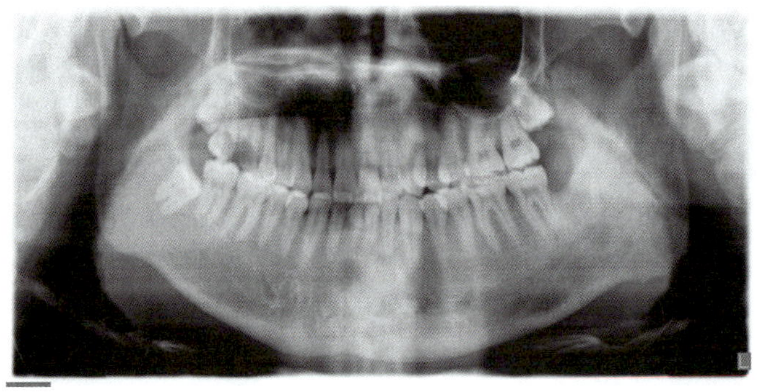

图3-1-11　牙源性边缘性颌骨骨髓炎

全口牙位曲面体层X线片示左下颌第三磨牙拔除，牙槽窝清晰可见左下颌角及升支见散在透光区

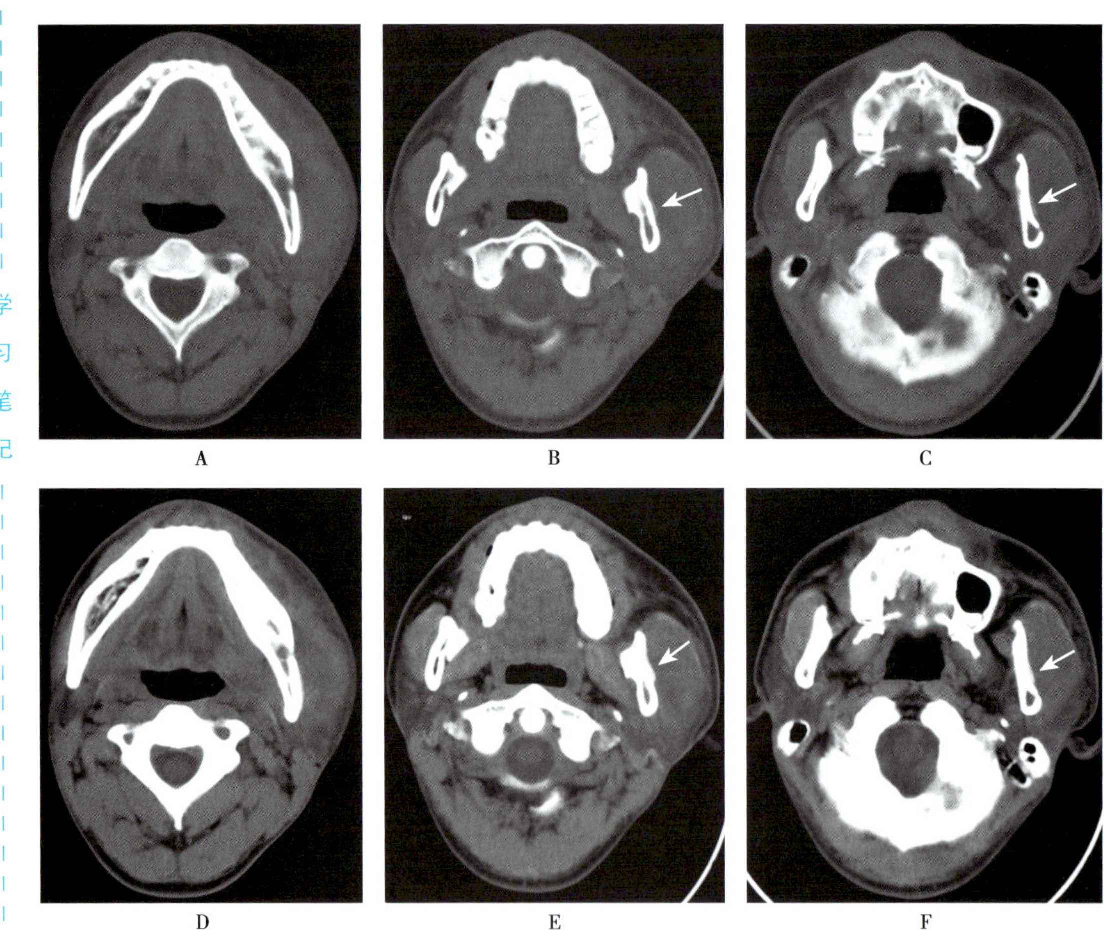

图3-1-12　牙源性边缘性颌骨骨髓炎

CT轴位片骨窗（A、B、C）示左下颌角至乙状切迹平面散在骨皮质破坏，并见骨膜反应（箭头）；软组织窗（D、E、F）示升支外侧软组织肿胀

学习笔记

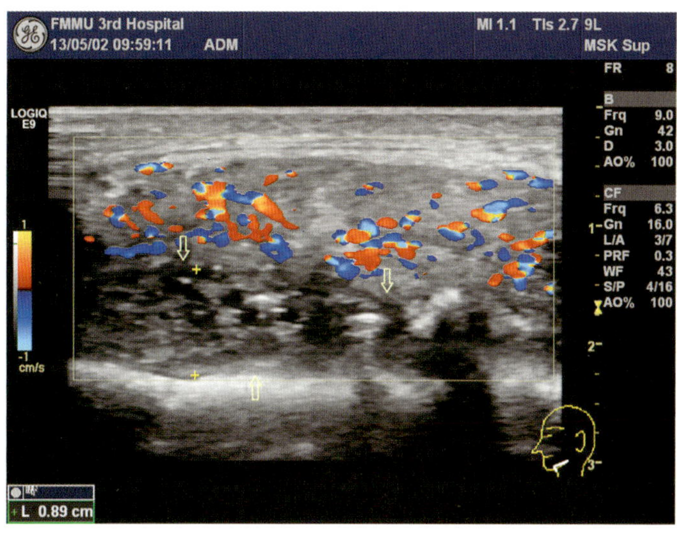

图 3-1-13　牙源性边缘性颌骨骨髓炎

声像图示左侧咬肌弥漫性增厚，升支骨皮质表面毛糙、断裂并见骨膜反应

病例 3：女性，20 岁。右侧面颊部肿胀伴张口受限 20 天余（图 3-1-14）。

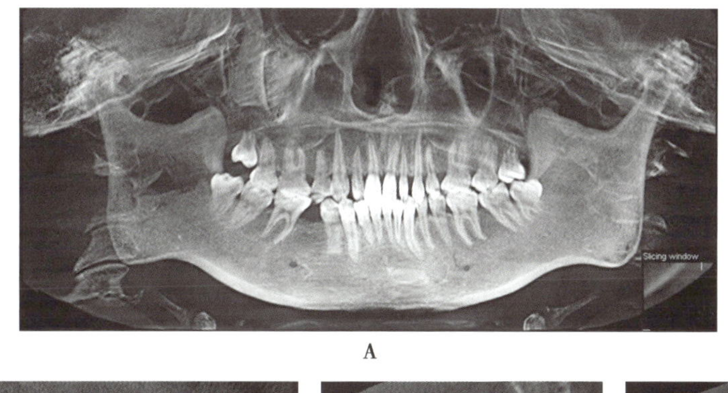

A

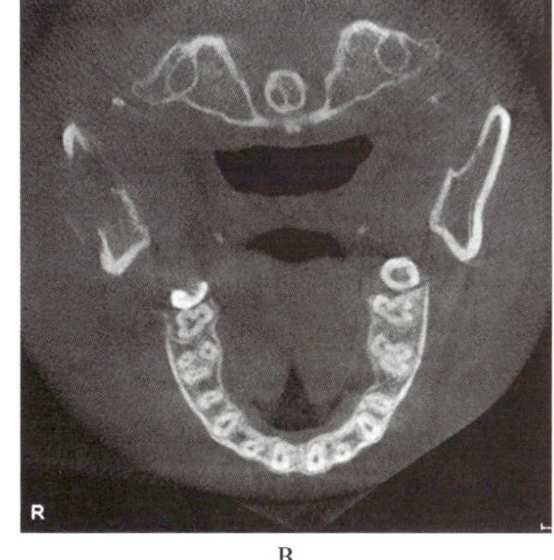

B

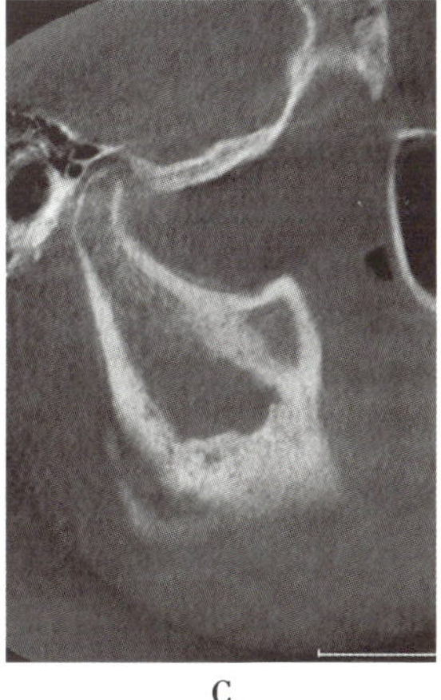

C

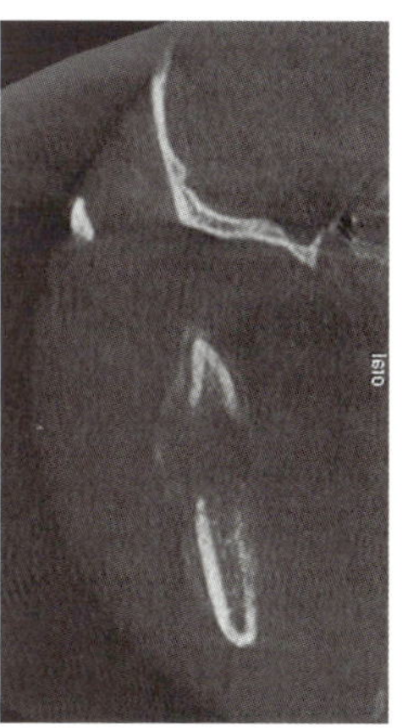

D

图 3-1-14　牙源性边缘性颌骨骨髓炎

CBCT 全景重建图（A）示右下颌骨第三磨牙阻生，升支部骨质破坏；CBCT 轴位（B）、冠状面（C）、矢状面（D）示右下颌骨升支部骨质破坏并可见骨膜反应

学习笔记

病例4：男性，51岁。右面部反复肿胀3个月、张口受限1周（图3-1-15、图3-1-16）。

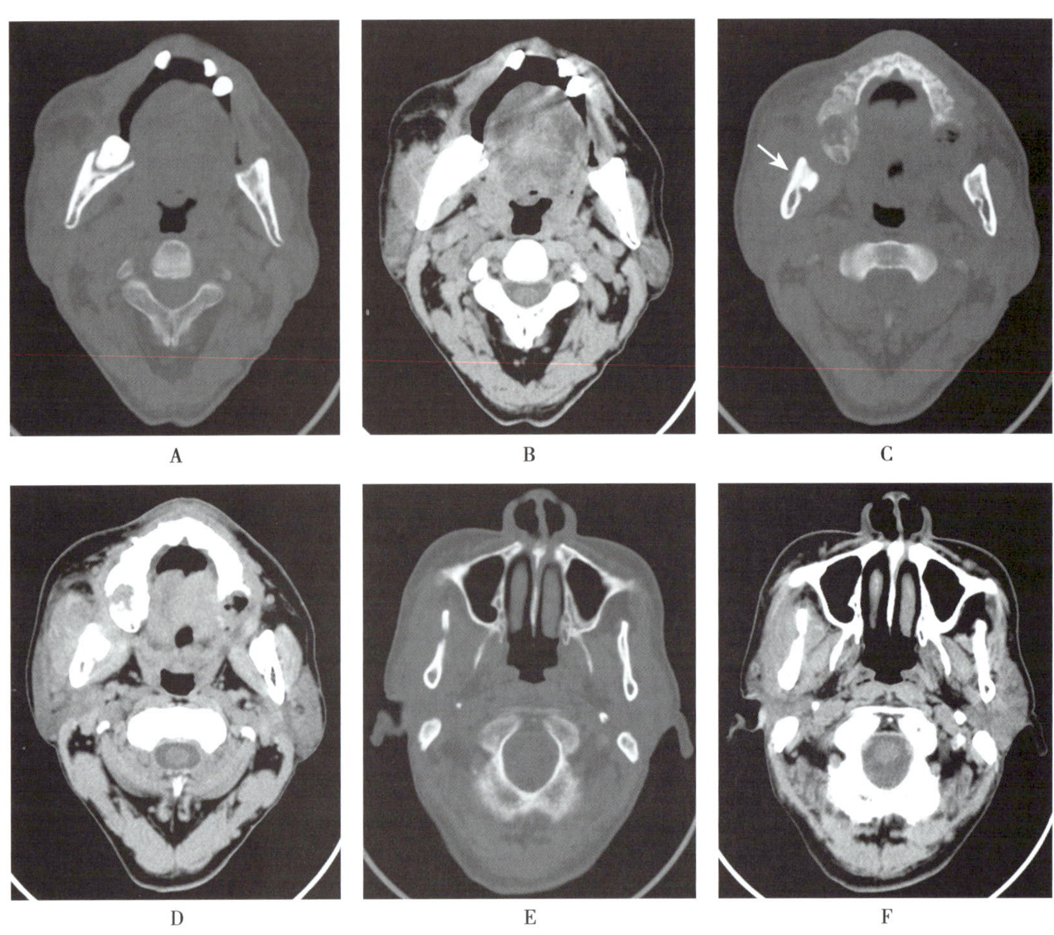

图3-1-15　牙源性边缘性颌骨骨髓炎

CT轴位片（A、B）示右下颌第三磨牙阻生，周围骨质密度减低，咬肌肿胀；CT轴位片（C、D）示右侧升支中段见骨膜反应（箭头），升支周围软组织肿胀；CT轴位片（E、F）示右侧升支乙状切迹下方骨质破坏，升支周围软组织肿胀

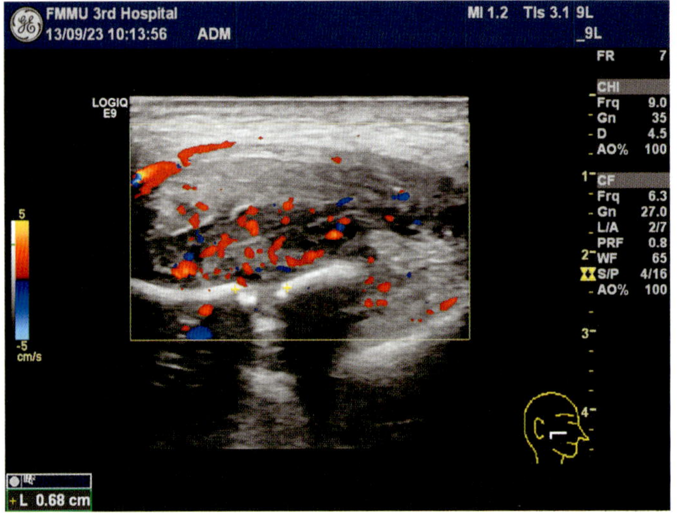

图3-1-16　牙源性边缘性颌骨骨髓炎

声像图示右侧咬肌弥漫性肿胀，右侧升支近乙状切迹处见大小约6mm×6mm骨质破坏

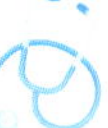

病例5：男性，28岁。右面部反复肿胀半年（图3-1-17）。

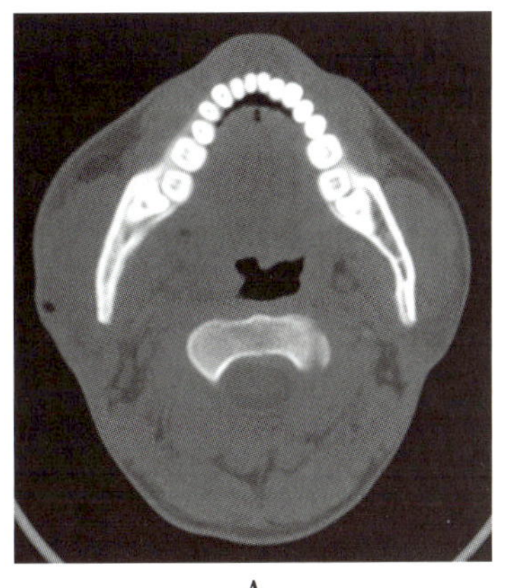
A

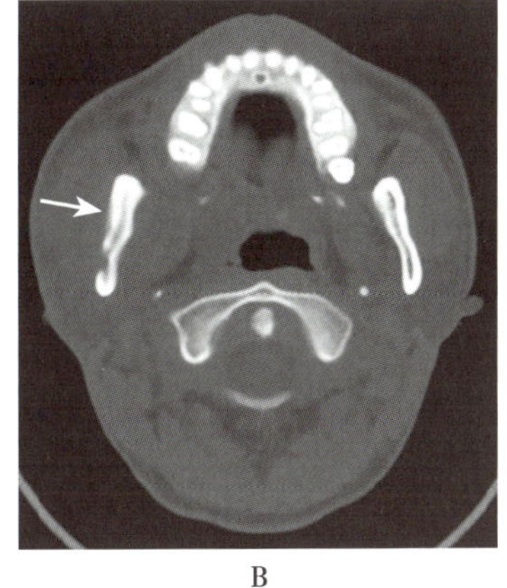
B

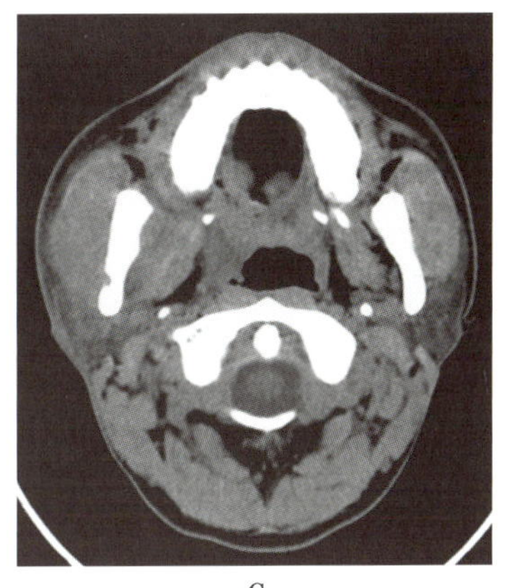
C

图3-1-17　牙源性边缘性颌骨骨髓炎

CT轴位片（A）示右下颌第三磨牙阻生，髓腔内密度增高；CT轴位片（B、C）示右侧升支外侧局部骨皮质缺损，升支内外侧软组织肿胀

【问题】

问题1：对牙源性边缘性颌骨骨髓炎影像学检查策略如何设计？

思路：影像学检查包括X线、超声、CT和MRI检查。牙源性边缘性颌骨骨髓炎主要起源于下颌第三磨牙冠周炎。一般先发生颌周间隙感染，脓性渗出物刺激骨膜，引起骨膜下成骨，进而引起骨破坏。发病早期X线平片检查可无影像学改变，但超声CT检查会发现有骨膜反应及骨皮质表面粗糙。因此，病变早期应以超声和CT检查为主。

问题2：牙源性边缘性颌骨骨髓炎影像学表现特点有哪些？

思路：牙源性边缘性颌骨骨髓炎感染传播途径是经过颌周软组织到达下颌骨表面，可见软组织肿胀—骨膜成骨—骨质改变早期表现为骨皮质毛糙，进而出现骨质破坏。

知识点

牙源性边缘性颌骨骨髓炎的影像鉴别诊断

骨质破坏范围较大的牙源性边缘性颌骨骨髓炎，在影像上与牙源性中央性颌骨骨髓炎较难鉴别。但前者多为智齿冠周炎引起，病变主要在升支。两者鉴别无临床意义。

三、Garré 骨髓炎

Garré骨髓炎（Garré's osteomyelitis）是一种少见的、非化脓性骨髓炎。其特点是骨膜成骨，不形成脓肿，无骨坏死发生。该病好发于儿童和年轻成人，临床表现为局部肿胀、疼痛、颌骨膨隆及开口受限。

【影像学表现】

1. Garré骨髓炎的发病分为牙源性和非牙源性。平片显示患侧骨质密度增高（图3-1-18、图3-1-19），骨质破坏较少或局限（图3-1-20、图3-1-23），主要为骨皮质硬化（图3-1-18、图3-1-19）及大量骨膜成骨形成（图3-1-18、图3-1-19、图3-1-21～图3-1-23）。新生骨多包绕骨质，形成铠甲样骨壳（图31-1-35）。病变骨质周围软组织肿胀（图3-1-21～图3-1-23）。

2. 发病部位多在单侧下颌角下缘及升支，累及前牙区者（图3-1-23）较罕见。

学习笔记

【病例】

病例 1：男性,6 岁。右面部肿胀不适半年(图 3-1-18)。

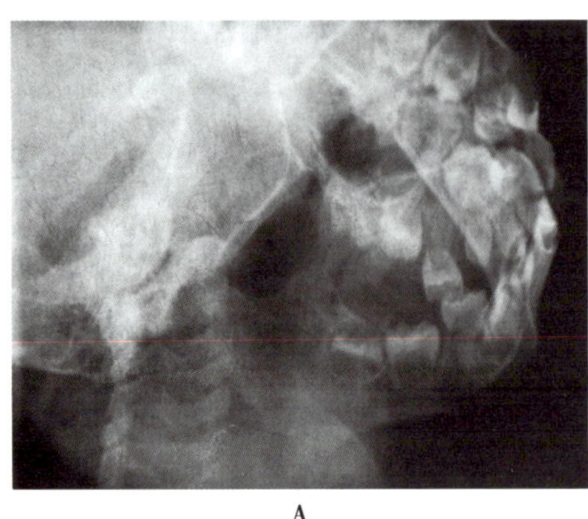
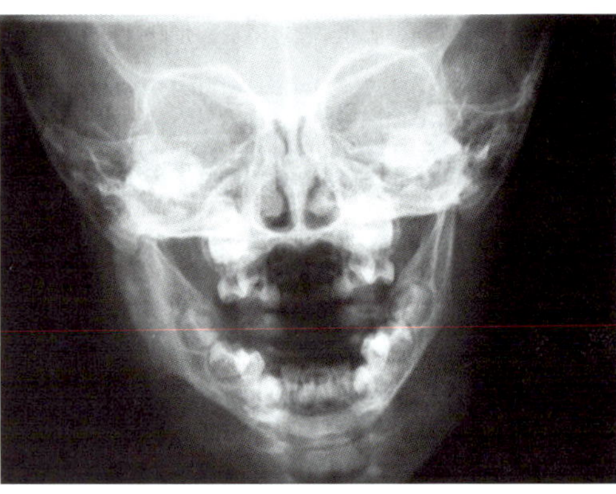

A　　B

图 3-1-18　Garré 骨髓炎

右下颌骨侧斜位片(A)示右下颌升支密度增高,升支膨大变形。下颌骨正位片(B)示右下颌骨升支外侧骨皮质增厚,皮质外侧见大量骨膜成骨

病例 2：女性,5 岁。发现右面部硬性包块 3 个月(图 3-1-19)。

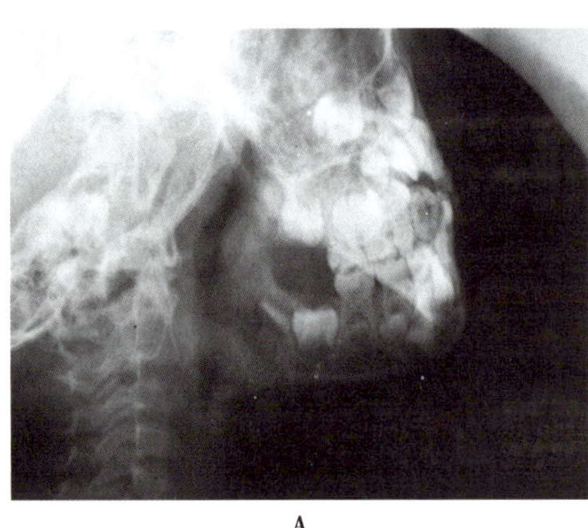
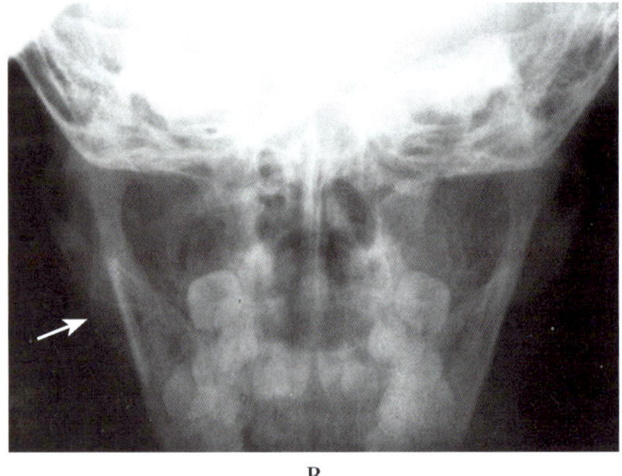

A　　B

图 3-1-19　Garré 骨髓炎

右下颌骨侧斜位片(A)示右下颌升支密度增高。下颌骨正位片(B)示右下颌骨升支骨皮质硬化,外侧见大量骨膜成骨呈丘状(箭头)

病例 3：女性,26 岁。左面部肿胀 3 个月、张口受限 1 周(图 3-1-20～图 3-1-22)。

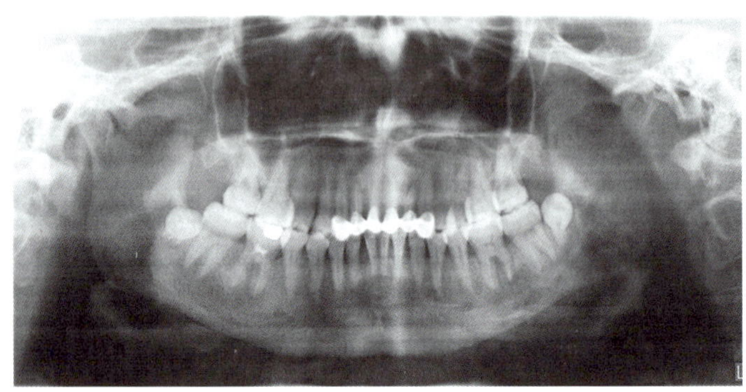

图 3-1-20　Garré 骨髓炎

全口牙位曲面体层 X 线片示左下颌后牙区至升支散在透光区

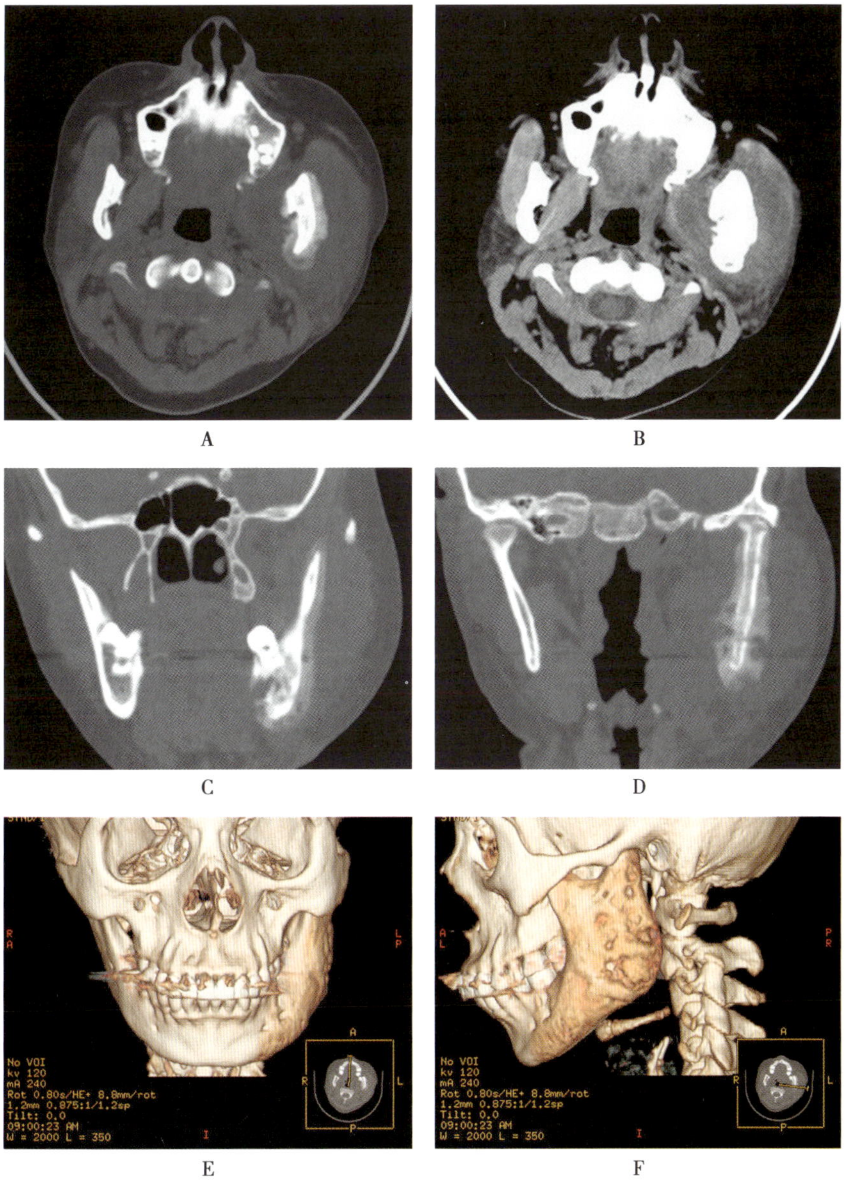

A　　B

C　　D

E　　F

图 3-1-21　Garré 骨髓炎 CT 片

CT 轴位片（A、B）示升支内外侧大量骨膜成骨，升支周围软组织肿胀；CT 重建冠状位（C、D）示磨牙区及升支骨质破坏，骨质被大量骨膜成骨包绕；CT 三维重建（E、F）示磨牙区及升支外侧大量骨膜成骨，状似铠甲

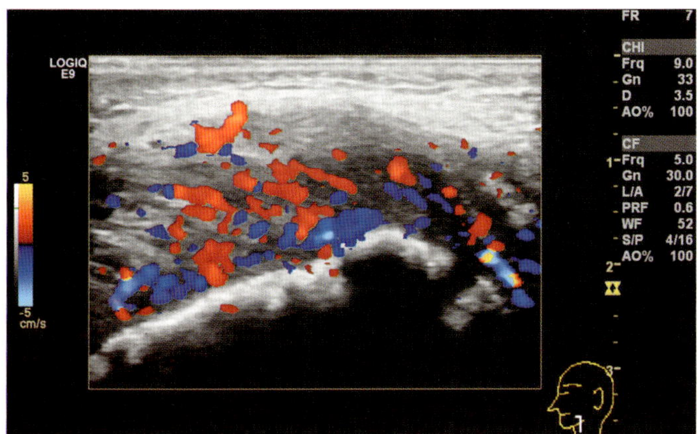

图 3-1-22　Garré 骨髓炎

声像图示咬肌弥漫性肿胀，咬肌下肿物（大量新骨），表面凹凸不平

学习笔记

病例 4：男性，20 岁。自觉下颌不适 2 个月（图 3-1-23）。

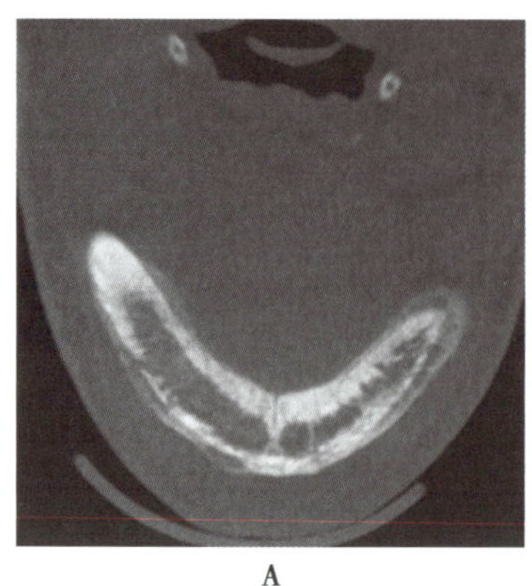
A

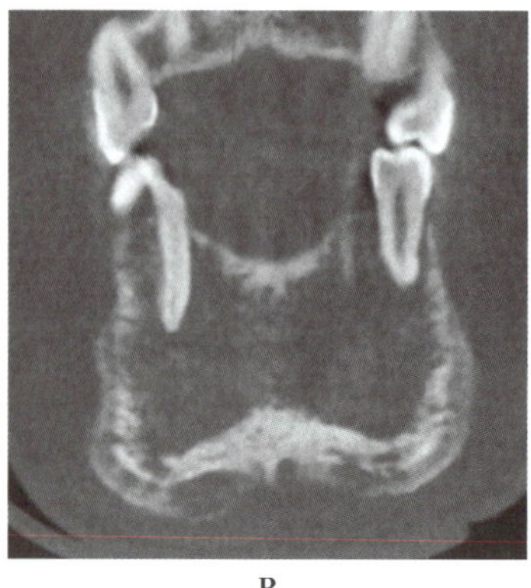
B

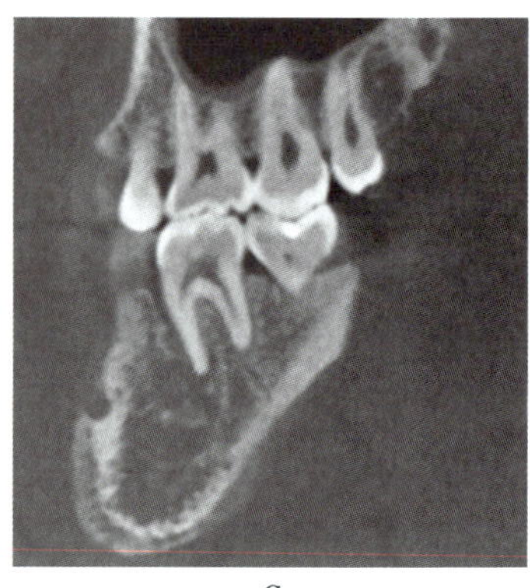
C

图 3-1-23　Garré 骨髓炎（病例由四川大学郑广宁教授提供）

CBCT 片轴位（A）、冠状面（B）、矢状面（C）示下颌骨体部散在骨皮质破坏，骨质被大量骨膜成骨包绕

【问题】

问题 1：对 Garré 骨髓炎影像学检查策略如何设计？

思路：影像学检查包括 X 线、超声、CT 和 MRI。部分 Garré 骨髓炎是牙源性边缘性颌骨骨髓炎的另类表现形式，观察内容相同，因此该病的检查方法与牙源性边缘性颌骨骨髓炎相同。

问题 2：Garré 骨髓炎与牙源性边缘性颌骨骨髓炎有哪些不同？

思路 1：病因不同。Garré 骨髓炎最常见的病因为根尖周感染、冠周炎，少数可能为血源性感染。牙源性边缘性颌骨骨髓炎通常由下颌第三磨牙冠周炎引起。

思路 2：X 线表现不同。Garré 骨髓炎以骨质增生硬化为主，可有大量的骨膜成骨形成。牙源性边缘性颌骨骨髓炎以骨质破坏为主。

问题 3：Garré 骨髓炎影像学表现特点有哪些？

思路：Garré 骨髓炎主要的 X 线表现特点为骨膜成骨和骨沉积，病变范围相对局限，主要累及下颌角和升支。

学习笔记

知识点

Garré 骨髓炎的影像鉴别诊断

1. 颌骨结核　好发于少年儿童的下颌角骨松质区，是一种慢性骨质破坏并有骨皮质膨隆的病变，骨皮质破坏后可出现面部冷脓肿及皮肤窦道。X 线片上可见边缘模糊不齐的骨囊肿样破坏灶，其内可有小死骨，骨皮质轻度膨胀和骨膜下少许新骨增生，骨皮质可有中断。颌骨结核一般与牙病无关。患者常有其他器官、组织结核病史并可有与结核病变相关的化验检查异常。脓液的结核菌培养可与 Garré 骨髓炎鉴别。

2. 成骨型骨肉瘤　虽然也表现为下颌骨膨隆，但 X 线片表现为肿瘤突破骨皮质，并有参差不齐的日光状瘤骨形成。有时尚可见牙周膜对称性增宽。此外骨肉瘤有生长快、局部疼痛明显，麻木和全身转移等表现。

四、婴幼儿颌骨骨髓炎

婴幼儿颌骨骨髓炎（infantile osteomyelitis of jaw）少见，是一种非牙源性化脓性炎症。临床症状和成年患者有所不同。

该病感染途径主要由远处化脓性病灶经血源性感染所致，多发生于血运丰富的上颌骨，表现为眶下区蜂窝织炎。

【影像学表现】

1. 病变早期，普通 X 线检查无异常。超声检查会发现上颌骨浅面软组织肿胀，大量炎性渗出，并可见早期的骨质破坏及骨膜反应(图 3-1-24)。

2. 晚期病变颌骨破坏广泛，X 线表现为不规则骨质密度减低并有死骨形成及牙胚移位缺失。

【病例】

病例：女性，1 岁。右上颌肿胀 3 周(图 3-1-24)。

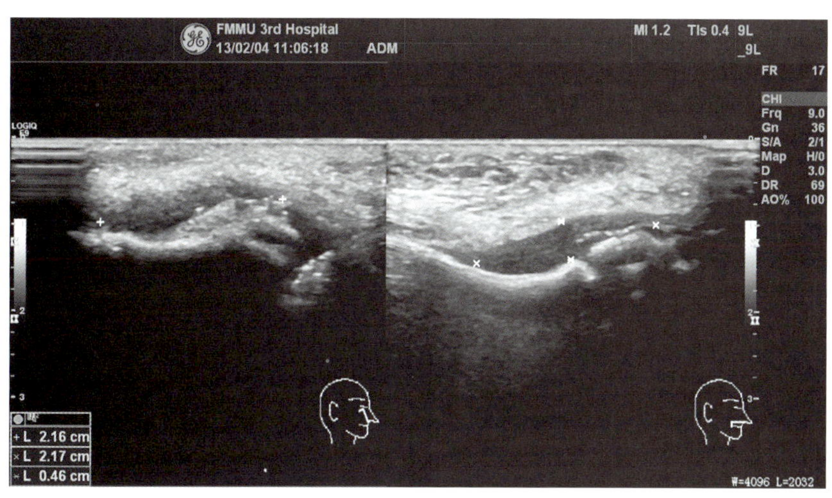

图 3-1-24 婴幼儿颌骨骨髓炎

声像图示右上颌骨浅面炎性渗出，骨皮质表面毛糙，并见骨膜反应

【问题】

问题 1：对婴幼儿颌骨骨髓炎影像学检查策略如何设计？

思路：由于患儿不能主动配合摆放体位，因此影像检查主要以超声、MRI 及 CT 为主。

问题 2：婴幼儿颌骨骨髓炎影像学表现特点有哪些？

思路：无病原牙，并可伴其他骨骼炎症，这是婴幼儿颌骨骨髓炎的特点。

知识点

婴幼儿颌骨骨髓炎的影像鉴别诊断

婴幼儿颌骨骨髓炎的早期诊断主要依靠临床表现。而后期，X 线表现病变范围广泛，无病原牙，并可伴其他骨骼炎症，这是婴幼儿颌骨骨髓炎特点，也是同牙源性颌骨骨髓炎的鉴别要点。

五、下颌骨慢性弥漫性颌骨骨髓炎

慢性弥漫性颌骨骨髓炎(chronic sclerosing osteomyelitis of jaw)主要表现为颌骨的反应性增生，缺乏急性过程。

学习笔记

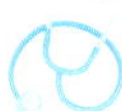

该病可发生于任何年龄，但老年人多见，女性多于男性。病变多见于下颌骨，也可发生于上颌骨和股骨。

【影像学表现】

1. 早期表现为界限不清的骨质密度减低区及硬化区。

2. 随着病程发展，病变区骨质密度增高，病变通常累及大部分下颌骨（图 3-1-25、图 3-1-26）。病变早期及年轻患者以骨膜成骨为主，受累骨体积增大。病变晚期及老年患者以骨吸收为主，致下颌骨高度减低（图 3-1-25）。

3. CT 表现为骨质硬化，硬化区内散在低密度影，骨皮质吸收或消失。

【病例】

病例 1：女性，64 岁。下颌牙列缺失，要求种植（图 3-1-25）。

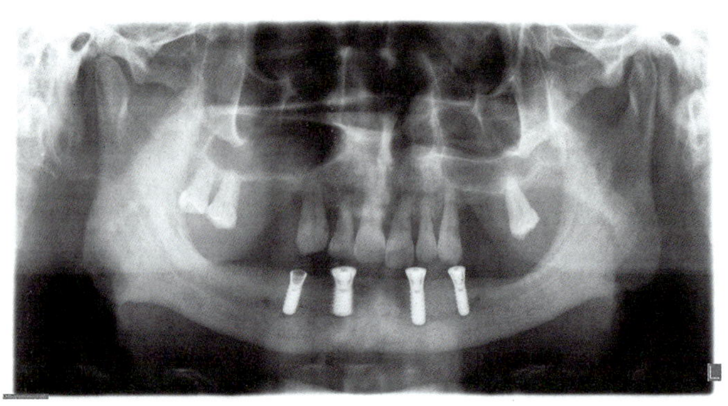

图 3-1-25　下颌骨慢性弥漫性硬化性颌骨骨髓炎
全口牙位曲面体层 X 线片示下颌骨高度减低，下颌骨体及升支密度增高，下颌管显示清晰

病例 2：男性，62 岁。镶牙前拍片检查（图 3-1-26）。

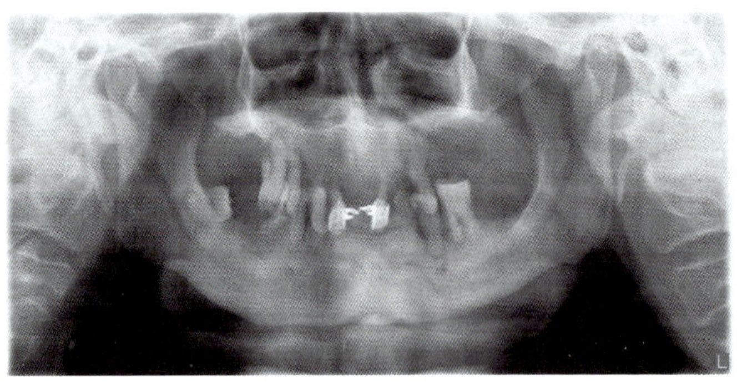

图 3-1-26　下颌骨慢性弥漫性硬化性颌骨骨髓炎
全口牙位曲面体层 X 线片示下颌骨体及升支密度增高，下颌管显示清晰

【问题】

问题 1：下颌骨慢性弥漫性颌骨骨髓炎影像学检查策略如何设计？

思路：影像学检查主要以 X 线检查为主，包括全口牙位曲面体层 X 线片和 CT 检查。

问题 2：下颌骨慢性弥漫性颌骨骨髓炎影像学表现特点有哪些？

思路：下颌骨弥漫性密度增高为其特征性表现。

学习笔记

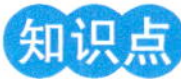

下颌骨慢性弥漫性颌骨骨髓炎的影像鉴别诊断

1. 成骨型骨肉瘤　X线片呈密度增高影像等表现与慢性弥漫性硬化性骨髓炎相似，但成骨型骨肉瘤生长迅速，骨皮质破坏，有放射状瘤骨形成。

2. Garré骨髓炎　X线片呈密度增高影像，需与慢性弥漫性硬化性骨髓炎鉴别。Garré骨髓炎主要的X线表现特点为骨膜成骨和骨沉积，病变范围相对局限，主要累及下颌角和升支。

3. 骨纤维异常增殖症　X线呈典型的毛玻璃样改变，无骨膜成骨现象，下颌病变沿下颌骨解剖外形膨大，骨皮质变薄。牙槽骨骨硬板消失，牙周膜变窄，下颌管移位是其特点。

六、颌骨放射性骨坏死

放射性骨坏死(osteoradionecrosis of jaw)是口腔颌面部放射治疗严重的并发症，同时还伴有软组织损伤及牙齿的放射性龋。

颌骨放射性骨坏死是由放射性照射导致的、不能愈合的、细胞缺氧性损伤。而非受照射骨的真性骨髓炎。受照射部位及血供影响，放射性骨坏死下颌骨远多于上颌骨，下颌骨后部多于前部。

【影像学表现】

1. 牙齿颈部环状放射性龋，牙冠折断后遗留残根(图3-1-27)。
2. 病变早期，骨质弥散性疏松，进而有不规则破坏，呈斑点状或虫蚀样(图3-1-28)。
3. 随病变发展，骨吸收破坏加重，范围增大(图3-1-29、图3-1-31 ~ 图3-1-33)，可见大小不等、形状不一的死骨(图3-1-29、图3-1-32、图3-1-33)，较大范围的破坏可致病理性骨折(图3-1-29)。
4. 骨膜对放射线高度敏感，因而很少发生骨膜成骨。

【病例】

病例1：男性，39岁。鼻咽癌放疗后3年(图3-1-27、图3-1-28)。

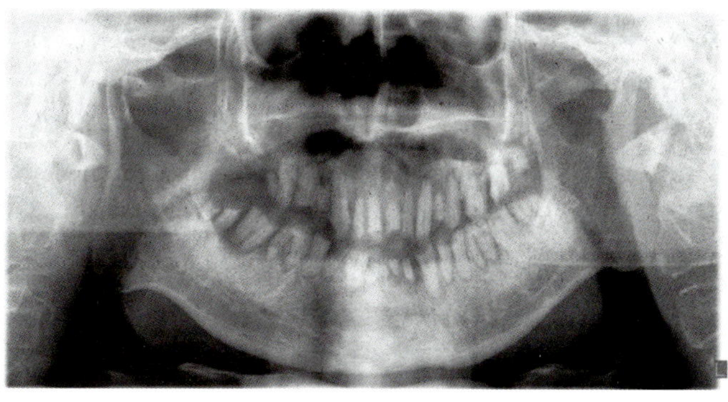

图3-1-27　放射性龋
全口牙位曲面体层X线片示全口牙列残根，部分残根根尖周阴影

学习笔记

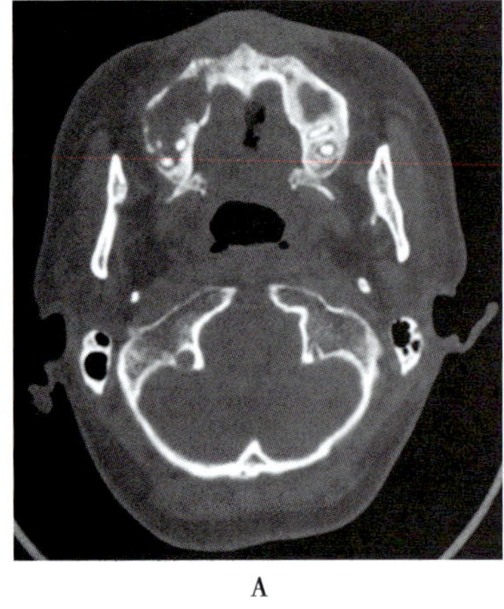
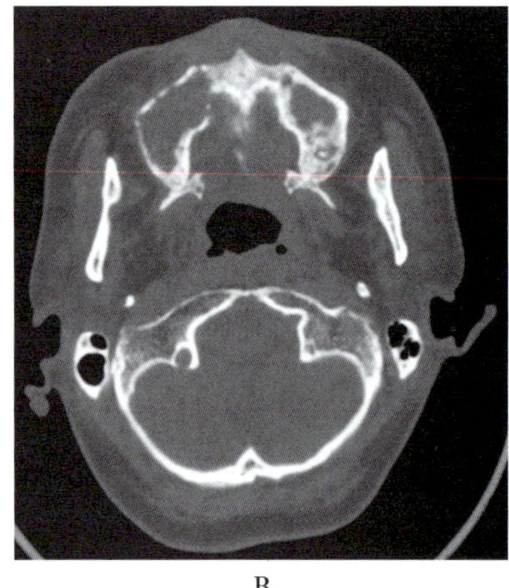

A　　B

图 3-1-28　右上颌骨放射性骨坏死

CT 轴位片(A、B)示右上颌骨不同层面虫蚀样骨破坏,双侧上颌窦黏膜增厚

病例 2：男性,50 岁。鼻咽癌放疗后 4 年(图 3-1-29、图 3-1-30)。

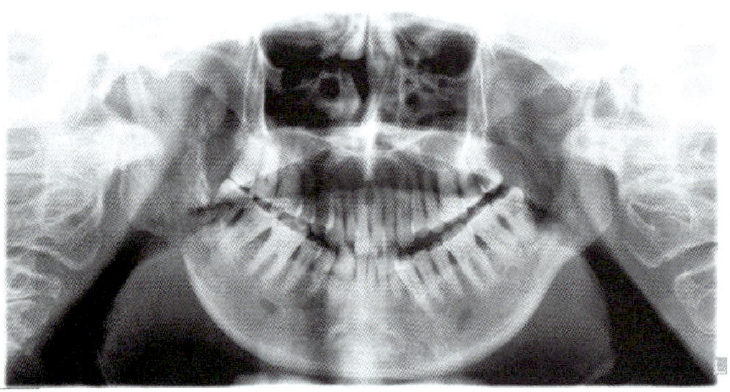

图 3-1-29　双侧下颌骨放射性骨坏死

全口牙位曲面体层 X 线片示右侧下颌骨自第三磨牙至喙突散在骨质破坏,角前切迹处病理性骨折。左侧下颌骨自第三磨牙远中至下颌骨升支中上 1/3 处骨质破坏,升支前缘见游离死骨

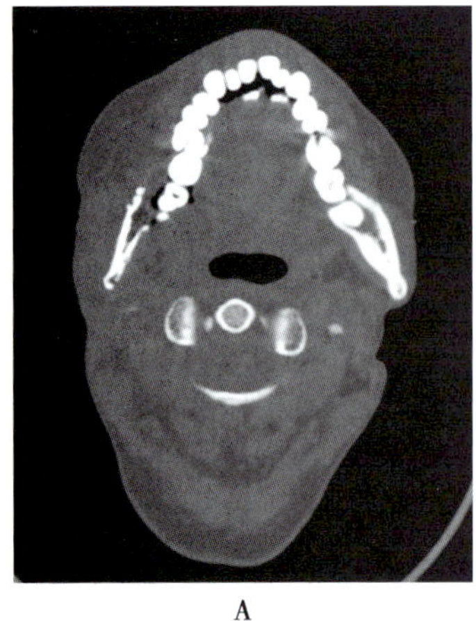
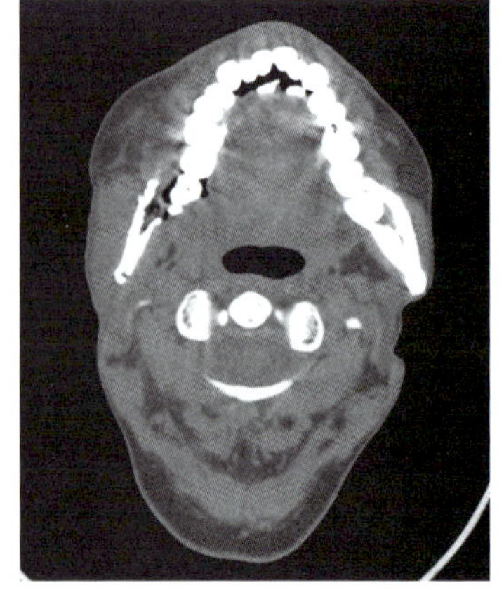

A　　B

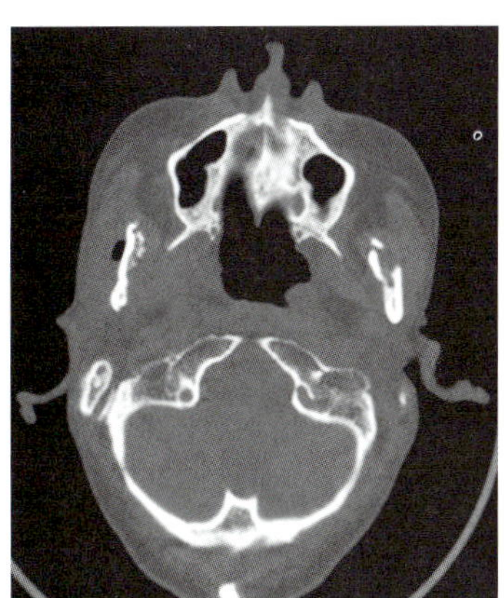
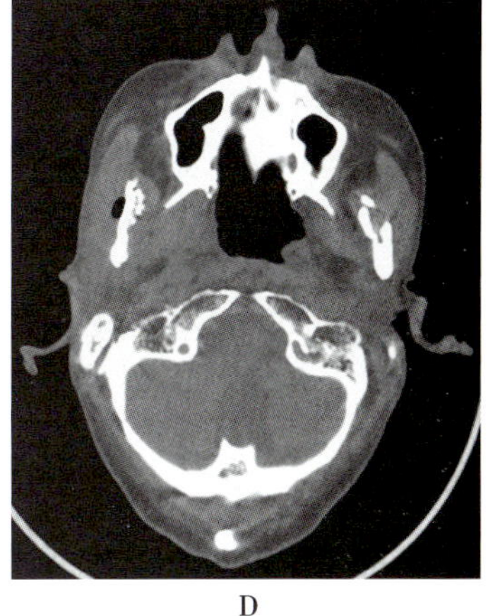

C D

图 3-1-30 双侧下颌骨放射性骨坏死

CT 轴位片(A、B、C、D)示双侧下颌骨不同部位破坏,右侧升支外侧见气体影

病例 3: 男性,58 岁。左侧腮腺恶性肿瘤切除后放疗 2 年(图 3-1-31、图 3-1-32)。

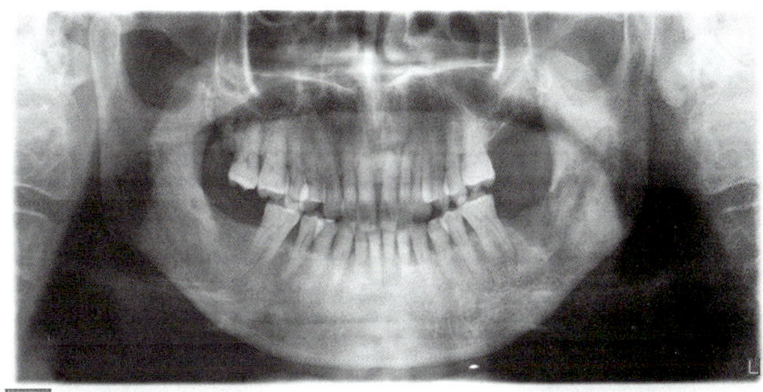

图 3-1-31 左侧下颌骨放射性骨坏死

全口牙位曲面体层 X 线片示左侧下颌骨第二缺失,自第二磨牙至下颌骨升支中上 1/3 处骨质破坏,其内见死骨

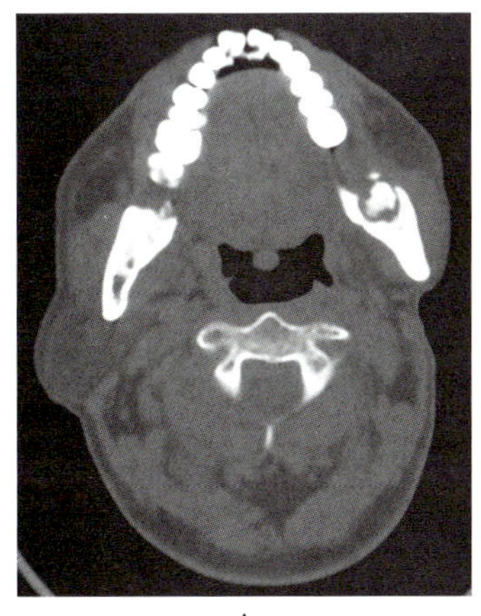
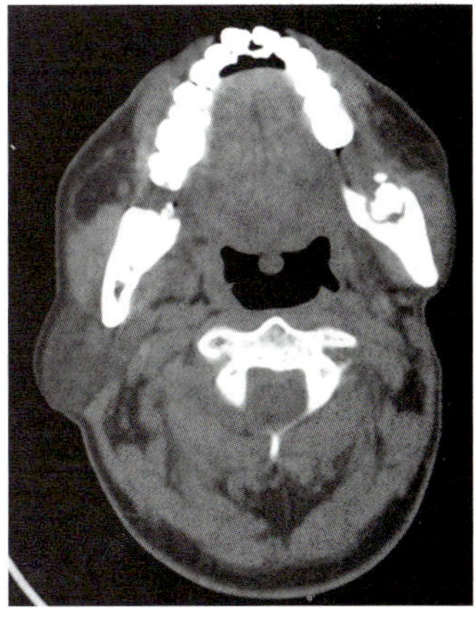

A B

学习笔记

C

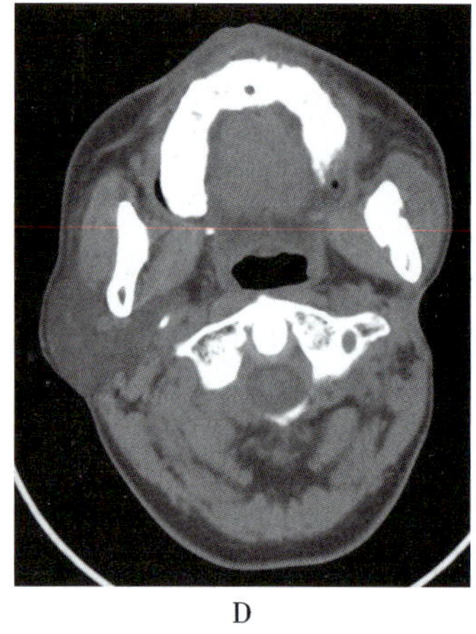

D

图 3-1-32　左侧下颌骨放射性骨坏死

CT 轴位片示左侧腮腺缺如，左侧升支不同部位骨质破坏并见死骨形成

病例 4：男性，69 岁。舌癌放疗后 3 年（图 3-1-33）。

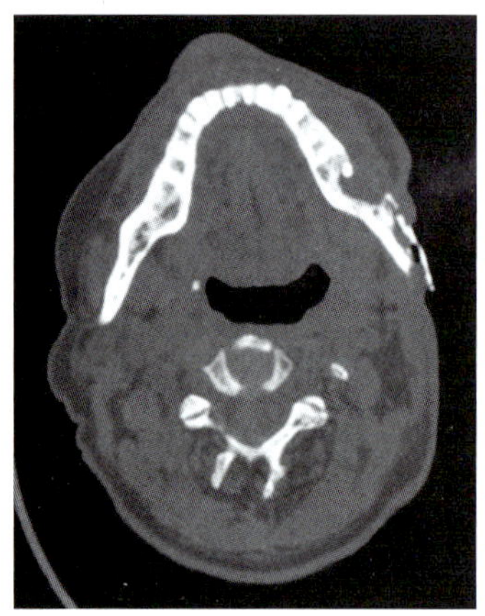

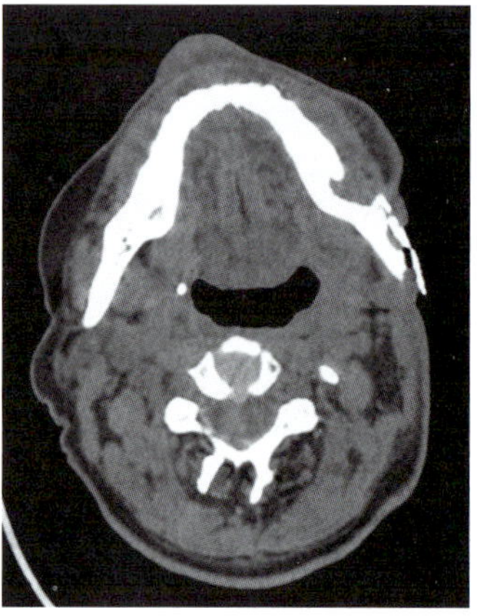

图 3-1-33　左侧下颌骨放射性骨坏死

CT 轴位片示左侧磨牙区及部分升支骨质破坏，部分软组织缺如、骨质外露

【问题】

问题 1：放射性骨坏死影像学检查策略如何设计？

思路：影像学检查主要以 X 线检查为主，包括全口牙位曲面体层 X 线片（下颌）、华特位片（上颌）及 CT 检查。

问题 2：放射性骨坏死影像学表现特点有哪些？

思路：放射性龋、残根、大量骨坏死、骨质外露、死骨形成并病理性骨折为其主要特点。

问题 3：诊断放射性骨坏死的依据有哪些？

思路：放射性颌骨坏死的诊断主要依据是有放射治疗史、有临床及 X 线表现特点。一般认为在放射野内的颌骨暴露已持续不愈超过 3 个月以上，且能排除肿瘤复发者，可诊断为放射性颌骨坏死。

问题 4：外露的颌骨就是骨坏死吗？

思路：外露的颌骨有时不一定就是骨坏死，故还要结合 X 线片和骨的核素显像等来综合诊断。

知识点

颌骨放射性骨坏死的影像鉴别诊断

1. 恶性肿瘤复发　恶性肿瘤复发X线片示骨质破坏发展迅速，骨质破坏不局限于照射野内，临床上可触及肿块。

2. 牙源性骨髓炎　放射性骨坏死若照射区内有牙齿，并且骨质破坏从牙槽突开始，有时不易与牙源性骨髓炎区别，主要结合病史及有否放疗史加以鉴别。

七、颌面骨结核

颌面骨结核（tuberculosis of maxillofacial bones）少见，是由结核菌引起的一种慢性特异性颌面骨炎症。其中以发生于颌骨及颧骨较多见。

颌骨结核较多见的感染途径是体内其他脏器的结核病灶的结核菌，经血液侵入颌骨内。亦可以经病变蔓延或创面直接侵入骨内，但很少见。结核菌经血液传播停留在骨松质内，产生结核结节，随着结节的增大，中心产生干酪样坏死。随着病变的发展，骨质逐渐被破坏，并形成冷脓肿。冷脓肿表面皮肤破溃，排出脓液及小死骨，形成窦道。

【影像学表现】

1. 结核性颌骨骨髓炎以骨破坏为主，表现为边界清晰或不清的密度减低区。病灶较大累及骨皮质并刺激骨膜时，可有骨膜成骨形成（图3-1-34）。
2. 骨内的破坏灶会因血运障碍而有死骨形成，但死骨多细小（图3-1-34）。
3. 结核性颌骨骨髓炎发生于儿童时，可引起颌骨膨隆（图3-1-35）。
4. 口腔软组织结核蔓延累及颌骨者，表现为局部骨质破坏，可有细小死骨形成。
5. 经拔牙创感染者，可见拔牙创经久不愈，周围骨质密度减低，边界不清。

【病例】

病例1：男性，19岁。左侧颧面部软组织肿胀1年余（图3-1-34）。

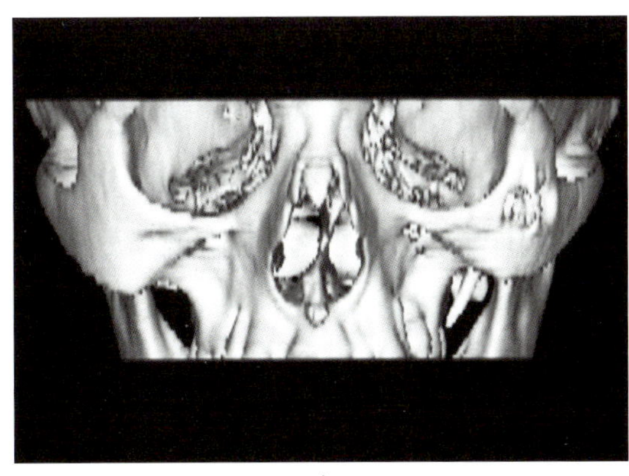

A

学习笔记

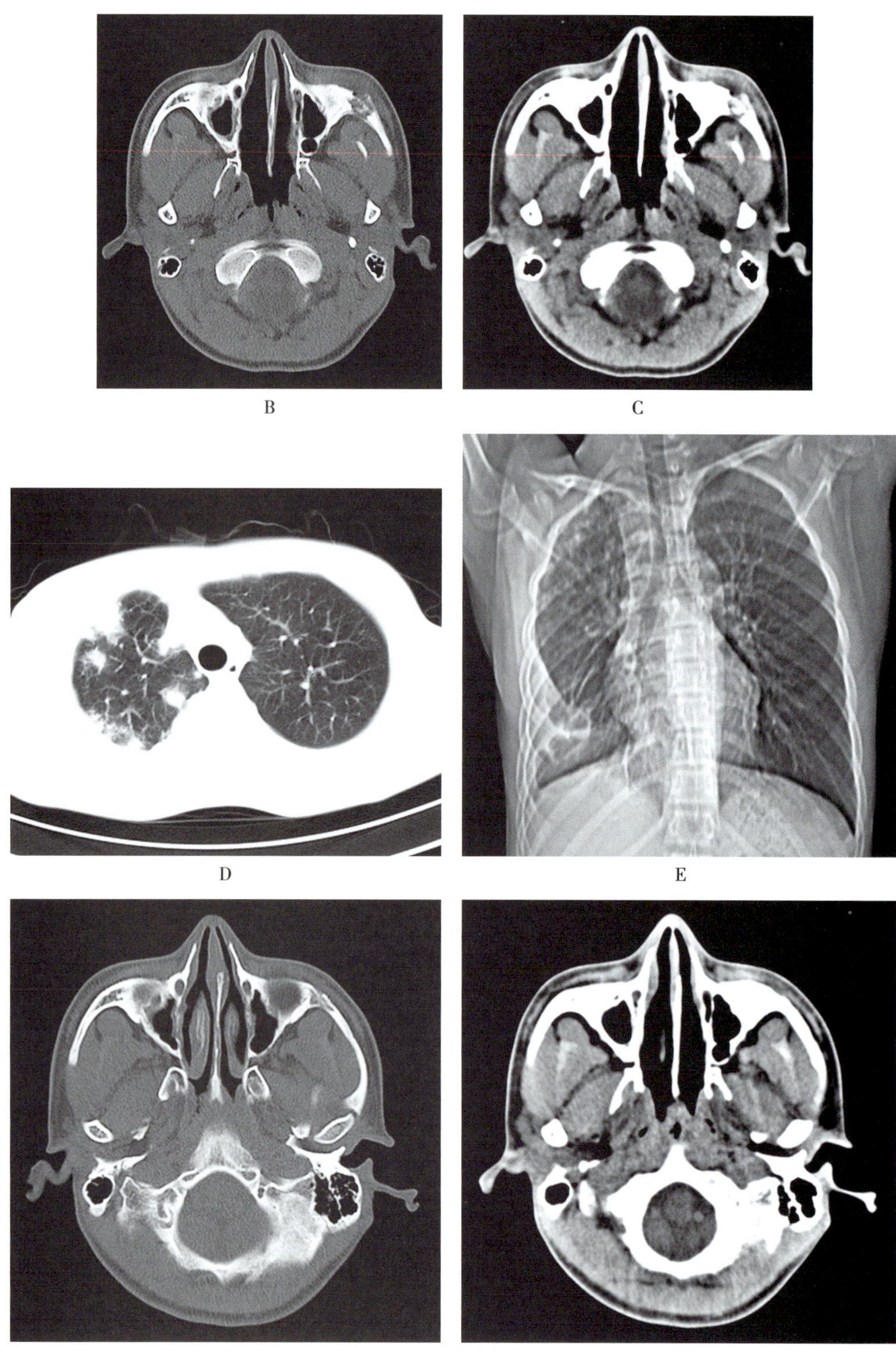

图 3-1-34　颌面骨结核（病例由南京大学王铁梅教授提供）

CT 轴位片：CT 三维重建（A）示左侧颧颌缝区呈不规则穿凿样骨质破坏吸收骨窗。治疗前：CT 轴位骨窗（B）示左侧颧颌缝区不规则骨质破坏，局部见小点片状死骨形成，病变区内外侧见有层状骨膜反应；CT 轴位软组织窗（C）示左侧颧骨体部前方软组织肿胀；CT 肺窗（D）和胸部后前位（E）示右中上肺见多发、散在斑片状、结节状稍高密度影，边界模糊不清。抗结核治疗半年后：CT 轴位骨窗（F）及软组织窗（G）示左侧颧颌缝区呈修复性改变，皮质较光整，左侧颧面部未见明显异常软组织肿胀

病例 2：男性，5 岁。左面颊部肿胀半年余（图 3-1-35）。

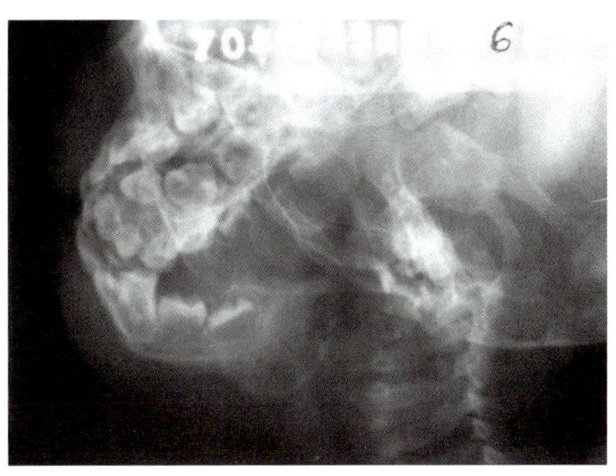

图 3-1-35　颌面骨结核（病例由四川大学郑广宁教授提供）
左下颌骨侧斜位片左下颌角及升支明显膨隆，密度高低不均

【问题】

问题 1：颌面骨结核影像学检查策略如何设计？

思路：影像学检查主要以 X 线检查为主，包括平片和 CT 检查。检查下颌骨病变时，可采用全口牙位曲面体层 X 线片；检查上颌骨及颧骨病变时，可采用华特位片。

问题 2：颌面骨结核影像学表现特点有哪些？

思路：颌面骨结核以骨破坏为主，边界清晰或不清，清晰者似良性病变，不清者似恶性肿瘤。骨破坏区内常见细小死骨形成，穿破骨皮质刺激骨膜时，可见骨膜反应。发生于儿童者，可引起颌骨膨隆。

知识点

颌面骨结核的影像鉴别诊断

1. 肿瘤　颌面骨结核早期的骨膨隆及以后在软组织中的流注型冷性脓肿与肿瘤在临床容易混淆。须仔细了解病史、X 线片、化验检查，或进行穿刺做涂片及细菌培养有助鉴别，必要时取活检病理诊断。

2. 化脓性颌骨骨髓炎　婴幼儿的上颌骨骨髓炎的上颌肿胀及眶下缘处窦道易和颧骨结核相混淆；下颌升支及下颌角处的边缘性硬化性颌骨骨髓炎的骨增生膨隆易和下颌角结核相混。但是，化脓性颌骨骨髓炎的脓液细菌培养应为一般性化脓菌，且成人或儿童的化脓性颌骨骨髓炎多为牙源性感染，与病原牙有关，而血行播散颌面骨结核多无病原牙。

3. 面颊部牙源性窦道　一般应有牙的急性炎症史，能查到和窦道相同的病原牙。拔除或治愈病原牙后，该窦道应消失。

八、颌骨砷毒性坏死

砷毒性骨坏死（arsenical osteonecrosis）是使用牙髓失活剂三氧化二砷不当而造成的颌骨坏死。

三氧化二砷作为牙髓失活剂，封药时间过长或因其他原因导致渗漏可导致牙周组织损伤，严重者可致骨坏死。

【影像学表现】

封药患牙根尖周骨质密度不均匀，并可形成死骨（图 3-1-36～图 3-1-38）。

【病例】

病例 1：女，22 岁。左上后牙外院治疗后不适，要求检查（图 3-1-36）。

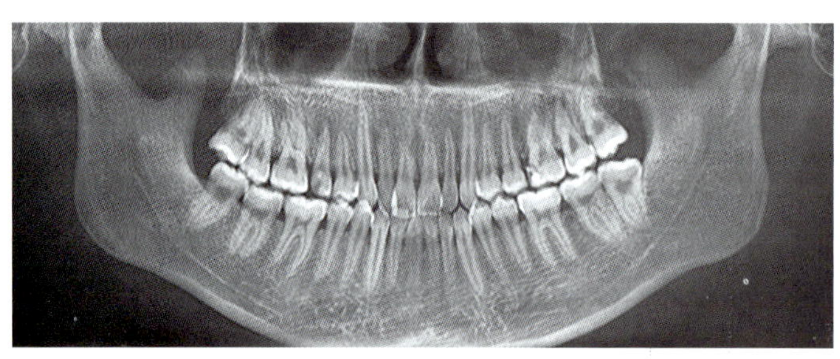

A

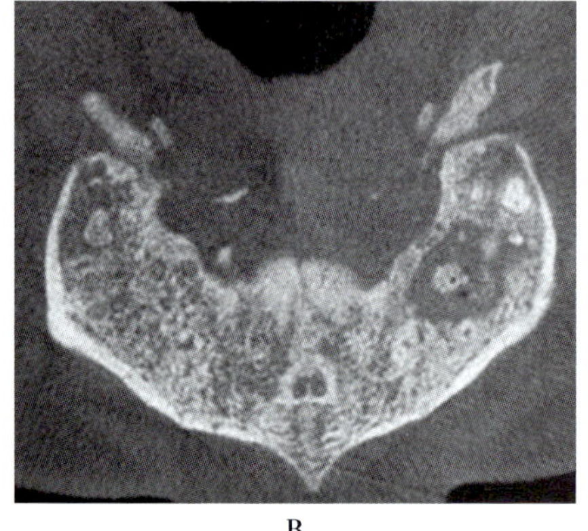

B

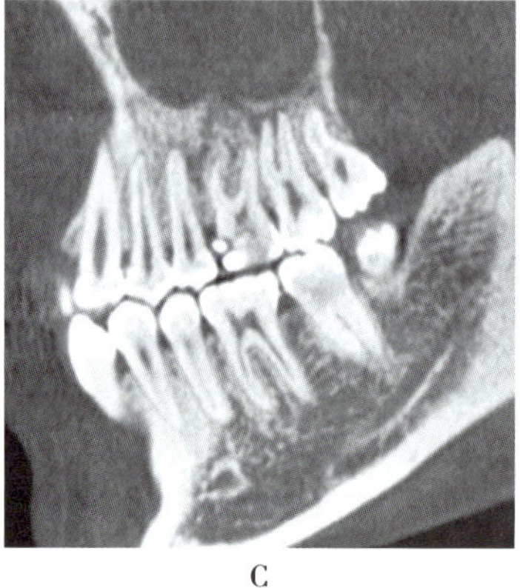

C

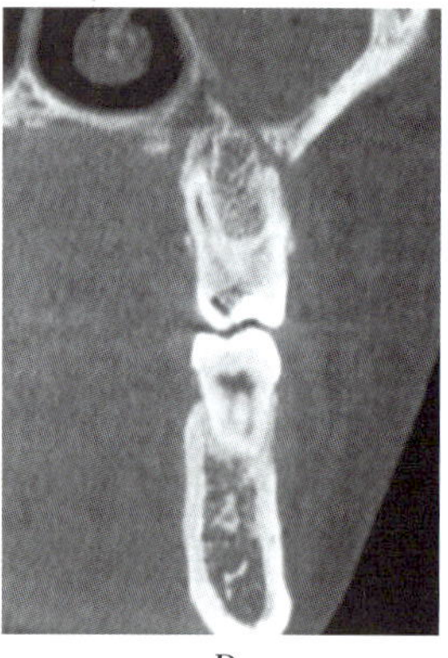

D

图 3-1-36　颌骨砷毒性坏死

CBCT 全景重建图（A）示左上颌第一磨牙龋坏、封失活剂，第一磨牙、第二磨牙根尖周阴影。CBCT 轴位（B）、矢状面（C）、冠状面（D）显示第一、二磨牙根周骨质游离，左上颌窦底骨质不连续，上颌窦窦腔混浊

病例 2：男性，24 岁。左上颌砷毒性坏死复查（图 3-1-37、图 3-1-38）。

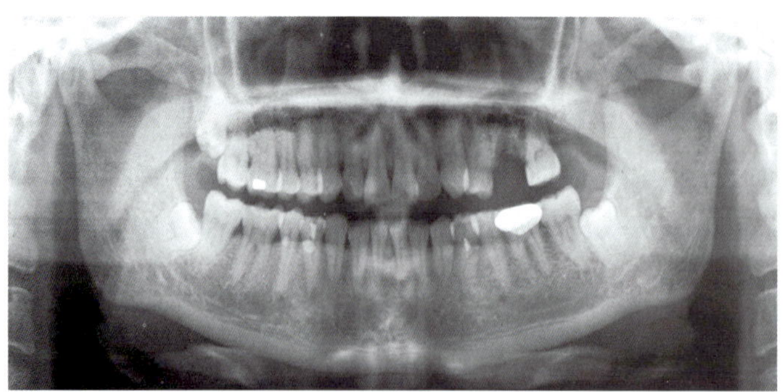

图 3-1-37　颌骨砷毒性坏死（病例由四川大学华西口腔医院郑广宁医师提供）

全口牙位曲面体层 X 线片第一磨牙缺失，牙槽窝周围骨质密度不均匀

学习笔记

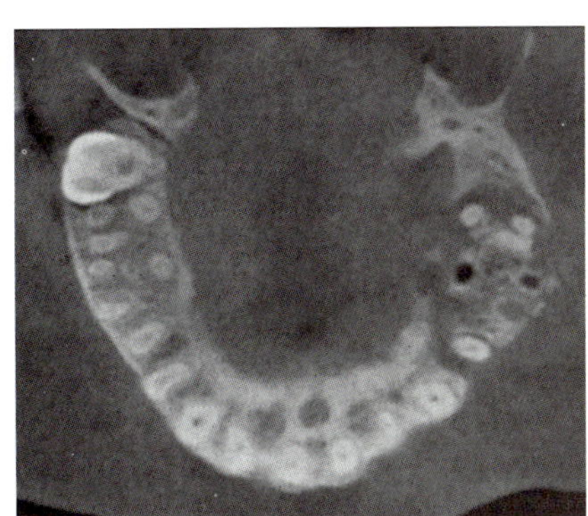
A

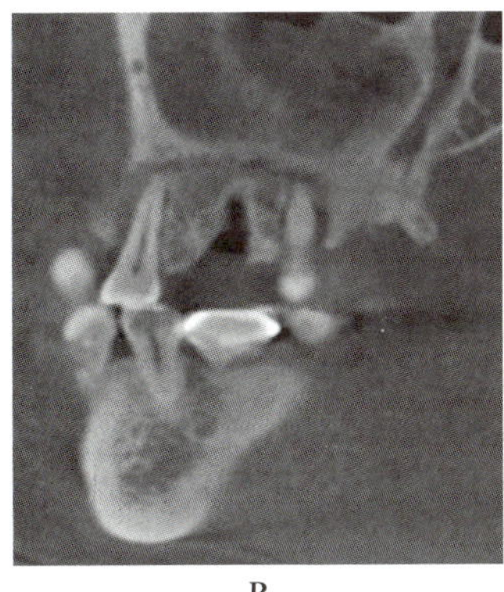
B

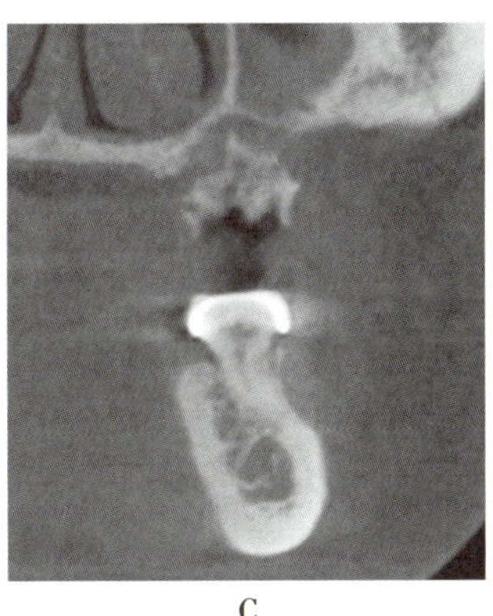
C

图 3-1-38　颌骨砷毒性坏死(病例由四川大学华西口腔医院郑广宁医师提供)

CBCT 片轴位(A)、矢状面(B)、冠状面(C)示左上颌第一磨牙缺失,第一前磨牙至第二磨牙牙槽骨形成死骨并分离。左上颌窦混浊

【问题】

问题 1:颌骨砷毒性坏死影像学检查策略如何设计?

思路:影像学检查主要以 X 线检查为主,包括全口牙位曲面体层 X 线片和 CT 检查。

问题 2:颌骨砷毒性坏死影像学表现特点有哪些?

思路:范围大小不一的骨坏死。

问题 3:诊断颌骨砷毒性坏死的依据有哪些?

思路:根据应用砷制剂的病史,临床患牙周围的牙龈、牙槽骨及颌骨的疼痛和坏死,以及 X 线表现等可以诊断为颌骨砷毒性坏死。

知识点

颌骨砷毒性坏死的影像鉴别诊断

颌骨砷毒性坏死有时应与一般化脓性牙根尖周炎和颌骨骨髓炎相鉴别。在早期它们都会有疼痛及牙叩痛,但化脓性炎症时全身发热及白细胞增高,以及局部的红肿等症状都较严重,而砷毒性病变在这些方面并不明显,而是以牙龈的溃疡和骨质的坏死为主。

九、颌骨磷毒性坏死

长期接触磷蒸汽,会引起慢性磷中毒。磷沉积于骨中,是生长发育阶段的骨松质显著增生。生长停止后,可使骨膜增生。导致受累骨减少钙盐吸收而变得脆弱。

【影像学表现】

1. 牙槽骨可有不同程度的增生、硬化,同时可伴有不同程度的牙槽骨吸收(图 3-1-39)。
2. 病变区域的骨硬板模糊不清或消失,牙周膜间隙增宽。
3. 骨质疏松呈虫蚀样的颌骨病损。

【病例】

病例:男性,45 岁。牙齿松动、脱落。有黄磷接触史(图 3-1-39)。

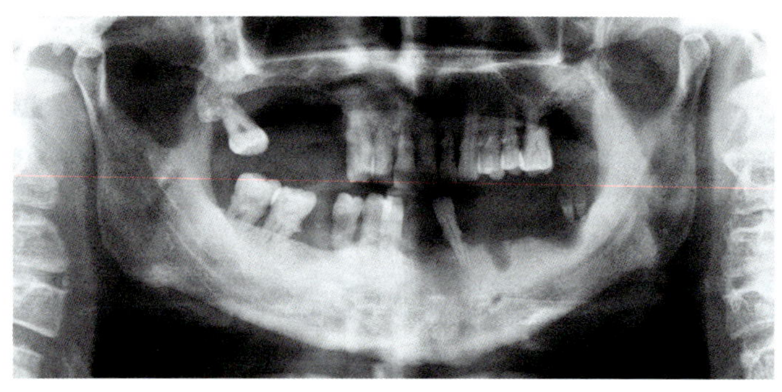

图 3-1-39　颌骨磷毒性坏死全口（病例由四川大学华西口腔医院郑广宁医师提供）
全口牙位曲面体层 X 线片多数牙脱落、牙槽骨吸收，根尖周骨质明显增生

【问题】

问题 1：颌骨磷毒性坏死影像学检查策略如何设计？

思路：影像学检查主要以 X 线检查为主，包括全口牙位曲面体层 X 线片和 CT 检查。

问题 2：颌骨磷毒性坏死影像学表现特点有哪些？

思路：牙槽骨不同程度的增生、硬化，同时伴有不同程度的吸收。

问题 3：诊断颌骨磷毒性坏死的依据有哪些？

思路：有磷制剂的经常接触史，有临床及 X 线片中牙及颌骨的特征性表现，不难诊断。

知识点

颌骨磷毒性坏死的影像鉴别诊断

牙周炎：磷中毒除有牙周炎常见的牙槽骨吸收破坏外，常合并有牙槽骨增生、硬化。另外，磷密切接触史是其诊断的必要前提条件。

十、双膦酸盐相关颌骨坏死

双膦酸盐相关颌骨坏死（bisphosphnate-related osteonecrosis of jaws）是与双膦酸盐治疗相关的一个重要并发症。

双膦酸盐相关颌骨坏死发生的机制尚不清楚，普遍认为双膦酸盐可诱导破骨细胞凋亡，抑制破骨细胞对骨的重吸收，从而抑制破骨细胞介导的骨转换和骨吸收。该病多发生于下颌骨，诱导因素包括拔牙、手术、活检和修复体压力过大等。

【影像学表现】

影像学表现分为双膦酸盐相关的骨改变和继发颌骨感染的影像学表现。

1. 双膦酸盐相关的骨改变包括骨硬化（图 3-1-40）、骨硬板和下颌管壁增厚以及骨沉积导致的颌骨膨隆。

2. 继发颌骨感染征象常与双膦酸盐相关颌骨坏死同时存在，表现为骨质破坏、死骨形成和骨膜成骨（图 3-1-40）。

【病例】

病例：女性，65 岁。乳腺癌骨转移双膦酸盐药物治疗后 1 年（图 3-1-40）。

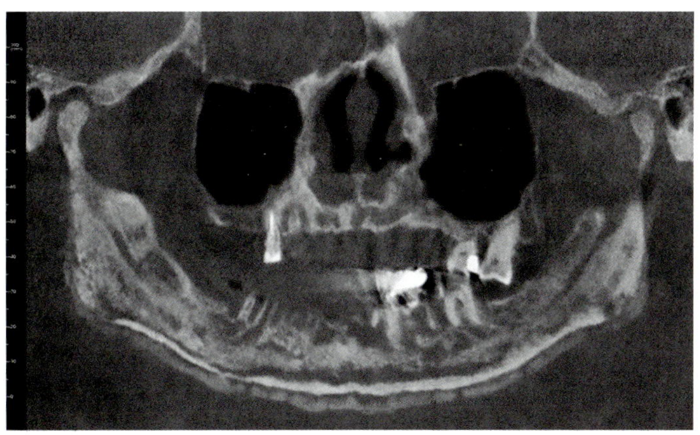

图 3-1-40　双膦酸盐相关颌骨坏死（病例由首都医科大学口腔医院祁森荣医师提供）
CBCT 全景重建图示多个牙缺失，右下颌拔牙窝骨硬板增厚。颌骨密度增高，其内散在破坏灶。骨皮质外见大量骨膜成骨

【问题】

问题 1：双膦酸盐相关颌骨坏死影像学检查策略如何设计？

思路：影像学检查主要以 X 线检查为主，包括全口牙位曲面体层 X 线片和 CT 检查。采用全口牙位曲面体层 X 线片监测牙及牙周组织状况，纵向观察其变化有助于诊断。

问题 2：双膦酸盐相关颌骨坏死影像学表现特点有哪些？

思路：双膦酸盐相关颌骨坏死的 X 线表现无特异性，表现为骨松质硬化和骨密质增厚，继发感染后，表现为骨质破坏、死骨形成和骨膜成骨。

问题 3：诊断双膦酸盐相关颌骨坏死的依据有哪些？

思路：双膦酸盐用药史、没有头颈部放疗史和颌骨暴露时间超过 8 周。临床表现为病变区疼痛、软组织肿胀、牙齿松动、骨暴露、拔牙窝不愈及皮肤瘘管。影像学见骨松质硬化和骨密质增厚，继发骨感染可有骨质破坏、死骨形成及骨膜成骨。

知识点

颌骨磷毒性坏死的影像鉴别诊断

双膦酸盐相关颌骨坏死的 X 线表现无特异性，也可见于牙源性颌骨骨髓炎、放射性颌骨坏死及颌骨转移瘤等病变，应结合病史。牙源性颌骨骨髓炎多有病原牙；放射性颌骨坏死有放疗病史；颌骨转移瘤表现为溶骨性破坏，表现为低密度影。

（孟庆江）

第二节　软组织炎症

颌面部软组织炎症，是发生颌面部皮下软组织及颌面部多间隙的软组织感染性病变。炎症起源可以是牙源性，亦可为非牙源性。常见的颌面部软组织炎症包括蜂窝织炎、脓肿、淋巴结炎和淋巴结结核。颌面部软组织炎症可累及颌面骨，亦可由颌面骨炎症累及所致。

一、蜂窝织炎和脓肿

颌面部软组织蜂窝织炎（cellulitis）主要发生于软组织间隙；炎症起源可以是牙源性，亦可为非牙源性。当蜂窝织炎病灶内坏死、液化而出现局限性脓液积聚、周边有完整脓壁时,形成脓肿(abscess)。病变可单间隙存在,也可由于解剖上存在着相互沟通而累及多个间隙。本节将依据解剖部位分别叙述发生于颌面部各软组织间隙的蜂窝织炎和脓肿。

(一)咽旁间隙蜂窝织炎和脓肿

咽旁间隙脓肿(abscess of parapharyngeal space)为咽旁间隙的化脓性炎症,早期为蜂窝织炎,随后组织坏死溶解发展而形成脓肿。咽旁间隙是翼内肌内侧与咽上缩肌、咽中缩肌的一个潜在间隙,上达颅底,下至舌骨平面,后方深面为椎前间隙,前方为颊咽黏膜、翼下颌缝和颌下腺,后方为翼状筋膜。茎突及所附着肌肉将其分成茎突前间隙、茎突后间隙。

咽旁间隙脓肿常见的感染途径有三种:一是邻近器官或组织化脓性炎症的扩散;二是医源性感染及外伤;三是经血流和淋巴道感染。茎突前咽旁间隙感染易播散至腮腺、咀嚼肌、下颌下或茎突后咽旁间隙。其并发症包括邻近颈动脉受侵蚀引起致命的出血或假性动脉瘤。

【影像学表现】

1. 咽旁间隙脓肿常为单侧;咽旁前部间隙感染可蔓延至咀嚼肌间隙、下颌下间隙或咽旁间隙的茎突后;亦可累及中线椎前间隙,进而累及对侧咽旁间隙。

2. 咽旁间隙脓肿多为类圆形,境界清楚;周围见斑片状蜂窝织炎,境界不清。

3. 平扫 CT 上,咽旁间隙脓肿多呈低密度,境界欠清(图 3-2-1、图 3-2-2);其内可见气影。增强 CT 上,病灶内部无强化,周围脓肿壁呈明显环形强化。

4. 平扫 MRI 上,表现为咽旁间隙正常高信号脂肪信号被炎症信号取代,T1WI 上的低信号和 T2WI 上的均匀高信号,弥散加权成像(diffusion weighted-imaging,DWI)上呈明显高信号(图 3-2-1 ~ 图 3-2-3)。增强 MRI 上脓肿壁呈明显环形强化(图 3-2-1、图 3-2-2),其内部脓液无强化,周围见片状强化影。

5. 脓肿局限于茎突前间隙可将扁桃体与口咽侧壁推向口咽腔,使病侧口咽侧壁向咽腔隆起。脓肿局限于茎突后间隙,口咽侧壁隆起不明显,感染可向上蔓延至颅底,向下达纵隔。

6. 咽旁间隙脓肿可伴同侧颈部淋巴结肿大。

7. 咽旁间隙脓肿可为异物所致:异物在 X 线、CT 表现为条状高密度影(图 3-2-4),MR 表现为条状低信号影。

【病例】

病例 1:男性,39 岁。曾被鱼骨刺伤咽喉,张口受限 20 天,左侧头、耳疼。予"拔骨"后缓解,4 天前又张口受限。专科检查见左侧咽侧壁膨隆(图 3-2-1)。

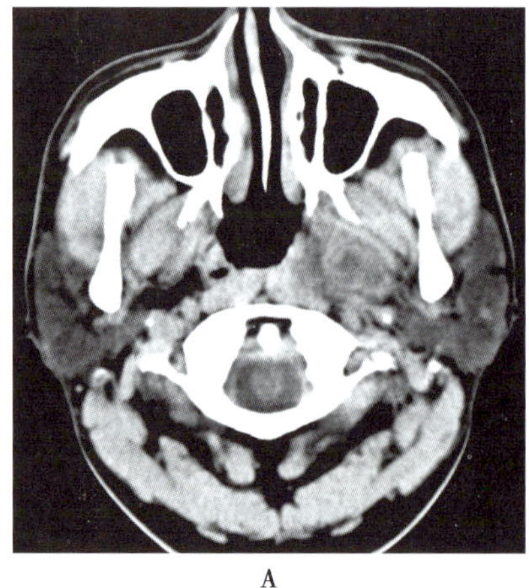

A

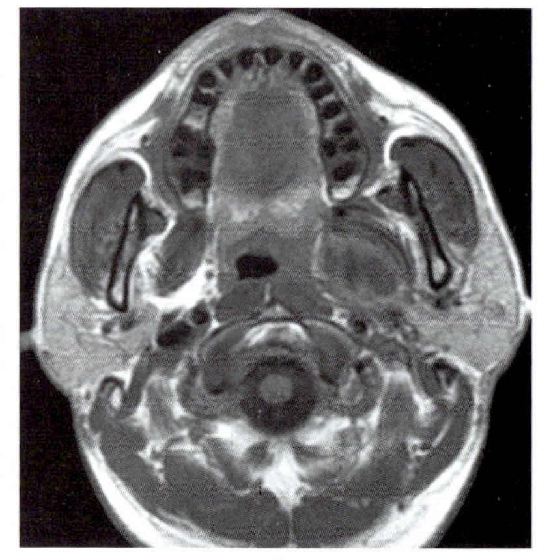

B

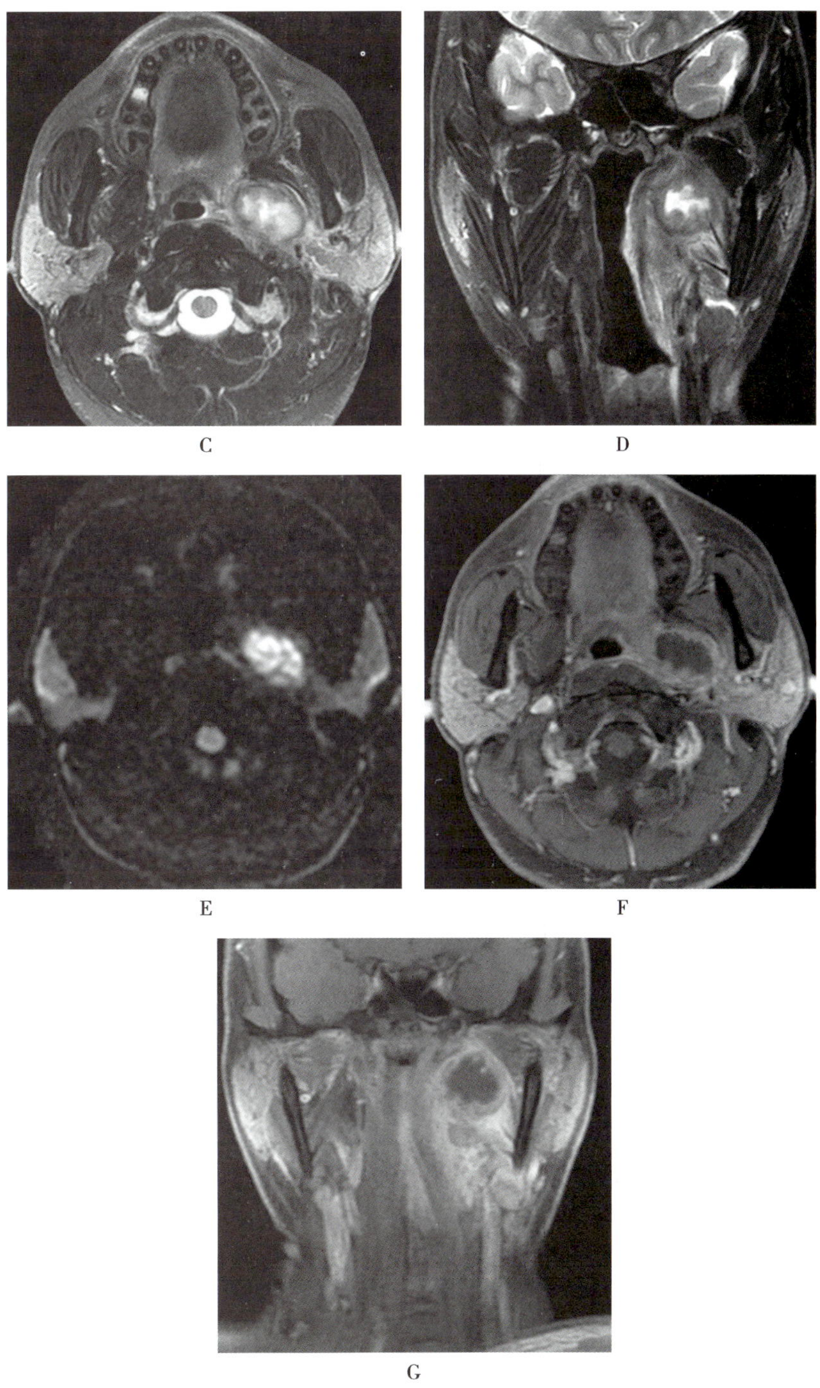

图 3-2-1 咽旁间隙脓肿

CT 平扫(A)示左侧咽旁间隙脂肪消失,局部见片状低密度影。平扫 MRI 轴位 T1WI(B)、横断位抑脂 T2WI(C)、冠状位抑脂 T2WI(D)示左侧咽旁软组织肿胀,咽旁间隙见一椭圆形 T1WI(B)低信号、T2WI 高信号影(C、D)。轴位 DWI(E)示左侧咽旁间隙见一椭圆形明显高信号影。MR 增强轴位抑脂 T1WI(F)、冠状位抑脂 T1WI(G)示左侧咽旁间隙见一厚壁环形明显强化影,其内见无强化低信号区,周围软组织见片状明显强化影

病例2：男性，6 岁。发热伴左侧颈部肿痛 2 天。专科检查见咽部黏膜充血；颈部强迫左侧位，左侧下颌角区肿胀，压痛明显，皮温较高，有波动感，未闻及杂音（图 3-2-2）。

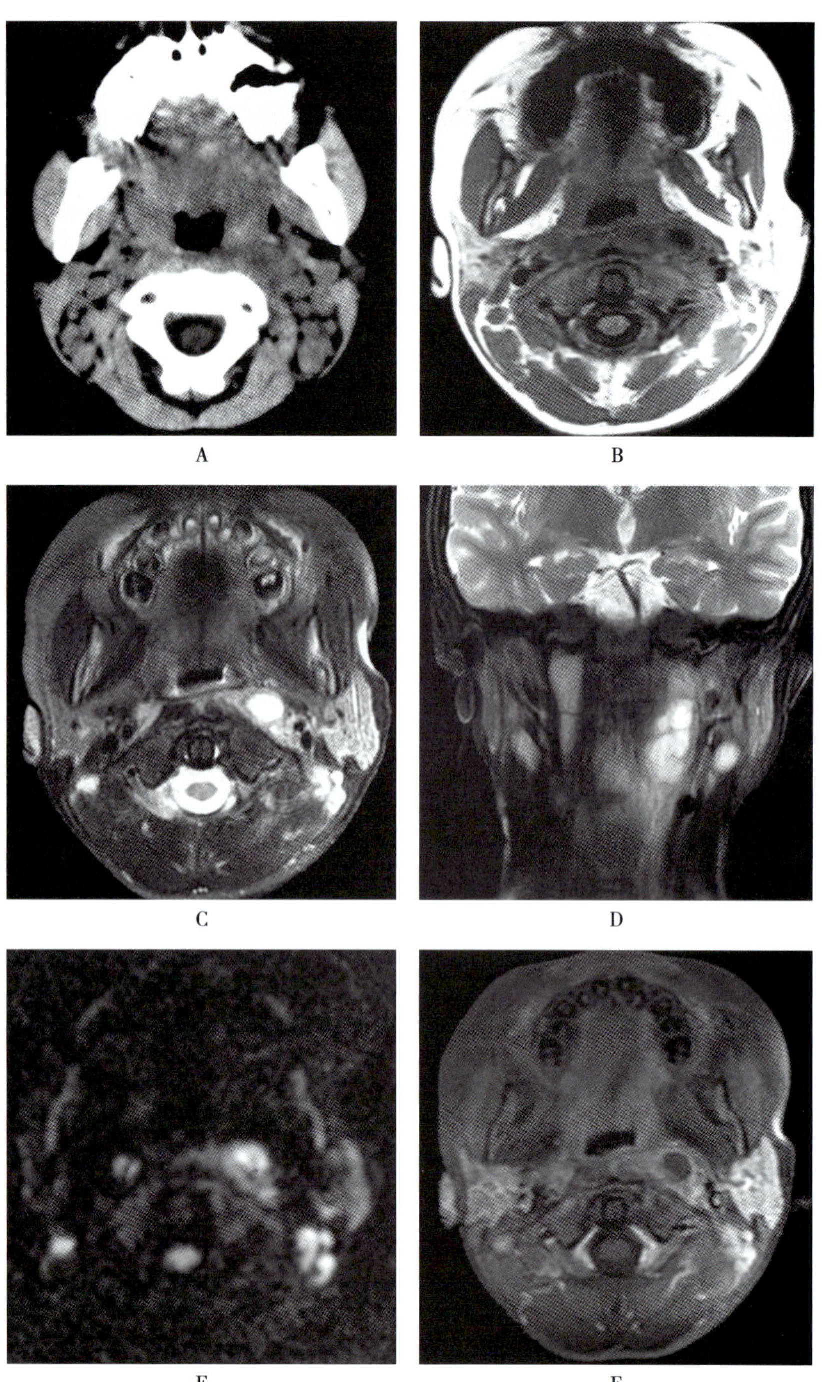

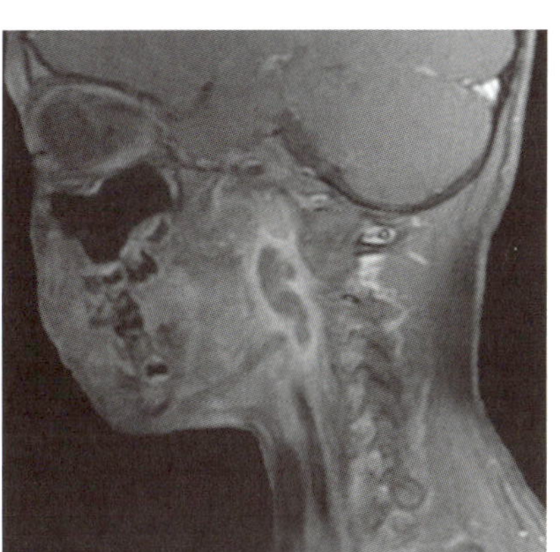

G

图 3-2-2　咽旁间隙脓肿

CT 平扫(A)示左侧咽旁间隙见片状低密度影,中心呈液性低密度。MR 平扫轴位 T1WI(B)、轴位抑脂 T2WI(C)、冠状位抑脂 T2WI(D)示左侧咽旁间隙见 T1WI 低信号、T2WI 高信号影。轴位 DWI(E)示左侧咽旁间隙见高信号影。MR 增强轴位抑脂 T1WI(F)、矢状位抑脂 T1WI(G)示左侧咽旁间隙见不规则环形明显强化影,其内见低信号无强化坏死区,境界尚清

病例 3: 男性,67 岁。右侧咽痛 20 余天。专科检查见右侧咽侧壁局部隆起(图 3-2-3)。

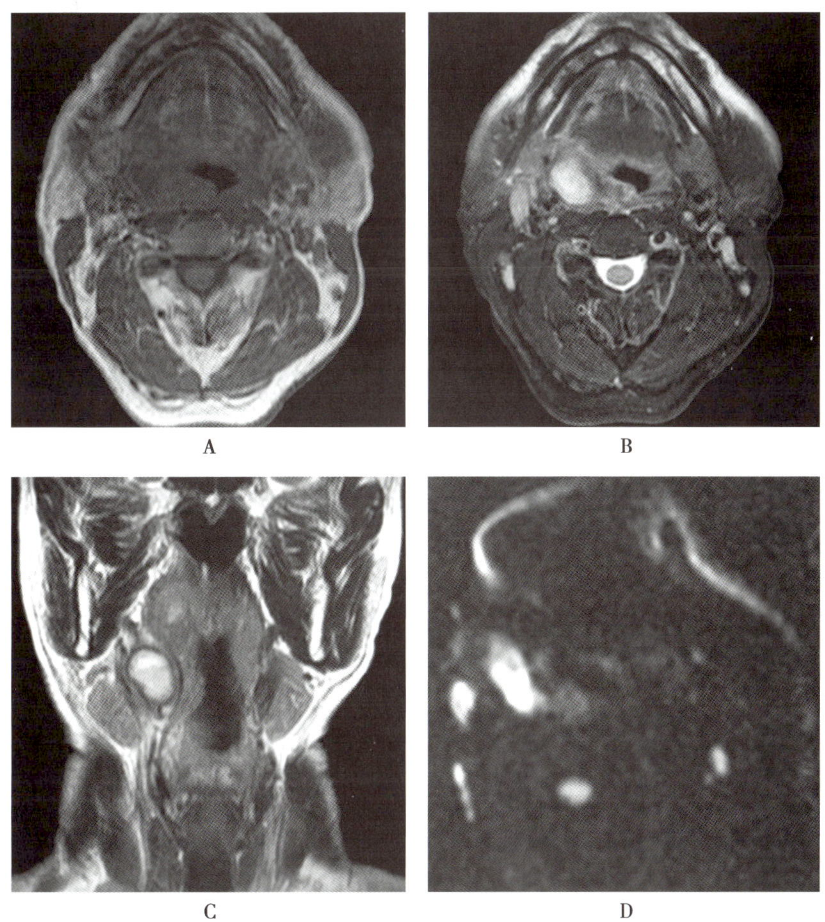

图 3-2-3　咽旁间隙脓肿

MR 平扫轴位 T1WI(A)、轴位抑脂 T2WI(B)、冠状位抑脂(T2WI)示右侧咽旁间隙见一类圆形 T1WI 低信号、T2WI 高信号影,局部口咽右侧壁隆起,口咽腔稍变小。轴位 DWI(D)示右侧咽旁间隙见明显高信号影

学习笔记

病例 4：女性，47 岁。误吞异物后右侧咽痛 6 天。专科检查见右侧颈部肿胀，皮温偏高，压痛明显，未触及明显波动感；咽部黏膜充血，右侧咽侧壁肿胀明显（图 3-2-4）。

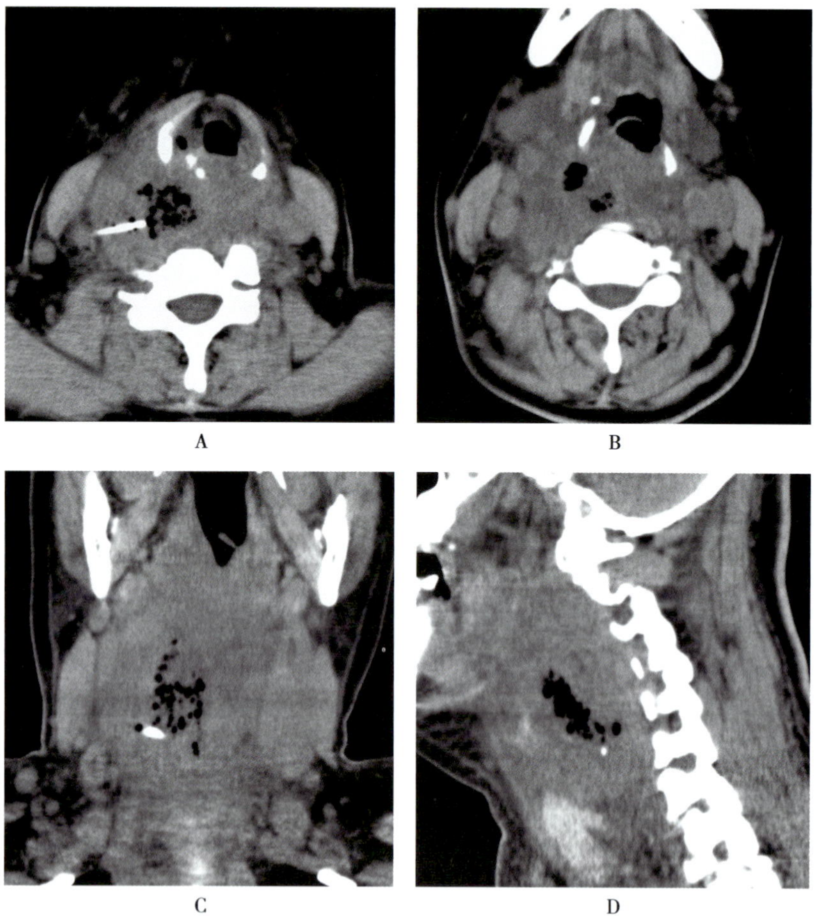

图 3-2-4　咽旁间隙异物伴脓肿

CT 平扫（A～D）示右侧咽旁间隙见一条状高密度影，右侧咽旁间隙及双侧咽后间隙软组织肿胀，与周围肌肉相比，呈低密度，境界不清，其内尚见蜂窝状气影

学习笔记

【问题】

问题 1：如何选择合适的影像学检查方法以完整显示咽旁间隙脓肿？

思路 1：首先应自问是否目前所常用的影像学方法均适用于咽旁间隙脓肿的显示？答案是否定的。X 线检查因其密度分辨率低，不能显示脓肿；X 线仅能显示可引起脓肿的高密度异物，因此不能作为常规检查方法。B 超常因咽旁间隙脓肿较为深在，无法显示。能够显示咽旁间隙脓肿的影像检查方法有 CT 和 MRI。

思路 2：应考虑 CT 和 MRI 在显示咽旁间隙脓肿时的各自优点和不足，并结合病人实际情况进行选择。CT 和 MRI 均能为诊断咽旁间隙脓肿提供依据。CT 平扫对脓肿范围显示欠佳，结合 CT 增强扫描能显示咽旁间隙脓肿范围，但有电离辐射。MRI 较 CT 更好地显示咽旁间隙脓肿范围及其与邻近组织的关系，但检查耗时稍长，费用相对较高。

问题 2：如何判断发生在咽旁间隙的病变是脓肿而非肿瘤性病变？

思路 1：根据病变的 CT 平扫改变：如所测病变 CT 值较低，接近于水，境界欠清，则脓肿可能性较大；若肿胀的软组织内出现气体（图 3-2-4），亦支持脓肿诊断；若 CT 值为软组织密度，则考虑实性肿瘤。

思路 2：根据病变的 MR 平扫上 DWI 序列的信号改变；若 DWI 上呈显著高信号（图 3-2-1～图 3-2-3），且 ADC 图呈低信号，考虑脓肿；若 DWI 不呈显著高信号，考虑实性肿瘤。

思路 3：根据对比剂注入后的 CT 值或 MR 信号变化。如发现增强 CT 和 MRI 扫描前后病变内部 CT 值或 MR 信号无明显变化、且病灶壁较厚且强化明显（图 3-2-1、图 3-2-2），应考虑脓肿。

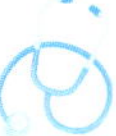

知识点

软组织脓肿的一般影像学表现特点

1. 超声上，脓肿常为类圆形，内部为无回声区，壁较厚，边界清晰。

2. 平扫 CT 上，脓肿以类圆形为主，其内容物多为水样密度，周边呈软组织密度，与周围组织分界欠清。增强 CT 上，其内容物无强化，壁较厚并呈明显强化。

3. 平扫 MRI 上，其内容物在 T1WI 上可常呈低信号，在 T2WI 上呈高信号，囊壁可见，多呈等信号。DWI 序列上呈明显高信号，表观弥散系数(apparent diffusion coefficient，ADC)图呈低信号。增强 T1WI 上，其内容物无强化表现，周边见厚壁明显强化，周围软组织见片状强化。

问题 3：咽旁间隙脓肿会影响其邻近组织吗？影像学表现如何？

思路 1：首先应明确咽旁间隙脓肿范围，以判断是否侵犯邻近组织。咽旁间隙与咀嚼肌间隙(包括翼颌间隙和颞下间隙)、下颌下间隙、咽后间隙相通。咽旁间隙脓肿向后破向咽后间隙，可发生咽后间隙脓肿；向下蔓延可发生喉头水肿；沿大血管向下扩展，发生纵隔炎。较严重的并发症为颈动脉鞘的感染，可致颈内动脉壁糜烂，可形成假性动脉瘤，一旦穿破可发生致命性大出血。

思路 2：根据前述，可知咽旁间隙脓肿并不都局限于咽旁间隙，故其可累及周围邻近组织。咽旁间隙脓肿向外侵及翼颌间隙(较为常见)，向后侵入咽后间隙；向下累及喉旁间隙。少数咽旁间隙脓肿还可跨越中线进入对侧的咽旁间隙。

思路 3：由于颌面部多间隙是相互沟通的，且常伴发蜂窝织炎，因此咽旁间隙脓肿周围常可见较弥漫炎症性改变，可压迫邻近的血管和肌肉组织，导致其正常影像表现发生变化。

问题 4：咽旁间隙脓肿，在影像上如何与相邻部位的脓肿区别？

思路 1：咽旁间隙与扁桃体、咽后间隙相邻，因此需与扁桃体周围脓肿、咽后间隙脓肿鉴别。

思路 2：茎突前间隙脓肿需与扁桃体周围脓肿鉴别，扁桃体周围脓肿常居扁桃体上窝内，故使扁桃体肿胀和口腔侧壁向口咽腔凸起较明显，同侧咽旁间隙受推挤向外移位，可保持其狭窄的脂肪间隙密度或信号。

思路 3：咽后间隙脓肿好发于婴幼儿，脓肿常位于中线旁，常将咽旁间隙推挤向前外。

学习笔记

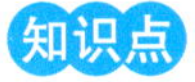

知识点

咽旁间隙脓肿的影像鉴别诊断

1. 咽旁间隙多形性腺瘤　起源于腮腺的良性肿瘤。向腮腺深叶、咽旁间隙生长，CT 平扫相对腮腺呈高密度，MRI 平扫 T1WI 呈低信号、T2WI 呈高信号，CT 与 MRI 增强均呈明显强化。病灶向内横向生长，由腮腺深叶累及咽旁间隙生长。

2. 咽旁间隙神经鞘瘤　CT 平扫呈等密度或低密度，MRI 平扫 T1WI 呈低信号、T2WI 呈高信号，CT 与 MRI 增强均呈明显强化。病灶呈上下方向纵行生长。

3. 咽旁间隙颈动脉体瘤　CT 平扫呈等密度，MRI 平扫 T1WI 呈低信号、T2WI 呈高信号，CT 与 MRI 增强均呈显著均匀强化，强化程度与血管相仿。病灶相邻的颈总动脉分叉角度增大，颈内动脉及颈外动脉分离，亦可被包绕。

4. 咽旁间隙血管瘤　CT 平扫呈等密度，MRI 平扫 T1WI 呈低信号、T2WI 呈高信号，CT 与 MRI 增强均显著强化，强化程度与血管相仿。病灶可沿周围肌间隙、肌肉内生长。

5. 咽旁间隙鳃裂囊肿：CT 平扫呈水样低密度，MRI 平扫 T1WI 呈明显低信号、T2WI 呈明显高信号，CT 与 MRI 增强均呈未见强化，其囊壁较薄，可轻度强化。病灶合并感染时，周围囊壁较厚，可强化较显著，囊壁外缘境界欠清。

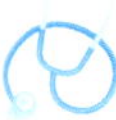

（二）扁桃体周围脓肿

扁桃体周围脓肿（peritonsillar abscess）是儿童和青少年最常见的颈深部感染，为急性化脓性扁桃体炎的并发症。扁桃体急性化脓性感染时，由于扁桃体隐窝特别是上隐窝引流不畅或深部滤泡化脓，感染向深层发展，穿透扁桃体被膜蔓延至腭扁桃体上窝，形成扁桃体周围脓肿。致病菌常为链球菌和葡萄球菌。单侧性常见。

【影像学表现】

1. 口咽部扁桃体肿大，伴液体积聚，形成囊性肿块；感染灶从扁桃体蔓延至扁桃体周围结构，包括咀嚼肌间隙、咽旁间隙和下颌下间隙，病变形态可不规则，边界不清。

2. 平扫CT上，表现为腭扁桃体区软组织肿胀，密度不均匀，边界不清，口咽侧壁向口咽腔突起；如脓肿形成后肿胀软组织内出现低密度区，周围环以等或稍高密度环，有时其内可见气影（图3-2-5），增强CT周边见环形强化，而中心低密度区无强化。

3. 平扫MR上，脓肿T1WI呈低信号，周围有一等信号环；T2WI为高信号，脓腔壁仍为低信号；DWI上脓腔内容物呈明显高信号，ADC图呈低信号，提示弥散受限；增强后T1WI脂肪抑制图像扁桃体周围见环形强化信号影（图3-2-6）。

4. 扁桃体周围脓肿常将咽旁间隙推挤至外侧。

5. 同侧口咽部气道可出现非对称性狭窄或闭塞。

6. 可伴双侧颈部淋巴结肿大（图3-2-7）。

【病例】

学习笔记

病例1：女性，86岁。咽痛1周。专科检查见咽部黏膜充血，左侧腭舌弓及软腭充血、肿胀明显，左侧扁桃体Ⅱ°肿大，表面充血明显，隐窝内可见黄白色脓点，悬雍垂充血、肿胀（图3-2-5）。

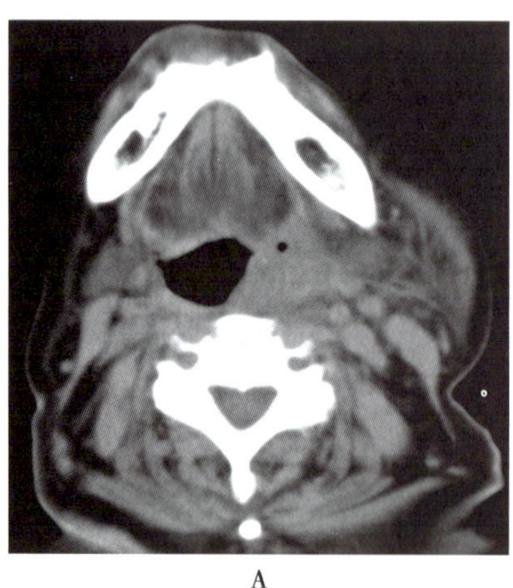
A

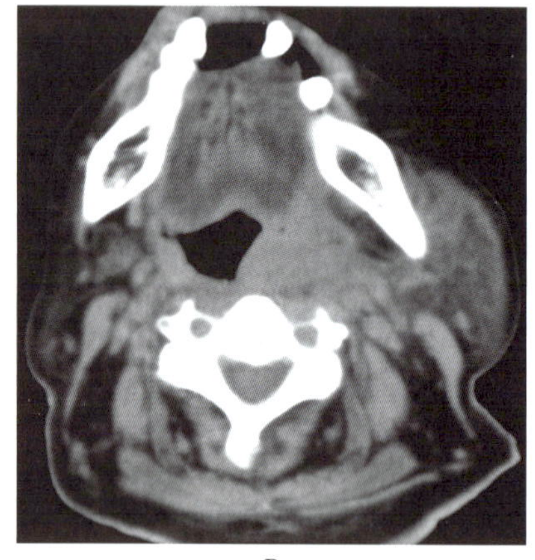
B

图3-2-5　扁桃体周围脓肿

CT平扫（A、B）示左侧扁桃体区软组织肿胀，其内尚见点状气影，左侧口咽侧壁向内隆起

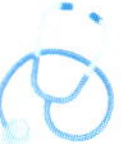

病例2：男性，60岁。左上腭肿痛5天余。专科检查见左上腭红肿，向前达软硬腭交界处（图3-2-6）。

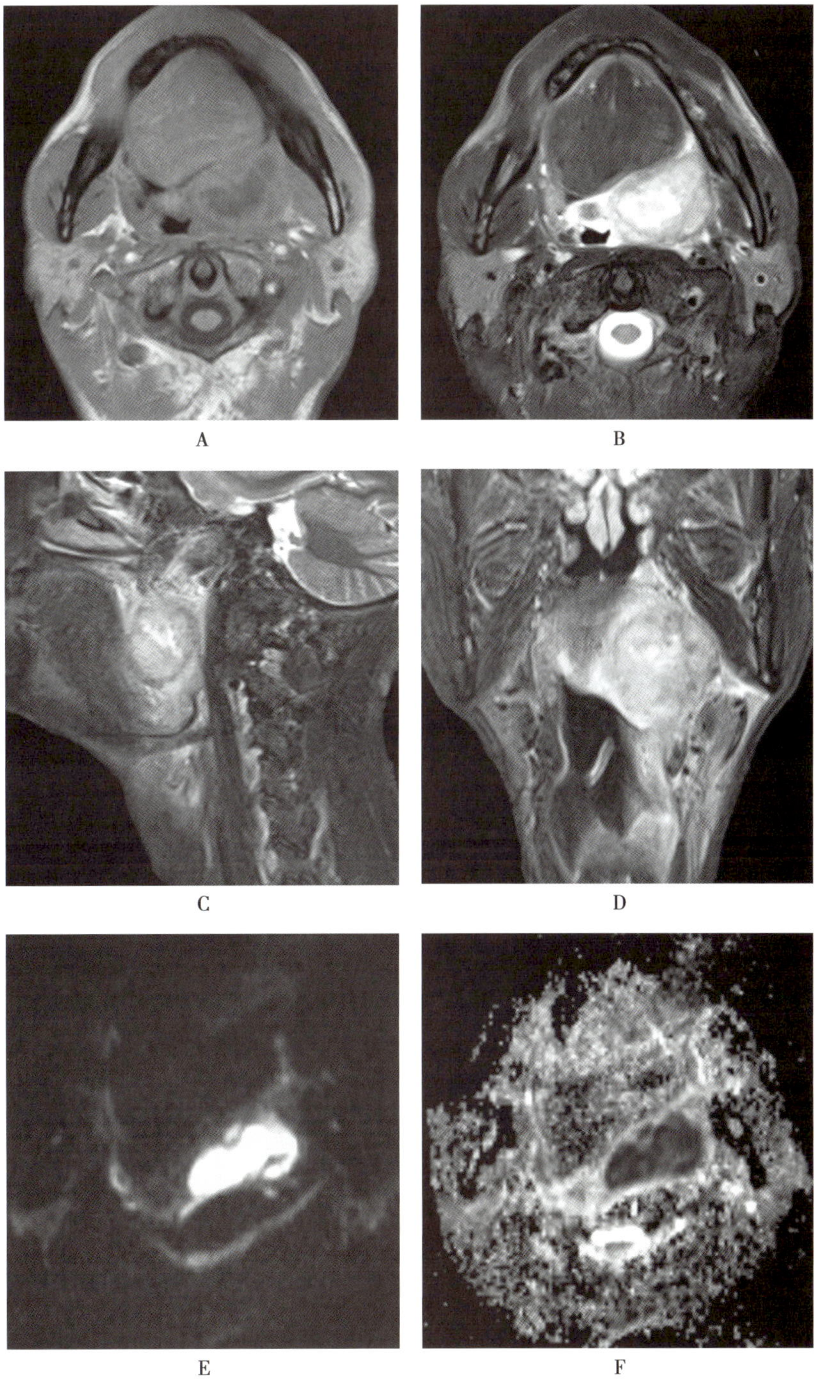

A

B

C

D

E

F

学习笔记

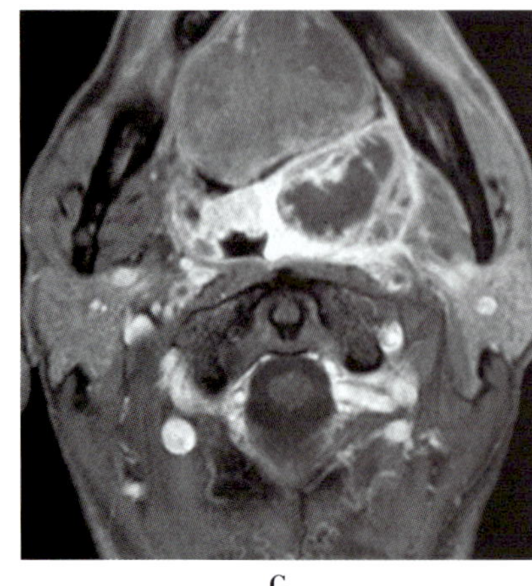
G

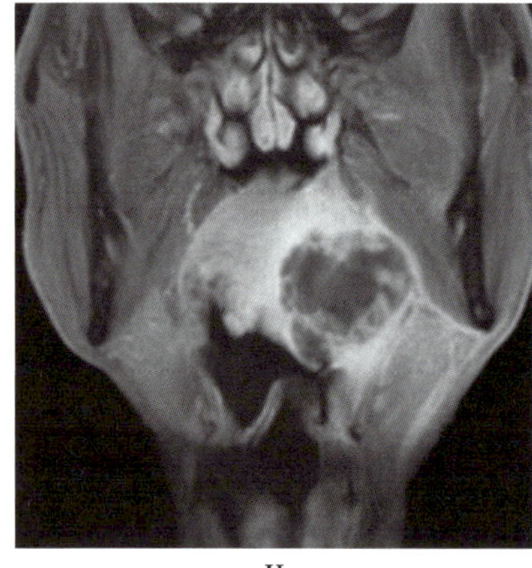
H

图 3-2-6　扁桃体周围脓肿

MR 平扫轴位 T1WI(A)、轴位抑脂 T2WI(B)、矢状位抑脂 T2WI(C)、冠状位抑脂 T2WI(D)示左侧扁桃体区见团块状 T1WI 低信号、T2WI 高信号影，局部口咽腔变窄。DWI(E)示左侧扁桃体区见椭圆形明显高信号影，ADC 图(F)呈明显低信号。MR 增强轴位抑脂 T1WI(G)、冠状位抑脂 T1WI(H)示左侧扁桃体区病灶呈明显厚壁环形强化，其内见无强化低信号坏死区，周围软组织见片状明显强化影，境界不清

病例 3：男性，9 岁。咽痛、发热 1 天。专科检查见咽部黏膜充血，悬雍垂偏向右侧，左侧腭舌弓明显隆起，无明显波动感，右侧扁桃体Ⅱ°肿大，左侧扁桃体Ⅲ°肿大(图 3-2-7)。

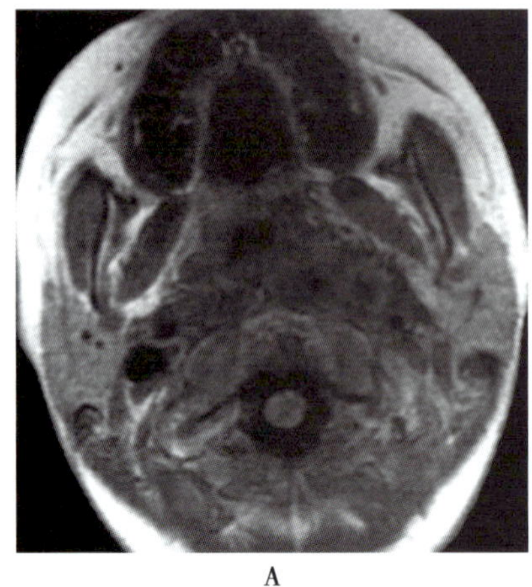
A

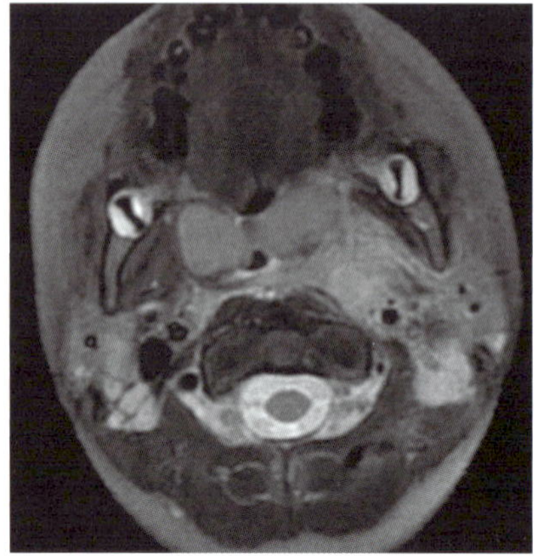
B

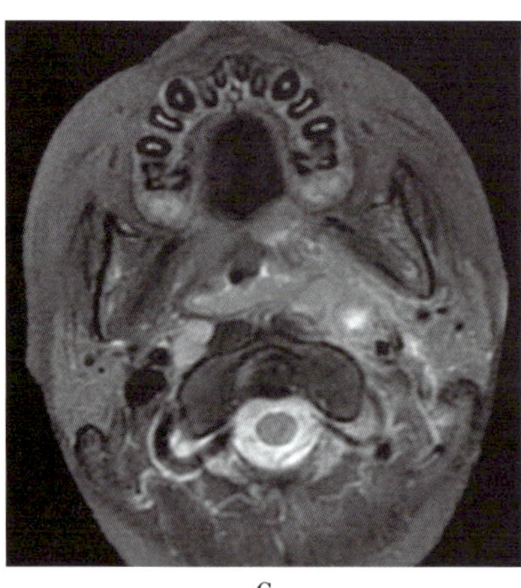
C

图 3-2-7　扁桃体周围脓肿伴颈部淋巴结肿大

MR 平扫轴位 T1WI(A)、轴位抑脂 T2WI(B、C)示双侧腭扁桃体肿大，以左侧为著，左侧扁桃体后上方软组织肿胀，T1WI 呈低信号，T2WI 呈高信号、内见局限性更高信号影；向后累及左侧咽旁间隙，双侧颈部见多发肿大淋巴结

学习笔记

【问题】

问题 1：如何选择合适的影像学检查方法以完整显示扁桃体周围脓肿？

思路 1：X 线检查、B 超检查均不能完整显示扁桃体周围脓肿。

思路 2：可完整显示扁桃体周围脓肿的常用影像学方法有 CT 和 MRI。CT 平扫及增强能完整显示扁桃体周围脓肿范围及其与邻近组织的关系，但有电离辐射。MRI 平扫可较 CT 更好地显示扁桃体周围脓肿范围及其与邻近组织的关系，但检查耗时稍长，费用相对较高。

问题 2：扁桃体周围脓肿会影响其邻近组织吗？影像表现如何？

思路 1：扁桃体周围脓肿会影响其邻近组织，因其与周围部分解剖间隙相通。

思路 2：判断扁桃体周围脓肿是否有邻近组织侵犯，首先应明确其病变范围。扁桃体周围脓肿较常见向外侵及翼颌间隙，向后外侵入咽旁间隙；向下累及喉旁间隙。

知识点

扁桃体周围脓肿的影像鉴别诊断

1. 扁桃体潴留囊肿　扁桃体局部组织疏松，液体潴留，不伴有周围软组织的强化和水肿。

2. 扁桃体淋巴组织增生　双侧腭扁桃体形态增大，向口咽腔突出且形态对称，增强后均匀强化，同时伴有鼻咽顶壁淋巴组织增生。

3. 扁桃体鳞状细胞癌　其多表现为边界不清的腭扁桃体肿块，可有侵袭性边缘，同侧淋巴结肿大。

4. 扁桃体非霍奇金淋巴瘤　黏膜下肿块，多为单侧，可伴侵袭性边缘，增强后内侧可见无强化分隔；引流淋巴结明显增大且多数不伴有坏死。

（三）舌下间隙蜂窝织炎和脓肿

舌下间隙脓肿（abscess of sublingual space）是继发于后磨牙感染的，累及舌、舌下间隙及下颌下间隙的软组织弥漫性、进展迅速的蜂窝织炎。起源于第一磨牙及前磨牙的感染趋向累及舌下间隙，从舌下间隙扩散至下颌下间隙，进一步扩散至咽旁间隙的茎突前部分，并由此进入咽后间隙。

【影像学表现】

1. 继发于后磨牙感染，下前牙拔除术后同侧下颌骨内侧骨皮质缺损。

2. CT 平扫显示舌下间隙脓肿内的液性低密度影，其内可见气体影（图 3-2-8、图 3-2-9）；CT 可同时显示下颌骨牙源性感染（图 3-2-8）、根尖脓肿、骨皮质的断裂。增强 CT：单侧的舌下间隙脓肿表现为下颌舌骨肌中上部的环形强化脓腔；如果病变累及对侧，则会出现“马蹄征”。

3. MR 平扫可见舌下间隙异常信号影（图 3-2-9），T1WI 低信号、T2WI 高信号；增强后 T1WI 脂肪抑制见环形强化低信号灶；如果为牙源性脓肿，邻近下颌骨的骨髓腔可出现异常信号；经常伴有邻近舌和软组织的广泛的蜂窝织炎性水肿。

4. 下颌下淋巴结有反应性肿大。

【病例】

病例 1：男性，66 岁。右侧下颌肿痛 1 个月余。专科检查见颜面部不对称，右面部较对

学习笔记

侧丰满。右颌下部扪及肿胀，范围约 5cm×4cm，质韧，表面光滑，固定，轻压痛，皮温升高（图 3-2-8）。

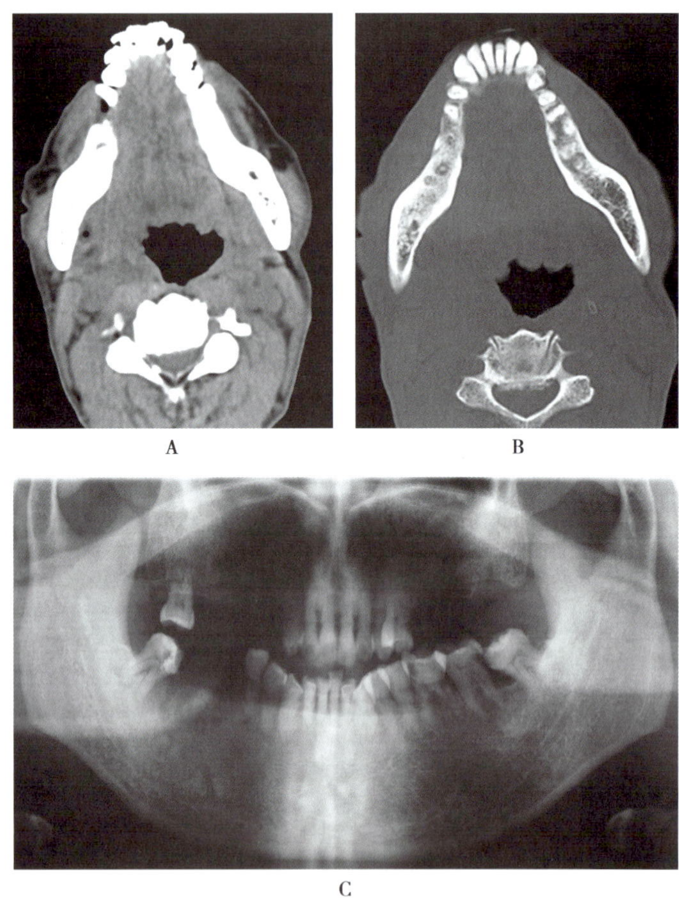

图 3-2-8　舌下间隙脓肿

CT 平扫软组织窗轴位（A）右侧舌下间隙软组织较对侧肿胀，其内见点状气体影；骨窗轴位（B）示右侧舌下间隙病灶相邻的右侧下颌骨骨髓腔内密度增高影。全口牙位曲面体层 X 线片（C）示右侧下颌骨骨质密度较对侧增高

学习笔记

病例 2：男性，46 岁。口底、双侧下颌下肿痛 4 天，加重 1 天。专科检查见双侧下颌下区及颏下区肿胀明显，质地较硬，压痛明显，可扪及捻发音；张口重度受限，口底肿胀，舌体抬高（图 3-2-9）。

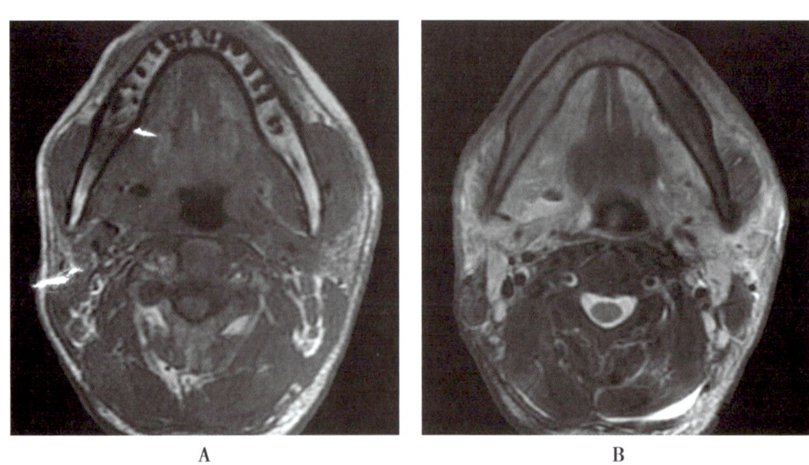

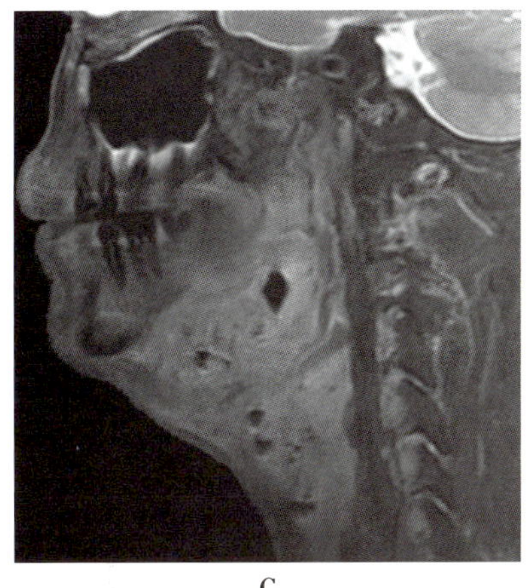
C

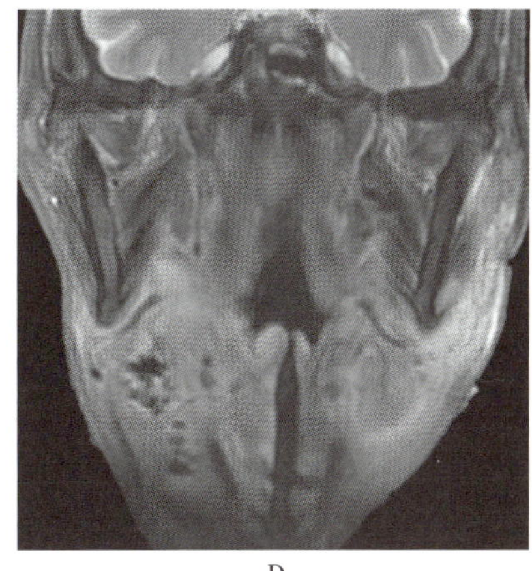
D

图 3-2-9 舌下间隙脓肿

MR 平扫轴位 T1WI(A)、轴位 T2WI(B)、矢状位 T2WI(C)、冠状位 T2WI(D)示右侧舌下间隙软组织肿胀，T1WI 呈低信号、T2WI 呈高信号，其内见低信号气体影，病变向下累及右侧下颌下间隙，局部亦见多发气体影

【问题】如何判断发生在舌下间隙的病变是感染性病变而非肿瘤性病变?

思路 1：根据病变的 CT 平扫改变：如所测病变 CT 值接近水，境界欠清，则脓肿可能性较大；CT 值为软组织密度，则考虑实性肿瘤。如肿胀的软组织内出现气体(图 3-2-9)，则考虑感染性病变。

思路 2：根据病变的 MR 平扫上 DWI 序列的信号改变；DWI 上呈显著高信号，且 ADC 图呈低信号时，提示弥散受限，考虑脓肿形成；若 DWI 不呈显著高信号，考虑实性肿瘤。

思路 3：根据对比剂注入后的 CT 值或 MR 信号变化。如发现增强 CT 和 MRI 扫描前后病变内部 CT 值或 MR 信号无明显变化、病灶壁较厚且强化明显，应考虑脓肿。

学习笔记

知识拓展：Ludwig 咽峡炎及其影像表现。

1. Ludwig 咽峡炎是指各种炎症状况影响至舌下和下颌下间隙，感染最常见于 20～30 岁的病人，儿童罕见。患者常表现有面部肿胀、口疼、发热、吞咽困难和呼吸困难。感染原因多为牙源性，但舌下腺或下颌下腺炎、损伤、口底手术也是感染的原因。

2. 典型表现是感染开始在下颌下间隙形成蜂窝织炎，然后通过下颌舌骨裂扩散到舌下间隙。炎症累及肌肉、筋膜和结缔组织，可播散到邻近的两侧下颌下间隙，但不侵及唾液腺。

3. CT 上可见蜂窝织炎、水肿和口底的肌炎，可伴脓肿形成。舌经常地被向上抬起并向后移位，严重者可损及气道。这类感染是很危险的。影像诊断的延误对患者的预后有严重的影响。

知识点

舌下间隙脓肿的影像鉴别诊断

1. 舌下间隙的上皮样囊肿　舌下间隙单侧的低密度或低信号肿块，薄壁且无强化，不伴有炎性水肿。

2. 舌下间隙的皮样囊肿　舌下间隙单侧的肿块，其内可见软组织和脂肪；CT 低密度、MR 上 T1WI 呈高信号为其特征。

3. 单纯性舌下囊肿　舌下间隙单侧的低密度或低信号肿块，薄壁且无强化(伴感染时可出现强化)，舌或邻近软组织无炎性水肿。

4. 下颌下腺导管囊肿　邻近下颌下腺导管扩张，或伴阻塞性结石；舌下间隙导管周围的液体聚集但无强化的壁。

（四）咀嚼肌间隙蜂窝织炎和脓肿

咀嚼肌间隙蜂窝织炎是指发生在颌骨周围咀嚼肌间隙软组织的急性炎症。在上下颌骨咀嚼肌之间、肌肉与颌骨之间充满疏松的结缔组织，形成一些潜在的解剖间隙。感染入侵这些部位时可发生蜂窝织炎。常见的感染来源有：一是牙源性感染：如智齿冠周炎、根尖周炎的扩散等；二是局部组织感染如颌下淋巴结炎、面部疖肿等；三是外伤后并发感染。

咀嚼肌间隙脓肿是起源于咀嚼肌间隙的牙源性脓肿，咀嚼肌间隙内可见有囊壁的液体聚积，可伴有磨牙根尖脓肿和下颌骨骨髓炎。上颌磨牙的齿源性感染可在咀嚼肌间隙产生脓肿。脓肿可沿咀嚼肌间隙扩散至磨牙后三角、咽旁间隙、下颌下间隙和口底。

颈深筋膜的浅层环绕着咀嚼肌间隙组织。咀嚼肌间隙内有咀嚼肌、下颌骨的后部、下颌支、下颌骨髁部及三叉神经第三支穿入下颌孔。咀嚼肌间隙的前面为第二、第三磨牙。颞窝水平为颧弓上咀嚼肌间隙，颞下窝水平为鼻咽部咀嚼肌间隙。

【影像学表现】

1. X线检查可见病原牙，下颌骨体部和升支骨质破坏，骨质吸收和硬化并存，下颌骨周围软组织肿胀。

2. 蜂窝织炎CT平扫表现为软组织肿胀，弥漫性增厚，边界欠清，有明显强化，相邻脂肪间隙消失，并沿筋膜蔓延至皮下组织。相邻的皮下脂肪层密度增高，增强呈线性或斑片状强化。

3. 蜂窝织炎MR平扫表现为T1WI呈低信号，T2WI上呈不规则片状高信号影，增强后呈片状强化，境界不清（图3-2-10）；合并筋膜炎，筋膜增厚伴强化；合并肌炎，受累肌肉肿胀并明显强化。

4. 脓肿CT平扫表现为咀嚼肌间隙内局灶性液性低密度影，其内可见蜂窝样气体影，增强后有厚壁强化（图3-2-11）；邻近蜂窝织炎表现为邻近脂肪间隙模糊；可伴下颌骨体和升支骨质破坏。

5. 脓肿MR平扫表现为T1WI低信号、T2WI高信号，其内可见低信号气体影（图3-2-12），DWI呈明显高信号（图3-2-13），增强后T1WI示边缘强化的液性信号。

6. 咬肌间隙的脓肿严重者常可引起下颌骨升支边缘性骨髓炎（图3-2-11～图3-2-13）。

【病例】

病例1：女性，80岁。左颊部肿痛伴发热3天。专科检查见颜面部外形不对称，左颊部明显肿大，皮红，皮温高，触及波动感，压痛明显，张口受限（图3-2-10）。

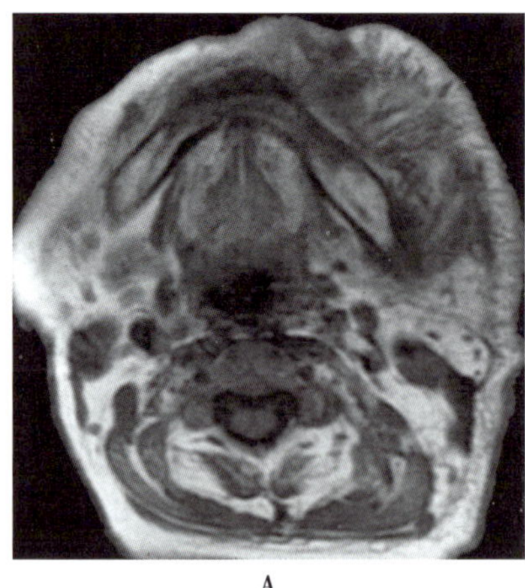
A

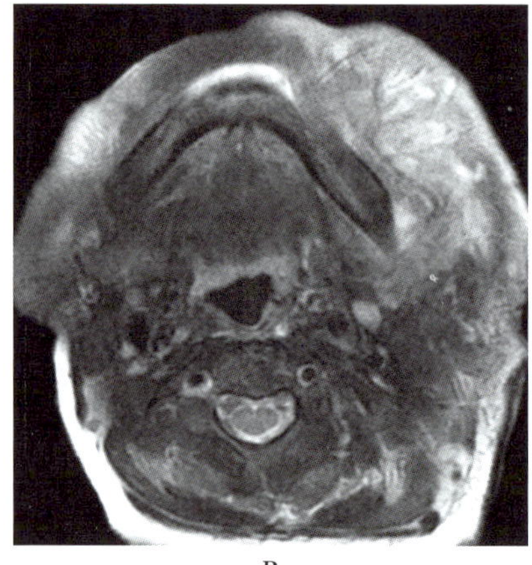
B

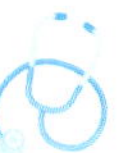

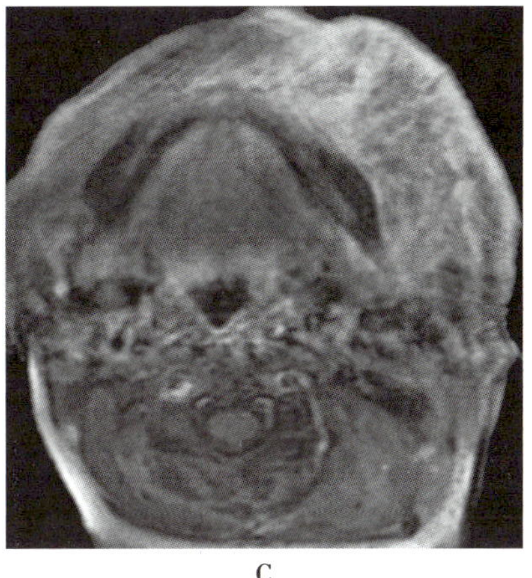

C

图 3-2-10　颌面部蜂窝织炎

MR 平扫轴位 T1WI(A)、轴位抑脂 T2WI(B)示左侧颌面部软组织肿胀,见不规则大片状 T1WI 低信号、T2WI 高信号影,境界不清。MR 增强轴位 T1WI(C)示左颌面部肿胀的软组织呈片状不均匀强化,境界不清

病例 2:男性,26 岁。右侧面部反复肿痛 1 个月余。专科检查见右侧面部局部肿胀,分界尚清,活动度差,质中,无疼痛,表面皮肤略发红,皮温稍高;张口重度受限(图 3-2-11)。

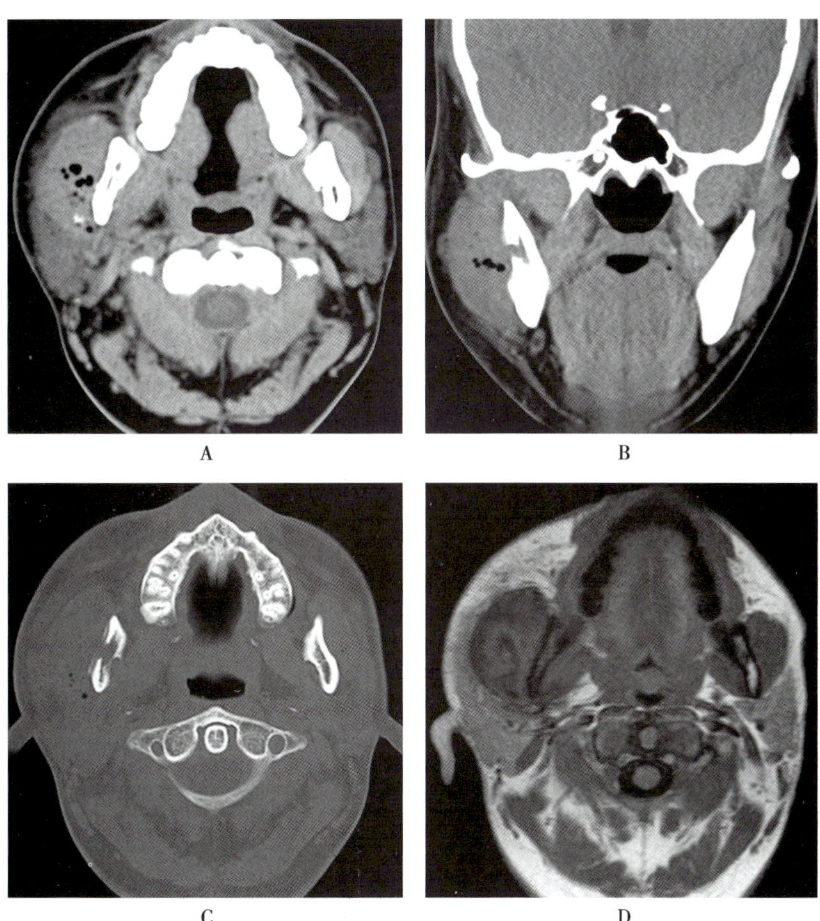

学习笔记

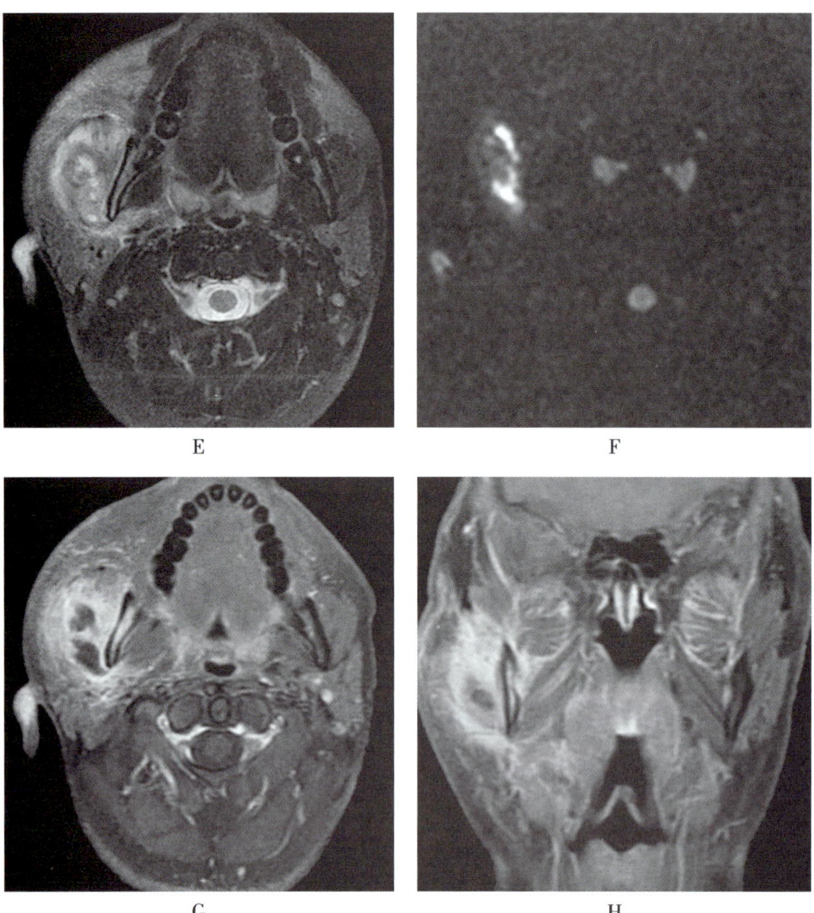

图 3-2-11　咀嚼肌间隙脓肿伴下颌骨边缘性骨髓炎

CT 平扫软组织窗轴位（A）、软组织窗冠状位重建（B）示右侧咬肌区软组织肿胀，其内见蜂窝样气体影；骨窗轴位（C）示相邻的右侧下颌骨升支见骨质破坏，呈片状低密度影，骨皮质破坏中断，并见骨膜反应。MR 平扫轴位 T1WI（D）、轴位抑脂 T2WI（E）示右侧咬肌区见片状 T1WI 低信号、T2WI 高信号影，其内信号不均；相邻右下颌骨见骨质破坏，T1WI 呈低信号，T2WI 呈高信号；DWI（F）示右侧咬肌区高信号影。MR 增强轴位抑脂 T1WI（G）、冠状位抑脂（H））示右侧咬肌区不规则环形明显强化影，内见无强化坏死区，周围软组织见片状明显强化，境界不清；右侧下颌骨病灶亦见片状强化

病例 3：女性，72 岁。左面部肿痛半个月余。专科检查见左腮腺咬肌区肿胀，向上延伸至颞部，皮肤发亮、发热，触及波动感，有轻度压痛，放射至颞部；张口受限（图 3-2-12）。

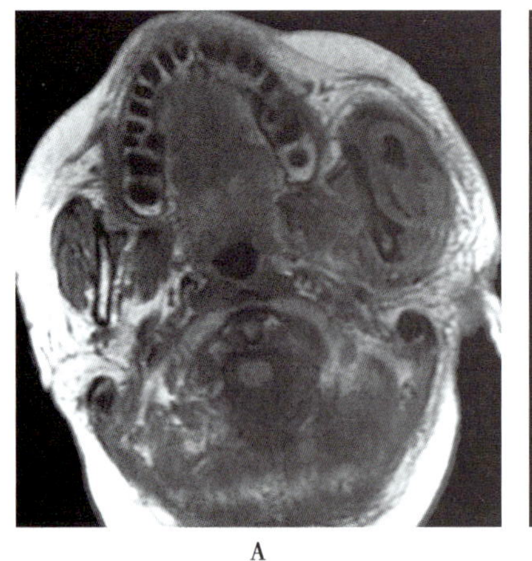
A

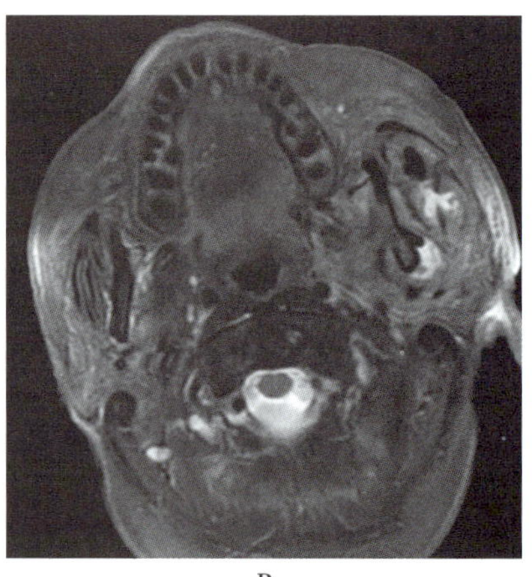
B

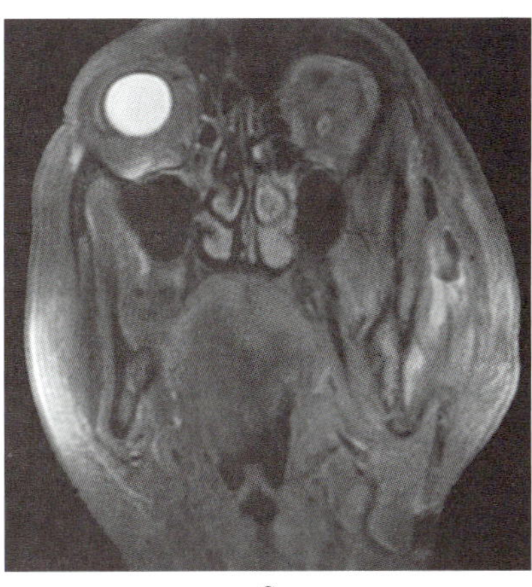

C

图 3-2-12　咀嚼肌间隙脓肿伴下颌骨边缘性骨髓炎

MR 平扫轴位 T1WI(A)、轴位抑脂 T2WI(B)、冠状位抑脂 T2WI(C)示左侧咬肌形态肿胀，呈片状 T1WI 低信号、T2WI 高信号，其内信号不均，病灶前部尚见低信号气体影，病灶向内累及左侧翼颌间隙；相邻的左侧下颌骨信号异常，T1WI 呈低信号，T2WI 呈高信号

病例 4： 女性，27 岁。左颌面部肿痛 10 余天。专科检查左颌面部膨隆，压痛（图 3-2-13）。

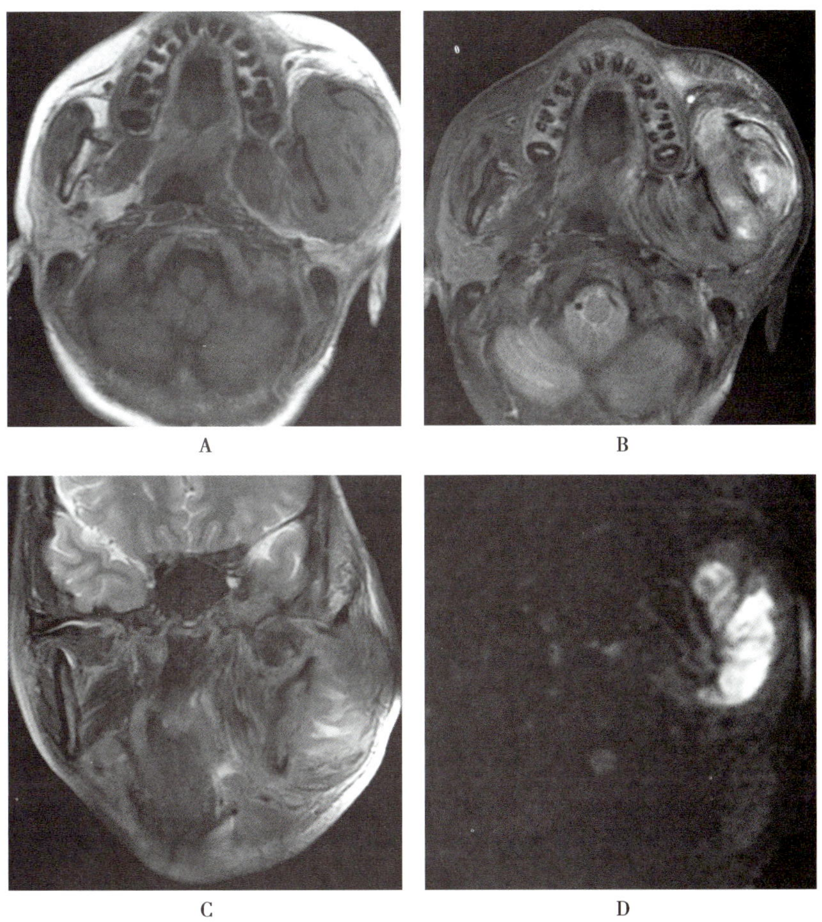

A　B　C　D

图 3-2-13　咀嚼肌间隙脓肿伴下颌骨边缘性骨髓炎

MRI 平扫轴位 T1WI(A)、轴位抑脂 T2WI(B)、冠状位抑脂 T2WI(C)示左侧咬肌形态肿胀，呈片状 T1WI 低信号、T2WI 高信号，其内信号不均，病灶向内累及左侧翼颌间隙；相邻的左侧下颌骨骨质破坏，呈 T1WI 呈低信号、T2WI 高信号；DWI(D)示左侧咬肌间隙见团块状明显高信号影

学习笔记

【问题】

问题1：如何判断发生在咀嚼肌区软组织的病变是蜂窝织炎而非肿瘤性病变？

思路1：根据病变的CT平扫改变：蜂窝织炎表现为软组织肿胀，但边界不清，咀嚼肌间隙、肌间隙及皮下脂肪层模糊；而肿瘤性病变，多为软组织密度影，境界可见。

思路2：根据病变的MR改变：蜂窝织炎MR平扫呈不规则片状T1WI低信号、T2WI高信号，境界不清；而肿瘤性病变呈类圆形T1WI低信号、T2WI等或略高信号，境界可见。

问题2：咀嚼肌间隙脓肿会影响其邻近组织吗？影像表现如何？

思路1：判断咀嚼肌间隙脓肿是否有邻近组织侵犯，首先应明确其病变范围。咀嚼肌间隙与下颌骨升支相邻，咀嚼肌间隙脓肿常累及下颌骨升支颊侧骨皮质，进而累及骨髓腔，致下颌骨升支边缘性骨髓炎。

思路2：咀嚼肌间隙脓肿并不都局限于咀嚼肌间隙，故其可累及周围邻近组织。咀嚼肌间隙脓肿向内侵及翼腭间隙、向前累及颊间隙和上颌窦，向后累及腮腺和咽旁间隙，向上累及颅底。

知识点

咀嚼肌间隙脓肿的影像鉴别诊断

1. 咀嚼肌肥大　一侧咀嚼肌形态增大，但CT平扫密度均匀，增强未见局灶性边缘强化的液性低密度影；MR上平扫及增强信号改变同对侧正常咀嚼肌，周围无蜂窝织炎、骨髓炎或筋膜炎。

2. 咀嚼肌间隙的蜂窝织炎　软组织肿胀，呈片状低密度或异常信号，境界不清，可伴骨髓炎或筋膜炎，但无边缘强化的液性成分。

3. 咀嚼肌间隙恶性肿瘤　咀嚼肌间隙的浸润性软组织肿块，明显强化，周围无明显软组织炎性改变。颌骨骨质破坏，境界不清，罕见骨硬化。

（五）咽后间隙蜂窝织炎和脓肿

咽后间隙内的脓肿，早期为单侧的化脓性病灶，伴蜂窝织炎，晚期为咽后间隙内的化脓性液体聚积。常见于儿童，多源于咽部、鼻和鼻窦的细菌感染，引起咽后淋巴结感染，导致化脓性蜂窝织炎，最后形成脓肿；成人常继发于直接的咽后壁创伤。最常见于链球菌或葡萄球菌感染，沿着咽后壁淋巴结环播散。

咽后间隙可分为一个“真正的”咽后间隙（位于颊咽筋膜和翼状筋膜之间）和“一个危险间隙（位于翼状筋膜和椎前筋膜之间）。由于翼状筋膜在目前的影像学中尚不能分辨，所以将“真正的”前部咽后间隙和危险间隙放在一起讨论，统称为“咽后间隙”。

【影像学表现】

1. 超声表现为类圆形内部无回声区，壁较厚，边界清晰（图3-2-14）。

2. CT平扫脓肿形成后，咽后间隙增宽，肿胀的软组织内有偏心性水样低密度影，边界清或不清，CT增强后脓肿壁环形强化，边缘不规则，液化坏死区不强化，周围软组织见片状强化。晚期咽后间隙液体聚积，厚壁强化，咽前壁变形，椎前肌后方变平，可累及纵隔。由异物所致的咽后脓肿，CT可见条状高密度影（图3-2-15）。

3. MRI上T1WI上可表现为低、等、高多种信号，T2WI呈高信号，DWI中心呈明显高信号（图3-2-16），ADC图呈低信号（图3-2-17），增强后脓肿壁强化，内容物无强化。

4. 早期咽后间隙脓肿表现　早期蜂窝织炎常局限在鼻咽或口咽水平咽后间隙内，表现为弥

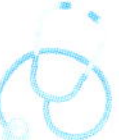

漫性增厚，大于椎体前后径的3/4，相应的气道不规则狭窄；咽后软组织可出现气体。

5. 晚期咽后间隙脓肿表现　呈充满液体边缘强化的区域，其内见气体或气液平面。可蔓延至整个咽后间隙，形成特征性的“蝶形领结”；可向下扩展至纵隔（图3-2-16）。

6. 对邻近组织的影响　可伴反应性淋巴结肿大，咽侧后壁淋巴结增大，直径大于1cm，但淋巴结的形态正常，仍呈大椭圆形或肾形，其内部构成成分相同；亦可伴化脓性淋巴结炎，化脓的淋巴结体积增大，其中心CT平扫呈低密度、MR平扫呈液体信号，增强扫描完全化脓的淋巴结边缘呈环形强化；小儿咽后脓肿常位于中线旁，常将咽旁间隙推挤向前外（图3-2-14）；亦可伴同侧颈内动脉变窄。

【病例】

病例1：男性，7岁。发现右颈部肿物伴疼痛、发热6天。专科检查见右颈部红肿，见一肿物，约6cm×5cm大小，质偏硬，明显压痛，皮温高；右侧咽侧壁见隆起，咽部稍红肿（图3-2-14）。

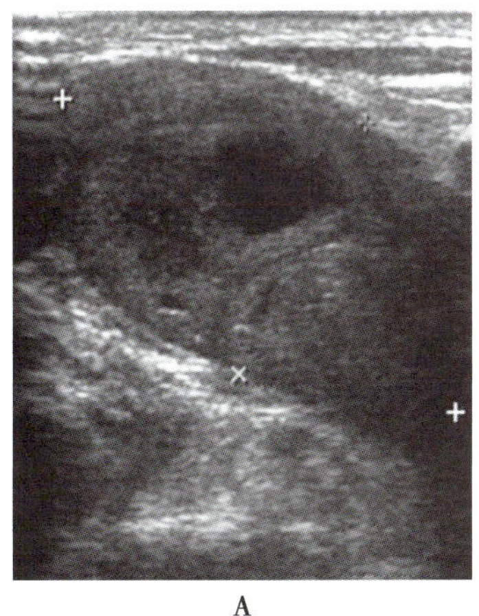

A

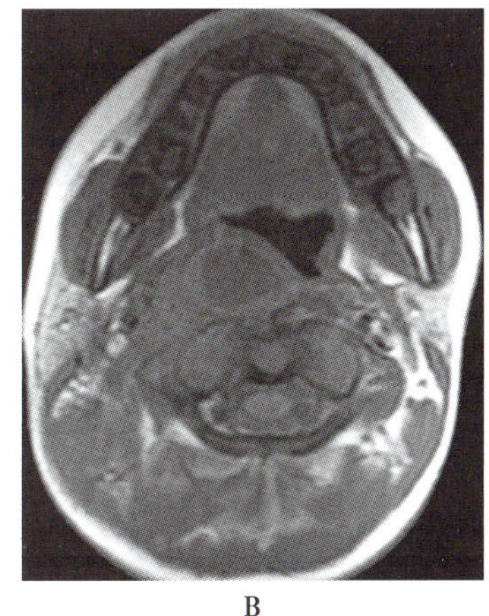

B

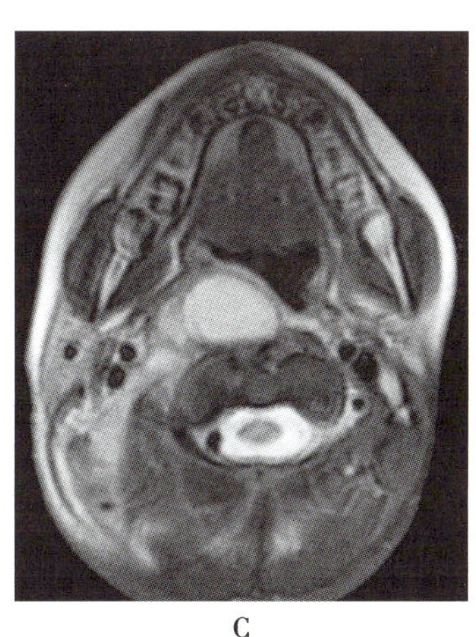

C

图3-2-14　咽后间隙脓肿

B超（A）示右侧咽后见一类圆形低回声区，周边呈环形稍高回声。MR平扫轴位T1WI（A）、轴位抑脂T2WI（B）示右侧咽后间隙异常信号影，T1WI呈低信号、T2WI呈高信号，口咽侧后壁明显隆起，口咽腔变形变小

病例2：女性，52岁。误食鱼刺致咽痛1周。专科检查见咽后壁充血、肿胀；间接喉镜下舌根部、会厌谿及梨状窝未见明显异物影，双侧梨状窝肿胀（图3-2-15）。

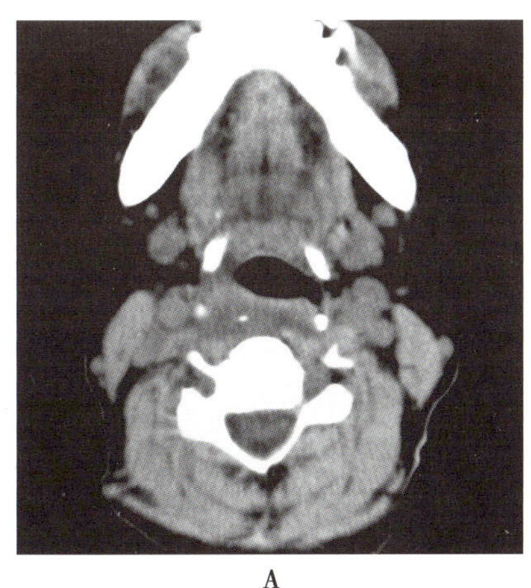

A

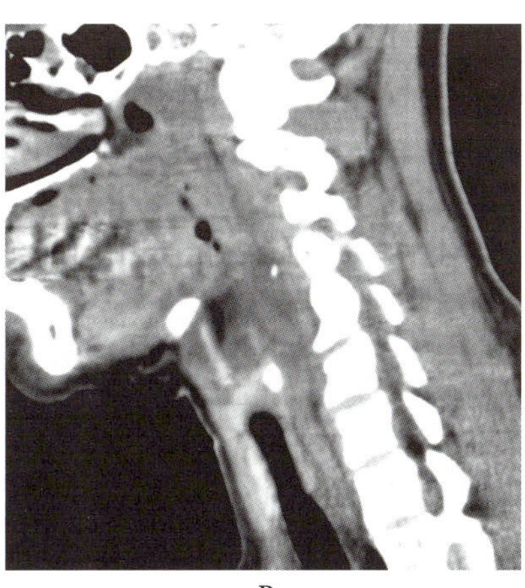

B

学习笔记

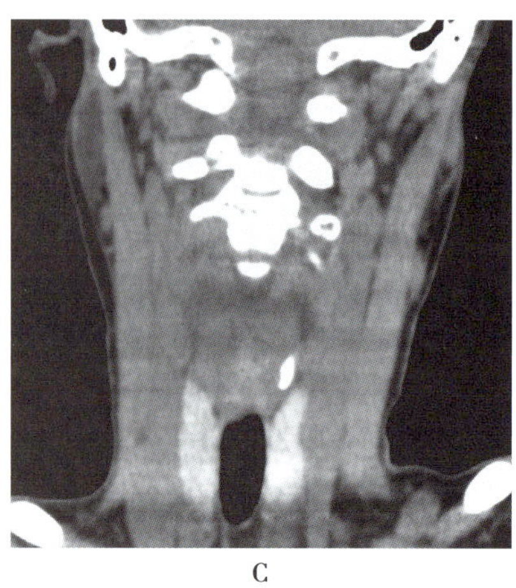

C

图 3-2-15　咽后间隙异物伴脓肿

CT 平扫轴位(A)、矢状位重建(B)、冠状位重建(C)示咽后间隙见点状高密度影，周围软组织肿胀，见液性低密度影，境界不清

病例 3：女性，55 岁。咽部疼痛 2 天，吞咽时疼痛加剧，无畏寒发热。专科检查见两侧咽壁肿胀充血，双侧扁桃体无肿大，双颈侧颌下稍肿胀，皮温高，压痛明显(图 3-2-16)。

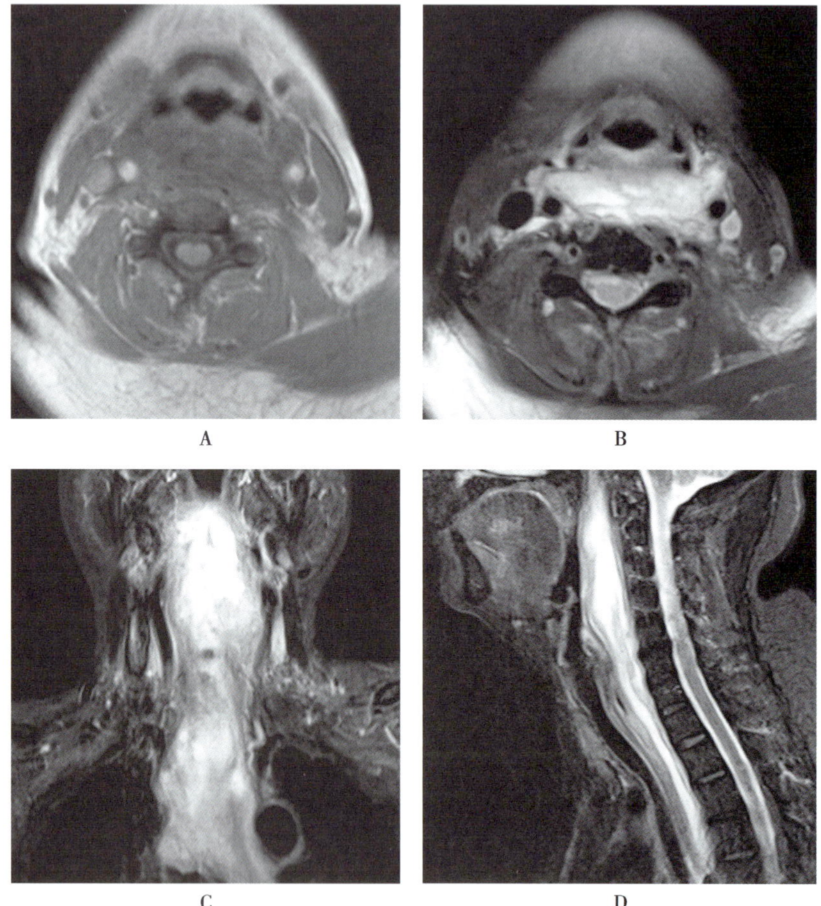

A　B　C　D

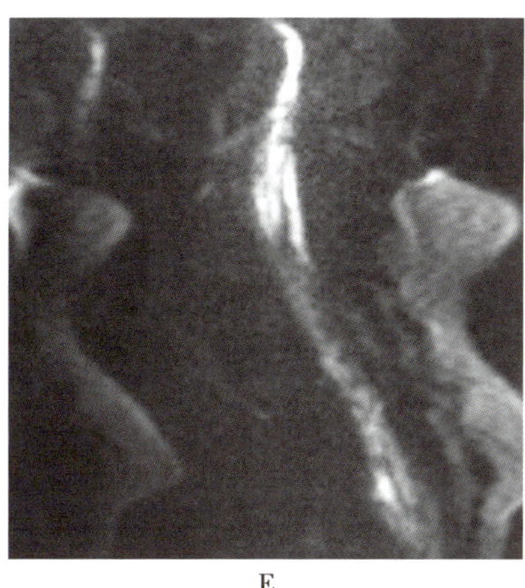

E

图 3-2-16　咽后间隙脓肿累及上纵隔

MR 平扫轴位 T1WI(A)、轴位抑脂 T2W(B)、冠状位抑脂 T2WI(C)、矢状位抑脂 T2WI(D)示咽后间隙见不规则片状异常信号影，T1WI 呈低信号、T2WI 呈高信号，其内信号不均，境界不清，病灶上至第一颈椎水平，下达上纵隔。矢状位 DWI(E)示咽后间隙见纵行条状明显高信号影

病例 4： 女性，53 岁。吞咽障碍、吞咽痛伴畏寒、发热 5 天。专科检查见咽部黏膜充血，口咽部右咽侧壁隆起。颈较硬，活动欠佳，右颈部触及大片肿胀、压痛区域(图 3-2-17)。

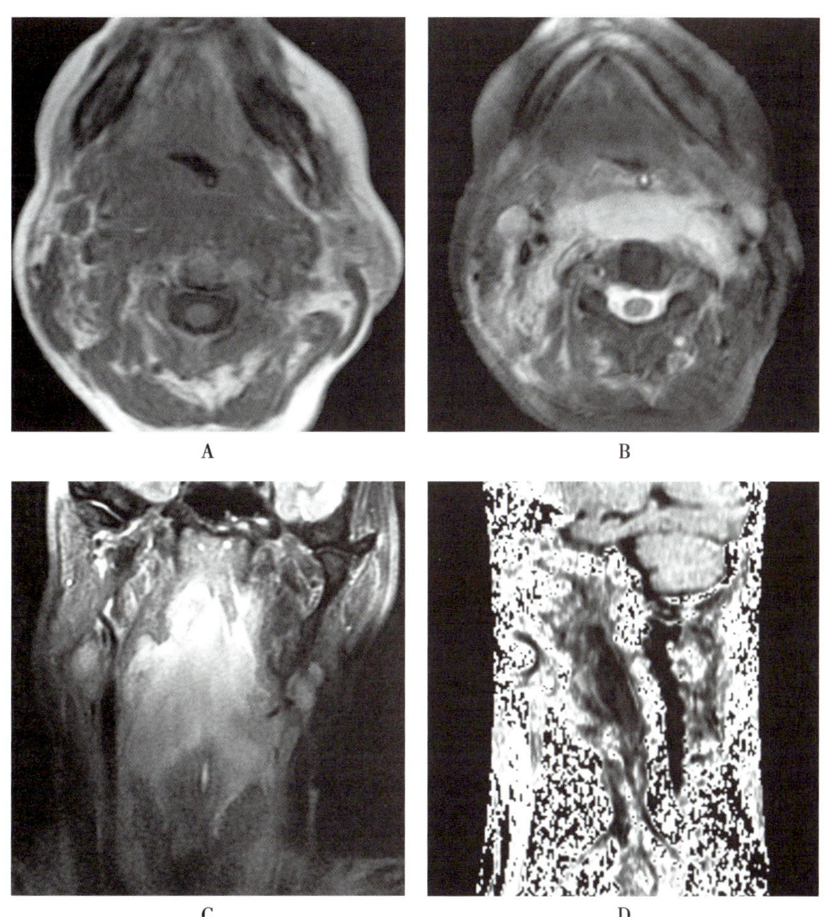

A　B　C　D

图 3-2-17　咽后间隙脓肿

MR 平扫轴位 T1WI(A)、轴位抑脂 T2WI(B)、冠状位抑脂 T2WI(C)示咽后间隙见不规则片状异常信号影，T1WI 呈低信号、T2WI 呈高信号，其内信号不均，境界不清，局部口咽腔变形变小；矢状位 ADC 图(D)示咽后间隙见纵行条状明显低信号影，提示弥散受限

学习笔记

【问题】

问题1：如何选择合适的影像学检查方法以完整显示咽后间隙脓肿?

思路1：当怀疑咽后间隙脓肿时，可行超声检查，超声图像上，脓肿常为类圆形，内部为无回声区，壁较厚，边界清晰(图3-2-14)。

思路2：可进一步行CT或MR平扫及增强扫描，扫描范围应从颅底至锁骨上。可鉴别化脓性咽后间隙水肿和咽后间隙脓肿，CT平扫可显示咽部异物(图3-2-15)，MR平扫DWI序列可见明显高信号(图3-2-16)，ADC图呈低信号(图3-2-17)，CT或MR增强脓肿壁可见明显强化。

问题2：咽后间隙脓肿与椎前间隙脓肿如何区别?

思路1：咽后间隙脓肿多来自咽后淋巴结化脓性炎症，脓肿位于近中线处，可见咽旁间隙蔓延，多无颈椎椎体的骨质破坏。

思路2：椎前间隙脓肿多来自颈椎椎体结核或化脓性脊柱炎，以颈椎结核多见，有相邻椎体的骨质破坏，可伴椎前间隙脓肿、椎旁脓肿、硬膜外脓肿。

学习笔记

知识拓展：咽后间隙脓肿的常见并发症及影像表现。

1. 脓肿向邻近颈部间隙扩散　周围间隙见片状异常密度/信号影。

2. 寰枢椎脱位　寰枢韧带松弛所致，张口位齿状突位置不居中，侧位齿状突与环椎前弓距离增宽。

3. 颈部硬膜外脓肿　见于免疫正常或免疫缺陷的个体，由单纯的肿块压迫和/或败血症性血栓性静脉炎伴有脊髓水肿和梗死引起。T1WI和正常脊髓相比呈低信号，T2WI上呈高信号，增强后见周边强化。

4. 败血症性颈内静脉血栓　增强扫描颈内静脉未见对比剂充盈。

5. 颈动脉破裂　局部可形成假性动脉瘤。

知识点

咽后间隙脓肿的影像鉴别诊断

1. 咽后间隙水肿　继发于颈内静脉血栓形成，或颈部包括颈内静脉的放射状切除。表现为咽后间隙的液体积聚，不伴厚壁强化，伴颈内静脉血栓或颈内静脉切除。

2. 咽后间隙反应性淋巴结增生　均质咽后肿块直径小于1cm；年龄在30岁以下，有多发其他部位反应性淋巴结及扁桃体增大。

3. 咽后间隙化脓性淋巴结增生　见于败血症病人有咽炎表现；年龄在30岁以下，有扁桃体增生；伴有咽后间隙水肿或早期脓肿改变。

4. 咽后间隙转移性淋巴结　增大的咽后间隙淋巴结，有或无结节中心坏死；多有癌、黑色素瘤或其他原发恶性肿瘤等病史。

5. 咽后间隙良性肿瘤　常见的咽后间隙良性肿瘤有神经源性肿瘤，T1WI呈低信号，T2WI呈高信号，增强实性部分呈明显强化，囊性部分无强化，肿瘤可见包膜。

6. 咽部鳞状细胞癌直接侵犯咽后壁　临床诊断明确的口咽部或下咽部咽后壁鳞癌；CT或MR表现为咽后间隙浸润性肿块。

二、淋巴结炎

淋巴结反应性增生分两种：感染性和非感染性。前者多为淋巴结炎；后者多为变态反应所导致的淋巴滤泡增生。非特异性淋巴结炎的常见原因为扁桃体炎、咽炎、牙源性感染。临床表现为发热、颈部触痛、红斑和白细胞升高。最常见的致病菌是链球菌、金黄色葡萄球菌等。

淋巴结炎可见于伴有口腔颌面部间隙感染者；亦可见于合并有上呼吸道感染者。多表现为弥漫的非坏死性淋巴结肿大（其直径常大于2cm），可能与腺样体、咽扁桃体肥大有关。在有急性强毒性感染时，可见淋巴结坏死。这种情况下，淋巴结坏死对应于组织学的淋巴结内脓肿，称为化脓性淋巴结病变。

【影像学表现】

1. 超声上，急性非特异性淋巴结炎，表现为增大的淋巴结仍保持卵圆外形，呈低回声。亚急性炎症时，淋巴结仍保持卵圆外形，内部结构回声减低较轻；慢性炎症时，淋巴结变小，轻度回声减低，仍保持卵圆形。

2. CT 平扫表现为淋巴结边缘光滑，内部结构均匀，并伴明确的门切迹，增强后可见强化。

3. MRI 上淋巴结肿大，T1WI 等信号，T2WI 高信号，其内信号尚均匀，增强可见强化。MRI 同时见导致淋巴结炎性肿大的颌面部其他炎症，如化脓性腮腺炎、化脓性扁桃体炎、龋齿继发感染等（图 3-2-18）。

4. 淋巴结坏死时，在 CT、MRI 增强扫描上可见淋巴结呈环形强化，其中心坏死区无强化（图 3-2-19）。

【病例】

病例 1：男性，1 岁 4 个月。左侧腮腺区疼痛肿胀伴发热 5 天。专科检查见左侧腮腺区膨隆、压痛（图 3-2-18）。

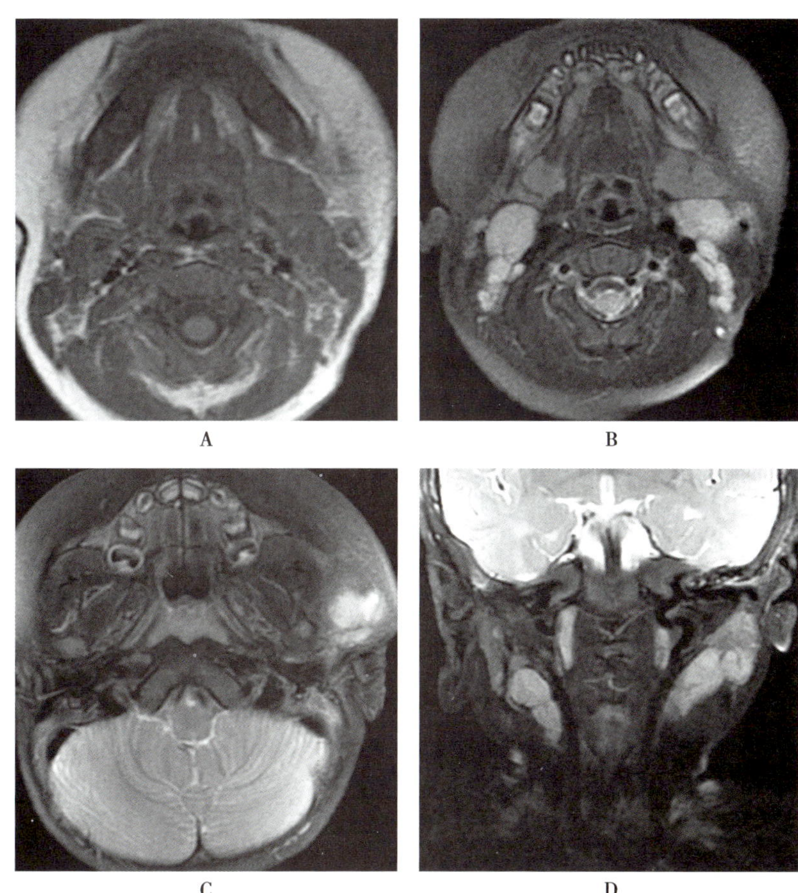

图 3-2-18　颈部淋巴结炎

MR 平扫轴位 T1WI（A）、轴位抑脂 T2WI（B、C）、冠状位抑脂 T2WI（D）双侧颈部见多发淋巴结影，部分明显肿大，呈 T1WI 低信号、T2WI 高信号影。T2WI 示左侧腮腺区见不规则片状高信号影，提示左侧化脓性腮腺炎。冠状位 T2WI 示双侧颈部多发肿大淋巴结

学习笔记

病例2：女性，34岁。发现左颌下区肿物3个月。专科检查见左侧颌下区肿物，约1.5cm×2.0cm大小，表面光滑，边界清楚，活动度良好，无明显压痛（图3-2-19）。

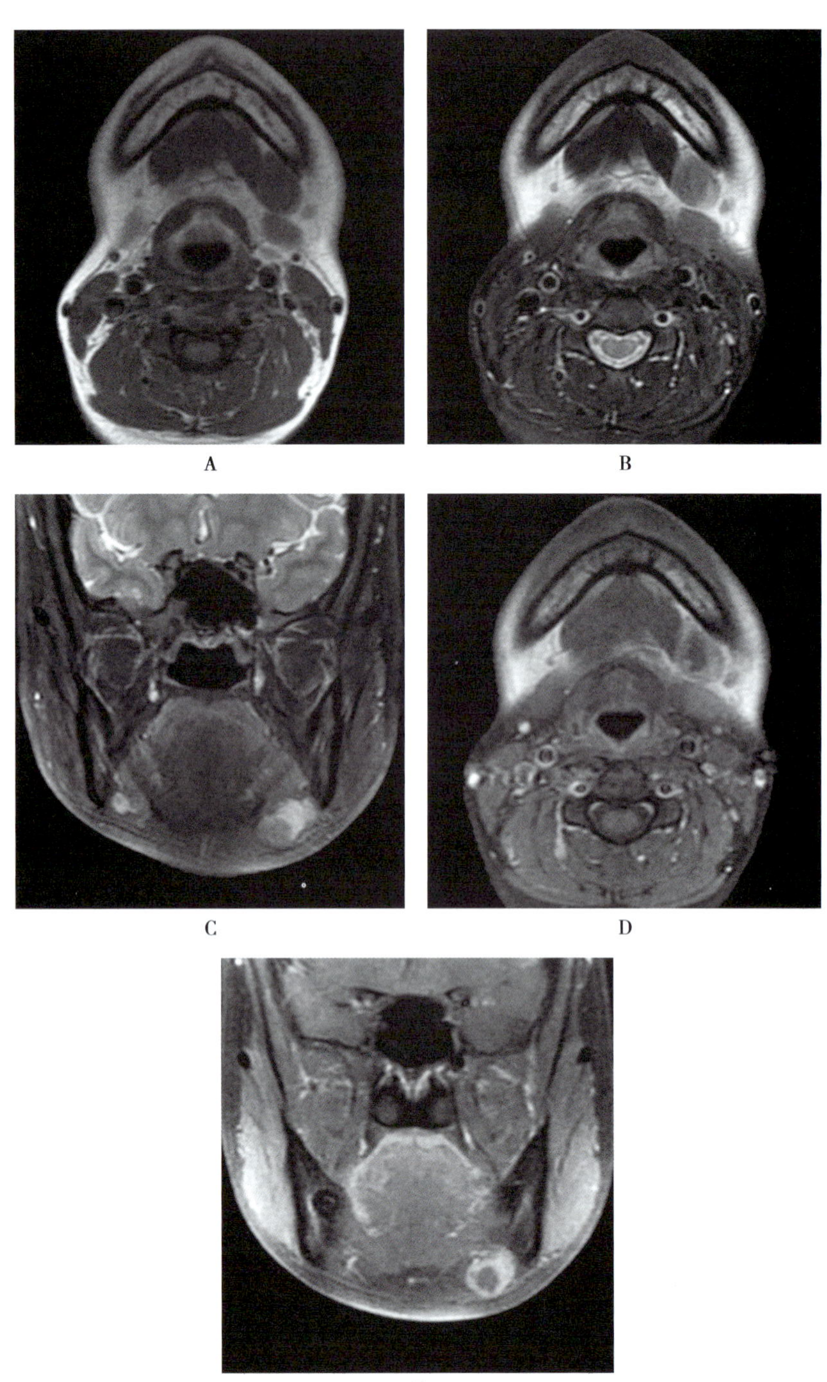

图3-2-19　坏死性淋巴结炎

MR平扫轴位T1WI(A)、轴位抑脂T2WI(B)、冠状位抑脂T2WI(C)示左侧颌下区见一结节影，T1WI呈低信号、T2WI呈高信号，其内信号不均。MR增强轴位抑脂T1WI(D)、冠状位抑脂T1WI(E)示左侧颌下区结节呈环形强化，其中心见无强化坏死区

【问题】

问题：如何选择合适的影像学检查方法以完整显示淋巴结炎？

思路1：目前所常用的影像学方法除X线之外，超声、CT和MRI均适用于检查颈部淋巴结

学习笔记

炎，应结合病人实际情况进行选择。

思路2：超声可显示表浅的淋巴结，操作简便；CT、MR扫描可显示颈部淋巴结，但CT存在电离辐射，MR软组织分辨率高但费用较昂贵。

知识点

颈部淋巴结的分区

颈部淋巴结分七区。Ⅰ区分为ⅠA和ⅠB区，ⅠA区为颏下淋巴结，ⅠB区为下颌下区淋巴结。Ⅱ区为颈内静脉链上组，Ⅲ区为颈内静脉链中组，Ⅳ区为颈静脉链下组淋巴结，Ⅱ区与Ⅲ区以舌骨体下缘为分界线，Ⅲ区和Ⅳ区以环状软骨下缘为分界线。Ⅴ区为颈外侧区淋巴结，即胸锁乳突肌后缘、斜方肌前缘及锁骨构成的三角区内的淋巴结。Ⅵ区为中央区淋巴结，包括喉前、气管前和气管旁淋巴结，Ⅶ区为上纵隔淋巴结。其他有咽后淋巴结等。

知识点

淋巴结炎的影像鉴别诊断

1. 颈部淋巴结淋巴瘤　双侧多发、非坏死性、均质性体积增大的淋巴结，累及所有颈部淋巴结链，包括常见的颈静脉链及不常见的咽后间隙、下颌下间隙及枕部淋巴结链。淋巴结门切迹消失，多发淋巴结可融合成团，内部结构均匀，增强均匀强化。

2. 颈部淋巴结转移瘤　双侧多发，可明显肿大，其内可坏死，增强呈不均匀强化。

3. 颈部淋巴结结核　双侧多发，淋巴结不大或轻度肿大，其内中心可见坏死，增强呈环形强化，其中心干酪样坏死区无强化(图3-2-20)，常累及颈静脉链淋巴结。

学习笔记

三、淋巴结结核

淋巴结结核是结核分枝杆菌侵及颈部淋巴结链时导致的，最常受累的是颈内静脉淋巴结和颈后三角淋巴结。双侧颈部可见弥漫的、坏死性肿大淋巴结。

淋巴结结核病理改变可分四个阶段：第一阶段为淋巴组织增生，淋巴结内形成结核结节或肉芽肿；第二阶段为淋巴结内灶状干酪样坏死液化；第三阶段淋巴结包膜破坏，互相融合，合并淋巴结周围炎；第四阶段干酪样物质穿破至周围软组织形成冷脓肿或窦道。慢性期干酪样坏死的淋巴结发生钙化，完全钙化则病灶愈合。

【影像学表现】

1. 病变早期CT平扫密度均匀，边缘光整，周围脂肪间隙清楚，各淋巴结呈聚集状或呈簇状，增强呈均匀实性强化；出现灶性坏死后增强呈不均匀强化，其内见斑点状低强化区；淋巴结相互融合后，CT平扫淋巴结中央密度减低，增强强化不均，周边环形强化并融合(图3-2-20)，各淋巴结之间脂肪间隙欠清。

2. 病变早期MR平扫信号均匀，增强均呈均匀实性强化；出现灶性坏死后MR平扫增大的淋巴结内斑点状T1WI稍低信号、T2WI稍高信号，增强见点状低强化区；淋巴结融合后MR平扫见淋巴结内部结构信号混杂，各淋巴结间信号融合，淋巴结间隙和周围见片状炎性渗出，T1WI呈低信号、T2WI呈明显高信号，增强呈环形融合状强化。

3. 病变后期CT、MR上均可见周围结构和皮下脂肪内炎性浸润、脓肿或窦道形成。

4. 慢性期和治疗后淋巴结见钙化。

【病例】

病例：男性，28 岁。反复口腔溃疡 10 年余，外生殖器溃疡 5 年，反复低热 1 个月余。耳后可触及一肿大淋巴结，约 2cm×1.5cm 大小，触痛、压痛，边界清晰，活动度可（图 3-2-20）。

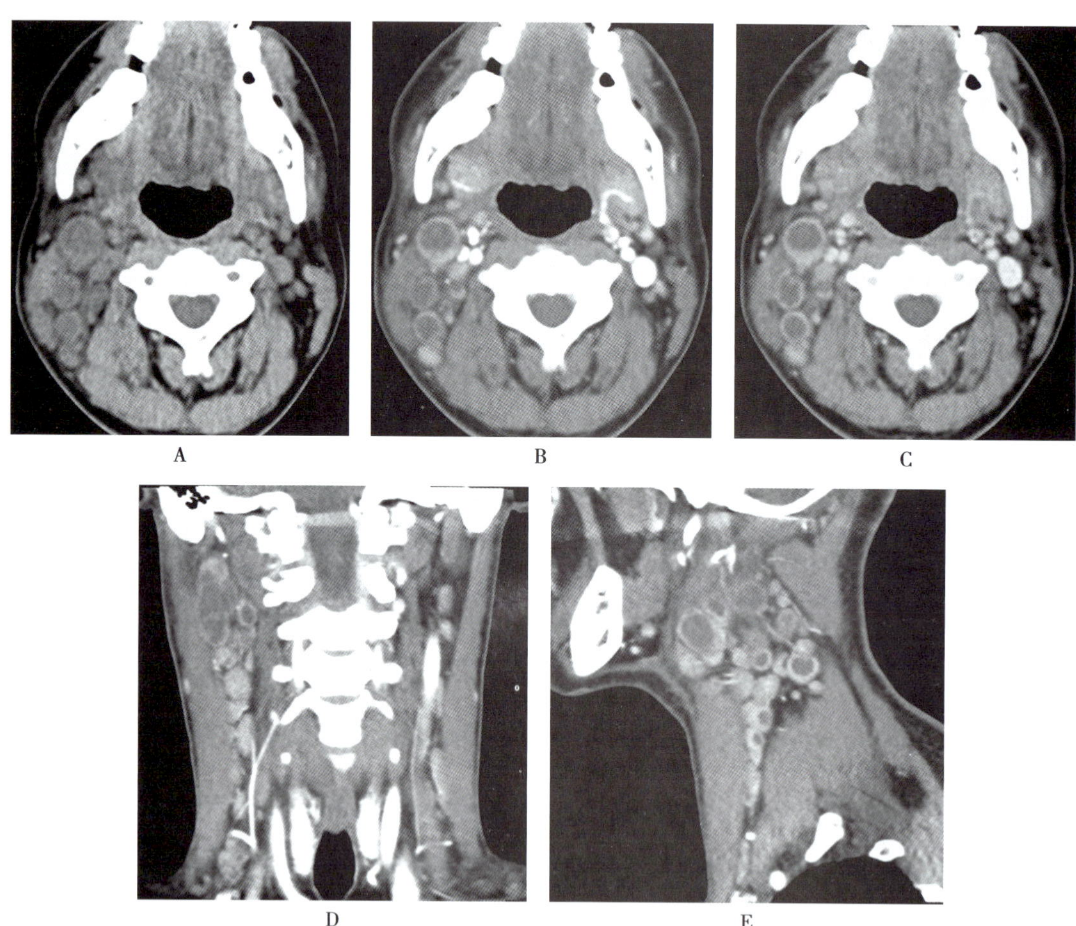

图 3-2-20　颈部淋巴结结核

CT 平扫（A）示右侧颈部见多发肿大淋巴结，中心密度较周边稍减低。CT 增强轴位（B、C）、冠状位重建（D）、矢状位重建（E）示右侧颈部多发肿大淋巴结大部分呈环形强化，中心见无强化干酪样坏死区；另见数个实性结节状强化的小淋巴结

【问题】

问题：如何判断发生在颈部淋巴结的病变是淋巴结结核，而非淋巴结转移瘤？

思路 1：颈部淋巴结结核可出现中心干酪样坏死，增强呈环形强化（图 3-2-20）。淋巴结结核淋巴结直径可无肿大或轻度肿大，慢性期或愈合期可见钙化。

思路 2：颈部淋巴结转移瘤直径多较大，可呈均匀实性强化，若中心坏死可见环形强化；除甲状腺乳头状癌外，一般由口腔颌面部恶性肿瘤引发的转移性淋巴结均罕见有钙化。

知识拓展：颈部淋巴结钙化还可见于哪些情况？

1. 颈部结核性淋巴结炎　慢性期或愈合期其中心钙化。
2. 转移性甲状腺癌　淋巴结内可见多发不规则钙化，以乳头状癌多见。
3. 放射治疗好转的癌瘤　瘤体内钙化增多。
4. 淋巴瘤淋巴结　最少发生钙化。

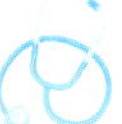

5. 治愈的坏死性淋巴结脓肿　愈合期亦可见钙化。

6. 其他　硅沉着病、结节病、淀粉样变性，可见典型的蛋壳样钙化。

知识点

淋巴结结核的影像鉴别诊断

1. 淋巴结淋巴瘤　双侧多发的、非坏死性、均质性体积增大的淋巴结，密度多均匀，不伴液化坏死，仅非霍奇金淋巴瘤偶见中心坏死。累及所有的颈部淋巴结链，包括常见的颈静脉链及不常见的咽后间隙、颌下间隙及枕部淋巴结链。淋巴结门切迹消失，多发淋巴结可融合成团，内部结构均匀，增强强化均匀。

2. 颈部淋巴结转移瘤　双侧多发，可明显肿大，其内可出现坏死，增强可有三种强化方式：结节状强化、环形强化中心坏死、不规则多淋巴结肿大融合。诊断标准：轴位上淋巴结最小径≥10mm；中央坏死或环形强化；同一区域3个或以上的淋巴结呈簇状聚集且最小径≥8mm；淋巴结包膜外侵犯；咽后淋巴结轴位最小径≤5mm。

3. 反应性淋巴结肿大　淋巴结增大，直径大于1cm，但淋巴结的形态正常，仍呈大椭圆形或肾形，其内部构成成分相同。

4. 化脓性淋巴结炎　化脓性淋巴结临床为压痛性肿块，体积增大，边缘可模糊，CT上表现为中心密度减低或MR上表现为液体信号；完全化脓的淋巴结，其边缘环形强化；颈部相应区域常见化脓性炎症，如化脓性扁桃体炎、化脓性腮腺炎等。

（曹代荣）

学习笔记

参考文献

1. 兰宝森. 中华影像医学：头颈部卷. 北京：人民卫生出版社. 2002.
2. 沃格尔，T. J. 头颈部影像鉴别诊断：头颈部系统性放射诊断方法与复杂病例的影像诊断. 唐光健，译. 北京：中国医药科技出版社，2009.
3. 哈恩斯伯格，H. R. 放射学家掌中宝：头颈百例疾病影像诊断精粹. 王振常，鲜军舫，译. 北京：北京大学医学出版社. 2006.
4. 马菲，M. F. Valvassori. 头颈影像学. 刘怀军，译. 第2版. 北京：中国医药科技出版社. 2011.

第四章 口腔颌面部囊肿

第一节 颌骨囊肿

颌骨囊肿是一种内含流体或半流体的非脓肿性病理性囊腔，与全身其他骨骼发生的囊肿相比明显多见，是颌骨常见疾病之一。颌骨囊肿可分为牙源性囊肿和非牙源性囊肿两大类。前者主要有炎症性的根尖周囊肿和残余囊肿，发育性的含牙囊肿等；后者主要有发育性的面裂囊肿。

因大多数颌骨囊肿发生于骨内，对周围软组织的侵犯较少，故通常采用常规 X 线平片检查即可。口腔颌面 CBCT(cone beam CT)具有空间分辨率高、辐射剂量相对较小、三维重建功能等优点，已广泛应用于临床；CBCT 可清楚地显示颌骨囊肿的部位、范围大小、与周围解剖结构的关系、病变的颊舌向膨胀或破坏情况等，对于颌骨囊肿的诊断、治疗设计和术后随访具有重要意义。但 CBCT 对软组织的显示相对较差，临床怀疑颌骨囊肿恶变并伴有周围软组织侵犯者或不能将其与颌骨囊实性肿瘤鉴别者，需采用 CT 或 MRI 检查。

一、根尖周囊肿

根尖周囊肿(radicular cyst)是最常见的颌骨囊肿之一，由于慢性炎症的刺激，在根尖部形成病理性囊腔，常由根尖肉芽肿转变而来。其形成机制与根尖肉芽肿或含上皮的肉芽组织中心发生变性、坏死和液化有关。多有龋齿、畸形牙等病源牙存在。早期多无自觉症状，病源牙的牙齿变色。囊肿长大时局部黏膜隆起，颜色正常，呈乒乓球样感，邻牙受压移位。

学习笔记

【影像学表现】

1. 绝大多数的根尖周囊肿位于牙根根尖，部分可位于近中或远中的根侧面(多因副根管开口和深部牙周袋形成所致)。约 60% 的根尖周囊肿出现在上颌骨，特别是上颌的切牙和尖牙区。40% 的根尖周囊肿出现在下颌骨。

2. 根尖周囊肿多为圆形或类圆形的骨质破坏低密度病变。囊肿边界清晰锐利，可见其周围有骨皮质线围绕，形成一致密的线条影。遇有继发感染时，囊肿的边界可为模糊不清表现，其周围的骨皮质线也可不完整或消失(图 4-1-1)。

3. X 线和 CBCT 上，根尖周囊肿表现为单囊状低密度 X 线透射区(图 4-1-1)。长期生长的颌骨根尖周囊肿内部可有零星分布的微小钙化点显现。

4. 平扫 CT 上，根尖周囊肿多为均匀的水液密度改变。增强 CT 上可见囊壁有强化。

5. MRI 上，根尖周囊肿在 T1WI 上信号变化多样(低信号、中等信号和高信号均可)；在 T2WI 上均呈均匀高信号表现。增强 MRI 上，根尖周囊肿的边缘可呈明显增厚的环形强化表现。

6. 根尖周囊肿引起病源牙牙根吸收，但较大的根尖周囊肿可引起邻牙牙根移位和牙根吸收。牙根吸收的方式多为弧形曲线形态。膨隆的颌骨边缘多为弧形曲线或圆形表现。由于牙根倾向于牙的远中，起源于上颌侧切牙的根尖周囊肿可突入上颌窦内，但在囊肿和上颌窦之间多有骨皮质线分隔。

【病例】

病例：男性，54 岁。右上前牙区疼痛肿胀 2 月余(图 4-1-1)。

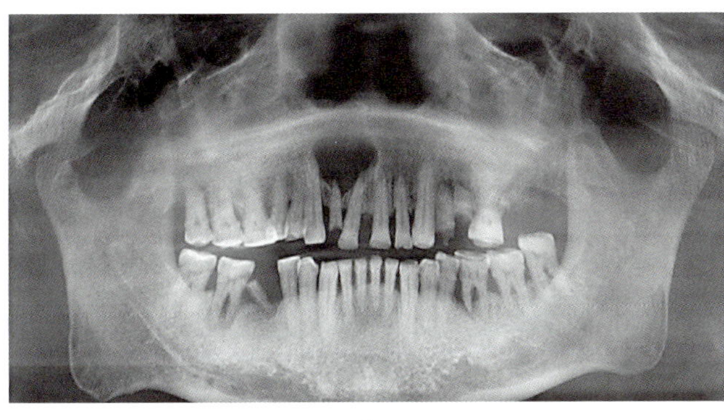
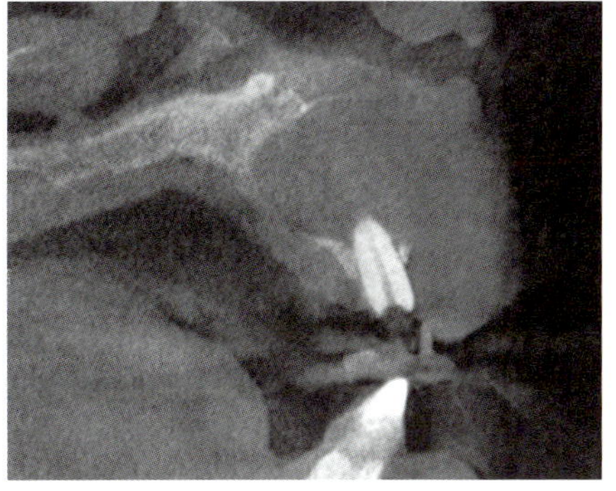

A　　　　B

图 4-1-1　12 根尖周囊肿

全口牙位曲面体层 X 线片(A)和矢状位 CBCT(B)示:11～13 区囊状低密度影像,以病源牙 12 为中心,边缘尚清晰,病变向唇腭侧膨胀,11 和 13 牙根移位

【问题】

问题:诊断根尖周囊肿的影像学检查方法有哪些?

思路 1:根尖片:是最简单易行的影像学检查方法,其特点为能清晰显示病变部位与周围骨质及牙齿的位置关系。故诊断根尖周囊肿应首选根尖片。但对于范围较大的病变,根尖片常不能完整显示。

思路 2:全口牙位曲面体层 X 线片对前牙根尖区的影像显示较模糊,常不能清晰的显示病变范围。

思路 3:口腔颌面锥形束 CT 检查,对上下前牙区可清晰显示病变范围,对上颌后牙区病变,可清晰的显示与上颌窦的关系,对下颌后牙区病变,可清晰显示与下颌管的关系,对手术方案的制订具有指导作用。

学习笔记

知识点

根尖周囊肿的影像鉴别诊断

(一) 根尖周囊肿的影像学表现及与颏孔鉴别

1. 根尖周囊肿大都有病源牙,病源牙可为龋齿、畸形牙等。

2. 对根尖周囊肿的治疗要视情况而定。主要治疗方法有根管治疗、根尖手术和囊肿刮治。

3. 下颌前磨牙根尖周囊肿与颏孔鉴别。后者为正常解剖结构,边界清楚、规则,牙周膜和牙槽骨骨硬板影像连续不断。牙体无病变,牙髓活力正常。

(二) 根尖周囊肿与其他颌骨病变的鉴别

1. 根尖周囊肿与根尖周肉芽肿、慢性根尖周脓肿之间的鉴别诊断　主要根据 X 线表现。根尖周肉芽肿一般较小,直径不超过 1.5cm,圆形或椭圆形,边界清楚,通常无密质骨白线围绕;慢性根尖周脓肿,通常根尖周骨质破坏不规则,病变边界不清,或病变局限,边界清楚,外围有骨质反应性增生。成人根尖周囊肿可较小或较大,呈圆形、椭圆形密度减低影像,通常边界清楚,并有密质骨白线围绕(见图 4-1-1A)。根尖周囊肿由根尖周肉芽肿发展而来,也可能是慢性牙槽脓肿发展而来。

2. 根尖周囊肿与牙源性角化囊性瘤的鉴别　牙源性角化囊性瘤较小时,可有类似根尖周囊肿 X 线表现,但无病源牙,也无临床症状。X 线检查可见牙周膜和牙槽骨骨硬板影像通常存在。根尖周囊肿呈圆形、椭圆形密度减低影像,通常边界清楚,并有密质骨白线围绕(见图 4-1-1A)。但角化囊性瘤有时边缘不整齐。

二、残余囊肿

残余囊肿（residual cyst）是由于对根尖周肉芽肿或根尖周囊肿在拔牙后未完全清除病变所形成的囊肿。囊肿较小时无临床症状，患者有拔牙病史，常在颌骨无牙区被偶然发现。

【影像学表现】

1. 残余囊肿于上、下颌骨均可出现，但下颌略多见，且几乎均位于下颌神经管的上方。

2. 残余囊肿多为圆形或类圆形表现。囊肿边界清晰，可见其周围有骨皮质线围绕。遇有继发感染时，囊肿的边界可为模糊不清表现，其周围的骨皮质线也可不完整或消失。

3. X线上，与根尖周囊肿类似，残余囊肿表现为单囊状低密度X线透射区（图4-1-2）。长期生长的残余囊肿内部可有零星分布的微小钙化点显现。

4. 残余囊肿增大时可引起骨板膨隆、邻牙移位和牙根吸收。

【病例】

病例：女性，40岁。2年前由于上颌尖牙残根反复肿痛消炎后拔除，现出现局部不适（图4-1-2）。

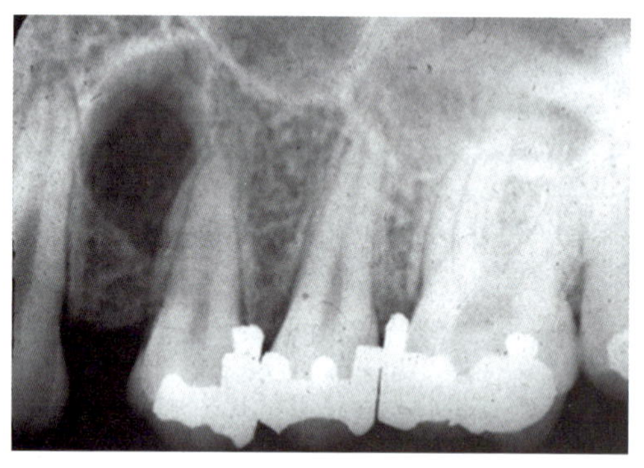

图4-1-2 23缺牙区残余囊肿

根尖片显示：23缺牙区可见密度减低影，边界清晰

问题：如何诊断残余囊肿？

思路1：患者均有拔牙病史。

思路2：根尖片可清晰显示病变范围及与周围组织关系（见图4-1-2），一般不需要做其他检查。

知识点

残余囊肿的特点与单囊性牙源性角化囊性瘤的鉴别诊断

残余囊肿的患者均有拔牙病史，对残余囊肿的治疗主要为囊肿刮治。影像学上，残余囊肿与单囊性牙源性角化囊性瘤表现相似，应予以鉴别。残余囊肿常在颌骨无牙区被偶然发现（见图4-1-2）。牙源性角化囊性瘤较小时，可有类似残余囊肿X线表现，但多无拔牙病史，病变沿着颌骨长轴扩展，颌骨膨胀不如较大的残余囊肿明显。

学习笔记

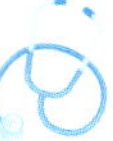

三、含牙囊肿

含牙囊肿(dentigerous)又称滤泡囊肿(follicular cyst),是指囊壁包含一个未萌出牙冠并附着于该牙的牙颈部的囊肿。当牙冠完全形成之后,由于缩余釉上皮与牙冠之间有液体渗入,不断积聚而形成囊肿;以上颌前牙区及下颌第三磨牙区较多见。大体病理上,含牙囊肿的囊腔内含有牙冠(多为恒牙和额外牙牙冠),囊壁附着于釉牙骨质界处,囊液多为黄色。镜下可见含牙囊肿的囊壁由复层鳞状上皮和纤维结缔组织组成。复层鳞状上皮通常由2~3层扁平细胞和矮立方细胞构成,无角化和上皮钉突,类似于缩余釉上皮。如遇有感染,则上皮有明显增生、增厚和鳞化,上皮内可发生黏液化生,含有黏液细胞和纤毛细胞,囊壁组织内可见大量炎性细胞浸润。部分含牙囊肿的上皮衬里还可发生角化,并在纤维囊壁常可见上皮岛。囊肿较小时临床无症状,病变区受累牙萌出受阻;囊肿生长缓慢,病变较大时可出现颌骨膨隆,甚至颜面畸形;可继发感染。对含牙囊肿的治疗一般以手术切除为主,术后复发者少见。含牙囊肿多预后良好,但也有恶变报道,故应及时处理。

【影像学表现】

1. 好发于上颌前牙区(图4-1-3、图4-1-4、图4-1-11、图4-1-12)和下颌(图4-1-6、图4-1-7)或上颌第三磨牙区(图4-1-8)。

2. 通常表现为在完全形成的牙冠上方,有一清晰的圆形或卵圆形的透光阴影,边界清楚,周围有骨硬化边缘包绕(图4-1-3)。

3. X线上,由于含牙囊肿形成时间的早晚不同,囊肿内所含的牙可处于不同的发育阶段。对于含牙囊肿,一个重要的诊断要点是囊壁附着于牙齿的釉牙骨质交界处(图4-1-7C)。但有时由于不同投照角度的影响,可表现为整个牙含在囊腔中。有些含牙囊肿呈偏心性生长,绝大部分囊腔位于牙冠的一侧(图4-1-5C)。囊肿多为单房,亦可见到多房,且大小相近。所含牙数目多为一个,也可以是多个(图4-1-4)。囊肿通常为单个,少数可见多发(图4-1-7C)。

4. CBCT能清楚显示上颌含牙囊肿范围及与周围牙齿、鼻腔、上颌窦的关系(图4-1-8、图4-1-11);并能清楚显示下颌囊肿的范围及与周围牙齿、颏孔、下颌管的关系(图4-1-7、图4-1-10)。

5. 平扫CT上,含牙囊肿的CT值多呈水液密度表现,部分为软组织密度。病变内含牙为明显高密度表现(图4-1-14A)。增强CT上,其囊内容物无强化表现,囊壁可强化。

6. MRI上,含牙囊肿的囊液在T1WI上表现为低或中信号,T2WI上表现为高信号,囊肿内部表现为均一信号。囊肿内部的牙齿在T1WI和T2WI上,均表现为低信号。增强扫描时,囊肿内容物无强化表现,而周围的囊壁可见一线状强化表现(图4-1-14B、C)。

7. 囊肿增大可引起骨板膨隆、邻牙移位(图4-1-5)和牙根吸收。同时由于囊腔内液体积聚,挤压受累牙齿自身向根尖方向移位,而且有时移位较明显。例如,下颌第三磨牙含牙囊肿较大时可使下颌第三磨牙移位至髁突或喙突区,或向下移位至下颌骨下缘处(图4-1-9)。

学习笔记

【病例】

病例 1：女性，30 岁。要求修复拍根尖片时偶然发现异常（图 4-1-3）。

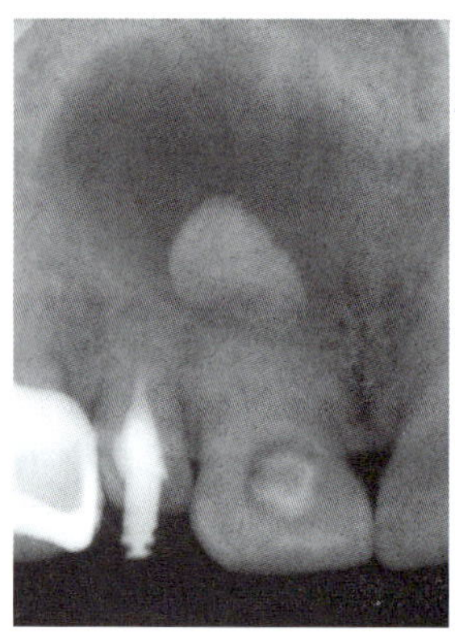

图 4-1-3　11 根尖区含牙囊肿

根尖片示：在 11 牙根上方，可见密度减低影像，边界清晰，内含一枚多生埋伏牙

病例 2：男性，8 岁。上颌尖牙区肿胀 1 周（图 4-1-4）。

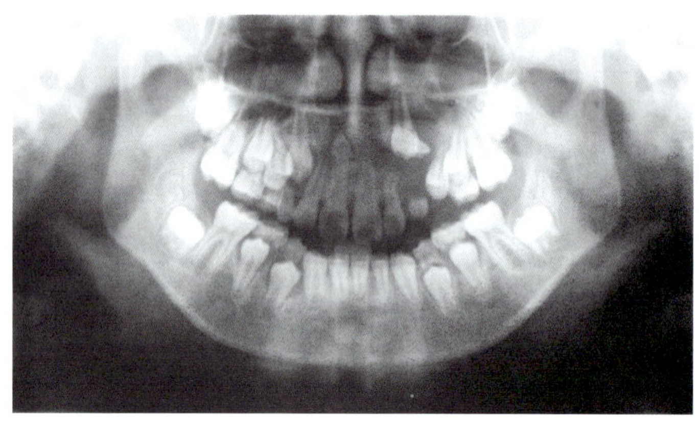

图 4-1-4　左侧上颌前牙区含牙囊肿

全口牙位曲面体层 X 线片示：左侧上颌前牙区可见一卵圆形低密度影像，内含 2 枚牙齿，一枚为额外牙，另一枚为 23

病例 3：男性，6 岁。上前牙唇腭侧肿胀 1 月余，无疼痛（图 4-1-5）。

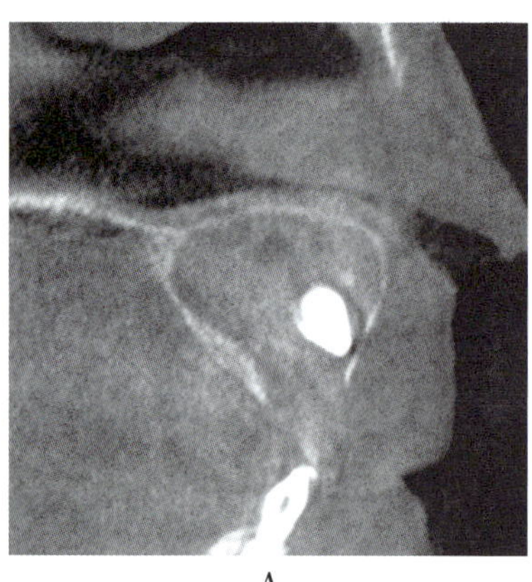

A

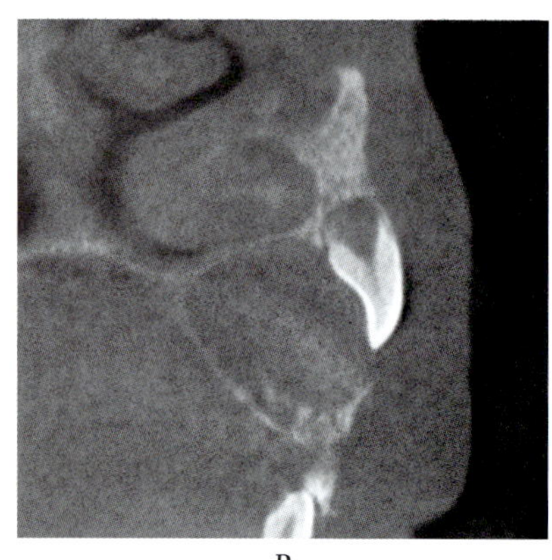

B

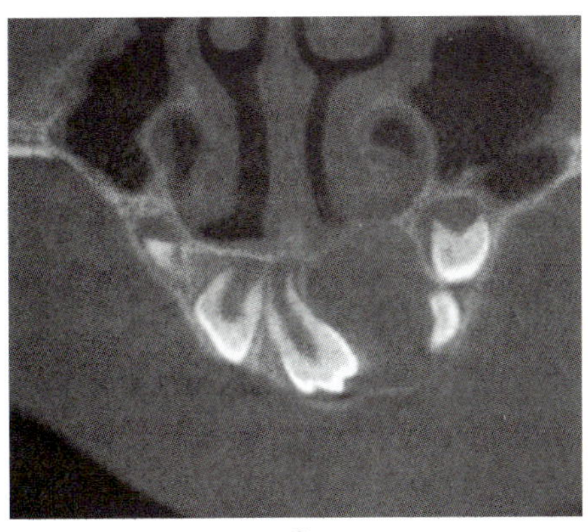

C

图 4-1-5　左侧上颌前牙区含牙囊肿

矢状位 CBCT(A)和矢状位 CBCT(B)示:左侧上颌前牙区低密度影像,边界清晰;21 被推向唇侧。C. 冠状位 CBCT 示:额外牙位于含牙囊肿内侧,并被推向囊肿边缘

病例 4:女性,12 岁。左下颌角部肿痛 1 个半月(图 4-1-6)。

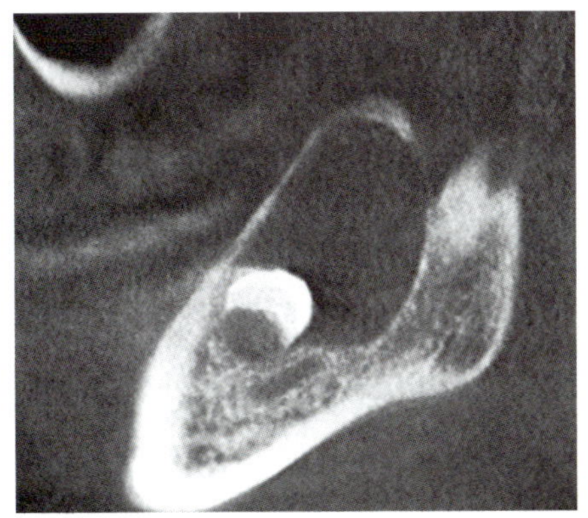

图 4-1-6　左侧颌角区含牙囊肿

矢状位 CBCT 显示:左侧下颌角及升支区可见低密度影像,边界清晰,囊壁附着于 38 的釉牙骨质交界处,病变向颊舌侧膨隆

病例 5:男性,62 岁。右侧下颌肿胀半个月(图 4-1-7)。

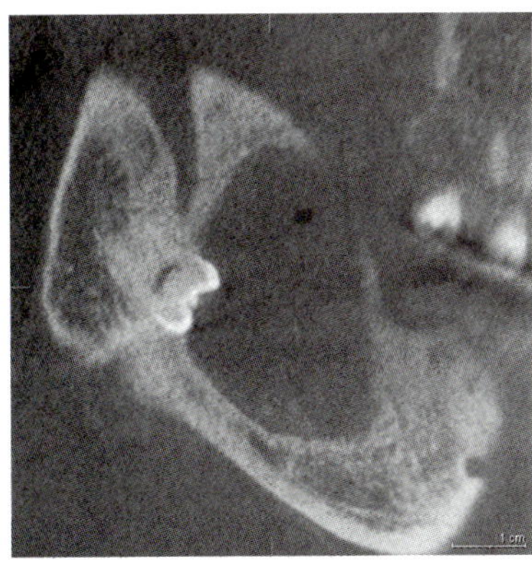

A

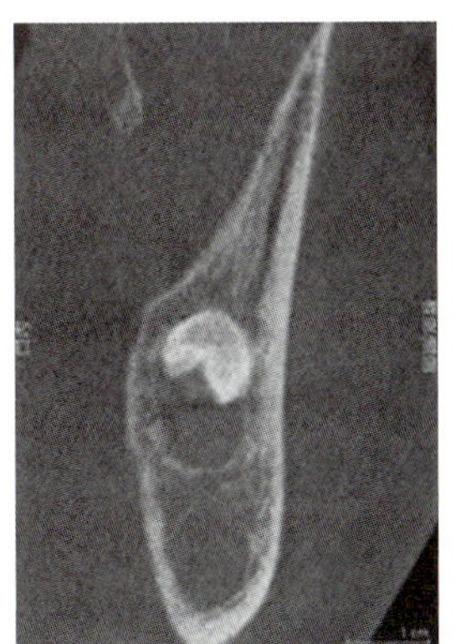

B

学习笔记

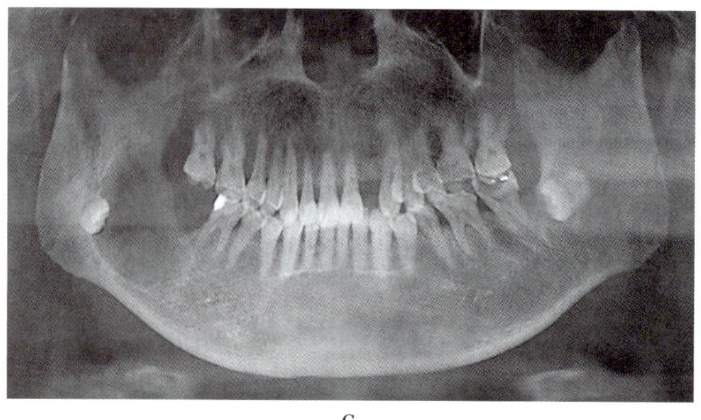

C

图 4-1-7 右侧下颌磨牙区含牙囊肿

矢状位 CBCT(A)、冠状位 CBCT(B)和全口牙位曲面体层 X 线片(C)示:右侧下颌磨牙区及升支部可见密度减低影像,边界清晰,囊壁连于 48 冠根交界处,下颌管移位,病变向颊舌侧膨胀(A 和 C);38 处可见密度减低影像,边界清晰,囊壁连于 38 冠根交界处,膨胀不明显(B 和 C)

病例 6: 男性,44 岁。种植牙拍 CBCT 时偶然发现左上颌骨病变(图 4-1-8)。

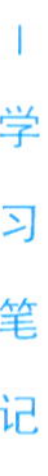

学习笔记

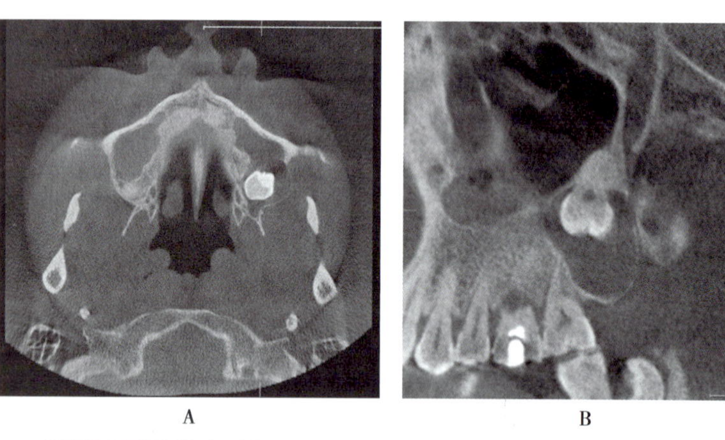

A　　B

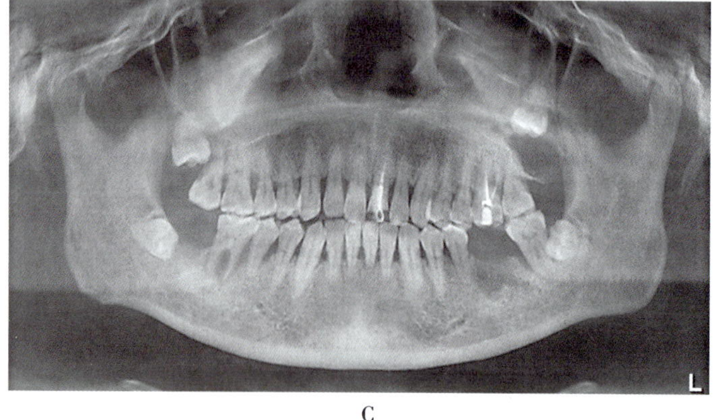

C

图 4-1-8 左上颌磨牙区含牙囊肿

轴位 CBCT(A)、矢状位 CBCT(B)和全口牙位曲面体层 X 线片(C)示:左上磨牙区低密度影像,边界清晰,囊壁连于 28 冠根交界处,并向颊腭侧膨胀

病例7：男性，35 岁。右侧下颌升支区反复肿胀 2 年（图 4-1-9）。

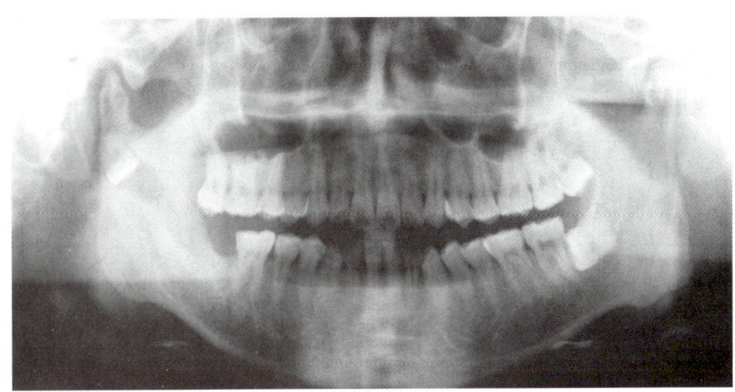

图 4-1-9　右侧升支部含牙囊肿

全口牙位曲面体层 X 线片显示：48 位于右侧升支部，病变区可见低密度影像，边界清晰，囊壁连于 48 冠根交界处

病例8：男性，12 岁，下前牙区肿胀 2 月余（图 4-1-10）。

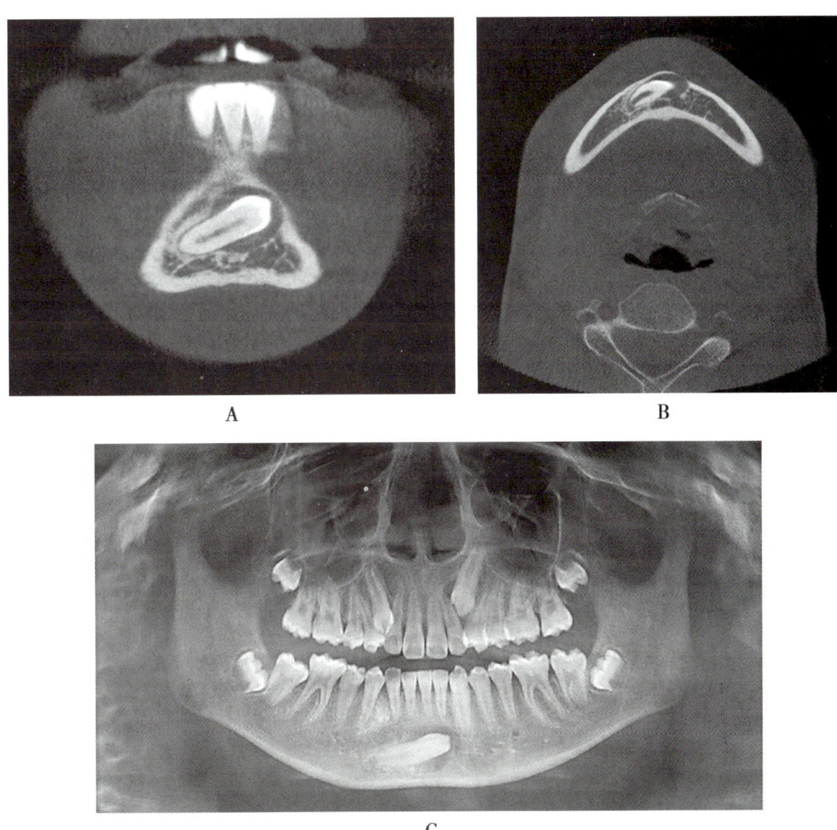

图 4-1-10　下前牙区含牙囊肿

冠状位 CBCT（A）、轴位 CBCT（B）和全口牙位曲面体层 X 线片（C）显示：下前牙区低密度影像，边界清晰，囊壁连于 43 冠根交界处，膨胀不明显

学习笔记

病例 9： 男性，58 岁。上前牙区肿胀疼痛 1 年(图 4-1-11)。

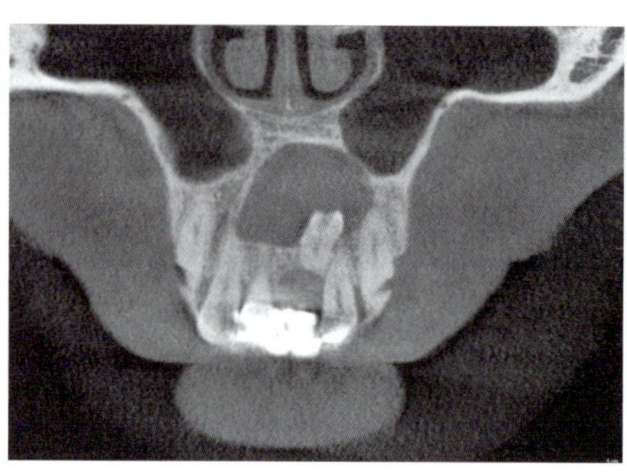

图 4-1-11　上前牙区含牙囊肿

冠状位 CBCT 显示：上前牙区低密度影像，边界尚清晰，囊壁向唇腭侧膨胀，囊壁位于额外牙冠根交界处，额外牙为畸形牙

病例 10： 男性，15 岁。正畸前拍 CBCT 时发现(图 4-1-12)。

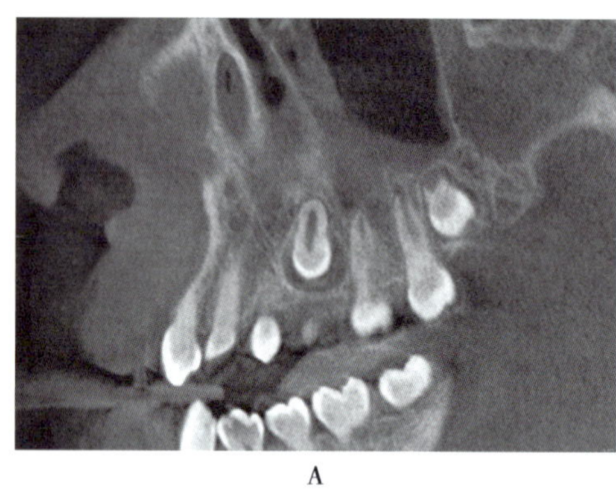

A

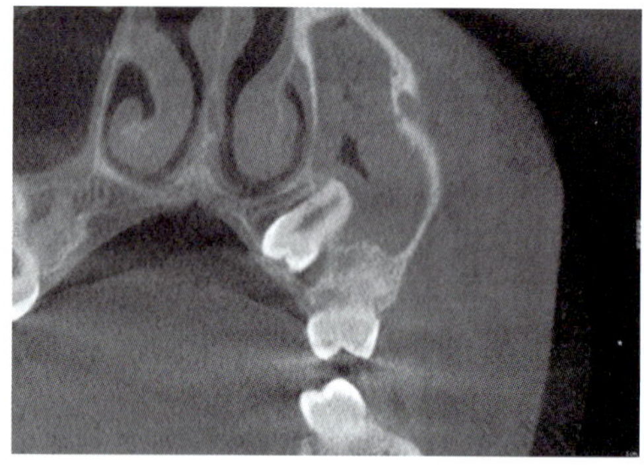

B

图 4-1-12　25 含牙囊肿

矢状位 CBCT(A)和冠状位 CBCT(B)示：左侧上颌低密度影像，边界清晰，囊壁向腭侧膨胀，并连于 25 冠根交界处

病例 11： 男性，35 岁。右上腭部肿胀 2 月余(图 4-1-13)。

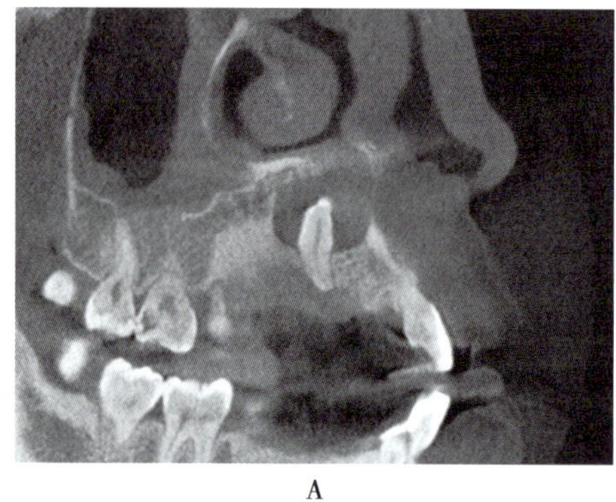

A

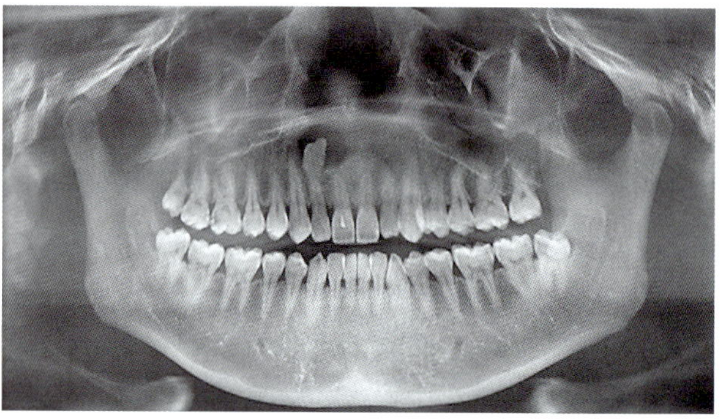

B

图 4-1-13　右侧上颌前部含牙囊肿

CBCT 矢状位(A)和全口牙位曲面体层 X 线片(B)显示：右侧上颌前部低密度影像，边界清晰，囊壁连于额外牙冠根交界处，囊壁向唇侧膨胀

学习笔记

病例 12：男性，35 岁，左下颌无痛性肿胀 2 个月（图 4-1-14）。

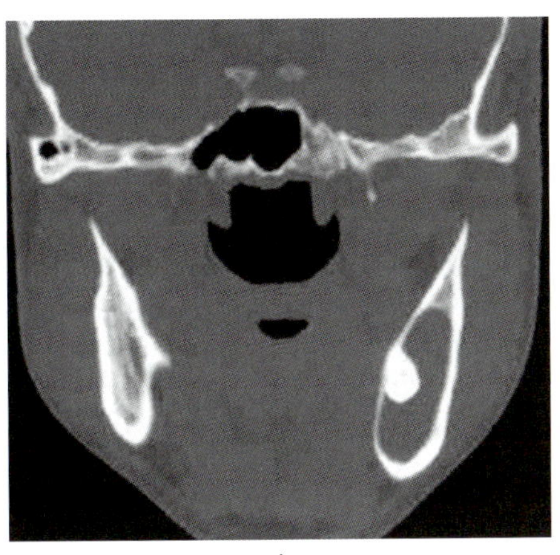
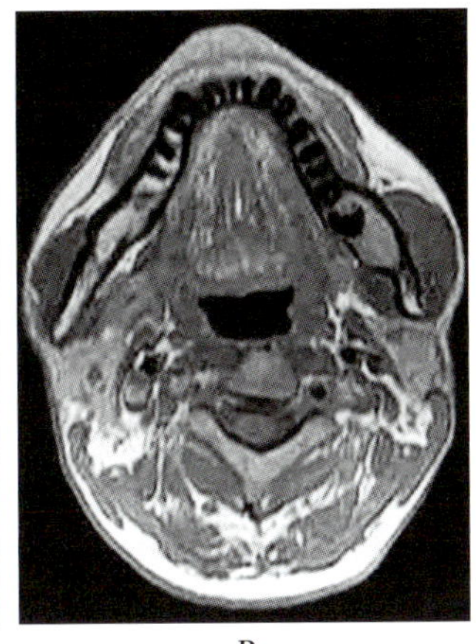
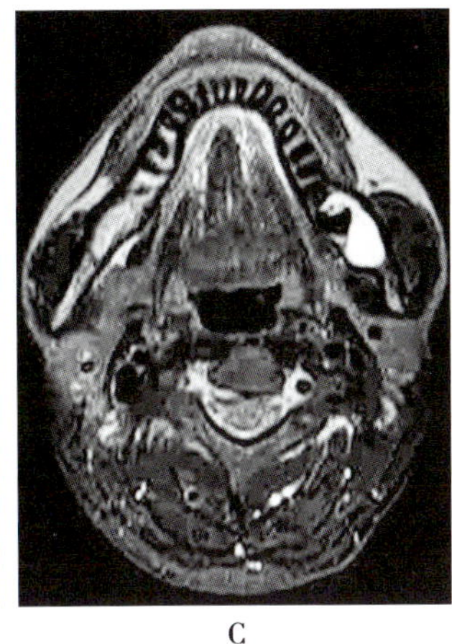

A　　B　　C

图 4-1-14　左下颌后部含牙囊肿（上海交通大学医学院附属第九人民医院余强提供）

A. CT 骨窗示：病变区可见低密度影像，边界清晰，囊壁连于 38 冠根交界处；T1WI（B）和 T2WI（C）示：囊液在 T1WI 上表现为低信号，T2WI 上表现为高信号，囊肿内部表现为均一信号。囊肿内部的牙齿在 T1WI 和 T2WI 上，均表现为低信号

【问题】

问题：含牙囊肿的诊断要点有哪些？

思路 1：首先从发病年龄及性别因素上考虑，发病年龄一般在 10～39 岁，男性比女性多。

思路 2：其次发病部位上，大多数含牙囊肿好发于上颌前牙区和下颌或上颌第三磨牙区。

思路 3：再者从影像学表现考虑，在 X 线片上表现为单房透亮区，伴有未萌出牙的牙冠，囊壁清晰，有骨白线，合并感染时边界不清（见图 4-1-3、图 4-1-7C）。

知识点

含牙囊肿的影像鉴别诊断

（一）含牙囊肿与牙滤泡的影像学鉴别诊断

正常情况下未萌出牙的牙冠被滤泡包绕。X 线片上，滤泡可表现为均匀的密度低的影像，其周围被致密的密质骨白线围绕，并与釉牙骨质界的骨硬板相连续。上颌尖牙萌出迟缓时牙滤泡间隙明显大。有时正在发育牙的牙滤泡同某些含牙囊肿早期鉴别比较困难。有专家指出，正常牙滤泡间隙的大小为 2～3mm，如果该间隙超过 5mm，则应考虑为含牙囊肿。不能最后确定者，可在 4～6 个月内重复 X 线检查，以观察其大小变化和周围骨质结构的改变。其间如果出现任何牙齿移位和颌骨膨大征象者，可视之为含牙囊肿诊断的依据。

（二）含牙囊肿与牙源性角化囊性瘤的鉴别

含牙囊肿所含牙多为发育畸形牙或额外牙和第三磨牙，邻近牙根吸收很少见。好发于上颌前牙区（见图 4-1-3、图 4-1-4、图 4-1-11～图 4-1-13）及上下颌第三磨牙区（见图 4-1-8），单囊多见，多囊少见，多囊者也是相差无几的数个大囊，这些表现与角化囊性瘤相同。

牙源性角化囊性瘤可含牙或不含牙，好发于下颌第三磨牙区，下颌较上颌多见，上颌以第一磨牙区多见。单囊多见，多囊少见但较含牙囊肿多，邻近牙根吸收较含牙囊肿明显多见，牙根吸收多呈斜面状。

学习笔记

含牙囊肿膨胀程度较牙源性角化囊性瘤明显，密质骨板虽很薄，但尚有连续性（见图4-1-5）。下颌骨牙源性角化囊性瘤范围较大时，有沿颌骨长轴扩展趋势，颌骨膨胀多向舌侧，甚至穿破舌侧骨板。含牙囊肿通常少有继发感染，无疼痛及下唇麻木等不适症状。刮治术后很少复发。牙源性角化囊性瘤继发感染较常见，刮治术后复发率较高。

（三）含牙囊肿与单囊型成釉细胞瘤的鉴别

含牙囊肿可发生于任何年龄，最多位于上颌前部（见图4-1-3、图4-1-4、图4-1-11 ~ 图4-1-13）及上下颌第三磨牙区（见图4-1-8）；单囊型成釉细胞瘤多见于青少年，多位于下颌磨牙及升支体部。含牙囊肿如发生于下颌第三磨牙处，向升支方向扩展常不明显，往往以所含牙冠为中心向周围膨胀，囊肿较大时膨胀多明显，边缘可有分叶，但无切迹（见图4-1-7）。单囊型成釉细胞瘤在X线片表现单囊状低密度影像，边缘可呈分叶状，有切迹，含有发育不同阶段的移位阻生牙。含牙囊肿少见牙根吸收。单囊型成釉细胞瘤牙根吸收明显多见，且多见锯齿状或截根状牙根吸收。

四、萌出囊肿

萌出囊肿（eruption cyst）是指含牙囊肿位于颌骨外软组织中的一种类型。该囊肿的主要临床表现为：在牙将萌出的口腔牙龈区有蓝色突出物。

【影像学表现】

X线上，萌出囊肿突向牙龈一侧的骨皮质边缘模糊不清或消失，所含牙的牙根部分形成。其余影像学表现与含牙囊肿相似（图4-1-15）。

学习笔记

【病例】

病例：男性，14岁。右侧下颌第二磨牙未萌出（图4-1-15）。

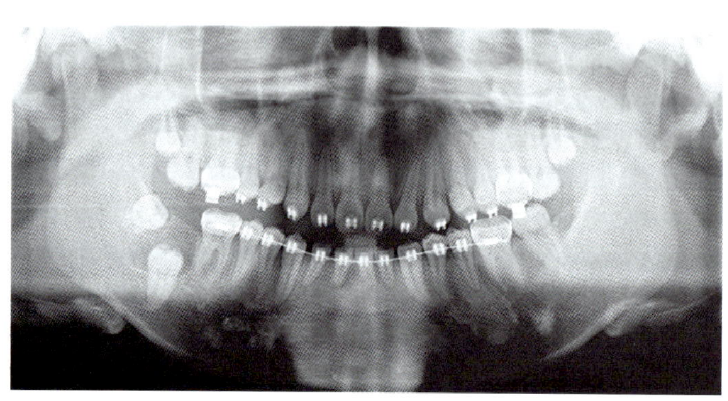

图4-1-15 47萌出囊肿

全口牙位曲面体层X线片示：右侧下颌区低密度影像，边界尚清晰，囊壁连于47冠根交界处

【问题】

问题：萌出囊肿的诊断要点有哪些？

思路1：首先从发病年龄上考虑，发病年龄一般在20岁以前。

思路2：其次发病部位上，大多数萌出囊肿好发于正在萌出的乳牙或恒牙的牙冠表面。

思路3：再者从影像学表现考虑，萌出囊肿突向牙龈一侧的骨皮质边缘模糊不清或消失，所含牙的牙根部分形成。其余影像学表现与含牙囊肿相似。

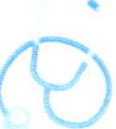

萌出囊肿与含牙囊肿的鉴别诊断

X 线上，萌出囊肿的影像表现和含牙囊肿极为相似，两者不同点在于：萌出囊肿突向牙龈之一侧的骨密质边缘呈模糊不清或消失改变（图 4-1-15）。

五、鼻腭囊肿

鼻腭囊肿（nasopalatine cyst）又称鼻腭管囊肿（nasopalatine duct cyst）、切牙管囊肿（incisive canal cyst）、正中腭囊肿（median palatine cyst）和正中前上颌囊肿（median anterior maxillary cyst）。来源于鼻腭管内残留的鼻腭导管的上皮剩余，有特定的发生部位和病变形态。它是最常见的上颌骨非牙源性囊肿。

囊肿较小时，临床上，多无自觉症状；位置浅表的鼻腭囊肿可表现为腭中线前方的腭乳头有边界清晰的微小隆起；多无痛，蓝色，触之有波动感；较大的囊肿可有局部肿胀，或出现神经刺激症状如烧灼感、疼痛等；位置深在的囊肿较难被发现。病理上，鼻腭囊肿的上皮衬里可以是复层鳞状上皮、假复层纤毛柱状上皮或两者兼备。如邻近结缔组织发生感染，则其上皮组织可出现变异。对鼻腭囊肿的治疗多采用手术方法。术后复发者少见。

【影像学表现】

1. 鼻腭囊肿大多位于上颌中线前部，左右中切牙牙根之间或后方（图 4-1-16、图 4-1-17C、图 4-1-18A）。

2. 鼻腭囊肿多呈边界清楚的，圆形或卵圆形的囊状密度减低影像，边缘有骨硬化线包绕（图 4-1-16、图 4-1-17C、图 4-1-18A）。病变直径较大，半数以上可超过 20mm。有时前鼻棘常重叠在囊肿上份，表现为密度高的影像，从而使囊肿呈现为心形的密度减低影像（图 4-1-16）。鼻腭囊肿的大小和位置并非总是两侧对称分布的（图 4-1-16、图 4-1-18A）。

3. X 线上，鼻腭囊肿多呈单囊状 X 线投射区（图 4-1-16、图 4-1-18A），密度均匀。偶尔可见病变内有形态不规则的退行性钙化，此时病变边缘多为模糊不清表现。

4. CBCT 上，鼻腭囊肿多呈单囊状低密度改变（图 4-1-16 ~ 图 4-1-18），且病变区周围无鼻腭孔影显示。

5. 平扫 CT 上，鼻腭囊肿的 CT 值与水液相等或相近。增强 CT 上，病变内部无强化表现。

6. MRI 上，鼻腭囊肿多表现为 T1WI 上的低、等信号和 T2WI 上的均匀高信号。部分鼻腭囊肿可在 T1WI 表现为高信号（此表现可能与囊肿内富含角蛋白和黏液有关）。

7. 鼻腭囊肿可向前突入上中切牙牙根之间，常引起牙根向两侧移位，牙根吸收少见，继续向前发展则可突破唇侧骨板至黏膜下，但中切牙的硬骨板和牙周膜的连续性仍存在；向后扩展压迫硬腭骨板吸收。囊肿较大时可突向鼻腔。

【病例】

病例 1：女性，30 岁。上颌前部隆起 5 天（图 4-1-16）。

学习笔记

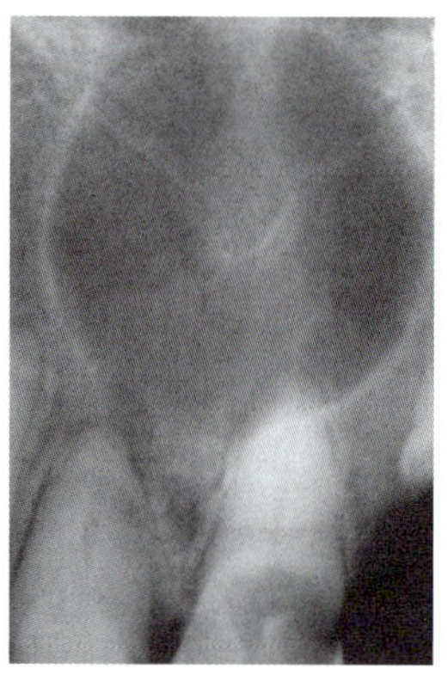

图 4-1-16 11、21 之间鼻腭囊肿
根尖片显示:11、21 之间鼻腭管处可见低密度影像,边界清晰

病例 2:女性,37 岁。上颌中切牙腭侧肿胀 4 月余,无疼痛(图 4-1-17)。

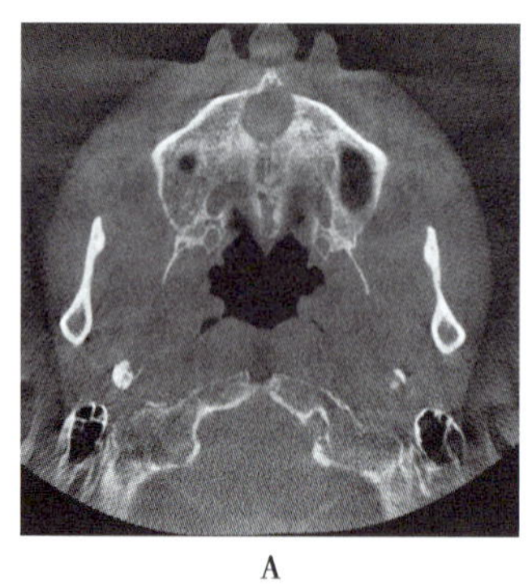

A

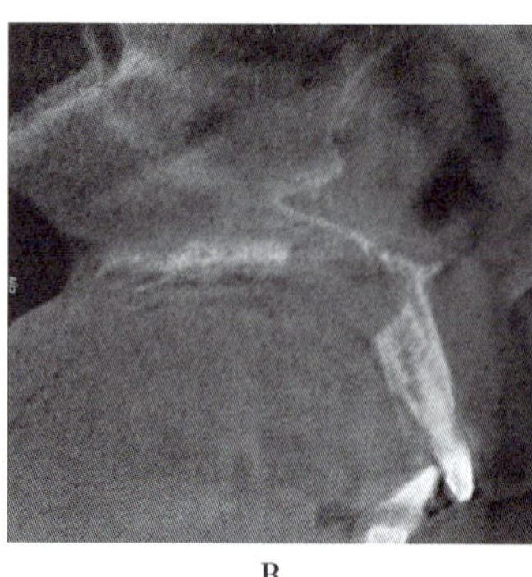

B

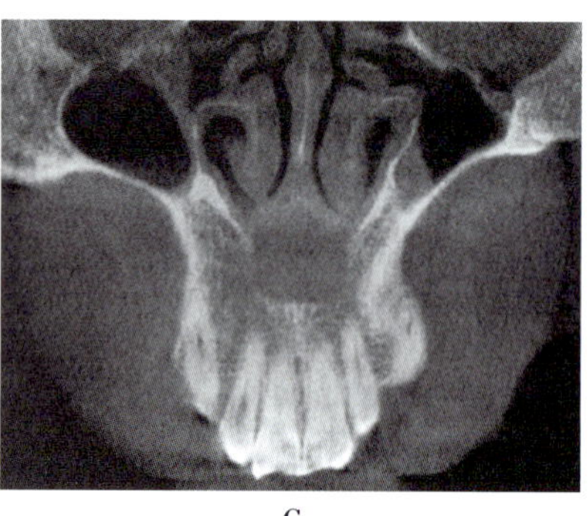

C

图 4-1-17 11、21 根方鼻腭囊肿
CBCT 轴位(A)、CBCT 矢状位(B)和 CBCT 冠状位(C)示:11、21 根方鼻腭管处可见低密度影像,边界尚清晰,囊壁向腭侧膨胀

病例 3:男性,44 岁。上颌前部隆起 2 个月(图 4-1-18)。

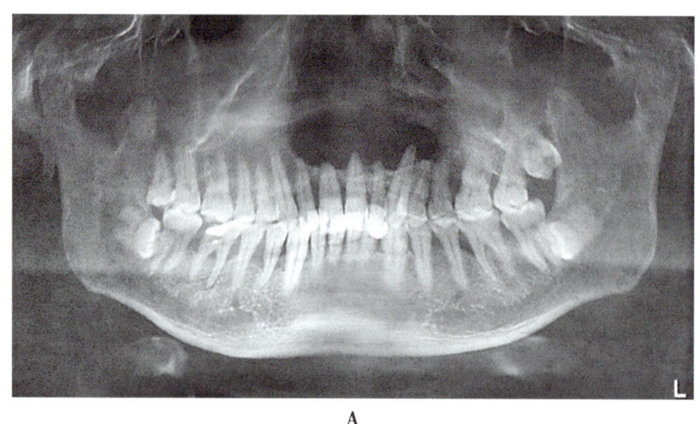

A

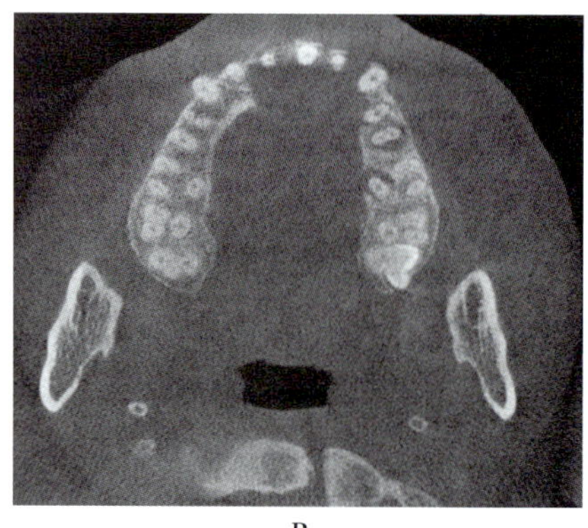

B

图 4-1-18 12 ~25 根方鼻腭囊肿
全口牙位曲面体层 X 线片(A)和 CBCT 轴位(B)显示:12 ~ 25 根上方低密度影像,边界尚清晰,囊壁向唇腭侧膨胀,并突向鼻腔,牙根未见明显吸收

学习笔记

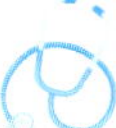

病例4：男性，35岁。上腭部肿胀疼痛3月余（图4-1-19）。

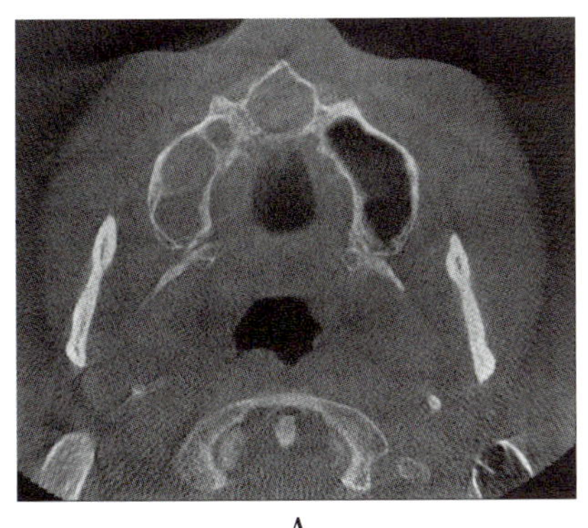

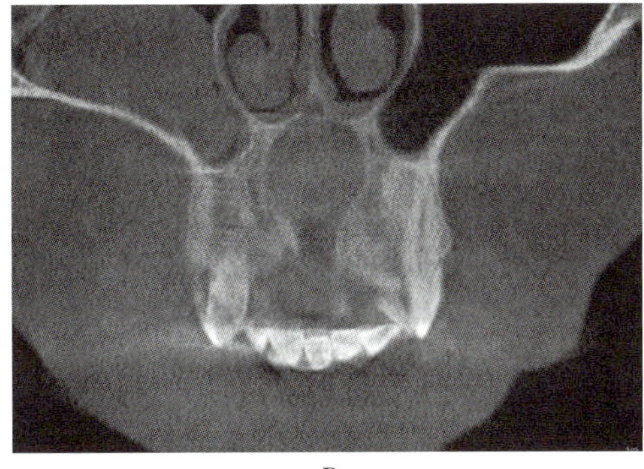

A　　B

图4-1-19　11、21根上方鼻腭囊肿

CBCT轴位（A）和CBCT冠状位（B）显示：11、21根上方鼻腭管处可见心形低密度影像，边界尚清晰，囊壁向唇腭侧膨胀，牙根未见明显吸收

【问题】

问题：鼻腭囊肿的诊断要点有哪些？

思路1：首先从发病年龄及性别因素上考虑，发病年龄较广泛，一般发生在30～60岁之间，男女比例为3∶1。

思路2：其次发病部位上，大多数鼻腭囊肿好发于腭中线前部，左右中切牙牙根之间或后方。

思路3：再者从影像学表现考虑，鼻腭囊肿多呈单囊状X线投射区，密度均匀（图4-1-17～图4-1-19）。偶尔可见病变内有形态不规则的退行性钙化，此时病变边缘多为模糊不清表现。

学习笔记

知识点

鼻腭囊肿的影像鉴别诊断

（一）鼻腭管囊肿与切牙管的鉴别诊断

正常的切牙管大小变异很大，在X线片上显示切牙管的位置在上中切牙牙根之间近牙槽嵴或根尖水平，两侧缘边界清晰，而上、下缘常欠清晰的密度减低影像，因此，对于大的切牙管和小的无症状的鼻腭管囊肿，单靠X线表现来鉴别比较困难。一般而言，切牙管的直径超过6mm时应高度怀疑鼻腭管囊肿的可能。鼻腭管囊肿和切牙管的鉴别，除根据密度减低影像的大小外，还应根据密度减低影像的边缘，鼻腭管囊肿因周边均有密质骨线而显示清晰。

（二）根尖周囊肿和鼻腭管囊肿的鉴别诊断

临床上，根尖周囊肿患者多有牙痛病史，牙齿变颜色，牙髓活力丧失，大部分有龋齿、牙外伤、牙发育异常等病源牙存在，上、下颌牙齿均可发生。鼻腭管囊肿患者无牙痛病史，牙齿颜色及牙髓活力正常，大多位于上颌中线前部，左右中切牙牙根之间或后方（见图4-1-16、图4-1-17C、图4-1-18A）。

影像学上，根尖周囊肿在X线片显示为圆形密度减低区，边界清晰，并有一致密的白色线条影包绕；多位于根尖周，也可发生于根侧，病变区牙周膜影像增宽及骨硬板影像消失，病变区牙根可吸收，囊肿较大时可致邻牙移位。鼻腭管囊肿在X线片多显示为边界清晰的圆形或心形低密度影像，大的囊肿可致两侧中切牙移位，偶见牙根吸收和鼻底向上移位，但牙周膜和骨硬板的连续性存在。CBCT和CT上，鼻腭囊肿周围无鼻腭孔影（上颌中切牙之间的小圆形低密度影）显示（见图4-1-17～图4-1-19）。

六、球上颌囊肿

球上颌囊肿(globulo-maxillary cyst)是位于上颌侧切牙和尖牙牙根之间的边界清楚的倒置梨形的密度减低影像。过去认为是由中鼻突的球状突和上颌突融合线内的非牙源性上皮剩余发生,属于面裂囊肿,然而现代胚胎学概念不支持这种观点。近来的研究表明,有人认为球上颌囊肿并不是一种独立的囊肿。而是发生在该部位的牙源性囊肿,如牙源性角化囊性瘤、根尖周囊肿、根侧囊肿或其他病变。但在这个特殊部位有少数囊肿难以归于其他类型中,故也有人认为球上颌囊肿作为临床名称还应保留。

【影像学表现】

1. 球上颌囊肿位于上颌恒侧切牙和尖牙之间。且受累牙为活髓牙。
2. X线上,球上颌囊肿形状为倒梨形低密度影像区,边界清楚(图4-1-20),邻牙向两侧移位。

【病例】

病例:男性,17岁。侧切牙及尖牙未萌出(图4-1-20)。

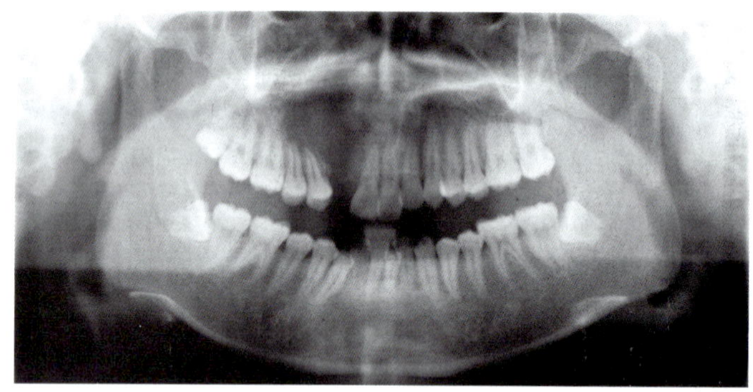

图4-1-20　右侧上颌骨前部球上颌囊肿
全口牙位曲面体层X线片显示:11、14间低密度影像,边界尚清晰,12、13缺失,14牙根被压移位

【问题】

问题:球上颌囊肿的诊断要点有哪些?

思路1:从好发部位考虑,球上颌囊肿发生于上颌侧切牙与尖牙之间。

思路2:从临床表现考虑,球上颌囊肿周围牙常被推压移位,但无龋坏变色,为活髓牙。

思路3:从X线表现考虑,X线片上显示囊肿位于牙根之间,而不是根尖部位(见图4-1-20)。

知识点

球上颌囊肿的影像鉴别诊断

(一)球上颌囊肿与牙槽突裂的鉴别诊断

发生于侧切牙和尖牙间的牙槽突裂,X线表现为牙槽突部有骨质缺损,而球上颌囊肿X线表现为边界清楚的囊性低密度影像(见图4-1-20)。

(二)球上颌囊肿和根尖周囊肿的鉴别诊断

球上颌囊肿发生于上颌侧切牙与尖牙之间,囊肿周围牙常被排挤移位,但牙无龋坏变色,牙髓均有活力,X线片上显示囊肿位于牙根之间,而不是根尖部位。绝大多数的根尖周囊肿位于牙根根尖,部分可位于近中或远中的根侧面,囊肿处有病源牙,囊肿呈圆形、椭圆形密度减低影像,通常边界清楚,并有密质骨白线围绕。

七、正中囊肿

正中囊肿(median cyst)系指位于上颌或下颌中线区的囊肿。包括上颌正中囊肿和下颌正中囊肿。

【影像学表现】

1. 上颌正中囊肿又称为腭正中囊肿，位于腭中线上、切牙管后部。下颌正中囊肿位于下颌骨中线区。

2. X线上，正中囊肿呈圆形或椭圆形的单囊密度减低表现(图4-1-21A)。

3. CBCT能清晰显示上颌正中囊肿范围及与周围牙齿和鼻腔的关系(图4-1-21B)，并能显示正常鼻腭孔。

【病例】

病例：男性，37岁。上颌中切牙腭侧隆起3个月，无疼痛(图4-1-21)。

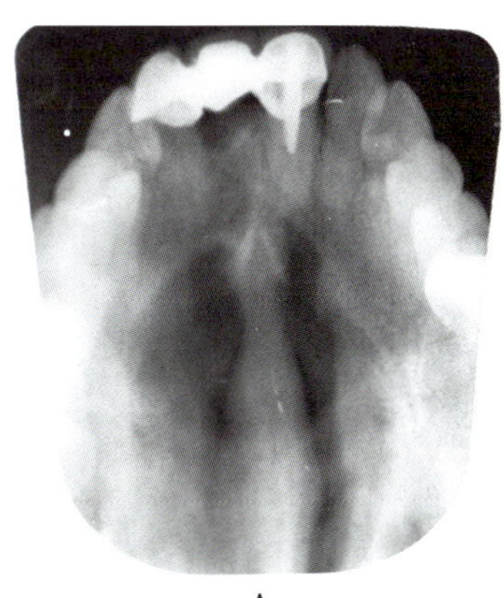

A

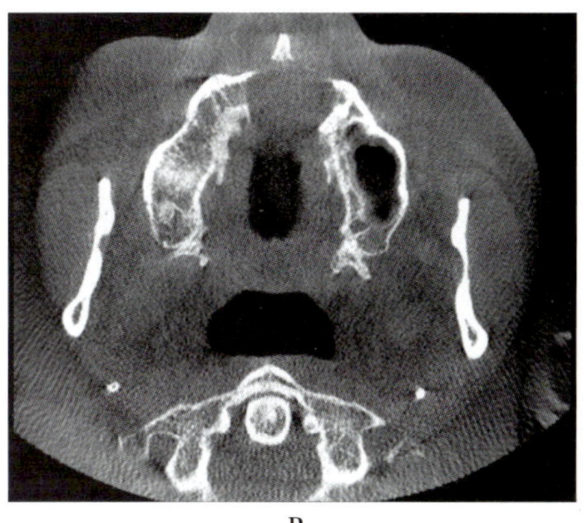

B

图4-1-21　上颌中切牙腭侧正中囊肿

A. 上颌咬合片显示：上颌后部腭中缝处，可见低密度影像，边界尚清晰；B. 轴位CBCT显示：上前牙根上方可见低密度影像，边界尚清晰，囊壁向唇腭侧膨胀

【问题】

问题：正中囊肿的检查方法有哪些？

思路1：咬合片是检查正中囊肿最简单易行的影像学检查方法，其特点为能清晰显示病变部位与周围骨质的关系。故诊断正中囊肿应首选咬合片(见图4-1-21A)。

思路2：全口牙位曲面体层X线片对上下颌前牙区的影像显示较模糊，不能清晰地显示病变范围。

思路3：口腔颌面锥形束CT检查，可以清晰地显示病变范围、内部结构、周围组织结构改变(如鼻腭孔)(见图4-1-21B)。

知识点

(一) 面裂囊肿的特点

正中囊肿、鼻腭囊肿、球上颌囊肿都属于面裂囊肿，此类囊肿有特定的发生部位和形态，与牙无关。

(二) 上颌正中囊肿和鼻腭囊肿的影像鉴别诊断

囊肿范围较小时，上颌正中囊肿位于鼻腭管之后，上颌正中缝处。鼻腭囊肿位于腭中

学习笔记

线前部，中切牙牙根上方或之间，卵圆形、心形或V形（见图4-1-19）。囊肿较大时，两者无法在X线上予以鉴别。但CBCT和CT检查能通过鼻腭孔的显示区别两者：鼻腭囊肿实际上为鼻腭孔的异常扩大，故其周围再无正常鼻腭孔影可寻；上颌正中囊肿因其起源与鼻腭孔无关，故常可见正常鼻腭孔影显示。

（李国菊）

第二节　软组织囊肿

一、舌下囊肿

舌下囊肿（ranula）是一种因外伤或感染而发生于舌下腺或舌下间隙小涎腺的潴留性囊肿。舌下囊肿又称舌下腺黏液囊肿（sublingual gland mucocele）和黏液潴留性囊肿（mucous retention cyst）。一般将舌下囊肿分为2种：单纯性舌下囊肿（simple ranula）和潜性舌下囊肿（diving ranula）。前者为真性舌下囊肿，几乎均位于口底和下颌舌骨肌之上，属于口内型舌下囊肿（intraoral ranula）；后者为深在或潜性舌下囊肿，多由前者破裂后发展而来，且既可位于下颌舌骨肌之上，也可位于下颌舌骨肌之下（口外型舌下囊肿）。相对而言，单纯性舌下囊肿较潜性舌下囊肿多见（即口内型舌下囊肿较口外型者多见）。舌下囊肿好发于20岁左右成年人，男性患者略多。在AIDS高发区，约90%的舌下囊肿患者呈HIV阳性表现。病理上，单纯性舌下囊肿多为蓝色肿物，囊壁衬以鳞状立方或柱状上皮组织；潜性舌下囊肿内为渗出性黏液，囊壁无上皮衬里，其实质为假囊肿（pseudocyst）。临床上，舌下囊肿主要表现为舌下区或下颌下区的蓝色透明状无痛性隆起。儿童口内型舌下囊肿可在6个月内自行消失。舌下囊肿预后良好，但处理不当可复发。

学习笔记

【影像学表现】

1. 单纯性舌下囊肿通常位于单侧舌下间隙（图4-2-2）；潜性舌下囊肿常同时累及单侧舌下间隙和下颌下间隙（图4-2-3），甚至可累及咽旁间隙（图4-2-4）。双侧舌下囊肿少见。

2. 单纯性舌下囊肿多为类圆形（图4-2-1，图4-2-2），直径多在3～4cm。囊壁薄，边界清晰。

3. 潜性舌下囊肿多为由“尾征”（指其位于舌下间隙的部分）和“头部”（指其位于下颌下间隙的部分）组成的彗星状肿块（图4-2-3），部分可呈条状（图4-2-4），直径可超过5cm（巨大型舌下囊肿）。囊壁薄而光滑，边界清晰。

4. 单纯性舌下囊肿多为单囊状表现（图4-2-1，图4-2-2）。潜性舌下囊肿既可为单囊状，也可呈多囊状（图4-2-3，图4-2-4）。

5. 超声上，舌下囊肿多表现为无回声或均匀低回声肿块（图4-2-1），后方回声略增强。

6. 平扫CT上，舌下囊肿的CT值等于或接近于水液。增强CT上，囊肿内容物无强化（图4-2-2）；囊壁可呈轻度强化。遇有感染时，囊壁可增厚并有明显强化。

7. 平扫MRI上，舌下囊肿主要表现为T1WI上的低信号（图4-2-3A）和T2WI上的均匀高信号（图4-2-3B，图4-2-4）。增强MRI上，其囊肿内容物无强化，囊壁可呈环形强化（图4-2-3C）。

【病例】

病例1：男性，23岁。右侧口底区不适感2周。右侧口底黏膜略膨隆，呈淡蓝色，质地软，无压痛（图4-2-1）。

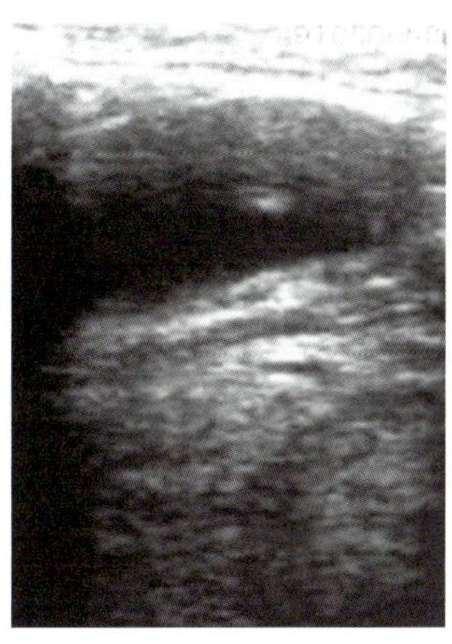

图 4-2-1　右舌下囊肿
超声图示：右口底区有单囊类圆形无回声区，其后方回声略强

病例 2：女性，33 岁。左侧舌下区膨隆不适感 3 个月。左侧舌下黏膜呈蓝色隆起，质软无压痛（图 4-2-2）。

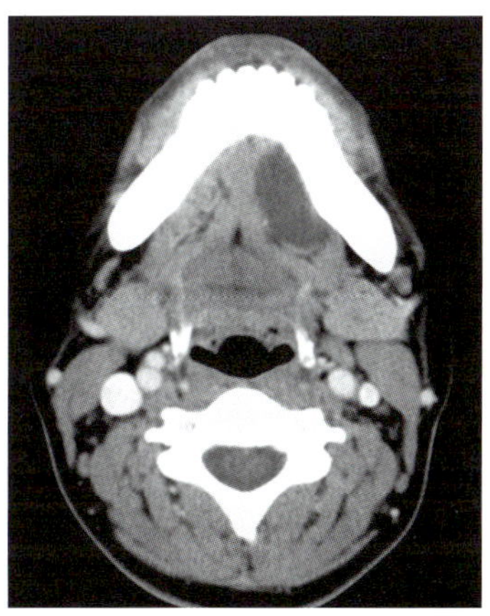

图 4-2-2　左舌下囊肿
横断面增强 CT 示：左舌下间隙区有单囊长圆形病灶，其 CT 值等于水，无强化表现，边界清晰

病例 3：男性，25 岁。左颌下区渐进无痛性肿大 4 月余（图 4-2-3）。

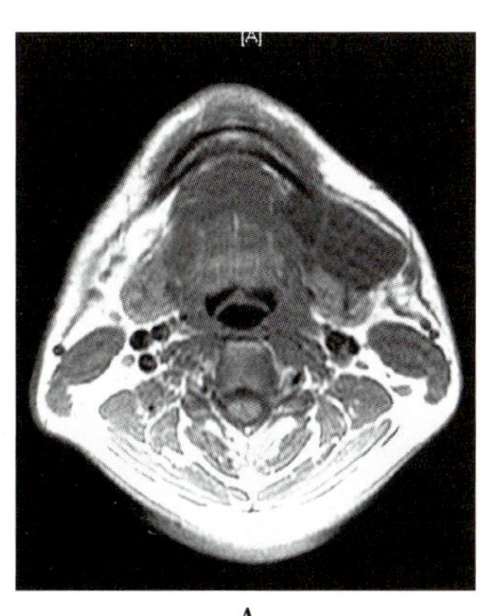

A

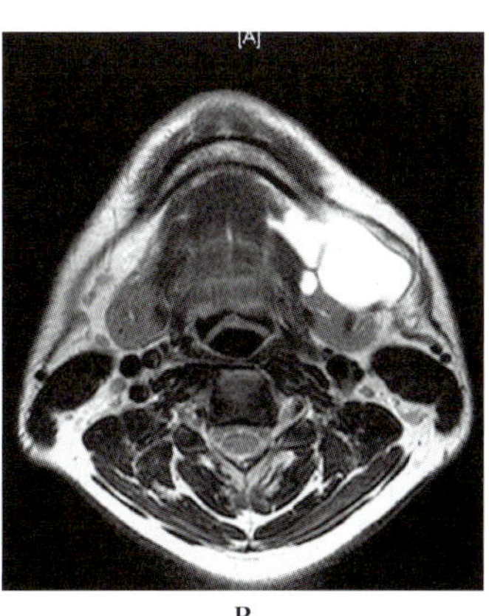

B

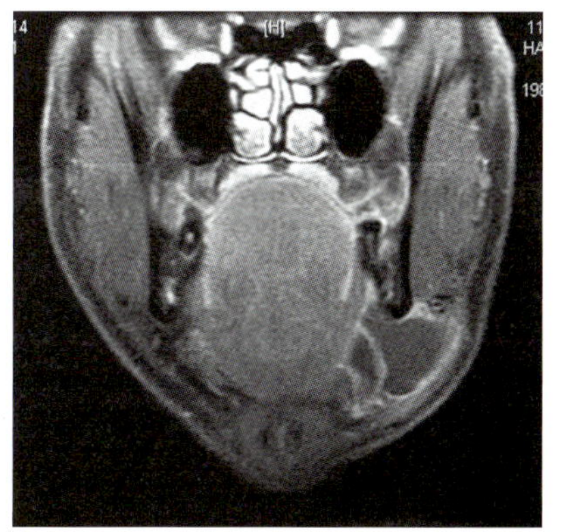

C

图 4-2-3　左舌下囊肿
MRI 示：左侧舌下和下颌下间隙区有多囊长圆形异常信号，横断面 T1WI（A）上呈低信号改变；横断面 T2WI（B）上呈均匀高信号；冠状面增强 T1WI（C）上可见囊壁和囊隔均有强化，而囊内容物无强化表现。病变边界清晰

学习笔记

病例 4：女性，22 岁。左口底区反复肿大 1 年余，无疼痛（图 4-2-4）。

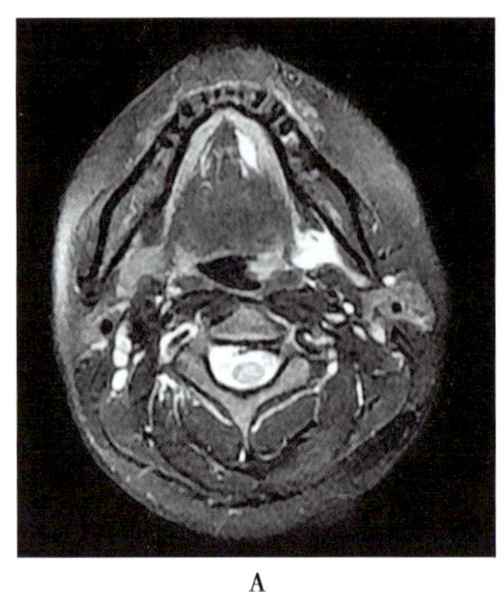

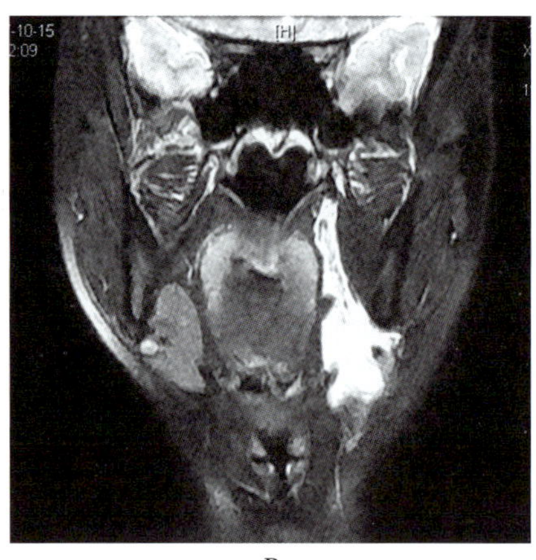

图 4-2-4　左舌下囊肿

MRI 示：左侧舌下间隙和下颌下间隙分别有条状（舌下间隙）和块状（下颌下间隙）异常信号存在，横断面（A）和冠状面（B）抑脂 T2WI 上呈高信号，病变向上侵入左咽旁间隙（B），边界清晰

【问题】

问题 1：如何选择合适的影像学检查方法以完整显示舌下囊肿？

思路 1：首先应自问是否目前所常用的影像学方法均适用于舌下囊肿的显示？答案是否定的。X 线检查因其密度分辨率低而不能显示软组织细节，故不能被选用。能够显示口腔颌面部软组织病变（包括舌下囊肿）影像检查方法有超声、CT 和 MRI。

思路 2：应考虑超声、CT 和 MRI 在显示舌下囊肿时的各自优点和不足，并结合病人实际情况进行选择。超声、CT 和 MRI 均能为准确诊断舌下囊肿提供依据。超声操作简便，但检查视野有限，不能完整显示较大舌下囊肿，也较难清晰指明囊肿与邻近组织的关系。CT 能完整显示囊肿范围及其与邻近组织的关系，但有电离辐射。MRI 能较 CT 更好地显示囊肿范围及其与邻近组织的关系，但检查耗时稍长，费用相对较高。

问题 2：如何判断发生在舌下间隙的病变是囊肿而非实性肿瘤？

思路 1：根据病变的回声表现：囊肿多为无回声区（图 4-2-1），实性肿瘤多为低或等回声区。

思路 2：根据病变的 CT 值变化。如所测病变 CT 值为水液，则囊肿可能性较大（图 4-2-2）。

思路 3：根据对比剂注入后的 CT 值或 MR 信号变化。如发现增强 CT 和 MRI 扫描前后病变内 CT 值（水液或软组织）或 MR 信号无明显变化，则亦应考虑囊肿（图 4-2-3，图 4-2-4）。此外，增强 CT 和 MRI 上，囊肿壁可有强化（图 4-2-2，图 4-2-3）。

知识点

软组织囊肿的一般影像学表现特点

1. 超声上，囊肿常为类圆形表现，内部为无回声区，边界清晰。

2. 平扫 CT 上，囊肿也以类圆形表现为主，囊内容物多为水液密度，亦可为软组织密度，囊壁薄（1～2mm）而光滑（偶见），与周围组织分界清晰。增强 CT 上，其囊内容物的 CT 值无强化表现，但其囊壁可有强化。

3. 平扫 MRI 上，囊内容物在 T1WI 上可常呈低信号（含水液体）或高信号（含蛋白量较多的液体），在 T2WI 上呈高信号。囊壁可见，多呈等信号。增强 T1WI 上，囊内容物无强化表现，但囊壁（薄而光滑）可见强化表现。

问题3：舌下囊肿会影响其邻近组织吗？影像表现为何？

思路1：判断舌下囊肿是否有邻近组织侵犯，首先应明确其病变范围。

思路2：根据前述，可知舌下囊肿并不都局限于舌下间隙，故其可累及周围邻近组织。舌下囊肿可向后侵入下颌下间隙（较为常见）；向上累及咽旁间隙（多为潜性舌下囊肿，图4-2-4B）。少数舌下囊肿还可跨越中线进入对侧的舌下间隙和下颌下间隙。

思路3：由于存在内部张力的缘故，舌下囊肿可推移或压迫邻近的血管和肌肉组织，导致其正常影像表现形态发生变化。

问题4：除舌下囊肿外，发生于口底区的囊性或类囊性病变还有哪些？如何在影像上予以区别？

思路1：口底区的囊性和类囊性病变除舌下囊肿之外，尚可源自于其他组织，如血管、淋巴管、淋巴结、皮肤和皮下组织。此外，发生于下颌骨的囊性病变也可向内向下突入到舌下间隙和下颌下间隙。

思路2：发生在舌下间隙囊性和类囊性病变主要有皮样囊肿、第二鳃裂囊肿、淋巴管瘤、坏死性淋巴结和脓肿。缺乏增强后的强化表现是这些病变的共同特点。

知识点

舌下囊肿的影像鉴别诊断

1. 与皮样囊肿鉴别　口底区皮样囊肿多位置居中，和偏侧生长的舌下囊肿明显不同。

2. 与第二鳃裂囊肿鉴别　第二鳃裂囊肿多可位于下颌下腺后方，通常不会出现在舌下间隙（没有“尾征”）。

3. 与淋巴管瘤鉴别　淋巴管瘤的多囊表现可与多囊性舌下囊肿相似，鉴别较为困难。

4. 与坏死性淋巴结鉴别　坏死性淋巴结常具有多灶性特点，有别于单灶多囊的舌下囊肿。

5. 与脓肿鉴别　脓肿多具有典型的炎症病程和体征。CT和MRI上，脓肿壁厚薄不均，强化明显，且与周围组织分界模糊。

二、鼻唇囊肿

鼻唇囊肿（nasolabial cyst）是一种位于牙槽突上方，鼻孔底部附近的非牙源性软组织囊肿。该囊肿又名鼻牙槽囊肿（nasoalveolar cyst）和Klestadt囊肿。该囊肿的形成可能与球状突、侧鼻突和上颌突三者融合过程中上皮剩余的残留有关；或与上颌骨外层表面的胚胎性鼻泪管上皮组织有关。鼻唇囊肿属于罕见的软组织囊肿。该囊肿年龄分布广泛，但多见于40～50岁成人。女性患者多于男性，男女之比约为1∶3。病理上，鼻唇囊肿的囊壁通常有皱起，囊壁多衬以非纤毛假复层柱状上皮。临床上，鼻唇囊肿主要表现为单侧鼻唇部疼痛性隆起或不适。病变增大后可导致鼻腔阻塞、鼻翼膨隆、鼻中隔偏曲和上唇饱满。

【影像学表现】

1. 病变主要发生于上颌尖牙和侧切牙的唇侧上方软组织内。
2. 多呈类圆形，单囊，边界清晰。
3. X线上，鼻唇囊肿多表现为单囊状X线透射区。
4. 平扫CT上，该囊肿多呈均匀水液密度或软组织密度（图4-2-5A）。增强CT上，病变中心无强化，囊壁薄而有强化（图4-2-5B）。
5. MRI上，囊肿表现为T1WI上的均匀中等信号和T2WI上的均匀高信号。增强MRI上，病

学习笔记

变内部无信号增高表现，囊壁可有强化。

【病例】

病例：女性，55岁。右侧鼻唇部无痛性肿大5个月。触及右侧鼻唇部质地柔软肿块，无压痛，界限清（图4-2-5）。

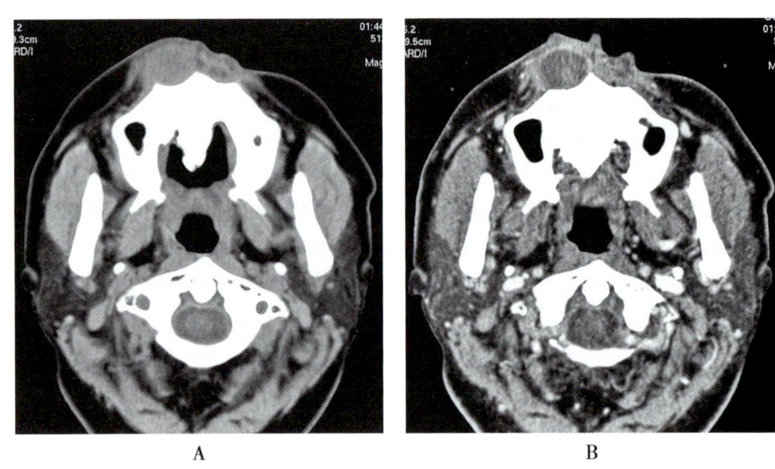

图4-2-5　右鼻唇囊肿

横断面平扫CT（A）示：右侧鼻唇部有类圆形肿块，边界清晰。横断面增强CT（B）示：该圆形肿块内部无强化，但囊壁有强化

【问题】

问题1：能清晰显示鼻唇囊肿的影像学检查方法有哪些？

思路：一般而言，适用于口腔颌面部软组织病变（包括囊肿）的影像学检查方法主要有超声、CT和MRI。但因病变发生部位的不同，上述检查方法的适用情况会产生相应的变化。故在选择影像学检查时既要了解各检查方法的特点，又要充分估计到病变及其周围组织对各影像成像方法的影响。鼻唇囊肿部位浅表，故上述方法均可应用。另外，对于直径较大的鼻唇囊肿而言，由于其可侵犯与之相邻的上颌骨，故还可使用X线检查（根尖片和咬合片）以显示病变。

知识点

口腔颌面部软组织囊肿的影像学检查特点

口腔颌面部超声检查一般适用发生部位浅表的软组织病变。但因易受颌骨干扰（超声不能穿透骨组织），故超声难以显示部位深在的口腔颌面部软组织病变。相比之下，CT和MRI检查则极少受病变发生部位的限制。此外，对临床而言，超声检查的直观性（对病变及其周围组织的显示）也弱于CT和MRI。

问题2：影像学上诊断鼻唇囊肿的要点是什么？

思路1：根据病名可知该囊肿有特殊发生部位，即位于鼻唇区（见图4-2-5）。

思路2：确定发生在特殊部位的病变是囊肿性病变，而非实性或囊实性肿瘤。

问题3：影像学检查能显示鼻唇囊肿对周围正常组织的影响吗？

思路：鼻唇囊肿虽为生长缓慢的软组织囊肿，但其仍可影响周围组织。影像学检查能显示其影响范围，并为临床治疗提供可靠信息。部分鼻唇囊肿侵入上颌牙槽突内，形成位于牙根尖区的X线透射区。较大的鼻唇囊肿还可压迫上颌窦前壁，甚至突入鼻腔。

问题4：影像学上，需要同鼻唇囊肿鉴别的病变有哪些？如何鉴别？

思路：首先应了解与鼻唇囊肿发生部位相近的疾病有哪些。其次应根据鼻唇囊肿的影像表现特点与之进行鉴别，其中最为重要者为区分囊性病变和实性或囊实性病变。

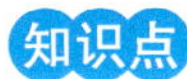

知识点

鼻唇囊肿的影像鉴别诊断

与鼻唇囊肿影像表现相似的囊性病变有鼻腭囊肿、急性牙槽脓肿和上唇小涎腺囊肿。

1. 与鼻腭囊肿鉴别　鼻腭囊肿为骨内囊肿，其虽偶可突入软组织，但不会表现为以软组织为中心向四周膨隆。

2. 与急性牙槽脓肿鉴别（主要根据临床表现）　虽然此病变临床表现可与感染性鼻唇囊肿相似，但与鼻唇囊肿相邻近的牙多为活髓牙，而急性牙槽脓肿内或周围多为死髓牙。

3. 与上唇小涎腺囊肿鉴别　因同为软组织囊肿，且发生部位相似，故难以根据其影像学表现区分两者。对临床治疗而言，其间区分的意义也不大。

三、皮样囊肿

皮样囊肿（dermoid cyst）是指起源于胚胎期发育性上皮剩余的囊性病变。该囊肿起源于胚胎的外胚层和中胚层，属较为少见的先天性异常。口底皮样囊肿系为第一和第二鳃弓处外胚层结构陷入所致。皮样囊肿的发病年龄多在20～30岁，无明显性别差异。在全身皮样囊肿中，发生于头颈部者约占7%。组织学上，皮样囊肿的囊壁较厚，为2～6mm，内衬角化鳞状上皮，内含皮肤及其附件（包括皮脂腺、发囊、血管、汗腺和脂质）。临床上，皮样囊肿多表现为头颈部皮下或黏膜下无痛性缓慢生长的肿块。触诊有弹性和面团感。直径较大的病变可压迫气道，致呼吸困难。遇有继发感染者，囊肿可突然增大。

【影像学表现】

1. 头颈部皮样囊肿好发于人体中线区。口腔颌面部皮样囊肿的好发部位为口底中线区，其中口内型（舌下区）者占多数，口外型（颏下区和下颌下区）者相对少见。少数口底皮样囊肿可兼跨口内和口外区域。

2. 皮样囊肿的多为类圆形单囊表现，边缘清晰。

3. 超声上，皮样囊肿呈单囊混合回声表现（图4-2-6），其内含有不同量的脂肪和钙化。病灶内可见散在分布且强弱不一的光点。实时超声检查时可见其内光点呈翻滚样变化。囊壁回声较明显，有包膜反射光带。

4. CT上，皮样囊肿呈单囊状结构表现，其内CT值变化因其内部结构不同而异：或呈均匀脂肪密度表现（图4-2-7）；或呈水液密度改变（图4-2-8）；少数病变呈不均匀密度改变（图4-2-9A），部分还可见钙化或出现脂-液平面。囊肿壁薄而光滑，呈软组织密度表现。增强CT上，囊内容物之密度多无变化（图4-2-8，图4-2-9A），囊壁或可有强化，或无强化。

5. 平扫MRI上，皮样囊肿的信号变化随其内容物而异。如病变内含脂肪，则其在T1WI和T2WI上均为高信号表现（图4-2-9）；如内含液体，则表现为T1WI上的低或中等信号和T2WI上的高信号；如病变内有点片状钙化，则其为低信号表现。“大理石袋”征（sack of marble appearance）（图4-2-9）是皮样囊肿特征性表现之一。囊肿壁在T1WI上表现为低信号；在T2WI上呈略高信号。增强MRI上，皮样囊肿的内容物信号多无变化，但囊壁信号可增高。

学习笔记

【病例】

病例 1：男性，19 岁。左口底无痛性肿物 2 年余。检查触及左口底区肿物，质地软有面团感，无压痛，境界清晰（图 4-2-6）。

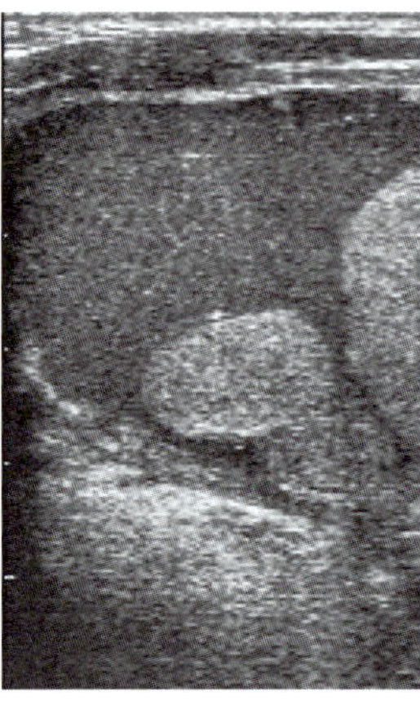

图 4-2-6　皮样囊肿

超声图示左口底区有类圆形混合回声肿块，边界清晰，有包膜反射光带

病例 2：男性，21 岁。发现鼻部无痛性隆起半年。触及鼻部肿块，质地软，界限清（图 4-2-7）。

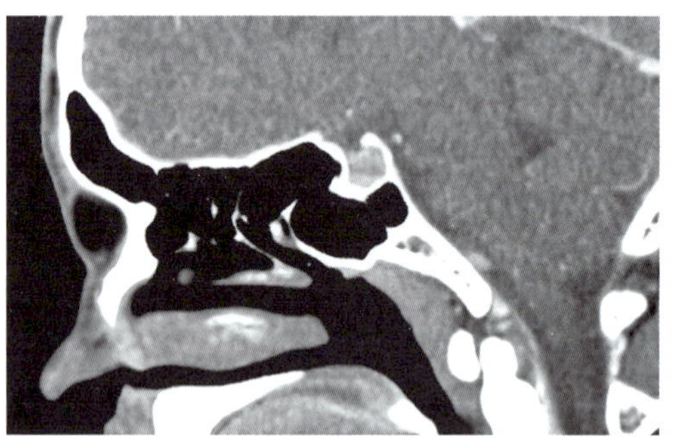

图 4-2-7　鼻部皮样囊肿

重建矢状面增强 CT 示：鼻根部软组织内有类圆形病灶，其 CT 值为-139HU，边界清晰

病例 3：男性，59 岁。自觉口底区肿胀 1 年余。触及口底区可活动肿块，质地软，无压痛，界限清晰（图 4-2-8）。

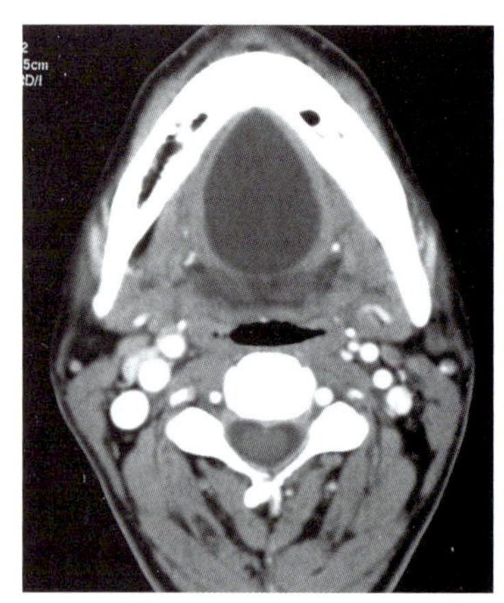

图 4-2-8　口底皮样囊肿

横断面增强 CT 示：口底正中区（位于两侧颏舌肌之间）有单囊类圆形病灶，其 CT 值等于水，边界清晰

病例 4：女性，34 岁。发现口底区无痛性肿物 2 年余。触诊可及口底区肿物，质地软，有面团样感，界限清晰（图 4-2-9）。

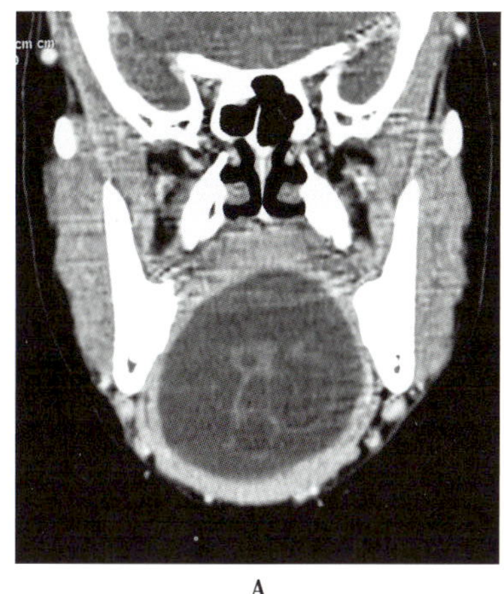

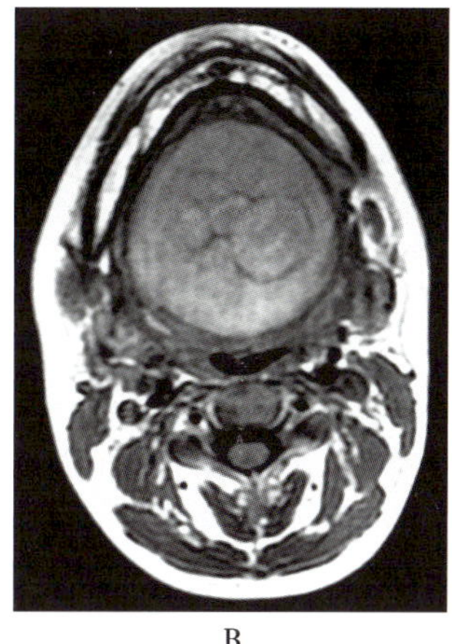

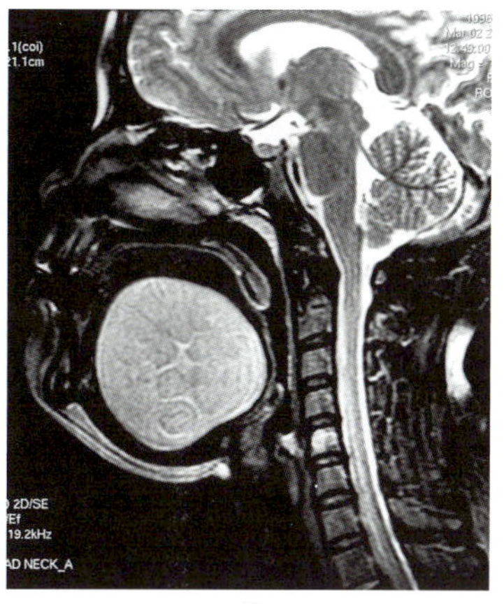

A　　B　　C

图 4-2-9　口底皮样囊肿

重建冠状面增强 CT（A）示：口底正中区有单囊类圆形病灶，其内密度不均匀，含多个小圆形结构物。病变 CT 值近于水，边界清晰。MRI 横断面 T1WI（B）和矢状面 T2WI（C）上，病变为不均匀高信号表现，并呈"大理石袋"征（由多个小圆形结构物构成），边界清晰

【问题】

问题 1：疑口底区皮样囊肿时，首选的影像学检查方法为何？候选影像学检查方法有哪些？在何种情况下应用？

思路：当遇到多种影像学检查方法均可应用于某一部位疾病的检查时，则应以其检查原则为准。就口底皮样囊肿的检查而言，应首选的影像学方法为超声。但若在超声检查后，仍对口底病变的性质和范围均难以定夺时，则可选择 CT 和 MRI 检查。CT 和 MRI 检查虽不如超声检查简便，但能更清晰地显示病变范围及其与邻近组织的关系（见图 4-2-7 ~ 图 4-2-9）。

知识点

口腔颌面部的影像学检查原则

影像学检查方法的首选应以简便、有效、无害或少害为原则。此外，还应视被检查者的具体情况（如身体的一般状况，被检查区有无不适宜某些检查的问题）而定。

问题 2：口底区皮样囊肿的影像表现以何为基础？

思路：疾病影像学表现的重要基础之一是其病理表现，尤其是病变的大体病理表现。皮样囊肿的影像表现的多样性与其大体病理表现的一致性可作为其典型例证（见图 4-2-7 ~ 图 4-2-9）。

问题 3：口底皮样囊肿对患者的主要危害为何？

思路：口底皮样囊肿属良性病变，生长缓慢，通常其本身不会对患者造成严重的身体危害。但口底中线区与其后方的口咽紧邻。逐渐增大的囊肿可造成气道狭窄，影响患者的呼吸功能，进而可引发一系列并发症。

问题 4：对口底皮样囊肿而言，应与之鉴别的疾病有哪些？如何根据影像学表现予以鉴别？

思路：位于口底中线区及其附近的囊性病变除皮样囊肿外，还可有舌骨上甲状舌管囊肿、舌下囊肿、口腔淋巴管瘤或淋巴管畸形和口腔脓肿。

学习笔记

学习笔记

知识点

口腔颌面部皮样囊肿的影像鉴别诊断

1. 与甲状舌管囊肿、舌下囊肿和表皮样囊肿鉴别 若皮样囊肿内容物以脂肪组织为主，或为不均匀密度和信号表现，或含有钙化组织，则其影像学表现均明显有别于此3种囊肿，鉴别诊断比较容易。但若皮样囊肿的内容物是水液，则较难同上述3种囊肿区别。皮样囊肿和舌下囊肿的主要不同为：皮样囊肿多位于口底中线区；舌下囊肿多于口底之一侧。

2. 与淋巴管瘤或淋巴管畸形鉴别 淋巴管瘤或淋巴管畸形常为多囊状表现，其密度和信号亦可呈不均匀性改变，但其变化形式不如皮样囊肿丰富，更缺乏“大理石袋”征象。比较而言，淋巴管瘤较少见于口底区。

3. 与口底脓肿鉴别 口腔脓肿患者在临床上有特殊的症状和体征。增强CT和MRI上，脓肿壁强化明显，且厚薄不均，欠光滑，周围组织多有水肿表现。

四、表皮样囊肿

和皮样囊肿一样，表皮样囊肿(epidermoid cyst)也是一种起源于胚胎期发育性上皮剩余的囊肿性病变。与皮样囊肿不同，表皮样囊肿只起源于胚胎的外胚层。实际上，表皮样囊肿多因位于真皮内的表皮样细胞异常增生所致。该囊肿多见于儿童青少年和年轻成人，无明显性别差异。病理上，表皮样囊肿的囊液或透明而黏稠，或含干酪样黄白色物质。囊肿壁光滑，内衬复层鳞状上皮。临床上，表皮样囊肿多表现为无痛性、缓慢生长、质地柔软的软组织肿块。遇有感染时，病变可突然增大并有疼痛。

【影像学表现】

1. 表皮样囊肿多发生于颌面部两侧之浅表区域(皮下)，如腮腺区、鼻和口底。

2. 病变多呈类圆形，单囊，边缘光滑。

3. 超声上，表皮样囊肿多为单囊无回声表现(图4-2-10)，后方回声可有增强。囊液内的细胞碎片可造成“假实性”(psuedosolid)表现。可见包膜反射光带。

4. CT上，表皮样囊肿多呈均匀水密度表现，偶见其内容物密度可高于水液。增强CT上，囊内容物密度无明显改变(图4-2-11)。囊肿壁可有轻至中度强化。

5. 平扫MRI上，表皮样囊肿的信号表现和一般囊肿相同，多呈T1WI上的低信号(图4-2-12A)和T2WI上的均匀高信号(图4-2-12B)。增强MRI上，病变囊内容物无强化(图4-2-12C)，囊壁可呈强化。

【病例】

病例 1：男性，16 岁。右颈上部无痛性肿大 7 个月。检查触及右下颌下区质地柔软肿块，界限清，无压痛，边界清晰（图 4-2-10）。

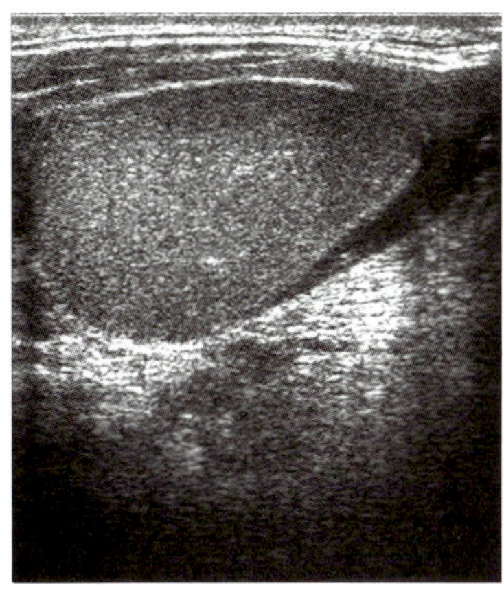

图 4-2-10　口底区表皮样囊肿

超声图示右下颌下区前方见一低回声椭圆形肿块，边界清晰，有包膜反射光带

病例 2：男性，51 岁。发现右面颊部无痛性肿物 2 年余。触及右腮腺区肿物，质地软，可活动，无压痛（图 4-2-11）。

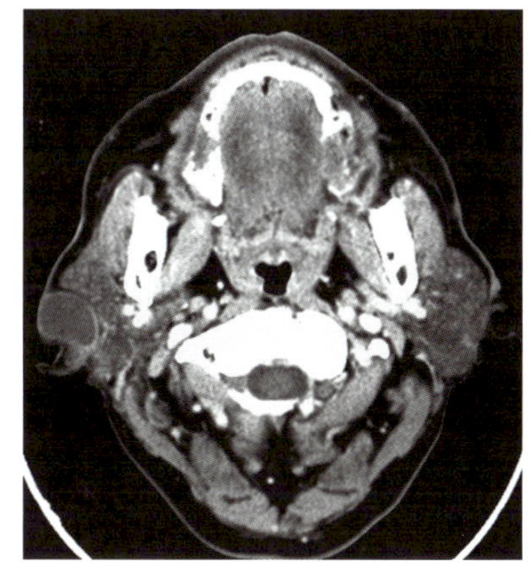

图 4-2-11　右腮腺区表皮样囊肿

横断面增强 CT 示：右侧腮腺区皮下组织内有类圆形病灶，其 CT 值等于水，可见囊壁，边界清晰

病例 3：男性，27 岁。发现右面颊部肿块 3 月余。触及右面颊部肿块，质地软，界限清，无压痛（图 4-2-12）。

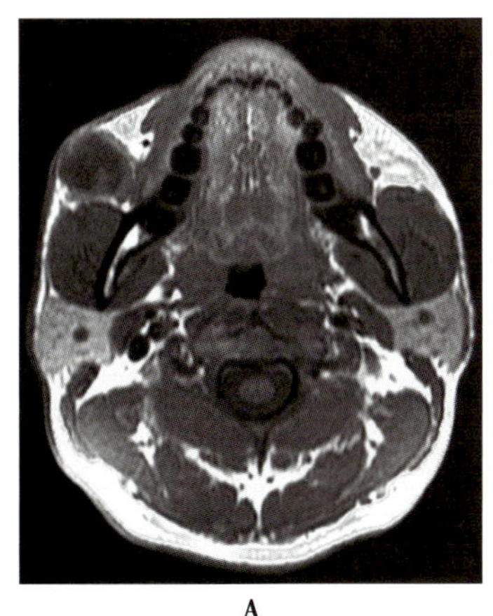

A

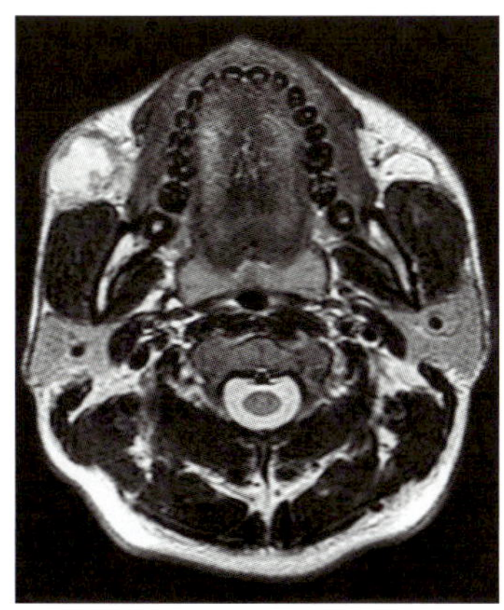

B

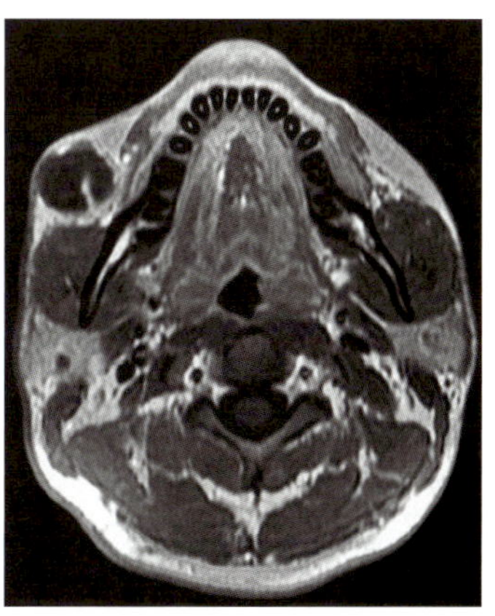

C

图 4-2-12　右颊部表皮样囊肿

MRI 示：右侧颊部皮下组织内有圆形异常信号，横断面 T1WI（A）上呈低信号改变；横断面 T2WI（B）上呈高信号；横断面增强 T1WI（C）上可见囊内容物无强化，而囊壁有强化，边界清晰

学习笔记

【问题】

问题 1：用于颌面部表皮样囊肿的影像学检查方法有哪些？能分别说出上述图像的检查名称吗？

思路：如前所述，用于颌面部软组织囊肿性病变检查的影像学方法有超声、CT 和 MRI。对颌面部表皮样囊肿而言，由于其多发生在浅表部位，所能影响的深层组织器官和结构不多。故应首选超声作为其主要影像检查方法。

问题 2：根据哪些影像学表现特点可以诊断颌面部表皮样囊肿？

思路 1：掌握表皮样囊肿发病部位特点：表皮样囊肿多发生于颌面部之两侧（见图 4-2-11，图 4-2-12），而少见于中线附近；表皮样囊肿多发生于皮下组织（见图 4-2-11，图 4-2-12），而少见于实质器官。

思路 2：根据口腔颌面部软组织囊肿所具有的一般影像学表现特点（详见皮样囊肿所述）。

知识点

颌面部软组织囊肿的一般影像学鉴别诊断特点

颌面部软组织囊肿所具有的共性表现特点使之不易同软组织实性病变（炎症和肿瘤）相混淆。除皮样囊肿可含有较复杂的成分外，通常大多数囊肿的囊内容物成分单一，分布均匀，因而常不易在各囊肿之间予以区分，且这种区分也缺少临床意义。此外，病理上相同的囊肿可以含有不同的内容物。其所对应的影像表现可以随之而不同，以致在临床常常可见高密度囊肿（所含物不是单纯水液）或 T1WI 上高信号囊肿（囊肿内囊液所含蛋白量较高；或囊肿内有血液）。

学习笔记

五、鳃裂囊肿

鳃裂囊肿（branchial cleft cyst）是一种发生于颌面颈部的先天发育性囊肿。一般认为鳃裂囊肿的发生和胚胎期鳃器（branchial apparatus）或咽囊的上皮残余有关。目前多认为淋巴上皮囊肿（lymphoepithelial cyst）与鳃裂囊肿同义。但淋巴上皮囊肿有 2 型：AIDS 相关型（HIV 感染者）和非 AIDS 相关型。根据鳃裂囊肿的发生部位不同，可分其为 4 类。其中，第二鳃裂囊肿最常见（90%），第一鳃裂囊肿次之（8%），第三和第四鳃裂囊肿是位于颈部的罕见病变。鳃裂囊肿多发生于儿童、青少年。无明显性别差异。病理上，囊肿内含清水样或黏液状液体，其囊壁内层为无角化的扁平或柱状鳞状上皮。临床上，鳃裂囊肿常表现为颈部无痛性肿块，质地柔软。伴有继发感染的鳃裂囊肿可反复肿大。

【影像学表现】

1. 第一鳃裂囊肿主要位于腮腺和咽旁间隙。第二鳃裂囊肿主要位于下颌角周围，多位于下颌下腺的后外侧、颈动脉间隙的外侧和胸锁乳突肌的前内方。

2. 鳃裂囊肿多为单囊类圆形表现（图 4-2-13 ~ 图 4-2-17），囊壁薄，边界清晰。部分反复肿大或伴有继发感染的鳃裂囊肿可呈多囊状改变（图 4-2-18）。

3. 超声上，鳃裂囊肿以无回声（图 4-2-13）或均匀低回声表现为主。

4. CT 上，鳃裂囊肿的 CT 值等于或接近于水液密度（图 4-2-14，图 4-2-17A，图 4-2-18）。反复感染的鳃裂囊肿密度可近似于软组织（图 4-2-16）。增强 CT 上，囊肿内容物无强化，囊壁可有轻中度环形强化（图 4-2-14，图 4-2-17A）。感染的鳃裂囊肿之囊壁可增厚，且强化明显

(图 4-2-16,图 4-2-18)。

5. 平扫 MRI 上,鳃裂囊肿在 T1WI 上可表现为均匀低信号(图 4-2-15A,图 4-2-17B),中等信号或略高信号;在 T2WI 上呈均匀高信号(图 4-2-15B,图 4-2-17C)。增强 MRI 上,囊肿内部无强化(图 4-2-15C,图 4-2-17D),但囊壁信号可以增高呈环状。反复感染的囊肿壁可增厚,并有明显强化表现。

【病例】

病例 1:女性,31 岁。右上颈部无痛性肿块 10 个月。触及右上颈部质地柔软肿块,无压痛,界限清(图 4-2-13)。

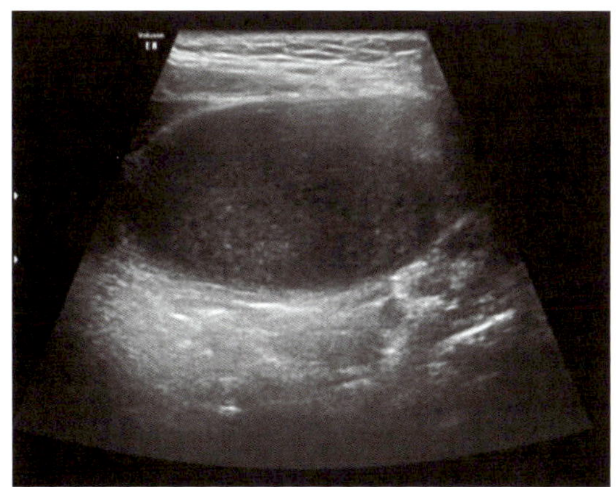

图 4-2-13　右上颈部鳃裂囊肿

超声图示右侧上颈部见类圆形混合回声团块,以无回声为主,内见漂浮光点,边界清晰,有包膜反射光带

病例 2:女性,61 岁。左腮腺区酸胀感 2 年余。似触及左腮腺内有质地柔软肿块,界限清(图 4-2-14)。

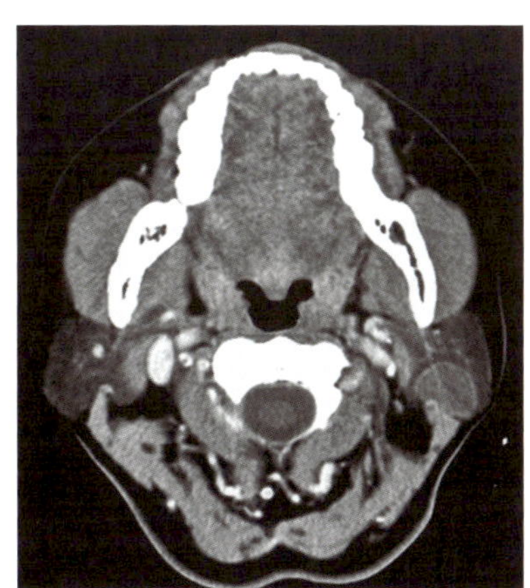

图 4-2-14　左侧第一鳃裂囊肿

横断面增强 CT 示:左腮腺内单囊类圆形病灶,其内容物 CT 值等于水,无强化表现。病灶之囊壁薄而有强化,边界清晰

病例 3:男性,52 岁。右腮腺无痛性肿大 6 月余。触及右腮腺质地柔软肿块,无压痛,界限清(图 4-2-15)。

学习笔记

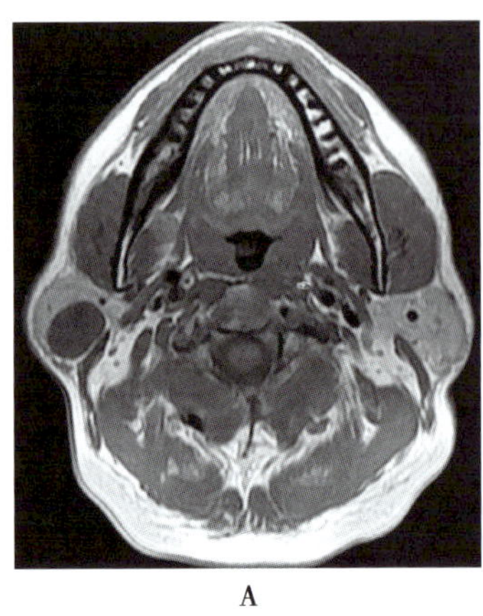
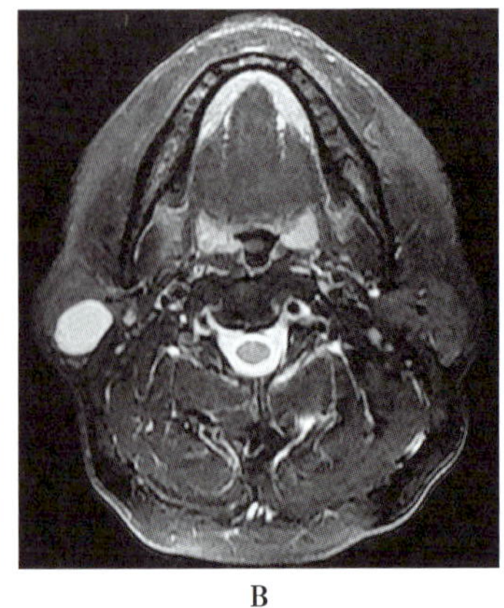
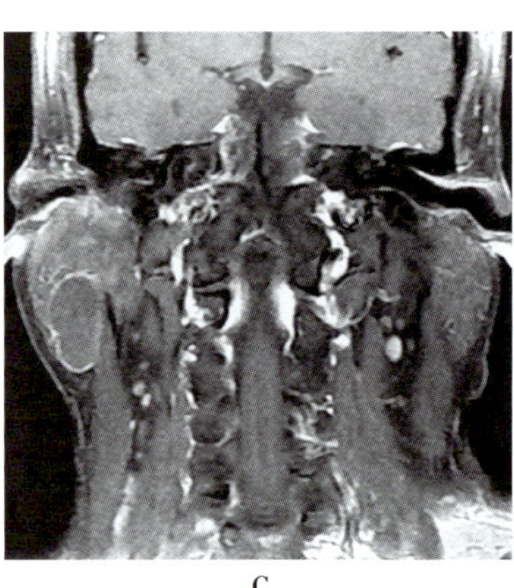

A　B　C

图 4-2-15　右侧第一鳃裂囊肿

MRI 示：右侧腮腺内有圆形异常信号，横断面 T1WI(A)上呈低信号改变；横断面 T2WI(B)上呈均匀高信号；冠状面增强 T1WI(C)上可见囊壁均有强化，而囊内容物无强化表现

病例 4： 男性，71 岁。右腮腺反复疼痛性肿大 3 个月。右侧腮腺肿大明显，质地较硬，有压痛（图 4-2-16）。

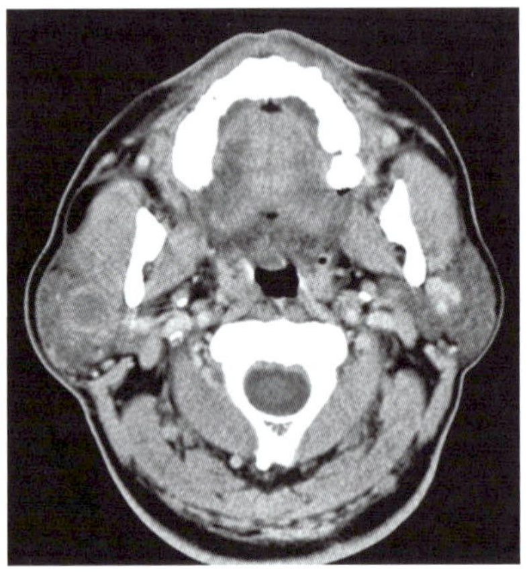

图 4-2-16　右侧第一鳃裂囊肿

横断面增强 CT 示：右腮腺内单囊类圆形病灶，其内容物 CT 值等于水，无强化表现。病灶之囊壁有强化，略增厚（与图 4-2-14 对照）。与对侧腮腺相比，病灶周围腮腺组织密度增高，提示有感染

病例 5： 男性，23 岁。左上颈部无痛性肿大 5 年余。左上颈部明显肿大。病变质地软，界限清晰（图 4-2-17）。

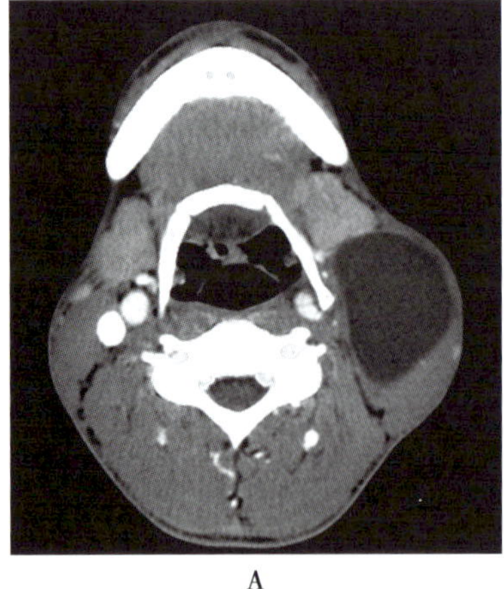
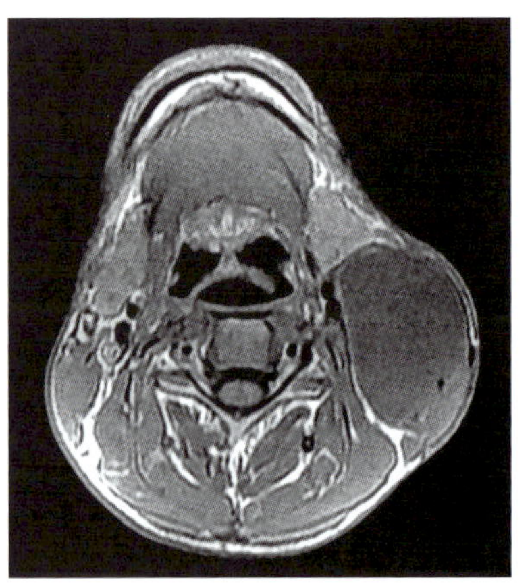

A　B

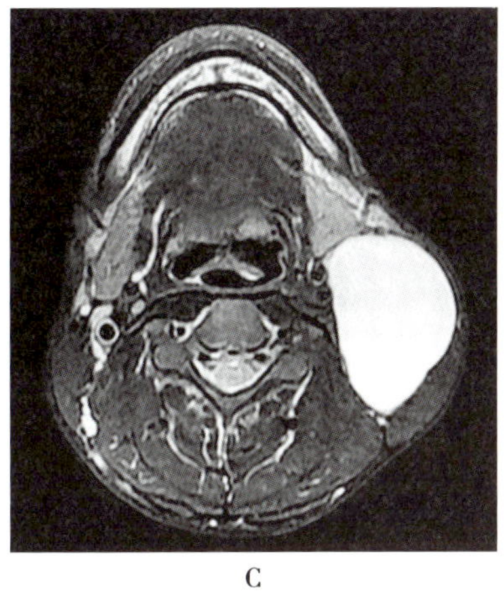
C

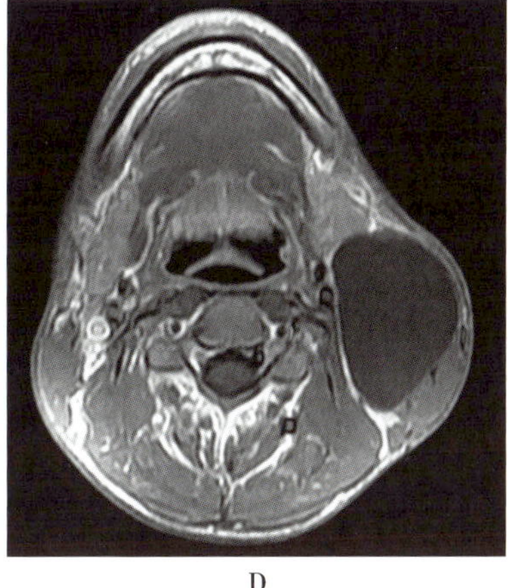
D

图 4-2-17　左侧第二鳃裂囊肿

横断面增强 CT(A)示:左下颌下腺后方有单囊类圆形病灶,其内容物 CT 值等于水,无强化表现。横断面 T1WI(B)上呈低信号改变;横断面 T2WI(C)上呈均匀高信号;横断面增强 T1WI(D)上可病变囊壁薄而有强化,而囊内容物无强化表现。颈鞘内血管受压并向内移位

病例 6:男性,14 岁。左上颈部反复疼痛性肿大 1 年余。触及左上颈部肿块,质地中等,有压痛,界限不清(图 4-2-18)。

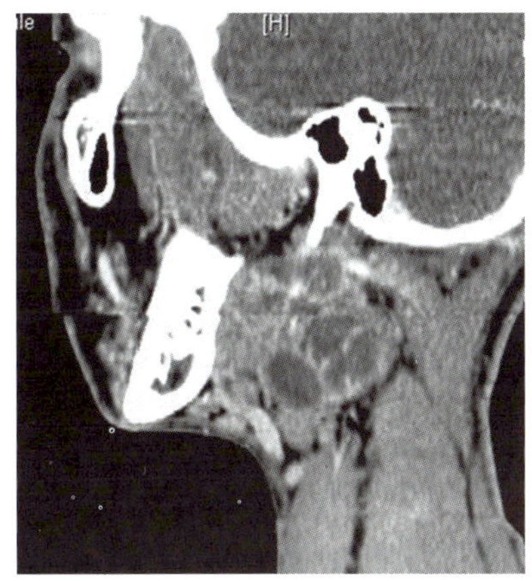

图 4-2-18　左侧第二鳃裂囊肿

重建矢状面增强 CT 示:左颈上部有多囊类圆形病灶,其内容物 CT 值等于水,无强化表现;其囊壁和囊隔均较薄且有强化,边界不清

【问题】

问题 1:根据上列病例的图像,你能说出它们的共同特点,并指出其均属于何种成像吗?请分别指出其各属于何种影像检查方法。

思路 1:上述图像内的层次结构均由含不同等级黑白色阶所构成,故其属于灰阶成像。

思路 2:根据各检查方法的成像特点指出其分属于何种影像学检查。

问题 2:4 类鳃裂囊肿中,可归为口腔颌面部的鳃裂囊肿为何?

思路:根据口腔颌面部的界限(颅底至舌骨)可以界定 4 类鳃裂囊肿中,属于口腔颌面部范围内的鳃裂囊肿为第一和第二鳃裂囊肿。

问题 3:指出第一鳃裂囊肿和第二鳃裂囊肿在影像表现上的主要区别。

思路:根据囊肿的发生部位进行区别。CT 和 MRI 上,第一鳃裂囊肿主要位于腮腺间隙(见图 4-2-14～图 4-2-16);第二鳃裂囊肿主要位于下颌下间隙(多在下颌下腺的后外方)(见图 4-2-17、图 4-2-18)。

学习笔记

问题4：你能指出鳃裂瘘或窦与鳃裂囊肿的关系吗？

思路：明确两者的起源和转归特点。鳃裂囊肿起源于鳃器或咽囊上的残余上皮组织变性。鳃裂瘘或窦部分源于鳃裂囊肿反复感染和破溃后的瘘管或窦道形成。当然，部分鳃裂畸形也可在最初就表现为瘘或窦的形式。

知识拓展：鳃裂囊肿与鳃裂瘘或窦的关系

鳃裂囊肿易伴发感染，多次反复感染形成脓液之后可向皮肤组织引流，进而导致破溃，并可经久不愈，最后形成鳃裂瘘（branchial cleft fistula）或窦（sinus）。瘘为双开口（有外口和内口），而窦仅有单个开口（内口或外口）。此外，临床上也有表现为先天性鳃裂瘘而无囊肿形成者。继发感染的鳃裂囊肿除局部有红肿热痛外，还可出现全身发热症状。

问题5：你能说出第一和第二鳃裂囊肿对周围组织结构的影响吗？影像学上如何表现？

思路：第一鳃裂囊肿所影响的组织结构主要在腮腺间隙内，如面神经；部分突入咽旁间隙的第一鳃裂囊肿还可向上侵及颅底。第二鳃裂囊肿所影响的组织结构主要在下颌下间隙周围，如可与颈内静脉粘连，或推移颈鞘血管向内移位（见图4-2-17）。

问题6：应分别与第一和第二鳃裂囊肿鉴别的疾病有哪些？如何鉴别？

思路1：与鳃裂囊肿表现相似的疾病主要有淋巴管瘤、脓肿、坏死性淋巴结和囊变的肿瘤等。这些疾病的一部分影像表现和鉴别已在之前有所论述。

思路2：根据第一和第二鳃裂囊肿的位置分布特点进行相关疾病的鉴别。

思路3：根据第一鳃裂囊肿的部位特点，应与之鉴别的疾病主要有：颞下颌关节区腱鞘囊肿或滑膜囊肿、Warthin瘤和一部分腮腺淋巴上皮病。

学习笔记

知识点

第一鳃裂囊肿的影像鉴别诊断

1. 与腱鞘囊肿或滑膜囊肿的区别：两者多紧贴于下颌髁突的外表面，呈圆形改变，直径多在1cm左右。

2. 与腮腺淋巴上皮病区别：腮腺淋巴上皮病多呈弥漫状分布，常累及双侧腮腺和下颌下腺。并可在腺体内呈多囊改变。此与呈局限、单发和单囊表现的第一鳃裂囊肿区别明显。

3. 与Warthin瘤区别：Warthin瘤虽可有囊变，但其仍有实性区域（如壁结节）显现于CT或MRI上（囊肿上无实性区可见），故易于在影像学上同第一鳃裂囊肿区分。

思路4：根据第二鳃裂囊肿的部位特点，应与之鉴别的疾病主要有：囊性神经鞘瘤和淋巴管瘤。

知识点

第二鳃裂囊肿的影像鉴别诊断

1. 与囊性神经鞘瘤的区别：神经鞘瘤多位于颈鞘后方，并可推颈鞘向前移位（第二鳃裂囊肿多位于颈鞘之外侧，多可推移颈鞘向内移位）；增强CT和MRI上其呈渐进性强化表现（鳃裂囊肿无强化表现）；临床上，神经鞘瘤极少伴有反复感染史。

2. 与淋巴管瘤的区别：淋巴管瘤多呈多囊状改变，并可有液-液平面形成。此与多表现为单囊鳃裂囊肿明显有别。

六、甲状舌管囊肿

甲状舌管囊肿(thyroglossal duct cyst)是一种出现在舌根盲孔(foramen cecum of tongue base)和甲状腺床(thyroid bed)之间的甲状舌管残余(remnant of thyroglossal duct)所引发的囊性病变。甲状舌管囊肿是最为常见的先天性颈部异常。在非牙源性先天发育性囊肿中,90%为甲状舌管囊肿。和鳃裂囊肿相比,甲状舌管囊肿的发病率为其3倍。90%的甲状舌管囊肿发生于10岁以下儿童。无明显性别分布差异。病理上,甲状舌管囊肿为光滑囊腔状结构。囊壁上皮衬里为鳞状上皮细胞或呼吸道上皮细胞(具有分泌活性),并有少量甲状腺组织和胶体沉积。临床上,甲状舌管囊肿主要表现为颈部柔软的无痛性肿物。其可因感染或外伤而反复肿大。若病变位于舌骨附近,则肿物可随舌的运动而移动。

【影像学表现】

1. 甲状舌管囊肿主要分布于自舌盲孔至甲状腺床之间,其中舌骨上区占25%;舌骨区占50%;舌骨下区占25%。位于舌骨上区和舌骨区的甲状舌管囊肿多分布于颈中线区,而舌骨下甲状舌管囊肿多位于颈部两侧。

2. 甲状舌管囊肿多呈类圆形,单囊结构为主,囊壁薄而光滑。

3. 超声上,甲状舌管囊肿有4种表现形式:无回声型(图4-2-19)、均匀低回声型、假实性型和不均匀回声型。其中,儿童甲状舌管囊肿中以假实性型为主。

4. CT上,甲状舌管囊肿之CT值或为软组织密度(图4-2-20),或近于水(图4-2-21)。增强CT上,仅见囊壁有轻至中度强化(图4-2-21A)。感染时,该囊壁可增厚并有明显强化。

5. 平扫MRI上,甲状舌管囊肿多表现为T1WI上的低信号(图4-2-21B)或高信号(含蛋白分泌液)和T2WI上的均匀高信号(图4-2-21C)。增强MRI上,囊内容物无强化,囊壁信号可有增高(图4-2-21D)。

【病例】

病例1:女性,55岁。发现上颈中线区局部无痛性隆起5个月。触及上颈部中线区有质软肿块,边界清晰,无压痛(图4-2-19)。

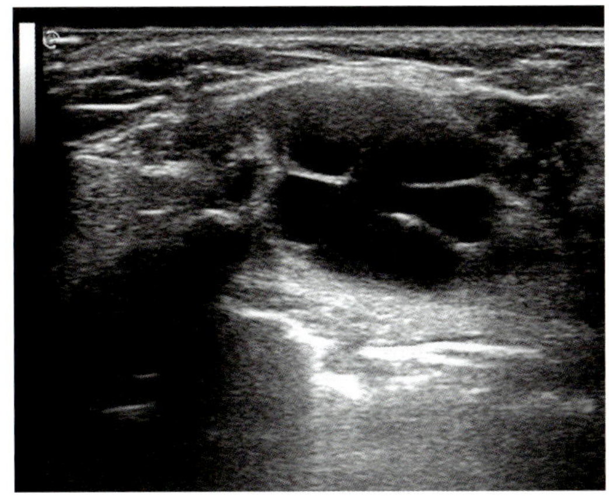

图4-2-19　颈部甲状舌管囊肿

超声图示上颈中线舌骨旁类圆形无回声团块,内见强回声分隔,边界清晰,后方回声稍增强

病例2:男性,58岁。上颈前部无痛性隆起1年余。质地软,无压痛,边界清(图4-2-20)。

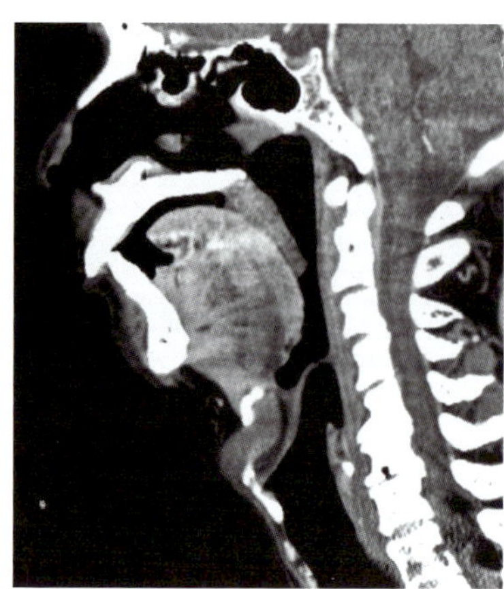

图 4-2-20　上颈部(舌骨体区)甲状舌管囊肿
重建矢状面增强 CT 示:颈前正中舌骨体区有单囊类圆形病灶,其内容物 CT 值为软组织密度,无强化表现,边界清。病变向后突入会厌区

病例 3:女性,48 岁。颈前部无痛性肿大 8 个月。于舌骨体区触及质地柔软肿块,界限清,无压痛(图 4-2-21)。

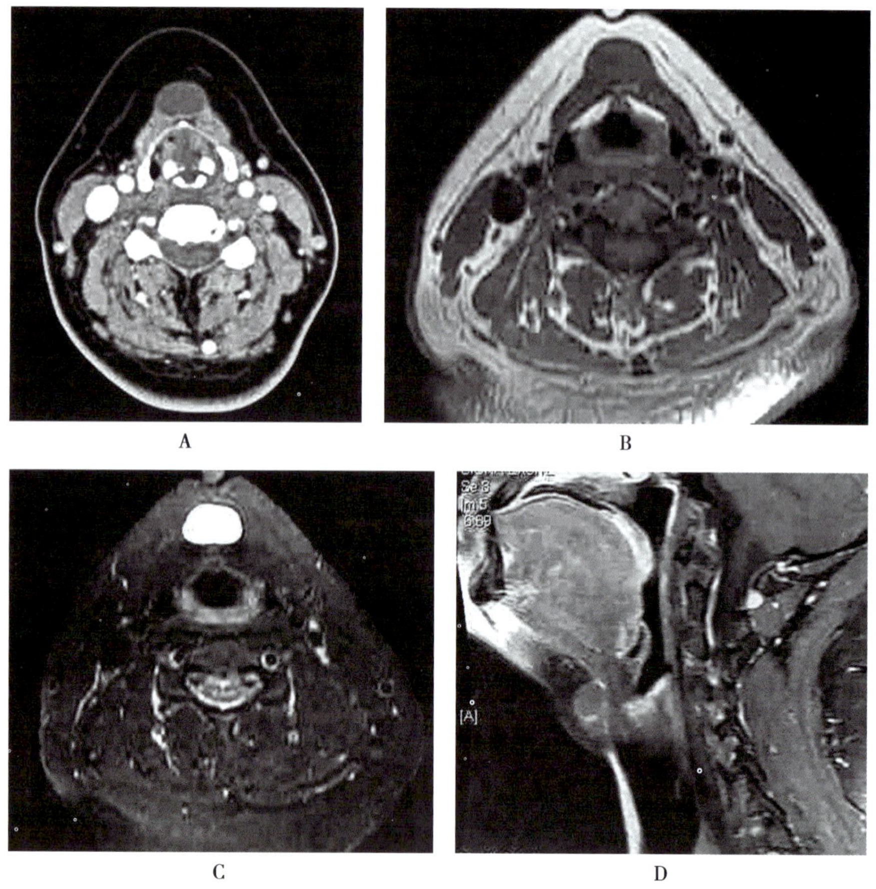

图 4-2-21　颈中部甲状舌管囊肿
横断面增强 CT(A)示:颈前正中舌骨体和甲状软骨区有单囊类圆形病灶,其内容物 CT 值等于水,无强化表现。横断面 T1WI(B)上呈等信号改变;横断面 T2WI(C)上呈均匀高信号;矢状面增强 T1WI(D)上可病变囊壁薄而有强化,而囊内容物无强化表现

【问题】

问题 1:请指出以上所示各病例中何者采用了 MRI 检查?你是如何在口腔颌面部 MRI 之自旋回波(SE)序列图上根据组织的信号表现区分 T1WI 和 T2WI?

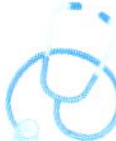

思路 1：根据同层面上含液组织结构在 T1WI 和 T2WI 上的不同信号表现（T1WI 上呈低或等信号；T2WI 上呈高信号）区分两者（见图 4-2-21）。

思路 2：在口腔颌面部 MRI 图像上，这些含水丰富的组织结构主要有：①颈椎椎管内的脑脊液（见图 4-2-21）；②颅内脑沟内的脑脊液（见图 4-2-21）；③鼻腔黏膜。

思路 3：应该注意所选上述参考组织的前提是其未被疾病所累。

知识点

如何在 MRI 之 SE 序列上区分 T1WI 和 T2WI

SE 序列上，T1WI 图像由短 TE 时间（通常小于 20 毫秒）和短 TR 时间（通常小于 500 毫秒）组成；T2WI 由长 TE 时间（大于 60 毫秒）和长 TR 时间（1500 毫秒）构成。

问题 2：甲状舌管囊肿的超声、CT 和 MRI 表现特点为何？

思路 1：根据发病部位特点：舌骨上甲状舌管囊肿几乎均位于颈中线区。

思路 2：根据囊肿本身的回声（超声）、密度（CT）和信号（MRI）特点。

问题 3：甲状舌管囊肿对邻近组织的影响是怎样在影像学上表现的？

思路 1：根据甲状舌管囊肿的好发部位，与之相邻的组织结构主要有：舌骨、舌后 1/3 黏膜、会厌前间隙、咽腔和颈部血管。

思路 2：影像学上，甲状舌管囊肿对上述结构的影响为：位于舌后 1/3 的囊肿可向后下侵入会厌前间隙（见图 4-2-20）；位于舌骨和舌骨下区的囊肿或植入带状肌内，或黏附于舌骨，或推舌骨移位，或侵入咽腔，使气道受压变小。直径较大的囊肿还可向侧后方生长，推压颈鞘内血管。

问题 4：与甲状舌管囊肿之影像表现相似的疾病有哪些？如何鉴别？

思路 1：与舌骨和舌骨上甲状舌管囊肿发病部位相似的病变主要有：皮样囊肿、舌或舌下区异位甲状腺；与舌骨下甲状舌管囊肿发病部位相似的病变主要有脓肿、第三或第四鳃裂囊肿、坏死性淋巴结和淋巴水瘤。

思路 2：以上病变中，除异位甲状腺为实性结构外，其余病变均可表现为囊性结构形态，故应考虑鉴别。

知识点

甲状舌管囊肿的影像鉴别诊断

1. 与皮样囊肿鉴别　位于中线区域的皮样囊肿极少累及舌骨。皮样囊肿内部常有特征性的脂肪密度和信号出现。

2. 与脓肿鉴别　脓肿常为大小不等的多囊状结构，其壁多厚薄不均，边缘模糊。脓肿极少有植入颈部带状肌内的影像表现。

3. 与第三和第四鳃裂囊肿鉴别　两者属于罕见病变，且主要以瘘管而非囊肿形式显现。

4. 与坏死性淋巴结鉴别　与单发的甲状舌管囊肿不同，坏死性淋巴结多呈多发表现，而呈孤立表现者相对少见。

5. 与淋巴水瘤鉴别　甲状舌管囊肿以单囊表现为主；淋巴水瘤以多囊表现为主。

6. 此外，一旦发现甲状舌管囊肿的囊壁上有壁结节或钙化影显示，则应怀疑有癌变的可能（甲状腺乳头状癌）。

（余　强）

学习笔记

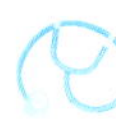

参考文献

1. Harnsberger HR. Diagnostic imaging. Head and neck. Salt Lake:Amirsys,2004.
2. Som PM,Curtin HD. Head and neck imaging. 5th edition. St. Louis:Mosby,2011.
3. Kurabayashi T,Ida M,Yasumoto M,et al. MRI of ranulas. Neuroradiology,2000,42:917-922.
4. 余强,王平仲. 颌面颈部肿瘤影像诊断学. 上海:上海世界图书出版公司,2009.
5. White SC,Pharoah MJ. Oral radiology:principles and interpretation. 6th edition. St. Louis:Mosby,2009.
6. Iida S, Aikawa T, Kishino M, et al. Spheric mass beneath the alar base: MR images of nasolabial cyst and schwannoma. AJNR Am J Neuroradiol,2006,27:1826-1829.
7. Koeller KK,Alamo L,Adair CF,et al. Congenital cystic masses of the neck:radiologic-pathologic correlation. Radiographics,1999,19:121-146.
8. Vogl TJ,Steger W,Ihrer S,et al. Cystic masses in the floor of the mouth:value of MR imaging in planning surgery. AJR Am J Roentgenol,1993,161:183-186.
9. Lev S,Lev MH. Imaging of cystic lesions. Radiol Clin North Am,2000,38:1013-1027.
10. 马绪臣. 口腔颌面医学影像学. 北京:北京大学医学出版社,2006.
11. Ahuja AT,King AD,Metreweli C. Second branchial cleft cysts:variability of sonographic appearances in adult cases. AJNR Am J Neuroradiol,2000,21:315-319.
12. Ahuja AT,King AD,King W,et al. Thyroglossal duct cysts:sonographic appearances in adults. AJNR Am J Neuroradiol,1999,20:579-582.
13. Ahuja AT,King AD,Metreweli C. Sonographic evaluation of thyroglossal duct cysts in children. Clin Radiol,2000,55:770-774.
14. 吴运堂. 口腔颌面骨疾病临床影像诊断学. 北京:北京大学医学出版社,2005.
15. 马绪臣. 口腔颌面影像医学图谱. 北京:人民卫生出版社,2004.
16. 邱蔚六,余强,燕山. 颌面颈部疾病影像学图鉴. 济南:山东科学技术出版社,2002.
17. 马绪臣. 口腔颌面医学影像诊断学. 北京:人民卫生出版社,2004.

学习笔记

第五章 颌骨肿瘤和瘤样病变

第一节 牙源性肿瘤

牙源性肿瘤(odontogenic tumor)为口腔颌面部肿瘤中一类具有独到特点、类型复杂的肿瘤,其分类一直备受关注。牙源性肿瘤是由成牙组织,即牙源性上皮、牙源性间充质或牙源性上皮和间充质共同发生的一组肿瘤。绝大多数牙源性肿瘤的临床表现没有非常明显特征性意义,影像学检查具有较大的诊断参考价值,我们参照 WHO 2005 年对牙源性肿瘤以及 WHO 2013 年最新骨肿瘤分类标准,将"与骨相关病变"归入骨源性肿瘤和瘤样病变进行讨论。

一、成釉细胞瘤

成釉细胞瘤(ameloblastoma,AB)是发生在颌骨和牙龈黏膜的牙源性上皮肿瘤,是最常见的颌骨肿瘤之一。AB 约占牙源性良性肿瘤 60%,好发于 30~60 岁,男女无明显差别。该肿瘤一般生长缓慢,逐渐使颌骨向唇颊侧膨隆,肿瘤区牙可松动、移位或脱落。肿瘤较大时可致面部变形。

AB 具有侵袭性生长特点,易于复发,术后的高复发率以及偶见的远处转移等恶性生物学行为,又被称为"临界瘤"。2005 年 WHO 分类将 AB 分为实性/多囊型(solid/multicystic type)、骨外/外周型(extraosseous/peripheral type)、促结缔组织增生型(desmoplastic type)和单囊型(unicystic type)四个亚型。肿瘤可有完整或不完整包膜,肿瘤可呈出芽性生长,形成子囊。组织学上 AB 变异较大,主要有滤泡型和丛状型。

学习笔记

【影像学表现】

1. AB 好发于下颌骨,最常见的发生部位在下颌磨牙和升支区,约占 70%(图 5-1-1),20% 发生在前磨牙区,10% 在切牙区。但促结缔组织增生型 AB 上下颌骨发生率基本相等。

2. AB 多呈圆形或类圆形表现,唇颊侧膨隆显著,病变边界清晰,周围有骨皮质样硬化白线,如继发感染,硬化白线模糊,周围骨质硬化,部分 AB 边缘可呈分叶状,边缘有切迹。

3. 影像学分型 ①多房型(图 5-1-3);②单房型(图 5-1-1);③蜂窝型(图 5-1-4)局部恶性征型(图 5-1-6)。各型共同 X 线特征:①颌骨膨胀,以唇颊侧为主;②牙根呈锯齿状吸收;③肿瘤侵入牙槽侧,造成牙根之间牙槽骨浸润及硬骨板消失;④肿瘤边缘可有部分增生和硬化(图 5-1-3);⑤肿瘤区牙可被推移位或脱落缺失或含牙(图 5-1-3、图 5-1-4);⑥瘤内罕见钙化。

4. 可见蜂窝状伴囊状改变(图 5-1-4),大小不等多房型分房,相互重叠,为大小基本相等的小分房表现蜂窝型,房隔厚且粗糙不规则。瘤内少有钙化,但约 50% 促结缔组织增生型 AB 可见斑点状钙化影(图 5-1-7)。平扫 CT 上,病变内部的 CT 值或接近于水液,或与软组织相等。增强 CT 上,病变内部囊变部分多无强化,但实性部分可有明显强化。

5. 病变区牙根可呈典型锯齿状吸收(图 5-1-2),牙根移位。

6. 由于 AB 具有侵袭性特点，常见牙槽骨侵蚀局部恶性征，少数 AB 侵犯颌骨周围软组织并形成肿块（图 5-1-6），极少数复发性 AB 侵犯周围组织造成远处肺部转移征象（图 5-1-8）。

【病例】

病例 1：男性，48 岁。右下颌肿胀膨隆不适 1 年余（图 5-1-1）。

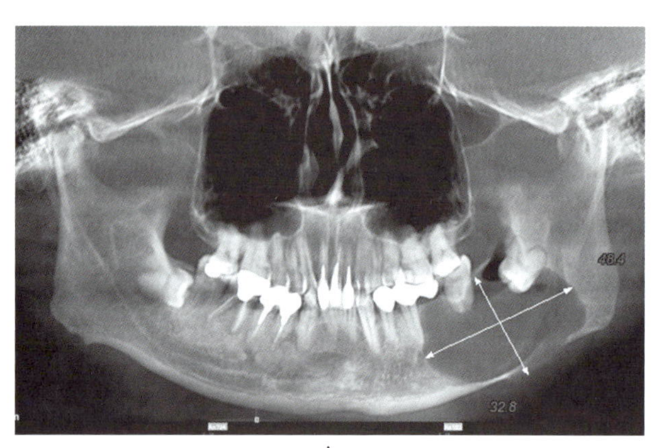

A

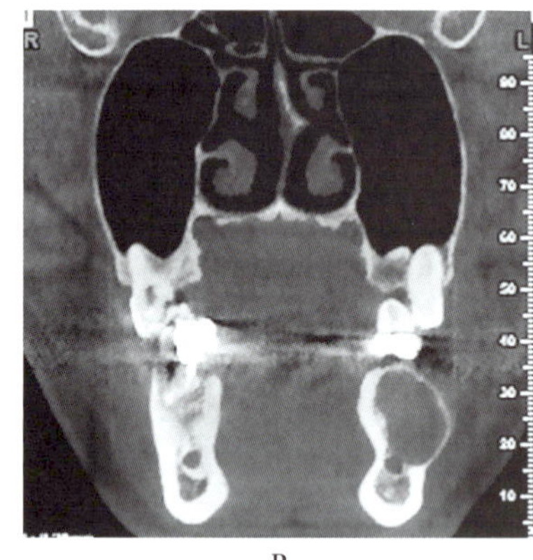

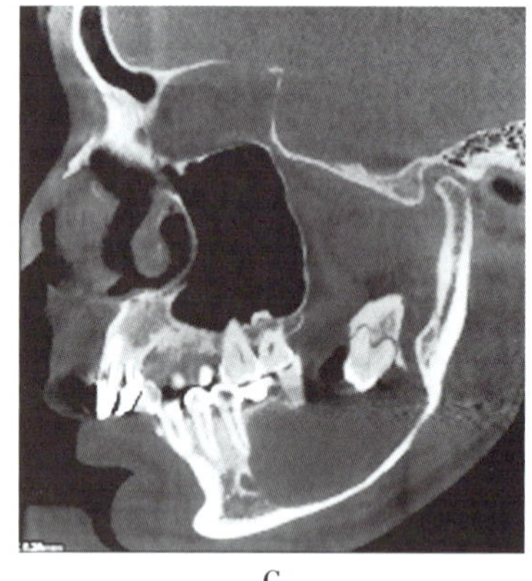

B　　C

图 5-1-1　左下颌骨单房型 AB

CBCTPn（A）、冠状位（B）、矢状位（C）示左下颌骨体部见单房型低密度区，颊向膨隆，牙根可见下颌神经管受压弯曲下移，下颌神经管管腔及管壁尚清晰

病例 2：男性，46 岁。右下颌骨不适 1 年。近 4 个月渐隆起。专科检查见右下颌骨颊舌侧颌骨膨隆触之有波动感，无触压痛，黏膜无明显红肿或破溃（图 5-1-2）。

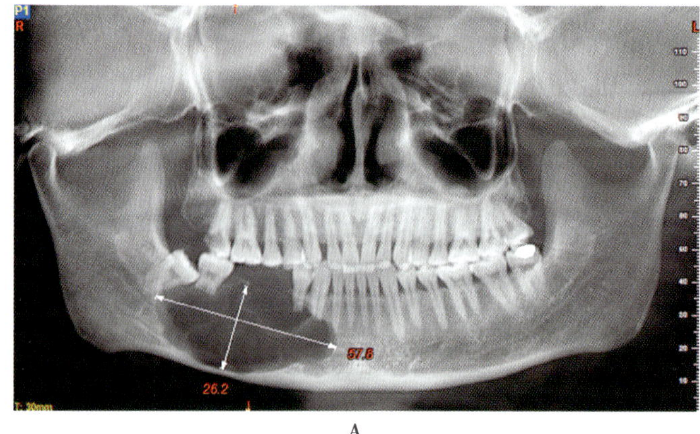

A

学习笔记

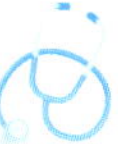

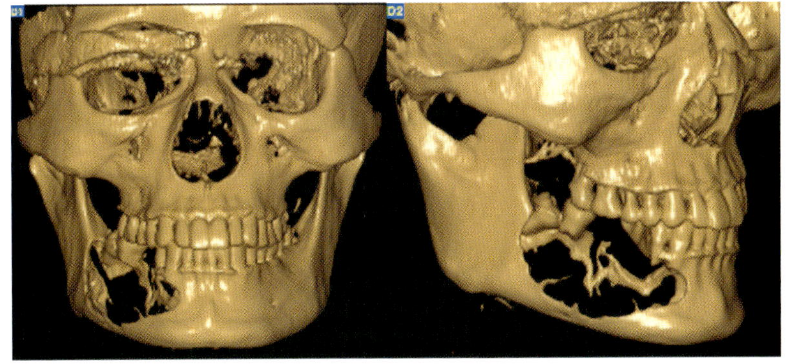

B

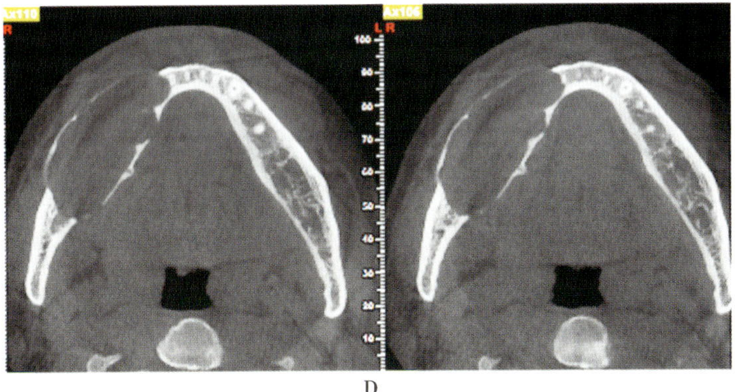

C

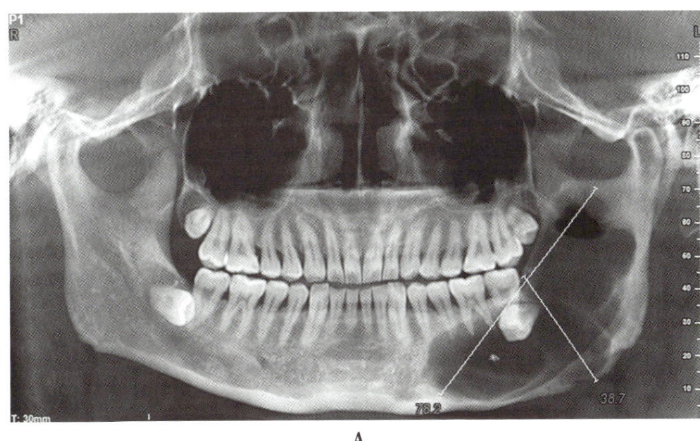

D

图 5-1-2　右侧下颌骨多房型 AB

CBCTPn(A)、SSD(B)、MPR 矢状位及冠状位(C)、轴位(D)示右下颌骨呈多囊状改变,颌骨颊舌向膨隆,牙槽侧骨皮质吸收,牙齿脱落,牙根截根样吸收,囊腔内不含牙,边缘可见切迹,皮质膨隆菲薄

病例 3:男性,38 岁。左下颌骨膨隆 4 月余,时有不适,左下颌骨质地较硬(图 5-1-3)。

A

学习笔记

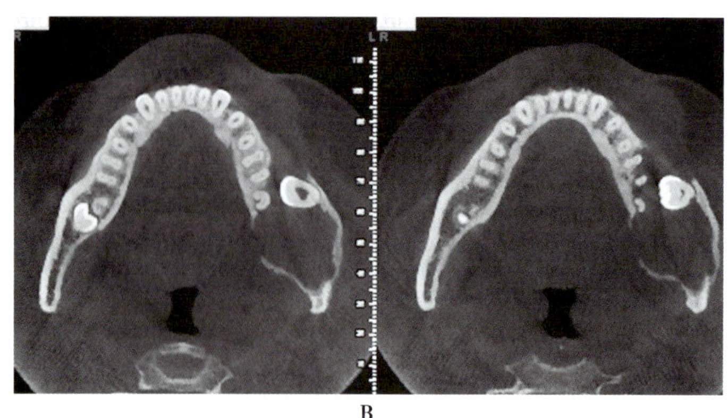

B

图 5-1-3　左下颌骨多房型 AB

CBCTPn(A)、轴位(B)示左下颌骨体部及升支区见多房型囊腔影，颌骨膨隆，牙齿移位，囊腔内含牙，神经管移位，其内见液平面，囊腔边缘硬化

病例 4：男性，54 岁。左下颌骨无痛性肿胀 1 年余，左下颌 34 至 36 脱落，颌骨膨隆(图 5-1-4、图 5-1-5)。

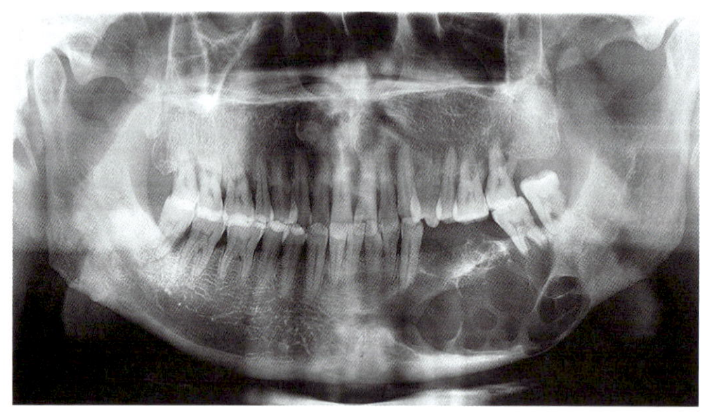

图 5-1-4　左下颌骨蜂窝状伴大囊状 AB

全口牙位曲面体层 X 线片示：左下颌骨体部见大小不等多囊状，牙槽侧呈蜂窝状，囊腔近中下缘硬化

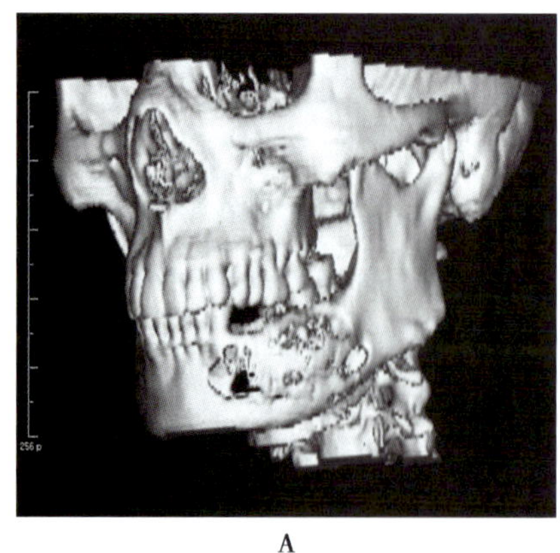

A

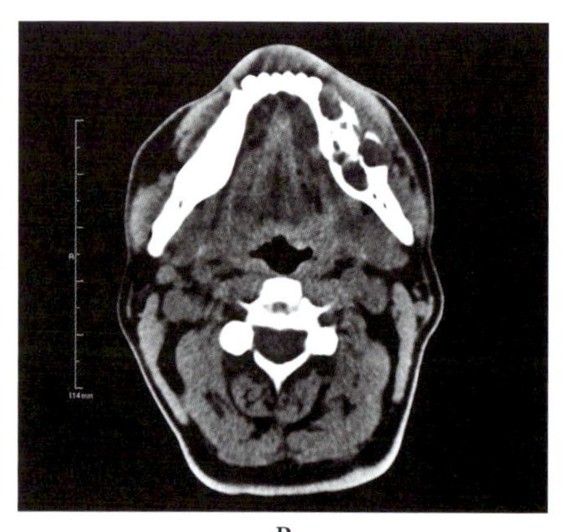

B

学习笔记

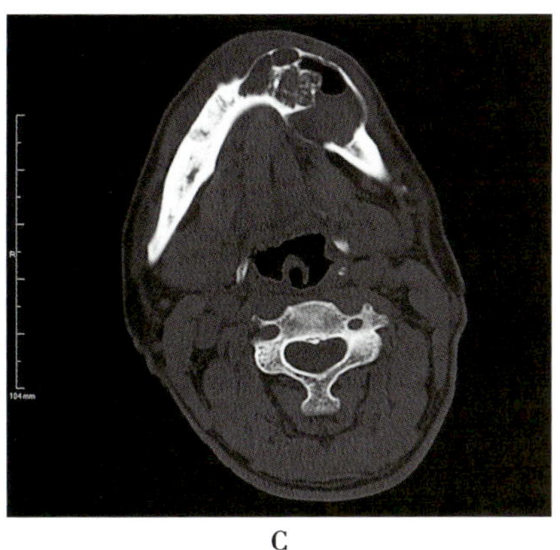

C

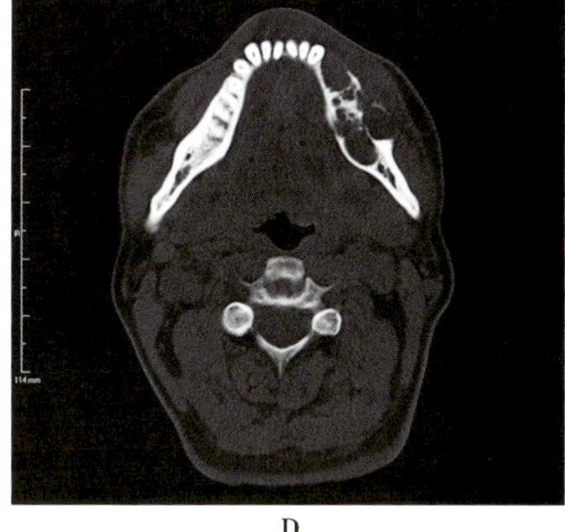

D

图 5-1-5　左下颌骨蜂窝状伴大囊状 AB

螺旋 CTSSD(A)、轴位软组织窗(B)、轴位骨窗根尖下(C)、轴位骨窗根中(D)示左下颌骨牙槽侧及体部呈蜂窝状改变,囊腔内 CT 值 20HU 为液体密度,可见液平,下颌骨颊侧膨隆明显

病例 5:男性,53 岁。主诉右下后牙区疼痛伴下唇麻木 3 月余。专科检查见右侧下颌骨升支部膨隆,表面皮温不高,质硬,与表面皮肤无粘连,触痛不明显(图 5-1-6)。

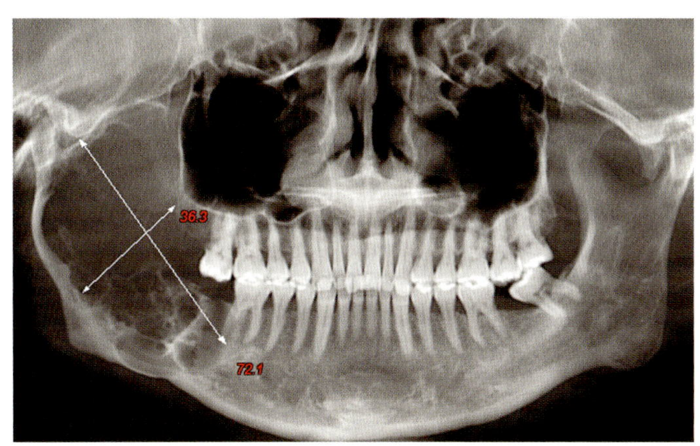

A

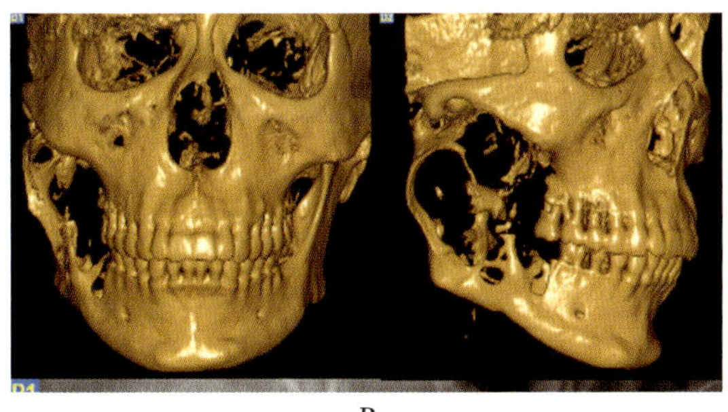

B

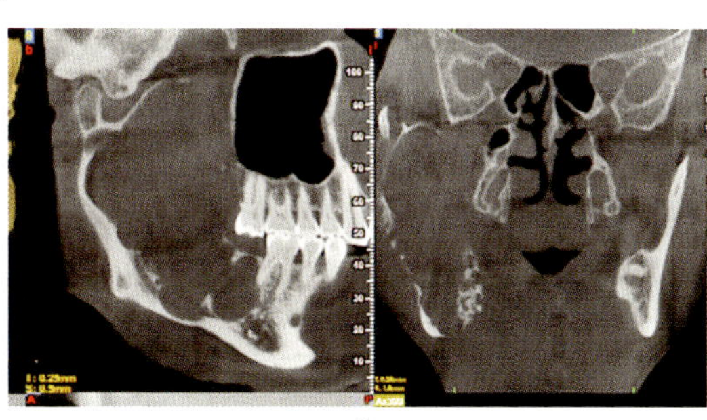

C

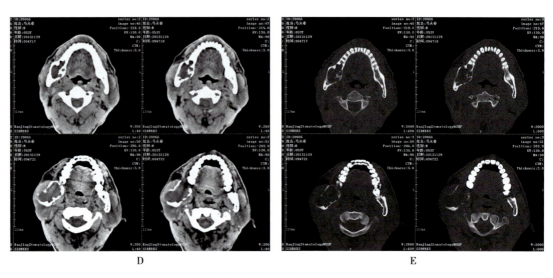

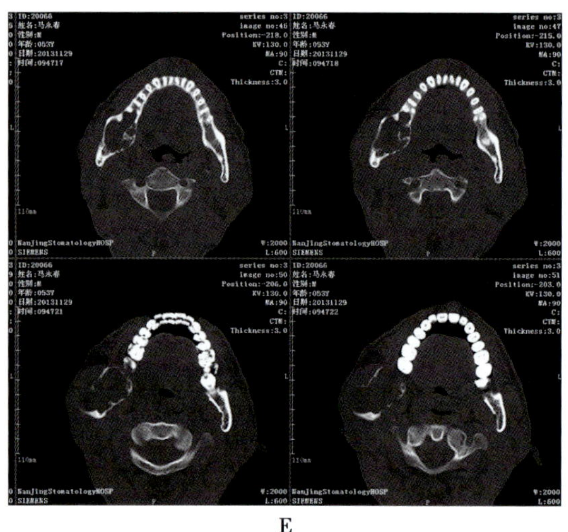

D　　　　　　　　E

图 5-1-6　右下颌骨 AB 伴恶性征

CBCTPn（A）、SSD（B）、MPR 矢状位及冠状位（C）、螺旋 CT 轴位软组织窗（D）、骨窗（E）示右下颌骨体部及升支部颊舌向膨隆，部分囊壁破损不整，牙槽侧骨皮质吸收破坏，右下颌神经管骨壁线欠完整，右下颌骨升支部内外侧软组织肿胀

病例 6：男性，33 岁。1 年前患者发现 1 上颌前部出现一黄豆大肿物，渐进性生长，无自发痛，无压痛。专科检查见右侧上颌 13 至 21 根部唇腭侧可扪及鸽蛋大小骨性膨隆，质地硬，无破溃，无触压痛（图 5-1-7）。

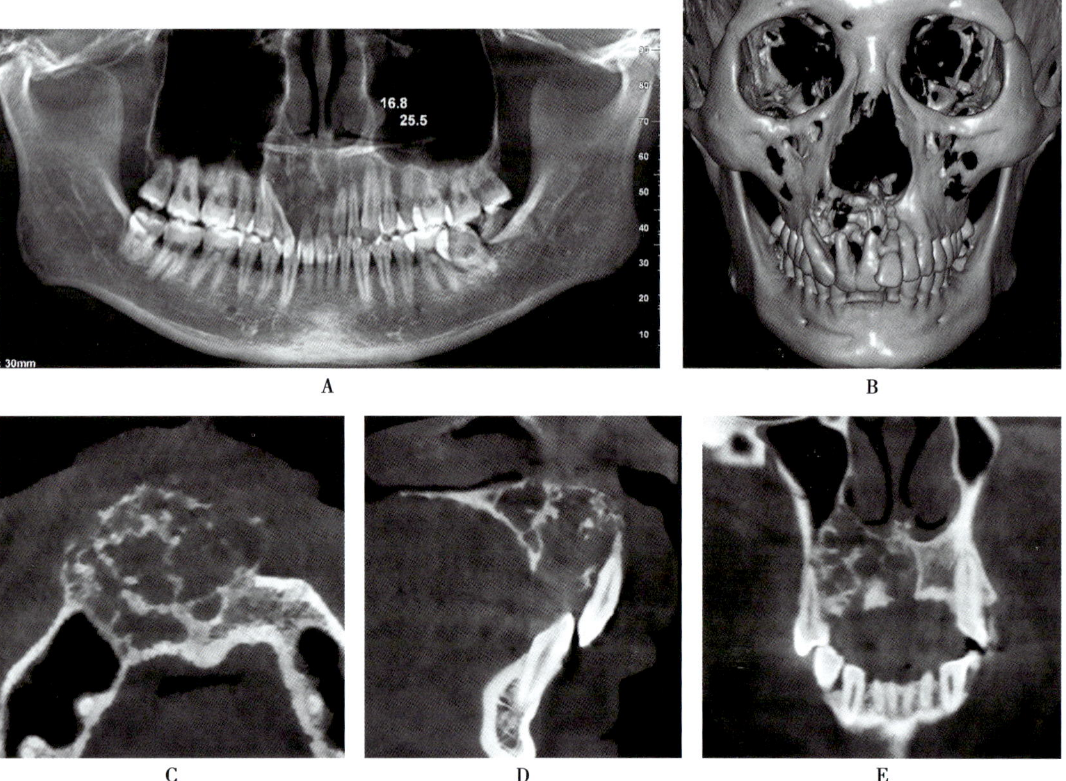

A　　　　B

C　　　　D　　　　E

图 5-1-7　上颌前部促结缔组织增生型 AB

CBCTPn（A）、SSD（B）、轴位（C）、矢状位（D）、冠状位（E）示上颌 14 ~ 22 根端区大小不等多房囊性低密度影，房间隔粗细不等，散在斑点状钙化影，唇向膨隆明显，且 14 ~ 22 根尖位于囊腔内，根尖端吸收短钝，伴不同程度牙移位

病例7：男性，37岁。2005年患者因成釉细胞瘤复发行右上下颌骨成釉细胞瘤扩大切除术，后分别因“右颊部及右颌下肿物”多次入院手术，最后一次就诊检查发现右侧颅底颞骨岩尖及蝶骨颅底面骨质吸收破坏，右侧卵圆孔破坏消失，肺部多发占位病变，建议患者暂行姑息治疗(图5-1-8)。

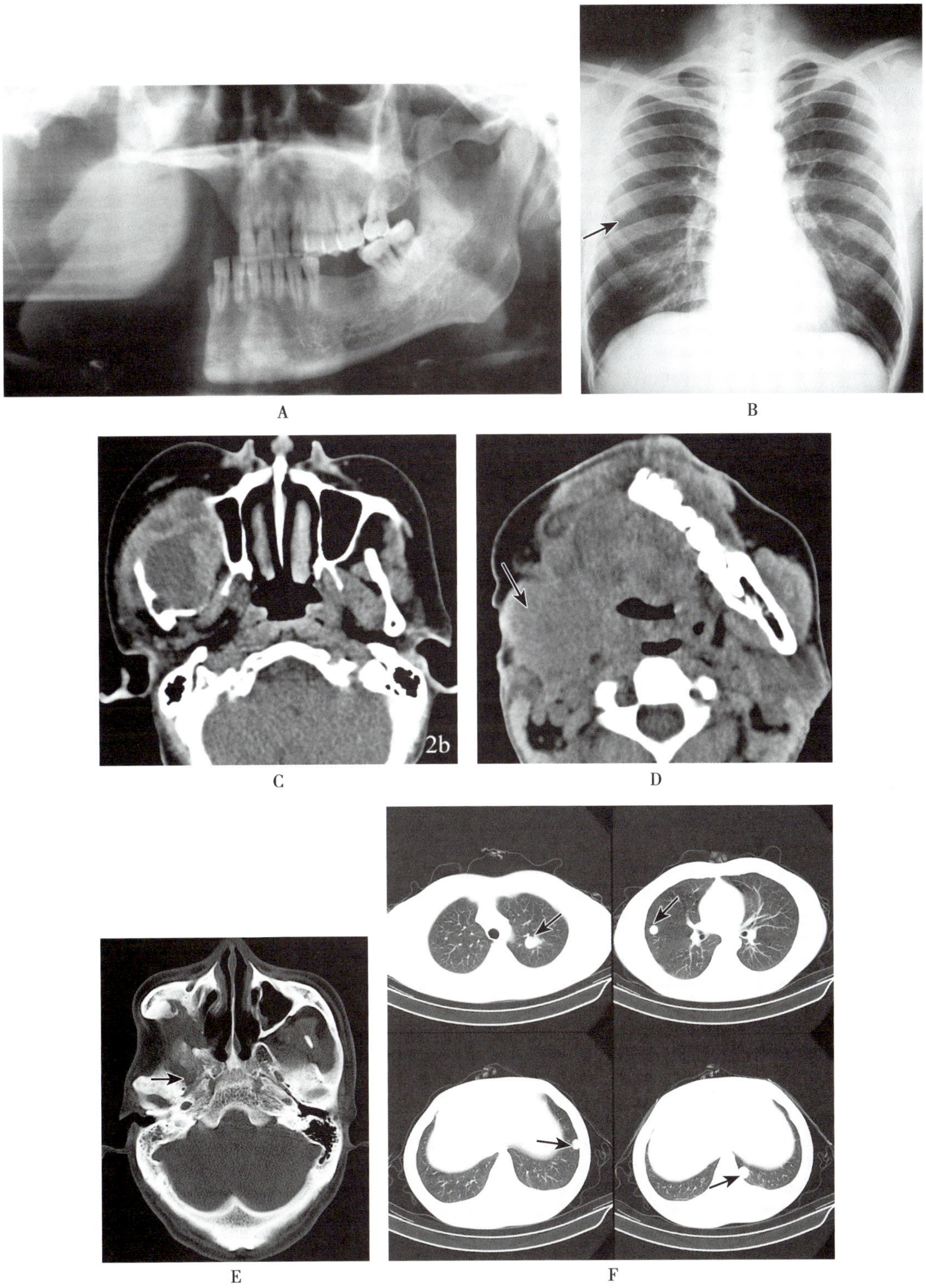

A　B　C　D　E　F

图5-1-8　右上下颌骨AB复发伴肺部转移

A. 全口牙位曲面体层X线片示右上下颌骨成釉细胞瘤术后缺损，截骨缘尚清晰；B. 胸部后前位示右肺第4～5前肋间外带直径约1cm孤立性结节影，边缘光整；螺旋CT轴位软组织窗(C)、软组织窗(D)示残留喙突呈囊状扩张至颞下凹软组织肿块，密度不均，右侧颌下软组织肿块；E. 骨窗示右侧颅底颞骨岩尖及右侧蝶骨颅底面骨质破坏，右侧卵圆孔破坏消失；F. 胸部CT肺窗示两肺野多个散在类圆形大小不一结节影，表现出分叶征、棘状突、小毛刺，部分边缘光滑，密度较均匀，无钙化，提示了恶性的生物学行为

学习笔记

学习笔记

【问题】

问题1：诊断颌骨肿瘤AB首选什么影像检查方法？

思路1：绝大多数AB的临床表现没有非常明显特征性意义，因此影像学检查具有较大的诊断参考价值，诊断颌骨肿瘤AB应首选影像学检查方法。

思路2：一般最常用全口牙位曲面体层X线片进行检查，全口牙位曲面体层X线片是最简单易行的影像学检查方法。

知识点

全口牙位曲面体层X线片优缺点

1. 全口牙位曲面体层X线片可以在一张胶片上显示双侧上、下颌骨、上颌窦、颞颌关节及全口牙齿等，常用于观察上下颌骨肿瘤、外伤、炎症、畸形等病变，是一种比较常用的影像学检查方法。

2. 全口牙位曲面体层X线片一般无法观察病变颊舌向骨质改变情况，病变区骨质改变细节显示欠佳，不能显示软组织肿块。

3. 全口牙位曲面体层X线片都有一定比例放大率(1.1～1.3)，因此病变大小显示不够完全准确。

问题2：在什么情况下要考虑进一步影像学检查？

思路1：下面几种情况，如：①颌骨AB病变范围较大；②欲了解观察AB病变区颌骨颊舌向皮质膨胀情况；③观察颌骨AB病变内部骨质细微结构及密度改变情况；④如果伴有软组织肿块，等等。这些应考虑选择口腔颌面锥形束CT(CBCT)及螺旋CT(spiral CT，SCT)进一步三维影像学检查，有助于对病变性质的判定，对病变范围部位的定位，以便于手术方案的制订。

思路2：如果颌骨病变侵及面部深在间隙周围软组织及颅内有条件可选择磁共振(MRI)检查。

思路3：CBCT、SCT及MRI能就肿瘤位置、细微结构、浸润情况提供很有价值的诊断信息。

知识点

CBCT及SCT优缺点

1. CBCT技术已成为美国口腔颌面外科放射学会(AAOMR)评估牙体牙髓、牙周、种植牙，口腔颌面外科病例的指定影像技术。CBCT较高的空间分辨率，对骨组织辨识显示能力较好，辐射量小，价格相对低廉，观察病变无放大失真效应。

2. SCT具较高密度分辨率，可以分辨出病变的囊实性以及周围软组织肿块情况，有助于临床治疗方案评估及制订。但辐射量及价格相对较高。

问题3：根据影像学表现怎样进行AB判读？

思路1：结合临床，从影像上诊断AB并不十分困难，因为AB有其较为典型的特征性影像表现。

思路2：如果AB病史较短，在颌骨膨隆基础上出现病变区疼痛伴下唇麻木或向周围组织放射，说明病变侵犯到神经，因此首先要排除颌骨AB伴侵袭性可能。

思路3：通过螺旋CT进行CT值测定，可以明确颌骨病变内组织性质，是液体还是实性物质，这些都有助于对AB诊断。

思路4：通过CBCT观察AB病变区下颌神经管是中断还是受压变形弯曲（图5-1-1）；AB分隔是否光滑还是粗糙；边缘膨胀皮质是否清晰延续等，这些都有助于对AB影像判读。

思路5：AB房隔表现为锐利光滑的高密度骨嵴，或是密度略高的纤维条隔，反映了成釉细胞瘤出芽式生长的特性（图5-1-2）。

问题4：AB病变内钙化是否常见？

思路1：AB一般很少发生钙化，尤其单囊型罕见钙化。

思路2：但是促结缔组织增生型AB约50%可见斑点片状钙化及颌骨膨隆（图5-1-7）。不过促结缔组织增生型AB是一种相对少见的AB类型，临床上患者主诉多为无痛性肿胀。

问题5：AB为牙源性良性肿瘤，是否会复发或侵犯周围软组织以及发生远处转移？

思路1：AB是良性肿瘤，但具有侵袭性，可发生牙槽侧骨质吸收破坏，病变颌骨膨胀骨皮质中断，少数病变侵犯周围软组织，形成软组织肿大或肿块形成，类似于颌骨恶性肿瘤表现，或者AB术区复发（图5-1-8）。

思路2：极少数AB可以破坏颅底侵及颅内（图5-1-8E），甚至发生远处肺及肾脏转移征象或恶变（图5-1-8F）。成为恶性成釉细胞瘤或成釉细胞癌。

知识拓展：AB复发机制探讨

1. AB可突破颌骨骨皮质并浸润至周围软组织内，这是由于AB肿瘤细胞的活跃增殖和浸润性生长，在颌骨内沿骨小梁在骨松质内侵袭性生长，破坏骨皮质而侵及周围软组织形成软组织肿块至AB复发。

2. 反复异位复发AB，可能是与AB对局部骨髓质和周围软组织的侵袭性，形成微小的卫星灶有关。

知识点

AB与其他颌骨牙源性囊性病变如何鉴别？

1. 与牙源性角化囊性瘤进行鉴别　KOT颌骨膨胀不明显，病变多沿下颌骨长轴发展，分房大小相对较均匀（图5-1-10），对于牙根及牙槽骨及周围组织的侵袭性，KOT一般不明显。

2. 与牙源性黏液瘤鉴别　OM一般为多房状类圆形改变，其间分隔较AB纤细，可呈“网格状”、“火焰状”“蜂窝状”改变（图5-1-30），膨胀不显著，边缘多清晰，一般无硬化，少有致密骨皮质包绕，一般好发上颌，含牙少见。

3. 与含牙囊肿鉴别　DC多为单囊，与单囊型AB常难以鉴别，但DC病变内含牙一般仅为牙冠，囊壁附着在冠根交界处，牙根少有吸收。

4. 与牙源性钙化上皮瘤鉴别　CEOT单囊较多囊多见，病变内呈混合性密度改变，可见弥漫分布斑点片状钙化或呈堆积状位于病变内牙冠上方（图5-1-33）。

二、牙源性角化囊性瘤

牙源性角化囊性瘤（keratocystic odontogenic tumor，KOT）是一种良性、单囊或多囊、发生于颌骨内的牙源性肿瘤。牙源性角化囊性瘤最重要的临床特点是其潜在的侵袭性、复发率高及多发性的倾向。该病年龄分布较广，但有两个高峰期：20～30岁和50岁年龄组，男性较女性多见。

牙源性角化囊性瘤生长方式特殊，主要沿着颌骨长轴方向生长，病变较大时常仍不引起明显的颌骨膨大，膨胀的方向多向舌侧，因此临床上多数病人无明显症状，多在常规X

学习笔记

线检查时偶然发现。牙源性角化囊性瘤继发感染时可出现疼痛、肿胀，伴瘘管形成时有脓或液体流出。有些患者与遗传因素有明显关系，其中多发者常是基底细胞痣综合征的表征之一。

【影像学表现】

1. 病变多好发下颌骨第三磨牙区，下颌骨KOT较上颌骨多见。下颌KOT可沿下颌体部向前伸展至颏部甚至对侧区域（图5-1-9），向后延伸至下颌升支部（图5-1-10）。上颌骨KOT多见于上颌后部。KOT可单发或多发，多发者约占10%，复发性KOT除有颌骨病损外，尚可见颌骨周围软组织受累。

2. KOT具有一般颌骨囊肿的特点，呈膨胀性生长，囊腔多为圆形或类圆形表现，多囊影像常表现大小囊差别不大。KOT的影像表现特点之一是下颌骨病变沿颌骨长轴生长（图5-1-9）。颌骨膨胀方向多向舌侧（图5-1-11）。KOT可推移邻牙或致使病变区内的牙根吸收。病变的边界一般呈清晰光滑表现，周围为致密的骨皮质线包绕。合并继发感染、肿瘤及恶变时例外。在增强CT或MRI上，KOT的病变边缘可见有强化表现。

3. 颌骨KOT有单囊和多囊之分。单囊型（图5-1-9）比多囊型（图5-1-10）多见。KOT内可含牙，牙根可有吸收移位。平扫CT上，病变内部的CT值或接近于水液，或与软组织相等。增强CT上，病变内囊性部分无强化。

4. 下颌KOT可压迫下颌神经管主要向下或外侧区移位（图5-1-12）。上颌KOT根据病变区域骨阻力的不同呈现不同的影像学特征。KOT发生感染常累及周围软组织、可以合并成釉细胞瘤（图5-1-16）、癌变时呈现周围软组织的肿胀、肿瘤内外的皮质穿通后征象（图5-1-18）。

5. 基底细胞痣综合征影像学表现中除颌骨多发牙源性角化囊性瘤外，尚可发现其他骨骼异常，如：分叉肋畸形或颈肋、脑镰钙化、蝶鞍韧带钙化（图5-1-14）；脊柱弯曲或椎体及其附件畸形等。

学习笔记

【病例】

病例1：女性，35岁。下颌颏部膨隆不适3年余。近2个月来明显感觉面下部胀大，肿痛。专科检查见下颌颏部46至36区骨体明显膨隆，唇颊沟隆起，触之乒乓感，无压痛、无麻木（图5-1-9）。

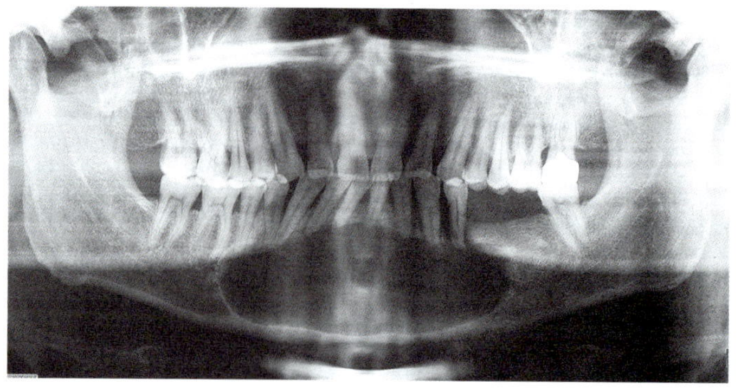

图5-1-9　下颌体部单囊型KOT

全口牙位曲面体层X线片示下颌骨体部自45至35区见较大单囊囊腔，囊腔沿下颌长轴方向蔓延，囊壁菲薄延续，受累牙根部分有吸收移位，根周骨硬板消失，牙周间隙增宽

病例2：女性，30岁。右侧下颌骨肿胀1年余。专科检查见右下颌骨颊舌侧明显膨隆，质中，无波动感，无触压痛，黏膜无明显红肿或破溃，无瘘口形成（图5-1-10～图5-1-12）。

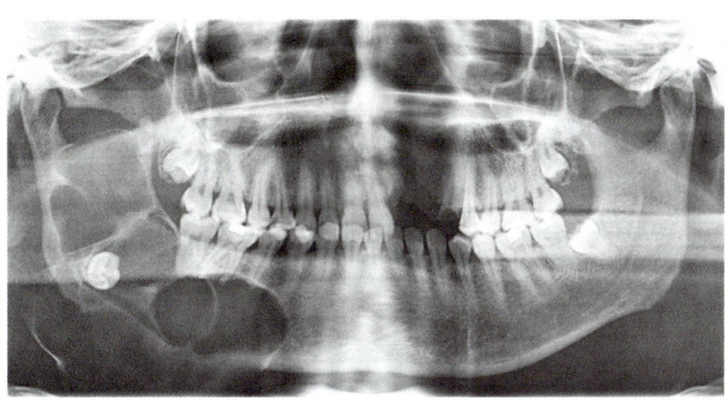

图 5-1-10　右下颌骨多囊型 KOT

全口牙位曲面体层 X 线片示：右侧下颌骨体部及升支部见多个大小不等套叠囊腔影，外膨囊壁菲薄欠规整，右下颌 48 被推移位，45 至 47 牙根无明显吸收，右下颌神经管被推移位

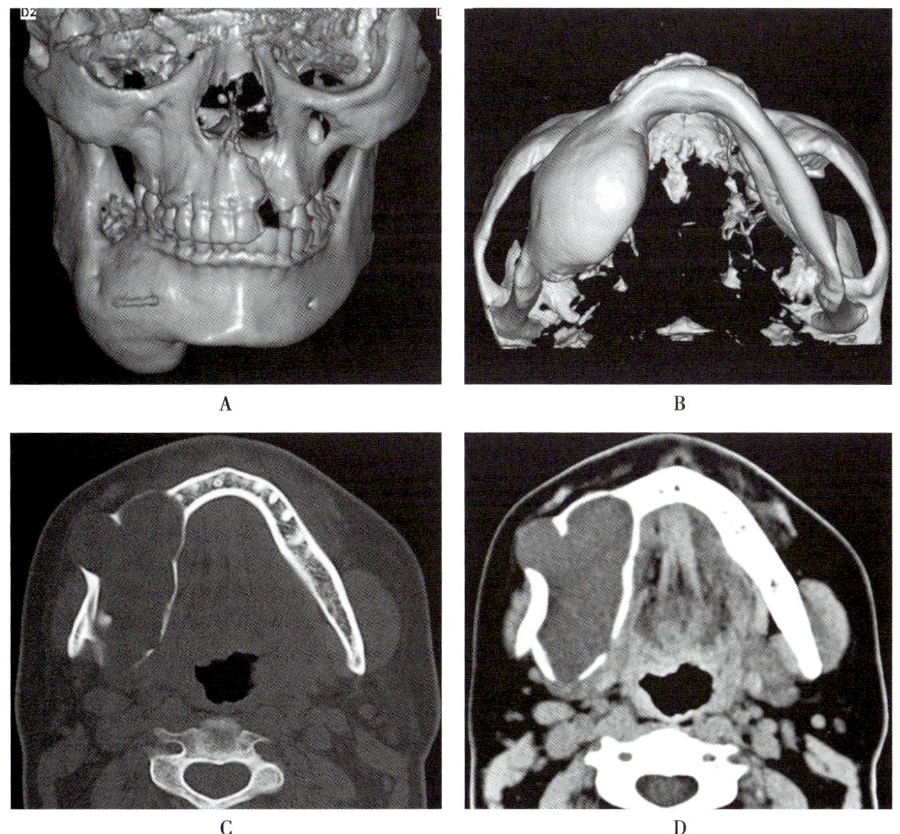

图 5-1-11　右下颌骨多囊型 KOT

CBCT SSD 正位（A）、颏顶位（B）示右侧下颌体部及升支部囊腔明显向下颌下缘及下颌舌侧膨隆；C. 螺旋 CT 轴位骨窗示囊腔主要向舌侧膨隆，囊壁部分菲薄欠延续，部分向颊侧凸起，受累牙根周骨质吸收；D. 软组织窗示囊腔内充斥不均匀稍低密度影

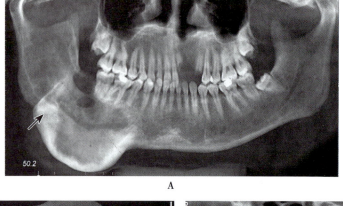

A

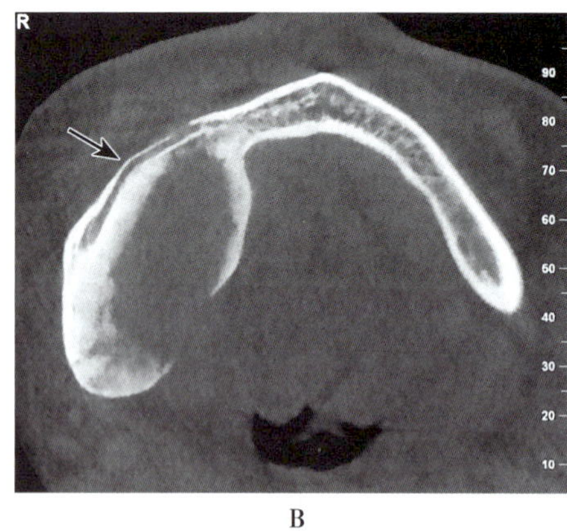

B

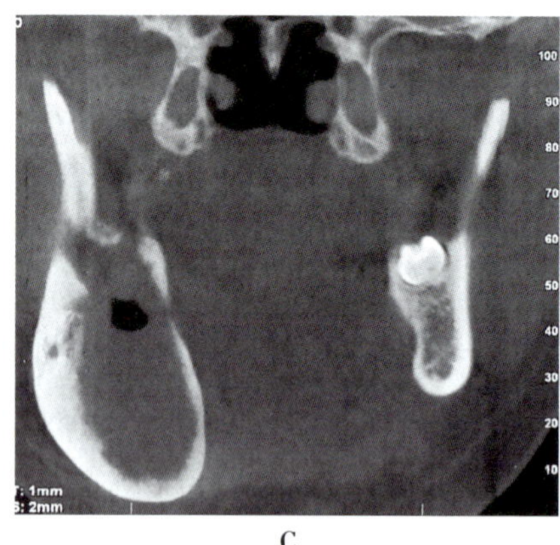

C

图 5-1-12 右下颌骨多囊型 KOT 开窗引流术后 6 个月

同一患者行开窗引流术后 6 个月复查：A. CBCTPn 示右下颌 48 已拔除，原囊壁外周骨质有硬化，近牙槽突区域可见气腔影；轴位（B）、冠状位（C）示右下颌骨颊侧及下缘处骨质硬化，可见外移的下颌神经管，囊腔内骨质不均匀修复，囊腔较术前略有所缩小

病例 3：男性，14 岁。自幼发现颌骨内多发囊肿。伴有多枚乳牙滞留及多处恒牙未萌，全口咬合关系欠佳（图 5-1-13、图 5-1-14）。

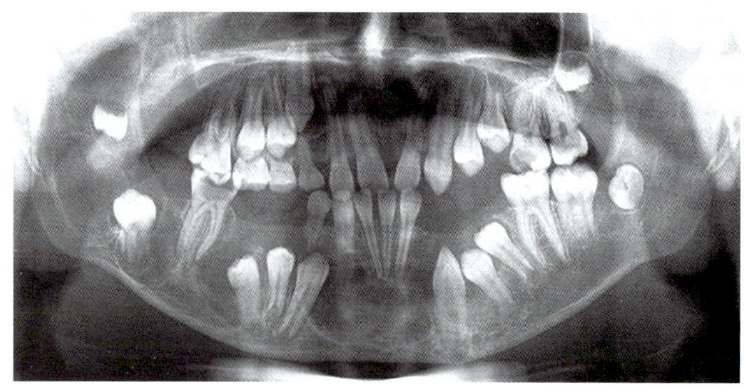

图 5-1-13 上下颌骨多发性 KOT 合并基底细胞痣综合征

全口牙位曲面体层 X 线片示上下颌骨见多区域大小不等囊腔影，囊壁部分欠清晰，病变区牙齿萌出受阻

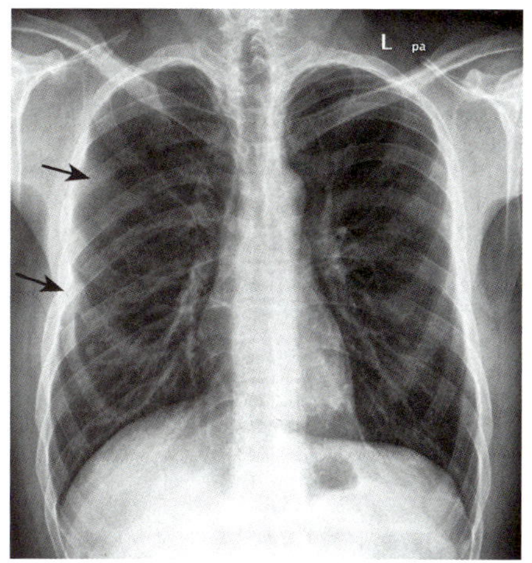

A

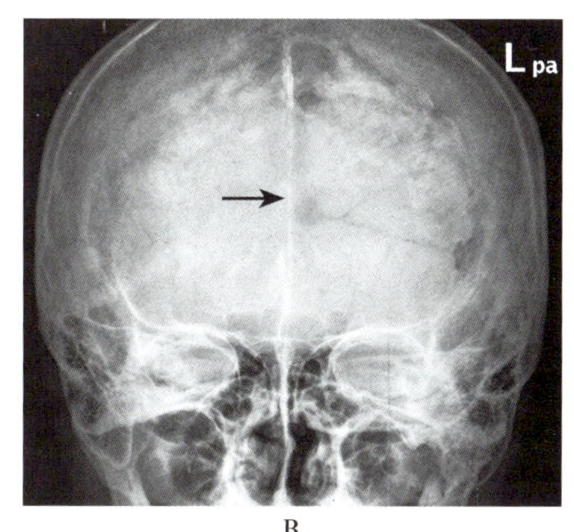

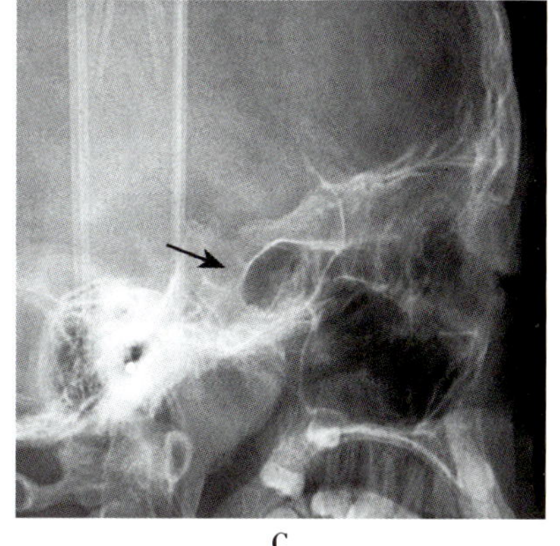

B　　C

图 5-1-14　合并基底细胞痣综合征

X 线胸部后前位(A)、头颅正位(B)、头颅侧位(C)右侧第 3、4 肋骨分叉,大脑镰钙化,前后床突之间带状骨密度影,蝶鞍韧带钙化(鞍桥形成)

学习笔记

病例 4: 男性,50 岁。6 年前曾行左下颌骨角化囊性瘤刮治术。近 2 年来,自觉左下颌变大,3 个月前渐进性出现张口受限。专科检查见左侧面颊部稍显膨隆,左侧翼颌韧带区膨隆伴触压痛。开口度 1cm(图 5-1-15、图 5-1-16)。

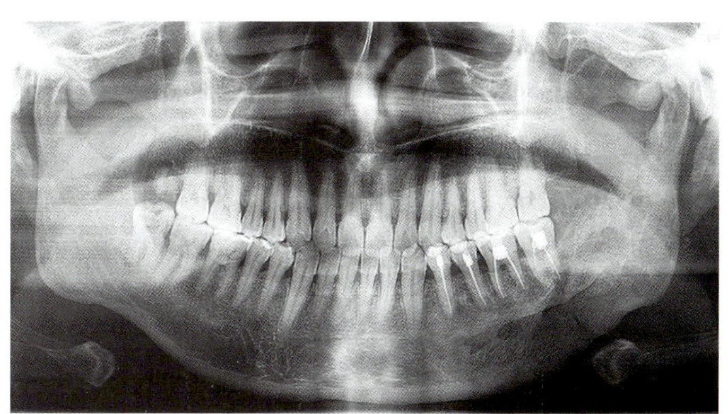

图 5-1-15　左下颌骨 KOT 复发合并 AB

全口牙位曲面体层 X 线片示左侧下颌体部术区部分呈囊状低密度影,周缘骨质密度不均匀增高,左下颌 34 至 37 已行根管治疗,左侧升支部喙突及乙状切迹形态缺失

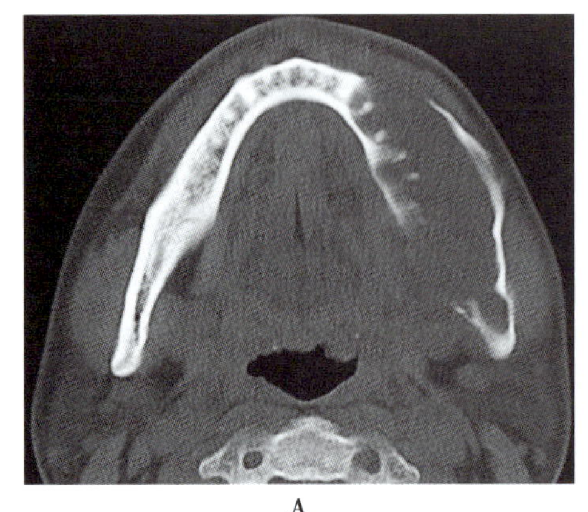
A

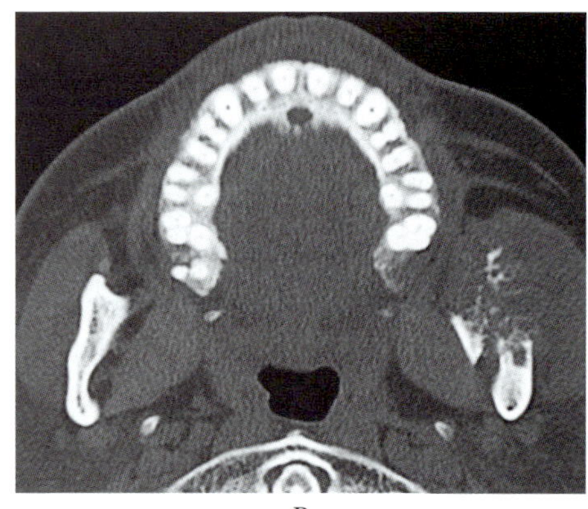
B

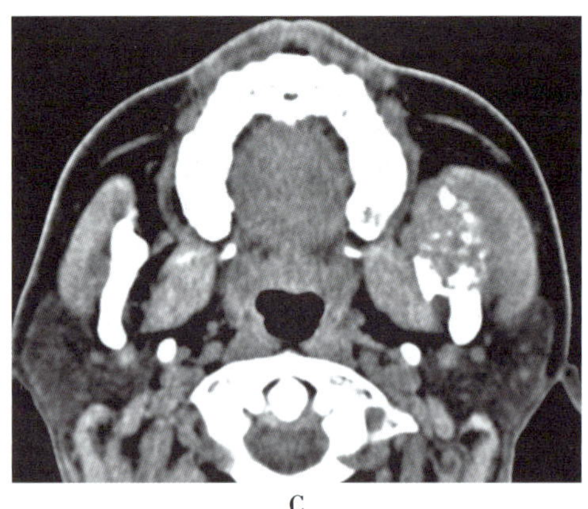
C

图 5-1-16　左下颌骨 KOT 复发合并 AB

A. 螺旋 CT 骨窗下颌牙根尖水平示左下颌骨体部见呈颌骨长轴方向单囊影，颌骨骨体向颊侧稍膨隆，下颌升支区可见皮质骨吸收欠延续。34 至 37 根尖位于囊腔内，牙齿未见明显移位。B. 下颌神经孔水平骨窗示左侧下颌骨升支喙突区骨质呈蜂窝状改变，周缘皮质破损。C. 软组织窗示左侧升支周围软组织肿胀，CT 值约 32. 3HU，左侧咬肌肿大

病例 5：男性，57 岁。右下颌骨囊肿开窗减压术后 10 月余，近 2 个月出现右下颌区疼痛，术区口腔内软组织红肿，部分呈破溃征象，口腔卫生不良（图 5-1-17、图 5-1-18）。

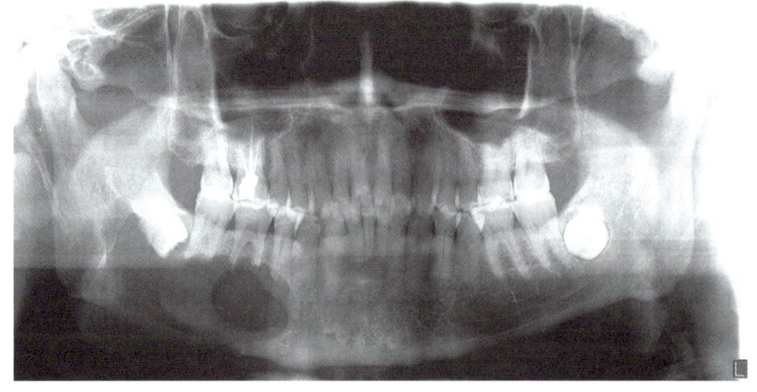

图 5-1-17　右下颌骨 KOT 恶变

全口牙位曲面体层 X 线片示右下颌骨呈不规则囊性低密度区，部分呈穿凿样缺损，下颌下缘处破损不整，下颌神经管管壁中断，48 呈倒置埋伏状

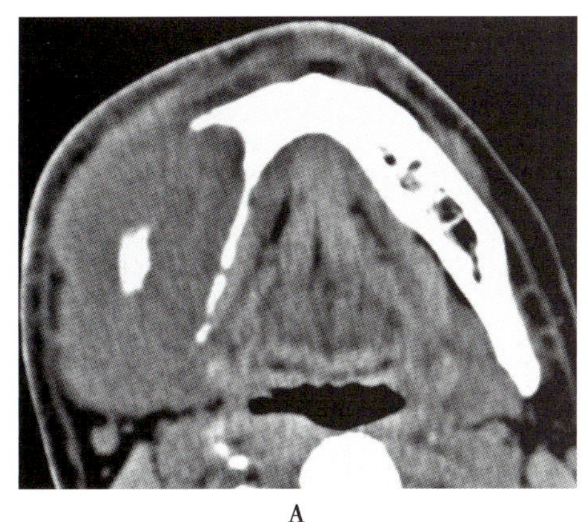

A

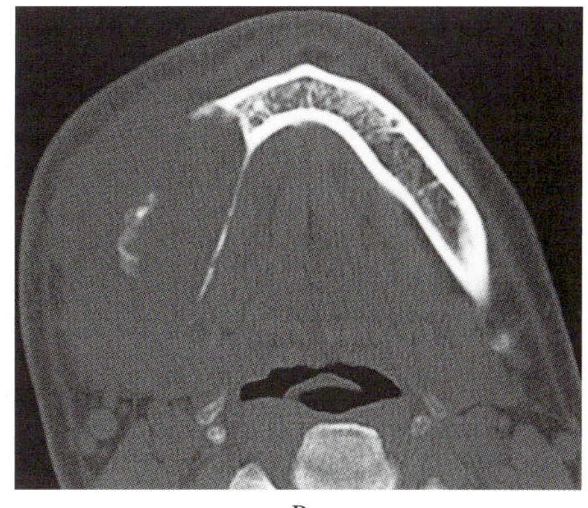

B

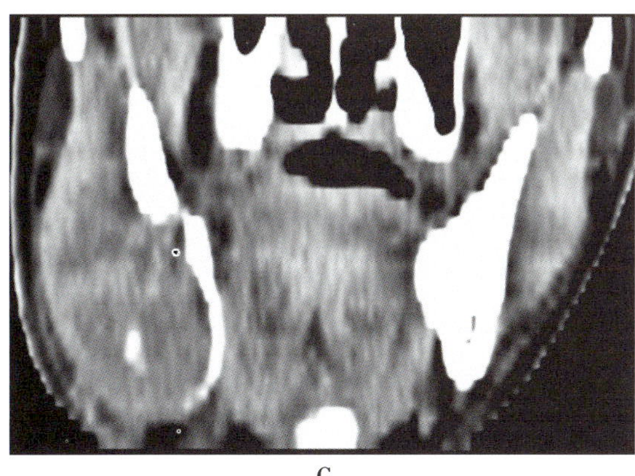

C

图 5-1-18 右下颌骨 KOT 恶变

螺旋 CT 轴位软组织窗(A)、骨窗(B)、冠状位软组织窗(C)示右下颌骨 KOT 沿下颌骨长轴发展，瘤体颊侧壁破损中断，软组织肿块自囊内突出于囊壁，皮质内外软组织密度基本一致，CT 值约 52HU

学习笔记

【问题】

问题 1：KOT 影像学检查方法和程序怎样选择？

思路 1：KOT 病人多无明显临床症状，且病变发展较为隐匿，即使伴有感染症状，其表现仍缺乏特征性意义，因此诊断颌骨肿瘤 KOT 应首选影像学检查方法。

思路 2：常规选择普通全口牙位曲面体层 X 线片进行检查，一般可以诊断。但是如果病变范围较大，最好选择 CBCT 或者 SCT 进行检查，以便全面显示 KOT 病变范围，以利于手术方案的制订。

思路 3：因为是 KOT 有多发特点及合并综合征情况，结合临床表现，影像检查应从可能累及部位选择多方位检查。

问题 2：KOT 与 AB 影像表现较为相似，如何鉴别？

思路 1：KOT 与 AB 影像表现有时确实相似，临床均较为好发。

思路 2：但是 KOT 常有沿下颌骨长轴发展明显趋势(图 5-1-9)，一般颌骨颊侧膨胀不甚明显，多向舌侧膨隆，AB 一般没有上述影像表现。

思路 3：KOT 囊腔大小一般比较相近，也没有蜂窝状囊腔改变征象。AB 囊腔大小相差悬殊，可有蜂窝状典型改变(图 5-1-5)。

思路 4：一般 KOT 临床上合并感染常较 AB 多。

思路 5：KOT 颌骨多发时，还可能合并其他部位病变表现为基底细胞痣综合征(图 5-1-14)，AB 一般单发。

知识点

基底细胞痣综合征临床影像诊断特点

1. 基底细胞痣综合征　临床和影像表现为：①多发性皮肤基底细胞癌或痣；②颌骨多发性牙源性角化囊性瘤，颌骨多发性囊肿的影像为本综合征较常见的表现之一，占65%～75%的患者；③骨异常，如肋骨分叉和脊椎骨异常等（图5-1-14）；④额部和颞顶部隆起，眶距过宽和轻度下颌前突，构成特征性面部表现；⑤钙磷代谢异常，表现脑膜钙化和服用甲状旁腺激素之后缺乏磷酸盐尿的排出。

2. 当患者较年轻，颌骨影像表现多发性囊肿，临床检查具有常染色体显性遗传的特点，要综合考虑多发性基底细胞痣综合征的诊断。

问题3：KOT为何容易复发？影像学检查有何意义？

思路1：WHO（2005）将牙源性角化囊肿命名为"牙源性角化囊性瘤"，是生物学行为具有浸润性生长特点的一种良性肿瘤。文献中所报道的复发率多达20%以上。

思路2：由于KOT术后复发率较高，故定期影像学随访复查非常重要，因为CT能够发现KOT较早期复发征象。

思路3：颌骨牙源性角化囊性瘤复发时影像学除可见颌骨病损外，尚可发现颌骨周围软组织特别是面深部的侵犯，影像学检查有助于KOT定性及定位诊断。

知识拓展：KOT与复发有关的机制

1. KOT病变的生物学特征表现在颌骨内可沿抗性较小的骨小梁之间呈指状外突性生长，其波及范围可能超出了影像所示的病变边缘，加之KOT囊壁内可含有微小子囊或卫星囊，若手术范围不够彻底，容易复发。

2. KOT囊壁薄、易破碎、手术难以完整摘除，而残留囊壁的上皮具有高度增殖能力，因而易引起复发，单纯囊肿刮治术的复发率为17%～56%。

问题4：KOT可否合并AB？影像学能否鉴别？KOT是否会恶变？

思路1：KOT一般单独发生，合并发生或转变为AB较为罕见，影像学一般难以诊断鉴别。

思路2：病理上KOT独特的组织学特征为具有不全角化的复层鳞状上皮衬里和潜在侵袭性生长的生物学行为，因此KOT具有发生恶变的可能，所以当影像学发现KOT穿破骨皮质，侵犯周围软组织情况时，应高度警惕KOT发生恶变的可能。此时，选择CT或MRI检查对准确诊断甚为重要。

知识点

KOT与其他颌骨牙源性囊性病变如何鉴别？

1. 与成釉细胞瘤进行鉴别　AB病变颌骨颊向膨隆明显，骨质可呈蜂窝状改变，蜂窝状伴大囊腔，大小不等多囊腔（图5-1-4），牙槽侧骨质吸收，牙根锯齿状吸收以及边缘硬化等，AB常表现分房大小不等，AB对牙根及牙槽骨及周围组织有一定侵袭性，KOT一般不明显。

2. 与含牙囊肿鉴别　DC多为单囊，病变内含牙一般仅为牙冠，囊壁附着在冠根交界处，牙根少有吸收。而KOT内所含牙多有完整或不完整的牙根，含牙的附着点多不在牙骨质-釉质釉质结合处，并且其膨胀性表现不明显。

3. 与巨颌症鉴别　发病年龄较小，多表现对称性多囊状低密度病变，颌骨膨胀十分明显（图5-2-23），常伴有邻牙被推向前移位。

学习笔记

三、牙源性腺样瘤

2005 年 WHO 将牙源性腺样瘤(adenomatoid odotogenic tumor,AOT)定义为起源于成釉器、缩余釉上皮和牙源性囊肿的上皮衬里,由形态结构多样的牙源性上皮及成熟的结缔组织间质构成,且以缓慢而渐进生长为特点的良性牙源性上皮性肿瘤。

AOT 在所有牙源性肿瘤发病率仅次于牙瘤、牙骨质瘤、黏液瘤和成釉细胞瘤,而位于牙源性肿瘤的第 5 位,AOT 多在 30 岁前发病,女性多见。通常将 AOT 分为 3 类:滤泡型、滤泡外型和外周型。前两者属于骨内型病变,后者属于骨外型病变。

【影像学表现】

1. 骨内型 AOT 多发生于上颌骨,尖牙区是其好发部位(图 5-1-19)。上颌多于下颌。而骨内型 AOT 一般不会有骨外侵犯。外周型 AOT 多位于上颌前部牙龈。

2. 颌骨 AOT 多呈圆形或类圆形改变,病变边界清晰,周围多伴有致密性骨皮质线(图 5-1-21C),由于周围骨阻力的不同而有不同的表现(图 5-1-20、图 5-1-24)。

3. 颌骨 AOT 有单囊和多囊(占 20% ~30%)之分,其内呈不均匀密度改变:钙化区的 CT 值与骨类似,非钙化区的 CT 值与软组织相等,如含囊液则为水样密度。AOT 瘤内含有未萌出牙,以单尖牙最多见,还可有乳尖牙滞留,肿瘤内可见数量不等粟粒样大小的钙化点(图 5-1-21),伴有钙化的 AOT 约占所有 AOT 的 2/3。

4. 当肿瘤较大时可见相邻牙受压移位(图 5-1-22)及牙根吸收(图 5-1-25C),其中侧切牙和尖牙被推移者最多见,颌骨骨皮质可呈膨胀性改变,压迫周围组织(图 5-1-25)。

【病例】

病例 1:女性,13 岁。左鼻旁逐渐隆起 2 年余。专科检查见左侧鼻旁区域明显隆突,左侧鼻唇沟消失,触之质中,无触压痛、表面皮肤无红肿(图 5-1-19)。

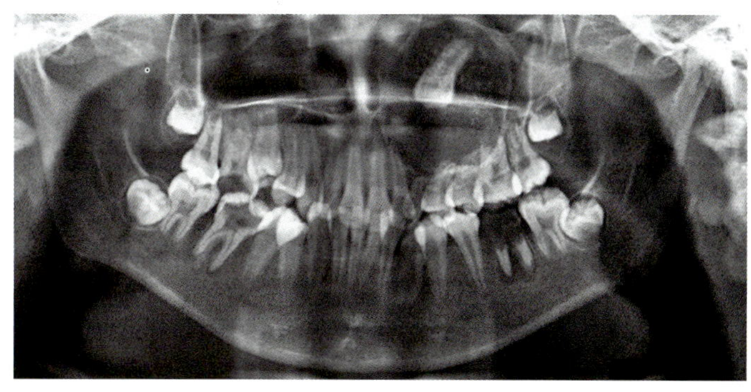

图 5-1-19　左上颌前牙区 AOT

全口牙位曲面体层 X 线片示左上颌骨 22 至 26 根端上方可见囊性阴影,囊腔影累及梨状孔及左上颌囊腔并突入窦腔内,周缘囊壁菲薄延续,23 未萌被推移至囊腔顶部,囊腔内散在斑点状高密度影,63 滞留,受累区牙根多呈吸收改变

学习笔记

病例 2：女性，15 岁。自幼左下前乳牙未换，余无不适。专科检查见左侧颏部唇侧稍有膨隆，质中，无波动感，无触压痛，黏膜无明显红肿或破溃，无瘘口形成（图 5-1-20、图 5-1-21）。

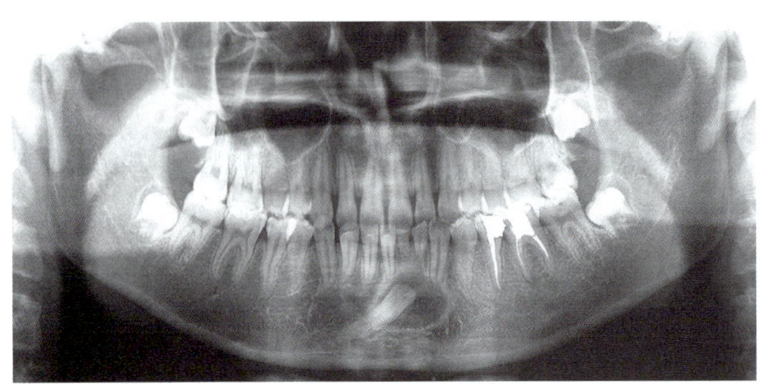

图 5-1-20　下颌颏部 AOT（滤泡型）

全口牙位曲面体层 X 线片示下颌颏部 41 至 33 根端下区可见囊性低密度影，其内可见一埋伏阻生牙，牙体倾斜，冠根大部位于囊腔内，其冠周囊腔密度尚均匀，边界清晰，囊壁硬化，71、72 滞留乳牙根有吸收

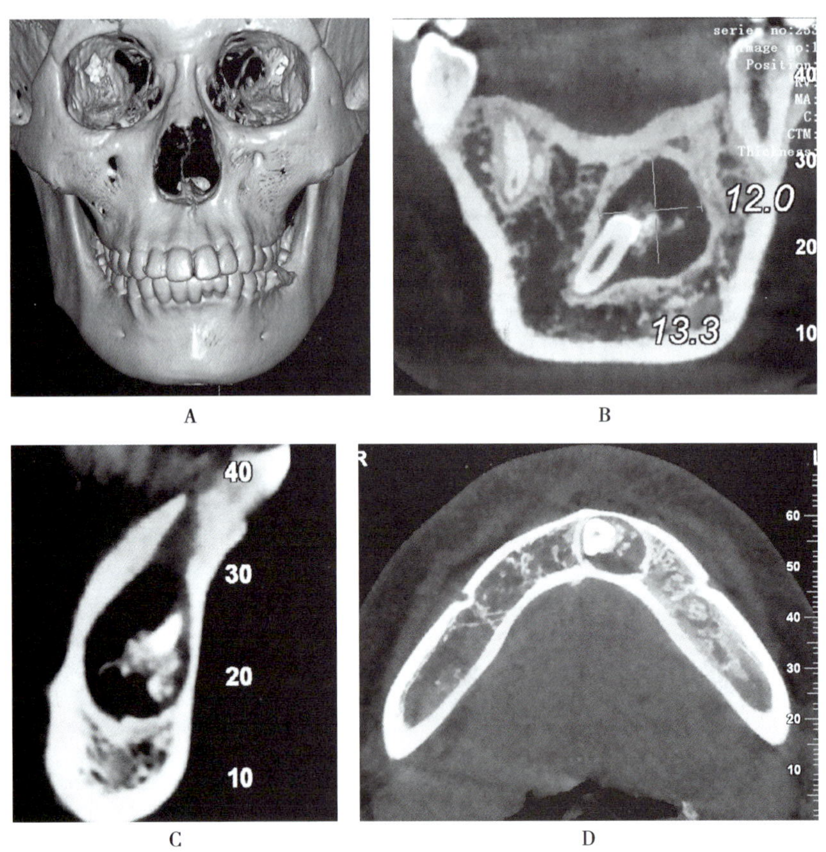

图 5-1-21　下颌颏部 AOT（滤泡型）

A. CBCTSSD 示下颌偏左侧颏部膨隆不明显，表面骨皮质结构尚完整；B. 冠状位示埋伏牙体大部位于囊腔内，冠周呈散在粟粒状高密度钙化影，囊壁光整延续；C. 矢状位示滞留乳牙舌侧区隧道样缺损，舌侧骨板硬化；D. 轴位示囊腔内牙齿呈偏心状，近远中向囊壁清晰光整，部分唇侧骨皮质变薄

病例3：女性，12岁。渐进性下颌骨偏斜5年。专科检查见颏部明显膨大向右侧突出明显，质硬，唇颊沟及颌舌沟膨隆（图5-1-22、图5-1-23）。

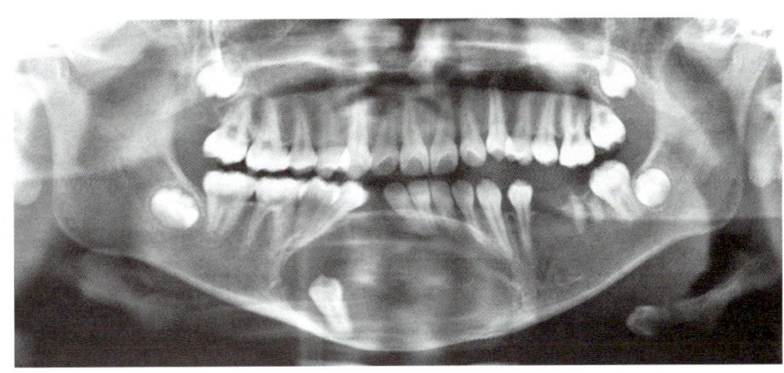

图5-1-22　下颌骨体部AOT

全口牙位曲面体层X线片示下颌骨体部自45至33区AOT呈较大囊性低密度影，边界尚清，囊内隐约见散在点片状影，囊腔向牙槽突侧膨出，43未萌，被推移至囊腔底部近下颌下缘处，囊壁菲薄延续，下颌下缘骨皮质变薄，病变区受累牙分别向近远中倾斜移位，部分牙根呈斜行吸收

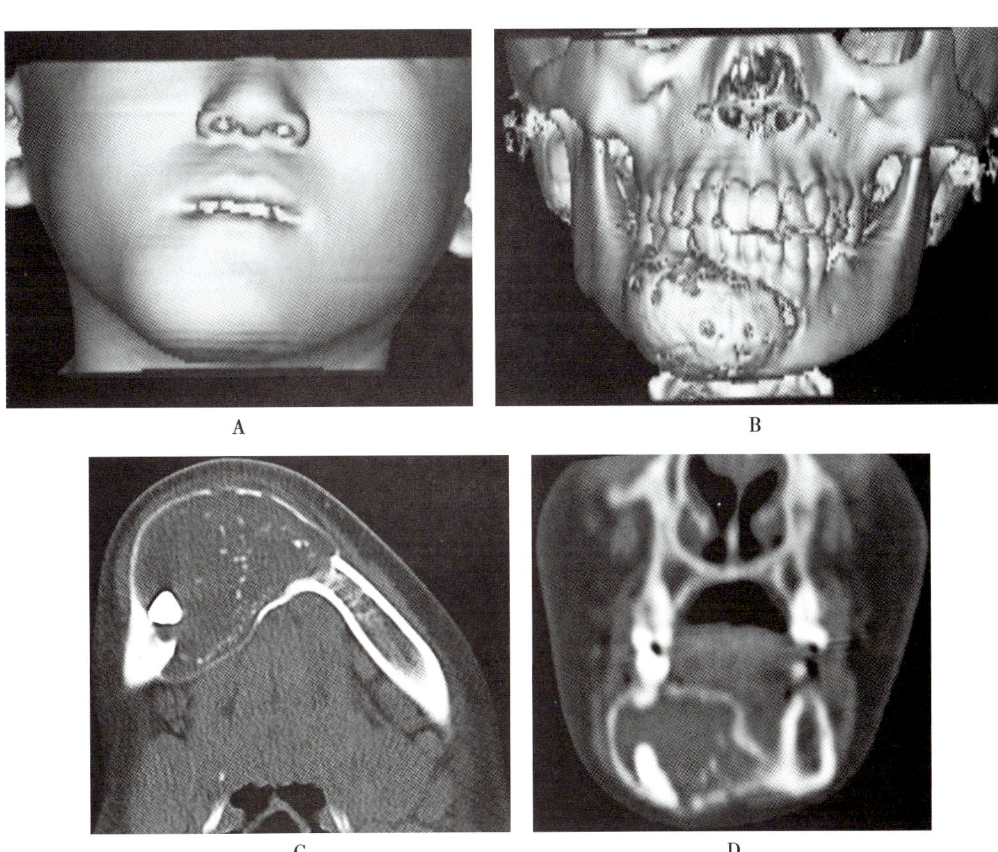

图5-1-23　下颌骨体部AOT

A. 螺旋CTSSD软组织重建示颏部前凸右偏畸形；B. SSD骨重建示下颌颏部类圆形膨隆，皮质骨菲薄，瘤体外观呈斑驳样凹坑；骨窗轴位（C）、冠状位（D）示下颌骨自45至33区颌骨体唇舌向囊样扩张，外膨皮质骨菲薄部分欠延续，43被推移至囊腔底部，囊腔内可见散在粟粒样钙化影，受累牙根根周骨硬板部分消失

学习笔记

病例 4：女性，53 岁。左上颌区无痛性膨隆近 20 年，半年来出现后牙松动。专科检查见左侧颧牙槽嵴明显膨出，质中，无压痛，黏膜色泽正常，无破溃（图 5-1-24、图 5-1-25）。

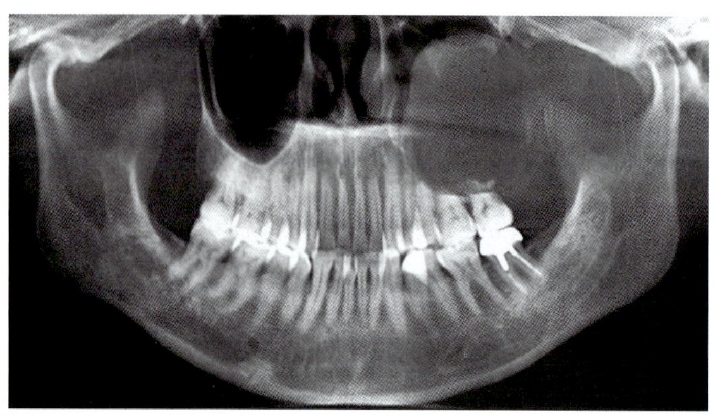

图 5-1-24　左上颌后牙区 AOT（滤泡外型）

全口牙位曲面体层 X 线片示左上颌骨自 25 至上颌结节区可见类圆形囊腔影，向上突入上颌窦至颧骨下方，25～27 呈斜面状吸收

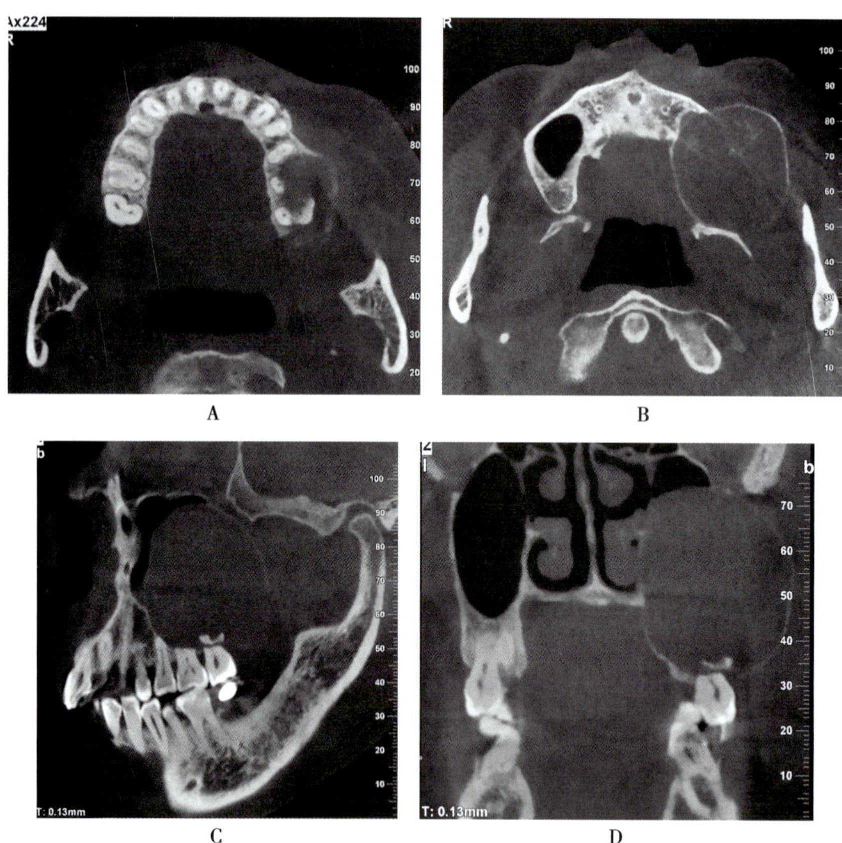

图 5-1-25　左上颌后牙区 AOT（滤泡外型）

A. CBCT 轴位根尖平面示瘤体侵蚀至牙槽突牙根间隔，牙根呈斜行吸收，根周骨硬板消失；B. 轴位根尖上层面示瘤体呈气球样膨隆，周缘菲薄尚延续，瘤腔内可见斑点片状稍高密度影，左侧翼板受压；C. 矢状位示瘤体大部突入上颌窦腔内，窦腔被占据，牙槽突骨质受侵，25 至 27 截根样吸收，牙齿无移位；D. 冠状位示瘤腔边界清晰，病变亦大部突入左侧上颌窦腔，左上颌后牙区牙槽突区域亦呈颊腭向膨隆，腭部水平板吸收

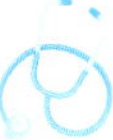

【问题】

问题 1：诊断颌骨肿瘤 AOT 影像学检查方法和程序有哪些?

思路 1：此病变发展较为隐匿，生长缓慢，往往无临床症状，偶有未萌牙或尖牙区隆起，其表现缺乏特征性意义，故诊断颌骨肿瘤 AOT 应首选影像学检查方法。

思路 2：根尖片及咬合片是最简单易行的影像学检查方法，其特点为能清晰显示病变部位与周围骨质及牙齿的位置关系。

思路 3：，如果病变较大，根尖片及咬合片不足以显示 AOT 整体，可选择全口牙位曲面体层 X 线片显示上下颌骨情况。

思路 4：如需要进一步对病变性质判定、对病变范围的显示，对病变内部结构及毗邻关系观察等，宜选择口腔颌面锥形束 CT、螺旋 CT 或 MRI 影像学检查，以利于手术方案的制订。

问题 2：从 AOT 影像征象与临床特点来看有何关联?

思路 1：影像上囊腔粟粒样钙化是 AOT 较为典型征象（图 5-1-21）。

思路 2：AOT 好发部位多见于上颌骨，且上颌骨发生率大约占三分之二。

思路 3：发病年龄与性别来看，大约三分之二的情况下表现在年轻女性 20 岁左右发病。

思路 4：AOT 大约占三分之二病例与临床未萌牙有关，且三分之二会影响到尖牙。

知识拓展：AOT 病变特点及生物学行为

1. 从 AOT 发病部位、性别年龄以及牙齿是否萌出等三方面观察，临床有“三分之二”瘤之称。

2. AOT 属于没有明显侵袭性的良性肿瘤，一般无复发倾向。

知识点

AOT 与其他颌骨牙源性囊性病变如何鉴别?

1. 与成釉细胞（AB）进行鉴别　AB 病变颌骨颊向膨隆明显，骨质呈蜂窝状改变，蜂窝状伴大囊腔，大小不等多囊腔，牙槽侧骨质吸收，牙根锯齿状吸收以及边缘硬化等；而 AOT 多位于尖牙双尖牙区，多有高密度粟粒状钙化显示（图 5-1-21），且阻生牙大小形态接近正常牙。

2. 与含牙囊肿（DC）鉴别　DC 多为单囊，囊腔内一般没有钙化，囊腔内一般仅含牙冠，囊壁附着在冠根交界牙骨质-釉质结合线处，牙根少有吸收。

3. 与牙源性钙化囊性瘤（CCOT）鉴别　CCOT 表现形式多样，单囊多见，也可以表现边缘不规则，其间为大小不等形态各异高密度钙化影（图 5-1-35），而 AOT 囊腔内一般表现较为典型粟粒状钙化。

4. 与根尖周囊肿（RC）鉴别　临床检查如牙髓活力测定，根尖囊肿受累牙往往牙髓失去活力，冠部龋损，根尖囊腔内没有钙化。

四、牙　　瘤

牙瘤（odontoma）是牙源性的良性肿瘤，由成牙间充质和上皮的发育异常造成，瘤体内含有高分化的釉质，牙本质，牙骨质和牙髓等正常牙体组织的结构，根据这些组织排列方式不同分为混合性牙瘤（odontoma，complex type，OC）和组合性牙瘤（odontoma compound type，OCp）两种。是一种成牙组织发育畸形，而非真性肿瘤，是最常见的牙源性肿瘤和瘤样病变之一。多见于儿童青少年和年轻成人（20 岁左右）。无明显性别差异。

学习笔记

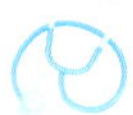

【影像学表现】

（一）混合型牙瘤

1. 上下颌骨均可发生(图 5-1-26),以下颌骨前磨牙区和磨牙区多见(图 5-1-28)。

2. OC 多呈类圆形、内部密度高低不一的非均质性致密团块影(图 5-1-27),团块与正常颌骨间可见相对低密度环形软组织影,为牙瘤包膜影(图 5-1-28)。

3. 较大的 OC 能使颌骨呈膨胀性改变(图 5-1-27),但颌骨骨皮质外形保持完整。常伴有牙阻生、牙错位、牙发育不全和牙畸形等异常改变。

（二）组合型牙瘤

1. 可发生于颌骨任何部位,但好发于上颌前部切牙区、尖牙区。

2. OCp 多表现为高密度类圆形团块,多由数目不等、大小不一、排列紊乱、形态各异的牙样结构所组成(图 5-1-29)。病变边缘清晰或不规则,可见低密度影条带状纤维包膜。

3. 一般可在病变的牙根方显示有阻生牙。

【病例】

病例 1：男性,14 岁。患者自 7 年前"换牙时"右上前牙未替换,专科检查 52、53 滞留,松动Ⅰ度,15 处颊侧颌骨膨隆,质硬,无压痛,黏膜无明显红肿或破溃(图 5-1-26)。

学习笔记

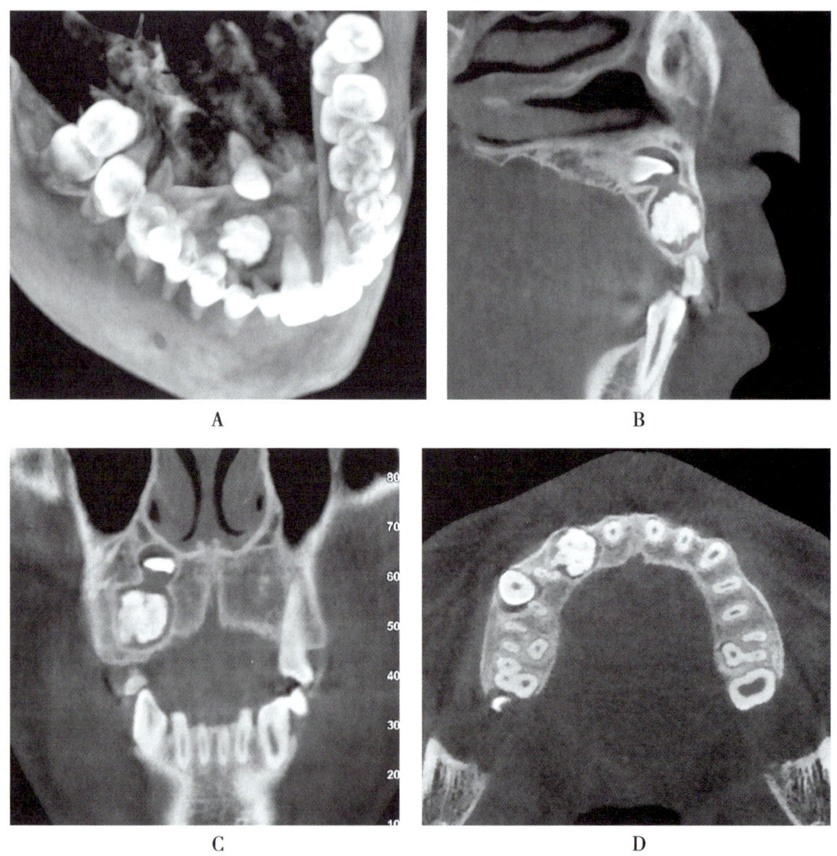

图 5-1-26　右上颌前牙区 OC

A. CBCTMIP 示右侧上颌前牙区牙槽骨内含高密度团块影及一枚高位阻生牙;矢状位(B)、冠状位(C)、轴位(D)示 52、53 滞留,根端见团絮状不规则非均质高密度团块影,中央为混杂密度,外周环以低密度影及硬化边缘包绕,13 高位埋伏阻生,牙根发育完全

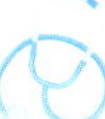

病例 2： 女性，18 岁。患者 1 周前出现右上后牙区疼痛不适。专科检查见 15 远中至上颌结节区牙龈红肿明显，挤压见脓性分泌物自牙槽嵴顶溢出（图 5-1-27）。

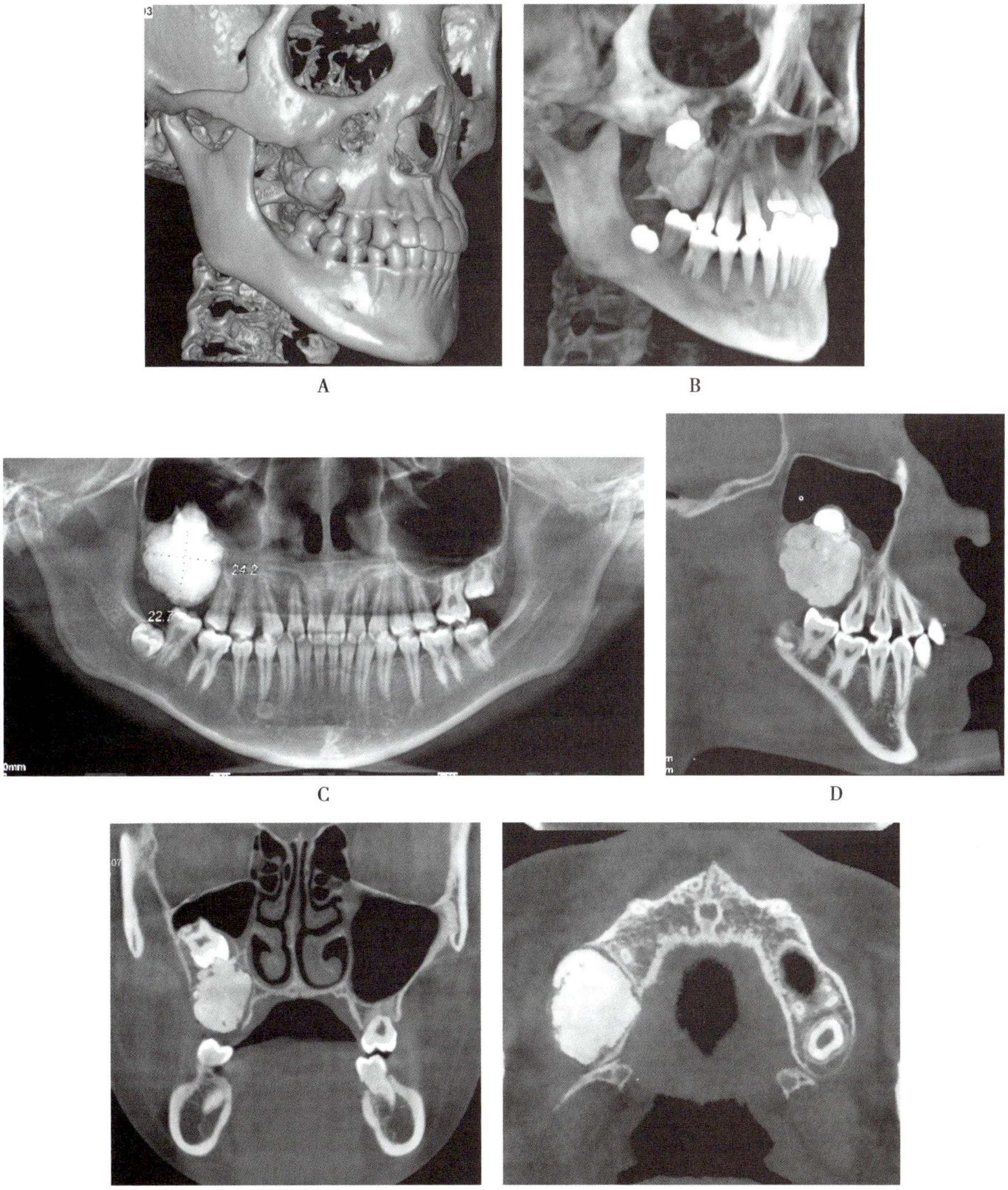

A　　B

C　　D

E　　F

图 5-1-27　右上颌后牙区 OC

A. CBCT SSD 示右上后磨牙及上颌结节区隆突致密块状影；B. MIP 见 16 至上颌结节区稍高密度团块影及上方高密度埋伏牙一枚；Pn（C）、矢状位（D）、冠状位（E）、轴位（F）示右上颌后磨牙区可见一较大团块状高密度影，边界清晰，周围环以低密度影，团块影上方可见一阻生牙影突向右上颌窦腔底部，右上颌窦腔体积缩小，窦腔尚清晰

学习笔记

病例3：女性，45岁。左下颌磨牙区肿痛3月余，抗感染治疗，效果不佳（图5-1-28）。

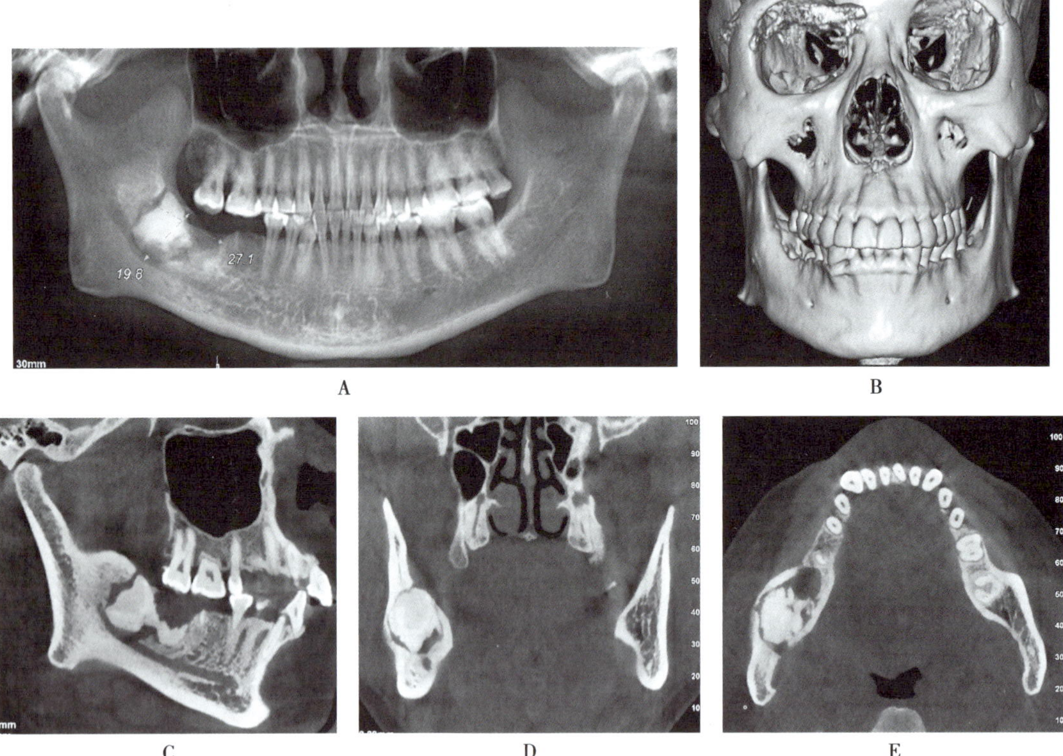

图5-1-28　右下颌OC伴感染

A. CBCTPn示右下颌47、48至升支区见不规则团块样高密度影，边界欠清，46至48牙缺失，局部牙槽突顶不整；B. SSD示右侧下颌骨外斜线处骨质稍有膨隆；矢状位（C）、冠状位（D）示47、48缺牙区密度欠均匀团块状高密度影，周围以低密度影环绕，周缘硬化，牙槽侧骨质吸收缺损，右下颌神经管位于病变区下方，稍有推移；E. 轴位示右侧下颌骨可见层状骨膜反应

病例4：女性，12岁。患者左上乳牙滞留，未见新牙长出。专科检查见口内混合牙列，64滞留，64与24之间牙间隙增宽，颌骨未及明显膨隆，黏膜未及明显红肿瘘管（图5-1-29）。

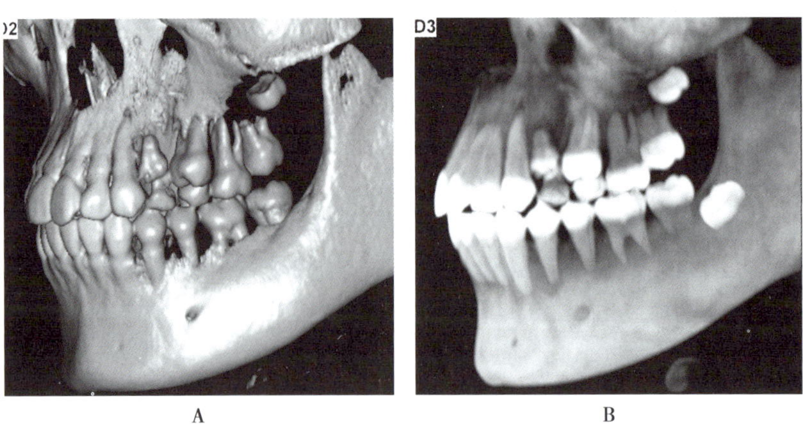

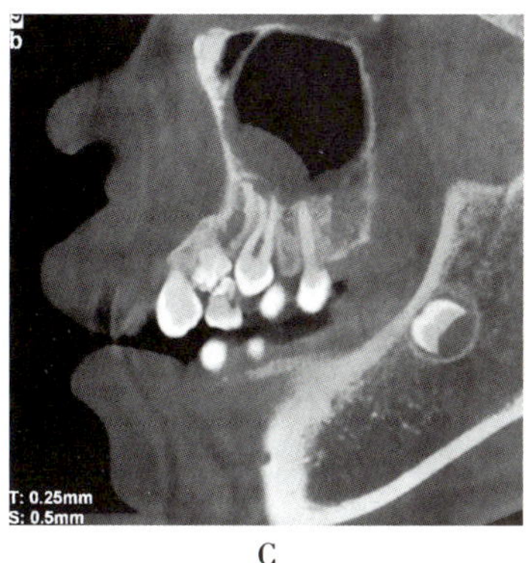

C

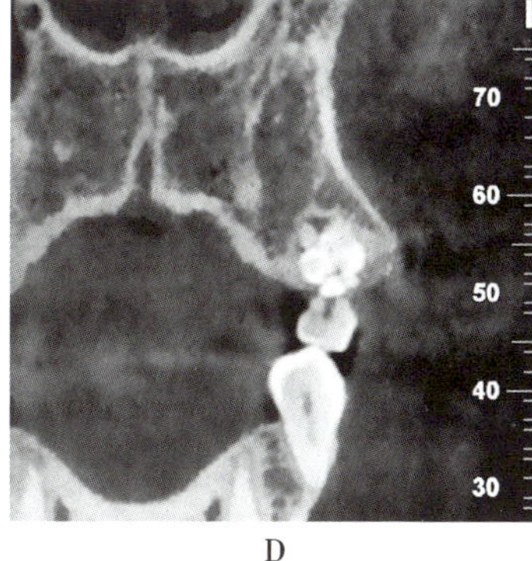

D

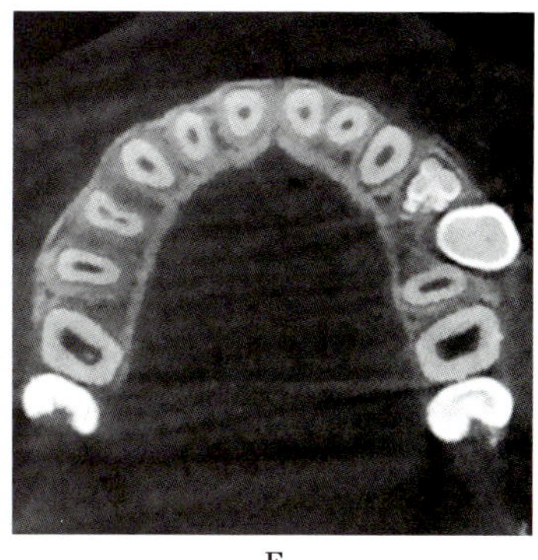
E

图 5-1-29 左上颌骨 OCp

CBCT SSD(A)、MIP(B)示 64 滞留,23、24 牙间距增宽;矢状位(C)、冠状位(D)、轴位(E)示 24 与 64 间可见由大小不等小牙样组织组成团块状高密度影,24 颊侧远中异位,牙冠部分突破骨皮质,25 稍偏腭侧

【问题】

问题 1:牙瘤需要施行何种影像学检查及其意义?

思路 1:X 线检查是其诊断的主要依据。在一些北美国家诊断牙瘤主要靠 X 线检查。

思路 2:对于牙瘤诊断 X 线检查基本可以满足定位和定性的要求,较为完整地显示病变与牙体和牙周组织的关系。

思路 3:牙瘤普通 X 线检查常用曲面体层摄影、上下颌咬合片、局部根尖片。

思路 4:牙瘤瘤体较大,或者条件允许,可以进行螺旋 CT 和 CBCT 检查,进一步准确清晰地显示牙瘤的瘤体形态、内部结构、累及范围和对邻近组织结构的影响(图 5-1-27),从而为外科手术提供更为精确的依据。

问题 2:牙瘤临床影像表现有何特点?容易诊断吗?

思路 1:牙瘤病人多无明显临床症状,常常在需要正畸儿童少年中,拍摄全景片时偶尔发现。

思路 2:牙瘤大多数维持较小体积,因此病变发展较为隐匿,常因牙齿未萌或伴发感染时(图 5-1-28),进行 X 线检查才被发现。

思路 3:牙瘤多见于儿童和青年人,生长缓慢,影像表现有一定特点,比较容易诊断。

问题 3:牙瘤分为混合型及组合型牙瘤,影像鉴别困难吗?

思路 1:一般混合型牙瘤好发于后牙区,组合型牙瘤好发于前牙区。

思路 2:一般混合型牙瘤瘤体影像表现为混杂高密度非均质团块影(图 5-1-27),组合型牙瘤的高密度团块多由数目不等、大小不一、排列紊乱、形态各异的牙样结构所组成(图 5-1-29)。

思路 3:一般来讲混合型牙瘤瘤体较组合型瘤体较大。

思路 4:组合型牙瘤及混合型牙瘤影像鉴别一般不太困难。

问题 4:牙瘤会累及邻近周围组织吗?影像学有何表现?

思路 1:一般来讲牙瘤位于颌骨皮质骨内,范围比较局限,一般不会穿破骨皮质累及邻近组织。

思路 2:极少数外形较大牙瘤可致颌骨膨隆,影像学可见骨皮质膨胀明显,导致面部肿胀畸形。

学习笔记

思路3：除非牙瘤伴感染时，影像学可见颌骨炎症表现，骨质及皮质外骨膜受累，邻近组织周围软组织肿胀。

知识点

牙瘤与其他颌骨牙源性肿瘤病变如何鉴别？

1. 与成牙骨质细胞瘤鉴别　多见于青年人，女性较多。肿瘤常紧贴于牙根部，可以单发或多发，硬度与骨质相似，表现为颌骨内界限清楚的孤立性圆形或类圆形高密度影，周围伴有清晰的低密度透亮带（图5-1-40），肿块内可见附属牙根。

2. 与骨化纤维瘤（FD）鉴别　FD一般范围较大，不常见阻生牙相伴，病变内密度为混杂影像，周缘一般无较低密度影像带环绕（图5-2-7）。

五、牙源性黏液瘤

牙源性黏液瘤（odontogenic myxoma，OM）是一种几乎只发生于骨内，并以大量黏液样细胞外基质包含星形或梭形细胞为特点的牙源性良性肿瘤。但部分牙源性黏液瘤具有侵袭性特点。牙源性黏液瘤并不少见，仅次于牙瘤和成釉细胞瘤。可发生在不同年龄段，多见于20～40岁，男女之间无明显差异。

【影像学表现】

1. 上下颌骨均可发生，以下颌者为多见，多位于下颌后牙区（双尖牙和磨牙区）（图5-1-31）。上颌者则多位于上颌结节区（图5-1-30）。

2. 病变多呈类圆形改变，边缘多数清晰，边缘清晰者少有致密的骨皮质线围绕。少数边缘模糊者多见于上颌（图5-1-30E）。

3. OM多数以多房表现。病变区呈多房低密度表现；其内房隔常为不规则排列，可呈纤细的直线状、网球拍状或火焰状改变（图5-1-30E，图5-1-31C、图5-1-32A）。若累及上颌窦，可呈云雾状改变（图5-1-30B）。CT上，OM病变为软组织密度表现（图5-1-31B），病变内部可有斑点状钙化影显示；增强CT上，多数OM病变可有强化表现。

4. OM可具有沿颌骨长轴生长的特点（图5-1-32B），下颌骨颊舌向膨胀程度较为轻微（图5-1-31C）。病变内牙根可有吸收表现（图5-1-30C），与病变相邻的牙齿可出现移位。CT上可见颌骨局部骨皮质的破坏吸收。肿瘤能通过穿破的骨皮质侵犯至周围软组织（图5-1-31B）。上颌病变可突入并占据整个上颌窦（图5-1-30F）。少数病变还可侵犯鼻腔和眼眶。

学习笔记

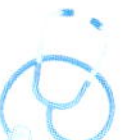

【病例】

病例 1：男性，30 岁。发现右上颌骨肿物 1 年余，消炎治疗，效果欠佳。专科检查见右眶下区肿胀明显，无麻木，无压痛。表面黏膜大部完整，无瘘口形成（图 5-1-30）。

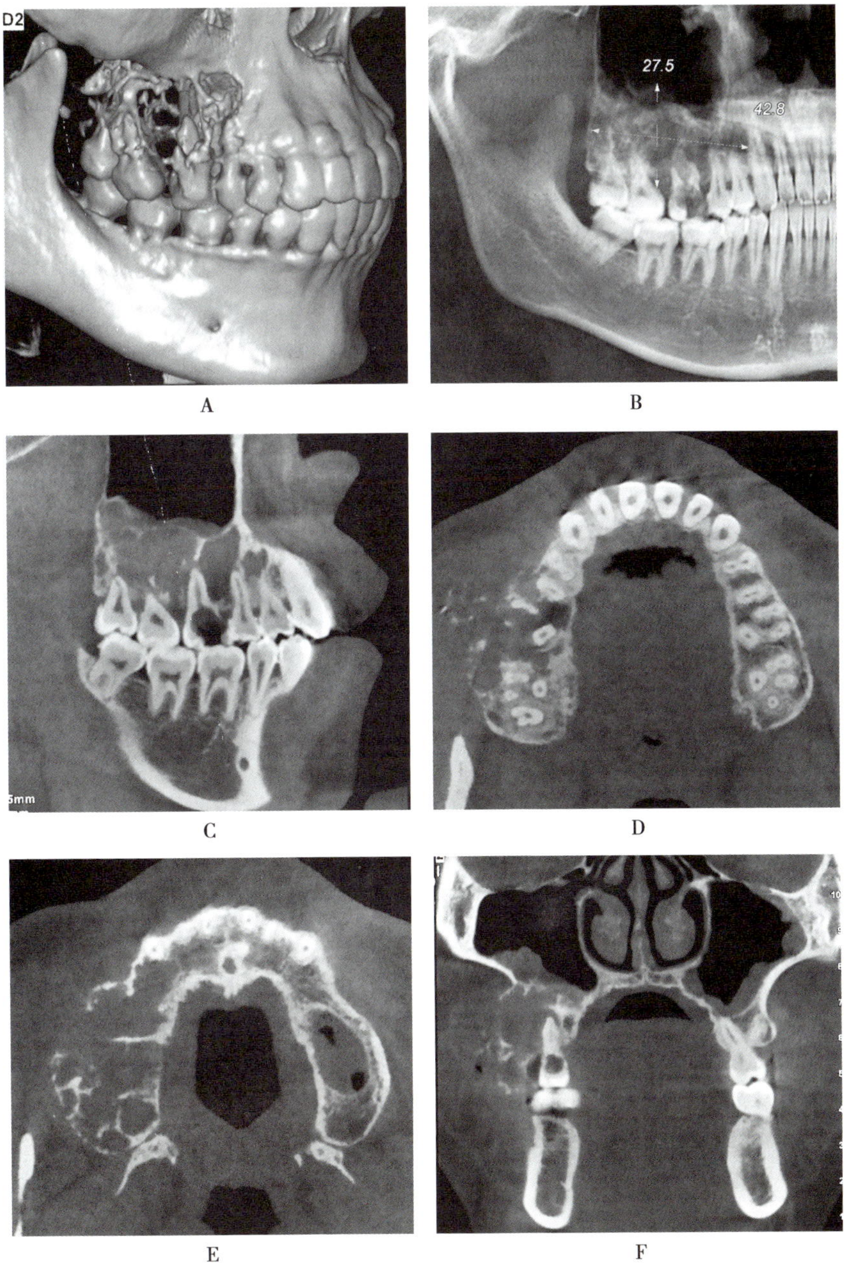

A B

C D

E F

图 5-1-30　右侧上颌骨牙源性黏液瘤

A. CBCT SSD 示右侧上颌骨自上颌结节至 15 区颊侧皮质骨破损不整，牙槽突骨质呈不规则蜂窝样改变；Pn 局部（B）、矢状位（C）示病变位于牙槽突牙根间隔及上颌窦底部，病变区膨胀呈云雾状改变，上颌窦腔清晰；轴位上颌根尖水平（D）、轴位上颌窦区（E）、冠状位（F）示右侧上颌骨膨胀性骨质改变，其间呈蜂窝状、火焰状及囊样混杂性骨质吸收改变，边界毛糙，颊侧骨皮质膨隆断续不整，上颌窦底壁骨质吸收，病变周围见软组织肿块包绕突向颊侧及上颌窦底部，13～17 根周骨硬板吸收

学习笔记

病例2：男性，33岁。左下颌骨出现肿块一年余，近来增大明显。专科检查见左侧下颌骨可扪及一类圆形肿块，质地中等偏硬，表面不光滑，无压痛，活动度较差，未扪及明显搏动感（图5-1-31、图5-1-32）。

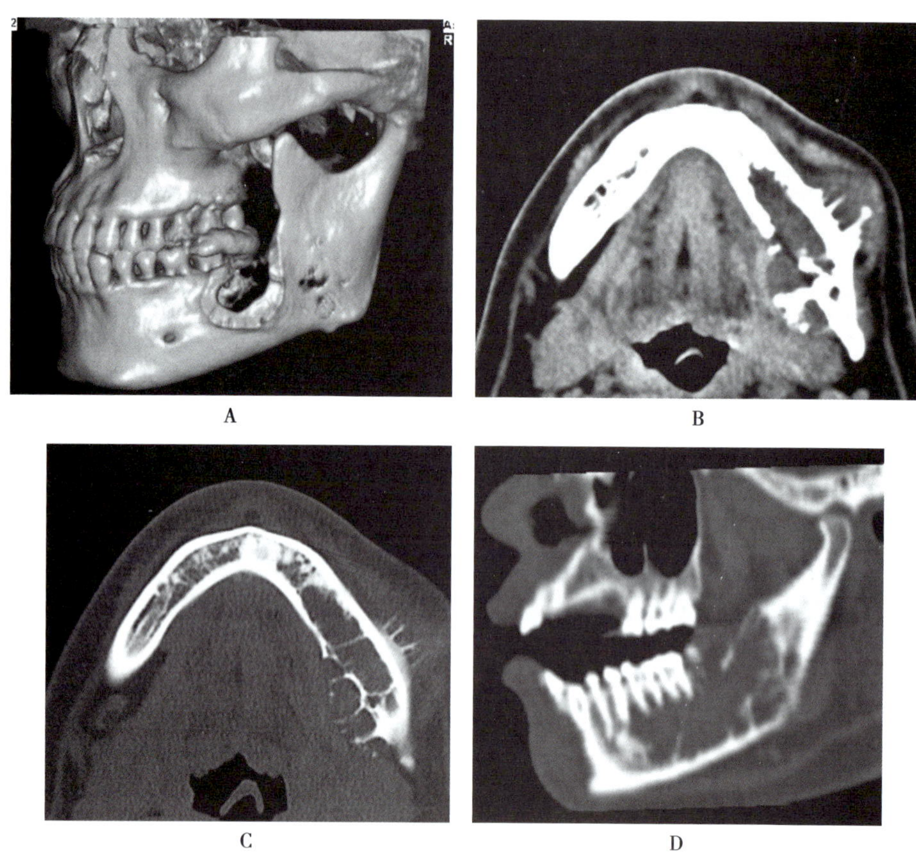

图5-1-31　左侧下颌骨牙源性黏液瘤

A. 螺旋CT SSD示左侧下颌骨体部及升支部骨质广泛吸收破坏及囊性遗迹，颊侧皮质骨破损；B. 轴位软组织窗示左侧下颌骨颊舌侧包绕瘤骨区见软组织肿块影，CT值约42HU；C. 轴位骨窗示病变区片状低密度区，颊舌侧皮质骨破损不整、伴有垂直向直线状囊隔形成；图D. 矢状位骨窗示35～38牙齿悬浮，牙槽侧骨质部分消失，周缘呈切迹状

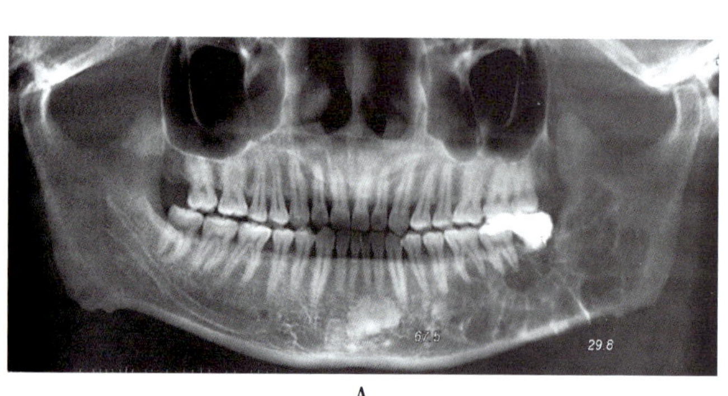

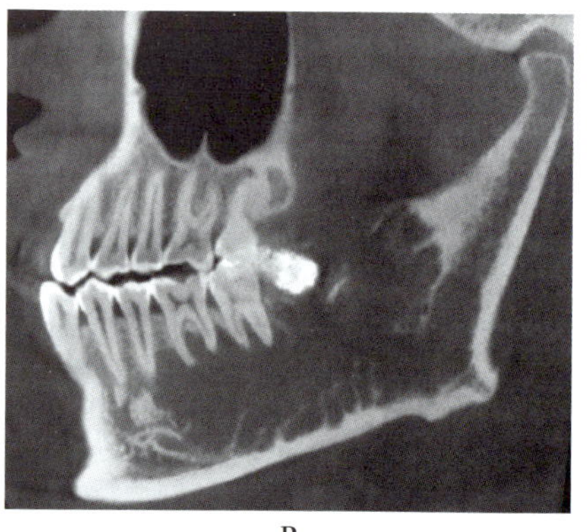

图5-1-32　左侧下颌骨牙源性黏液瘤

A. CBCTPn示左下颌35区至升支区多房性低密度病变，房隔部分呈网球拍状，边界欠清晰；B. MPR（斜矢状位）示根尖下牙槽突骨质吸收，根尖部分吸收，周缘呈直线状囊隔。下颌神经管壁不清

【问题】

问题1：如何选择牙源性黏液瘤的影像学检查方法？

思路1：X线检查是显示诊断OM基本影像学方法。

思路2：普通X线检查在显示OM细节和范围存在一定局限性，尤其是在OM穿破骨皮质侵犯软组织时，难以显示。

思路3：螺旋CT和CBCT检查能准确清晰地显示OM的瘤体形态、内部结构、累及范围和对邻近组织结构的影响，能完整显示上颌骨OM病变内部细节。因此有条件可选择螺旋CT和CBCT检查。

问题2：OM虽为牙源性良性肿瘤，影像表现与临床有哪些关系？

思路1：OM早期多无症状，好发于青年人。

思路2：OM常包膜不完整或者无包膜，因此影像检查OM少数边缘模糊不清，当肿块增大时OM可穿破骨皮质，侵犯周围软组织，并可伴发感染。

思路3：影像检查显示OM累及牙槽突时，临床表现牙齿松动、移位或脱落；下颌骨较大的OM，影像学检查可见下颌神经管受推挤，如引起下牙槽神经压迫，可引起临床上的下唇麻木等感觉障碍。

思路4：OM具有侵袭性生长的特点，发生于上颌的OM，影像学检查可见波及鼻腔、上颌窦，甚至眼眶，临床出现鼻阻塞，眼球移位、突出等症状。

知识拓展：由于牙源性黏液瘤无包膜或包膜不完整，生长有局部浸润性，其巢袋和小房可延伸骨小梁间，病变界限不清楚，故保守治疗后如搔刮术或摘除术复发率较高。

知识点

牙源性黏液瘤与其他颌骨牙源性囊性病变如何鉴别？

1. 与成釉细胞瘤鉴别　AB病变颌骨颊向膨隆明显，骨质呈蜂窝状改变，蜂窝状伴大囊腔，大小不等多囊腔，房隔多为真性骨嵴，呈厚而清晰的弧形表现，病变边缘呈分叶状，有半月形切迹，牙槽侧骨质吸收，牙根锯齿状吸收以及边缘硬化等（图5-1-2）；OM房隔纤细，多为锐利的直线状及火焰状表现（图5-1-30）。

2. 与颌骨中心性血管瘤鉴别　颌骨中心性血管瘤表现的颌骨溶骨性改变是主要变化，下颌神经管可明显增粗（图5-2-19）。OM在多囊的内部可见骨隔纤细，可排列成网状、蜂窝状和皂泡状以资鉴别。

3. 与骨肉瘤鉴别　骨肉瘤明显骨质破坏伴软组织肿块，瘤骨生成（图5-2-26）。OM病变内直线状囊隔与骨肉瘤日光放射状骨针相似，但大多数牙源性黏液瘤保持颌骨外缘骨皮质较为完整的特点（图5-1-31），与骨肉瘤明显不同，临床症状有较大区别。

六、牙源性钙化上皮瘤

牙源性钙化上皮瘤（calicifying epithelial odontogenic tumour，CEOT）是一种来源于缩余釉上皮、成釉器中间层细胞和口腔上皮的基底层细胞，并具有局部侵袭性的牙源性肿瘤。该肿瘤于1955年由Pindlborg首先报道，故又名Pindlborg瘤。此属少见肿瘤，占所有颌骨牙源性肿瘤的1%～2%。好发年龄为20～60岁，下颌比上颌多见，无明显性别差异。

学习笔记

【影像学表现】

1. 可分为骨内型和骨外型两种，骨内型主要发生于颌骨内磨牙区及前磨牙区，下颌骨比上颌骨多见（图 5-1-33）。而骨外型相对少见，可发生于颌骨外的前牙区。

2. 大多数颌骨呈规则的类圆形膨隆改变。病变边界清晰或不清。病变可穿破颌骨骨皮质（图 5-1-33C）。

3. 影像通常表现为颌骨类圆形的低密度透光区（图 5-1-33A），单房或多房，病变内可伴有阻生齿或未萌出牙和大小不等的钙化物。病变内钙化斑点或斑片或呈弥漫状分布；或呈雪堆状；或主要分布于埋伏阻生牙的牙冠前上方（图 5-1-33A）。

4. 一半以上的 CEOT 瘤内伴有阻生齿，可引起骨皮质破坏，可累及下颌神经管。病变一般局限于骨内生长，颌骨骨皮质保持完整，但少数病变可侵犯至骨外，尤其是上颌或复发性病变时可向上侵犯至颅内、眼眶等（图 5-1-34）。

【病例】

病例 1：男性，6 岁。患者 1 个月前发现右下颌骨膨隆，偶有肿胀、疼痛不适感。专科检查见下颌颏部膨隆，扪诊及羊皮纸样脆裂声，无压痛，黏膜无明显红肿或破溃（图 5-1-33）。

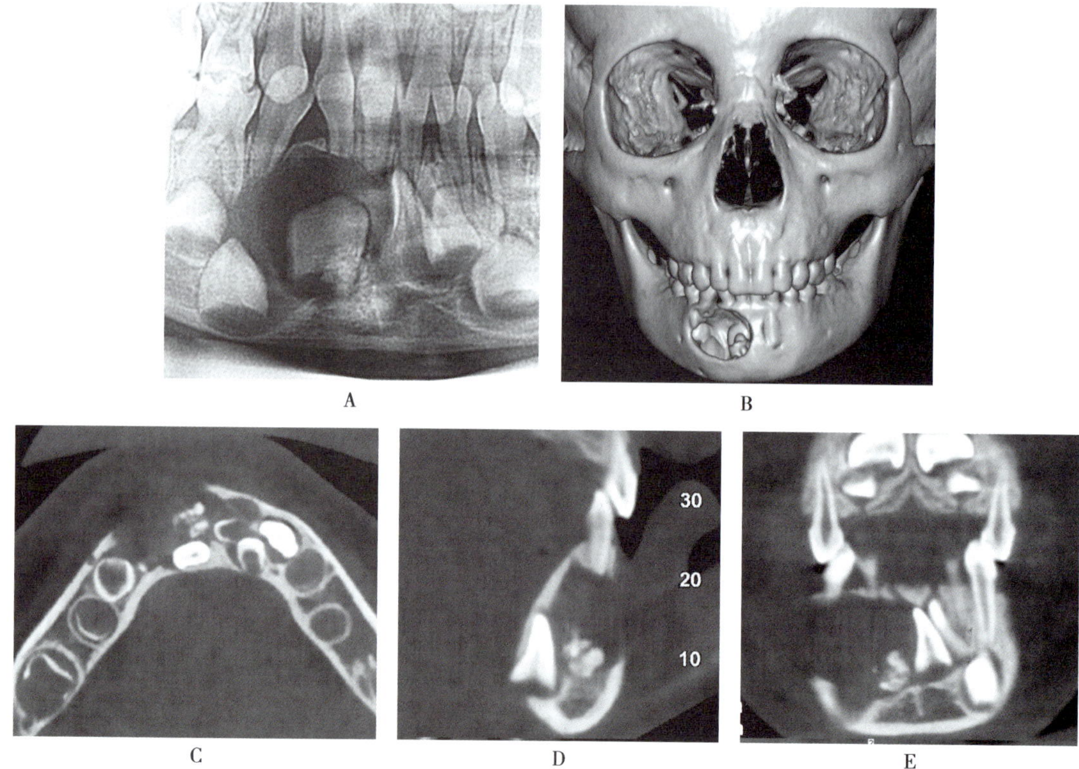

图 5-1-33　右下颌颏部牙源性钙化上皮瘤

A. CBCTPn（局部）示 81～83 根方可见一囊性低密度影，边界尚清晰，42 位于囊腔内，近牙冠部可见小团块状高密度影；B. SSD 示右侧颏部类圆形缺损，皮质骨缺失，见腔内恒牙胚；轴位（C）、矢状位（D）、冠状位（E）示唇侧区外膨皮质骨欠清晰，囊腔内 42 冠方唇侧可见形态不规则的砂砾状高密度钙化影，舌侧骨板延续。81～83 根尖吸收，41-43 恒牙胚被推压移位

学习笔记

病例 2：男性，43 岁。3 年前曾因右下颌骨牙源性钙化上皮瘤手术，近半年来自觉有面部肿胀，深部有疼痛，右眼视力下降，精神萎靡。专科检查见右侧颧面部明显膨隆，扪压不适，右眼动眼障碍，口内见右侧下颌升支前缘处及右侧咽旁稍肿胀，触痛，下颌截骨后行腓骨肌皮瓣修复区黏膜色泽正常（图 5-1-34）。

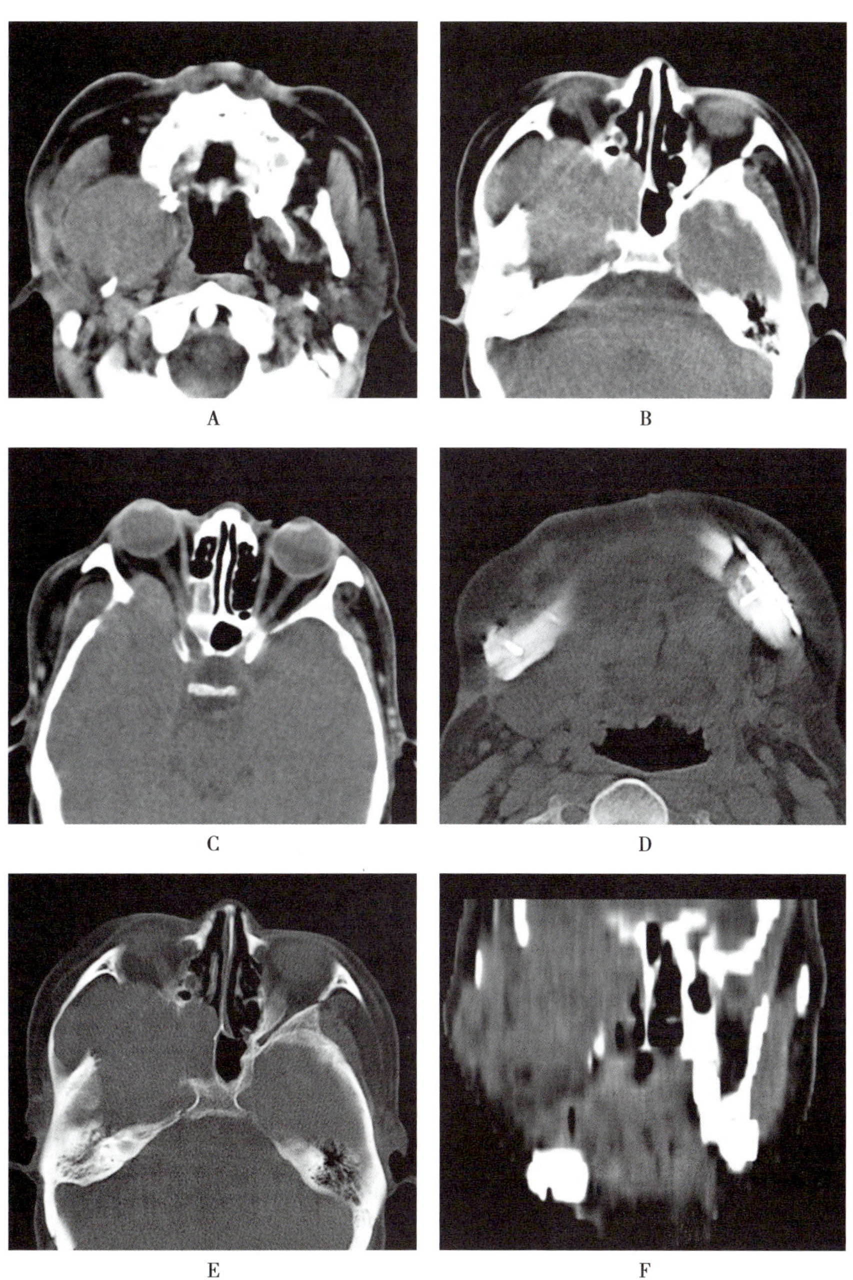

图 5-1-34　右下颌骨牙源性钙化上皮瘤术后复发

螺旋 CT 软组织窗翼突水平（A）、软组织窗蝶窦水平（B）、软组织窗眶腔水平（C）、骨窗下颌骨水平（D）、骨窗蝶窦水平（E）、软组织窗冠状位（F）示右下颌骨钙化上皮瘤术后，下颌骨见条状植入骨及钛板固定，右侧上颌结节水平后外侧至颅底见较大类圆形软组织密度影，边缘皮质吸收，界面较清，肿块自下颌区突向右颞下凹、右后组筛窦、蝶窦及右眼眶内，右侧上颌结节、蝶骨翼板、翼腭凹、上颌窦后外壁、眼眶外侧壁、蝶骨大翼颅底面、颞面、颅中凹右侧卵圆孔区骨质吸收破坏

学习笔记

【问题】

问题1：牙源性钙化上皮瘤影像学检查特点是什么？

思路1：在组织学方面多边形嗜酸性瘤细胞、嗜酸性均质性物质沉积并可发生钙化是CEOT特征性组织病理学表现。肿瘤内出现钙化物是牙源性钙化上皮瘤的主要影像特征，且钙化的形状有一定特征性，多呈圆形、半圆形或同心圆状位于牙冠周围。因此影像学检查具有重要的诊断意义。

思路2：由于CT显示钙化方面较MRI敏感，因此CT常作为牙源性钙化上皮瘤首选和必须的影像学检查方法。

思路3：X线检查仅作为CEOT一般常规筛查的检查方法。

问题2：牙源性钙化上皮瘤复发性高吗？影像学检查诊断要注意哪些？

思路1：牙源性钙化上皮瘤虽为良性肿瘤，但包膜不完整或无包膜，具有局部侵袭性，手术不彻底易复发，复发率为10%～17%。

思路2：因此对于反复复发牙源性钙化上皮瘤应警惕恶变可能。对其术后影像学检查应至少定期随访5年，以便早期诊断复发及恶变。

思路3：CEOT术后复发的影像学可见肿物复发的周围骨皮质侵蚀吸收近乎消失，或突破骨皮质外形成周围软组织肿块(图5-1-34)。

知识拓展：牙源性钙化上皮瘤与钙化上皮瘤的临床及影像表现的区别

1. 牙源性钙化上皮瘤好发于青年及颌骨。颌骨膨胀不明显时可无症状，或仅见颌骨膨隆，影像表现为颌骨内囊性膨胀性病变伴有囊腔内钙化。

2. 钙化上皮瘤为好发于儿童头颈部软组织(如皮肤和皮下)的少见良性肿瘤，最常见于10岁以内。肿瘤生长缓慢，影像检查可见皮下单个结节，临床上肿块质地坚硬，可随皮肤被推动。

3. 牙源性钙化上皮瘤为牙源性上皮肿瘤。钙化上皮瘤又名毛母质瘤，为与毛母质结构分化相似的真皮或皮下组织的良性肿瘤。两种肿瘤名称相似，但其组织发生、临床表现、影像特征均不相同。

学习笔记

知识点

牙源性钙化上皮瘤与其他颌骨牙源性囊性病变如何鉴别？

1. 与牙源性钙化囊性瘤鉴别　牙源性钙化囊性瘤也称Gorlin囊肿，本病的发病年龄、部位、影像学表现等都和CEOT瘤相类似。但Gorlin囊肿来源于牙源性上皮及牙源性间充质，大多数为囊性，镜下见衬里上皮或纤维囊壁中可见成团的影细胞是特征表现。

2. 与含牙囊肿鉴别　当CEOT呈囊性且内部又有未萌出牙时，同含牙囊肿表现相似，含牙囊肿是发生于牙冠完全形成之后，通常牙冠朝向囊腔；而CEOT常表现为冠周间隙存在，说明牙并非在肿瘤内，或牙冠并非指向囊腔。

3. 与牙源性腺样瘤鉴别　多位于颌骨前部，与尖牙关系密切，病变内部可含发育不全的尖牙及散在粟粒状钙化(图5-1-21)。

七、牙源性钙化囊性瘤

牙源性钙化囊性瘤(calcifying cystic odontogenic tumour，CCOT)在2005年WHO新分类中归为发生在颌骨的一类较少见的囊性牙源性良性肿瘤。该肿瘤含有类似于成釉细胞瘤的特异性上皮成分及可发生钙化的影细胞。1962年，Gorlin首先确认其为一种独立性疾病，并称Gorlin

囊肿。

患者于任何年龄段均可发病，无明显性别差异。上、下颌骨发病率相等，通常发生于切牙、尖牙区，多数伴有未萌牙。

【影像学表现】

1. 病灶部位好发于切牙-尖牙区（图 5-1-35）。上、下颌骨发病率基本相同。可分为骨内型和骨外型，骨内型可伴有明显颌骨的膨胀。

2. 多数病灶呈圆形或类圆形表现（图 5-1-35A）。病变边缘有清晰光滑的边界和致密性骨皮质线（部分为囊壁钙化）（图 5-1-38），也可表现为边缘不规则。

3. 颌骨内边界清楚的单囊影像较为多见（图 5-1-36），少数可为多囊，囊状低密度透射区内含有大小不等、形态各异的高密度点状钙化影（图 5-1-35、图 5-1-36）。有超过 1/3 的病变可伴有未萌牙（图 5-1-36A）。CT 上，囊性型的内部密度分布均匀，CT 值与水接近；囊实相间的病灶则密度分布不均匀，其实性部分表现为软组织密度，内含高密度钙化影（图 5-1-38B）。

4. 病变邻牙移位和阻生牙形成（图 5-1-35A）。病变内牙根可有吸收（图 5-1-36G）。

【病例】

病例 1：女性，22 岁。患者 1 个月来自觉右上颌骨膨隆肿胀，无明显疼痛不适，专科检查见右侧面颊部稍膨隆，触诊质软，口腔黏膜色泽红润，未见瘘管（图 5-1-35）。

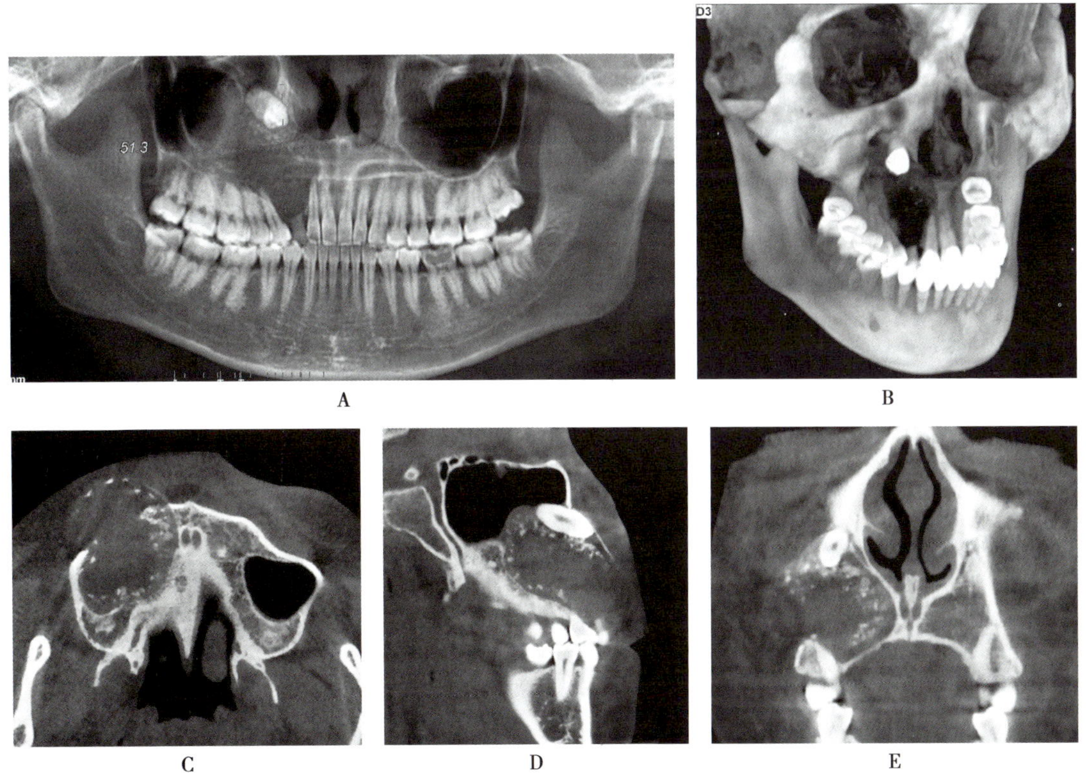

图 5-1-35　右上颌骨牙源性钙化囊性瘤

A. CBCTPn 示右上颌 12～16 根端区见囊性低密度影，13 被推移位于囊腔顶部，53 滞留；B. MIP 示右上颌囊腔呈低密度区，13 唇向高位阻生；轴位（C）、矢状位（D）、冠状位（E）示囊腔突入上颌窦腔内，沿囊腔内壁环以"粟粒"样高密度钙化影，边界较清晰，唇颊向膨隆明显，唇颊腭侧骨皮质菲薄模糊。右上颌窦前壁部分吸收，13 受推挤移位至囊腔上方。12～16 根尖于囊腔内，呈斜行吸收

学习笔记

病例 2：男性，56 岁。发现右上颌肿物，未予治疗，肿物缓慢增大，约 3 个月前自觉出现疼痛症状。专科检查见，右面部膨隆，有触痛，可触及乒乓球样感，边界清楚，不活动（图 5-1-36）。

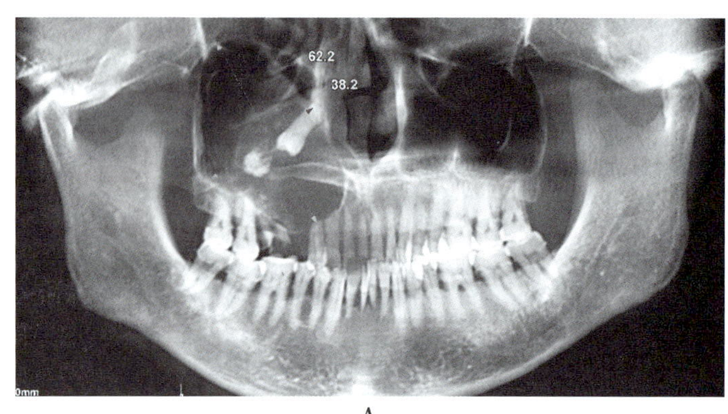

A

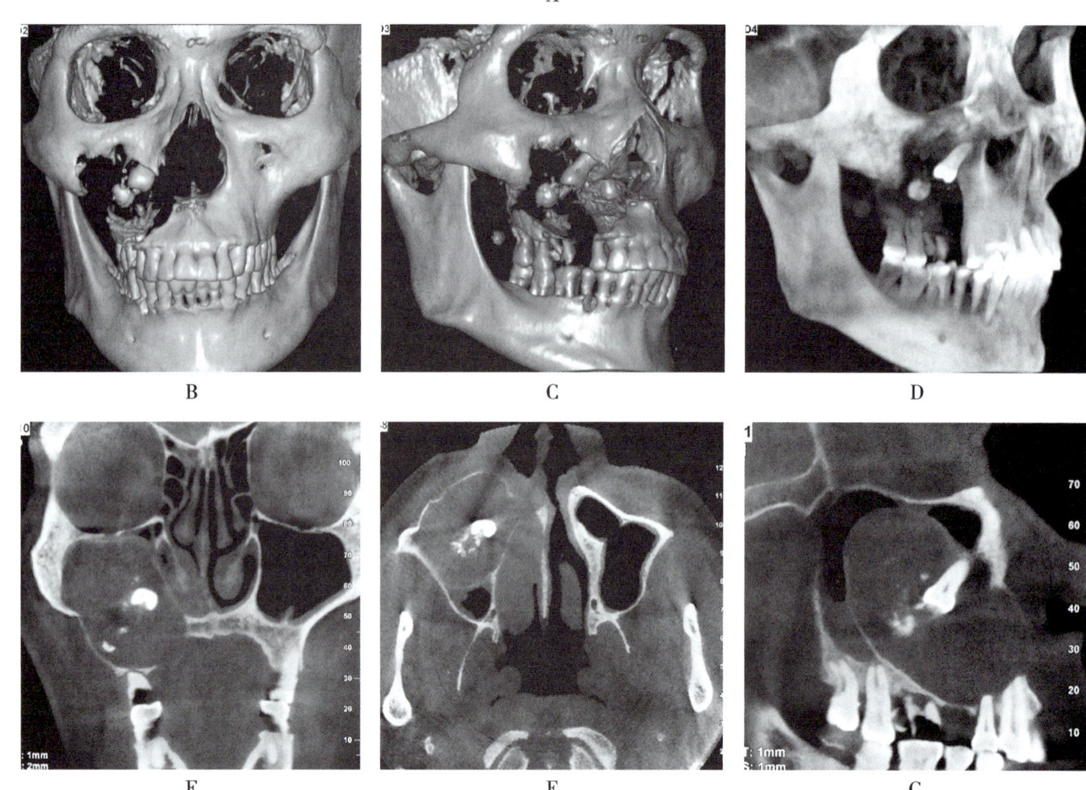

B　C　D

E　F　G

图 5-1-36　右上颌牙源性钙化囊性瘤

A. CBCTPn 示右侧上颌骨自 12～17 根端区见类圆形囊性低密度影并突向上颌窦腔内，其内可见 15 被推移位；SSD 正位（B）、SSD 左前斜 45°（C）、MIP（D）示右上颌骨上颌窦壁变菲薄；冠状位（E）、轴位（F）、矢状位（G）示囊腔占据右上颌窦，窦壁膨隆，瘤体唇颊向膨隆明显，囊内见散在大小不等斑点片状钙化影，上颌窦腔明显缩小

病例 3：男性，7 岁。发现左上颌骨肿痛 2 个月，症状逐渐加剧。专科检查见左上颌后牙区明显颊侧膨隆，扪之乒乓球感，压痛，无黏膜溃烂及溃疡（图 5-1-37、图 5-1-38）。

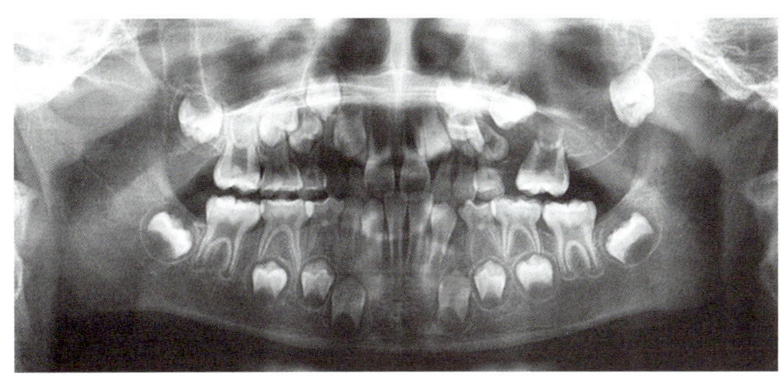

图 5-1-37　左上颌牙源性钙化囊性瘤伴成釉细胞纤维牙瘤

全口牙位曲面体层 X 线片示：左上颌后磨牙及上颌结节区见囊状低密度影，向上突入左上颌窦腔内，向下突向牙槽嵴形成弧形囊壁影，65 缺失，26 牙根有吸收，27 牙齿被推移位

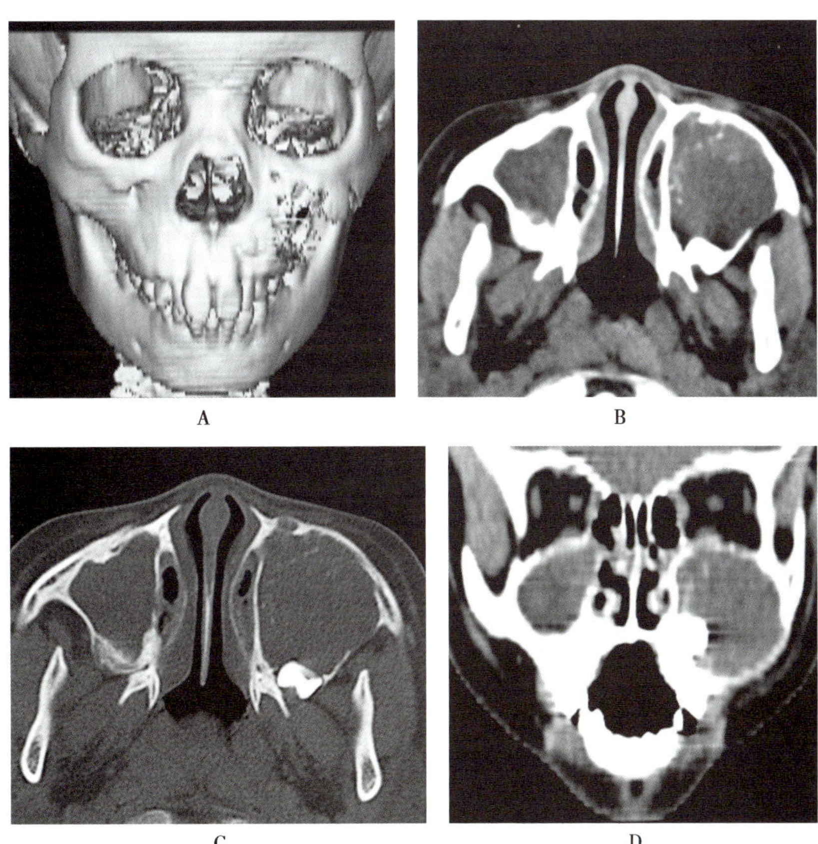

图 5-1-38　左上颌牙源性钙化囊性瘤伴成釉细胞纤维牙瘤

A. 螺旋 CTSSD 示左上颌后磨牙区膨隆骨壁菲薄呈缺损状；B. 轴位软组织窗示左上颌骨上颌窦腔区域较大球状囊性影，膨出骨壁线尚光整延续，囊壁内可见混杂粟粒状稍高密度影，其间 CT 值为 14.3～97HU；C. 骨窗示囊壁膨隆菲薄占据上颌窦，27 牙齿被推移至上颌窦内后壁处；D. 冠状位软组织窗示右上颌窦内亦见充斥软组织密度影，其内见粟粒状稍高密度影

学习笔记

【问题】

问题 1：牙源性钙化囊性瘤影像检查的方法怎样选择？

思路 1：X 线检查是诊断 CCOT 的常规方法。

思路 2：CCOT 囊腔内含有散在大小不等点状钙化影，应为其特征性影像表现，由于 CT 显示钙化方面较 MRI 敏感，因此 CT 常作为 CCOT 首选和重要的影像学检查方法。

问题 2：牙源性钙化囊性瘤会累及周围软组织吗？

思路 1：影像表现上牙源性钙化囊性瘤骨皮质完整，一般不会突破颌骨骨皮质累及周围软组织。

思路 2：牙源性钙化囊性囊壁较厚，病变范围较为局限，一般不会发生恶变。

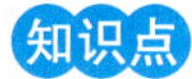

CCOT 与其他颌骨牙源性囊性病变如何鉴别？

1. 与牙源性钙化上皮瘤和骨化纤维瘤鉴别　两者好发于颌骨后部，与骨内型 CCOT 好发于切牙-尖牙区者有所不同，囊腔内钙化形式亦不同。

2. 与牙源性腺样瘤鉴别　牙源性腺样瘤好发于颌骨的尖牙区和双尖牙区，表现为粟粒状钙化，其内所含牙多为发育不全或发育完整的尖牙（图 5-1-19）。

3. 与颌骨囊肿鉴别　骨内型 CCOT 在不伴有高密度钙化影情况下，几乎很难与颌骨囊肿鉴别，含牙的骨内型 CCOT 不伴有点状钙化亦几乎不能与含牙囊肿区别。

八、成牙骨质细胞瘤

成牙骨质细胞瘤（cementoblastoma）又名良性成牙骨质细胞瘤和真性牙骨质瘤，是一种生长缓慢，以形成牙骨质样组织为特征的间充质性肿瘤。常与相关牙之牙根相连。成牙骨质细胞瘤为少见的牙源性肿瘤。成牙骨质细胞瘤的平均发病年龄约在 25 岁以下男性。

【影像学表现】

1. 绝大多数发生于下颌骨，最常见的部位为下颌第一磨牙和前磨牙区（图 5-1-39）。极少累及乳牙，偶尔同时累及多个牙。

2. 成牙骨质细胞瘤病变边界清晰，可见带状低密度条带影环绕（图 5-1-40），此为肿瘤的纤维包膜。

3. 瘤体多呈高低混合密度表现（图 5-1-41E）。可与受累牙之牙根融合（图 5-1-40）。病变可呈轮辐状改变（图 5-1-41）。

4. 位于下颌骨的瘤体长大后可向下压迫下颌神经管，牙根可有吸收样改变，多不伴有牙阻生。

【病例】

病例 1：男性，12 岁。做正畸术前摄片检查时偶然发现。专科检查 34 牙冠完整，根端牙槽突骨质未见明显膨隆，叩痛(-)，黏膜色泽未见明确异常(图 5-1-39)。

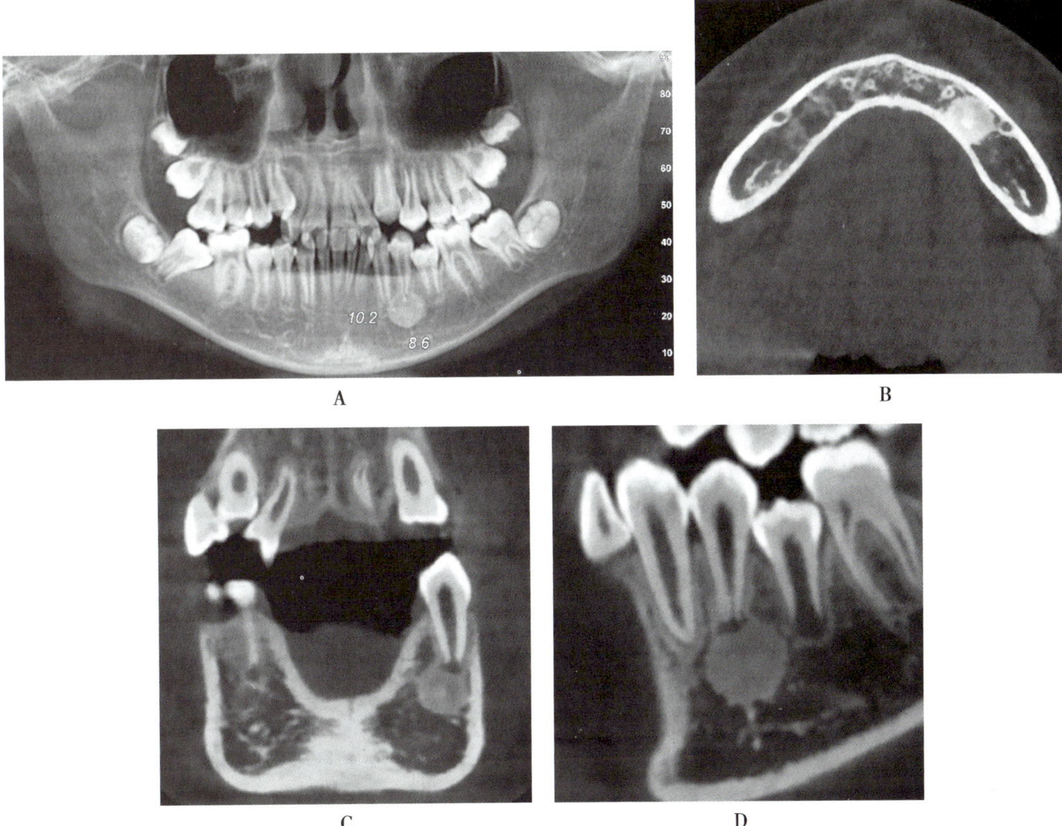

图 5-1-39　左下颌前磨牙区牙成骨质细胞瘤

A. 全口牙位曲面体层 X 线片示左下颌 34 根端区可见类圆形骨质较均匀密度增高影，边界尚清，与 34 根尖相连；CBCT 轴位(B)、CBCT 冠状位(C)、CBCT 矢状位(D)示病变区类圆形混合高密度影，周缘环以低密度影包绕，颌骨体未见明显膨隆

病例 2：女性，26 岁。右下后牙咬合不适 1 年余。专科检查见 46 颊侧龈略红肿，未见明显溢脓，46、47 区颊侧骨质膨隆，无乒乓球样感。口内黏膜未见红肿、瘘管、破溃等异常(图 5-1-40)。

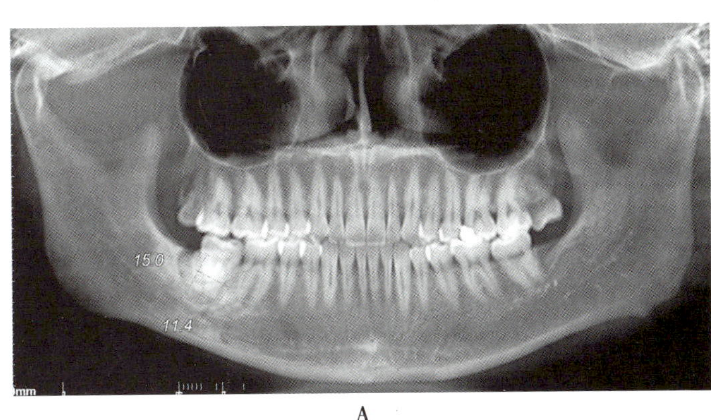

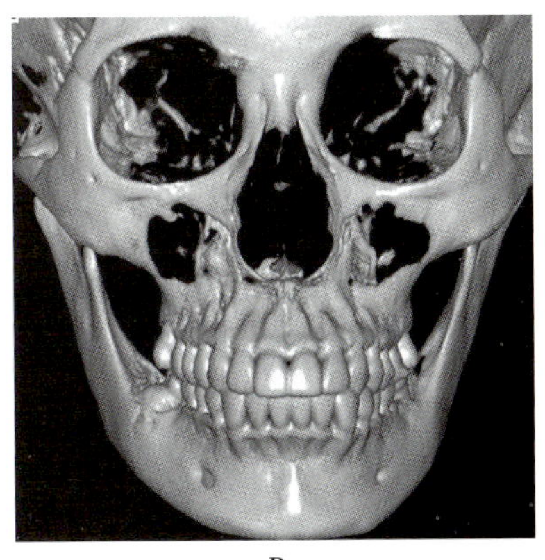

B

学习笔记

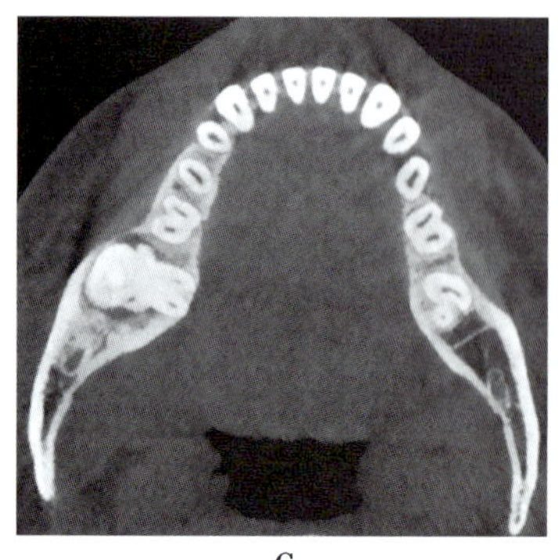
C

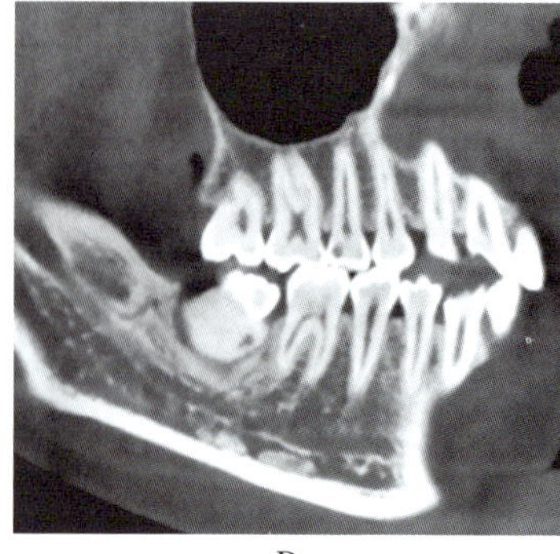
D

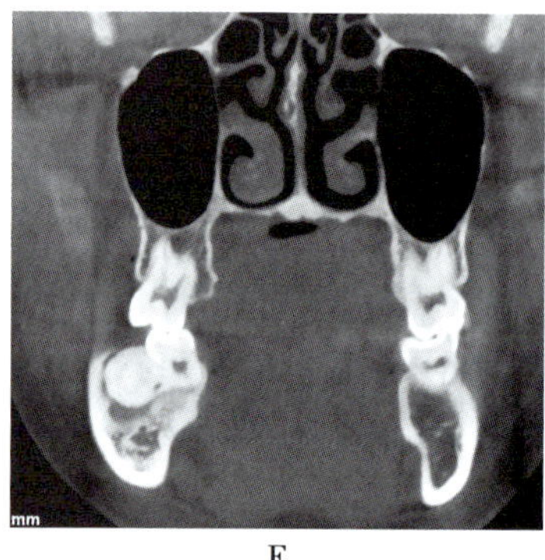
E

图 5-1-40　右下颌后磨牙区成牙骨质细胞瘤

A. CBCTPn 示右下颌 17 根周及牙槽突区呈不规则高密度重叠影，界面模糊不清；B. SSD 示 47 颊侧膨隆；轴位（C）、矢状位（D）、冠状位（E）示右下颌 17 根端颊侧可见一高密度团块状影像，边界清晰，周缘环以低密度影包绕，与 47 牙根相连，其下界位于右侧下颌神经管壁上方

病例 3：患者男性，22 岁。右上后牙区牙龈肿痛 4 月余。专科检查见右面部肿胀，右上颌后牙区颊腭侧牙龈均明显肿胀，局部压痛，15、17 颊、腭侧黏膜有瘘口，溢脓（图 5-1-41）。

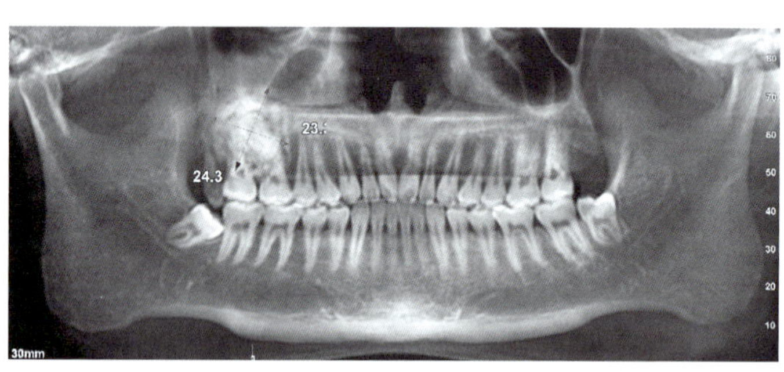

A

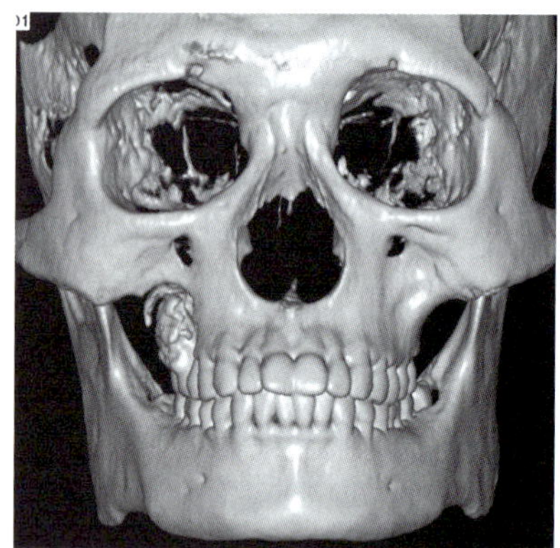
B

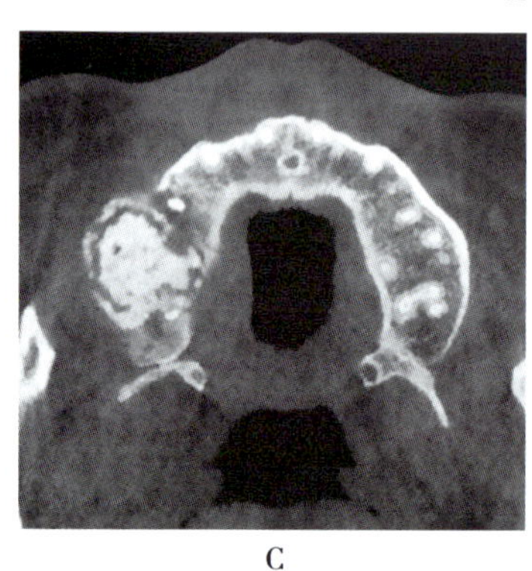
C

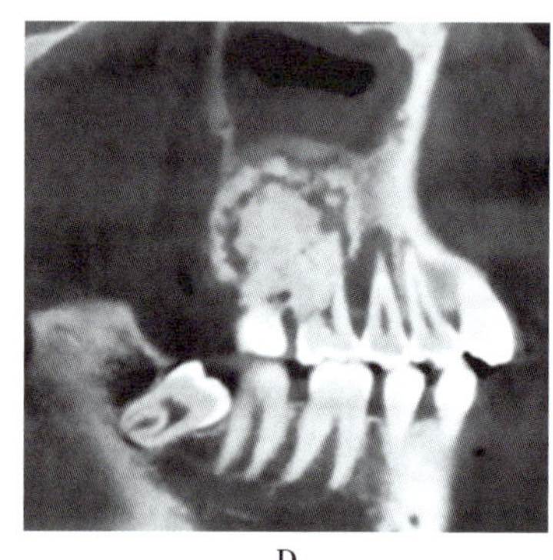
D

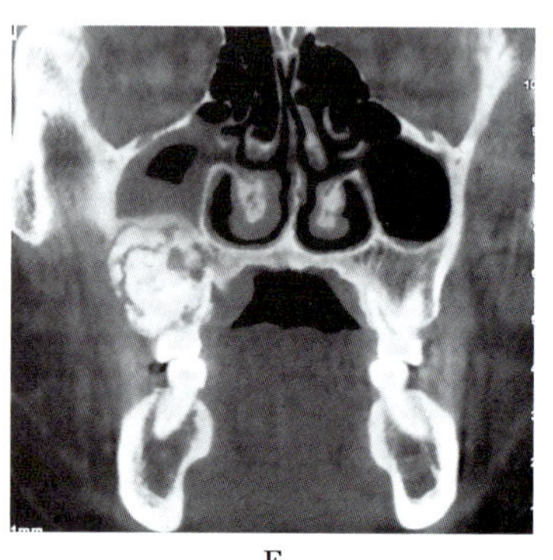
E

图 5-1-41　右上颌后磨牙区成牙骨质细胞瘤

A. CBCTPn 示右侧上颌 16、17 牙根端团块状高密度影，界限欠清，15 远中侧牙周间隙增宽；B. SSD 示右上颌后磨牙区结节样团块影，外层皮质骨菲薄缺损；轴位（C）、矢状位（D）、冠状位（E）示右上颌 16、17 根端区可见不规则团块状高密度影，与牙根相连，周缘呈轮辐状改变，外围皮质环形不规则硬化，稍向颊侧膨隆，团块影部分突入右上颌窦腔内，16、17 根端吸收及根周膜骨硬板消失，15 根尖周吸收

【问题】

问题 1：如何选择成牙骨质细胞瘤影像检查方法？需要特别注意什么？

思路 1：成牙骨质细胞瘤一般病变比较局限，根尖片及全口牙位曲面体层 X 线片是主要影像学检查方法，一般就可以达到诊断目的。

思路 2：如果病变范围较大，X 线检查不能达到诊断要求，可进一步选择 CBCT 进行检查，因为 CBCT 可以多角度多层面较为细致地观察病变组织结构，影像诊断具有一定优势。

思路 3：由于本病早期往往无特殊临床表现，往往会忽略诊治，常常因进行颌骨影像检查中才会发现，因此要引起注意。

思路 4：影像检查显示成牙骨质细胞瘤累及牙根尖吸收（图 5-1-39），但是临床牙髓活力常为正常。成牙骨质细胞瘤主要行手术治疗，一般很少复发。

思路 5：MRI 在显示病变及诊断与牙根端关系上无特殊意义，一般不宜选择 MRI 作为成牙骨质细胞瘤影像检查诊断方法。

问题 2：成牙骨质细胞瘤影像特点是什么？

思路 1：成牙骨质细胞瘤影像特点为发生在牙根周围的单发高低混合密度病变，其周围伴有明显低密度线状影环绕（图 5-1-41D）。

思路 2：病变与受累牙根融合，骨硬板牙周膜消失，根尖吸收。

思路 3：成牙骨质细胞瘤常可合并感染，病变周围可呈轮辐状改变（图 5-1-41）。

思路 4：一般颌骨膨胀和骨皮质破坏吸收是预测成牙骨质细胞瘤复发的重要依据。

知识点

成牙骨质细胞瘤与其他颌骨牙源性病变影像鉴别

1. 与牙骨质增生相鉴别　牙骨质增生是一种非肿瘤性病变，由于增生的牙骨质沿牙根不断沉积，X 线上表现牙根膨大，形态较规整，病变周围无环形透亮带，牙骨质增生几乎不伴有牙根吸收征象。

2. 与牙骨质结构不良鉴别　牙骨质结构不良又称假性牙骨质瘤，常表现为好发于前牙的根尖周多发性病变，病变为边界不清的高低密度混杂区。成牙骨质细胞瘤又称真性牙骨质瘤，多表现单发性病变，病变边缘环以较清晰低密度条带影。

3. 与颌骨内生骨疣鉴别　颌骨内生骨疣多表现高密度团块影，一般不与牙根相连，边缘缺乏条带状 X 线透射区。

九、牙本质生成性影细胞瘤

牙本质生成性影细胞瘤（dentinogenic ghost cell tumour，DGCT）是一种比较少见的牙源性肿瘤，近年来发病有上升趋势。以往曾认为是牙源性钙化囊肿的实体型或肿瘤型。2005 年 WHO 新分类将其定义为一类独立的、具有局部侵袭性的牙源性肿瘤，其特征为在成熟的结缔组织间质中可见成釉细胞瘤样牙源性上皮岛，可见异常角化形成的影细胞和伴有数量不等的发育不良的牙本质形成。

一般临床表现为颌面部无症状性肿物，肿瘤几乎可见于各年龄段但 60～70 岁的中老年人较多见，男性略多于女性。

【影像学表现】

1. DGCT 分为骨内型和骨外型。骨内型可发生于颌骨的任何部位（图 5-1-42）。多见于尖

学习笔记

牙至第一磨牙区。上、下颌骨的发病率无明显差异。骨外型多发生于前牙区牙龈。

2. X线上，骨内型DGCT多呈类圆形透射表现表现，或为高、低混合密度改变（图5-1-42）。CT上，病变CT值主要为软组织密度，其内含点或片状高密度钙化影（图5-1-45C）。病变边缘或呈规则清晰表现，或呈不规则模糊表现（图5-1-44）。

3. 骨内型多有颌骨膨胀的表现（图5-1-42），病变内的牙根吸收，相关牙阻生（图5-1-45A）。骨内型及骨外型均可导致颌骨骨皮质吸收破坏，并侵入颌骨周围的软组织（图5-1-44）。部分复发或骨外型病灶可侵犯至颌面颈深部的软组织间隙，并可通过这些间隙侵犯颅底和颅内。

【病例】

病例1：女性，61岁。发现右下颌骨渐进性膨隆10年余，近半年来肿大明显，右下后牙龈时常发炎红肿，予以消炎治疗效果欠佳。专科检查见右下颌骨明显外膨，质硬，无乒乓球感，有压痛，表面黏膜大部完整，无瘘口形成（图5-1-42）。

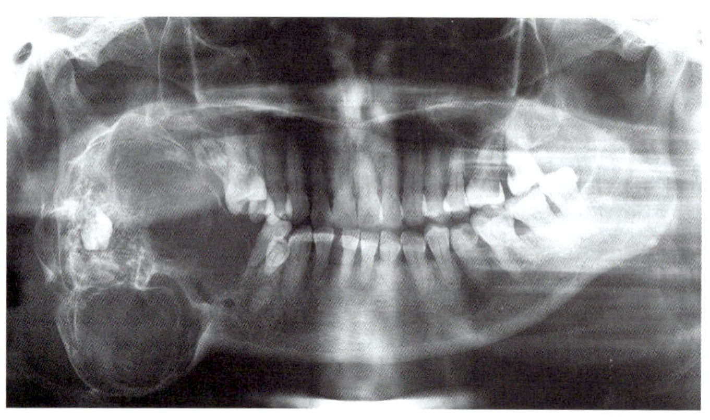

图5-1-42　右下颌骨牙本质生成性影细胞瘤

全口牙位曲面体层X线片示右下颌骨升支部至45远中侧见膨隆多个大小不一囊性低密度影，囊隔粗糙，其内见斑点片状混杂密度影，颌骨膨隆变形明显，病变区囊壁菲薄，牙齿移位

病例2：男性，32岁。右面颊部、右下后牙区反复肿痛3个月，抗感染治疗无改善。专科检查右面部稍膨隆，右下颌骨升支舌侧膨隆，质地中等，触之有波动感，轻度触压痛，黏膜无明显红肿或破溃，无瘘口形成（图5-1-43、图5-1-44）。

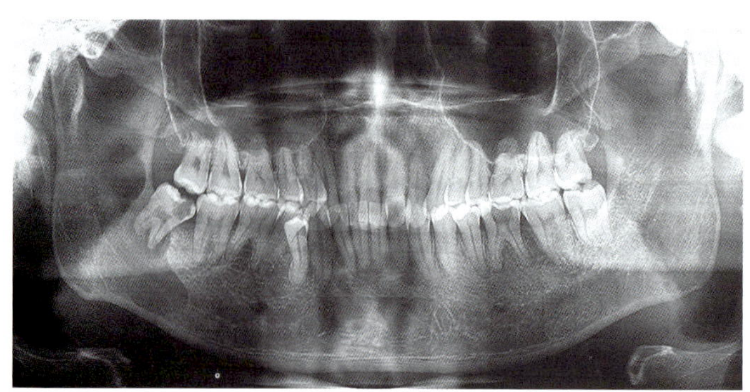

图5-1-43　右下颌骨牙本质生成性影细胞瘤伴瘤细胞侵袭性生长

全口牙位曲面体层X线片示右下颌骨47远中至右下颌升支部见大小不等类圆形低密度影，囊腔边界欠清晰

学习笔记

A

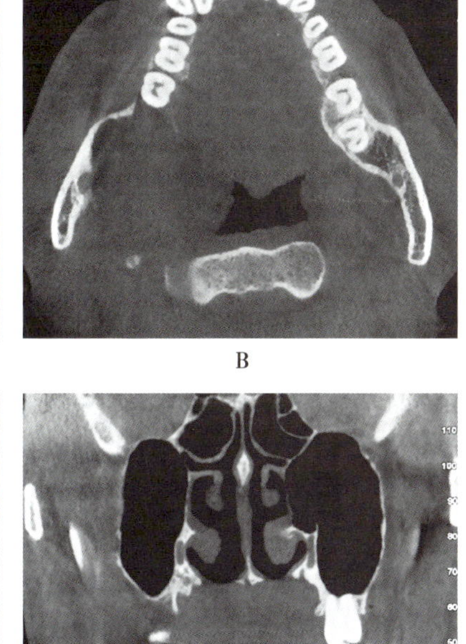

B

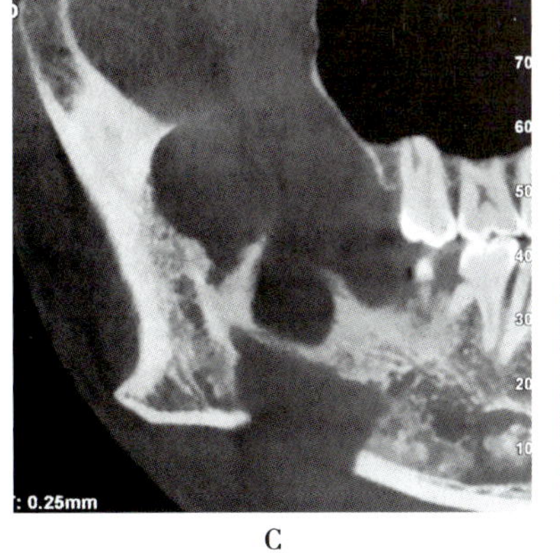

C

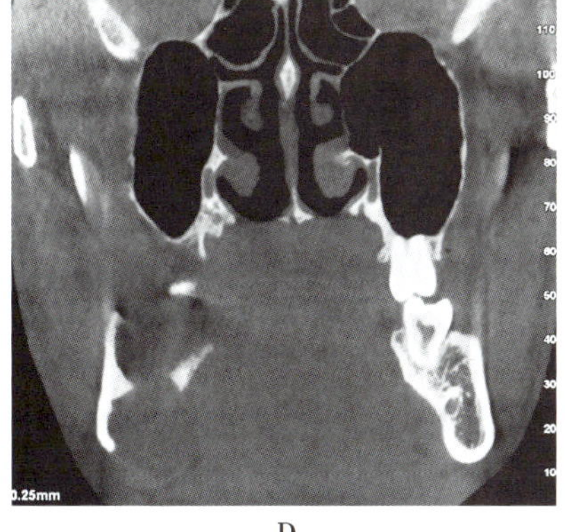

D

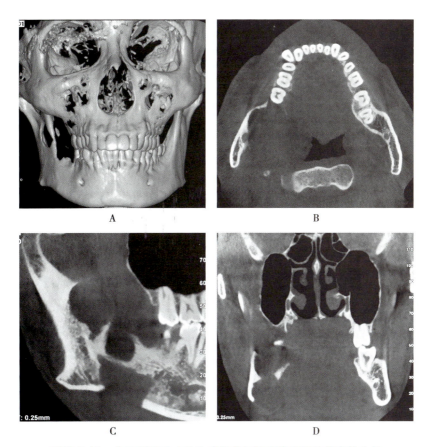

图 5-1-44　右下颌骨牙本质生成性影细胞瘤伴瘤细胞侵袭性生长

A. CBCT SSD 示右下颌升支部骨质吸收破损；轴位（B）、矢状位（C）、冠状位（D）示右下颌 7 区至升支喙突下区域可见突向舌侧大小不等多发囊腔影，颊侧皮质硬化，下颌骨下缘及舌侧骨皮质受压吸收中断，呈哑铃状改变，下颌舌侧可见软组织块影

病例 3：患者女性，10 岁。左上前牙迟萌就诊，专科检查见 21 未萌，唇侧稍膨隆，11、22 牙间隙较小。11、22 已萌出，无松动（图 5-1-45）。

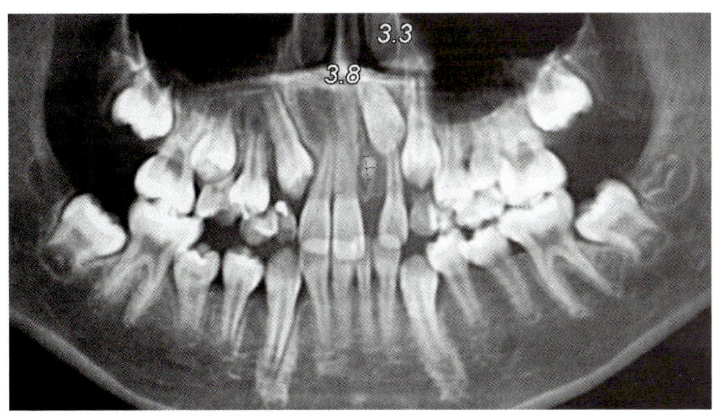

A

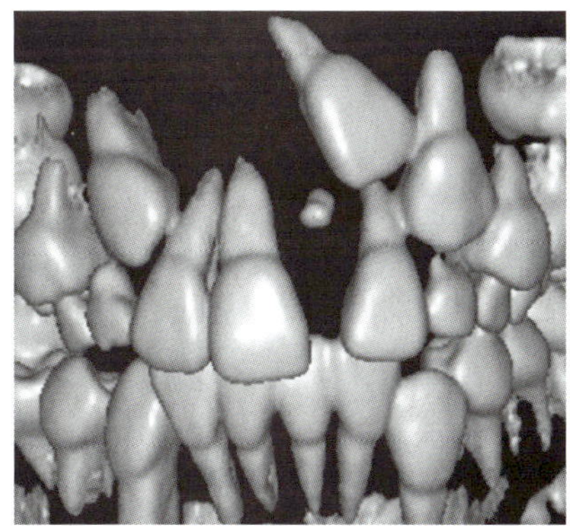

B

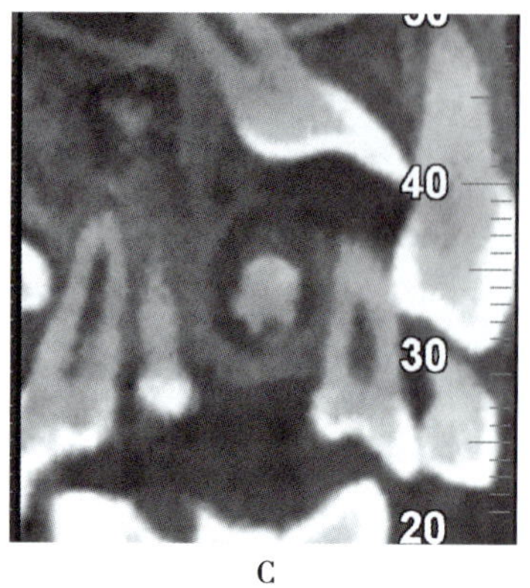

C

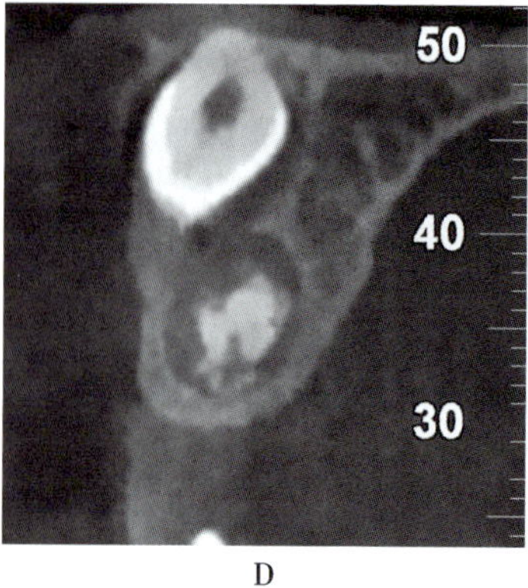

D

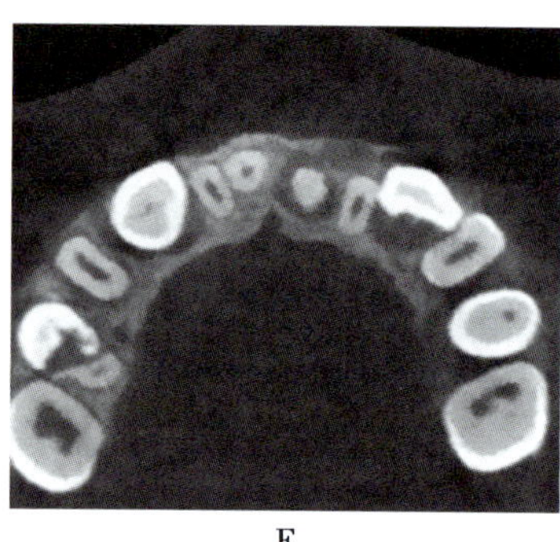
E

图 5-1-45　左上颌中切牙牙本质生成性影细胞瘤

A. CBCTPn 示 21 高位埋伏阻生；B. SSD 示囊内不规则团块与 21 位置关系；冠状位（C）、矢状位（D）、轴位（E）示 21 冠呈远中唇向高位埋伏阻生，冠位于 22 根端唇侧，牙根位于左侧鼻底壁黏膜下，根尖孔已闭合。21 牙槽嵴区见类圆形囊性低密度区，其内见不规则高密度团块钙化影，边界清晰

【问题】

问题 1：影像学检查方法应如何选择?

思路 1：X 线片是主要影像学检查方法之一。

思路 2：CT 对钙化组织较为敏感，因此无论 CBCT 还是螺旋 CT 均为首选影像学检查方法。CT 亦可从三维角度观察病变组织细微结构及与周围组织关系。

问题 2：牙本质生成影细胞瘤的影像学特点及与临床有何关联?

思路 1：骨内型表现边界清楚或不清楚囊性病变其内含点或片状高密度钙化影，骨外型颌骨表现浅碟状吸收。

思路 2：DGCT 是局部侵袭性的牙源性肿瘤，包膜完整或不完整，当影像表现边界模糊不清时，提示 DGCT 呈侵袭生长（图 5-1-44），应提醒临床扩大手术范围以防复发。

问题 3：牙本质生成影细胞瘤与其他囊腔内发生钙化的牙源性肿瘤如何鉴别?

思路 1：牙源性腺样瘤一般影像学表现为颌骨前部病变内粟粒状钙化，并常伴阻生尖牙（图 5-1-19）。

思路 2：牙源性钙化上皮瘤常见颌骨磨牙区病变内围绕牙冠周围的小团块状钙化（图 5-1-33）。

思路 3：牙源性钙化囊性瘤好发在颌骨内前牙区，病变内常见沿囊壁内侧点状钙化（图 5-1-35）。

思路 4：牙本质生成影细胞瘤好发于尖牙至第一磨牙区，病变内可见少量散在不规则点片状钙化（图 5-1-45）。

知识点

牙本质生成性影细胞瘤的鉴别诊断

1. 与成釉细胞瘤鉴别　AB 多房型最多见、大小房相差悬殊、肿瘤边缘局部骨质硬化是其特征性影像学表现。成釉细胞瘤的牙根吸收者达 81%，常呈截断状或锯齿状侵蚀（图 5-1-2）。

2. 与含牙囊肿鉴别　含牙囊肿是发生于牙冠完全形成之后，通常牙冠朝向囊腔，一般没有钙化。

3. 与牙源性腺样瘤鉴别　多位于颌骨前部，与尖牙关系密切，病变内部可含发育不全的尖牙。

4. 与牙源性钙化囊性瘤鉴别　两者的影像学表现有许多相似之处，鉴别诊断较为困难，但如果骨内型病变有颌骨外侵犯者，应多考虑有牙本质生成性影细胞瘤的可能。

十、原发性骨内鳞状细胞癌

原发性骨内鳞状细胞癌(primary intraosseous squamous cell carcinoma,PIOSCC)是指起源于颌骨内牙源性上皮剩余并与口腔黏膜无初始相连的颌骨中心性鳞状细胞癌。早期对此病很多命名,直至1971年Pinborg JJ确定为原发性骨内癌,也称为颌骨中心性癌。WHO 2005年确定分类为牙源性恶性肿瘤,称之为PIOSCC。

多见于45岁以上的中老年人,男性较女性多发,牙痛、下唇麻木和局部肿痛为早期症状,进一步可发生颌骨轻度膨胀,严重者伴病理性骨折。对本病的治疗应以手术切除为主;也可采用放疗或化疗作为辅助性治疗,预后较差。

【影像学表现】

1. 原发性骨内鳞状细胞癌多发于下颌磨牙区(图5-1-46),上颌骨者少见(图5-1-49)。

2. 影像表现几乎均为低密度溶蚀状X线透射改变,病变内部极少有新骨形成或骨残留。CT表现病变区呈软组织密度表现(图5-1-46B);增强有强化,大多数病变的边缘凹凸不平呈虫蚀状改变。可见颌骨病理性骨折(图5-1-47、图5-1-48)。影像学上可分为囊肿型、浸润型、疏松型、凿孔型四种类型。

3. 肿瘤穿破骨皮质后到周围颌面部间隙形成软组织肿块,也可侵犯牙槽突(图5-1-49),造成牙齿悬浮,松动脱落,可破坏吸收下颌神经管(图5-1-46)。

【病例】

病例1:男性,60岁。患者2个月前左下后牙疼痛,开口受限伴下唇麻木。专科检查见38术创未愈,拔牙创内可见表面呈菜花状肿物,边界不清(图5-1-46)。

学习笔记

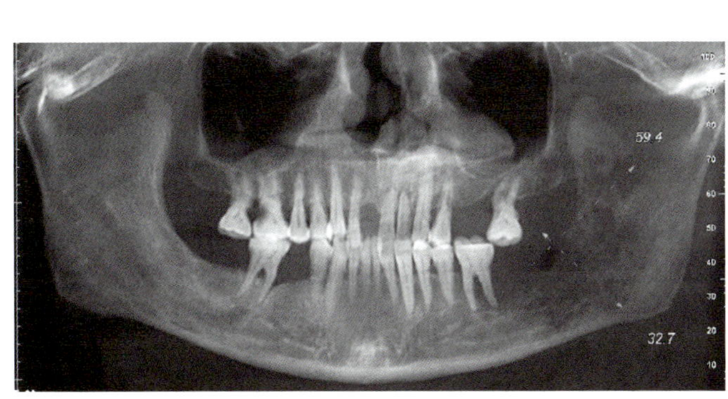

A

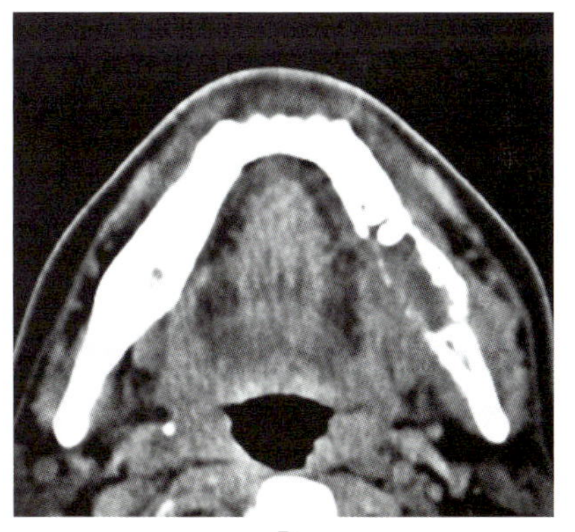

B

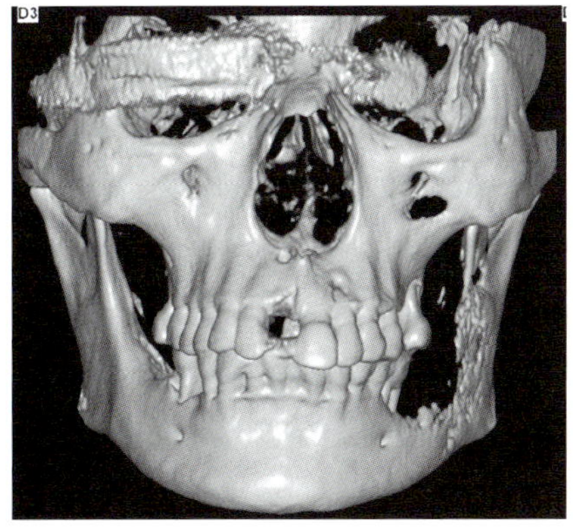

C

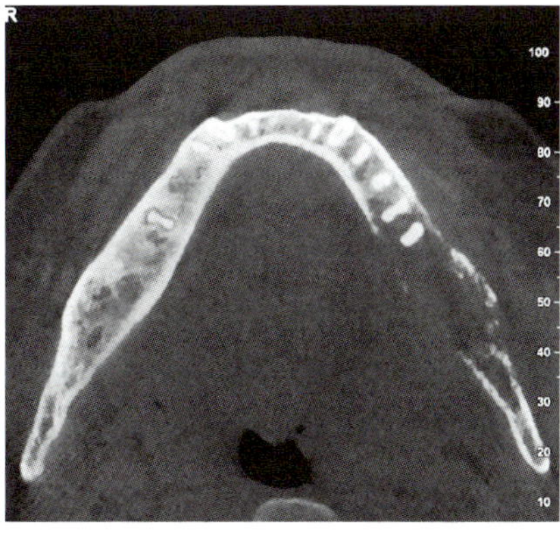

D

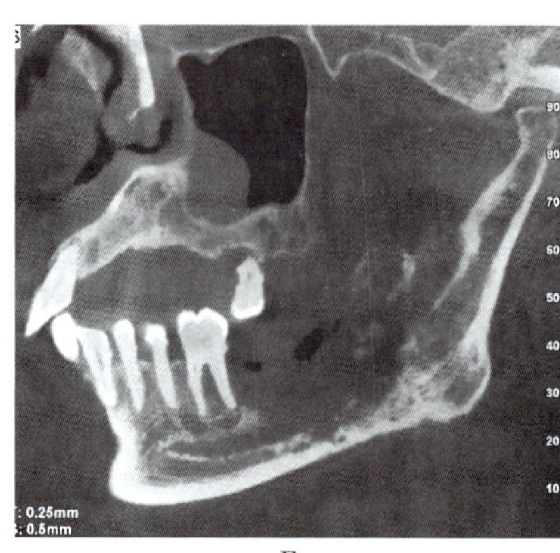
E

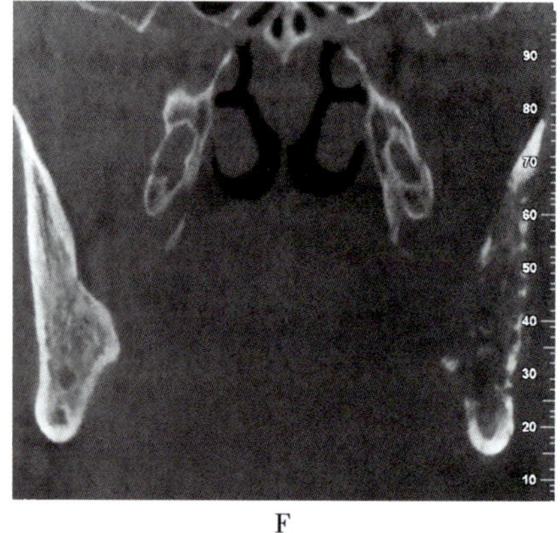
F

图 5-1-46 左下颌骨原发性骨内鳞状细胞癌

A. CBCTPn 示左下颌骨自 36 至升支部骨质呈溶蚀状不规则吸收破坏，范围弥散，边缘呈虫蚀状改变，牙槽侧皮质骨吸收中断；B. 螺旋 CT 轴位软组织窗示下颌骨周围软组织肿块包绕，与左侧嚼肌及翼内肌区界面不清；C. CBCTSSD 示左下颌骨体部及升支部骨质缺如，边缘不整；轴位（D）、矢状位（E）、冠状位（F）示 37、38 牙缺失，36 牙齿悬浮，左下颌 6 区至左侧乙状切迹骨质破坏区骨质溶蚀状破坏，边缘呈虫蚀状改变，左下颌神经管壁破坏不延续

病例 2： 男性，66 岁。患者 2 月余前无明显诱因出现右下颌肿痛，专科检查见右下颌后牙龈见较深溃疡，后界累及磨牙后垫区，肿块呈菜花样，黏膜稍红肿，有轻微触痛，触不易出血（图 5-1-47、图 5-1-48）。

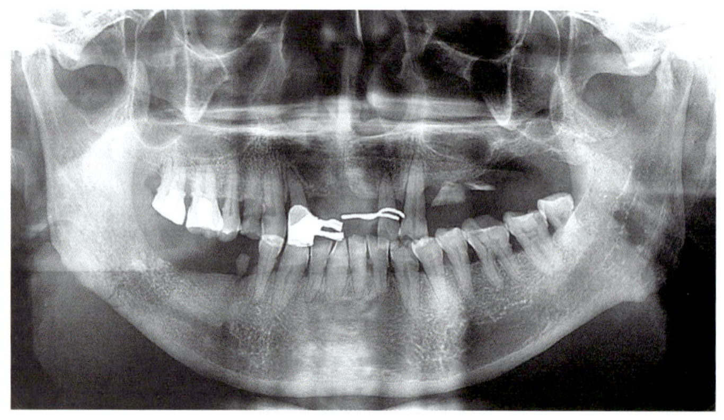

图 5-1-47 右侧下颌骨原发性骨内鳞状细胞癌伴病理性骨折

全口牙位曲面体层 X 线片示右侧下颌骨下颌角处可见骨质呈不规则溶蚀样吸收破坏，隐约可见病理性骨折线影，下颌神经管骨壁线欠光整，46、47 牙缺失，45 残根影

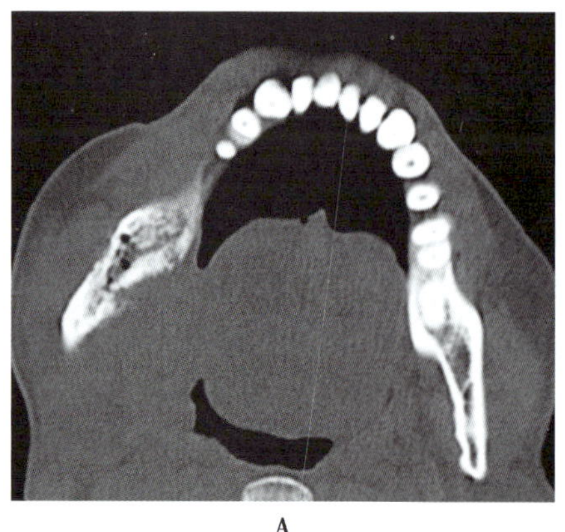
A

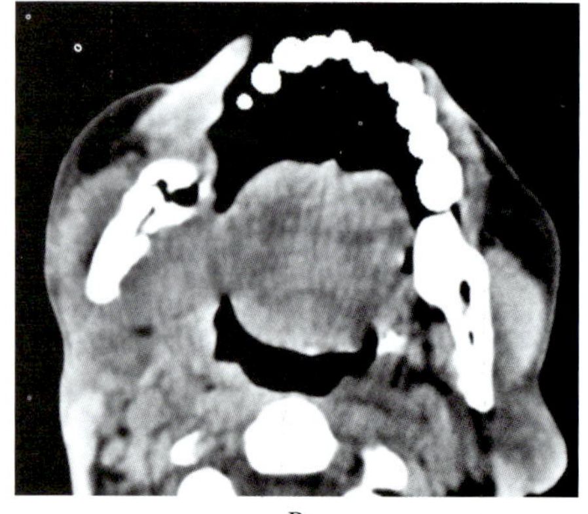
B

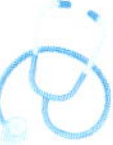

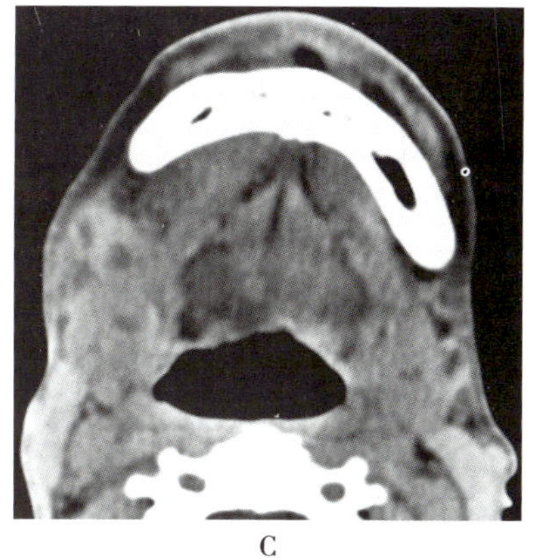

C

图 5-1-48　右侧下颌骨原发性骨内鳞状细胞癌伴病理性骨折

螺旋 CT 轴位骨窗（A）、软组织窗牙列水平（B）、软组织窗下颌下缘处（C）示右侧下颌骨溶蚀样骨质吸收破坏，皮质骨中断错位，右侧翼内肌区肿大，肌间隙消失，CT 值约 54HU，边界不清，右颌下区可见结节样软组织块影

病例 3：女性，61 岁。患者 1 年前发现右上颌后牙区疼痛，拔牙后仍有肿痛不适。专科检查右上颌牙槽突及腭部可见隆突不规则结节样软组织肿块影，表面凹凸不平，触之易出血，有恶臭，残余右上 6 松动Ⅲ度（图 5-1-49）。

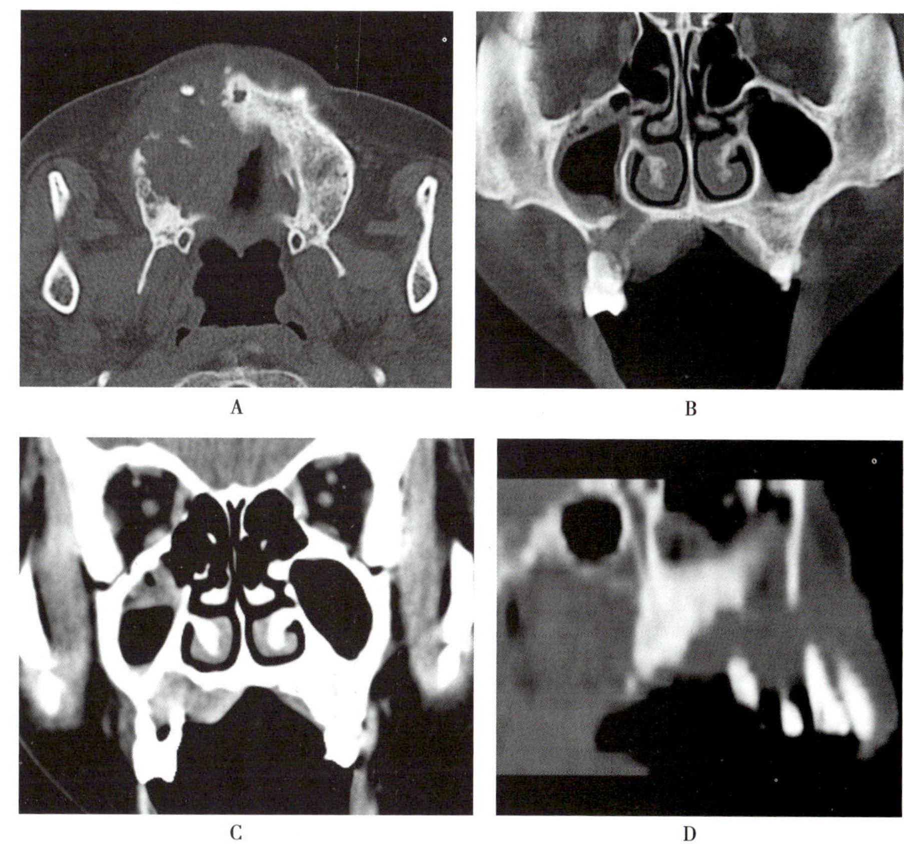

图 5-1-49　右侧上颌骨原发性骨内鳞状细胞癌

螺旋 CT 轴位骨窗（A）、冠状位骨窗（B）、软组织窗（C）、矢状位骨窗（D）示右上颌牙槽突及腭部见越过中线软组织肿块影，CT 值约 59.4HU，牙槽突及腭板骨质溶蚀状吸收破坏，牙根悬浮，肿块向上侵及右侧上颌窦底部，窦底壁吸收穿通，窦腔内见不规则软组织密度影

学习笔记

学习笔记

【问题】

问题1：原发性骨内鳞状细胞癌影像检查方法如何选择？

思路1：一般除常规X线外，应选择CT及MRI检查，判断颌骨病变吸收破坏范围及有无侵犯邻近组织，具有十分重要的作用。

思路2：有条件可进行PETCT检查，尽早排除颌骨以外远处淋巴结转移。

问题2：原发性骨内鳞状细胞癌临床表现与影像学特点有何关联？

思路1：当影像学检查发现原发性骨内鳞状细胞癌侵犯牙槽突及下颌神经管，临床上会出现牙齿会疼痛、松动甚至脱落，会造成病变区麻木症状。

思路2：PIOSCC影像学表现尚未穿破颌骨皮质前，临床表现疼痛加剧，当肿瘤自骨髓内向骨皮质侵犯穿破颌骨皮质后，可形成黏膜溃疡。由于肿瘤与口腔黏膜相融合，则很难与来源于其他口腔黏膜上皮的鳞状上皮癌混淆。

思路3：CT及MRI检查，可发现肿瘤是否沿着下牙槽神经孔侵犯进入翼颌间隙、颞肌、翼内肌等升颌肌群（图5-1-46），造成开口受限，如侵犯颊肌，晚期可穿破皮肤向外溃烂生长。并可见淋巴结及肺的转移。

问题3：为何一般原发性骨内鳞状细胞癌影像检查发现时往往都是中晚期？

思路1：原发性骨内型鳞状细胞癌的病程较短，早期症状往往不明显。当肿瘤已经侵犯到牙槽神经分布区域，往往出现以上1～2个症状时才被发现。

思路2：常常会被当成一般口腔科常见牙疼而未予重视，未行影像学检查，难以发现早期骨质改变，一旦当患者表现出典型症状时，影像表现肿瘤侵犯骨质已比较广泛。

思路3：对老年患者出现牙痛、下唇麻木和局部肿痛症状时，应及早进行影像学检查，以便早期发现颌骨骨质异常吸收破坏改变，有利于早期诊断和治疗。

思路4：对于PIOSCC诊断，早期施行影像学检查意义非常重要。

知识拓展：PIOSCC分型及诊断命名特点

1. WHO 2005将PIOSCC分为3个亚型：①原发性骨内鳞状细胞癌侵犯骨髓腔并导致骨吸收的实体型PIOSCC；②由牙源性囊肿发展而来的PIOSCC；③源自牙源性角化囊性瘤的PIOSCC。

2. 诊断上颌骨PIOSCC应首先排除上颌窦鳞状细胞癌对颌骨的侵犯，诊断下颌骨PIOSCC尽可能排除来源于口腔黏膜上皮的鳞状上皮癌。

3. 由于颌骨内可以含造牙上皮组织，故颌骨是全身骨骼系统中唯一能发生原发性上皮癌的骨骼。

知识点

原发性骨内鳞状细胞癌的鉴别诊断

1. 与颌骨骨髓炎相鉴别　牙源性颌骨骨髓炎的病程较长，多以病源牙为中心骨质吸收及骨增生并存的混合表现，可见大小不等死骨形成及反应性新骨或骨膜反应。但是原发性骨内型鳞状细胞癌有时与慢性颌骨骨髓炎临床及影像学表现非常相似，都表现为颌骨骨质吸收破坏及下唇麻木，尤其当颌骨骨髓炎临床影像上未发现病源牙，未见明显骨质增生修复改变时，更是难以鉴别。

2. 与牙龈癌相鉴别　早期牙龈癌可向颌骨的牙槽突侵犯，X线片多表现为牙槽突扇形骨质破坏，边缘可整齐硬化亦可凹凸不平，原发性骨内型鳞状细胞癌的影像表现为弥漫透射性的骨溶解表现为主。

3. 颌骨牙源性囊肿相鉴别　CBCT有助于观察囊肿边缘是否清晰，有无恶性征，SCT对囊肿内CT值的测定，有一定鉴别诊断意义。

第二节　骨源性肿瘤和瘤样病变

颌骨非牙源性肿瘤即是骨源性肿瘤。与颌骨牙源性肿瘤相比，颌骨骨源性肿瘤明显少见。值得一提的是，绝大多数骨源性肿瘤和瘤样病变均可发生在颌骨。

一、骨　　瘤

骨瘤(osteoma)是指具有明显层状结构的成熟骨组成的良性病变，分为密质骨瘤、松质骨瘤和混合性骨瘤。骨瘤有单发性和多发性之分，可有较宽的基底，或通过较狭窄的蒂与密质骨相连。好发于10～49岁。男性多见。多发性颌骨骨瘤常为Gardner综合征(家族性腺瘤样息肉病)的表征之一。

颌骨骨瘤可影响患者外观。除非产生美观和功能问题，通常对骨瘤无需治疗。骨瘤预后良好，手术治疗后复发者少见。

【影像学表现】

1. 颌骨骨瘤好发于下颌骨，常见于下颌骨后部，下颌骨舌侧或下颌骨下缘处较多见(图5-2-1)，髁突和喙突处也可发生(图5-2-3、图5-2-4)。鼻窦骨瘤多见于额窦和筛窦，上颌窦和蝶窦者相对少见(图5-2-5)。

2. 骨瘤多呈圆形或半圆形(图5-2-2)，部分可呈分叶状改变，骨瘤多为外突性生长，边界清楚(图5-2-3)。

3. X线和CT上，密质骨瘤由均匀一致的高密度影像所构成(图5-2-4)；松质骨瘤主要由线网状高密度骨小梁和低密度骨髓腔所构成(图5-2-1)。

4. 部分颌骨骨瘤可向外突出，占据邻近组织结构的空间(图5-2-1C)，导致部分肌肉组织被推移位，引起功能障碍。鼻窦骨瘤多向窦腔内突出(图5-2-5)，对周围组织结构少有影响。

【病例】

病例1：女性，43岁。右下颌骨无痛性肿物缓慢增大20余年。专科检查见右侧下颌骨舌侧可见扁圆形隆起，质地硬，按压时无痛(图5-2-1)。

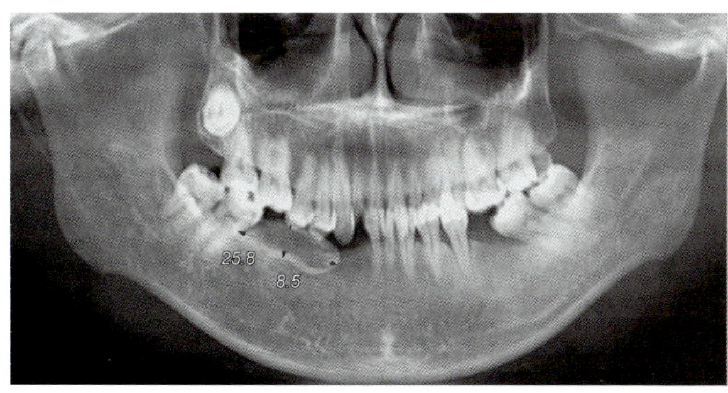

A

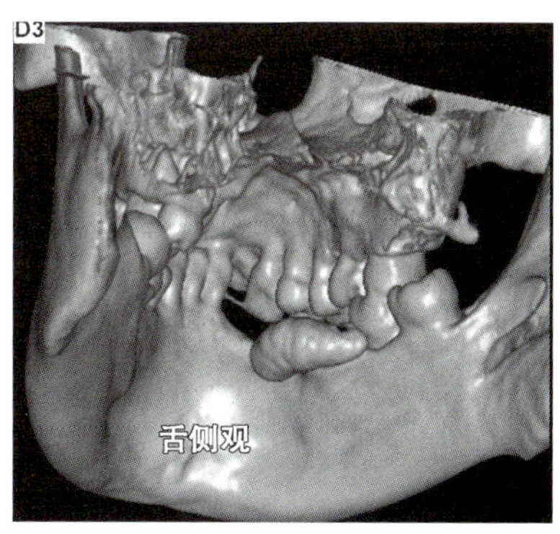

B

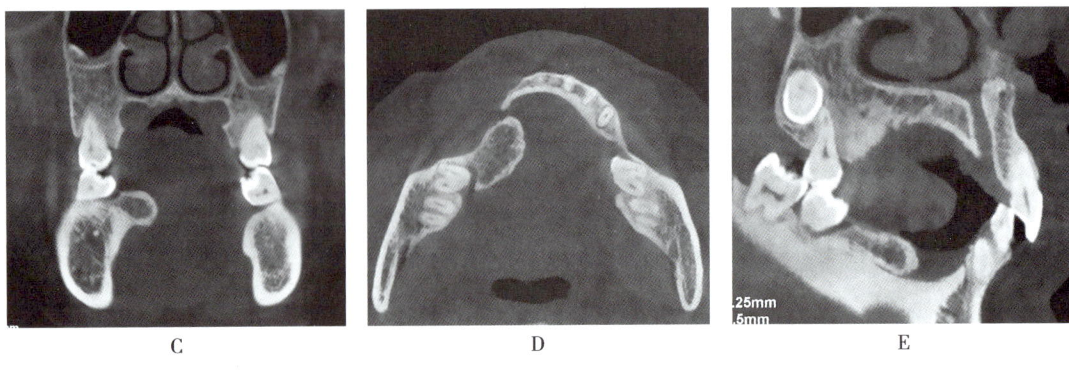

图 5-2-1　右侧下颌骨骨瘤

A. CBCTPn 示右侧下颌骨体部缺牙区牙槽嵴侧见类圆形高密度影，周缘环以硬化边；B. SSD 示右下颌体部舌侧沿颌骨长轴方向见类椭圆形骨性新生物，边界清晰，边缘较光整；冠状位（C）、轴位（D）、矢状位（E）示骨瘤基底部呈"蒂状"分别与右下颌舌侧骨体骨皮质及松质骨相延续，密度较均匀，41～46 缺失，缺牙区牙槽嵴部分萎缩呈刀刃状

病例2：女性，10 岁。发现左上颌腭侧无痛性肿物约 3 年余。专科检查见左侧上颌 26、27 腭侧区可触及半圆形突起，表面黏膜光滑无破溃，界清，质硬，无动度，无明显触压痛（图 5-2-2）。

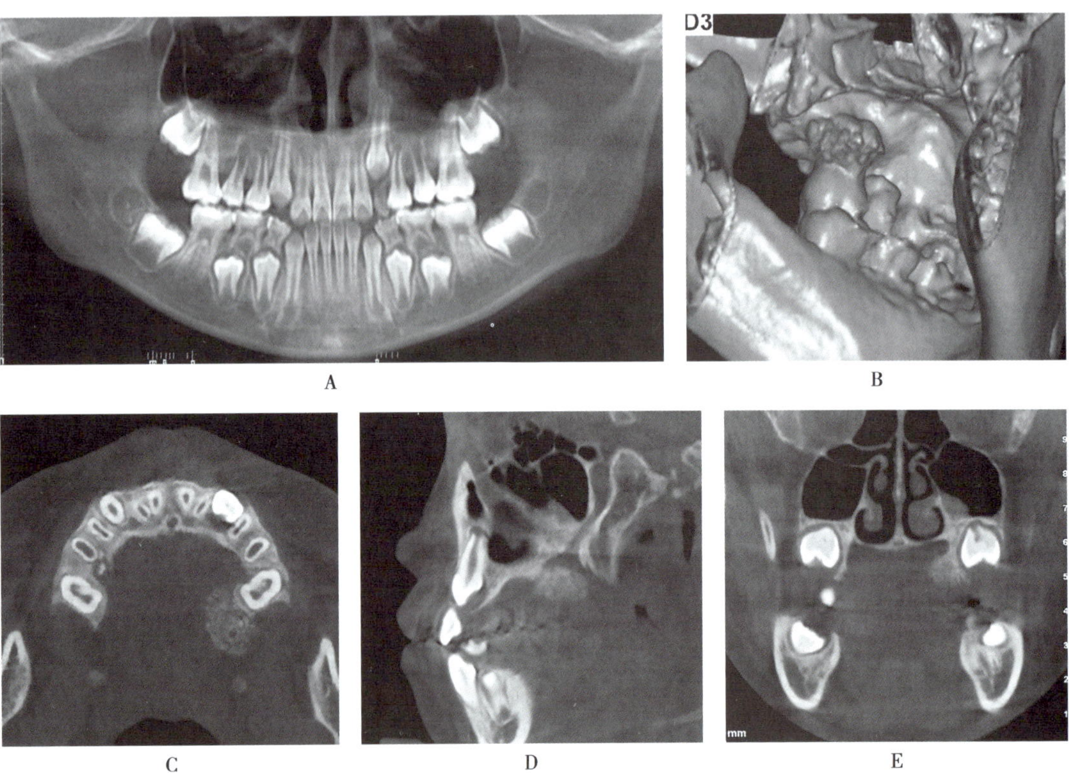

图 5-2-2　左上颌 26 腭侧区骨瘤

A. CBCTPn 示左上颌 26 根周骨质呈现边界欠清晰高密度影；B. SSD 示 26 腭侧区可见一外生隆突半圆形团絮状高密度影像；轴位（C）、矢状位（D）、冠状位（E）示骨瘤与 26 区牙槽骨边界欠清晰，局部腭侧皮质模糊，周缘欠光整

学习笔记

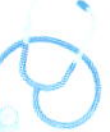

病例3：女性，41岁。下颌左偏伴咬合紊乱1年。专科检查见双侧髁状突动度一致，张口度约3.5cm，张口型左偏，张口时有弹响，全口咬合关系欠佳（图5-2-3）。

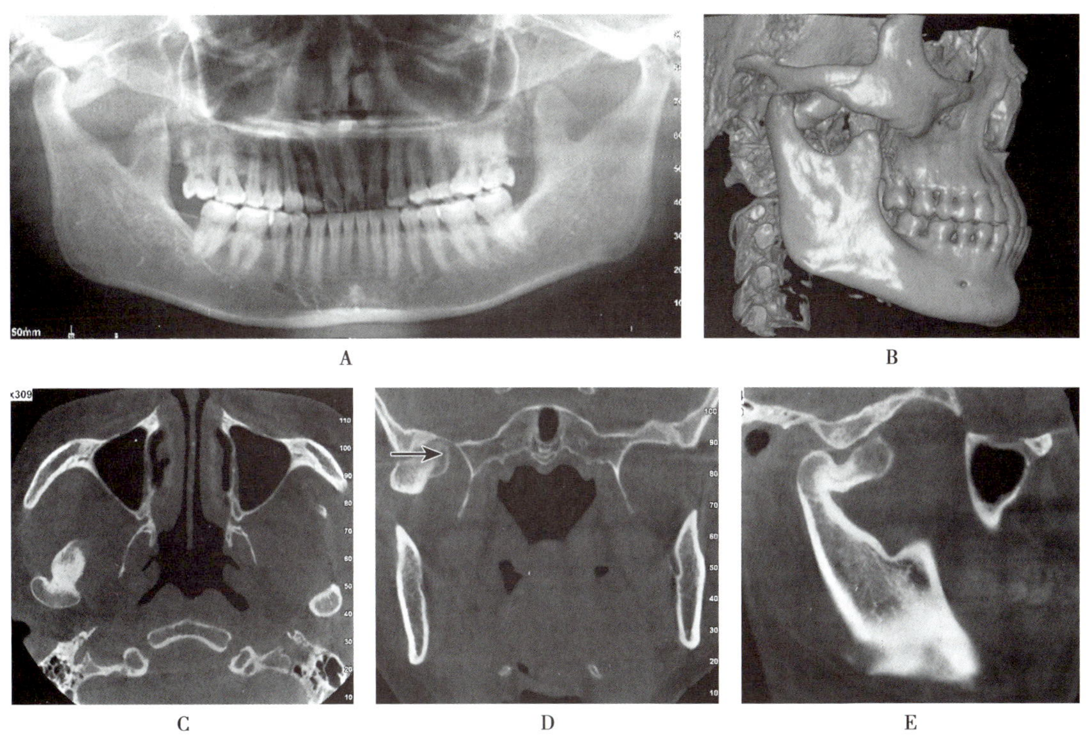

图5-2-3　右侧髁突骨瘤

CBCTPn（A）、SSD（B）示右侧髁突前缘处可见向前上方凸起类圆形骨样高密度影突向关节结节前方；轴位（C）、冠状位（D）、矢状位（E）示骨瘤向前内上方生长，凸起呈纺锤状，右侧髁状突前缘皮质骨增生硬化，右侧髁状突向前下方明显移位呈半脱位状，颅底颞下区局部骨质凹陷

病例4：男性，51岁。左侧颞颌关节区不是2年余，张大口不适，专科检查见双侧关节区未见明显弹响，关节外侧区压痛不明显，左侧髁突运动度较右侧下降，开口型左偏，开口度2.0cm（图5-2-4）。

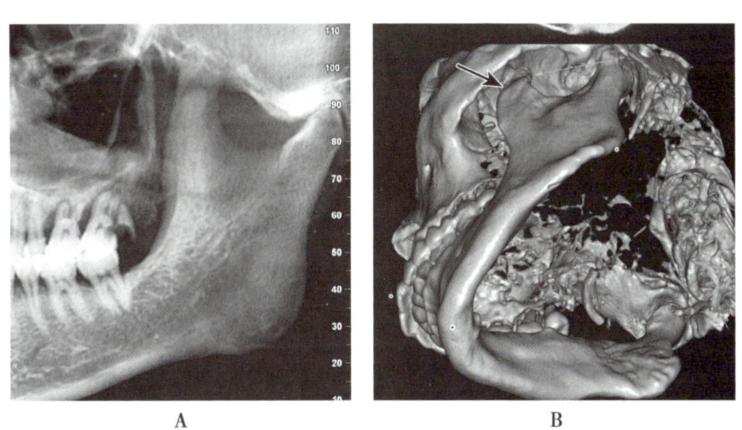

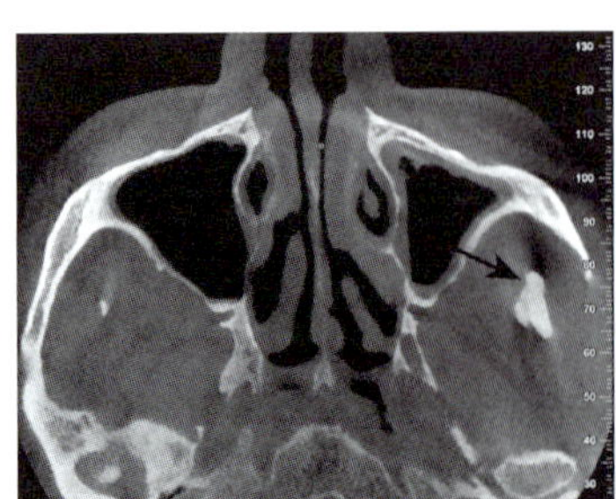
C

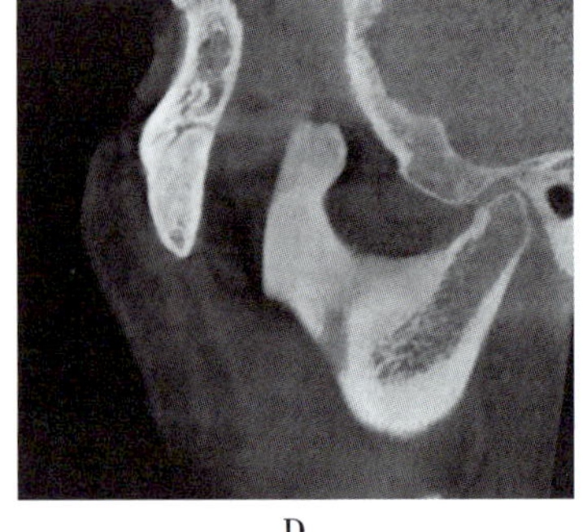
D

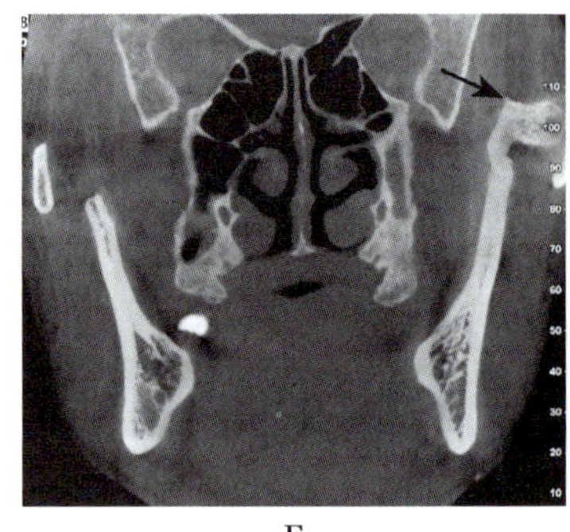
E

图 5-2-4　左侧喙突骨瘤

CBCTPn(局部)(A)、SSD(B)示左侧喙突明显伸长,达颧弓内侧上方区域,喙突顶部膨大;轴位(C)、矢状位(D)、冠状位(E)示左侧喙突骨质增生并向外侧呈蒂状瘤样膨隆增生,形态欠规整,边界尚清晰,压迫左侧颧弓内界,左侧颧弓部分变薄

病例 5：男性,38 岁,鼻塞数年,要求 CT 检查(图 5-2-5)。

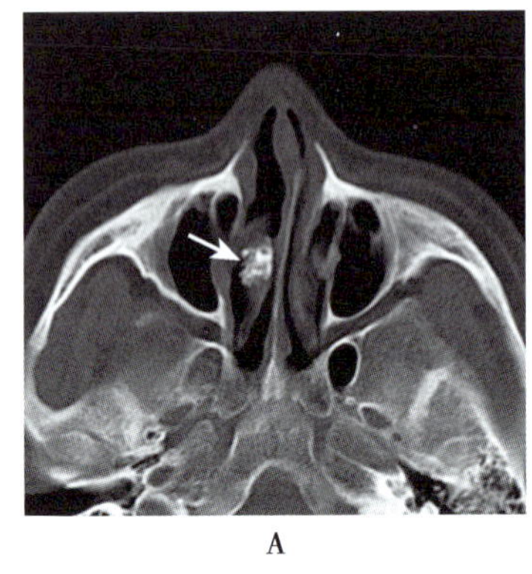
A

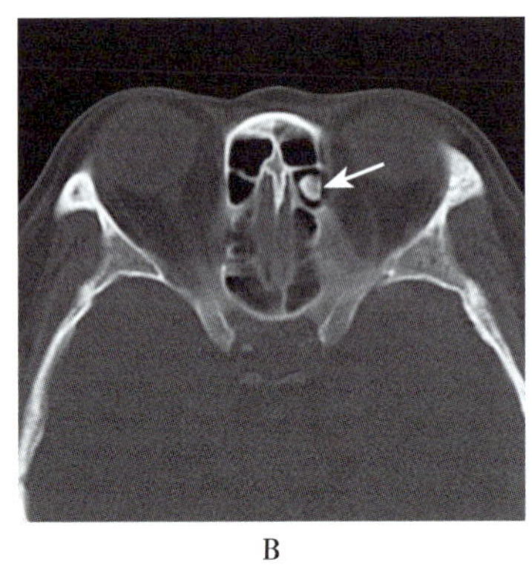
B

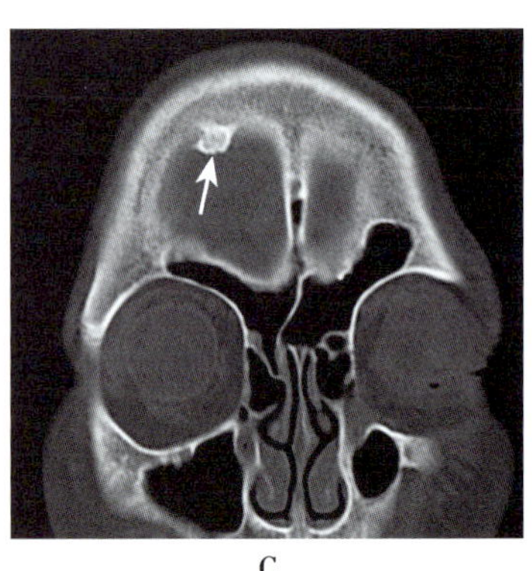
C

图 5-2-5　多发性骨瘤

A. 右侧鼻腔骨瘤;B. 左侧筛窦骨瘤;C. 右侧额骨骨瘤

【问题】

问题 1：如何选择影像学检查方法显示骨瘤？其对骨瘤的检查诊断有何意义？

思路 1：影像学检查包括下颌全口牙位曲面体层 X 线片、华氏位、下颌升支侧位断层片以及螺旋 CT、CBCT 及 MRI。

思路 2：一般来讲,通过普通 X 线检查即可清晰显示颌骨或鼻窦骨瘤。对部分骨瘤发生部位较为深在者,普通 X 线检查上不能清晰显示者,宜采用 CT 检查以明确其部位和范围。CT 可以显示出骨瘤的位置关系以及继发的软组织改变。三维 CT 视为在影像学上准确诊断骨瘤的金标准。

思路 3：磁共振成像在骨瘤诊断中的地位尤为重要。MRI 可精确描绘有症状的骨瘤的形态,动静脉损害及神经病损,可很好地显示病变及其与周围软组织的关系如与颞下颌关节关节盘、盘后附着、翼外肌等的毗邻,以便确定手术范围。

问题 2：下颌骨髁突骨瘤的临床与影像表现关系如何？

思路 1：如果患者出现咬合关系紊乱、患侧髁突肿大、关节区压痛弹响、开口型改变、面型不对称、下颌偏向健侧、张口受限等表现,应该首先做影像学检查排除髁突骨瘤。

思路 2：髁突骨瘤很少恶变,单发恶变率 1% ~2% 。几乎不发生转移。

思路 3：骨瘤一般很少侵及周围软组织。

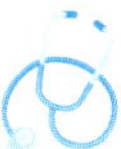

知识拓展：骨闪烁扫描法（bonescintigraphv）在判断骨瘤的生长阶段方面有重要诊断意义，可以对正畸患者治疗提供良好影像学指导依据。

知识点

骨瘤的鉴别诊断

1. 与髁突骨软骨瘤鉴别　髁突区骨软骨瘤的外形多为不规则形态，CT 和 MRI 检查时可见典型的软骨帽影像。

2. 与髁突良性肥大鉴别　髁突肥大者多伴有患侧下颌支和下颌体外形的明显增大和增长。

3. 与髁突骨赘鉴别　髁突区骨赘的形态多似鸟嘴样改变，而不同于骨瘤常见的圆形或半圆形骨性隆起改变。

4. 与其他颌骨肿瘤鉴别　由于骨瘤形态规则，发病部位比较特殊，一般不会将其同其他颌骨肿瘤相混淆。

二、骨化纤维瘤

骨化纤维瘤（ossifying fibroma，OF）是一种由细胞丰富的纤维组织和表现多样的矿化组织组成的边界清晰的肿瘤性病变，以往曾被称为牙骨质-骨化纤维瘤以及牙骨质化纤维瘤、青少年骨化纤维瘤。主要发生于 10～39 岁，女性多见。在颌骨肿瘤性病变中，OF 属于较常见肿瘤，手术治疗是主要方法。一般而言，OF 术后复发者较少见。

【影像学表现】

1. OF 主要发生于下颌前磨牙和磨牙区（图 5-2-6），且多位于下颌神经管之上方（图 5-2-8A）。

2. OF 为类圆形肿块或不规则形肿块表现（图 5-2-6A、图 5-2-9B），边界清晰，多可见完整包膜（图 5-2-6C）。X 线和 CT 上，肿瘤包膜表现线状或带状低密度影（图 5-2-7E）。

3. OF 具有多种形式。病变密度常呈混合性阻射与透射密度改变，内部可表现为团块状混杂密度影（图 5-2-7）。

4. OF 多以颌骨骨髓为中心向外膨胀性生长（图 5-2-6D）。常可见 OF 病变致牙移位及下颌神经管向下移位（图 5-2-8A），受累牙硬骨板可消失，牙根吸收可见，颌骨骨皮质变薄膨大。上颌骨 OF 可占据整个上颌窦，窦壁多有膨胀（图 5-2-9）。

【病例】

病例 1：女性，50 岁。右下颌骨膨隆 3 年余。专科检查见右侧颏部突起，肿物越过中线，右下颌 32～45 唇颊舌侧骨质膨隆，质硬，牙齿未见明显松动，表面黏膜无破溃，下唇及舌无麻木感（图 5-2-6）。

学习笔记

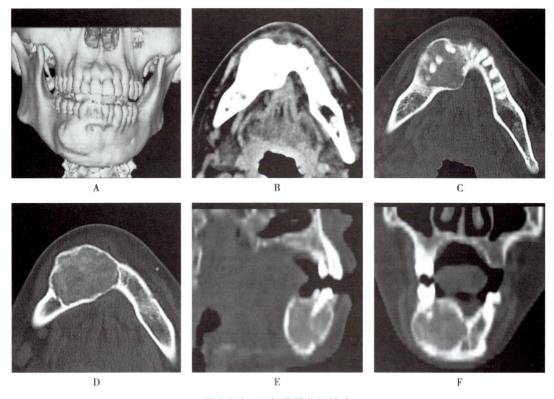

图 5-2-6　下颌骨骨化纤维瘤

A. 螺旋 CTSSD 示右侧颏部骨质明显唇向膨隆；B. 轴位软组织窗示右下颌病变区唇舌侧软组织被推移位，界面清晰；轴位骨窗根中水平（C）、根尖下水平（D）、骨窗矢状位（E）、冠状位（F）示右侧下颌骨自 42 至 26 区域牙槽骨呈唇颊舌向膨隆，皮质变薄凹凸不平，皮质骨延续，其内见混杂斑点片状稍高密度影，CT 值约 255HU，边界尚清，43～46 牙根被推移位，牙周骨硬板消失

病例 2：女性，21 岁。2 个月前无意中发现左侧下颌骨舌侧膨隆。专科检查见左侧下颌骨舌侧 31～33 膨隆明显，质地硬，不活动，未及明显乒乓球感，扣诊疼痛，33、32、31 松动Ⅱ度（图 5-2-7）。

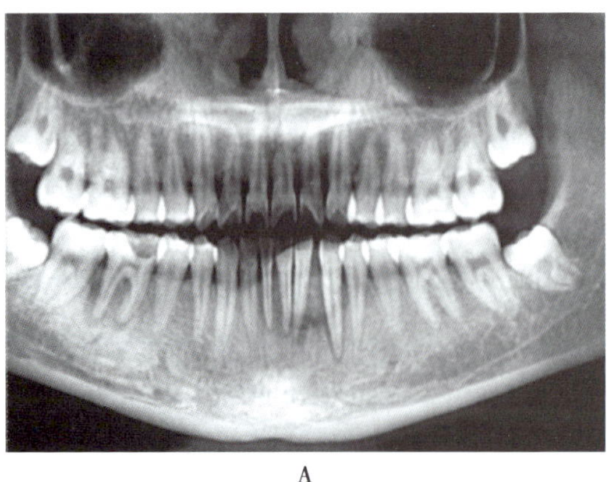

A

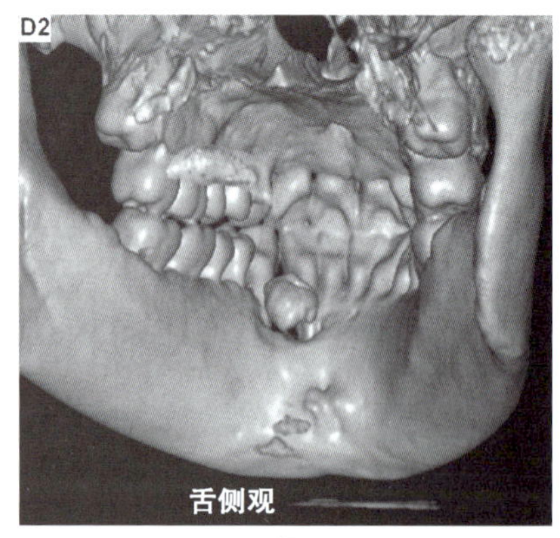

B

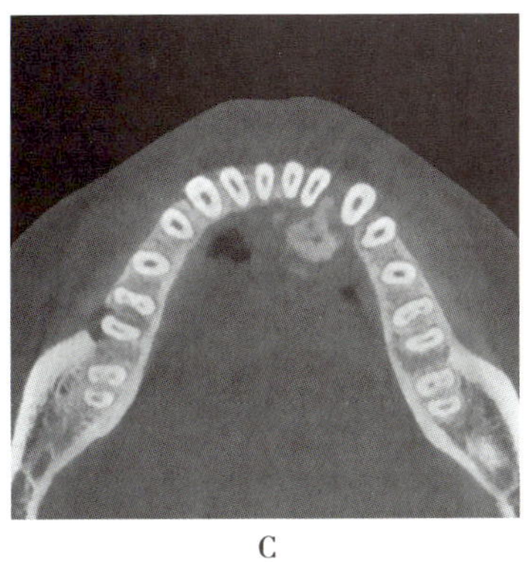
C

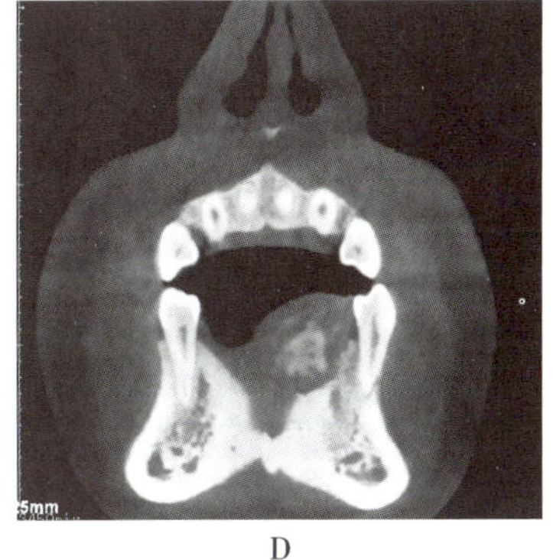
D

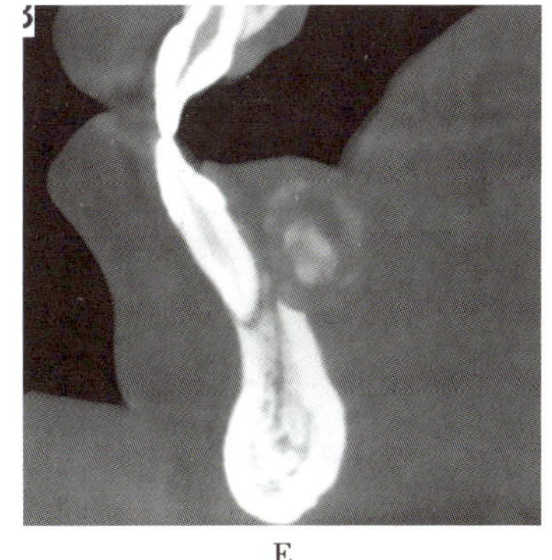
E

图 5-2-7　左下颌舌侧区骨化纤维瘤

A. CBCTPn 示下颌 32 ~ 33 牙槽区可见不规则稍高密度影，高出牙槽嵴顶，32 ~ 33 牙间距增宽；SSD(B)、轴位(C)、冠状位(D)、矢状位(E)示下颌骨 41 ~ 33 舌侧可见一团块状高密度影，边界尚清晰，边缘见带状低密度影，31 ~ 33 舌侧牙槽骨重度吸收，32 ~ 33 间隙增宽，牙根移位

病例 3： 女性，15 岁。右下颌骨化纤维瘤术后 14 个月发现右下颌隆起。专科检查见右下颌骨舌侧明显隆起，无压痛，界清。45、46 缺失，口腔黏膜无红肿破溃(图 5-2-8)。

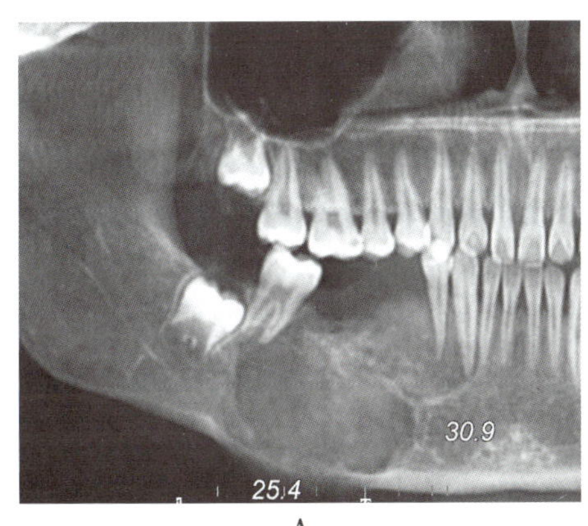

A

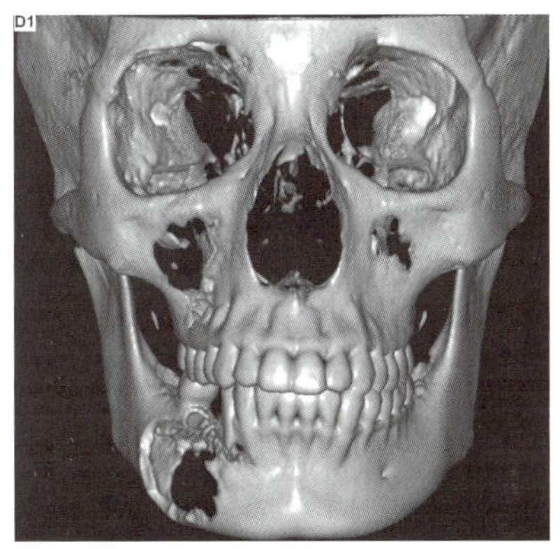
B

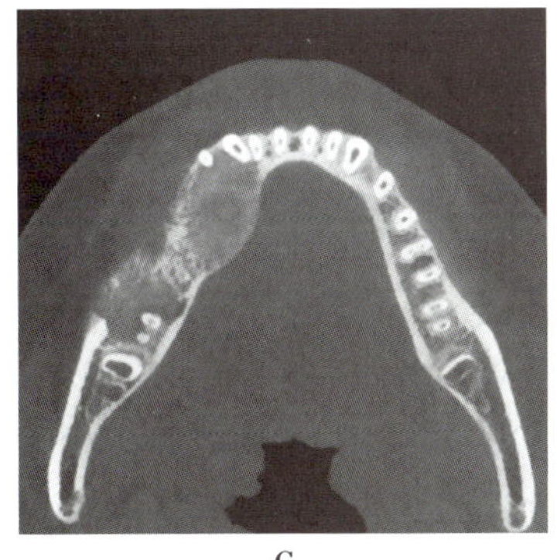
C

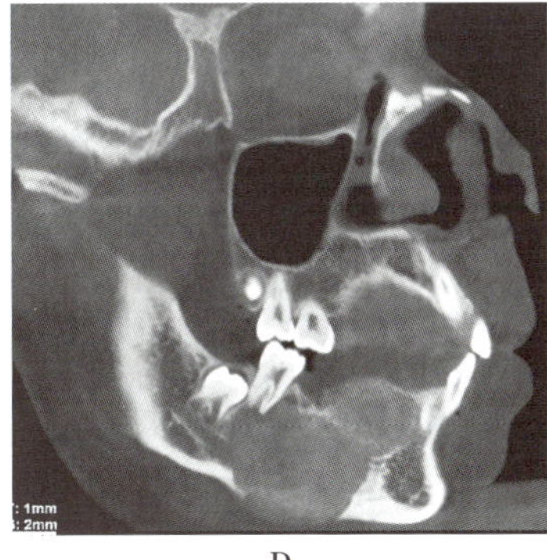
D

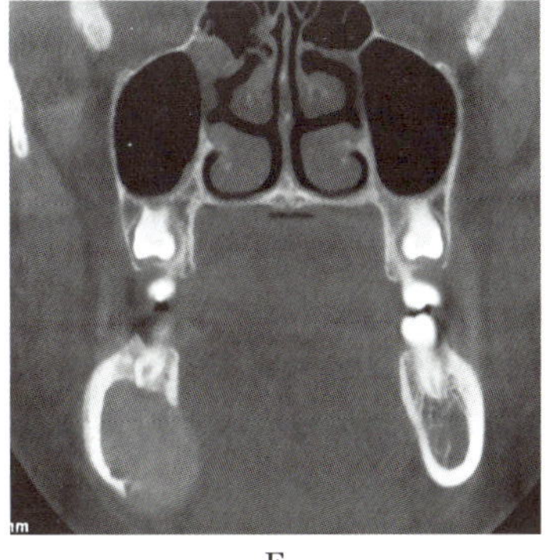
E

图 5-2-8　右下颌骨化纤维瘤术后复发

A. CBCTPn(局部)示右下颌骨类圆形混杂密度区，周缘边界部分清晰，45、46 牙缺失，43、44、46 牙根位于病变区，牙周骨硬板消失，右下颌神经管被推移位，管壁模糊；B. SSD 示病变区骨质呈腔状影；轴位(C)、矢状位(D)、冠状位(E)示病变区呈颊舌向隆起，其内为混杂密度影，可见多个散在小腔状低密度影，病变边界尚清晰，颊侧骨皮质缺如，拟术后改变，受累牙根尖移位及吸收，骨硬板消失

病例4：女性，26岁。右侧面颊部膨隆3月余。专科检查见16至上颌结节区扪及骨质外膨呈类圆形，病变向上延伸，界限不清，触之质中，压之不适，口内黏膜无破溃（图5-2-9）。

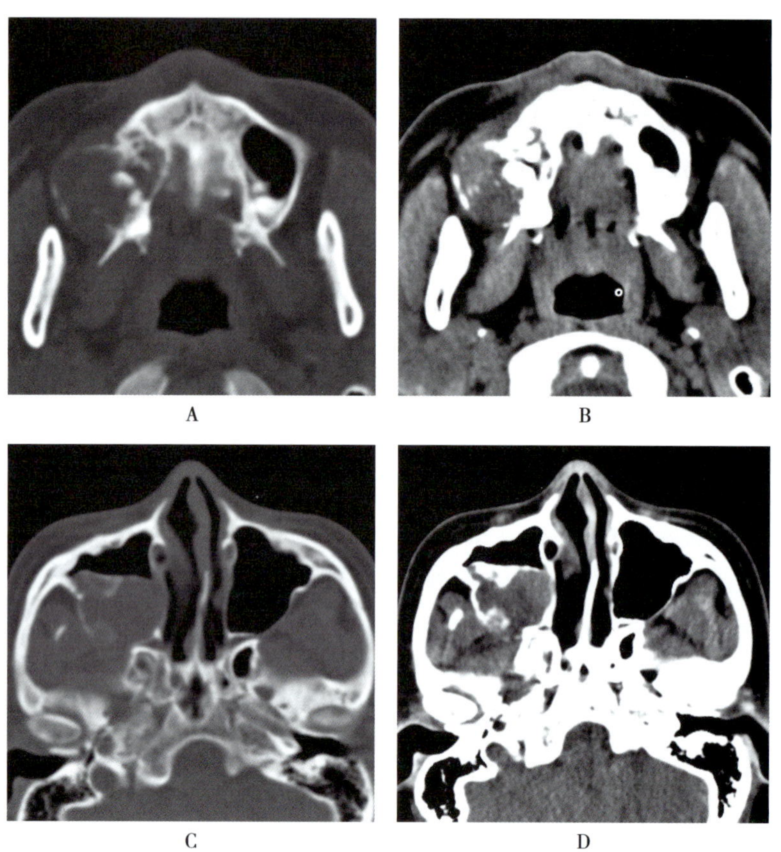

图5-2-9　右上颌骨骨化纤维瘤

螺旋CT骨窗根尖水平（A）、软组织窗（B）示右上颌骨后磨牙区可见类圆形囊状软组织密度膨隆影，囊壁四周可见不规则硬化白线，其间可见斑点片状高密度影，CT值38～87HU，16、17根周骨质明显吸收；上颌根尖上水平骨窗（C）、软组织窗（D）示病变自右上后磨牙牙槽突突向右上颌窦腔，窦壁膨隆变形欠延续，右上颌窦腔大部被占据

【问题】

问题1：骨化纤维瘤影像检查方法选择及影像表现特点有哪些？

思路1：X线检查常为首选方法。

思路2：CT及MRI检查为辅，但是如果要全面观察病变内部结构和确切范围，尤其对上颌骨区域的病变，CT及MRI具有显著优势。

问题2：骨化纤维瘤影像诊断特征性表现有哪些？

思路1：OF形态一般较规则，边界较清楚，病变范围大者颌骨膨胀明显，骨皮质受压变薄，病变周围有完整或部分致密骨壁线，部分不延续（图5-2-6）。

思路2：根据X线片上肿瘤内部密度的不同，将其分为三类：①密度减低影像，表现为孤立的边界清楚的均匀密度减低影像或囊状低密度影像，但较少见（图5-2-9）。②密度减低及密度增高的混合影像，很常见。有的呈团块状形态或絮片状结构，其间夹杂有点状或片状的低密度透射影像（图5-2-6）。③密度增高影像，表现为界限清楚的均匀密度增高影像

(图 5-2-7)。

知识拓展：骨化纤维瘤的影像表现与组织病理的关系

1. X 线片上表现为密度均匀的高密度影像，病理学上主要为大量不规则的小梁状骨和骨样基质，并且形成的骨样基质有不同程度的钙化，提示存在着骨样基质向骨质发生的动态移行过程，可能是形成影像上高密度的病理学基础。

2. 在光镜下见肿瘤由含有丰富的成纤维细胞的纤维结缔组织构成，但是成纤维细胞生长比较活跃，部分区域可见活跃的成骨，提示可能为造成影像上不规则斑片状及团块状致密影像形成及骨皮质部分中断的病理学基础。

3. 随着骨化纤维瘤病变内部硬组织含量和钙化程度的不同，从而有不同的 X 线密度表现，结合 X 线表现及其病理学基础，能够判断骨化纤维瘤的病变特性。

4. 骨化纤维瘤是一种生长缓慢的良性纤维-骨性病变，其影像表现通常会随着病变发展阶段的变化而不同，从不成熟的病变早期的完全透射影像发展到逐渐成熟的密度减低和密度增高的混合影像。

知识点

骨化纤维瘤的影像鉴别诊断

1. 与纤维结构不良鉴别　两者鉴别关键点在于病变边界。纤维结构不良无包膜，边界弥散，与周围骨质结构分界不清，内部结构均质，多呈磨砂玻璃样改变(图 5-2-13)，罕见有牙根吸收，受累颌骨整体膨大，可发生多骨，发生于下颌可使下颌神经管上移(图 5-2-12)。OF 边界常较清(图 5-2-6)，好发单骨，下颌神经管下移(图 5-2-8)。

2. 与骨结构不良相鉴别　骨结构不良常为多发病灶，OF 则为单发病变。

3. 与其他牙源性高密度肿瘤鉴别　牙源性钙化囊性瘤、牙源性钙化上皮瘤及牙源性腺样瘤内的钙化多呈点、片状钙化，OF 内的钙化多呈团块状。牙源性腺样瘤和牙源性钙化上皮瘤其内可含牙，而 OF 内几乎不含牙。

4. 与成骨型骨肉瘤鉴别　影像表现有时也可与 OF 相似，但成骨型骨肉瘤多伴有颌骨骨皮质的破坏吸收，并可见其周围软组织肿块及斑片状瘤骨。

三、中心性巨细胞病变

中心性巨细胞病变(central giant cell lesion，CGCL)是一种良性局限性，但有时具有侵袭性的骨破坏性病变。病变组织取代正常骨组织，内有出血、含铁血黄素沉积、破骨细胞样巨细胞和反应性成骨。本病又称中心性巨细胞肉芽肿(central giant cell granuloma)和修复性巨细胞肉芽肿(reparative giant cell granuloma)。

CGCL 可发生于任何年龄，但多数患者的发病年龄在 30 岁以前。女性患者多于男性。颌骨 CGCL 属较少见疾病。大多数 CGCL 为单发性病变，颌骨 CGCL 多表现为面部无痛性肿大，偶尔有疼痛或感觉异常，可有外伤史。治疗以手术摘除为主，近年来降钙素、皮质类固醇应用显示有效。

【影像学表现】

1. CGCL 主要发生于颌骨，下颌 CGCL 明显多于上颌，下颌 CGCL 主要好发于下颌磨牙区(图 5-2-10)。

学习笔记

2. 多数颌骨 CGCL 呈类圆形改变，少数可表现为不规则形肿块。下颌骨 CGCL 多有清晰的边界，膨胀的骨皮质多呈不规则形、波浪状及双边状表现及骨膜下新骨形成（图 5-2-11）。上颌骨 CGCL 可无清晰边界。少数 CGCL 可呈侵袭性改变，边界不规则。

3. 颌骨 CGCL 一般均呈低密度 X 线透射改变。病变可呈单囊或多囊。多囊病变内可见纤细且模糊的分隔，囊隔可垂直于病变边缘（图 5-2-10B）。平扫 CT 上，病变为软组织密度表现。部分病变内可见细小的颗粒样钙化（图 5-2-11B）。

4. 下颌 CGCL 可推挤下颌神经管向下移位，病变区牙齿移位（图 5-2-10A），牙槽硬骨板消失，发生在上颌单囊 CGCL 可无膨胀表现，可出现骨皮质的破坏吸收，侵犯周围软组织。与恶性病变表现相似。

【病例】

病例 1：男性，6 岁。左侧面颊部肿胀半年余，曾在当地医院抗感染治疗无效。专科检查见左侧面颊部明显膨隆，左下颌后磨牙及升支前缘处明显隆起，无乒乓球感，触之质中，稍有压痛，张口受限，左侧颌下淋巴结肿大（图 5-2-10）。

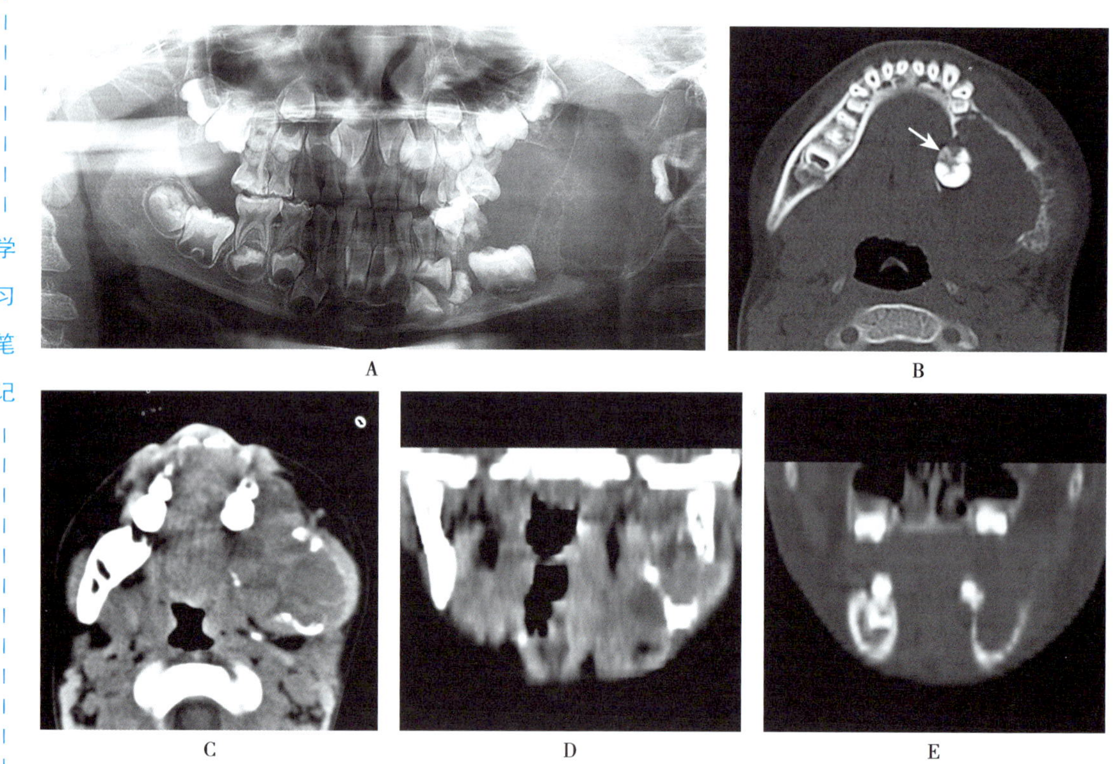

图 5-2-10　左下颌骨中心性巨细胞病变

A. 全口牙位曲面体层 X 线片示左下颌骨升支区广泛不规则类囊样低密度改变，皮质骨菲薄，其间见纤维索条状影，左下颌多枚恒牙胚被推移至近中，牙囊壁侵蚀破坏，37 牙胚被推移位；螺旋 CT 轴位骨窗（B）、轴位软组织窗（C）、冠状位软组织窗（D）、冠状位骨窗（E）示左下颌骨升支明显膨隆，病变边缘可见垂直囊隔影，其内软组织密度影欠均匀，CT 值 16～52HU，牙齿推挤移位至舌侧，左侧咬肌及翼内翼外肌区肌体肿胀，肌间隙消失

学习笔记

病例2：男性，24岁。右下颌骨近3个月膨隆明显，1年前出现右侧下唇麻木。专科检查见右侧下颌骨肿块，质地中等偏硬，固定，触压痛不明显（图5-2-11）。

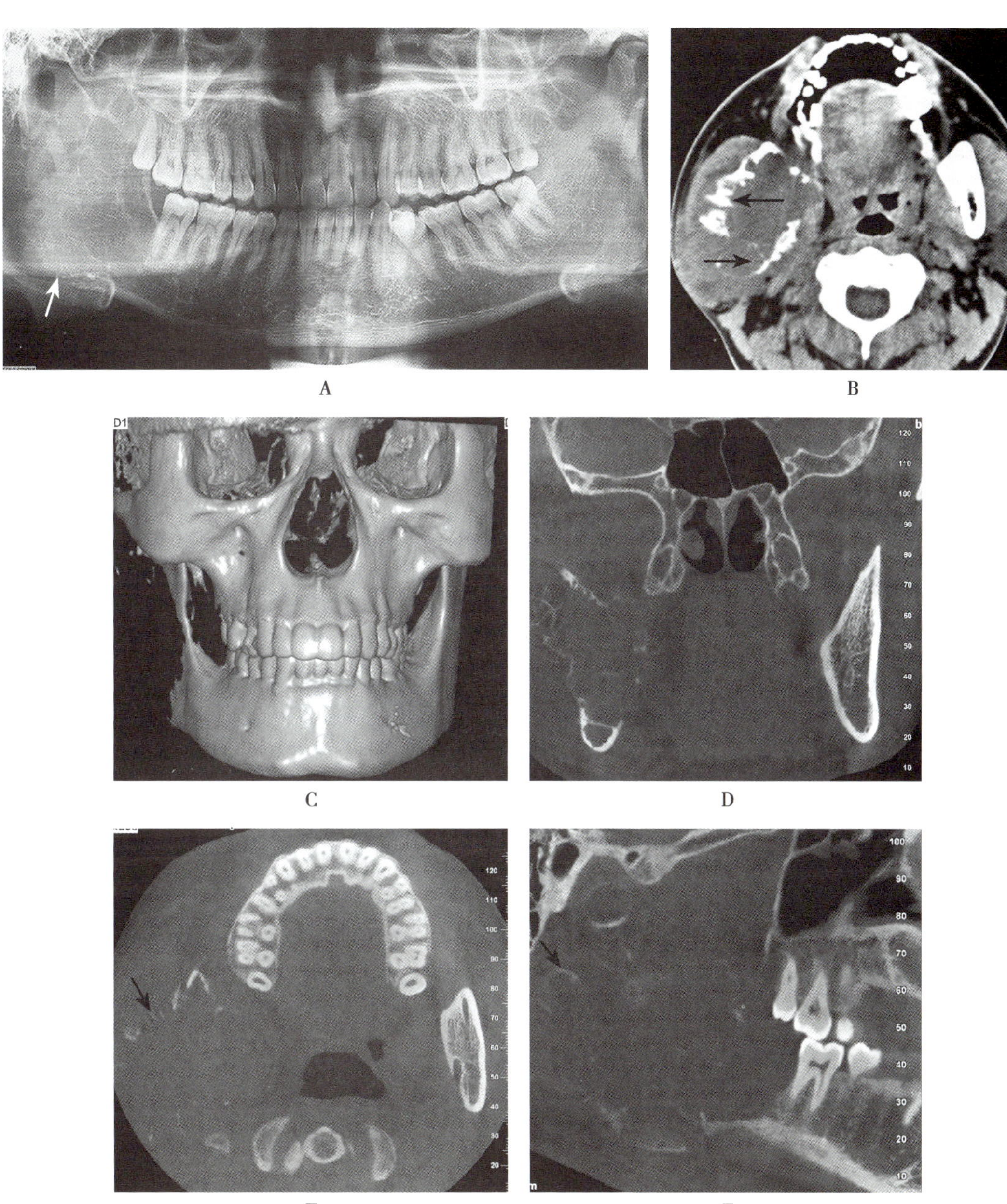

图5-2-11 右下颌骨中心性巨细胞病变

A. 全口牙位曲面体层X线片示右下颌磨牙后区至右下颌升支区多房腔状低密度影，右下颌升支膨隆明显，病变界限较清晰，房间隔清晰粗细不等，呈"网格状"，边缘骨皮质吸收菲薄尚延续；B. 螺旋CT轴位软组织窗示病变边缘骨皮质呈垂直囊隔影及断续不整花边状改变，其内可见颗粒状钙化，CT值19～63HU，右侧咬肌、翼内翼外肌及腮腺区被推压变形；C. CBCTSSD示右下颌升支部骨质膨隆吸收样改变部分骨质缺损；冠状位（D）、轴位（E）、矢状位（F）示右下颌升支区及髁状突见广泛性多房状膨胀性低密度影，其间可见多发纤细房隔影，病变区边缘骨皮质呈花边状断续吸收中断，部分排列成垂直状。右下颌神经管部分位于囊腔中管壁显示不清

【问题】

问题1：中心性巨细胞病变影像检查方法如何选择?

思路1：X线检查是下颌骨CGCL主要影像学方法。

思路2：但是由于颌骨中心性巨细胞病变组织内大多为软组织成分，因此CT及MRI能够更加清晰显示，CT及MRI能够进一步明确范围、病变程度、病变内部细微结构以及与周围组织关系。

知识拓展1：中心性巨细胞病变命名

1. 长期以来命名上用巨细胞修复性肉芽肿来区分发生于颌骨和长骨骨骺部的巨细胞瘤。这是因为颌骨病变很可能是局部对出血、创伤或炎症的修复性反应，而非真性肿瘤。

2. 近年研究表明，这种肉芽肿实质上是具破坏性的、并无修复作用。WHO 2005年将其命名为中心性巨细胞病变。

3. 因此影像表现上，CT值测量密度不均。

问题2：颌骨中心性巨细胞病变的影像具有哪些影像特征?

思路1：发生在颌骨内CGCL往往病变的前后径往往大于内外径(图5-2-10B)。一般其他颌骨肿瘤及瘤样病变不具有这一特征。

思路2：其次，颌骨中心性巨细胞病变的病变边缘可见骨膜新骨、波浪状及双边状改变特征(图5-2-11B)。

思路3：影像特征之三为CGCL多囊病变内可见囊隔垂直于病变边缘(图5-2-10B)。

思路4：病变内可见细小的颗粒样钙化是颌骨中心性巨细胞病变特有改变征象(图5-2-11B)。这是因为颌骨CGCL内主要由软组织及少许液化组织和颗粒状钙化物组成。

思路5：CGCL如果复发，影像表现为骨皮质膨胀吸收破坏消失，形成密度欠均匀的软组织肿块，边界较清。

思路6：CGCL影像表现分为一是起源于骨髓的髓型，二是起源于骨膜的骨膜下型。后者应与软组织复发相区别。

学习笔记

知识拓展2：CGCL具有一定的复发性和侵袭性

1. 由于颌骨内中心性巨细胞病变虽是一种良性局限性病变，但是有时是具有一定侵袭性的骨破坏性病变。因此对于初发以及刮治术后的CGCL均有可能突破骨皮质累及周围邻近软组织，并进一步导致复发。

2. 判断颌骨内中心性巨细胞病变是否会有邻近组织侵犯是否可能复发，首先应根据病史及影像检查表现，确定其病变范围与周围组织关系。

3. CGCL一般外科治疗首选刮治术，刮治术后的复发率为10%～30%。因此影像随诊检查非常重要，复查时最好选择CT进行检查，避免漏诊。

知识拓展3：颌骨中心性巨细胞病变保守治疗机制

CGCL可通过非外科手术的保守治疗达到治愈或控制其复发目的。

1. 降钙素对破骨细胞的抑制作用，可以控制肉芽肿性病变的发展，直到病变完全消失。

2. 皮质激素可以抑制其细胞外产物，并对破骨样细胞产生凋亡作用，引起骨吸收停止。

3. 巨细胞肿瘤是一种血管增殖性病变，干扰素具有抑制血管生成作用。

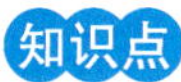

中心性巨细胞病变的影像鉴别诊断

1. 与成釉细胞瘤相鉴别 成釉细胞瘤常位于下颌骨后部；发病年龄多大于CGCL；成釉细胞瘤内的分隔多为大小不等囊腔分隔，边缘有分叶切迹，较清晰光滑（图 5-1-2）。

2. 与牙源性黏液瘤相鉴别 病变的发病年龄较大；病变内呈火焰状及几何状改变；一般多无骨皮质膨胀倾向（图 5-1-31）。

3. 与动脉瘤样骨囊肿相鉴别 动脉瘤样骨囊肿为较为少见病变，CT 上病变内可见液-液平面（图 5-2-15），颌骨膨胀非常明显，病变边缘多数清晰。

4. 与单纯性骨囊肿相鉴别 单囊性 CGCL 与单纯性骨囊肿较难区别，但是单纯性骨囊肿少有邻牙移位和牙根吸收表现，亦少见颌骨呈膨胀性改变。

5. 与巨颌症鉴别 CGCL 多为单发病变，巨颌症多为对称性病变（图 5-2-23）。病理上基本无法区别巨颌症和 CGCL。

四、纤维结构不良

纤维结构不良（fibrous dysplasia，FD）是一种病因不明的非肿瘤性、错构性发育疾病，又称骨纤维异常增殖症。其特征是受累的骨组织逐渐被增生的纤维组织所替代。大多数病例不能仅依靠组织病理学做出诊断。可分为单骨性及多骨性两大类，多骨性者同时合并皮肤淡咖啡样色素沉着及内分泌疾病（特别是女孩性早熟）时，称为 Albright 综合征。

FD 多发于青少年，病程较长，本病发展缓慢，一般无明显临床症状，受累骨呈缓慢性增大，颌面无痛性骨膨胀、变形、颜面不对称，青春期后可停止生长，也可终生缓慢进展。

【影像学表现】

1. FD 单发性病变（图 5-2-12），约占 80%，上颌骨及颧骨较下颌骨多见（图 5-2-13），且多为单侧颌骨受累，颌骨后部受累较前部多见；在多发性病变中，绝大多数均累及上颌骨，其次为颧骨、蝶骨、颞骨、枕骨、额骨及下颌骨等（图 5-2-14）。

2. FD 具有颌骨外形膨大的特点（图 5-2-12B），病变与正常骨之间骨质结构分界不清，无包膜。

3. X 线和 CT 上，可见 FD 病变区域的骨小梁影消失。病变主要有三种类型：①透射性改变（图 5-2-14A）；②阻射性改变（图 5-2-12）；③透射及阻射混合性改变（图 5-2-13）。阻射性改变中包括橘皮样型、毛玻璃型及硬化型，毛玻璃型多见于成人（图 5-2-12），透射及阻射混合性改变为颌骨骨纤维异常增殖症常见类型。

4. FD 多局限于颌骨内，一般不会侵犯至骨外。颌骨内 FD 可导致下颌神经管上移（图 5-2-12F）、牙周膜变窄或消失和硬骨板吸收。上颌骨 FD 骨体膨大突向上颌窦腔内（图 5-2-13、图 5-2-14），使得上颌窦腔缩小，发生在蝶骨枕骨区域 FD，使得颅底骨孔受压闭塞，导致神经症状。

学习笔记

【病例】

病例1：男性，18岁。右下颌骨渐进性膨隆5年余，无痛无麻木。专科检查见右侧下颌骨44至47区颊侧膨隆，质硬，无乒乓球感，无压痛（图5-2-12）。

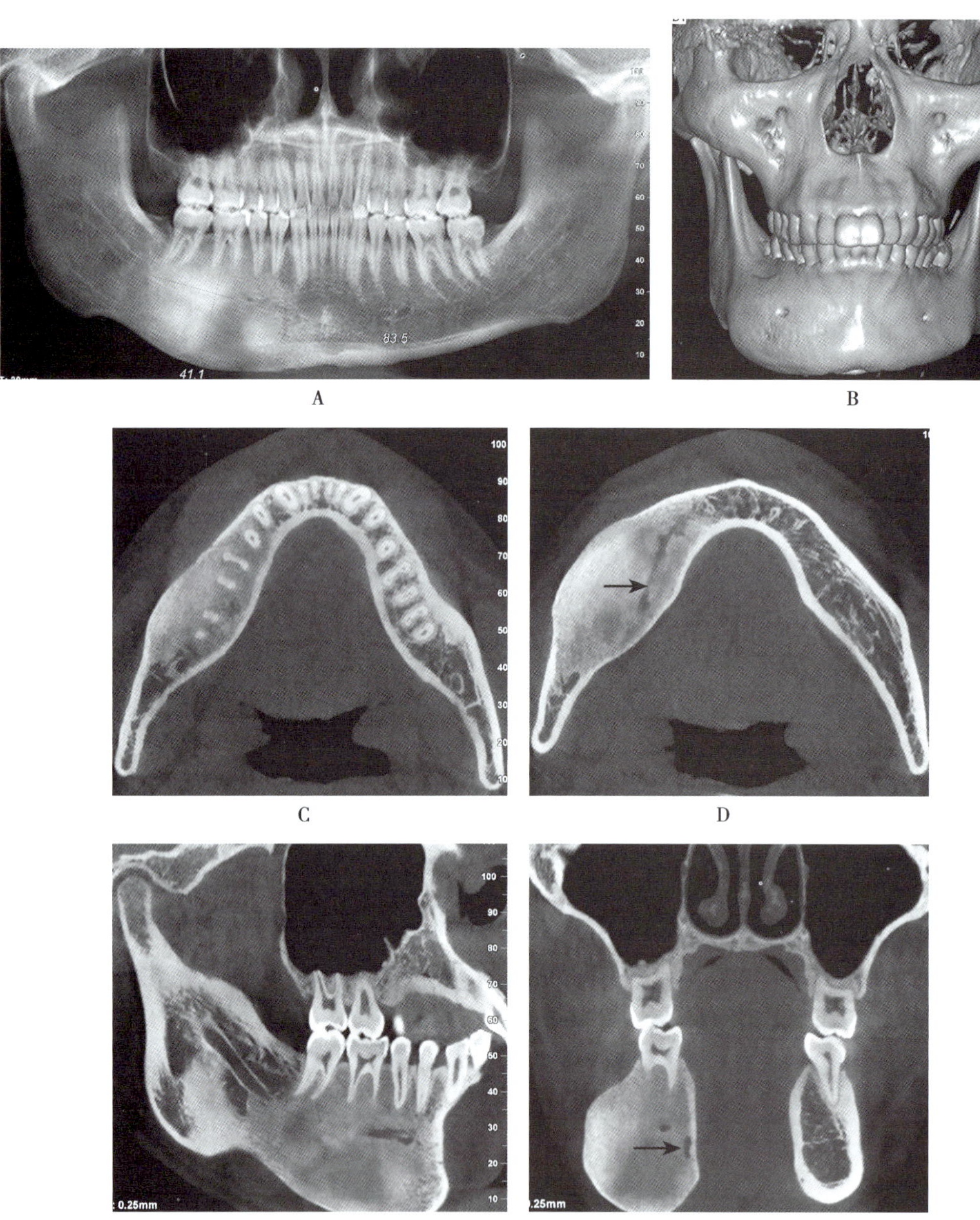

图5-2-12　右下颌骨纤维结构不良

A. CBCTPn示右下颌骨体部骨体膨大，骨质呈弥散性毛玻璃样改变，边界欠清晰，下颌神经管骨壁线增粗毛糙，受累牙根周骨硬板消失；B. SSD示右下颌骨体部向颊侧膨隆，结构致密；轴位下颌根尖水平（C）、轴位根尖下水平（D）、矢状位（E）、冠状位（F）示病变区域下颌骨向颊舌侧及下方膨隆，外周皮质骨菲薄。44～47牙周骨硬板消失，根间距增宽，下颌神经管向上向内移位

病例2：男性，20岁。右上颌骨膨隆10余年。膨隆生长缓慢，双侧面部不对称。专科检查见：颌面部不对称，右侧上颌区明显膨隆，质硬，界限不清，无明显乒乓球感（图5-2-13）。

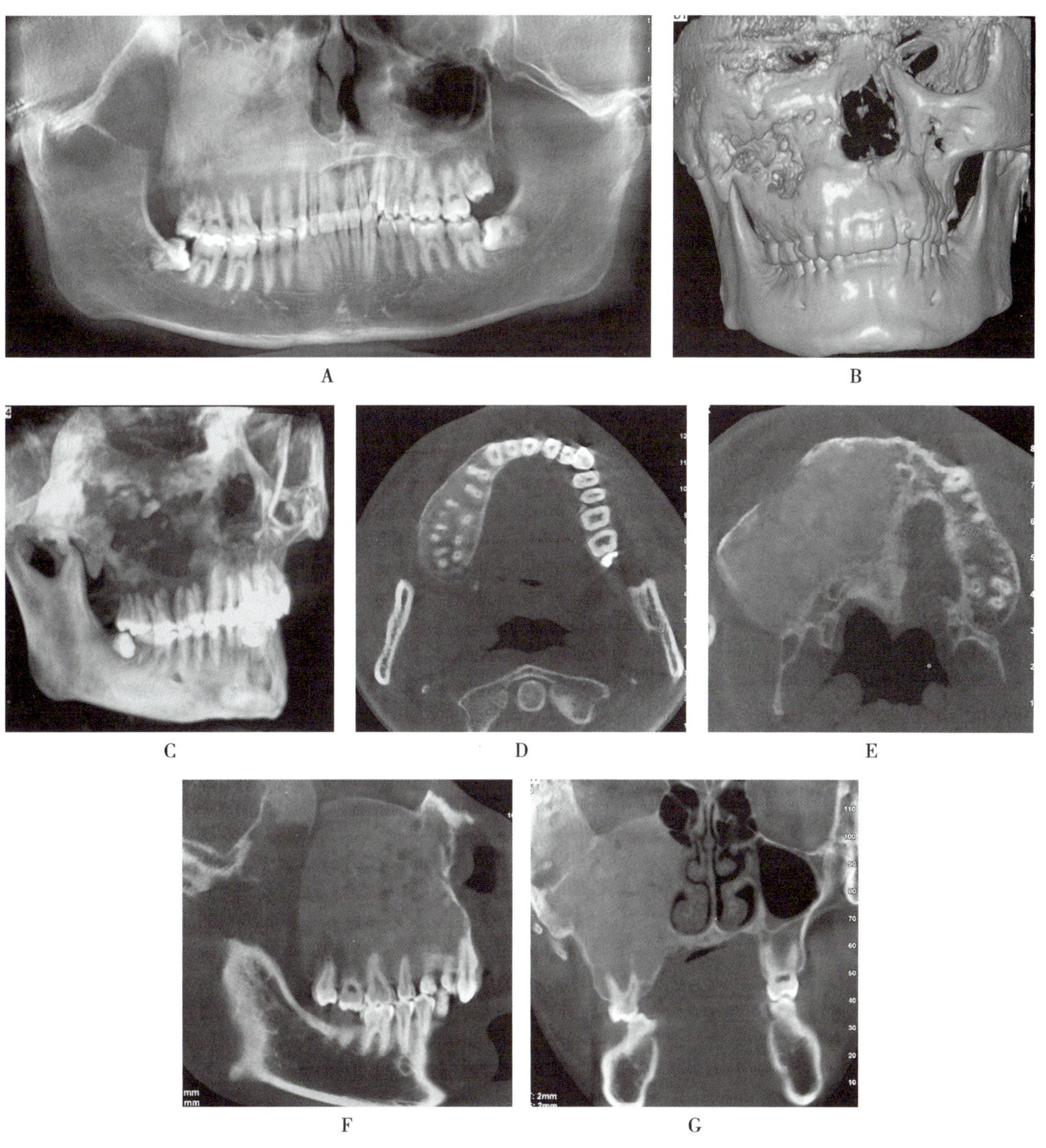

图5-2-13　右上颌骨、颧骨、蝶骨及颅底多发性纤维结构不良

A. CBCTPn示右侧上颌骨自右上1至右侧眶下区骨体膨大畸形，右侧殆平面下移；B. SSD示右上颌区膨隆骨质表面凹凸不平；C. MIP示病变区骨质呈混杂斑驳样高密度影；轴位牙槽突水平（D）、轴位上颌窦水平（E）、矢状位（F）、冠状位（G）示病变区内呈现毛玻璃样改变、小腔状低密度影及高密度“橘皮样”混杂改变，病变区皮质变薄，根周膜骨硬板消失，右侧上颌窦窦腔消失

病例3：女性，20岁。右侧面部膨大变形7年余，右下颌后牙区肿痛就诊。近3年来出现鼻腔堵塞，右眼易流泪，颏下区麻木感。专科检查见面部明显不对称，右面部上下颌膨隆明显。质硬，无乒乓球感，右眼运动障碍（图5-2-14）。

学习笔记

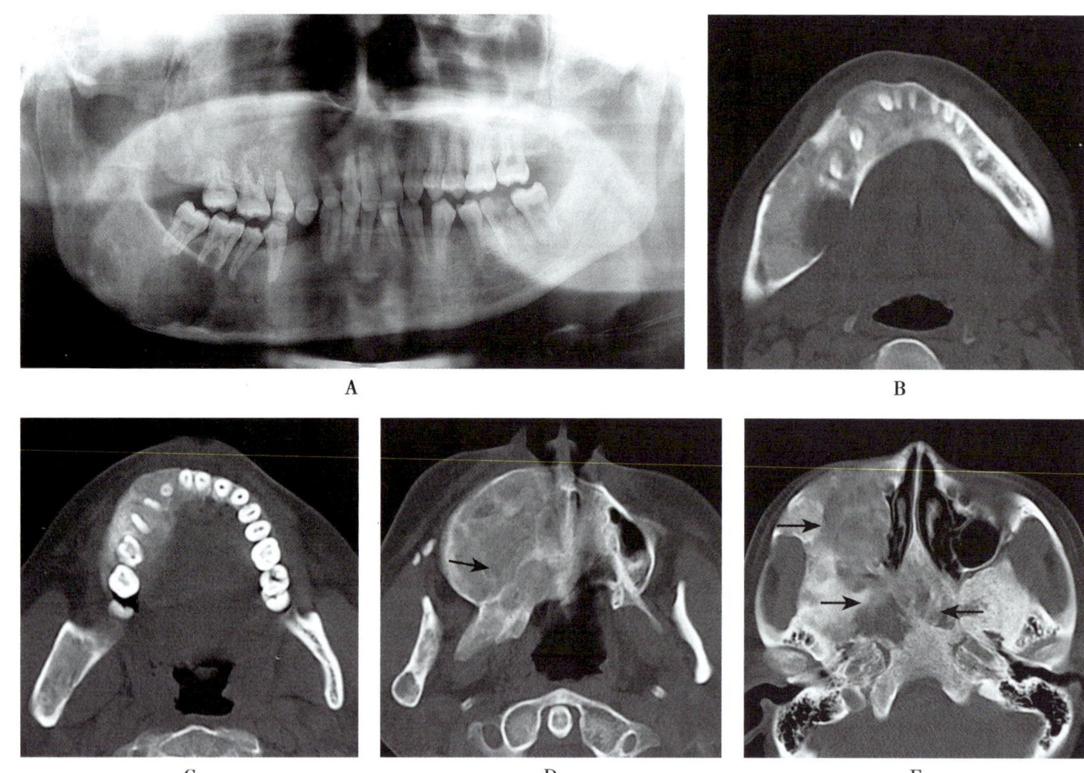

图 5-2-14　右侧颜面部多骨性纤维结构不良

A. 全口牙位曲面体层X线片示右侧颌面部颧骨、上下颌骨呈多发弥漫性毛玻璃样、斑片样高密度及囊性低密度区混杂影，右侧上颌窦腔消失。骨窗下颌根尖水平（B）、上颌根尖水平（C）、翼突水平（D）、颧骨颧弓水平（E）示右侧颌面部自颞骨、蝶骨翼突、颧骨、上颌骨、腭骨、下颌骨呈弥漫性膨隆，双侧蝶骨小翼颅底面、枕骨斜坡，骨质均呈毛玻璃样、橘皮样及囊性低密度影混杂改变，双侧蝶骨小翼颅底面、枕骨斜坡硬化，右侧上颌窦腔消失，牙齿移位根周膜骨硬板消失

学习笔记

【问题】

问题1：如何较全面地对纤维结构不良进行影像检查，而不至于漏诊？

思路1：临床上对于面部缓慢无痛性肿胀、面部不对称或畸形中青年人，常规进行X线检查，因为X线检查是诊断FD主要的方法。X线检查有助于发现颌骨FD，但是X线不能清晰显示颌骨病变颊舌向膨隆情况、骨质细节改变情况、病变边缘范围情况。

思路2：由于FD常伴有多发病变，因此应选择多部位多范围影像学检查，尤其当怀疑累及颅底区域病变，影像学检查必须选择CT扫描，不至于漏诊。

思路3：CBCT及螺旋CT骨窗是显示FD骨质改变最好的影像诊断技术方法，应作为FD检查首选而重要的影像检查手段。简便易于观察。增强CT一般不适用对FD的检查，检查意义不大。

知识拓展1：MRI及核素在FD检查中应用

1. MRI检查易将FD与其他骨病混淆，由于MRI不能对鉴别诊断提供更多信息和依据，因此较少应用FD检查。近年来有研究表明MRI能较为清晰地显示病灶和髓腔分隔，能通过病灶信号特点对病灶的病理成分和代谢作出评价。

2. 核素对FD检查可以用于病变范围确定，但无特殊临床意义。

问题2：通过影像学检查能够对纤维结构不良确诊吗？

思路1：一般来讲，影像学在诊断FD方面具有明显优势，基本上术前通过CT检查，能够确认对FD诊断和认识，可以明确诊断FD病变性质和范围，为临床及病理提供极为重要的信息和指导依据。

思路2：FD与正常骨组织无明确分界，最常见为毛玻璃样型（图5-2-12）及透射与阻射混合改变的影像表现（图5-2-13），这是FD影像学特征性表现。因此，通过影像学检查基本能够对FD进行确诊。

思路3：由于CBCT空间分辨率高，在用于观察FD易累及的自然孔道如视神经管、圆孔、翼腭管、卵圆孔等时更清晰和准确，对于下颌神经管的移位情况更容易显示（图5-2-12），有助于FD诊断。

思路4：由于病理上FD与OF均为骨纤维性病变，难以区别，影像学是鉴别两者最重要的手段和方法，通过影像学对骨纤维性病变的内部结构、边界、范围和部位判断，术前基本能够满足对FD的定性和定位诊断。

知识拓展2：FD发生恶变概率

偶尔可见纤维结构不良发生恶变发展为骨肉瘤，这种情况较为罕见，建议关注家族史，其次临床及影像学上注意纵向及横向检查观察比较，结合FD及骨肉瘤特有影像征象予以鉴别诊断。

知识点

纤维结构不良的鉴别诊断

1. 与骨化纤维瘤相鉴别　临床病理常常难以鉴别FD与OF。但是影像上OF有清晰边界和包膜，内部骨质结构不均匀，多以颌骨为中心的类圆形病变（图5-2-8），下颌神经管一般向下移位，单骨病变为主。

2. 与成骨型骨肉瘤相鉴别　影像表现有时也可与FD相似，但两者多伴有骨外软组织侵犯征象。

3. 与骨髓炎相鉴别　FD伴发感染时可见颌骨周围软组织肿大及骨膜反应形成，这时应注意与颌骨骨髓炎鉴别，鉴别要点是骨髓炎一般抗炎治疗后效果明显，FD仍显示颌骨膨隆。

4. 与Paget病相鉴别　多见于老年人，好发于颅骨，Paget病变影像上常表现为棉絮状高密度阻射区，病变范围较FD更弥散，颌骨发病者较为罕见。

5. 与甲状旁腺功能亢进相鉴别　甲状旁腺功能亢进影像表现为低密度X线透射区或混合密度改变，一般不会引起颌骨发生膨胀性改变。可累及多骨，甲状旁腺功能亢进罕见于颌骨。

五、动脉瘤样骨囊肿

动脉瘤样骨囊肿（aneurysmal bone cyst，ABC）是一种膨胀性溶骨性病损。ABC是一种较少见的骨的良性囊性病变，约占原发性骨肿瘤和瘤样病变的1.3%，病人外伤史可达70%左右，故疑外伤可能是致病原因之一。一般发生于30岁以下，高峰年龄10～19岁。女性稍多见，ABC多表现为短时间内局部面部明显肿大，偶有疼痛或麻木。治疗多以手术为主，其他还包括介入、低剂量放疗和药物治疗。

【影像学表现】

1. 好发于下颌骨磨牙区和下颌升支部（图5-2-15），ABC亦可见于颞骨、蝶骨和颧骨处（图5-2-16）。

2. 颌骨ABC有单囊和多囊表现之分，多囊者较单囊病变略多见，病变呈气球状改变，皮质膨胀变薄呈包壳状（图5-2-15D）。病变边界变化多样，多数病变有清晰边缘或硬化，部分边缘模糊不清，膨胀的皮质中断或见骨膜反应，骨膜外反应性成骨形成的层状骨壳是ABC的特征性表现（图5-2-15G）。

学习笔记

3. ABC多以蜂窝状及多泡状为表现特点(图5-2-16)。平片上主要表现为囊状透光区,在CT上多表现为囊实性病变,病变的囊腔内可见较为特征性的液-液平面(图5-2-15D),多囊ABC表现其内有不规则粗细不等的骨嵴或分隔(图5-2-15E),欠光滑锐利,偶见斑点状钙化或骨化影。

4. 颌骨ABC多可推移病变区牙齿移位(图5-2-16A),但牙根吸收较少见。颌骨ABC还可穿破颌骨骨皮质,侵犯周围软组织结构(图5-2-16C)。

【病例】

病例1：女性,10岁。发现左颌面部膨隆10天,半个月前跌伤。专科检查见颌面部两侧不对称,左颌面部明显膨隆,表面皮肤完整,无破溃,皮温不高,触之无明显疼痛,左髁状突未及明显动度,张口度1.5cm(图5-2-15)。

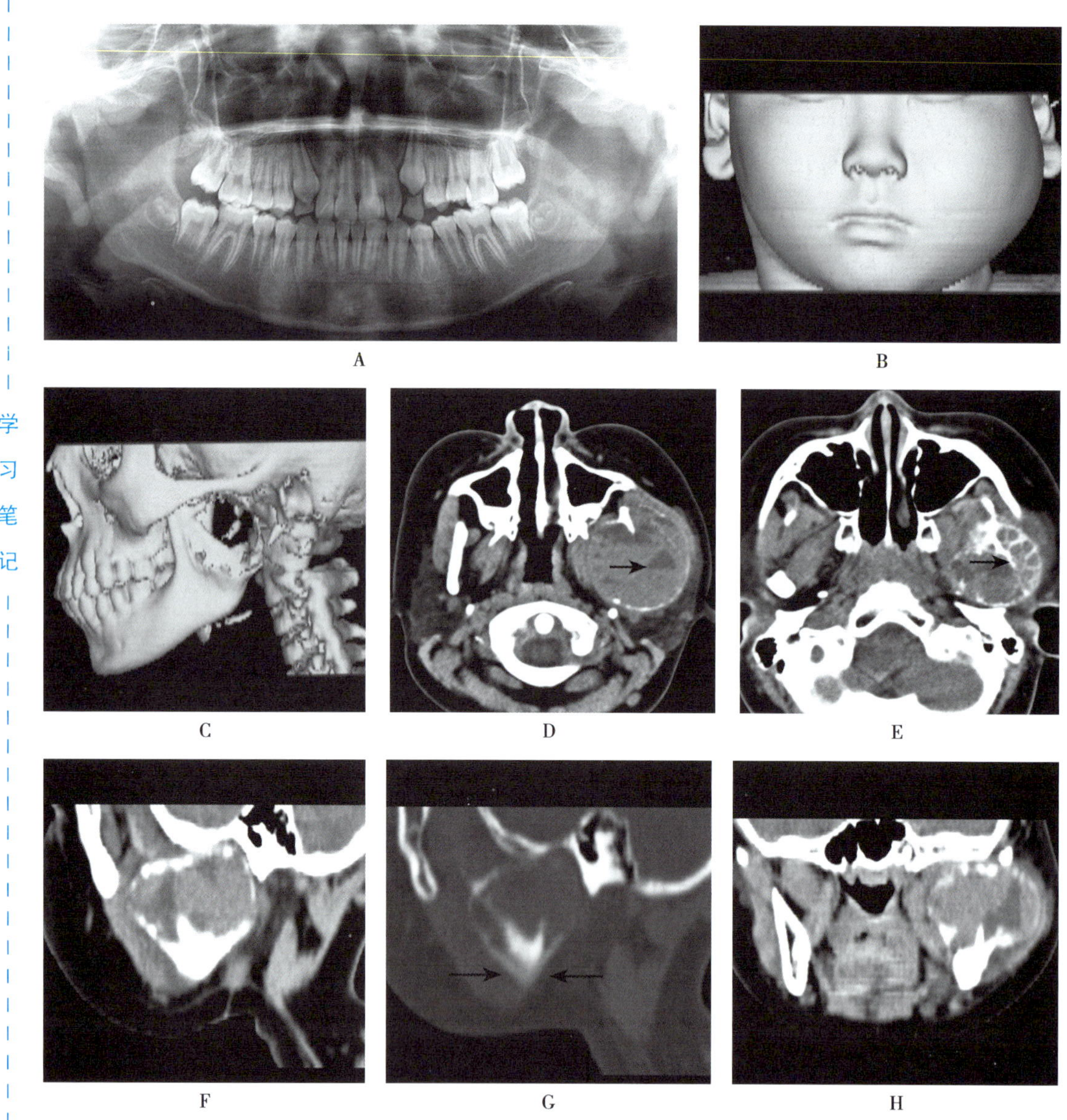

图5-2-15　左下颌骨动脉瘤样骨囊肿

A. 全口牙位曲面体层X线片示左侧下颌骨升支、喙突、髁突区呈膨胀性囊性低密度改变;B. 螺旋CT SSD示左侧面部膨隆;C. 左侧升支部病变区呈球样骨缺损影;轴位软组织窗(D、E)、矢状位软组织窗及骨窗(F、G)、冠状位软组织窗(H)、左侧下颌骨升支部呈气球样改变,骨皮质菲薄,其间见粗细不等线状骨隔,膨隆囊壁菲薄及硬化,可见层状骨壳,囊腔内见液-液平面,软组织CT值28～45HU,左侧咬肌、翼内外肌区肌体受压被推移

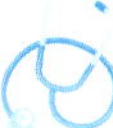

病例 2：男性，7 岁。发现右上颌膨隆一周。专科检查见右侧面部稍肿胀，质硬，无压痛，皮温不高，穿刺抽出血性液体约 15ml（图 5-2-16）。

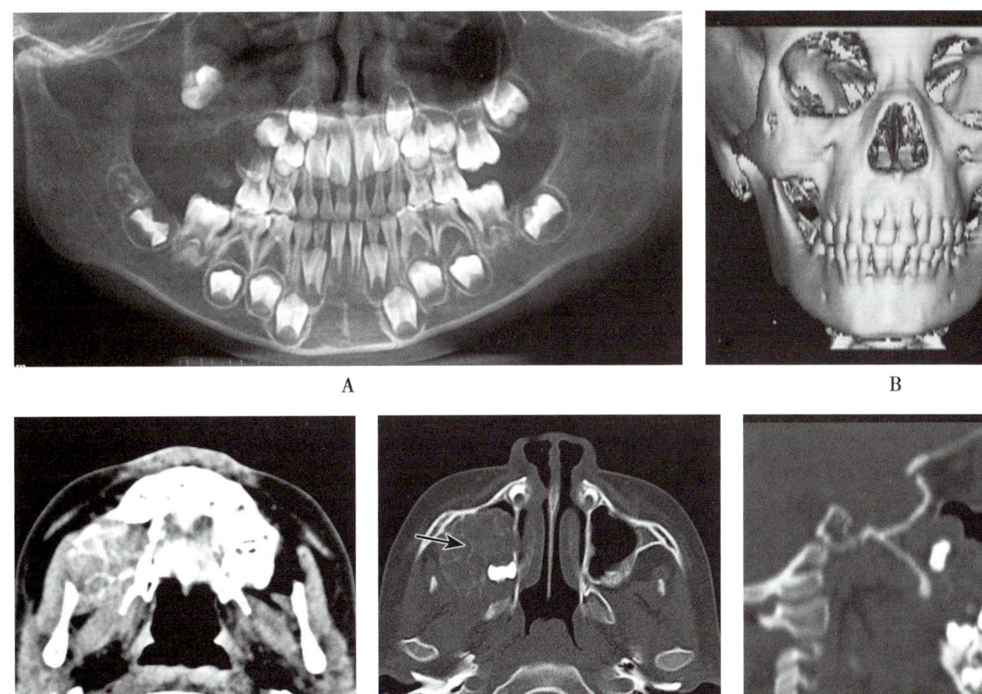

图 5-2-16 右上颌骨动脉瘤样骨囊肿

A. 全口牙位曲面体层 X 线片示右上颌后牙区见囊状膨隆突向右上颌窦腔，其间皂泡样改变，16 恒牙胚被推移位；B. SCTSSD 示右上颌后磨牙及上颌结节区骨质缺损；螺旋 CT 轴位软组织窗（C）、轴位骨窗（D）、矢状位骨窗（E）示右上颌区类圆形膨胀性混杂密度影，边界部分清晰，其内网格状粗细不等骨嵴影，16 移位至上颌窦后内壁处

【问题】

问题 1：X 线平片、CT 及 MRI 对动脉瘤样骨囊肿影像诊断的意义有何异同？

思路 1：X 线平片主要用于发现病变，了解病变的数量、大小、范围，初步确定病变性质，是诊断 ABC 的基础，但对上颌骨病变由于局部解剖复杂，X 线平片重叠较多，不能很好地观察。

思路 2：CT 是一种诊断价值较大的检查方法，弥补了 X 线二维平片前后重叠的不足，在观察病变确切范围、骨包壳的完整性等方面比 X 线平片更准确。

思路 3：更重要的是 CT 对于 ABC 囊状病变内间隔、液-液平面等特有征象能够清晰显示，有助于 ABC 术前定性诊断。其次 CT 能清楚显示病变周围软组织的受累情况。另外，CT 的多种三维重建技术可以多方位、立体、直观、全面地观察显示病变。

思路 4：MRI 具有较高的软组织分辨率和多参数、多序列、多方位成像的特点，因此在显示 ABC 的内部结构、病变范围，邻近软组织改变甚至病变组织成分方面，MRI 要优于平片和 CT。能更清楚地显示病变内部结构和周围组织层次，有效地发现新鲜出血以及病变周围骨髓改变等征象。

问题 2：颌骨动脉瘤样骨囊肿有何主要影像特征？

思路 1：ABC 影像上较为特征性表现是典型的气球状囊样膨隆透光区，骨皮质变薄呈蛋壳样薄层骨壳（图 5-2-15）。

思路 2：囊内皂泡状、线状骨间隔及液-液平面（图 5-2-15）。

知识拓展：颌骨动脉瘤样骨囊肿的形成机制与临床影像关系

1. 骨组织内血循环异常使之形成骨性血窦而产生腔隙，由于腔内所含血液压力近于外周动脉压，这种内外相近的压力持续状态对其周围骨组织产生压迫，促使压迫骨质变薄吸收，形成 ABC 影像上囊状膨隆征象。因此骨组织内血循环紊乱是引发本病重要因素。

2. 本病一般病程短，发展较快，常有外伤史。初期无典型症状，肿块多出现于单侧，影像上很少累及中线部位。

3. 临床上好发于青少年，患部钝痛及压痛，局部肿大，影像上肿块侵及邻近器官者可出现临床压迫症状和相应的功能障碍表现。穿刺肿块常可有鲜血喷射而出或抽吸出咖啡色液体。

4. ABC 骨膜下有薄层骨壳，切面上可见正常骨结构消失，ABC 内部由大小不等的囊状血窦代替，由于囊内血流缓慢而出现血液分层现象，在 CT 和 MRI 上呈液-液平面征象，是 ABC 的影像特征表现。

知识点

动脉瘤样骨囊肿的影像鉴别诊断

1. 与颌骨中心性巨细胞病变鉴别　同属于巨细胞性病变，组织病理学及影像学都有一定相似性，CGCL 一般没有液-液平面影像特征，骨膜成骨少见。

2. 与巨颌症鉴别　巨颌症一般为颌骨对称性病变，巨颌症很少累及周围软组织，发病年龄较轻，家族史可能，巨颌症也同样属于巨细胞性病变。

3. 与单纯性骨囊肿鉴别　囊肿多呈中心型，病灶内密度均匀，多无明显膨胀性改变及囊内间隔，周围多有致密硬化带。

4. 与纤维结构不良鉴别　FD 病变内可见小囊样低密度、中等密度及磨砂玻璃样密度混杂改变（图 5-2-13），边界不清，常伴有颌面骨畸形。但 ABC 可伴发纤维结构不良。

六、颌骨中心性血管瘤

颌骨中心性血管瘤（central hemangioma of jaw）实质上是颌骨内血管畸形（以高流速之动静脉畸形较多见），多为先天性病变。近年来研究认为累及颌骨的血管瘤及血管畸形被统称为颌骨中心性血管瘤，约占所有骨病变的 0.7%，一般好发年龄为 20～30 岁，表现患部无痛性肿大。

【影像学表现】

1. 上下颌骨均可发生，以下颌骨为多见（图 5-2-17）。下颌骨病变则多发于下颌体后部及升支部（图 5-2-20）。

2. 表现为圆形、类圆形、不规则形态低密度区，边界多模糊不清（图 5-2-17A）。颌骨骨皮质常有膨隆，可穿破骨皮质，波及周围软组织，类似于骨膜反应。

3. 颌骨的溶骨性改变是颌骨中心性血管瘤的主要变化。可表现为不规则的单囊或多囊低密度区（图 5-2-17）。多囊的内部骨隔纤细，可排列成网状、蜂窝状和皂泡状（图 5-2-18）；有时粗细不均的条隔可由颌骨中央向外扩散，呈长短不一的放射状骨针。

学习笔记

4. DSA 见动脉期染色明显呈团块状改变,还可显示增粗的病灶供血动脉和提前显示的回流静脉(图 5-2-20)。

5. 病变区内牙根可有吸收或移位改变(图 5-2-20);可影响牙齿的萌出,颌骨外形可异常增大;累及下颌神经管时可造成下颌孔扩大呈喇叭口状、下颌神经管及颏孔的异常增粗(图 5-2-19)。

【病例】

病例 1:女性,29 岁。左侧面部无痛性肿大 3 年余。专科检查见左下颌后牙龈红肿和少量渗血(图 5-2-17)。

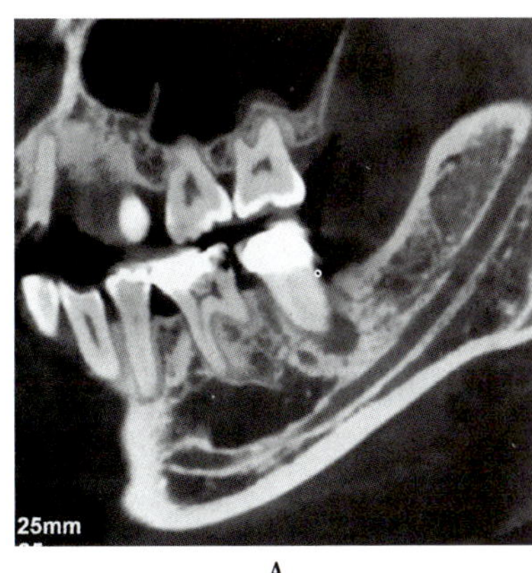

A

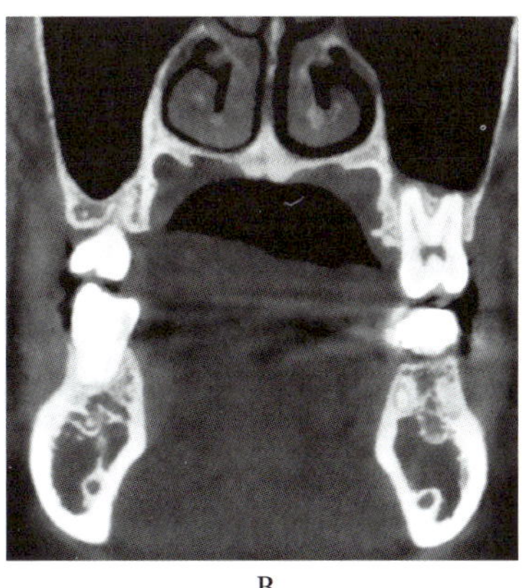

B

图 5-2-17 左下颌骨中心性血管瘤

A. CBCT 矢状位示左下颌颏孔区至磨牙区可见不规则腔状低密度影,边界不规整;B. 冠状位示病变区骨小梁明显减少,病变区颊、舌侧骨皮质未见明显膨隆

病例 2:女性,39 岁。8 年前曾行左上后牙区血管瘤部分切除术,近半年来,左侧上后牙区渐有肿胀,专科检查见右上颌骨 23~25 颊侧膨隆,质中偏硬,表面黏膜无破溃(图 5-2-18)。

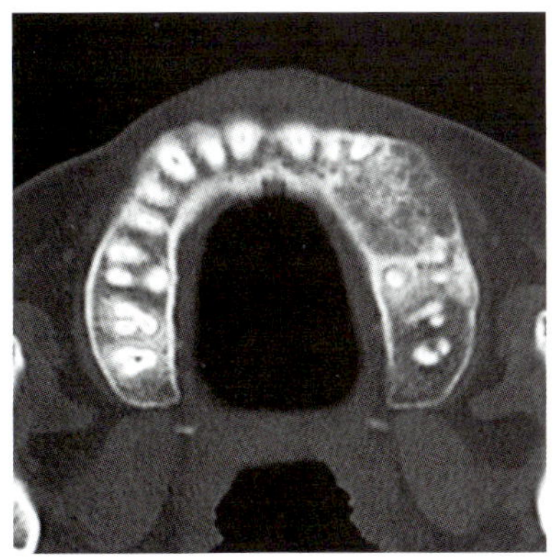

图 5-2-18 左上颌骨中心性血管瘤术后复发

螺旋 CT 骨窗轴位示:左上颌骨 22~26 区牙槽突骨质向唇侧呈骨性隆起,其间见网状及蜂窝状混杂密度影,颊侧皮质骨变薄欠光整。24、25 牙缺失

病例3：男性，20岁。右下颌后牙龈出血2天。专科检查见右颌面部稍有肿胀，右下后牙区牙龈稍有红肿，龈缘渗血（图5-2-19）。

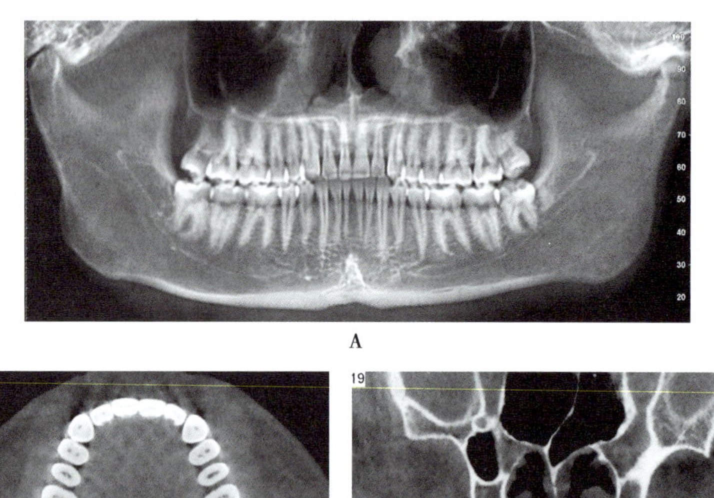

A

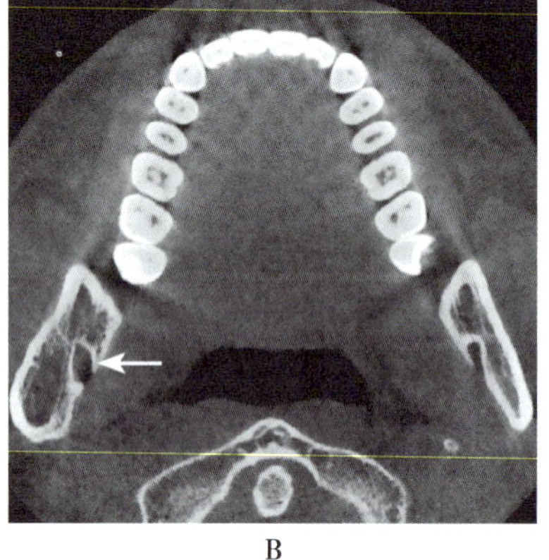

B

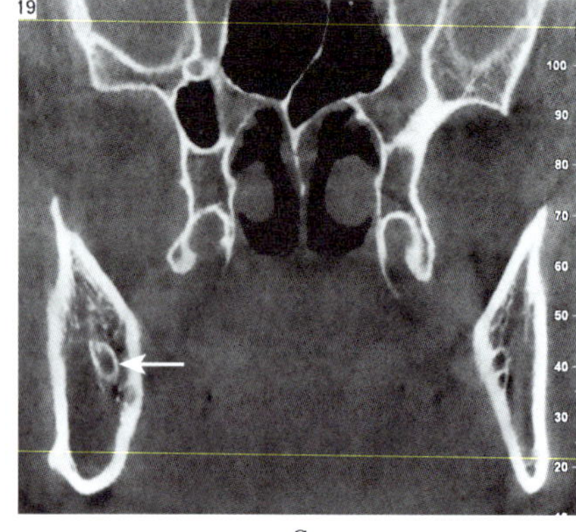

C

图5-2-19　右下颌骨中心性血管瘤

CBCTPn（A）、轴位（B）、冠状位（C）示右侧下颌神经管、下颌孔扩大，右下颌骨骨体膨大增宽

病例4：女性，19岁。口内出现反复少量的自发性渗血和出血2月余，1天前出现难以控制的出血。专科检查见右侧面颊部稍有肿胀，右下颌升支部、体部明显膨隆，质中偏硬，牙龈有渗血，多枚牙齿松动（图5-2-20）。

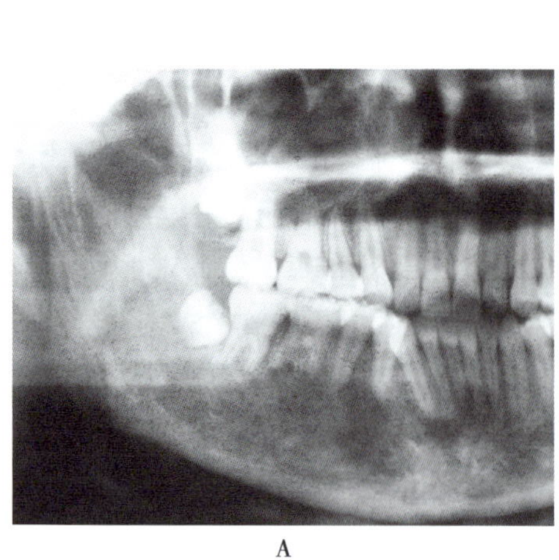

A

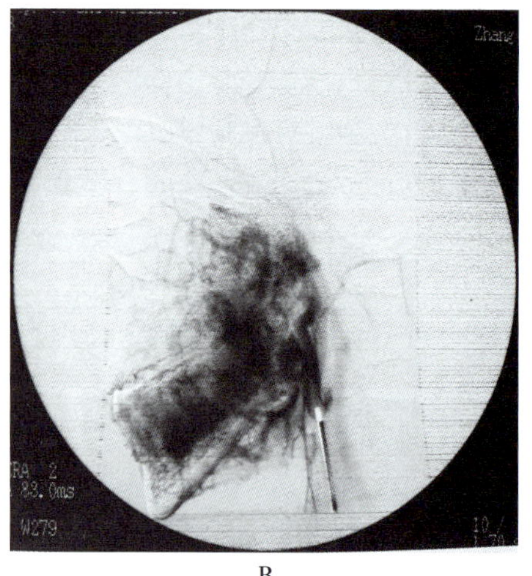

B

图5-2-20　右下颌骨中心性血管瘤（病例来自北京大学口腔医院柳登高医师）

A. 全口牙位曲面体层X线片（局部）示右下颌骨体部及升支部呈多囊状及不规则形骨质吸收破坏区，其内见多发点状小孔样改变，边界不清，病变区多个牙根吸收；B. DSA示病变区呈团块状，动脉期染色明显，回流静脉提早显示

【问题】

问题 1：颌骨中心性血管瘤影像诊断检查特点是什么？

思路 1：X 线检查为颌骨中心性血管瘤常规必备检查项目。

思路 2：在 X 线检查基础上发现异常，应进一步行 CT 及 MRI 检查，以明确病变范围及骨质细节改变情况。

思路 3：颌骨中心性血管瘤增强 CT 及 MRI 上可呈明显强化，有助于诊断。

思路 4：欲明确诊断颌骨中心性血管瘤，应在临床症状及 CT 检查基础上进行 DSA 检查，以明确诊断，这也是诊断颌骨中心性血管瘤最为重要的影像学检查方法。

问题 2：颌骨中心性血管瘤影像表现特征是什么？

思路 1：平片上可见中心性血管瘤内部骨隔纤细，可排列成网状、蜂窝状和皂泡状（图 5-2-18）；有时粗细不均的条隔可由颌骨中央向外扩散，呈长短不一的放射状骨针。

思路 2：累及下颌神经管时可造成下颌孔扩大呈喇叭口状、下颌神经管及颏孔的异常增粗（图 5-2-19）。

思路 3：DSA 见动脉期染色明显呈团块状改变，还可显示增粗的病灶供血动脉和提前显示的回流静脉（图 5-2-20B）。

知识拓展：颌骨中心性血管瘤虽然发病较低，但是如果临床没有对颌骨中心性血管瘤引起充分和足够重视及认识，没有进行影像检查予以观察诊断，贸然作活检或拔除病区牙，可导致致命的出血。

知识点

颌骨中心性血管瘤鉴别诊断要点

颌骨中心性血管瘤以其最具特征性的影像学表现及临床特征，比较易于同颌骨囊肿、牙源性黏液瘤、成釉细胞瘤、牙源性角化囊性瘤等相鉴别。

七、朗格汉斯组织细胞增多症

朗格汉斯组织细胞增多症（Langerhans cell histiocytosis，LCH）为朗格汉斯细胞的肿瘤性增生。又称为组织细胞增多症 X。包括以下三种类型：嗜酸性肉芽肿、韩-薛-柯病（Hand-Schüller-Christean disease）及勒-雪病（Letterer-Siwe disease），这些病损由于发病年龄、病变部位和朗格汉斯细胞增生的程度不同，而出现不同的症状、病程及预后。韩-薛-柯病累及颅骨并伴有垂体侵犯者，可出现突眼和尿崩等症状。勒-雪病可累及骨髓、皮肤、肝、脾、淋巴结等多个器官，并出现发热、全血细胞减少和肝脾肿大等症状。LCH 的发病年龄范围广泛，为 1 个月～80 岁，但以儿童青少年多见（40 岁以上者少见）。男性患者多于女性。手术和放疗均可以作为治疗方法。

【影像学表现】

1. 嗜酸性肉芽肿病变可为单发性或多发性（图 5-2-21），颅骨、下颌骨、肋骨是最常受侵犯的部位，通常多为单骨性损害，个别病例累及肺（图 5-2-22）。韩-薛-柯病常为多骨性病变及骨外病变，典型表现三大特征：颅骨缺损、尿崩症和突眼征即颅骨、眶骨和蝶鞍受累及。勒-雪病可表现广泛的内脏器官受累，以皮肤、肝、脾、肺、淋巴结及骨等最易受累。颌骨 LCH 中，下颌骨较上颌骨

学习笔记

多见。

2. 颌骨 LCH 分为牙槽突型(图 5-2-22)及颌骨体型(图 5-2-21),多表现为不规则形肿块,病变边缘或模糊或清晰,部分可见硬化改变,有单囊和多囊之分。LCH 可伴有连续的或不连续的层状骨膜反应(图 5-2-21E),颅骨 LCH 多呈边界清晰的类圆形改变,边缘可有硬化。

3. X 线上,颅颌面骨 LCH 病灶几乎均呈低密度 X 线透射改变,病变为穿凿样、溶骨状破坏(图 5-2-21A),病变内部偶见未被完全吸收的残留骨影。

4. 颌骨 LCH 牙槽突型病变从牙槽突开始破坏骨质,产生牙周病样骨质吸收改变,严重者呈现牙齿悬浮,"漂浮征"是颌骨 LCH 的特征性表现之一(图 5-2-22C)。CT 和 MRI 上可见颌骨 LCH 多有骨外软组织侵犯。病变可累及颌骨周围软组织。

【病例】

病例 1:女性,5 岁。左侧腮腺颌面部肿胀 1 月余,抗感染治疗后,肿胀略减轻。专科检查见面部左右不对称,左下颌骨升支外侧可触及膨隆,略有压痛,无明显乒乓球样感(图 5-2-21)。

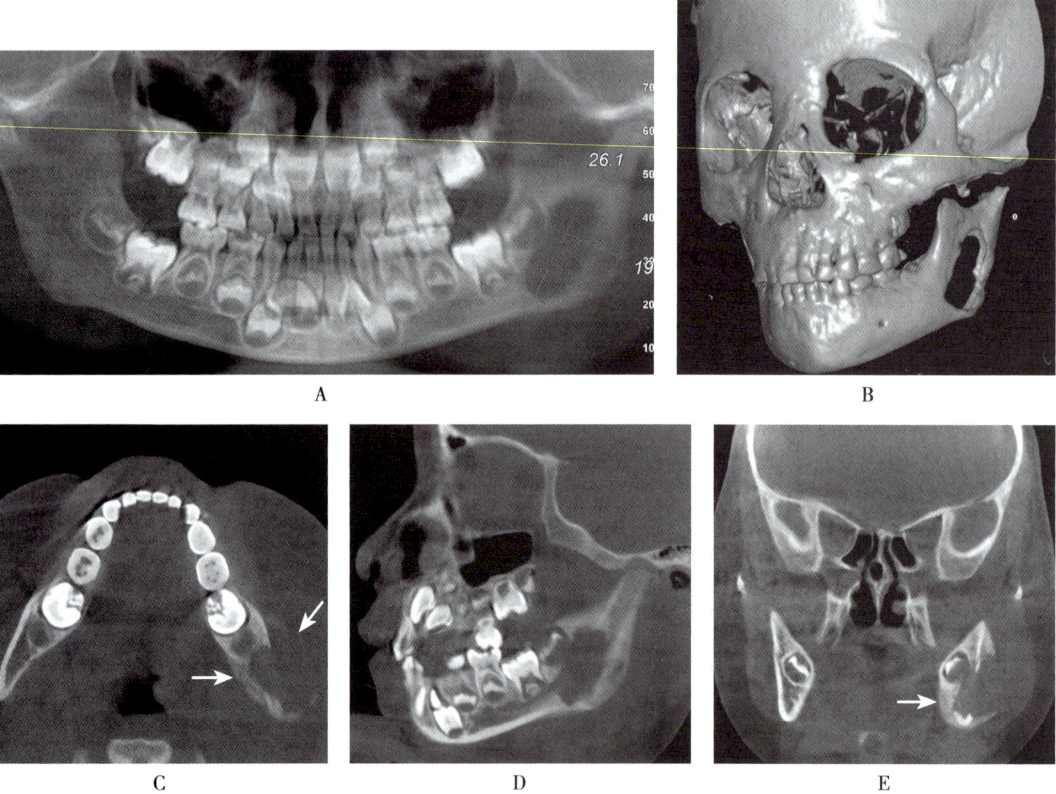

图 5-2-21　左下颌骨嗜酸性肉芽肿(颌骨体型)

A. CBCTPn 示左下颌升支部可见类圆形穿凿样、溶骨状吸收低密度区,边界硬化欠规整;B. SSD 示左下颌升支部类圆形缺损区;轴位(C)、矢状位(D)、冠状位(E)示左下颌骨磨牙区至左上颌升支区见低密度类圆形骨质吸收影,边缘硬化欠规整,颌骨呈颊向膨隆明显,周缘层状骨膜成骨,左侧咬肌软组织影肿胀,37 牙囊壁部分吸收

病例 2:男性,26 岁,发现左上颌后牙松动及周围软组织肿物 1 年余。专科检查见左上颌 26、27 区牙龈见粉红色隆起增生物,边界不清,质地中等偏硬,无活动,有轻度压痛(图 5-2-22)。

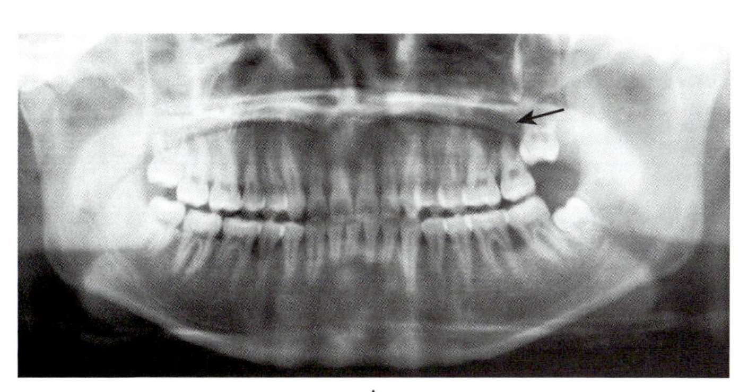

A

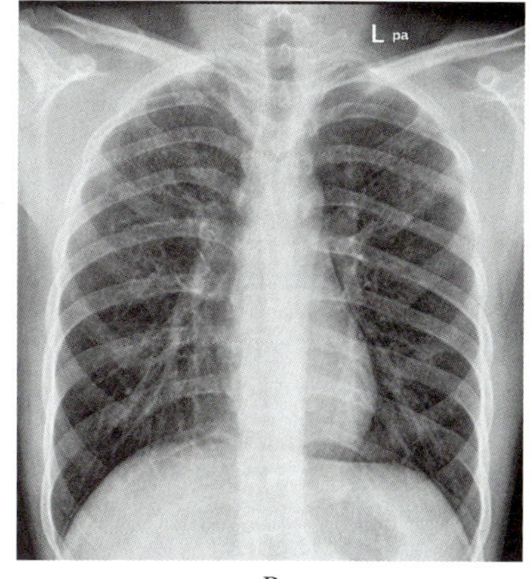

B

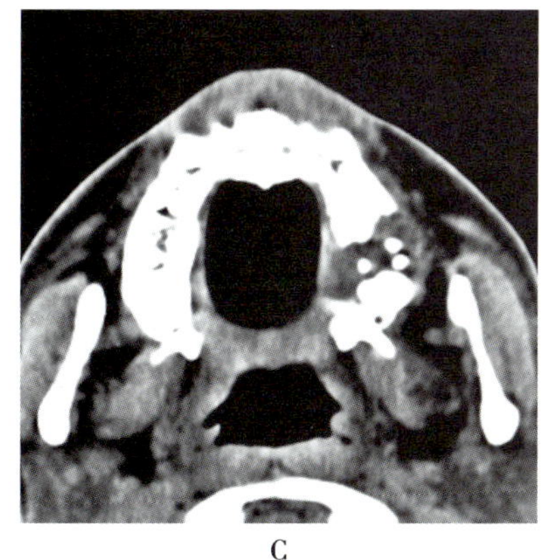

C

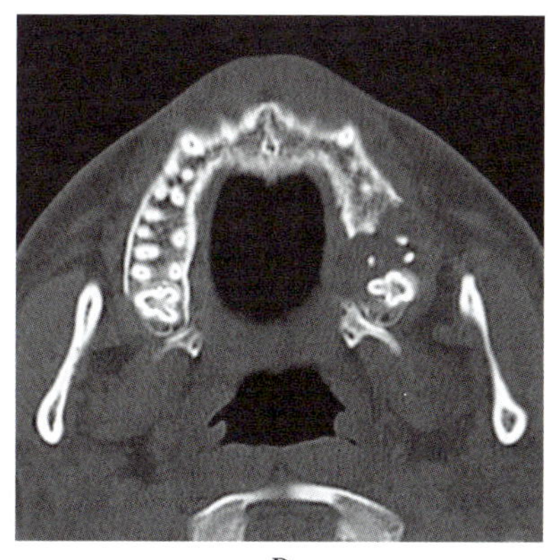

D

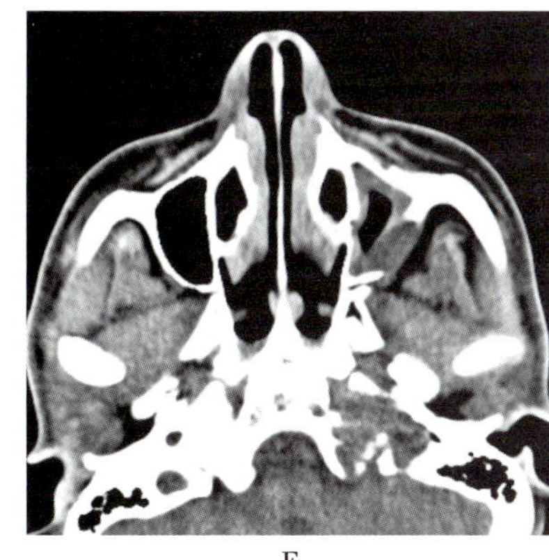

E

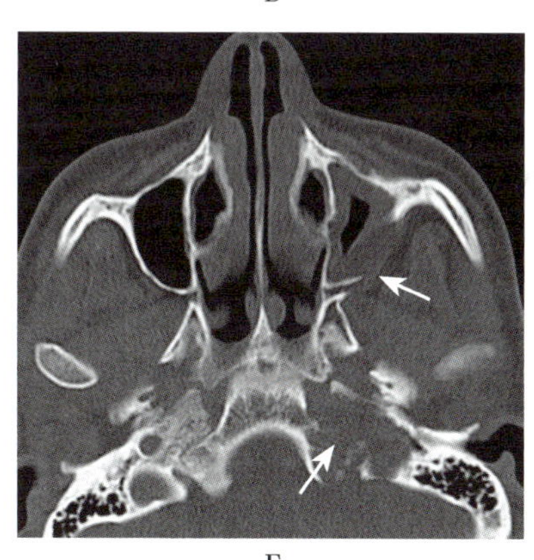

F

图 5-2-22 多发性骨嗜酸性肉芽肿

A. 全口牙位曲面体层 X 线片示左上颌 26、27 根端区可见一圆形低密度透光影，边缘毛糙不整，26、27 硬骨板消失；B. 胸部后前位示两上肺野广泛性网状改变，局部可见斑片状密度增高影，呈肺间质性改变；螺旋 CT 软组织窗上颌根尖水平（C）及骨窗（D）、软组织窗上颌窦水平（E）及骨窗（F）示左上后磨牙 26 至 28 区可见颊腭向局限性牙槽骨吸收破坏，其内 CT 值 45HU，周界不光整，向上突入左侧上颌窦腔，左上颌窦后外壁骨质吸收，左侧颅底枕骨斜坡外侧、颞骨岩部前端局限性骨质吸收破坏，界面欠清

【问题】

问题 1：朗格汉斯组织细胞增生症影像学检查注意哪些？

思路 1：X 线检查尤其适宜于下颌骨 LCH 的检查，但是应注意的是 LCH 不同类型的病变累及部位及范围不同，因此 X 线检查有一定的局限性，不能全面观察。

思路 2：比较而言，CT 和 MRI 能较 X 线检查更清晰地显示颅颌面骨 LCH 病灶的范围和内部结构，对于颌面部多发病变及隐匿性病变诊断具有优势。

学习笔记

思路3：疑为LCH，除了颅颌面骨检查外，还应结合临床，对胸部及全身多脏器进行进一步影像检查，明确诊断。

思路4：可以运用同位素骨扫描评价颅颌面骨LCH。

问题2：对朗格汉斯组织细胞增生症三种类型如何进行影像鉴别？

思路1：颅骨及颌骨骨骼系统损害是骨嗜酸性肉芽肿、韩-薛-柯病及勒-雪病共同影像表现征象。

思路2：骨嗜酸性肉芽肿主要X线表现是骨骼系统损害，颅骨是最好发生病理损害的部位，其次为颌骨，可以多发（图5-2-22）。

思路3：颌骨体型病变在骨嗜酸性肉芽肿局限性患者中较为多见。牙呈现"漂浮征"在韩-薛-柯病及勒-雪病较为常见，是特征性影像表现之一（图5-2-22）。

思路4：韩-薛-柯病和勒-雪病常存在肺部影像改变。韩-薛-柯病胸片常可见纤细的条索状阴影由肺门向周围放射，肺门影可有增宽（图5-2-22B）。在勒-雪病胸片可出现粟粒状阴影，往往合并呼吸道感染。

知识点1

放疗后，LCH病变修复愈合过程的影像表现变化

1. 在骨病损边缘从无硬化发展为出现硬化。
2. 骨病损边缘从清晰锐利变得模糊不清。
3. 骨病损内从无骨小梁结构发展为出现骨小梁结构时。

知识点2

朗格汉斯组织细胞增生症的影像鉴别诊断

1. 与边缘型颌骨骨髓炎相鉴别　当边缘性颌骨骨髓炎骨腔吸收范围较大，同时伴层状骨膜反应征象，影像鉴别较为困难。CT检查可提供一定的鉴别诊断信息，LCH在CT上多呈边界较清的类圆形软组织肿块，边缘型颌骨骨髓炎常仅伴有不规则的软组织增生增厚。

2. 与骨化纤维瘤鉴别　以病变颌骨为中心的圆形病变，呈单房或多房膨胀性透射区，其内呈混杂密度影，病变与正常组织之间界限清楚，一般没有骨膜反应（图5-2-6）。

3. 与颌骨牙龈癌相鉴别　对成人牙槽突型LCH来说影像学鉴别比较困难，应结合临床检查，牙龈癌较少发生于儿童青少年，罕见有颌骨骨膜反应。

4. 牙周炎　牙周炎与LCH局限性牙槽突骨质吸收影像表现较为相似，牙周炎发病年龄较大，一般没有软组织肿块。

八、巨颌症

巨颌症（cherubism）又称颌骨家族性纤维结构不良（familial fibrous dysplasia of the jaws）、颌骨家族性多囊性病（familial mulitilocular cystic disease of jaws）、家族性纤维结构不良（familial fibrous dysplasia），是一种良性、具有自限性的常染色体显性遗传病，巨颌症的病理实质为一种巨细胞病变。

巨颌症仅发生于儿童，男性约为女性的2倍，发病年龄自6个月至7岁不等，到青春期发展渐缓或停止进行。巨颌症多表现为面部无痛性和对称性肿大。患者具有典型的"小天使"面容（cherubic facial appearance）。若侵犯眶底，可将眼球抬高。

【影像学表现】

1. 颌骨的4象限均可受累（图5-2-23）。单发者极为罕见，病变范围广泛者，可见其越过颌

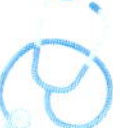

骨中线与对侧颌骨病灶相连。除颌骨病灶外，巨颌症还可累及眶骨及颞骨。

2. 颌骨巨颌症的膨胀性改变明显，病变多呈对称性类圆形或不规则肿块形态（图 5-2-23、图 5-2-24），边界清晰，一般无骨皮质外侵犯。

3. 大多数巨颌症病灶呈多囊状改变，囊隔纤细，囊腔大小不一（图 5-2-24A）。

4. 巨颌症较少累及其周围软组织结构，但部分膨胀明显的巨颌症病变可破坏颌骨骨皮质（图 5-2-23E），侵入周围软组织。上颌骨病变可侵入上颌窦内（图 5-2-23C），严重者还可侵犯至眶底。

【病例】

病例 1： 男性，5 岁。患儿 3 岁时发觉颜面畸形，专科检查见小天使样面容，多枚乳牙移位松动，双眼突出呈凝视状，眶间稍增宽（图 5-2-23）。

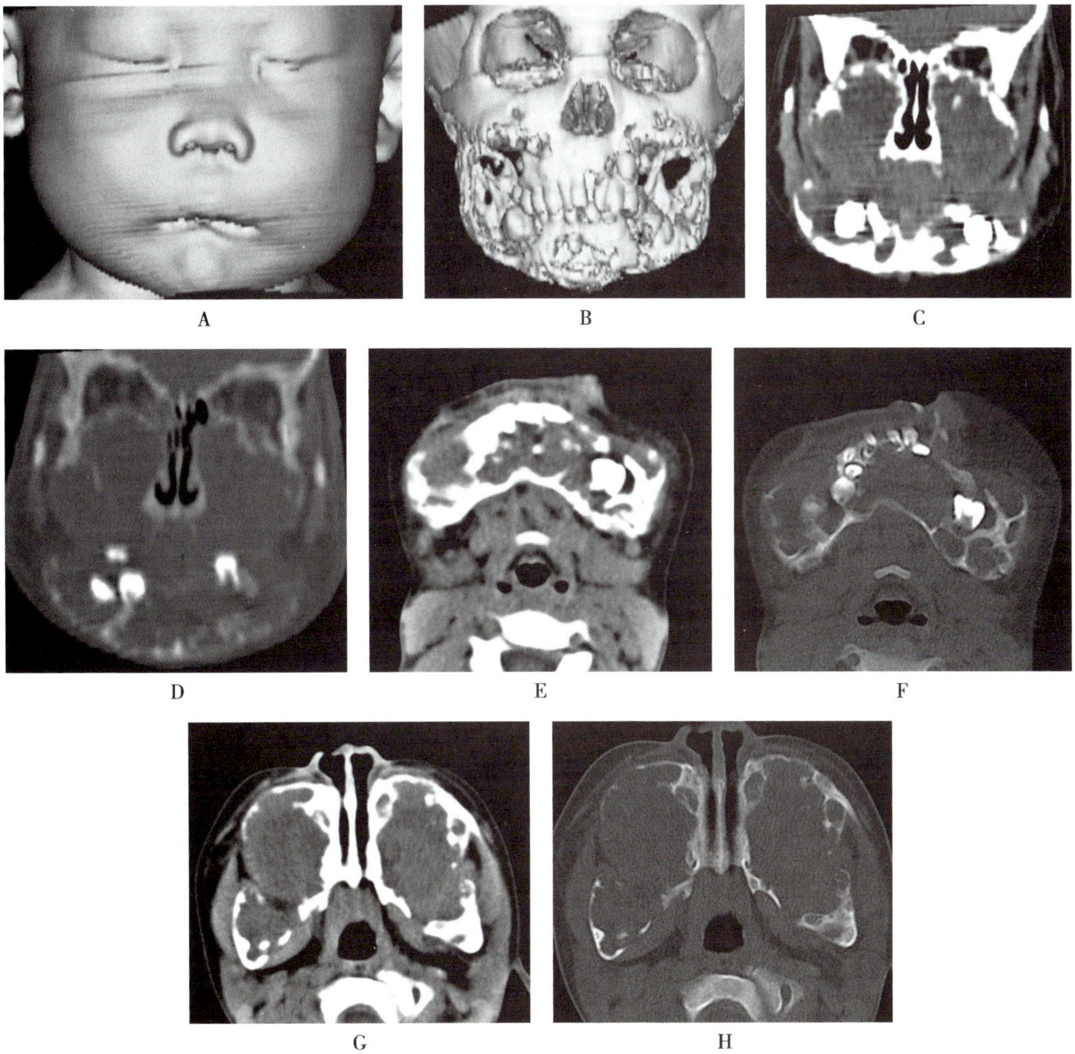

A B C

D E F

G H

图 5-2-23 上下颌骨巨颌症

螺旋 CT SSD 软组织（A）、SSD 骨（B）、冠状位软组织窗（C）、冠状位骨窗（D）、轴位软组织窗下颌牙列水平（E）及轴位骨窗（F）、轴位软组织窗上颌窦平面（G）及轴位骨窗（H）示双侧上下颌骨对称性多发性多囊样影像，双侧眶下区骨质受累及，上下颌骨骨体膨胀变形，囊腔大小不等，骨皮质变薄吸收，多枚牙移位

病例 2： 女性，10 岁。患者 6 年前出现下颌骨对称性膨隆，无疼痛麻木。专科检查见双侧颌面部不对称，呈方脸畸形，下颌骨呈对称形膨隆，质硬，口内黏膜完整无破溃（图 5-2-24）。

学习笔记

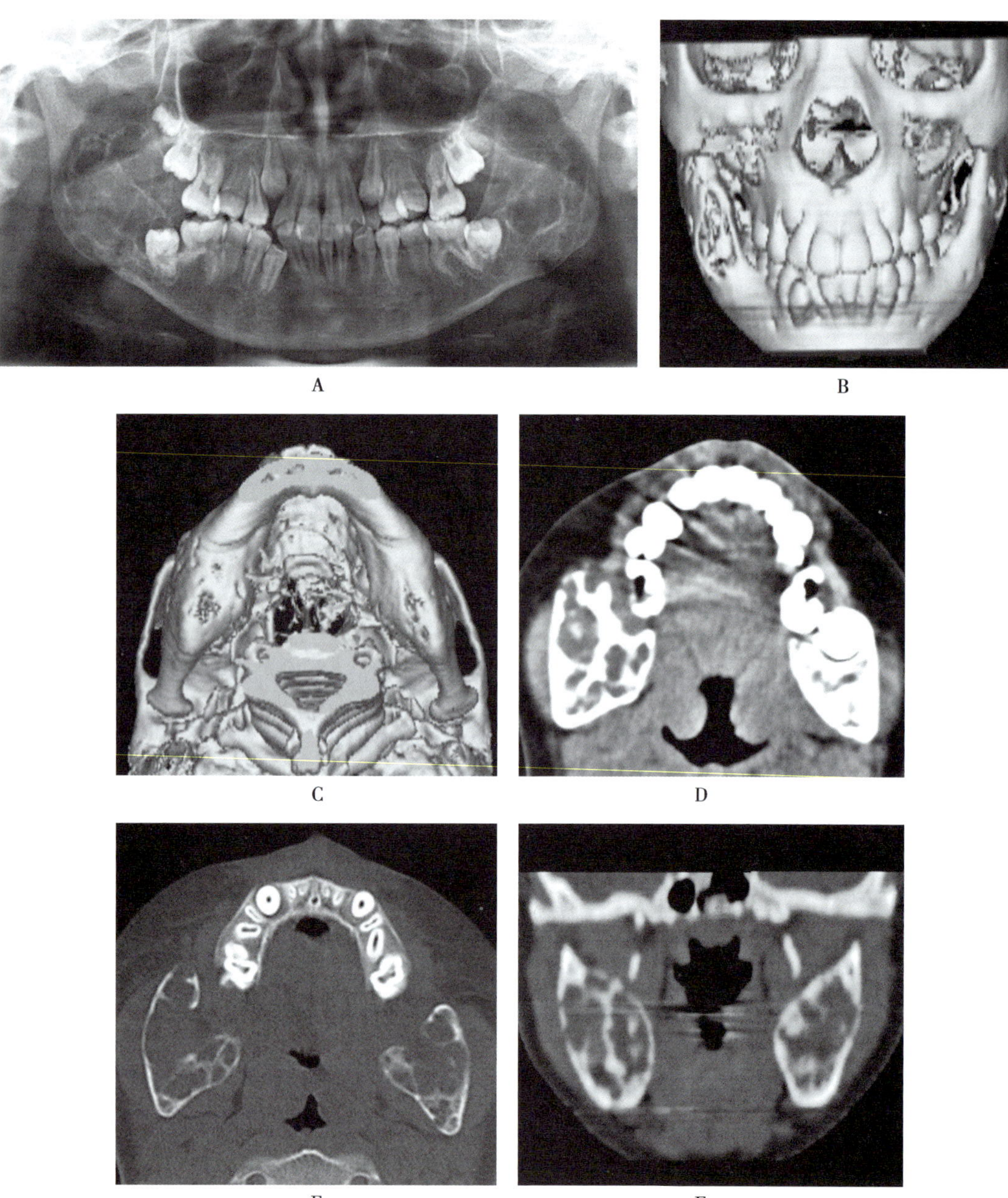

图 5-2-24 双侧下颌骨巨颌症

A. 全口牙位曲面体层 X 线片示双侧下颌骨升支部见对称性多囊状影；螺旋 CTSSD 正位（B）、SSD 颏顶位（C）示双侧下颌骨呈对称性膨隆，以右侧为著；轴位软组织窗（D）、轴位骨窗（E）、冠状位骨窗（F）示双侧下颌骨病变区见大小不等多囊样改变及纤维性骨隔征象，皮质骨尚延续，未见骨膜成骨，双侧上颌骨未见明显骨质异常

【问题】

问题 1：如何选择对巨颌症的影像学检查方法能够全面显示病变征象？

思路 1：X 线检查可作为巨颌症病变一般性检查。

思路 2：但是对于上颌骨巨颌症，X 线检查不能很好全面显示，因此上颌骨巨颌症必须采用 CT 及 MRI 检查。

思路 3：CT 和 MRI 应作为巨颌症主要影像检查技术。这是因为 X 线检查也已经不能满足巨颌症影像特征的诊断，对于颌骨病变真实范围、颊舌向膨隆情况、骨皮质改变情况、周围软组

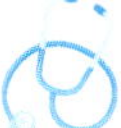

织受累情况等都不能明确显示。

问题2：巨颌症影像特征与其他颌骨肿瘤及瘤样病变有何不同？

思路1：巨颌症下颌骨常呈对称形多房状、大小不等的低密度影，一般不会单发，这是巨颌症特有的影像特点（图5-2-24A），也是一般肿瘤不太可能出现的征象。

思路2：上颌骨受累时常表现为对称性弥漫性骨密度减低，并可向上侵犯眶底（图5-2-23D），使眼球受压。

思路3：常有家族史，影像诊断不容忽视。

知识拓展1：巨颌症病变变化的机制与影像表现关系？

在病变初期及进展期，巨颌症主要为骨小梁稀疏的多房囊性阴影，大多境界清楚。当病变进入静止期，房隔开始变厚，病灶密度逐渐上升，20岁以后病变进入修复期，病灶内可呈颗粒状或完全被正常骨质填满而消失。

问题3：巨颌症会累及周围软组织吗？

思路1：巨颌症多有一定自限性，病变可因颌骨生长而停止，青春期后病变边缘可明显硬化。因此巨颌症一般较少穿破骨皮质累及周围软组织。

思路2：除非较大病变可突破骨皮质，但仅可造成骨皮质吸收破坏，一般也不会累及周围软组织。

知识拓展2：巨颌症的影像诊断及临床治疗特点

1. 巨颌症具有较明显影像学特征，因此影像学在诊断巨颌症方面非常重要。
2. 巨颌症发病年龄较小，有自限性特点，一般不推荐手术治疗。
3. 降钙素可以抑制多核巨细胞导致的骨吸收，有望被用于巨颌症的治疗。

知识点

巨颌症的影像鉴别诊断

1. 与中心性巨细胞病变相鉴别　CGCL多为单发病变，巨颌症具有典型对称性改变及家族史可能，影像表现特点两者存在较大的差异。病理上基本无法区别巨颌症和CGCL。

2. 与颌骨FD相鉴别　FD呈磨砂玻璃样、囊样及硬化性混杂密度改变，与呈多囊低密度透射表现的巨颌症明显不同。

3. 与多发性牙源性角化囊性瘤相鉴别　多发性牙源性角化囊性瘤虽也可为多囊表现，但一般颊向颌骨膨胀多不明显，一般不呈对称性膨胀改变。

4. 巨颌症的临床和影像表现均有显著的特征性，通常不易误诊为其他颌骨肿瘤和瘤样病变。

九、骨　肉　瘤

骨肉瘤（osteosarcoma）是以瘤细胞直接形成骨样组织为特征。肿瘤的主要成分有肿瘤性骨、肿瘤性成骨细胞和骨样基质。骨肉瘤是颌骨肿瘤中最常见的一种恶性肿瘤。骨肉瘤好发于年轻人，年龄为10～30岁最多见，男性多于女性。骨肉瘤的早期症状是患部发生间歇性麻木和疼痛，但很快即转变为持续性剧烈疼痛，并伴有反射性疼痛。

骨肉瘤一般沿血液循环转移，最常转移至肺、脑与骨，但与长骨骨肉瘤比较，颌骨骨肉瘤的远处转移率相对较低。治疗以手术切除为主，放疗或化疗为辅。

【影像学表现】

1. 下颌骨骨肉瘤较上颌骨多见（图5-2-25），而上下颌均多发生于后部（图5-2-26、图5-2-27）。

学习笔记

2. 颌骨骨肉瘤多呈不规则骨质吸收破坏表现(图 5-2-26),无清晰边缘。

3. 骨肉瘤分成骨、溶骨及混合型改变。大多颌骨骨肉瘤呈混合密度改变,病变内的瘤骨结构可呈日光状、针状、棉絮状(图 5-2-30),部分骨肉瘤以成骨为主,部分以软组织肿块表现为主(图 5-2-26A)。

4. 颌骨骨肉瘤可造成牙周膜明显增宽(图 5-2-28)。骨肉瘤病变可穿破骨皮质,侵犯周围软组织,形成软组织肿块,其内可见不规则瘤骨及 Codman 三角形成。易于发生肺及脑部转移。

【病例】

病例 1:男性,41 岁。右下后牙区牙龈肿物 5 月余。专科检查局部牙龈区见增生物,触之易出血,右侧下颌骨膨隆明显,右下唇麻木(图 5-2-25、图 5-2-26)。

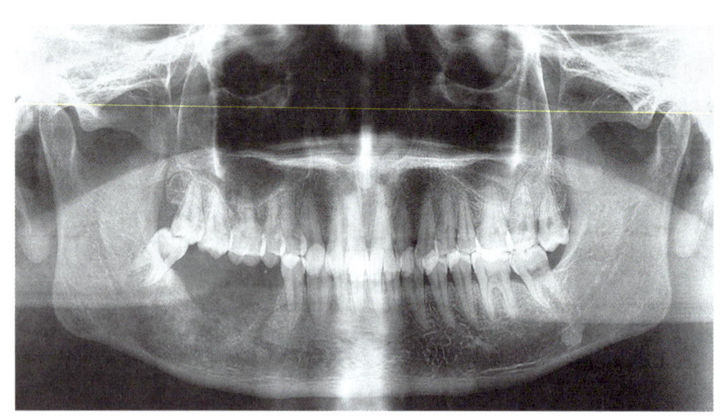

图 5-2-25　右下颌骨骨肉瘤

全口牙位曲面体层 X 线片示右下颌 45 ~ 47 缺失,该区牙槽骨不规则骨质破坏,边缘呈"虫蚀状"改变,边界弥散

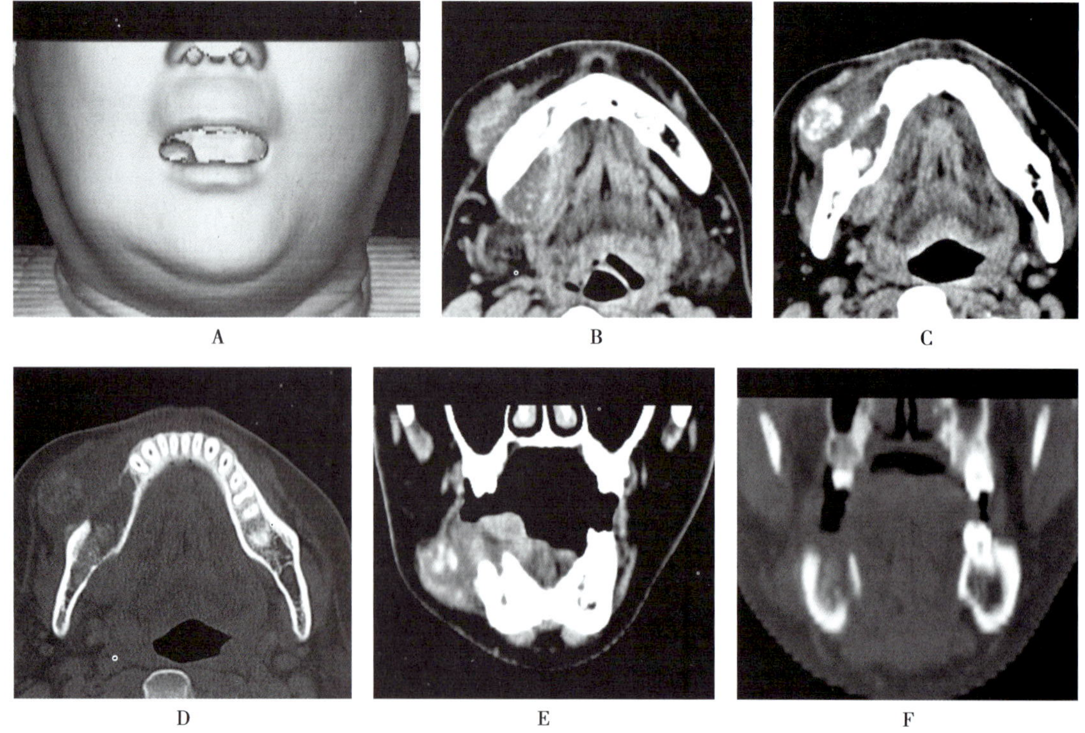

图 5-2-26　右下颌骨骨肉瘤

A. 螺旋 CT SSD 示右侧面颊部肿胀,右下后牙区见软组织肿块;轴位软组织窗根尖下水平(B)、轴位软组织窗根中水平(C)及骨窗(D)、冠状位软组织窗(E)、冠状位骨窗(F)示右下颌骨自 44 ~ 47 区牙槽突骨质呈溶蚀性吸收破坏,颊侧、牙槽嵴侧及舌侧区均可见外凸型软组织肿块影,颊侧软组织肿块内见斑片状瘤骨影

学习笔记

病例2：男性，33岁。右上颌肿痛麻木不适1周余。专科检查见右上颌骨眶下区稍膨隆，麻木（图5-2-27）。

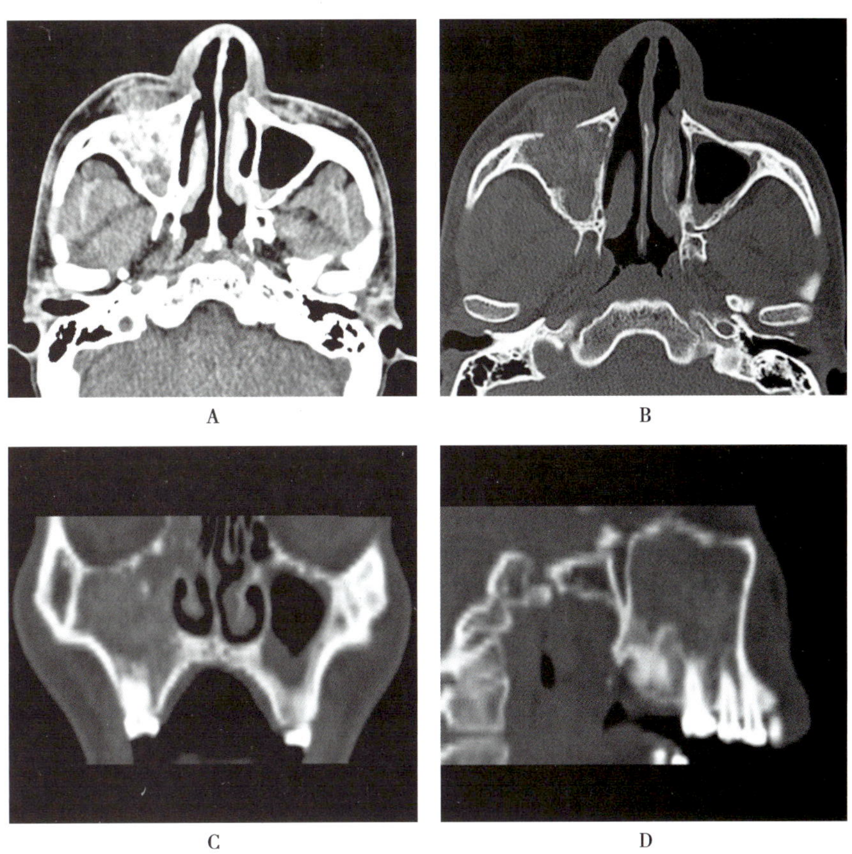

图5-2-27 右上颌骨骨肉瘤

螺旋CT轴位软组织窗（A）及骨窗（B）、冠状位骨窗（C）、矢状位骨窗（D）示右侧上颌骨上颌窦内软组织占位，其间见斑片状稍高密度混杂区，CT值45～385HU，窦前壁上壁吸收破坏，右上颌15牙周骨硬板吸收破坏

病例3：男性，50岁，10年前左侧腮腺腺泡细胞癌全腮腺叶切除术。1个月前左下后牙龈开始反复肿痛渐增大，伴张口受限（图5-2-28、图5-2-29）。

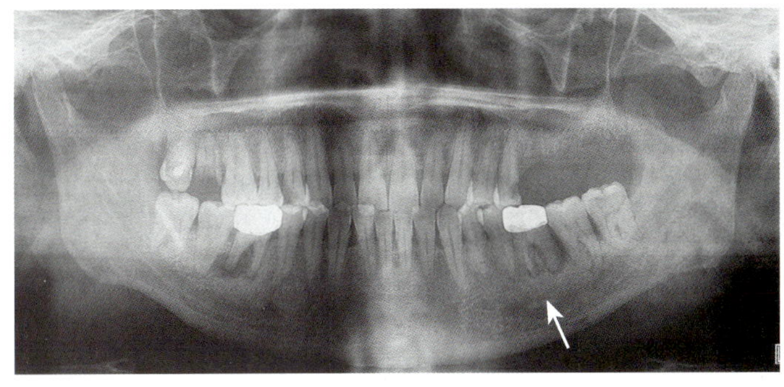

图5-2-28 左下颌骨骨肉瘤

全口牙位曲面体层X线片示左下颌36、37牙槽骨吸收，牙周膜增宽，左下颌骨升支部骨质结构粗糙

学习笔记

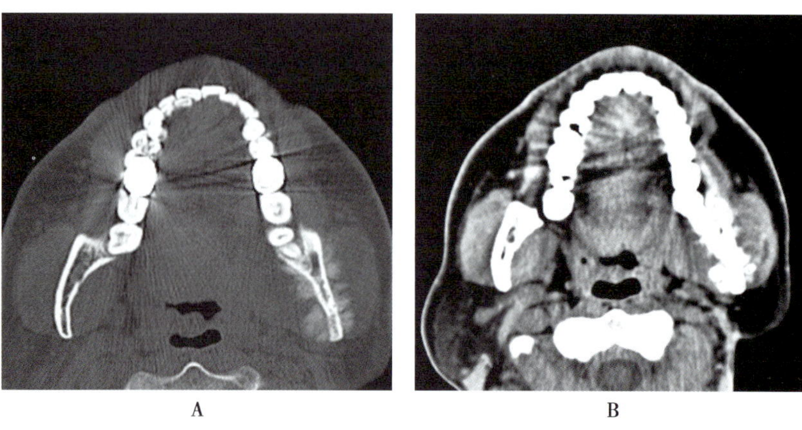

图 5-2-29　左下颌骨骨肉瘤

螺旋 CT 轴位骨窗（A）及软组织窗（B）示左侧下颌骨升支区较大软组织肿块影，密度欠均匀，CT 值 28～65HU；皮质骨呈虫蚀状吸收，皮质外侧可见突向肿块毛刷状瘤骨

病例 4： 女性，49 岁。发现左下颌骨膨隆 3 月余，近日来疼痛加剧。专科检查左下颌骨下缘颏部区域膨隆，质硬轻压痛，左下唇麻木（图 5-2-30）。

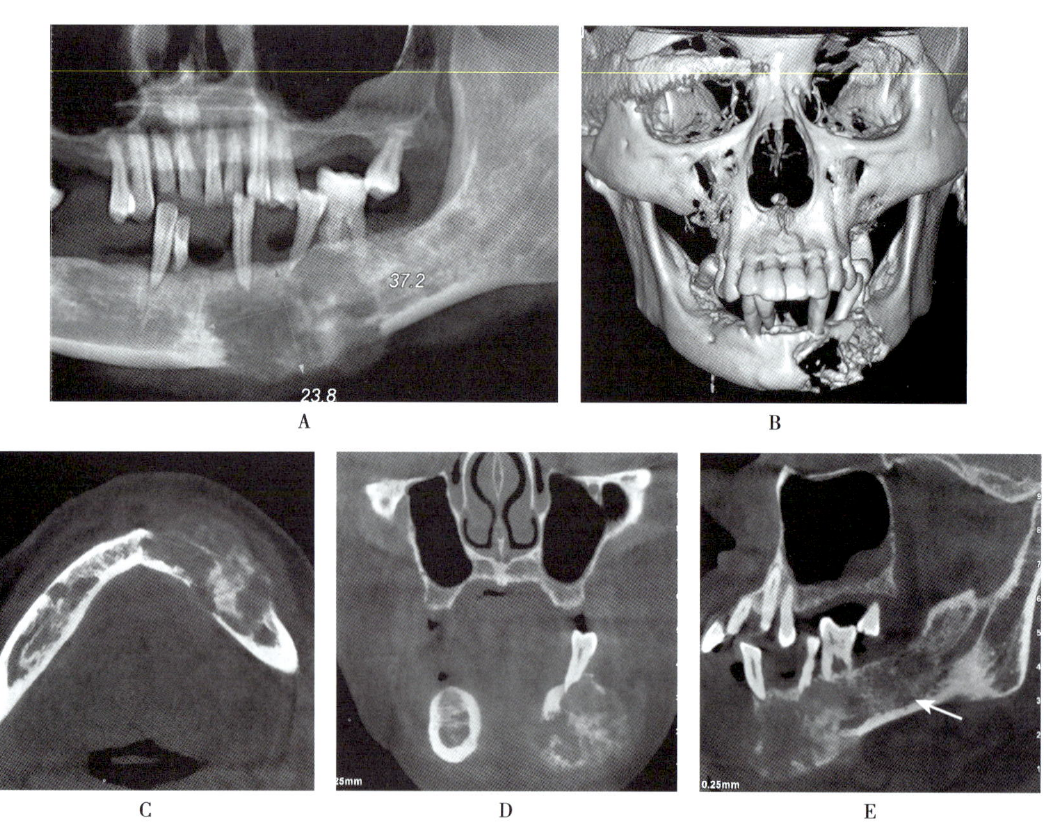

图 5-2-30　左下颌骨骨肉瘤

CBCTPn（A）、SSD（B）、轴位（C）、冠状位（D）、矢状位（E）示左下颌 31～36 区根方可见不规则高低密度混杂病变，骨体膨胀，其间可见斑片状瘤骨，边界呈“虫蚀状”改变，病变向唇颊侧及下方膨隆，皮质破损，左下颌神经管中断

学习笔记

【问题】

问题 1：怎样选择骨肉瘤的影像学诊断检查方法？

思路 1：一般以普通 X 线平片为首选，如根尖片、全景片及下颌骨正侧位片等。对于发生在有牙区域的颌骨骨肉瘤拍摄根尖片是必需的，因为能够较清晰地观察根周膜改变情况。

思路 2：由于普通 X 线平片不能完整显示病变内部信息，使用有一定局限性，CT 可清晰显示肿瘤的边界，肿瘤的内部骨质改变情况以及软组织肿块侵犯。

思路 3：MRI 可清晰显示骨皮质破坏，在肿瘤侵犯髓内显示方面远较 X 线和 CT 敏感。高信号骨髓中如出现低信号区即可明确为肿瘤组织。

思路 4：超声及核素已有研究对骨肉瘤检查，但是一般目前不作为常规影像检查方法。

问题 2：发生于上颌骨及下颌骨的骨肉瘤影像学表现有何异同？

思路 1：位于上颌者多以成骨型骨肉瘤为主（图 5-2-27A），完全表现为溶骨性破坏低密度影像较少见。上颌者出现典型日光放射状及 Codman 三角较少见，影像诊断要引起注意，避免误诊、漏诊。

思路 2：下颌骨骨肉瘤影像征象多表现为边界不清的溶骨性破坏伴斑片状不规则高密度影，可见日光放射状骨针形成及 Codman 三角，软组织肿块包绕（图 5-2-29）。下颌神经管受侵时表现为下颌神经管中断，管壁破坏消失（图 5-2-30）。

思路 3：牙周膜增宽和骨硬板消失，牙浮立等恶性征是骨肉瘤在上下颌骨表现的共同影像特征。

知识拓展：发生于上颌骨及下颌骨骨肉瘤临床表现特点

1. 发生于上颌骨者，上颌骨局部无痛性肿胀是其重要主诉，早期恶性征不明显，牙槽突为其好发部位，就诊时常无明显麻木疼痛等神经症状。

2. 发生于下颌者恶性征临床症状较为明显，多伴疼痛、麻木、累及牙松动，临床症状有利于对病变的诊断。

学习笔记

知识点

骨肉瘤的影像鉴别诊断

1. 与软骨肉瘤鉴别　骨肉瘤与软骨肉瘤非常相似，鉴别较为困难。但是软骨肉瘤内部胶冻黏液物表现的低密度影，增强后无明显强化，软骨肉瘤伴骨膜外瘤骨生成较少见以资鉴别与骨肉瘤。

2. 与颌骨转移瘤鉴别　主要依靠病史及临床检查，影像学表现有溶骨、成骨和混合三类，以溶骨表现多见。核素扫描具有较高诊断价值。

3. 与其他溶骨性恶性肿瘤鉴别　如纤维肉瘤、恶性纤维组织细胞瘤、Ewing 肉瘤等鉴别比较困难。

4. 与纤维结构不良相鉴别　纤维结构不良早期一般不会导致牙周膜增宽，常推挤下颌神经管及上颌窦壁移位，一般没有软组织肿块。

5. 与颌骨骨髓炎相鉴别　骨髓炎常以病源牙为中心，骨吸收与骨硬化并存，可见大片死骨及线状骨膜反应。

（王铁梅）

参考文献

1. 马绪臣. 口腔颌面医学影像诊断学. 第 6 版. 北京：人民卫生出版社，2012.

2. 余强,王平仲. 颌面颈部肿瘤影像诊断学. 上海:上海世界图书出版公司,2009.
3. 温玉明. 口腔颌面部肿瘤学. 北京:人民卫生出版社,2004.
4. Harnsberger HR. Diagnostic imaging head and neck. Salt Lake: Amirsys,2004.
5. CHrislopher D. M. F,Julis A. B,Pancras C. W. H,et al. WHO Classification of Tumours of Soft Tissue and Bone. WHO,2013:239-294.
6. Carlos R,Sedano HO. Intralesional corticosteroids as an alternative treatment for central giant cell granuloma. Oral Surg Oral Med Oral Pathol Oral Radiol Endod,2002,93:161-166.
7. DiCaprio MR. Enneking WF. Fibrous dysplasia Pathophysiology evaluation and treatment[J]. J Bone Joint Surg Am,2005,87(8):1848-1864.
8. Fan XD,Zhang ZY,Zhang CP,et al. Direct-puncture embolisation of intraosseous arteriovenous malformation of jaws. Oral Maxillofac surg,2002,60(8):890-896.
9. Ben Slama L,Ruhin B,Zoghbani A. Langerhans cell histiocytosis. Rev Stomatol Chir Maxillofac,2009,110:287-289.
10. Lannon DA,Earley MJ. Cherubism and its charlatans. Br J Plast Surg,2001,54(8): 708-711.
11. Guadagnolo BA,Zagars GK,Raymond AK,et al. Osteosarcoma of the jaw/craniofacial region: outcomes after multimodality treatment. Cancer,2009,115(14): 3262-3270.
12. Avinash KR,Rajagopal KV,Ramakfishnaiah RH,et al. Computed tomographic features of mandibular osteoe-hondmma. Dentomaxillofac Radiol,2007,36(7):434-436.
13. 吴运堂. 口腔颌面骨疾病临床影像诊断学. 北京:北京大学医学出版社,2005.
14. 于世风. 口腔组织病理学. 第6版. 北京:人民卫生出版社,2011.

学习笔记

第六章 口腔颌面部软组织肿瘤和瘤样病变

第一节 软组织良性肿瘤和瘤样病变

一、牙龈瘤与化脓性肉芽肿

牙龈瘤(epulis)为发生于牙龈的有特定内涵的病损。其发生与机械性或慢性炎性刺激以及内分泌激素有关。以往曾分牙龈瘤为肉芽肿性牙龈瘤(granulomatous epulis)、血管性牙龈瘤(vascular epulis)和纤维性牙龈瘤(fibrous epulis)。肉芽肿性牙龈瘤又称化脓性肉芽肿(pyogenic granuloma);而妊娠性龈瘤(pregnancy epulis or epulis gravidarum)多属于血管性牙龈瘤。目前多认为化脓性肉芽肿和血管性牙龈瘤均属于血管性肿瘤。病理上,化脓性肉芽肿多表现为黏膜下红色或蓝色扁平或息肉样病变,其内部多为局灶性血管瘤表现。临床上,化脓性肉芽肿主要表现为红色无痛性和出血性有蒂或无蒂肿块,表面可形成溃疡。

【影像学表现】

1. 化脓性肉芽肿最常见于牙龈,其次为唇、舌、颊、鼻腔、鼻咽和鼻窦黏膜。
2. 化脓性肉芽肿多为类圆形肿块表现,与息肉形态类似。病变边界清晰。
3. X线上,部分化脓性肉芽肿可破坏吸收牙槽骨,类似"扇形",骨破坏边界可清晰或不清晰(图6-1-1)。
4. 平扫CT上,化脓性肉芽肿表现为异常软组织密度肿块(图6-1-2A);增强CT上,多数病变呈明显均匀强化表现(图6-1-2B)。
5. 平扫MRI上,化脓性肉芽肿多呈T1WI上的中等信号(图6-1-3A)和T2WI上的高信号(图6-1-3B);增强T1WI上,病变呈均匀高信号(图6-1-3C)。

【病例】

病例1:男性,17岁。右下磨牙区牙龈红肿4个月。检查见右下磨牙区牙龈红肿,局部有溃疡形成,界线模糊。无下唇麻木,张口无受限(图6-1-1)。

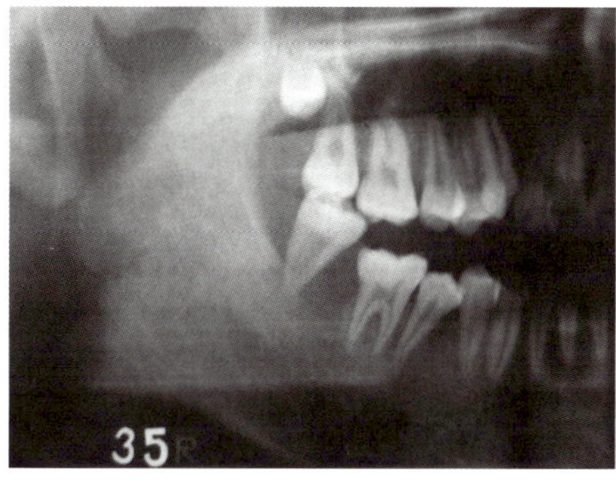

图6-1-1 右下后牙龈化脓性肉芽肿

曲面体层X线片(局部)示:右下颌磨牙区肿大牙龈轮廓可见,右下磨牙区牙槽骨破坏吸收,边界模糊

学习笔记

病例2：男性，28岁。左下牙龈肿痛10月余。检查见左下颌牙龈弥漫性肿大成块，病变色红，局部可见溃疡，轻压痛，界限不清（图6-1-2）。

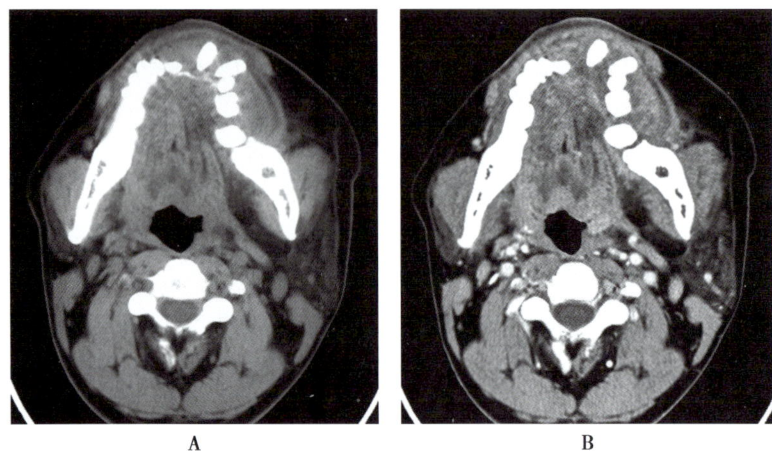

图6-1-2　左下牙龈化脓性肉芽肿

横断面平扫CT（A）上见左下颌牙龈肿大成块，部分牙槽骨破坏吸收；横断面增强CT（B）示病变呈强化表现，边界欠清

病例3：男性，24岁。右上牙龈无痛性肿胀5个月。检查见右上双尖牙和磨牙区牙龈肿大成块，病变色红，边界清晰，无溃疡，轻压痛（图6-1-3）。

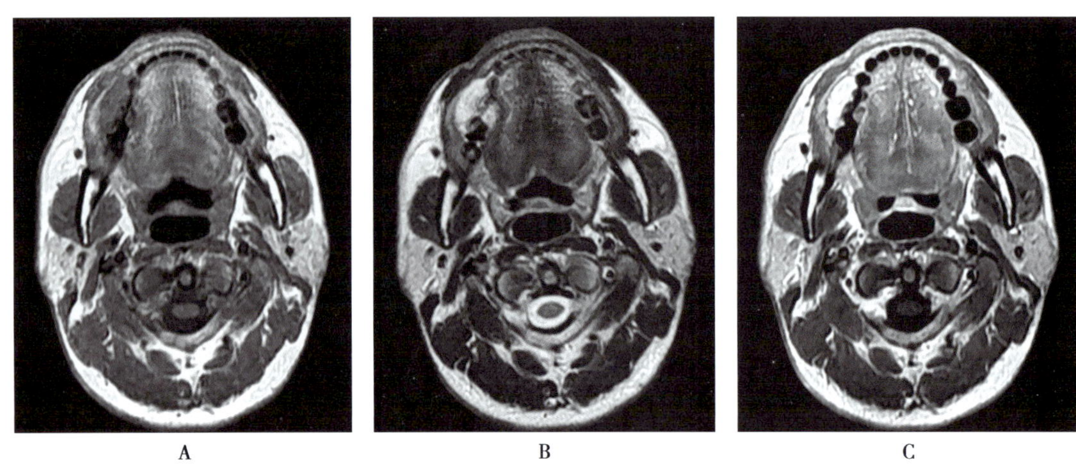

图6-1-3　右上牙龈化脓性肉芽肿

MR横断面T1WI（A）示右上双尖牙和磨牙区牙龈有类圆形中等信号肿块形成。横断面T2WI（B）上病变呈均匀高信号改变，边界清晰。横断面增强T1WI（C）示病变呈均匀强化表现

【问题】

问题1：牙龈瘤的诊断需要影像学检查的帮助吗？各类影像学检查的作用为何？

思路：位置浅表的牙龈瘤多无需通过影像学检查即可予以诊断。但影像学检查有时并非多余。影像学检查的目的主要在于了解其对周围组织结构的影响。X线检查可明确病变对牙槽骨的破坏状况（图6-1-1）。对于位置深在和范围较大的牙龈瘤（如发生在鼻腔、鼻咽和鼻窦黏膜的牙龈瘤），CT和MRI能帮助临床医生明确牙龈瘤的范围以及对周围组织结构的影响（图6-1-2、图6-1-3）。

问题2：牙龈瘤在临床上和影像学表现上最易同哪些疾病相混淆？如何鉴别？

思路：临床上最易同牙龈瘤相混淆的疾病是牙龈鳞状细胞癌（发病部位相同，部分临床表

现相同）。影像学上，两者均可致牙槽骨破坏吸收。

知识点

牙龈瘤和牙龈鳞状细胞癌的鉴别

临床上，两者的外观形态、生物学行为和生长方式均有明显不同。影像学上，化脓性肉芽肿虽可导致牙槽骨的破坏吸收，但多以弧形压迫性表现为主，边界清晰，病变内部可偶现钙化。而牙龈鳞状细胞癌所引起的牙槽骨破坏多以溶解吸收表现为主，边界模糊。然而不容否认的是，两者的影像表现有时极为相似，易鉴别诊断困难（图 6-1-2），此时必须结合临床表现，并最终依靠病理学检查结果。

二、血管畸形

血管畸形（vascular malformation）是较为常见的口腔颌面颈部良性病变。此病变属于发育异常，而非真性肿瘤。沿用至今的血管畸形类别主要有：毛细血管性（capillary）、海绵状（cavernous）、静脉性（venous）和动静脉性（arteriovenous）。混合性血管畸形（mixed haemangioma）一词是指上述两种或两种以上的血管畸形并存于同一病变内。血管畸形无明显性别差异。病理上，血管畸形主要由扩张的脉管腔组成，管壁是成熟的内皮细胞。静脉性和海绵状血管畸形内均可有静脉石形成。动静脉畸形是动静脉的异常吻合，为动脉血不通过正常毛细血管直接贯注于静脉，导致静脉的动脉化。血管畸形的临床表现因其类别不同而异。静脉畸形通常为单发，范围不一，可局限，也可弥漫。病变浅表者可表现为质地柔软、按压后变形、低头试验阳性、无搏动和杂音。病变颜色因其部位深浅而呈浅蓝色至深紫色，其周围皮肤可出现毛细血管扩张、静脉曲张或淤斑。动静脉畸形多有特征显著的临床症状和表现，如皮肤发红和发热、病变区有搏动和溃疡出血等。

【影像学表现】

1. 海绵状或静脉畸形和动静脉畸形可见于口腔颌面部任何部位，但以软组织间隙、肌肉组织、舌和涎腺等区多见。毛细血管畸形多发生于皮肤和皮下组织。血管畸形常以多发形式显现。如伴有全身其他部位之血管畸形，则可称为血管瘤病（angiomatosis）。

2. 海绵状或静脉性血管畸形多呈类圆形改变，单囊或多囊表现，边界清晰；毛细血管畸形和动静脉畸形多为不规则形态，部分可呈弥漫状改变，边界模糊。

3. 超声上，静脉性或海绵状血管畸形多为低回声表现（图 6-1-4），含静脉石者其后方可见强光团声影，此为该病变的特征性表现之一。约 50% 的海绵状或静脉性血管畸形在低头试验的超声检查中呈阳性表现（头低位时病变暗区增大）。动静脉畸形表现为大脉管形态的不均匀回声，无软组织实质。彩色多普勒超声（CDFI）上，多数海绵状或静脉性血管畸形呈单向血流表现。动静脉畸形内为收缩期血流，内有动静脉分流。

4. 平扫 CT 上，血管畸形为软组织密度改变（图 6-1-5A、图 6-1-6A）。海绵状或静脉性血管畸形内可见单个或多个小圆形静脉石影（图 6-1-5），此为诊断该疾病的可靠依据。增强 CT 上，海绵状或静脉性血管畸形于增强早期无明显强化（图 6-1-5B），之后可见对比剂逐渐进入瘤体（图 6-1-6B），是为渐进性强化。而动静脉畸形的强化几乎与血管强化同步，并以供血动脉和回流静脉的增粗、迂曲和扩张为特点（图 6-1-9A）。

5. 平扫 MRI 上，毛细血管畸形多表现为 T1WI 上的中等信号（图 6-1-8A）和 T2WI 上的不均匀高信号（图 6-1-8B）。海绵状或静脉性血管畸形在 T1WI 上为低或中等信号表现（图 6-1-6C、图 6-1-7A）；在 T2WI 上为较均匀高信号表现（图 6-1-6D、图 6-1-7B），其内可见小圆形低信号静

学习笔记

脉石影(图6-1-7B)。多囊病变的囊隔为线状低信号表现(图6-1-7B)。“信号流空”(signal void)是动静脉畸形的特殊MRI征象。病灶内的供养动脉和回流静脉在所有MRI序列上几乎均表现为低信号的匍匐状、管状或大小不一多囊状结构(图6-1-9),部分区域还可为血栓占据。增强MRI上,毛细血管畸形可呈早期持续强化表现(图6-1-8C),而海绵状或静脉性血管畸形则多表现为渐进性强化(图6-1-6E、图6-1-7C)。

6. DSA上,可见动静脉畸形表现为迂曲管状或团块状对比剂染色(图6-1-10),而其他血管畸形则无对比剂染色。

【病例】

病例1:男性,32岁。左面部无痛性肿大5年余。触及左咬肌区肿块,无压痛,界限不清,低头试验阳性(图6-1-4)。

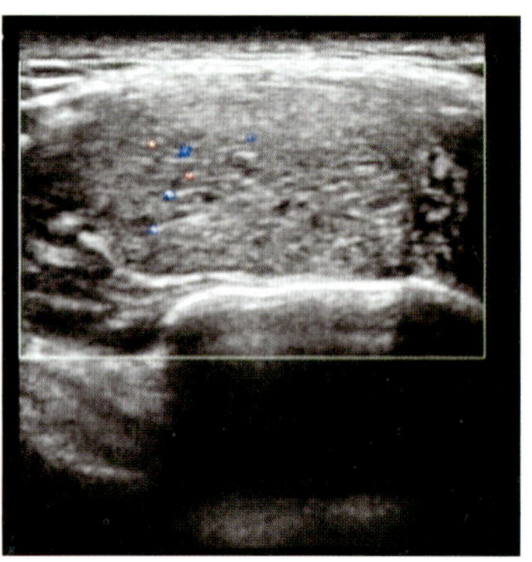

图6-1-4　左侧咬肌区静脉畸形

超声图示左咬肌内有一类圆形低回声肿块,内有散在分布的液性暗区,后方回声增强,境界清晰

病例2:男性,43岁。右侧面部不适感2年余。查患者面部外形无异常,无张口受限。仅见右侧口咽侧壁略有膨隆(图6-1-5)。

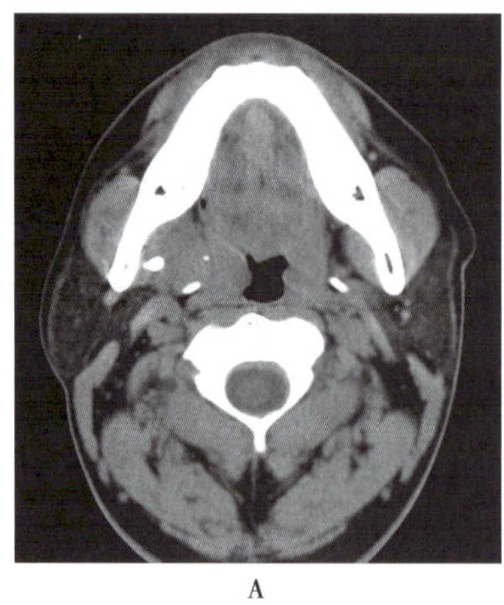

A

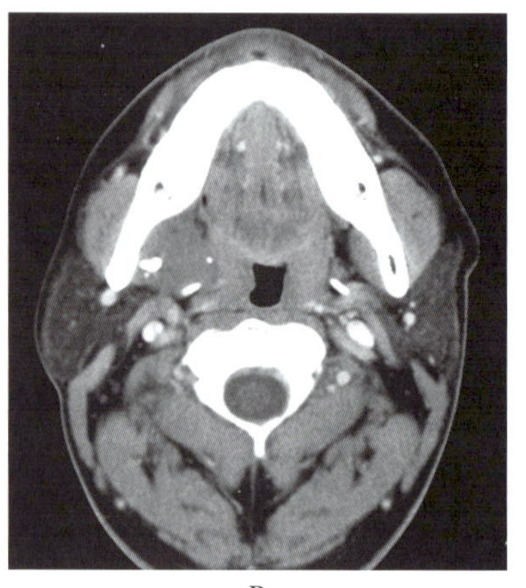

B

图6-1-5　右咽旁间隙静脉畸形

横断面平扫CT(A)示右侧咽旁间隙有软组织肿块形成,内含高密度钙化点;横断面早期增强CT(B)示病变无明显强化,界限清晰。右下颌支轻度受压变形

病例 3：女性，56 岁。发现左上颈部无痛性肿块 3 年。触及左上颈部肿块，质地软，界线清。低头试验阳性（图 6-1-6）。

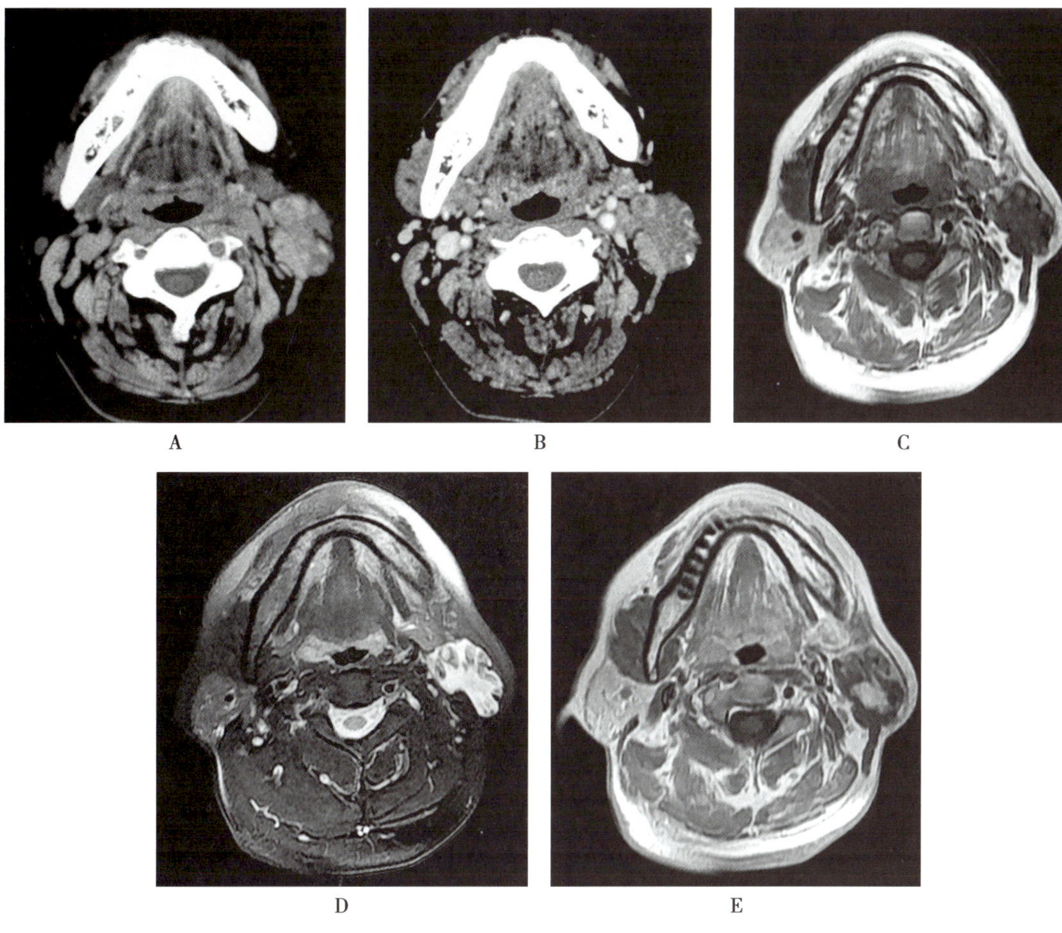

图 6-1-6　左上颈部海绵状血管畸形

横断面平扫 CT（A）示左腮腺下极有类圆形分叶状软组织密度肿块；横断面早期增强 CT（B）示病变局部有轻度强化，界线清晰；MR 横断面 T1WI（C）示病变呈中等信号；横断面抑脂 T2WI（D）示病变呈不均匀高信号，界限清晰；横断面增强（注入对比剂后 3 分钟扫描）T1WI（E）示病变中心有明显强化

病例 4：男性，9 岁。右侧面部无痛性肿大 8 年余。检查见右侧面部明显肿大，触及软组织肿块，质地软，界线不清，无压痛。低头试验阳性（图 6-1-7）。

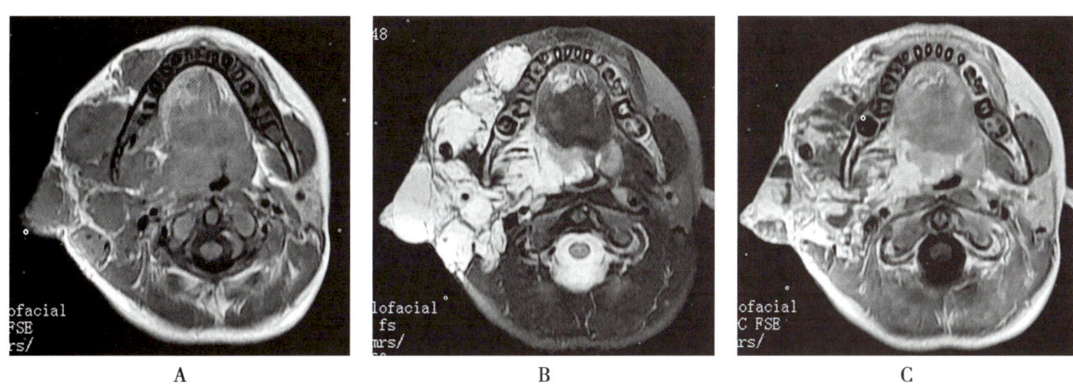

图 6-1-7　右侧颌面部多发性静脉畸形

MR 横断面 T1WI（A）示右侧面颊部、腮腺、咽旁间隙和舌部有多囊弥漫状异常中等信号影；横断面抑脂 T2WI（B）示病变呈不均匀高信号，内含圆形低信号静脉石和线条状囊隔，界限欠清晰；横断面增强（注入对比剂后 3 分钟扫描）T1WI（C）示病变大部分呈强化表现

学习笔记

病例5：男性，7岁。出生后即发现左面部皮肤有红斑。检查见左腮腺区皮肤有红斑，略隆起。触诊及软组织肿块，质地软，无压痛（图6-1-8）。

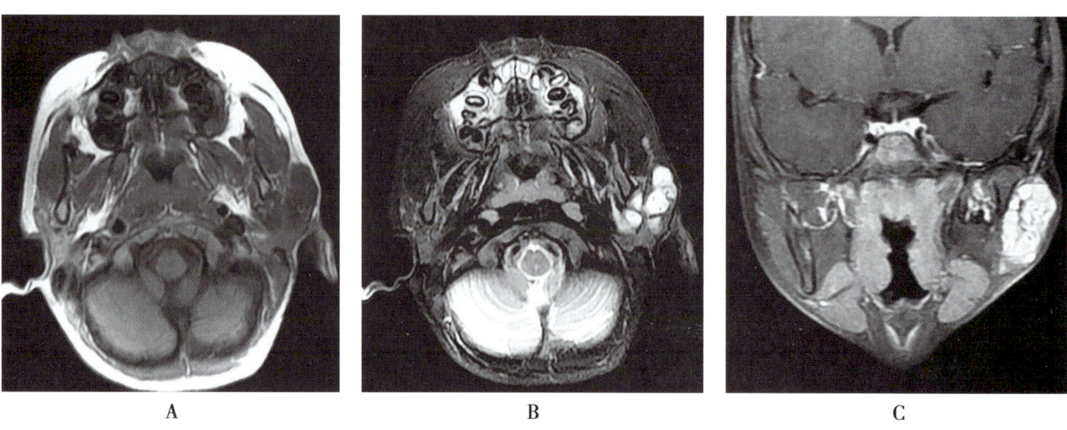

图6-1-8　左腮腺区毛细血管畸形

MR横断面T1WI（A）示左腮腺区及其皮下组织异常肿大，呈中等信号改变；横断面抑脂T2WI（B）示右腮腺区分叶状肿块呈高信号改变；冠状面抑脂增强T1WI（C）示病变呈明显强化表现，界限清晰

病例6：女性，42岁。发现右面颊部搏动性肿大10余年，近年来逐渐增大。检查见右面颊部搏动性肿大，触诊发现其搏动频率与脉搏同步，质地软，无压痛，界限欠清（图6-1-9）。

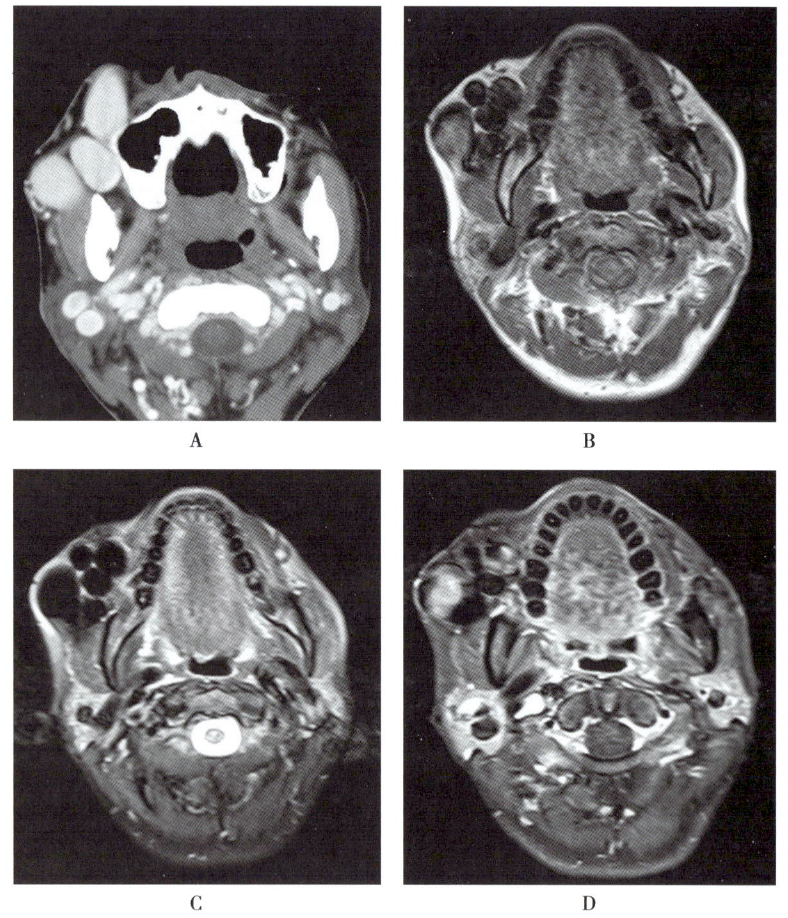

图6-1-9　右面颊部动静脉畸形

横断面增强CT（A）示右颊间隙内有多囊状强化病灶（为异常扩张血管）；MR横断面T1WI（B）示病变呈低等信号病变；横断面T2WI（C）示病变表现为低信号（信号流空）；横断面增强T1WI（D）示病变部分呈高信号，部分为流空低信号

病例7：男性，20岁。发现右面部搏动性肿大近8年，渐增大。检查见右侧腮腺区明显肿大。触诊可及搏动，与脉搏同步，质地软，界限不清（图6-1-10）。

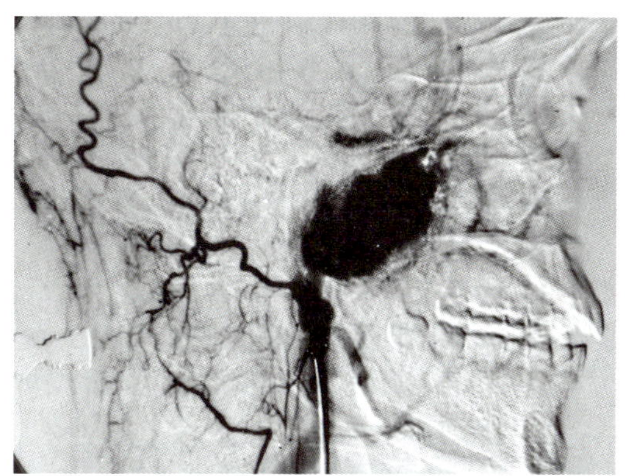

图6-1-10　右面部动静脉畸形
DSA面部右侧位图示病变于动脉期染色明显，并提示病变的主要供养血管为右侧颌内动脉

【问题】

问题1：如何合理选择各种影像学检查方法以评估口腔颌面部血管畸形？

思路1：首先应明确影像学检查的目的何在。临床上，选择影像学检查的一般目的无非是明确病变的有无与明确病变的性质和范围。

思路2：口腔颌面部血管畸形具有多发且分布广泛的特点。故选择影像学检查方法时应根据各检查手段的自身特点，并结合对病变范围的预估。

思路3：一般情况下，超声检查只适宜于显示部位浅表的软组织病变；而CT和MRI检查则不受病变部位深浅的限制，并能对病变范围和可能的多发中心进行整体显示（图6-1-6～图6-1-7）。通常，CT检查能更清晰地显示病变内部钙化明显的静脉石（图6-1-5）及病变对邻近颌骨组织的影响；MRI检查更清晰地显示血管畸形的范围、内部结构及一些钙化不明显的静脉石（图6-1-6～图6-1-7）。

思路4：应根据临床所遇具体情况及检查所侧重的目的不一而选择合适的影像学检查方法。如欲侧重于了解血管畸形的范围，则应首选MRI检查；如欲侧重于了解病变对邻近颌骨组织的影响，则宜选择CT检查。

知识点

超声、CT和MRI检查颌面部软组织病变的优劣

因超声声能难以穿透骨组织，故其不能显示位于骨组织深面的软组织及其相关病变。由于MRI的组织信号对比优于CT的组织密度对比，故在清晰显示软组织病变及其范围方面，前者优于后者。但就病变内钙化和骨皮质病损的显示而言，CT检查常较MRI检查更敏感。

问题2：应用影像学检查方法评价口腔颌面部血管畸形的目的何在？

思路1：与影像学检查的一般目的相同，主要有：为明确病变的有无、判断病变性质、明确病变范围和对周围组织结构的影响。

思路2：对口腔颌面部血管畸形而言，影像学检查还有其特殊目的。此目的为：明确血管畸形内的血流速度，找出血管畸形的供养血管和流出血管。

学习笔记

知识点

血管畸形的临床和影像学分类

临床上和影像学上，一般可将血管畸形分为低血流性(low flow)和高血流性(high flow)2种。低血流性血管畸形主要和病理上的海绵状或静脉性血管畸形(图6-1-5～图6-1-7)相对应；高血流性血管畸形主要和病理上的动静脉畸形(图6-1-9、图6-1-10)相对应。但应该注意的是这种对应不是完全的，会有其他情况出现(如少数静脉性血管畸形也可呈高血流性表现)。

问题3：口腔颌面部血管畸形对周围组织结构影响的影像表现是怎样的？

思路1：口腔颌面部软组织血管畸形因其所在部位不同而对周围组织结构的影响也不尽相同。

思路2：一般而言，软组织血管畸形以推移、挤压其周围血管、肌肉和软组织间隙为主；侵犯严重者可完全或不完全占据或取代周围组织结构。少数静脉性血管畸形还可致骨骼异常，主要表现为颌面骨受压变形(图6-1-5)或呈肥大改变。动静脉畸形常伴有颌骨(尤其是下颌骨)的受累，主要表现为单囊或多囊状骨质破坏、下颌神经管的增粗和骨皮质的穿凿样破坏。

问题4：口腔颌面部血管畸形的哪些影像表现特点可作为其鉴别诊断的依据？

思路：血管畸形的CT和MRI表现可以和许多口腔颌面部良性肿瘤或瘤样病变相似。但血管畸形的一些特点可以作为其与其他疾病鉴别的依据。

知识点

口腔颌面部血管畸形的影像学表现特点

口腔颌面部血管畸形的影像学表现特点如下：①平扫CT上，口腔颌面颈部软组织肿块中如出现高密度钙化影，则应考虑有静脉性血管畸形的可能；②在T2WI上，如见病变的信号强度高于周围脂肪组织者，应考虑有静脉性血管瘤或血管畸形的可能；③增强CT和MRI上，病灶呈渐进性强化表现(尤其是强化自病变边缘逐渐向病变中心蔓延)者，应考虑有静脉性血管畸形的可能；④MRI上，如病变主要表现为多囊或单囊状、圆形、管状、弧形或不规则形“信号流空”者，则应考虑有动静脉畸形的可能；⑤增强CT上，如见病灶强化明显且有粗大扩张血管相伴者，应考虑有动静脉畸形的可能。

学习笔记

三、淋巴管畸形

淋巴管畸形(lymphangial malformation)是一种由扩张的淋巴管构成的海绵状或囊性良性淋巴管病变，属先天性畸形。既往曾用名主要有淋巴管瘤(lymphangioma)和囊性水瘤(cystic hygroma)。后者多指囊腔体积大于2cm^{3}的淋巴管畸形。淋巴管畸形可见于任何年龄，但儿童更多见，多数患者于出生时和2岁以内被发觉。无明显性别差异。虽同属脉管畸形，但淋巴管畸形较血管畸形少见。病理上，淋巴管畸形的剖面为多囊状或海绵状改变。囊内含有水性或乳性液体。其特征为含有大小不等、薄壁扩张的淋巴管。临床上，淋巴管畸形多表现为无痛性肿块，质地柔软，触有波动感。如病变内有出血或继发感染，则可能压迫周围组织。部分淋巴管畸形可以多发。

【影像学表现】

1. 囊性水瘤主要位于颈部和下面部。儿童囊性水瘤最常见于颈后间隙，其次为口腔。成人囊性水瘤多见于舌下间隙、下颌下间隙和腮腺间隙。

2. 囊性水瘤形态规则，多呈类圆形改变，以多囊表现为主（图 6-1-11 ~ 图 6-1-12，图 6-1-14 ~ 图 6-1-15），边界清晰，可见包膜。海绵状淋巴管畸形或部分受挤压后破裂或术后复发的淋巴管畸形可为不规则形态，分界不清。

3. 超声上，囊性水瘤多为多囊状无回声改变（图 6-1-11），内有厚薄不一的光带分隔。海绵状淋巴管瘤为多囊状混杂性高回声。CDFI 上，淋巴管瘤内无血流。

4. 平扫 CT 上，淋巴管畸形之内容物的 CT 值与水液相等。增强 CT 上，此内容物多无强化表现，但淋巴管畸形之囊隔和边缘可呈轻至中度强化（图 6-1-12）。

5. 平扫 MRI 上，淋巴管畸形在 T1WI 上呈低或中等信号（图 6-1-12A，图 6-1-14A，图 6-1-15A），少数可为高信号（与病变内的出血和脂肪样囊隔相对应）；在 T2WI 上呈均匀高信号（图 6-1-13B）。如病变内有出血或液体内富含蛋白成分，则可出现液-液平面征象（图 6-1-14）。海绵状淋巴管畸形多表现为皮下组织或黏膜的多囊状异常（图 6-1-15）。其与囊性水瘤的影像表现区别在于：后者多为大囊，囊腔数量较少；前者多为小囊，囊腔数量较多。增强 MRI 上，淋巴管瘤内部无强化表现，但其包膜和多囊囊隔可出现环形或弧形强化（图 6-1-15C）。

【病例】

病例 1：女性，2 岁。右腮腺区无痛性肿大 2 年。触及右耳下肿块，质地软，界限欠清（图 6-1-11）。

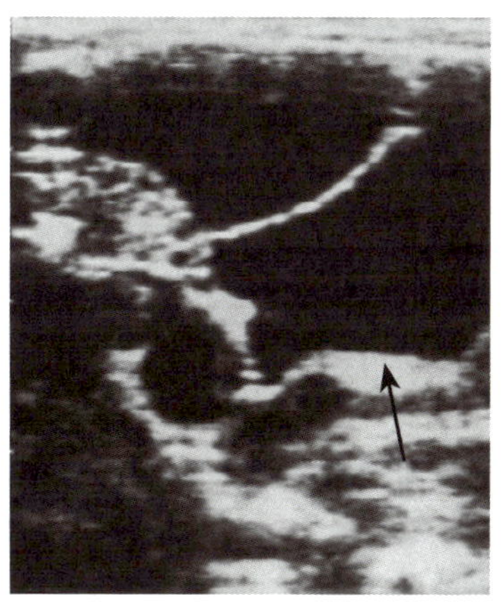

图 6-1-11　右腮腺区淋巴管畸形

超声图示右腮腺内有多囊状无回声暗区，后方回声增强，边界清晰（长黑箭）

病例 2：女性，33 岁。左上颈部无痛性肿大 8 年。检查触及左上颈部质软肿块，无压痛，界限不清（图 6-1-12）。

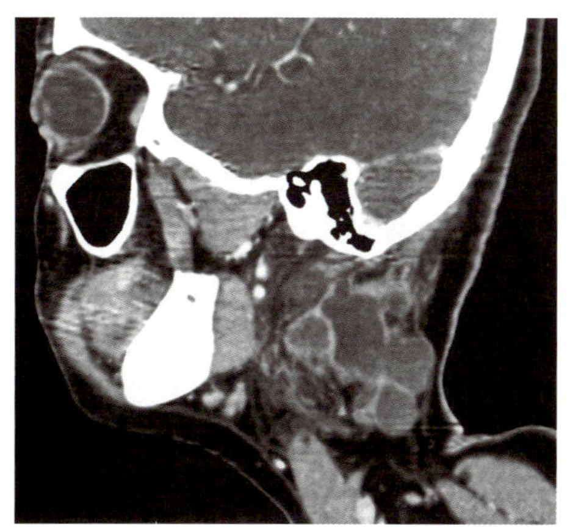

图 6-1-12　左上颈部淋巴管畸形

重建矢状面增强 CT 示：左颈上颈后三角区有多囊状肿块形成。病变 CT 值等于水液，无强化。其边缘和内部分隔强化明显，界限清晰

学习笔记

病例3：女性，12岁。出生后不久即发现右颈部肿大。右上颈部肿大明显，质地软，无压痛（图6-1-13）。

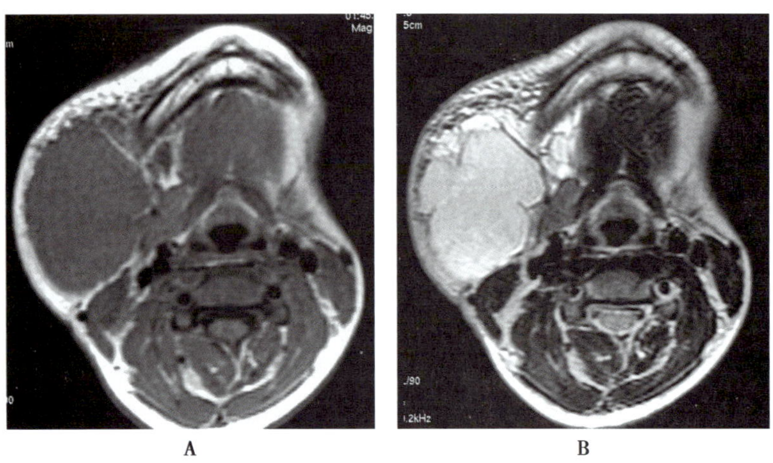

图6-1-13　右上颈部淋巴管畸形

MRI横断面T1WI（A）示：右侧上颈部（下颌下腺外侧）有多囊状中等信号肿块形成，边界清晰。横断面T2WI（B）上，病变表现为均匀高信号，边界清晰

病例4：女性，10岁。左上颈部无痛性肿大3年。左上颈部明显肿大，质地软，无压痛（图6-1-14）。

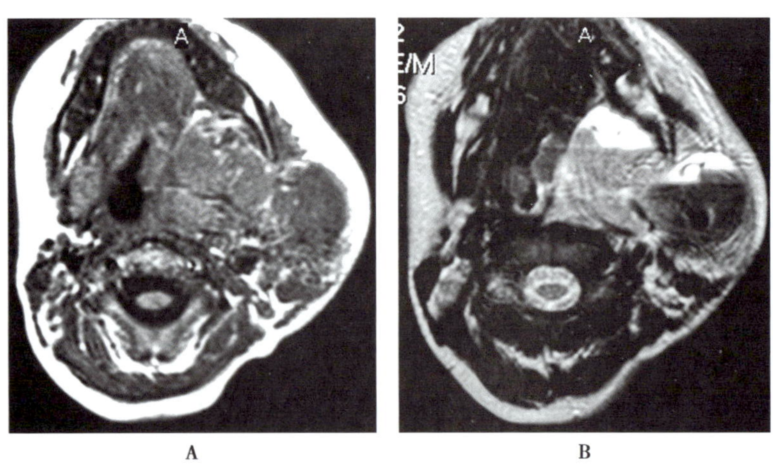

图6-1-14　左腮腺和咽旁间隙区淋巴管畸形

MRI横断面T1WI（A）示左腮腺和咽旁间隙区有多囊状等、高信号混合区，边界清晰。横断面T2WI（B）示病变呈低、等、高信号混合，有液-液平面显示

病例5：男性，8岁。左面颊部较对侧无痛性肿大6年余。左面颊和腮腺区较对侧略肿大，无压痛，质地软，界限不清（图6-1-15）。

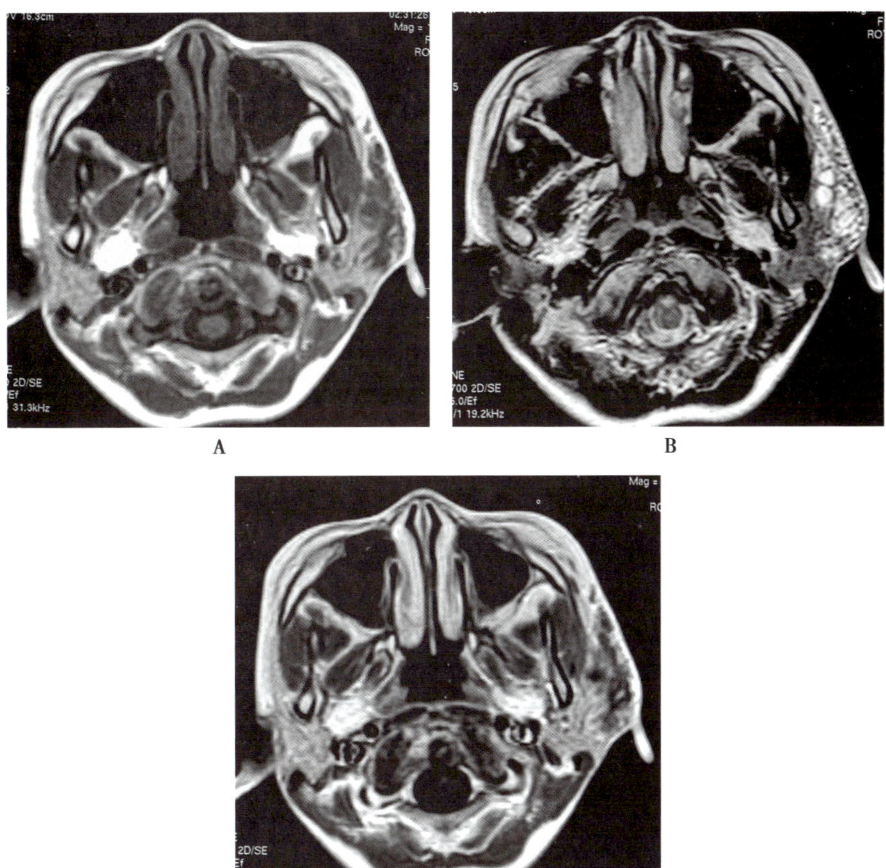

A　B

C

图 6-1-15 左腮腺区淋巴管畸形

MRI 横断面 T1WI(A)示:左腮腺浅面皮下组织内有不规则形中等信号肿块形成。横断面 T2WI(B)上,病变多个小囊状结构组成,并呈高信号表现,边界不清。横断面增强 T1WI(C)示病变内部无明显强化

【问题】

问题 1:通常情况下,对淋巴管畸形的首选影像学检查方法是什么?

思路 1:选择影像学检查方法时应重点考虑一下问题:①检查设备的性能;②检查设备的有效性;③检查的简便性;④被检部位的具体情况(包括部位深浅,有无表面损伤,是否需要检查设备近距离接触等);⑤检查费用。

思路 2:口腔颌面部淋巴管畸形通常具有起病部位较为浅表,极少累及骨组织的特点。据此,超声检查可作为一般情况下对该病的首选影像学检查方法。但应注意的是:CT 和 MRI 检查对明确淋巴管畸形的范围,及其与周围组织的关系具有重要意义。

问题 2:淋巴管畸形的影像学表现是如何同其病理表现相对应的?

思路:许多病变的影像表现可以和其大体病理表现相对应。这也是影像医生必须了解部分疾病病理表现的原因所在。单灶多囊改变是淋巴管畸形的影像表现特点。此结构特点与淋巴管畸形的大体病理表现相对应。多囊病变之各囊直径较大者多为囊性水瘤(图 6-1-12 ~ 图 6-1-14),而多囊病变之各囊直径较小者多为海绵状淋巴管畸形(图 6-1-15),但两者之间缺乏明确判断界限。据推测,一部分海绵状淋巴管瘤的海绵状腔隙经长时间进行性扩大之后可转变为囊性水瘤。

学习笔记

知识点

淋巴管畸形的大体病理类型

根据淋巴管畸形的形态表现差异，可分其为 4 种类型：囊性水瘤、海绵状淋巴管瘤(cavernous lymphangioma)、毛细血管性或单纯性淋巴管瘤(capillary or single lymphangioma)和血管淋巴管畸形(vasculolymphatic malformation)。

问题 3：如何根据影像学表现鉴别颈部囊性水瘤和其他囊性病变？

思路：首先应掌握发生在颈部的囊性病变除囊性水瘤外，还有哪些疾病。这些疾病主要有坏死性淋巴结(主要有淋巴结结核和转移性淋巴结)、鳃裂囊肿和囊性神经鞘瘤。

知识点

颈部囊性水瘤的影像学鉴别诊断

1. 与坏死性淋巴结的鉴别　囊性水瘤通常为单灶多囊性表现(图 6-1-12 ~ 图 6-1-15)，其囊隔多呈粗细均匀的弧线形；坏死性淋巴结一般呈多灶(多中心性)单囊性表现，其看似多囊的囊隔其实是其多灶性淋巴结的包膜，各坏死性淋巴结的包膜常可因其相互融合而表现模糊或粗细不均。

2. 与鳃裂囊肿的鉴别　鳃裂囊肿以单囊形式多见；囊性水瘤以多囊表现为主(图 6-1-12 ~ 图 6-1-15)。

3. 与囊性神经鞘瘤的鉴别　囊性神经鞘瘤多为单囊结构表现，内部没有弧线状纤维分隔。增强 CT 和 MRI 上，囊性神经鞘瘤可呈渐进性强化表现，显示其为实性结构的特点。颈部神经鞘瘤的中心多紧邻颈鞘血管，并可推移之。

四、神经鞘瘤

神经鞘瘤(neurilemmoma)是一种起源于神经鞘膜之施万(Schwann)细胞的良性肿瘤，又称施万细胞瘤(Schwannoma)。口腔颌面部神经鞘瘤主要发生于成年人(20 ~ 50 岁)，无明显性别差异。病理上，神经鞘瘤表面光滑，边界清晰，有包膜。切面呈淡黄色或灰白色，可有囊变和出血。肿瘤主要由施万细胞和周围胶原基质组成，并特征性地表现为 Antoni A 区和 Antoni B 区(Antoni A 区肿瘤细胞丰富；Antoni B 区肿瘤细胞排列松散)。临床上，较小的神经鞘瘤通常缺乏症状。肿瘤增大后可压迫相应神经而致有感觉异常和疼痛。此外，神经鞘瘤的临床表现与其部位有关。如咽旁间隙神经鞘瘤可致咽腔缩小和呼吸困难。

【影像学表现】

1. 口腔颌面颈部神经鞘瘤与三叉神经、面神经、舌咽神经、迷走神经和舌下神经的走行区域密切相关。通常，该肿瘤主要发生于咽旁间隙和颈动脉间隙。而深部咀嚼肌间隙、腮腺间隙、下颌下间隙、舌、腭、鼻腔鼻窦和颈后三角间隙等区域也可发生神经鞘瘤，但相对少见。

2. 神经鞘瘤多呈类圆形或梭形，边界清晰，可见包膜。

3. 超声上，神经鞘瘤多为低回声肿块，光点分布欠均匀(图 6-1-16)，偶有散在分布的无回声区。肿瘤内部的囊腔具有透声性强的特点。约 50% 的神经鞘瘤有后方回声增强，肿瘤边缘为高回声，有完整的包膜反射光带，境界清晰。

4. CT 上，神经鞘瘤多为软组织密度表现。伴有囊性变之神经鞘瘤的 CT 值接近于水(图 6-1-18A)。增强 CT 上，神经鞘瘤多呈渐进性均匀(图 6-1-17A)或不均匀强化表现(图 6-1-18A)。

5. 平扫 MRI 上，神经鞘瘤多呈 T1WI 上的低或等信号（图 6-1-17B、图 6-1-18B）和 T2WI 上的不均匀高信号（图 6-1-17C、图 6-1-18C、图 6-1-19B、图 6-1-19C）。如肿瘤内部有出血，则其在 T1WI 上可表现为高信号（图 6-1-19A）。如肿瘤内部有囊变，则其在 T1WI 上可呈低信号（图 6-1-18B），在 T2WI 上呈高信号表现（图 6-1-18C）。增强 MRI 上，神经鞘瘤多呈均匀（图 6-1-18D）或不均匀强化表现。

【病例】

病例 1：右颈部无痛性肿块 1 年余。右上颈部略向外隆起，触及肿块，质地中等，无压痛（图 6-1-16）。

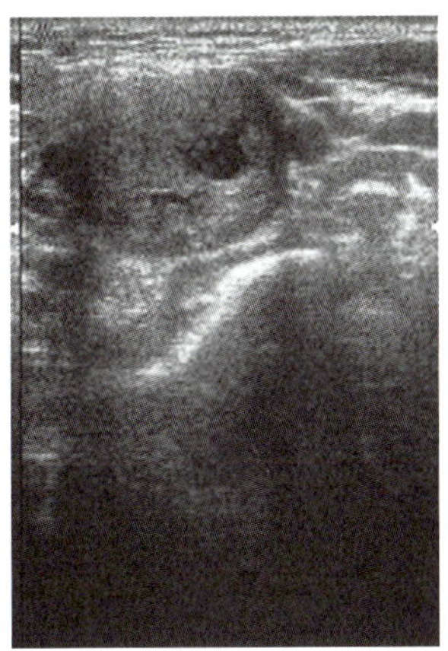

图 6-1-16　右颈部神经鞘瘤

超声图示右颈部见类圆形混合回声团块，以低回声为主，内见少量无回声区，边界清晰

病例 2：发现右颈上部无痛性肿物半年余。质地软，边界清晰，活动（图 6-1-17）。

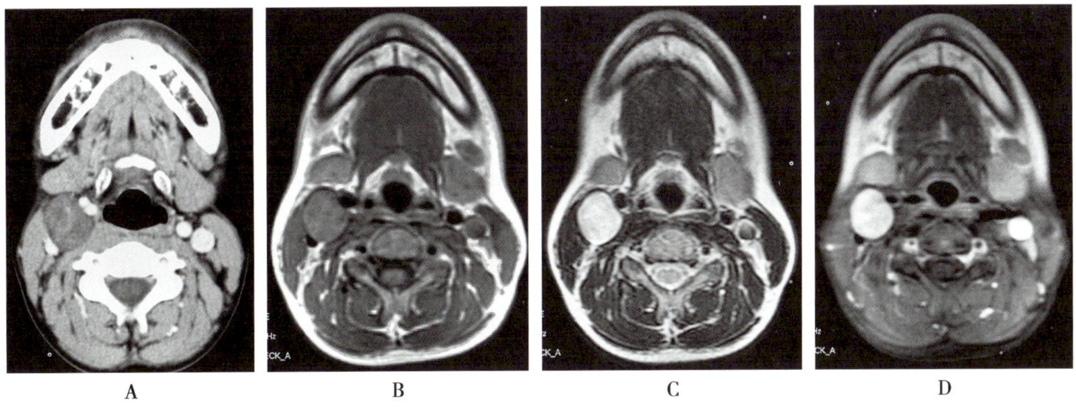

A　B　C　D

图 6-1-17　右上颈部神经鞘瘤

横断面增强 CT（A）示右侧颈鞘内有类圆形软组织肿块影，病变呈轻度不均匀强化，边界清晰。横断面 MRI 示右侧颈鞘病变在 T1WI（B）上呈中等信号；在 T2WI（C）上呈均匀高信号；增强 T1WI（D）上病变呈均匀强化表现（与 B 相比），边界清晰，有等信号包膜显示。该肿瘤位于颈动脉和颈内静脉之间，并推颈动脉向前内和颈内静脉向外后移位

学习笔记

病例3：右面部不适2年余。无张口受限(图6-1-18)。

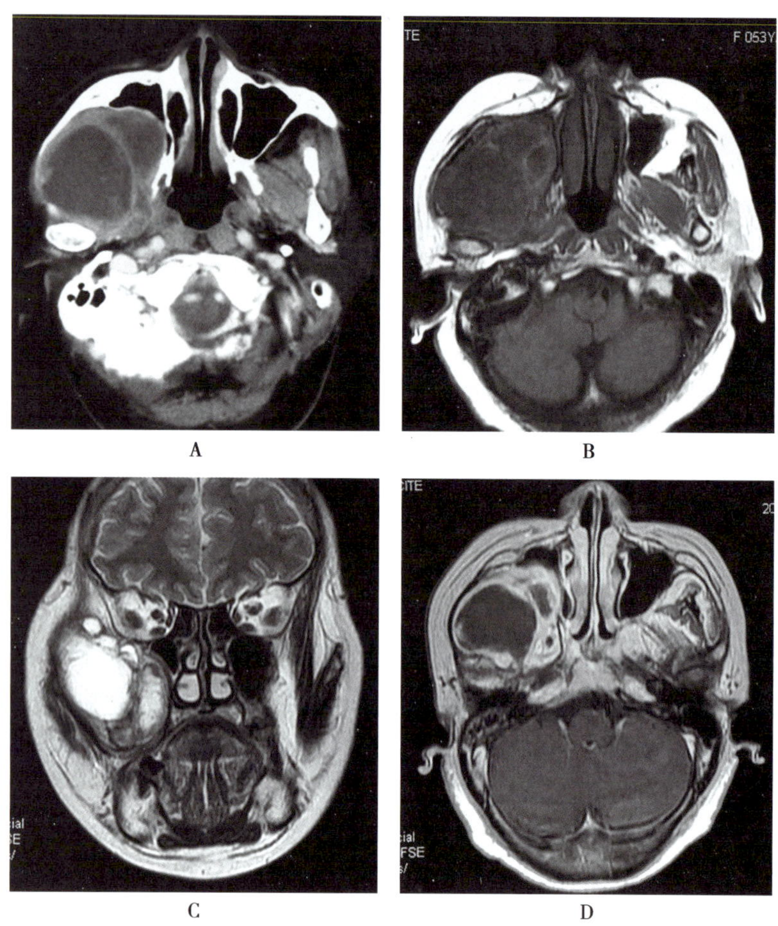

图6-1-18　右咀嚼肌间隙神经鞘瘤

横断面增强CT(A)示右侧深部咀嚼肌间隙(颞下间隙)内有类圆形囊实性软组织肿块影，病变实性部分强化明显，边界清晰。右上颌窦后外壁受压前移。右翼外肌被推向后移位。MRI示病变在横断面T1WI(B)上呈低(囊性部分)和中等(实性部分)信号；在冠状面T2WI(C)上呈均匀高信号(囊性部分)；在增强横断面T1WI(D)上病变实性部分呈明显强化表现，而其囊性部分无强化

病例4：吞咽时不适感4年，发现右咽部肿物3个月。质地中等，界限清晰，无张口受限(图6-1-19)。

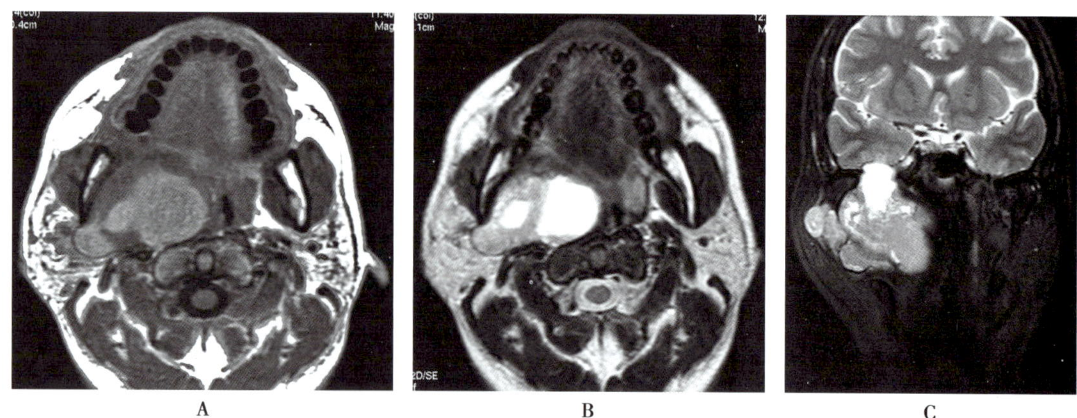

图6-1-19　右腮腺深叶和咽旁间隙神经鞘瘤

MRI示右侧腮腺深叶和咽旁间隙区有类圆形分叶状异常信号肿块，横断面T1WI(A)上病变以高信号表现为主；横断面T2WI(B)和冠状面抑脂T2WI(C)上病变也呈不均匀高信号。病变边界清晰，并向上压迫吸收颅底(C)

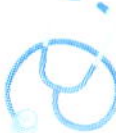

【问题】

问题1：如何使用影像学检查以完整显示口腔颌面部神经鞘瘤？

思路1：适宜于口腔颌面部神经鞘瘤显示的影像学检查方法主要有：超声、CT和MRI。

思路2：根据病变所在部位不同，其选择也不尽相同。

知识拓展：颌面颈部神经鞘瘤的影像学检查

对发生于不同颌面颈部的神经鞘瘤，其应准确选择的影像检查方法也可各异。颈部（颈动脉间隙和颈后三角间隙）、腮腺间隙和下颌下间隙的神经鞘瘤因部位浅表而宜首选超声检查。咽旁间隙，深部咀嚼肌间隙，舌、腭和鼻腔鼻窦的神经鞘瘤因位置深在而宜首选CT和MRI检查。

问题2：口腔颌面部神经鞘瘤对周围组织的侵犯在影像学上是如何表现的？有哪些重要结构可以被累及？

思路1：不同部位的神经鞘瘤，其所累及的周围邻近结构亦不尽相同。

思路2：根据神经鞘瘤的主要发生部位，其可累及重要组织结构主要有：颈鞘内血管（主要是颈总或颈内动脉）；中颅底和咽腔。

思路3：位于咽旁间隙和颈动脉间隙的神经鞘瘤对颈鞘内的血管影响最直接，也最常见。颈鞘内有第Ⅸ～Ⅻ对脑神经和上交感神经链，其中起源于迷走神经的神经鞘瘤最多见，次为舌咽神经。解剖上，迷走神经位于颈总动脉或颈内动脉之后，当发生迷走神经之神经鞘瘤时，其常推移颈总动脉或颈内动脉向腹侧（前）和内侧移位（图6-1-17）。颈交感神经链多位于颈鞘内后缘。起源于颈交感神经链的神经鞘瘤可推移颈总动脉和颈内动脉向前移位，但也有部分病变表现为推移颈总动脉和颈内动脉向后移位。此外，由于咽旁间隙和颈动脉间隙的神经鞘瘤内毗咽腔，外邻下颌支，故两者均可在CT和MRI上表现为受压移位。

思路4：位于腮腺深叶、咽旁间隙、颈动脉间隙和深部咀嚼肌间隙的神经鞘瘤可侵犯中颅底（图6-1-19C）。其在CT和MRI上的表现为颅底诸孔的膨大、颅底骨壁移位、变薄和破坏吸收。后者的表现有时可类似于恶性肿瘤。

问题3：咽旁间隙神经鞘瘤应在影像学上同哪些疾病进行鉴别？

思路1：首先应注意和咽旁间隙内的其他疾病相鉴别，如起源于小唾液腺肿瘤、淋巴结病变（主要有转移性肿瘤、淋巴瘤和淋巴结反应性增生）和间叶组织肿瘤。

思路2：其次应注意同腮腺深叶肿瘤相鉴别，此对于临床选择手术进路甚为重要。由于腮腺深叶和咽旁间隙毗邻，两者分界模糊，较难鉴别。

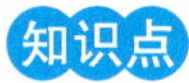

腮腺深叶肿瘤与咽旁间隙肿瘤的影像鉴别

腮腺深叶肿瘤与咽旁间隙肿瘤的鉴别对临床治疗方式的选择具有一定意义。两者之间的影像鉴别要点为：①脂肪带：如在肿瘤和腮腺深叶之间有脂肪带存在（通常肿瘤最大直径小于4cm），则多提示肿瘤源于咽旁间隙，为神经鞘瘤的可能性较大；反之，则多提示肿瘤源于腮腺深叶，为腮腺深叶多形性腺瘤的可能性较大。②颈内动脉移位方向：腮腺深叶肿瘤多推移颈内动脉向后移位（图6-1-19A、B）；咽旁间隙肿瘤多推移颈内动脉向外后移位。

问题4：颈部神经鞘瘤应在影像学上同哪些疾病进行鉴别？

思路：发生于相同或相邻部位的肿块性病变除神经鞘瘤外，尚有淋巴结病变和囊性水瘤。淋巴结病变主要有转移性肿瘤、淋巴瘤和淋巴结反应性增生。神经鞘瘤为单灶肿瘤；淋巴结病变常以多发形式出现。增强CT和MRI上，淋巴瘤和淋巴结反应性增生多为均匀强化表现；神经

学习笔记

鞘瘤则多为不均匀强化表现。虽然淋巴结转移性肿瘤和神经鞘瘤均可在 CT 和 MRI 上表现为液化或坏死，但前者的液化坏死区多占据整个淋巴结并伴有边缘环形强化，而后者多表现为肿瘤实性区与坏死区互相分隔，且实性区的面积或体积往往大于液化坏死区。颈部肿大淋巴结多整体推移颈鞘内血管，而神经鞘瘤可位于颈鞘内动脉和静脉之间并分离两者（图 6-1-17）。此外，颈部囊性水瘤常以多囊形式出现，此与呈单囊或实性表现的神经鞘瘤明显有别。

五、神经纤维瘤和神经纤维瘤病

神经纤维瘤（neurofibroma）是一种可能来源于神经内膜细胞、生长缓慢的良性肿瘤。通常将神经纤维瘤分为局灶性神经纤维瘤（localized neurofibroma），弥漫性神经纤维瘤（diffuse neurofibroma）和丛状神经纤维瘤（plexiform neurofibroma）3 类。神经纤维瘤病（neurofibromatosis，NF）又称 von Recklinghausen 病（von Recklinghausen's disease），是一种多发性神经纤维瘤。根据临床和遗传学表现，可将神经纤维瘤病分为 NF-1 型（von Recklinghausen 病或周围型 NF）和 NF-2 型（双侧听神经瘤或中心型 NF）。局灶性神经纤维瘤多与神经纤维瘤病无关；弥漫性和丛状神经纤维瘤则与神经纤维瘤病关系密切。神经纤维瘤约占所有头颈部良性软组织肿瘤的 5%。但较神经鞘瘤少见。局灶性和弥漫性神经纤维瘤常见于 20～40 岁患者；丛状神经纤维瘤多见于儿童，青年人少见。无明显性别差异。病理上，局灶性神经纤维瘤多为实性，剖面为棕褐色或白色，有时可见出血。若肿瘤局限于神经周围，则可见真性包膜；若向外扩展至周围软组织，则包膜少见。弥漫性神经纤维瘤的特征为肿瘤组织取代整个真皮和皮下组织，无清晰界限。丛状神经纤维瘤是大神经干的弥漫增大和错位，主要由膨大的神经或神经纤维组成。临床上，局灶性神经纤维瘤多表现为缓慢生长的无痛性、息肉样或结节状皮肤病损。弥漫性神经纤维瘤的病变范围较大，多伴有颜面颈部体表的畸形性损害。丛状神经纤维瘤于头颈部最为常见。此型多伴有大小不一的皮肤色素沉着。本病的特征性临床表现之一是皮肤上出现大小不一的棕色咖啡斑。NF 为常染色体显性遗传。

学习笔记

【影像学表现】

1. 口腔颌面部神经纤维瘤多位于颌面颈部真皮或皮下组织，深部相对少见。肿瘤多沿三叉神经和面神经分布，既可累及眼、舌、腭和面颈部软组织间隙，也可累及涎腺和甲状腺组织。部分丛状神经纤维瘤还可累及颅颌面骨。

2. 弥漫性和丛状神经纤维瘤多呈不规则形态，边界模糊（图 6-1-20～图 6-1-22）。局灶性神经纤维瘤多呈圆形或梭形（或纺锭状）肿块，界限清晰（图 6-1-23）。

3. 超声上，神经纤维瘤多呈低回声表现（图 6-1-20）。其出现后方回声增强者相对少见。部分神经纤维瘤可表现为特征性的"靶征"，即低回声外周伴高回声内核。

4. 平扫 CT 上，神经纤维瘤多表现较低的不均匀软组织密度（图 6-1-21）。病变内部出血时，其密度可增高。增强 CT 上，神经纤维瘤多无强化表现，其 CT 值可低于邻近肌肉组织。但在部分丛状神经纤维瘤中，病变也可表现为形同于"靶征"的局灶性强化。

5. 平扫 MRI 上，神经纤维瘤多表现为 T1WI 上呈中等信号（图 6-1-22A、图 6-1-23A）或略高信号和 T2WI 上的均匀或不均匀高信号（图 6-1-22B、图 6-1-23B）。特征性"靶征"在 T2WI 上表现为病变中央区的低信号和病变周边区的高信号（图 6-1-22B）。增强 MRI 上，神经纤维瘤多有均匀或不均匀强化表现。部分丛状神经纤维瘤在增强 MRI 上可有"靶征"表现，即病变的中央区呈明显强化表现（图 6-1-22C）。

【病例】

病例 1：女性，9 岁。出生后不久即发现左面部皮肤呈黑色并粗糙。检查见左面部皮肤粗糙，有色素斑沉着（图 6-1-20）。

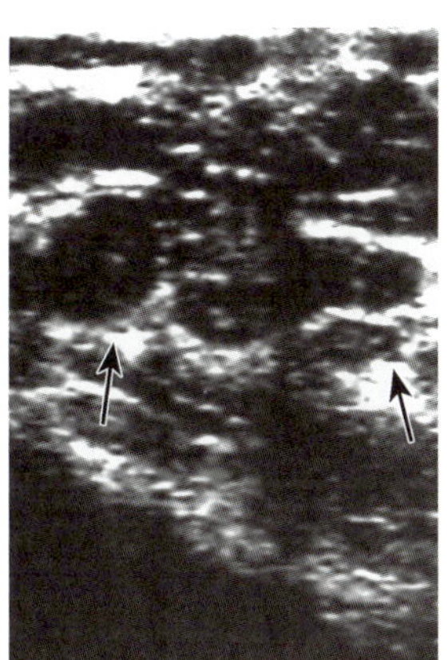

图 6-1-20　左颌面部神经纤维瘤病
超声图示左颌面部有不规则形低回声肿块（黑箭），内有强回声光带，肿块后方回声稍增强，境界不清

病例 2： 男性，34 岁。出生后即发现右面部肿大畸形，渐进性增大。检查见右侧眶面部组织肿大，并呈下垂状改变。肿大组织表面呈褐色，质地柔软，界限不清（图 6-1-21）。

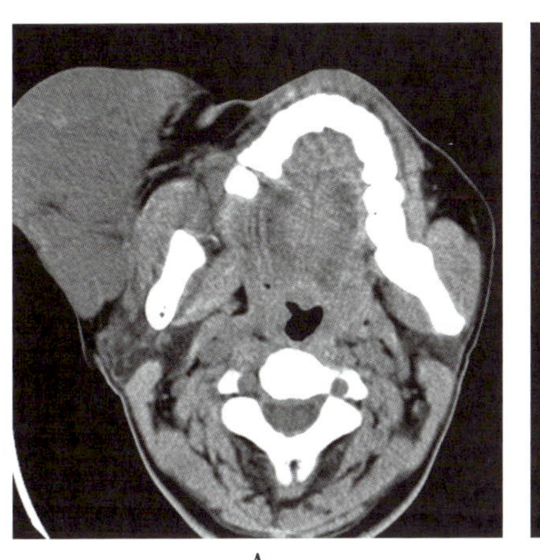

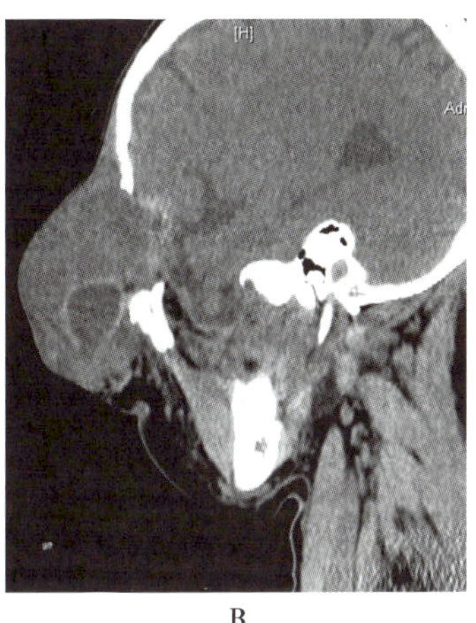

A　　B

图 6-1-21　右颌面部和眼眶区神经纤维瘤病
横断面平扫 CT 图（A）和重建矢状面 CT 图（B）示右侧面颊部和眼眶区软组织肿大成块，密度较均匀，部分界限模糊不清。前、中颅窝底部分骨质结构缺损

病例 3： 女性，19 岁。发现左面部肿大异常 16 年。左面部较对侧略肿大，局部可见褐色斑，无压痛，界限不清（图 6-1-22）。

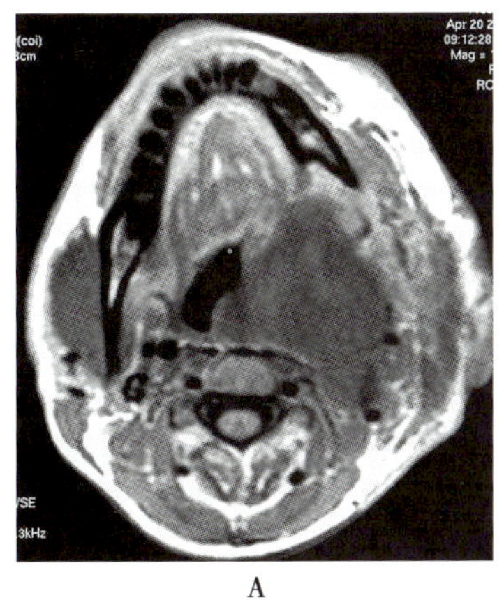

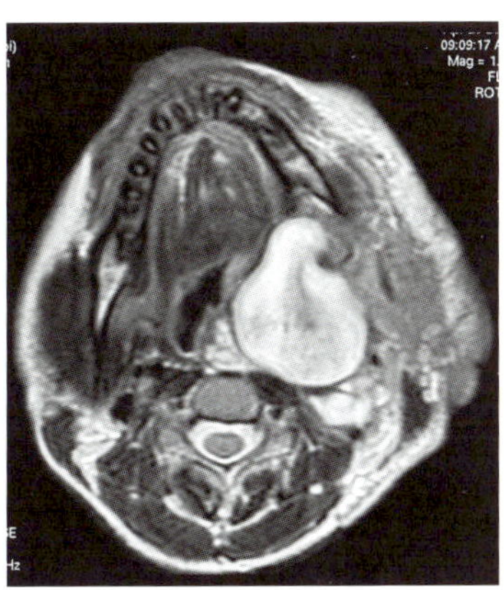

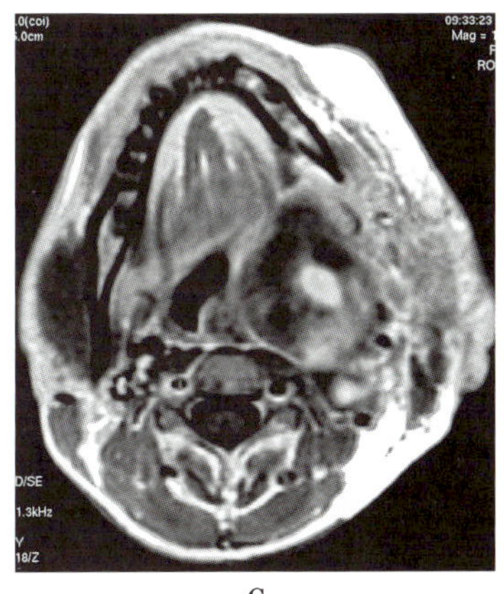

A　　B　　C

图 6-1-22　左面颊部、下颌下间隙和口咽神经纤维瘤病
MR 横断面 T1WI（A）示左面颊部、下颌下间隙和口咽侧壁有弥漫性病变，呈等高混合信号改变，部分边界不清。横断面 T2WI（B）示病变呈混合等高信号改变。位于口咽侧壁之病变呈类圆形，其中心可见中低信号区（“靶征”），界限清晰。横断面增强 T1WI（C）示位于口咽侧壁之病变内部有局灶性强化表现（“靶征”），而病变其他区域有轻度强化

学习笔记

病例4：男性，39岁。发现右面颊部无痛性肿块5个月。检查触及右面颊部软组织肿块，类圆形，可活动，界限清晰（图6-1-23）。

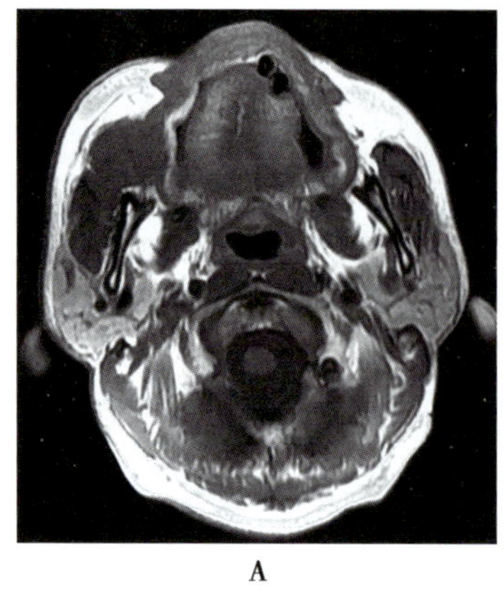
A

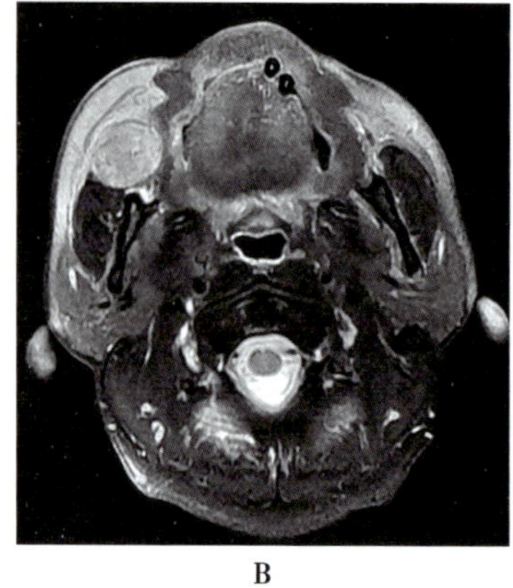
B

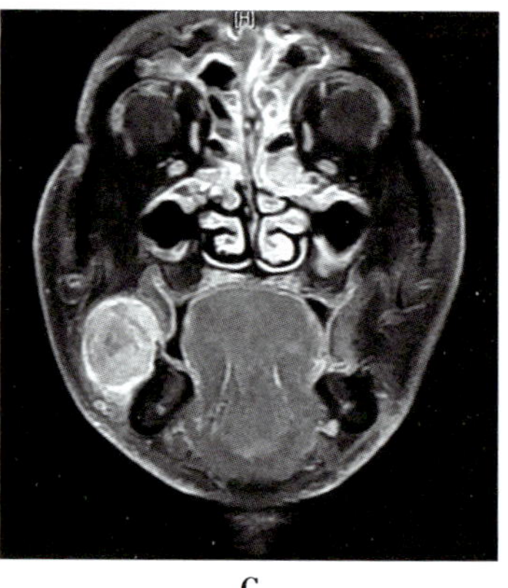
C

图6-1-23　右颊间隙神经纤维瘤

MRI示右颊间隙有圆形肿块病变形成，边界清晰。横断面T1WI（A）上，病灶呈中等信号改变。横断面T2WI（B）上，病变呈均匀高信号。增强T1WI（C）示病变呈均匀强化表现，并可见强化明显之肿瘤包膜

【问题】

问题1：针对不同类型的神经纤维瘤进行影像学检查方法选择时，其间会有差异吗？

思路1：首先，应明确哪些影像学检查可用于口腔颌面部神经纤维瘤病的检查。

思路2：其次，应知晓这些影像学检查方法的应用范围和特点。

思路3：再次，应根据不同类型神经纤维瘤的特点（重点关注病变的可能发生部位和范围）进行合理选择。

学习笔记

知识拓展：颌面颈部神经纤维瘤的影像学检查

对不同类型的颌面颈部神经纤维瘤的影像学检查方法选择是存在差异的。超声检查可用于位置浅表的局灶性神经纤维瘤。但就部位深在（颌面骨深面）的局灶性神经纤维瘤和以多发为特点的弥漫性和丛状神经纤维瘤而言，只宜采用CT和MRI检查。CT和MRI能较超声完整显示弥漫性和丛状神经纤维瘤的范围，且能清晰显示位于颌面骨深面的病变以及颅颌面骨的畸形或缺损。

问题2：影像学上，代表神经纤维瘤特征之“靶征”的形成原因与何有关？

思路：神经纤维瘤的“靶征”形成与其病理表现特点是相互对应的（图6-1-22）。

知识拓展：神经纤维瘤之“靶征”的病理学基础

病理上，神经纤维瘤的中心区由富含细胞且紧密排列的嗜酸性纤维和稀疏的非纤维基质（如黏液样基质）组成；肿瘤周围区域则由细胞稀少且排列松散的嗜酸性纤维和丰富的非纤维基质组成。此组织学分布特点对理解CT和MRI上出现的“靶征”十分重要。

问题3：颌面部神经纤维瘤可伴有哪些骨异常改变？CT和MRI上如何表现？

思路：神经纤维瘤对周围组织结构的影响依其所在部位而定。NF-1型病变者（无论何种类型神经纤维瘤）中约40%可伴有颌面颈部骨结构异常改变。颌面骨异常在影像学上的表现形式具有多样性，可以是骨（包括颅底）外形的异常变小、增大或局部缺损（图6-1-21B），也可以是骨结构的异常改变（如颈椎椎体的扇形改变或颈椎间孔的扩大）。此外，部分NF-1型病变可伴有眼眶、脊柱和脑畸形。

问题4：影像学上，应与口腔颌面部神经纤维瘤鉴别的疾病有哪些？

思路：影像学上，表现与神经纤维瘤相似的疾病应具有多发和范围弥散的特点。由此推知，

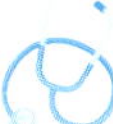

部分口腔颌面部血管畸形(尤其是混合型血管畸形)可兼有此特点。且临床上两者的治疗方法不尽相同,故应鉴别之。

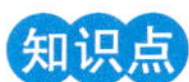
知识点

口腔颌面部神经纤维瘤与血管畸形的鉴别

神经纤维瘤可在影像学上呈现有“靶征”,血管畸形无此征象;约40%的神经纤维瘤病可伴有颌面颈部骨质缺损,变小或增大,血管畸形则少见(除外动静脉畸形,但神经纤维瘤内及周围缺少迂曲扩张的血管)。

六、颈动脉体瘤

颈动脉体瘤(carotid body tumors)是起源于颈动脉分叉处之颈动脉体细胞的神经内分泌肿瘤。该肿瘤又称化学感受器瘤(chemodectoma),球瘤(glomus tumor),非嗜铬细胞副神经节瘤(non-chromaffin paraganglioma)和神经内分泌肿瘤(neuroendocrine tumor)。颈动脉体瘤是头颈部副神经节瘤中最常见者,约占所有头颈部副神经节瘤的60%。该肿瘤好发于成人,平均发病年龄40~60岁,儿童相对少见,女性多见。病理上,颈动脉体瘤多质韧而有弹性,边界清晰,周围有薄层纤维包膜。肿瘤剖面可呈黄色、棕褐色、粉红色或红色,部分区域有出血和纤维化。偶尔可见动脉(通常为颈外动脉)穿过肿瘤,或与肿瘤包膜相连。颈动脉体瘤血管丰富。肿瘤细胞由主细胞和支持细胞组成。根据颈动脉体瘤的生长方式和生物学行为,可分其为非侵袭型(良性肿瘤)、局部侵袭型和远处转移型(恶性肿瘤)。临床上,颈动脉体瘤主要表现为无痛性肿块。该肿块多位于下颌角下方,胸锁乳突肌前缘。肿块可左右移动,但几乎不能上下移动(Fontaine征)。于肿块表面可及颤动,并可闻震颤音。患者可偶有疼痛、声音嘶哑、吞咽困难、Horner综合征和头痛。如果是能分泌儿茶酚胺的功能性副神经节瘤,则患者还可有高血压。约7%的颈动脉体瘤可于双侧颈部发生。

学习笔记

【影像学表现】

1. 颈动脉体瘤通常位于颈总动脉分出颈内动脉和颈外动脉处(相当于舌骨大角水平面)。
2. 颈动脉体瘤多呈类圆形肿块,边缘清晰,有包膜。
3. 超声上,颈动脉体瘤多表现为实质性不均匀低回声,内有较强的中等回声光点,可见包膜反射光带。CDFI显示肿瘤内部的血流信号丰富(图6-1-24)。
4. 平扫CT上,颈动脉体瘤多为均匀的软组织密度肿块(图6-1-25A、图6-1-26A)。增强CT上,肿瘤有明显早期强化(图6-1-25B、图6-1-26B),其强化方式有均匀和不均匀两种,不均匀者多表现为病变中心区的低密度改变和病变边缘区的明显强化。
5. 平扫MRI之T1WI上,颈动脉体瘤多表现为中等信号(图6-1-25C,图6-1-26C,图6-1-27A,图6-1-28A);T2WI上,病变主体可表现为均匀高信号(见于直径小于2cm的肿瘤,图6-1-28B)或不均匀高信号(图6-1-25D,图6-1-26D,图6-1-27B)。“椒盐”征(“salt and pepper” appearance)是指肿瘤不均匀高信号内有点、管状低信号影(信号流空)镶嵌其中(图6-1-25D,图6-1-26D,图6-1-27B)。“椒盐”征主要出现在直径大于2cm肿瘤。增强MRI上,病变内部强化明显(图6-1-25E,图6-1-26E,图6-1-27C,图6-1-28C),亦可有“椒盐”征(图6-1-25E,图6-1-26E,图6-1-27C)表现。
6. DSA上,可见病变在动脉期即出现对比剂染色(图6-1-26F)。

【病例】

病例1:女性,12岁。左颈部无痛性肿块2年。触及左颈部搏动性肿块,界限清,无压痛(图6-1-24)。

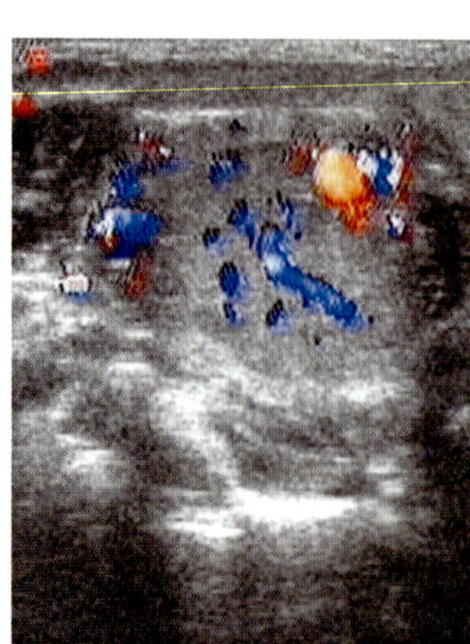

图 6-1-24　左颈动脉体瘤

彩色超声图示左颈动脉分叉区见低回声团块，其内血流信号丰富，肿块局部推移并包绕颈内、外动脉

病例 2：女性，41 岁。左颈部无痛性肿大 1 年余。触及左上颈部搏动性肿块，可活动，无压痛，边界清（图 6-1-25）。

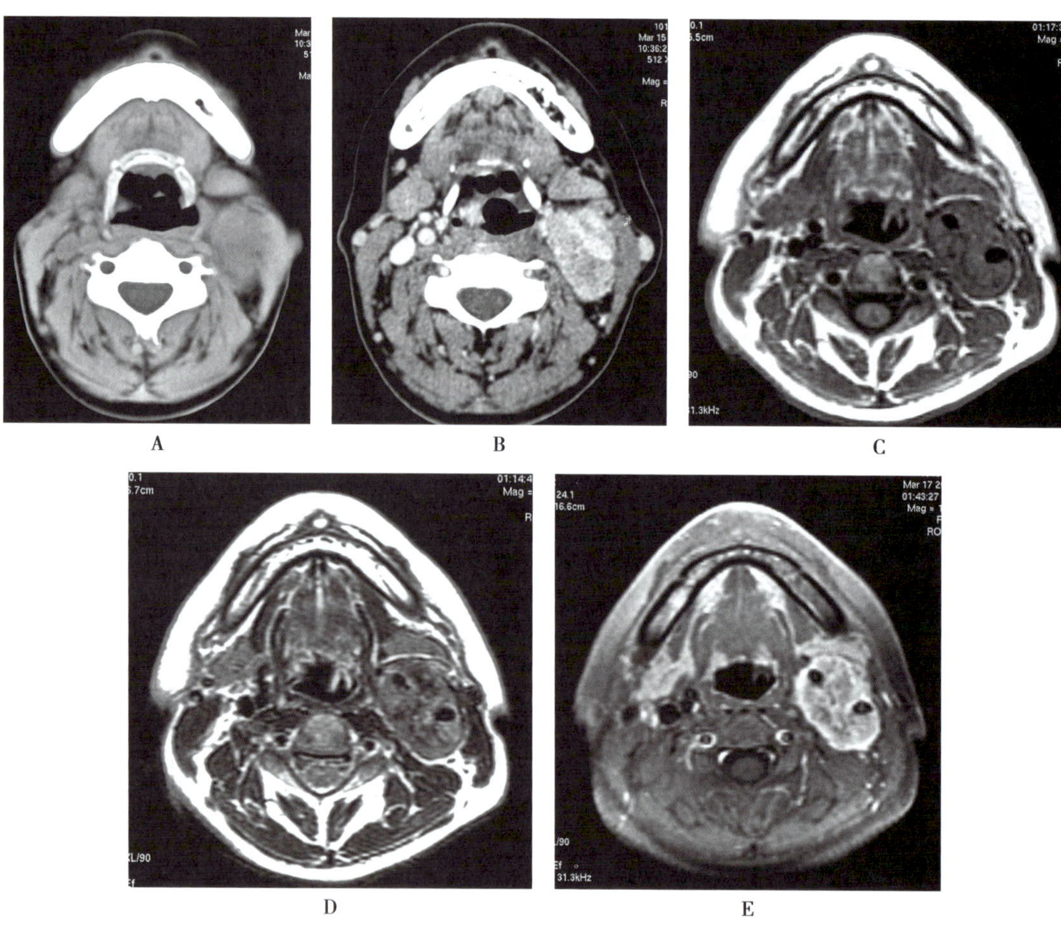

图 6-1-25　左颈动脉体瘤

横断面平扫 CT（A）示左颈动脉间隙（舌骨平面）内有类圆形软组织肿块形成。横断面增强 CT（B）示病变呈明显均匀强化，边界清晰。MR 横断面 T1WI（C）示病变呈中等信号，左颈内外动脉被病变包绕。横断面 T2WI（D）示病变呈不均匀高信号改变，其周缘有低信号包膜。增强横断面抑脂 T1WI（E）示病变呈均匀强化表现且可见有包膜强化

病例 3：女性，34 岁。发现右颈上部搏动性肿块 3 年。触及左上颈部肿块，有搏动，质地中，无压痛（图 6-1-26）。

学习笔记

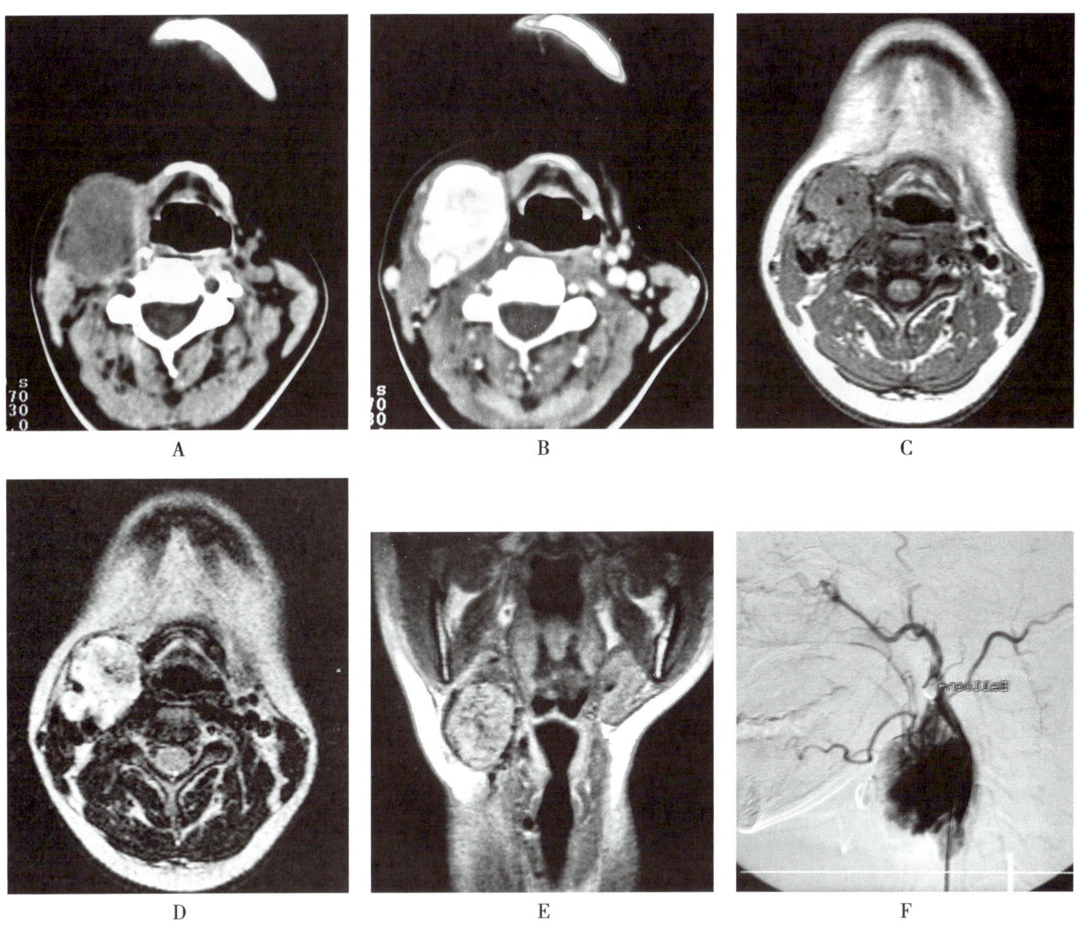

图 6-1-26　右颈动脉体瘤

横断面平扫 CT(A)示右颈动脉间隙(舌骨平面)内有类圆形软组织肿块形成。横断面增强 CT(B)示病变呈明显均匀强化,边界清晰。MR 横断面 T1WI(C)示病变呈低信号和中等信号混合,右颈内动脉向后移位。横断面 T2WI(D)示病变呈不均匀高信号改变。可见"椒盐"征。病变周缘有低信号包膜。增强 T1WI(E)示病变不均匀强化,呈"椒盐"征表现。DSA(F)示病变在动脉期有明显强化

病例 4:男性,16 岁。左上颈部无痛性肿大 6 月余。检查触及左上颈部肿块,界限清,有搏动,可活动(图 6-1-27)。

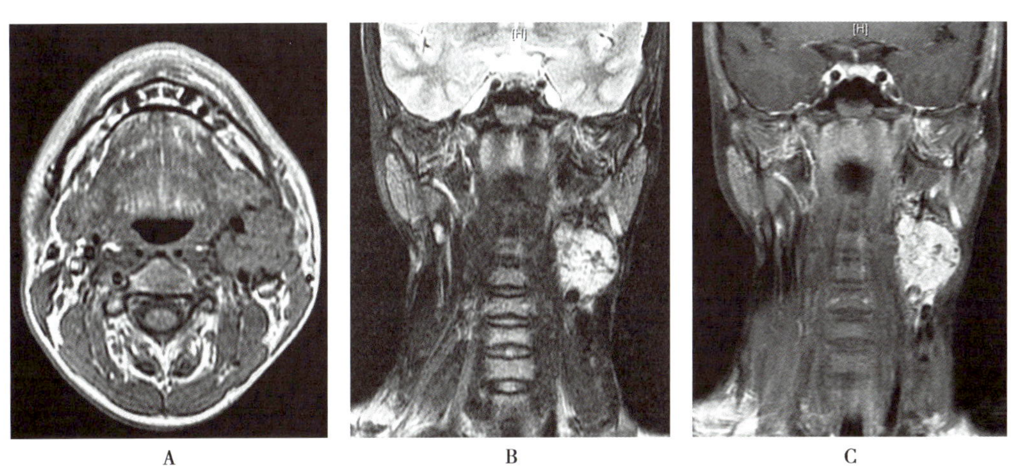

图 6-1-27　左颈动脉体瘤

MR 横断面 T1WI(A)示左颈动脉间隙内有类圆形中等信号肿块形成,左颈内动脉向后移位,左颈外动脉向前移位。冠状面抑脂 T2WI(B)示病变呈不均匀高信号,为"椒盐"征表现。冠状面增强抑脂 T1WI(C)示病变不均匀强化,亦呈"椒盐"征表现

学习笔记

病例5：女性，37岁。发现右上颈部无痛性肿块2个月。触及右上颈部可活动肿块，无压痛，边界清（图6-1-28）。

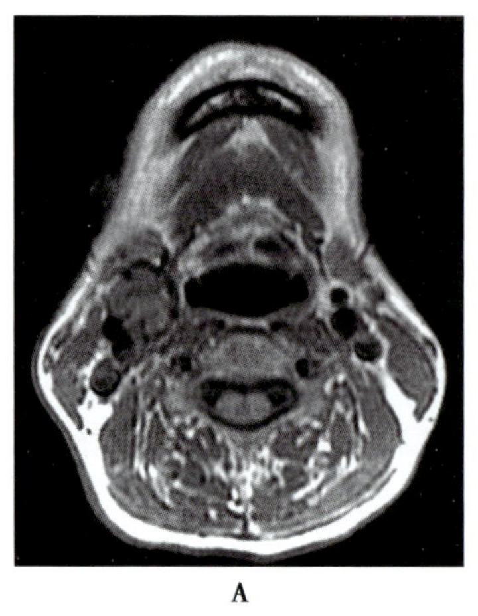

A

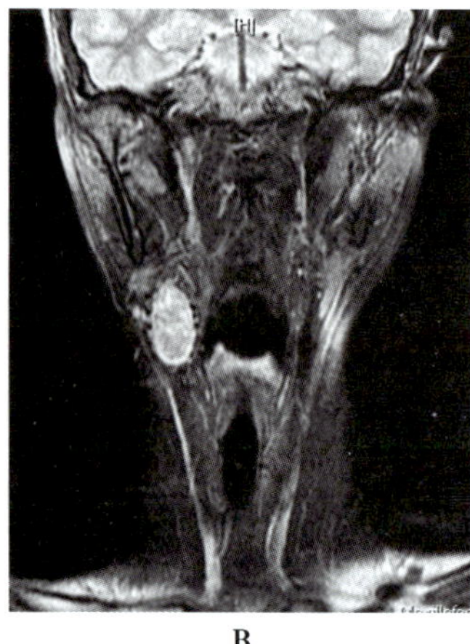

B

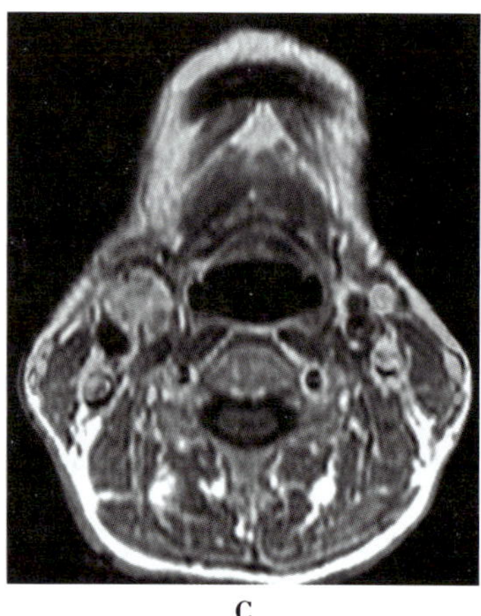

C

图6-1-28 右颈动脉体瘤

MR横断面T1WI（A）示右颈动脉间隙内有小圆形中等信号肿块形成，右颈内动脉向前移位。冠状面抑脂T2WI（B）示病变呈均匀高信号改变。病变周缘有低信号包膜。横断面增强T1WI（C）示病变呈强化表现

【问题】

问题1：MRI上，颈动脉体瘤之“椒盐”征中的“椒”和“盐”分别指的是什么？

思路：一般情况下，肿瘤的影像表现多与其组织内部结构相对应。颈动脉体瘤之“椒盐”征为其典型例证之一。“椒”指的是肿瘤内部丰富的血管组织，其常呈点状（血管截面）或管状（与血管外形相对应）低信号表现（与血液质子的流空相对应）。“盐”指的是肿瘤实质部分，其在T2WI和增强T1WI上呈高信号（“盐”）表现（图6-1-25～图6-1-28）。

问题2：颈动脉体瘤与其周围邻近的血管关系如何？能够显示肿瘤与血管关系的影像学检查方法有哪些？头颈部副神经节瘤中，除颈动脉体瘤外还有哪些？

思路1：颈动脉体瘤紧附于颈动脉管壁，故与血管关系密切。影像学上，颈动脉体瘤影响颈鞘内血管的方式多样，包括：①颈内动脉和颈外动脉分别被推向前内和前外移位，移位的血管多位于肿瘤的边缘（常见，图6-1-27、图6-1-28），而颈内动脉和颈外动脉之间的分叉角度可明显增大（呈张开状）；②颈内动脉和颈外动脉被肿瘤包绕（图6-1-25、图6-1-26）。

思路2：一些特殊影像学检查方法能显示颈动脉体瘤与颈鞘内血管的关系，如普通血管造影、DSA、CTA和MRA。

知识点

头颈部副神经节瘤

根据2005年WHO分类，头颈部副神经节瘤有如下类型：颈动脉体副神经节瘤（carotid body paraganglioma），颈静脉鼓室副神经节瘤（jugulotympanic paraganglioma），迷走神经副神经节瘤（vagal paraganglioma），喉副神经节瘤（laryngeal paraganglioma），混合性副神经节瘤（mixed paraganglioma）。约10%的头颈部副神经节瘤患者有家族史，为常染色体显性遗传。副神经节起源于神经嵴，由肾上腺副神经节和肾上腺外副神经节两部分组成。肾上腺外副神经节由位于脑神经、大血管、自主神经及神经节附近的神经内分泌细胞团组成。肾上腺外副神经节分为交感和副交感两型，其中副交感神经副神经节几乎均位于头颈部，沿舌咽神经和迷走神经分支分布。

问题3：影像学上，应与颈动脉体瘤鉴别的疾病有哪些？

思路：与颈动脉体瘤发生部位相近且影像表现相似的疾病主要神经鞘瘤（颈动脉间隙）、颈部结内型淋巴瘤、颈部淋巴结转移性肿瘤、部分软组织肉瘤和异位性脑膜瘤。

知识点

颈动脉体瘤的影像鉴别诊断

1. 与神经鞘瘤鉴别　两者之间的差异主要在病变内血流和血供。CDFI上可见颈动脉体瘤内部血流信号丰富，而神经鞘瘤内的血流信号或少或无。CT和MRI上，颈动脉体瘤内的对比剂强化时间和强化程度均明显早于和高于神经鞘瘤。

2. 与颈淋巴结转移性肿瘤和结内型淋巴瘤的鉴别　此两者内部均可有丰富的血流和血供，并呈“椒盐”征表现。但其与颈动脉体瘤明显有别的是：①淋巴瘤和颈部淋巴结转移性病变常为多灶性病变；②恶性肿瘤可有包膜外侵犯，使之边缘模糊；③在影像学检查和临床上，颈部淋巴结转移性肿瘤多有原发灶可寻。

3. 与异位性脑膜瘤和软组织肉瘤的鉴别　两者内部也可有丰富的血流和血供而呈“椒盐”征表现。然而异位性脑膜瘤和软组织肉瘤大多发生于咽旁间隙、咀嚼肌间隙和咽后间隙；发生于颈动脉间隙者相对少见。

第二节　口腔颌面部软组织恶性肿瘤

一、鳞状细胞癌

鳞状细胞癌（squamous cell carcinoma，SCCa）是最为常见的头颈部恶性肿瘤。80%以上的头颈部恶性肿瘤为鳞状细胞癌。咽和口腔黏膜上皮组织是头颈部鳞状细胞癌的主要发生部位。鳞状细胞癌的发生可能与吸烟、饮酒、咀嚼烟草、病毒感染和特殊的环境因素（如石棉）密切有关。病理上，鳞状细胞癌既可以是略高出黏膜的扁平斑块和结节；也可以是或为菌状、乳头状、息肉样和菜花样隆起。病变质地脆而硬、表面可有溃疡、出血和坏死。鳞状细胞癌的边界多呈浸润状模糊改变。根据肿瘤的分化程度，可分鳞状细胞癌为高分化、中分化和低分化3种类型。鳞状细胞癌多见于中老年人。男性患者多于女性。

通常，用于口腔颌面部鳞状细胞癌的影像学检查方法主要是CT和MRI。

【问题】

问题1：为何在上述口腔颌面部鳞状细胞癌的影像学检查方法中未提及超声检查？

思路1：从病变本身特点进行思考。口腔黏膜鳞状细胞癌多以黏膜溃疡形式出现。对于有表面破损的病变而言，不宜采用超声检查。对于没有溃疡破损的肿块型口腔鳞状细胞癌而言，由于口腔内能让超声探头回旋的空间余地较小，故也不宜采用超声检查（但并非绝对不宜）。

思路2：从病变周围环境和超声检查特点进行思考。与口腔黏膜毗邻的人体硬组织较多，如牙体组织、颌骨、腭骨等。这些组织可能会对超声成像形成干扰。

问题2：大多数口腔黏膜鳞状细胞癌可在临床直视下被发觉，为何还要采用CT和MRI检查？其检查目的为何？

思路1：从病变本身特点进行思考。口腔黏膜鳞状细胞癌虽多可在临床检查的直视下被发现，但由于该病变本身具有侵袭性生长特点，其范围和大小有时不能被临床直视和触诊所精准

学习笔记

评估。精准评估口腔鳞状细胞癌的大小和范围对于口咽鳞状细胞癌的 M 分期和预后评估至为重要。此外，部分口腔颌面部鳞状细胞癌有时是难以通过临床直视发现的，如鼻窦、舌根和舌后 1/3 黏膜的鳞状细胞癌。

思路 2：从病变对周围组织的影响进行思考。如上所述，口腔黏膜鳞状细胞癌周围毗邻颌面骨组织。一旦发生病变对骨组织的侵犯，临床直视也是难以准确评估的。

思路 3：从病变转移的角度进行思考。口腔颌面部鳞状细胞癌易发生颈部淋巴结转移（尤其是舌和口底区鳞状细胞癌）。临床检查极易遗漏颈部隐匿性转移性淋巴结。对发现这些隐匿性转移性淋巴结而言，CT 和 MRI 检查能起重要作用。

学习笔记

知识拓展：口咽癌和口腔癌 TNM 分类与分期组（表 6-2-1 和表 6-2-2）

表 6-2-1　口咽癌和口腔癌 TNM 分类

		口咽癌	口腔癌
T-原发性肿瘤	T_X	原发肿瘤不能判断	
	T_0	无原发肿瘤证据	
	T_{is}	原位癌	
	T_1	肿瘤最大直径等于或小于 2cm	
	T_2	肿瘤最大直径大于 2cm、小于 4cm	
	T_3	肿瘤最大直径大于 4cm	
	T_{4a}	肿瘤侵入喉、舌深/外肌群（颏舌骨肌、舌骨舌肌、腭舌肌和茎突舌骨肌）、翼内肌、硬腭、下颌骨	肿瘤侵入骨皮质、舌深/外肌群（颏舌骨肌、舌骨舌肌、腭舌肌和茎突舌骨肌）
	T_{4b}	肿瘤侵入翼外肌、翼板、侧鼻咽、颅底或包绕颈动脉	肿瘤侵入咀嚼肌间隙、翼板或颅底，或包绕颈内动脉
N-区域淋巴结（颈部）	N_X	区域淋巴结不能评估	
	N_0	无区域淋巴结转移	
	N_1	单个同侧淋巴结转移，最大径等于或小于 3cm	
	N_{2a}	单个同侧淋巴结转移，最大径大于 3cm、小于 6cm	
	N_{2b}	多个同侧淋巴结转移，最大径小于 6cm	
	N_{2c}	双侧或对侧淋巴结转移，最大径小于 6cm	
	N_3	单个淋巴结转移，最大直径大于 6cm	
M-远处转移	M_X	远处转移不能判定	
	M_0	无远处转移	
	M_1	远处转移	

表 6-2-2　口腔和口咽癌分期组

0 期	T_{is}	N_0	M_0
Ⅰ期	T_1	N_0	M_0
Ⅱ期	T_2	N_0	M_0
Ⅲ期	T_1,T_2	N_1	M_0
	T_3	N_0,N_1	
Ⅳ期 A	T_1,T_2,T_3	N_2	M_0
	T_{4a}	N_0,N_1,N_2	M_0
Ⅳ期 B	任何 T	N_3	M_0
	T_{4b}	任何 N	M_0
Ⅳ期 C	任何 T	任何 N	M_1

根据口腔颌面部鳞状细胞癌的好发部位，本文将分别叙述好发部位依次为舌与口底、牙龈、颊、腭和上颌窦之鳞状细胞癌的临床和影像学表现。

（一）舌和口底区鳞状细胞癌

临床上，舌和口底区鳞状细胞癌主要表现为经久不愈的黏膜溃疡和肿块。病变可有压痛，境界不清，质地较硬，活动差。晚期病变侵犯舌肌者可使舌体运动受限。

【影像学表现】

1. 表现为肿块的舌和口底区鳞状细胞癌多呈不规则形态，边界欠清晰。

2. 平扫 CT 上，舌和口底区鳞状细胞癌常和周围舌肌组织的密度相等(图 6-2-1A)。两者之间有时难以区分。增强 CT 上，肿块多有程度不等的强化表现，与周围组织的分界明显(图 6-2-1B，图 6-2-2A)。

3. 平扫 MR 上，舌和口底区鳞状细胞癌在 T1WI 上多为中等信号表现(图 6-2-1C)；在 T2WI 上多呈混合高信号表现(图 6-2-1D)。增强 MRI 上，病变可有程度不等的强化表现(图 6-2-1E)。

【病例】

病例 1：男性，47 岁。右舌疼痛性溃疡 3 个月不愈。检查见：右舌体部可见组织溃烂并触及肿块，质地硬，不活动，界限不清。另所及右颈Ⅱ和Ⅲ区淋巴结略肿大，无压痛，不活动(图 6-2-1)。

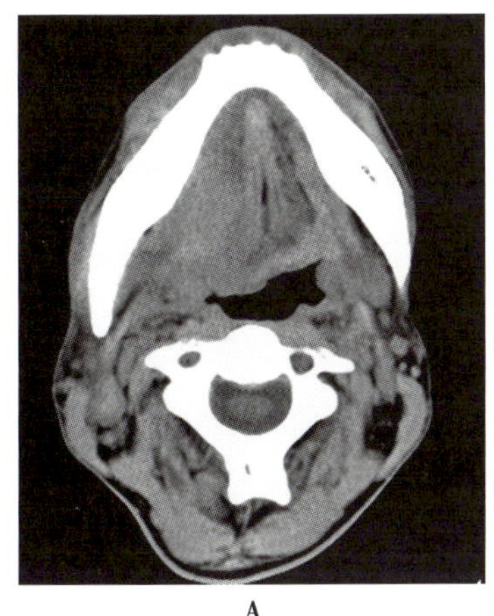
A

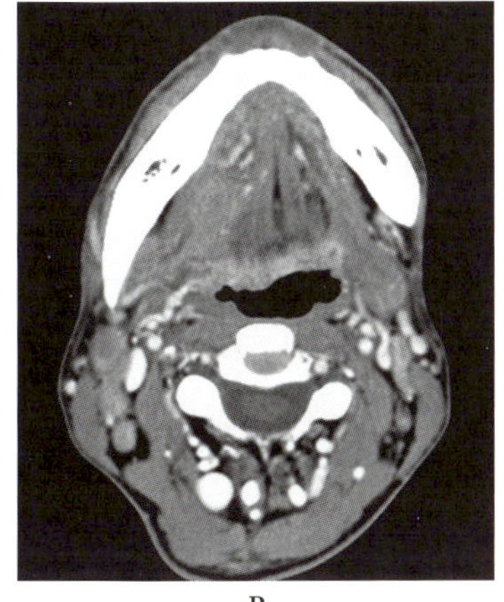
B

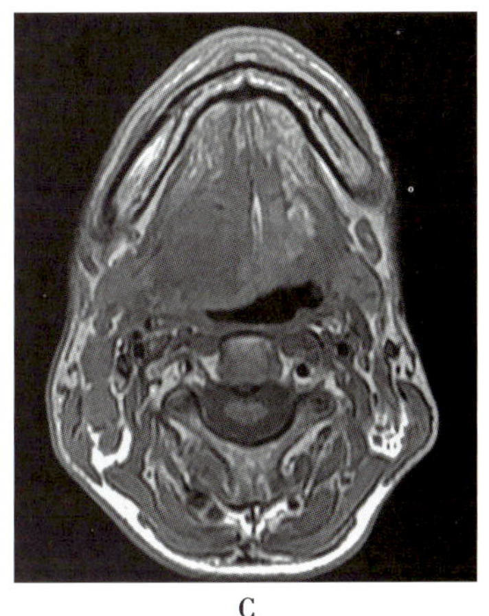
C

学习笔记

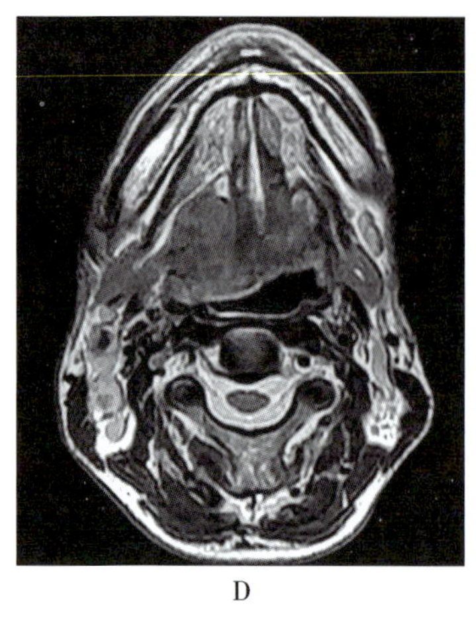
D

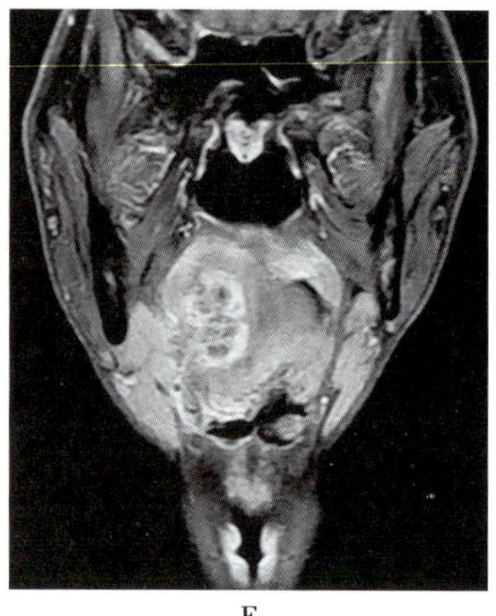
E

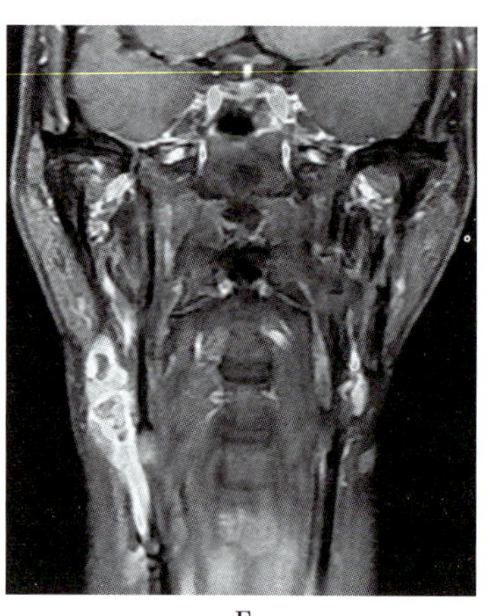
F

图 6-2-1　右舌和口底鳞状细胞癌伴右颈部淋巴结转移

横断面平扫 CT(A)示右舌和口底区有异常软组织肿块形成,边界模糊。增强 CT(B)示右侧舌和口底病变有强化。右颈Ⅱ区有多个相互融合之淋巴结呈实性强化表现。MR 横断面 T1WI(C)示右舌和口底病变呈中等信号,与右侧颏舌肌分界不清。右颈Ⅱ区相互融合之淋巴结呈中等信号。横断面 T2WI(D)上病变呈中等略高信号。右颈Ⅱ区淋巴结呈高信号。增强冠状面抑脂 T1WI 示右舌病变呈不均匀强化表现(E)。右颈Ⅱ区淋巴结呈不均匀强化表现(F)

病例 2：女性,34 岁。右咽部不适伴张口受限 5 月余。检查触及右舌和口底区质硬肿块,边界不清,无压痛。患者张口度约 2cm(图 6-2-2)。

学习笔记

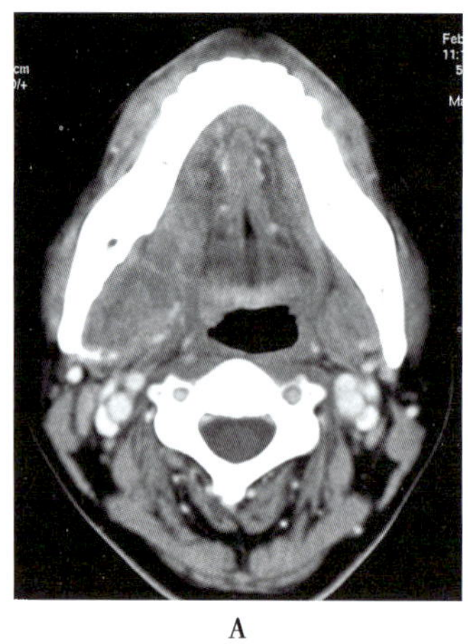
A

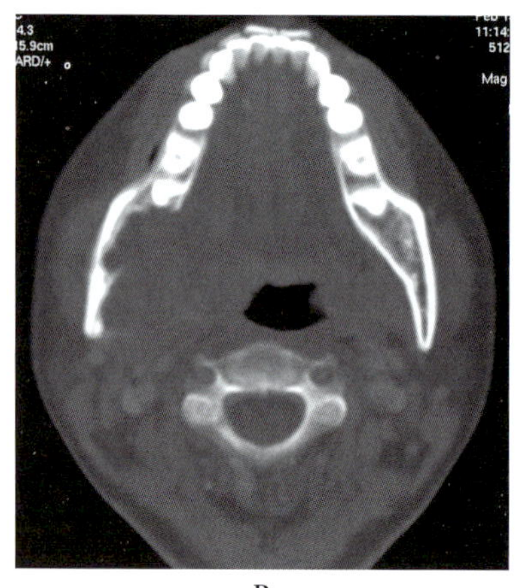
B

图 6-2-2　右舌和口底鳞状细胞癌

横断面增强 CT 软组织窗(A)示右侧舌和口底区有异常强化之软组织肿块形成,边界不清。横断面 CT 骨窗(B)示右下颌支内侧骨质破坏吸收

【问题】

问题 1：临床上仅表现为口腔黏膜溃疡的原位鳞状细胞癌能在 CT 和 MRI 上显示吗?

思路 1：从病变本身特点进行思考。口腔黏膜原位癌为局部组织恶变,具有浅表而无深层组织侵犯的特点。CT 和 MRI 检查是难以显示位置浅表的黏膜病变的。

思路 2：从 CT 和 MRI 的空间分辨率和密度信号的对比特点进行思考。常规 CT 检查的空间分辨率可以达到 1mm 左右,但其密度分辨率不足以在口腔黏膜和其深层组织之间进行区分,故难以显示口腔黏膜上的浅表病变。MRI 检查虽然在组织信号对比方面优于 CT 的密度对比,但

其空间分辨率比 CT 还要低，故同样难以显示示口腔黏膜上的浅表病变。

问题 2：舌和口底区鳞状细胞癌侵犯周围组织的影像学表现是什么？

思路 1：发生在舌或口底区的鳞状细胞癌可以相互侵犯。病变范围较大时，一般很难在 CT 和 MRI 上判断病变的确切来源。

思路 2：口底区鳞状细胞癌可以侵犯至下颌舌骨肌和颏舌肌之间的舌下间隙（图 6-2-1），向上侵犯舌体，向后侵犯舌根和下颌下间隙，向外侵犯下颌骨。舌体部鳞状细胞癌可向下扩散至口底，向下外侵犯下颌骨（图 6-2-2），向上累及软腭和口咽侧壁（图 6-2-1E）。舌后 1/3 黏膜鳞状细胞癌可向后下方侵犯会厌区。

问题 3：如何在 CT 和 MRI 将鳞状细胞癌同舌和口底区的其他病变相鉴别？

思路：首先应明确舌和口底区病变除鳞状细胞癌之外还有哪些。然后考虑如何同这些疾病进行鉴别，尤其是同一些良性疾病的鉴别至为重要。

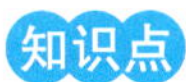

舌和口底鳞状细胞癌的影像鉴别诊断

1. 与良性病变鉴别　发生于舌和口底区的良性病变较为少见，主要有血管畸形、神经鞘瘤和异位性甲状腺等。这些良性病变在 CT 和 MRI 上多具有形态规则（类圆形）和边界清晰的特点，静脉性血管畸形和神经鞘瘤尚可有包膜组织显示，明显有别于鳞状细胞癌。

2. 与其他恶性肿瘤鉴别　发生于舌和口底区的恶性肿瘤除鳞状细胞癌外，尚可有淋巴瘤和一些比较少见间叶组织肉瘤。淋巴瘤为造血系统疾患，常具有多中心发病的特点。间叶组织肉瘤和舌和口底区鳞状细胞癌在 CT 和 MRI 同具恶性肿瘤表现特点，难以区别。

（二）牙龈鳞状细胞癌

临床上，牙龈鳞状细胞癌多表现为牙龈黏膜红肿、黏膜溃疡和局部菜花样肿块形成，病变边界模糊，受累牙可出现松动等。

【影像学表现】

1. 肿块状牙龈鳞状细胞癌多为形态不规则形表现，边界可清晰，也可模糊不清。

2. X 线上，由于早期牙龈癌可向颌骨的牙槽突侵犯，故可显示为牙槽突破坏吸收。牙槽侧颌骨骨质可呈扇形破坏吸收，边缘凹凸不平（图 6-2-3A）。对于生长缓慢的鳞状细胞癌而言，病变边缘可清晰，且伴有周围骨增生。

3. 平扫 CT 上，牙龈鳞状细胞癌为软组织异常增生表现。增强 CT 上，病变多有中度强化表现（图 6-2-3B）。

4. 平扫 MRI 上，牙龈鳞状细胞癌多呈 T1WI 上的等信号（图 6-2-4A）和 T2WI 上的等或略高信号表现（图 6-2-4B）。增强 MRI 上，病变可有中度强化表现（图 6-2-4C）。

【病例】

病例 1：男性，65 岁。右下牙龈反复肿痛 2 月余，无下唇麻木史，抗感染治疗无效。检查发现张口轻度受限（张口度 2.5cm），右面颊部明显膨隆，无压痛，界限不清（图 6-2-3）。

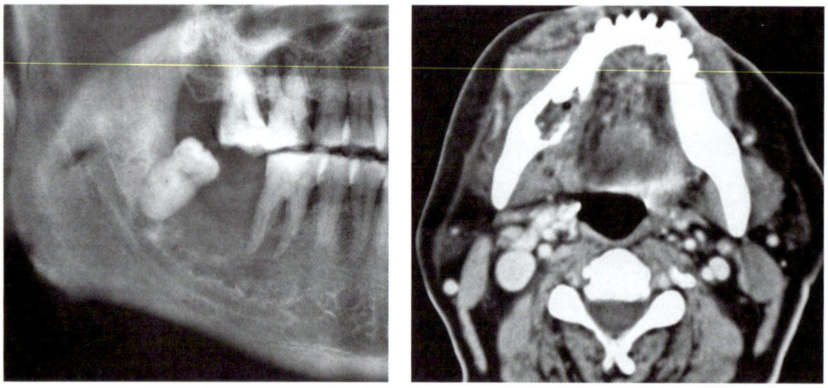

A　　　　　　B

图 6-2-3　右下牙龈鳞状细胞癌

曲面体层 X 线片(局部)(A)示右侧下颌第二磨牙区牙槽骨破坏吸收,边界模糊不清。横断面增强 CT(B)示右下颌磨牙区牙龈和其颊侧软组织肿大成块,右下颌骨磨牙区骨质破坏吸收,边界不清

病例 2:女性,77 岁。左下后牙龈反复肿痛 3 个月,伴左下唇麻木半个月。检查见左下双尖牙和磨牙区牙龈红肿成块,界限不清,质地硬,有压痛。患者张口度约 2cm。触及左颈上部淋巴结,活动,质地中等,界限清晰(图 6-2-4)。

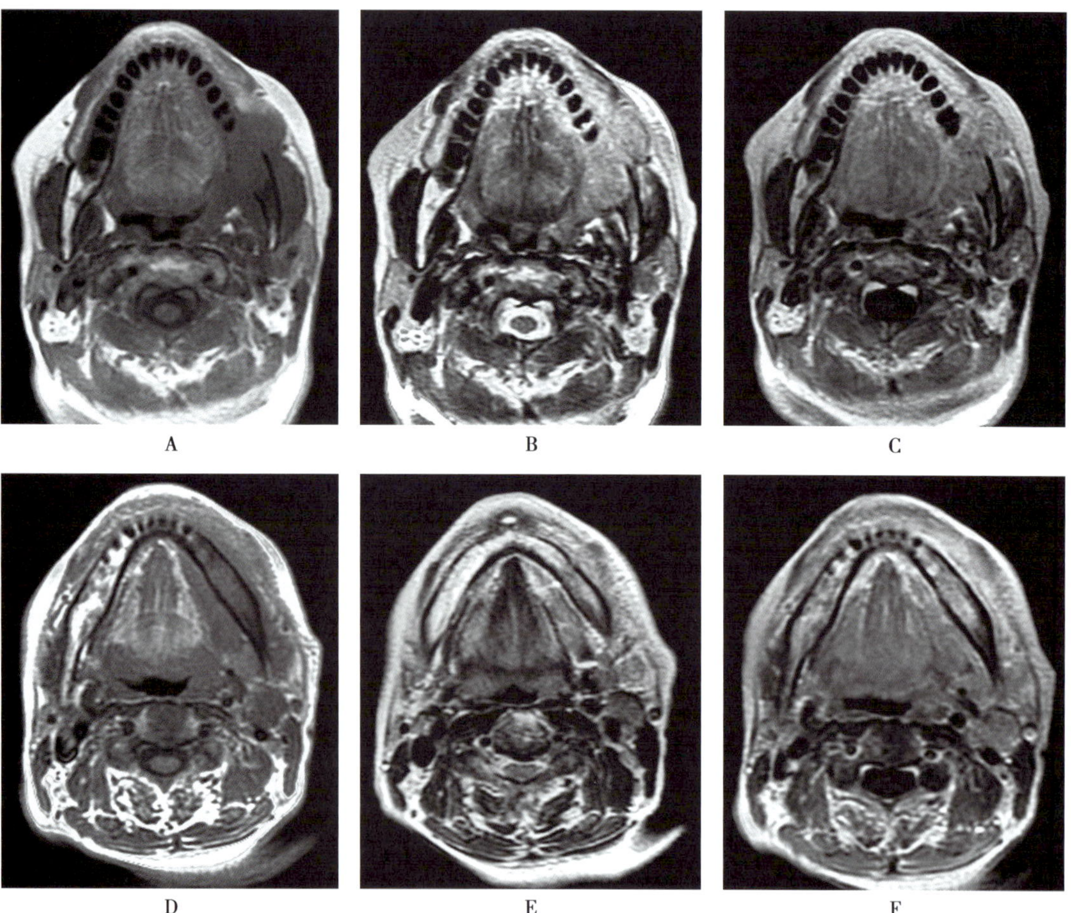

图 6-2-4　左下牙龈鳞状细胞癌伴左颈部淋巴结转移

MRI 下颌牙列平面(A～C)示左下颌磨牙牙龈区有不规则形肿块形成。横断面 T1WI(A)上病变呈中等信号;横断面 T2WI(B)上病变呈略高信号,边界不清;增强 T1WI(C)上病变信号略增高。同一患者下颌骨体部平面(D～F)示左下颌骨体信号异常,界限不清,并伴有左颈Ⅰb 区淋巴结增大和信号异常。横断面 T1WI(D)示左下颌骨体和左颈Ⅰb 区淋巴结呈中等信号;横断面和 T2WI(E)示病变呈略高信号;增强 T1WI(F)示病变呈强化表现

【问题】

问题1：牙龈鳞状细胞癌对周围组织的侵犯能在CT和MRI上表现吗？

思路1：从病变浸润的深度进行思考。通常，对于浸润有一定深度且范围扩大的软组织恶性肿瘤而言，CT和MRI均能予以显示。

思路2：从病变对周围组织的侵犯表现进行思考。根据牙龈鳞状细胞癌的发生部位判断其可能累及的周围组织。下颌牙龈鳞状细胞癌可侵及下颌牙槽骨（图6-2-3～图6-2-4）、口底（图6-2-4）、颊肌和颊间隙（图6-2-3）；上颌牙龈鳞状细胞癌可向上侵犯腭、上颌牙槽骨、上颌结节和上颌窦。

问题2：影像学上，应与牙龈鳞状细胞癌鉴别的主要病变有哪些？

思路1：根据牙龈上可能发生的其他病变予以鉴别，如牙龈瘤。

思路2：根据与牙龈相邻组织发生的与鳞状细胞癌相同或相似的病变予以鉴别，如颌骨原发性鳞状细胞癌。

知识点

牙龈鳞状细胞癌的影像鉴别诊断

1. 与牙龈瘤的鉴别　牙龈瘤为良性病变，虽可在增强CT和MRI上呈明显强化表现，但其形态规则（类圆形）、边界清晰、较少破坏吸收与之相邻牙槽骨。

2. 与颌骨原发性骨内鳞状细胞癌的鉴别　虽为性质相同的恶性肿瘤，但两者原发部位不同。牙龈鳞状细胞癌的病变中心在牙龈，其破坏吸收颌骨时常呈扇形改变（口大底小）；颌骨原发性骨内鳞状细胞癌的病变中心在颌骨，其破坏吸收颌骨的特点是口小底大。对晚期鳞状细胞癌而言，由于骨破坏和周围软组织受侵程度均已严重，故两者之间的区分是较为困难的。

（三）颊部鳞状细胞癌

临床上，颊黏膜鳞状细胞癌可表现为黏膜溃疡或外生肿块表现。病变质地中等或硬，界限不清。肿瘤侵犯咀嚼肌群者则可引起张口受限。

【影像学表现】

1. 颊部鳞状细胞癌多为不规则肿块形态表现，界限不清。

2. 平扫CT上，颊部鳞状细胞癌多为软组织密度表现（图6-2-5A）。增强CT上，病变可呈中度强化（图6-2-5B）。

3. 平扫MRI上，病变在T1WI上为中等信号（图6-2-5D），在T2WI上多为混合高信号（图6-2-5E）。增强MRI上，病变在T1WI上呈不均匀高信号表现（图6-2-5F）。

【病例】

病例：女性，48岁。左面颊部无痛性肿大2个月。检查触及左颊部肿块，质地硬，活动度差，界限不清。另触及左颈上部肿大淋巴结，有压痛，质地硬，可活动（图6-2-5）。

学习笔记

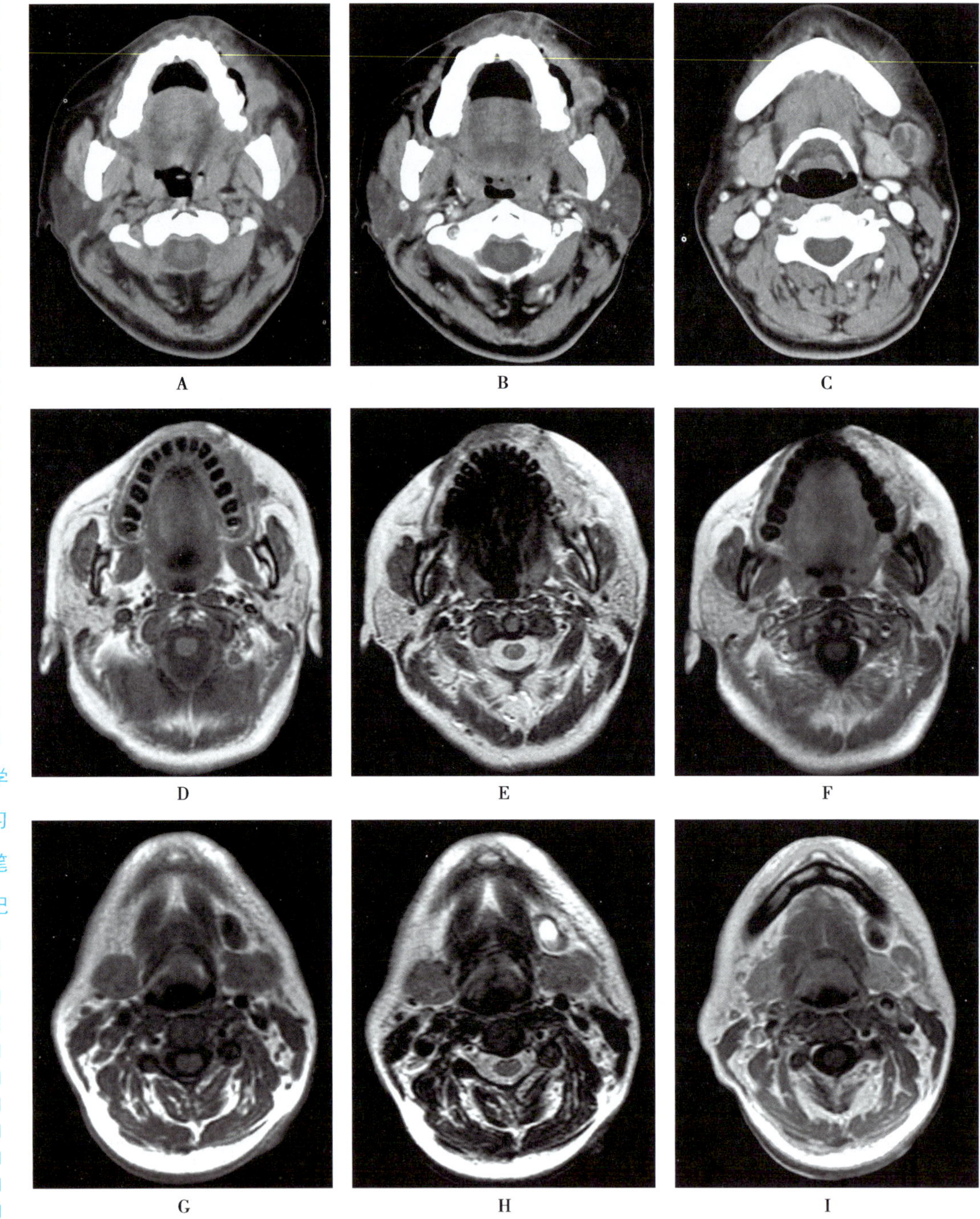

图 6-2-5　左颊部鳞状细胞癌

横断面平扫 CT(A)示左颊间隙异常软组织肿块形成;横断面增强 CT(B)示病变有强化;横断面(下颌下间隙平面)增强 CT(C)示左颈Ⅰb 区淋巴结肿大和密度异常(呈中央低密度,边缘环形强化表现),界限清晰。MRI 横断面 T1WI(D)示左颊部肿块呈中等信号;横断面 T2WI(E)上呈不均匀高信号表现;增强 T1WI(F)示病变有强化。边界不清。MRI 横断面(下颌下间隙平面)T1WI(G)示左颈Ⅰb 区淋巴结肿大且呈低信号改变;横断面 T2WI(H)示左颈Ⅰb 区肿大淋巴结之中心呈均匀高信号,而边缘信号略低;增强横断面 T1WI(I)示异常肿大之淋巴结中心无强化,边缘呈环形强化

【问题】

问题 1:溃疡型和外生肿块型颊部鳞状细胞癌在影像学显示上有区别吗?

思路:根据两者的形态表现和对周围组织侵犯深度的特点进行分析。颊部鳞状细胞癌若仅表现为黏膜溃疡,则可因位置浅表、无一定的浸润深度而难以在 CT 和 MRI 上显示。外生肿块型

鳞状细胞癌因病变向外和向内生长均已形成一定的厚度，故易在 CT 和 MRI 上得以显示。

问题 2：CT 和 MRI 能显示颊部鳞状细胞癌对周围组织侵犯吗？

思路：颊部鳞状细胞癌如对其周围组织形成侵犯，则可致其形态和结构发生变化。这些变化通常是能为 CT 或 MRI 检查所显示的。例如，病变可向内侵犯颞下间隙和与之相邻的上颌结节；向后累及下颌支前缘和咀嚼肌。

问题 3：应与颊部鳞状细胞癌进行影像学鉴别的疾病有哪些？

思路 1：首先应知晓发生于颊部的病变除鳞状细胞癌外还有哪些。

思路 2：其次应知晓在这些疾病中，何者需要在影像学上同鳞状细胞癌鉴别（主要依据鉴别的临床意义）。

知识拓展：颊部鳞状细胞癌的影像学鉴别诊断

颊部病变除鳞状细胞癌外，尚可有良性肿瘤或瘤样病变发生，如血管瘤和小唾液腺多形性腺瘤。和鳞状细胞癌的影像表现不同的是：良性肿瘤或瘤样病变多有规则形态，边界清晰，有时可见肿块包膜；而鳞状细胞癌多为不规则形态，边界模糊。此外，颊部还发生小唾液腺恶性肿瘤。但由于其与鳞状细胞癌属于同类性质病变，故鉴别诊断意义不大。

（四）腭部鳞状细胞癌

临床上，腭部鳞状细胞癌可表现为单纯溃疡、肿块和溃疡合并肿块。

【影像学表现】

1. 腭部鳞状细胞癌通常为腭部组织异常增厚（图 6-2-6）或不规则形肿块形成（图 6-2-7），界限不清。

2. 平扫 CT 上，腭部鳞状细胞癌一般表现为软组织密度（图 6-2-6A）。增强 CT 上，病变可表现为轻至中度强化（图 6-2-6B、C）。

3. 平扫 MRI 上，病变多表现为 T1WI 上的中等信号（图 6-2-7A）和 T2WI 上的中等信号或混合高信号（图 6-2-7B）。增强 MRI 上，病变或无强化，或呈轻至中度强化表现（图 6-2-7C、D）。

【病例】

病例 1：男性，57 岁。右腭组织肿大伴张口受限 3 个月。触及右腭部质硬肿块，界线不清。张口度 1.5cm（图 6-2-6）。

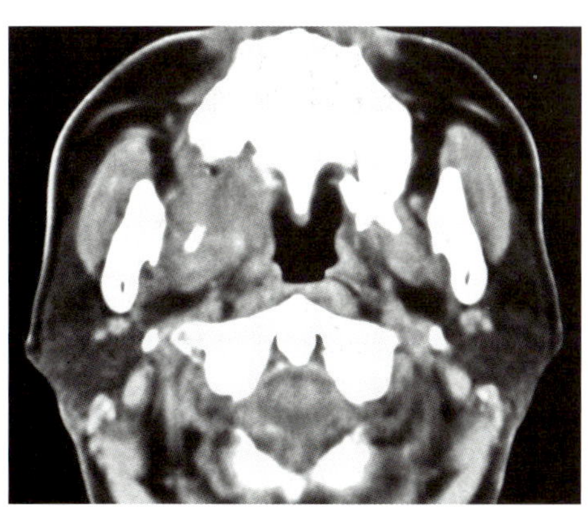

A

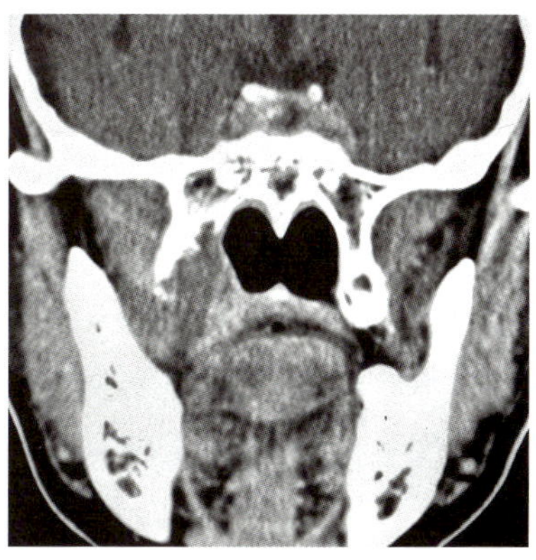

B

图 6-2-6 右腭部鳞状细胞癌

横断面平扫 CT（A）示右侧腭部有软组织肿块形成，边界不清。病变破坏吸收左侧腭骨和翼钩并累及翼内肌。冠状面增强 CT（B）示病变略有强化，右侧翼突内板和腭骨水平板破坏吸收

学习笔记

病例 2：男性，70 岁。左腭部无痛性肿块 3 月余。触及左软腭质中肿块，界限不清，无压痛（图 6-2-7）。

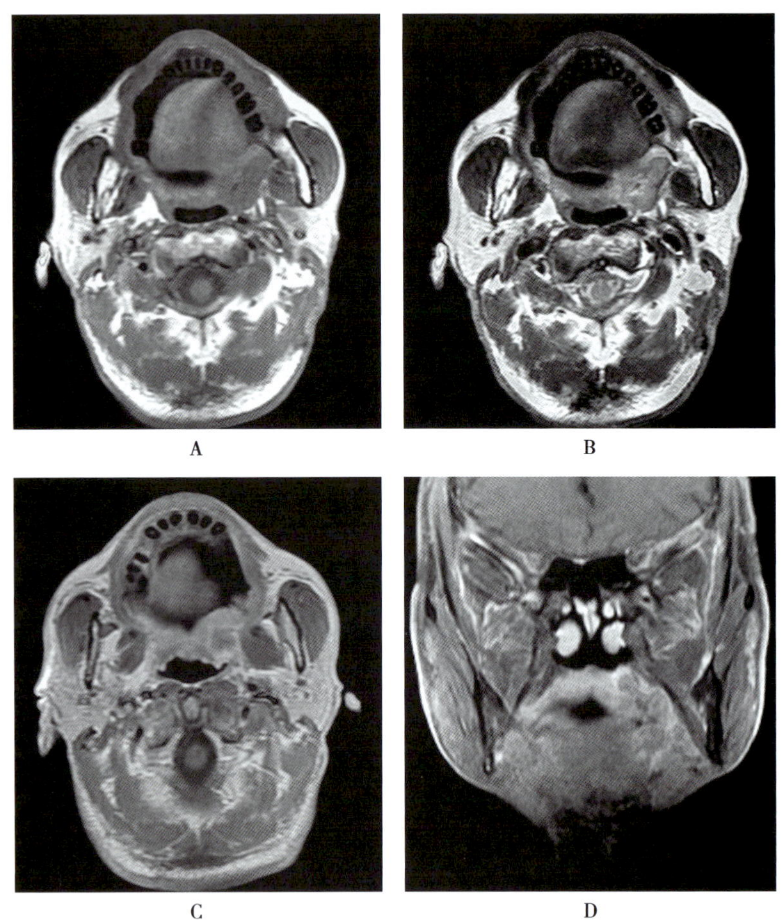

图 6-2-7　左软腭鳞状细胞癌

MRI 示左侧软腭有软组织肿块形成，界线不清。横断面 T1WI（A）上病变呈中等信号；横断面 T2WI（B）上病变为高信号表现；增强横断面 T1WI（C）和增强冠状面抑脂 T1WI（D）上病变呈不均匀强化表现

学习笔记

【问题】

问题 1：CT 和 MRI 中，何者更适宜于腭部肿块性病变（包括鳞状细胞癌）显示？

思路 1：首先应考量的是：腭部肿块性病变是否均能在 CT 和 MRI 上显示。通常，肿块性病变只有在形成一定厚度之后方能在 CT 和 MRI 上显示（图 6-2-6、图 6-2-7）。

思路 2：其次应思考 CT 和 MRI 两者中，何者能更清晰地显示腭部肿块性病变。CT 上，腭部组织和肿块性病变均为软组织密度，其间密度对比较差，只能通过其形态变化判断病变是否存在及其大小。MRI 上，因腭部组织和肿瘤组织之间信号强度不同，其间信号对比较佳，可清晰显示病变大小，故 MRI 能较 CT 更清晰地显示腭部肿块性病变。

问题 2：腭部鳞状细胞癌侵犯周围组织后，其在 CT 和 MRI 上的各自显示特点为何？

思路 1：首先应在解剖上明晰与腭部毗邻的组织结构。这些结构主要有：腭骨水平板和垂直板、咽旁间隙、鼻腔、蝶骨翼突、腭部肌肉、口咽（包括舌）、上颌窦底和翼腭窝（或称翼腭间隙）。腭部鳞状细胞癌向后外可累及咽旁间隙；向上可破坏腭骨水平板（图 6-2-6），侵入至鼻腔、上颌窦、颌面深部间隙和颅底；向下可累及舌体和舌根部。

思路 2：其次应根据 CT 和 MRI 的成像特点，判断能分别为 CT 和 MRI 显示的结构。如 CT 能更清晰地显示骨结构（腭骨水平板和垂直板、蝶骨翼突和上颌窦底）破坏情况（图 6-2-6）；而

MRI 能更清晰地显示病变与周围软组织的关系。

问题 3：如何在 CT 和 MRI 上将腭部鳞状细胞癌同其他病变鉴别？

思路 1：首先应熟悉的是腭部病变除鳞状细胞癌外还有哪些。

思路 2：其次应了解在这些疾病中，何者需要在影像学上同鳞状细胞癌鉴别（主要根据鉴别的临床意义）。

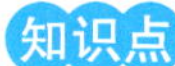

知识点

腭部鳞状细胞癌的影像学鉴别诊断

除鳞状细胞癌外，腭部尚可发生小唾液腺恶性肿瘤、多形性腺瘤和淋巴瘤等。其中较为重要的是腭部多形性腺瘤和恶性肿瘤之间的鉴别。冠状面 CT 检查有时能为其间鉴别提供相对可靠的信息：多形性腺瘤一般较少影响腭骨水平板，或仅表现为轻度推移或压迫性吸收；恶性肿瘤多为溶骨状破坏吸收，并可直接向上侵入上颌窦和鼻腔。部分腭部鳞状细胞癌还可沿腭大孔和腭小孔向上侵入翼腭窝和颅底。

（五）上颌窦鳞状细胞癌

上颌窦鳞状细胞癌是鼻窦鳞状细胞癌最好发的部位。根据其累及的结构不同，其相应的临床症状也表现不一。

【影像学表现】

1. 上颌窦鳞状细胞癌多呈不规则形肿块表现，边缘模糊不清。

2. 华特位 X 线片上，上颌窦鳞状细胞癌主要表现为窦腔密度增高，肿块形成和窦壁破坏吸收。

3. 平扫 CT 上，上颌窦鳞状细胞癌大多表现为窦腔内软组织肿块。肿瘤多为实性（图 6-2-8A），其中可有低密度液化和坏死区。增强 CT 上，上颌窦鳞状细胞癌的实性区多有强化表现。窦腔含气空间可变小或消失（图 6-2-8B）。

4. 平扫 MRI 上，上颌窦鳞状细胞癌在 T1WI 上呈中等信号（图 6-2-9A）；在 T2WI 上为混合高信号（图 6-2-9B）。增强 MRI 上，上颌窦癌的实质部分可在 T1WI 上呈强化表现（图 6-2-9C）。

【病例】

病例 1：男性，47 岁。左面部无痛性肿胀 5 月余。检查分别见左腭部和面部质硬肿块，界线不清，无压痛（图 6-2-8）。

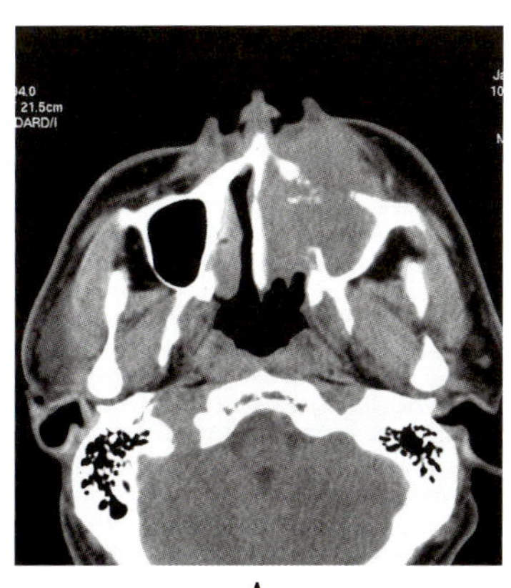

A

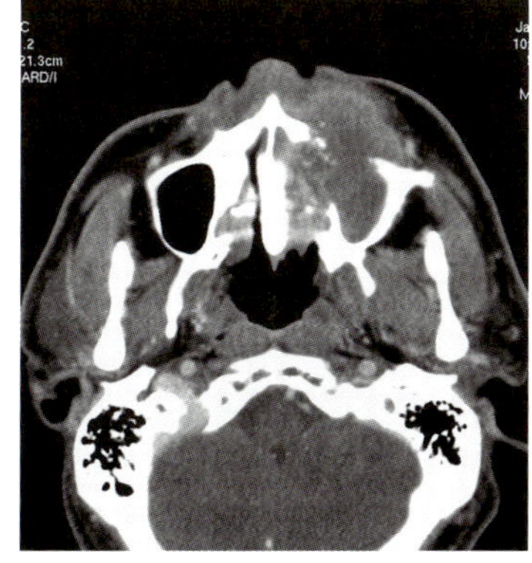

B

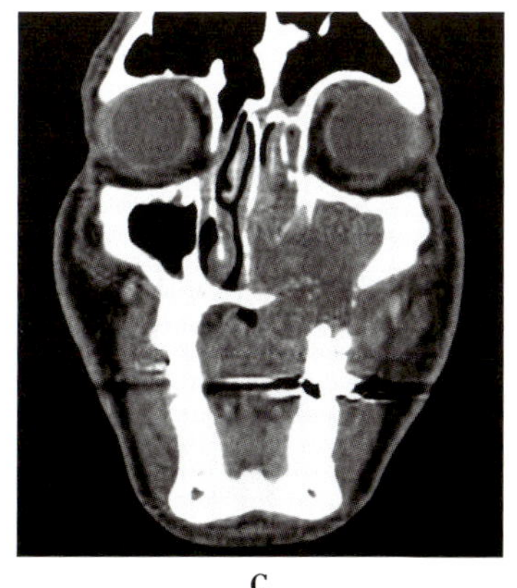

C

图 6-2-8　左上颌窦鳞状细胞癌

横断面平扫 CT（A）示左上颌窦内有异常软组织肿块形成，左上颌窦前壁和内壁破坏吸收，肿块向前突入左眶下间隙，向内侵入鼻腔，界限不清。横断面增强 CT（B）示病变有强化。冠状面增强 CT（C）示病变破坏左上颌窦底壁，向下突入口腔

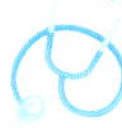

病例2：男性，49岁。左面部不适，伴张口渐进性受限2月余。检查见张口度约1cm。局部无压痛（图6-2-9）。

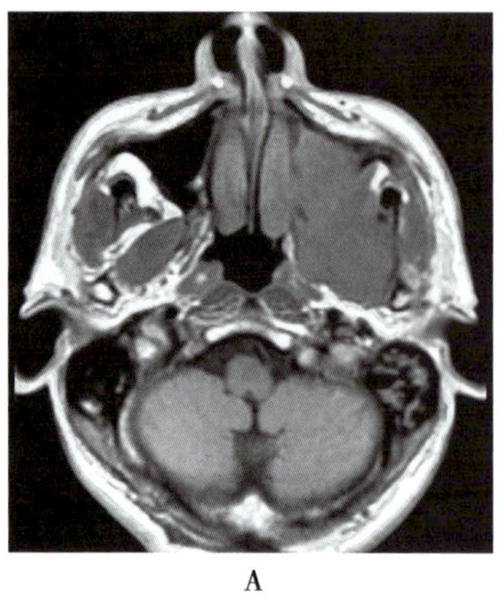
A

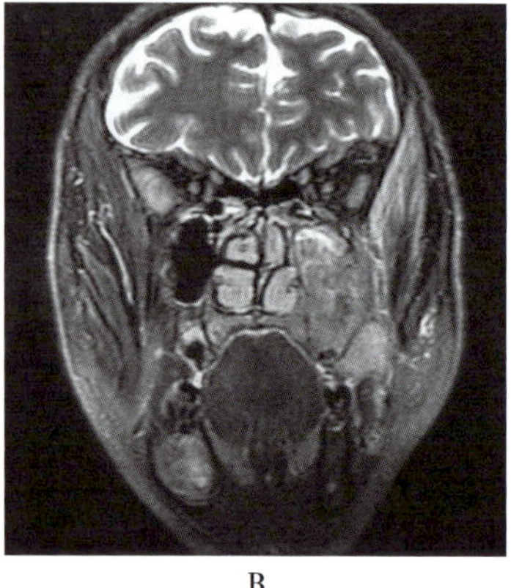
B

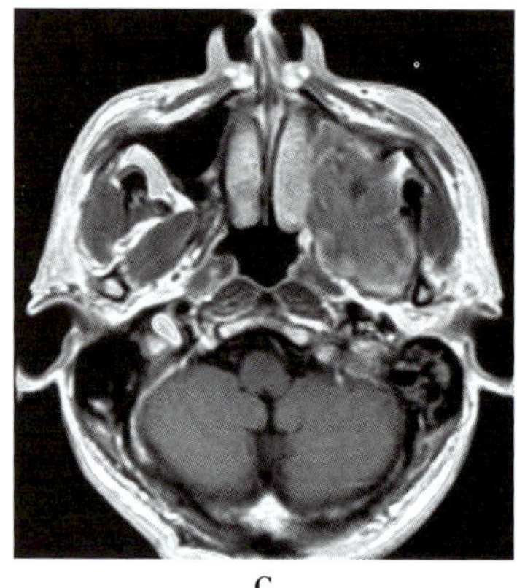
C

图6-2-9　左上颌窦鳞状细胞癌

MRI示左上颌窦内有肿块状异常信号。横断面T1WI（A）上病变呈中等信号；冠状面T2WI（B）上病变呈高信号；增强T1WI（C）上病变有强化表现。病变破坏左上颌窦内侧壁和后壁，并向后侵入左咀嚼肌间隙（颞下间隙），左翼外肌和颞肌下头受累

【问题】

问题1：对上颌窦鳞状细胞癌的影像学检查，为何不能仅选华特位X线片，还要选择CT或MRI?

思路1：华特位X线片显示上颌窦鳞状细胞癌是有局限性的。传统上，华特位虽为经典的上颌窦癌检查方法，但其主要不足为：对上颌窦癌的大小和范围显示有限，尤其在病变仅累及上颌窦前壁或后壁时，其可呈阴性表现。

思路2：CT和MRI检查能完整显示上颌窦鳞状细胞癌。CT和MRI检查除能直接显示上颌窦癌之外，尚能立体显示病变对周围组织的侵犯（图6-2-8、图6-2-9），进而有助于对病变治疗方案的选择和准确的预后评估。

思路3：CT和MRI两者之间在显示上颌窦癌方面有无区别？MRI上，由于窦腔内空气和窦壁均为极低信号表现，两者之间没有良好的信号对比，故和CT相比，MRI不能清晰显示上颌窦鳞状细胞癌所引起的窦壁骨质破坏。但在显示正常和异常软组织方面，MRI常优于CT。

问题2：CT和MRI检查能显示上颌窦鳞状细胞癌对周围组织的侵犯吗?

思路：熟悉上颌窦周围组织的空间位置和分布是解答本问题的关键。CT和MRI上，上颌窦癌对邻近组织的侵犯路径为：向内可侵犯鼻腔（图6-2-8）；向外、向后可侵犯颞下间隙、翼腭间隙和蝶骨翼突（图6-2-9）；向上可侵犯眼眶和中颅窝底；向下可侵入口腔（图6-2-8）；向前可累及眶下间隙（图6-2-8）。

知识拓展：鼻腔和鼻窦癌TNM分类与分期组（表6-2-3和表6-2-4）

表6-2-3　鼻腔和鼻窦癌TNM分类

		上颌窦癌	鼻腔和筛窦癌
T-原发性肿瘤	T_X	原发肿瘤不能判断	
	T_0	无原发肿瘤证据	
	T_{is}	原位癌	
	T_1	肿瘤局限于鼻窦黏膜，无骨质破坏	肿瘤局限于鼻腔或筛窦一处，有或无骨质破坏

学习笔记

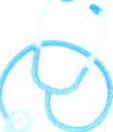

续表

		上颌窦癌	鼻腔和筛窦癌
	T_2	肿瘤侵犯上颌窦后壁、翼板、硬腭和中鼻道	肿瘤扩散到一个部位的两处，或扩散至鼻腔筛窦复合体的邻近部位，有或无骨质破坏
	T_3	肿瘤侵犯上颌窦后壁、黏膜下组织、眶内侧壁和底壁、翼腭窝、筛窦	肿瘤侵犯眶内侧壁和底壁、上颌窦、腭、筛板
	T_{4a}	肿瘤侵犯眶前部、颊部皮肤、翼板、颞下窝、筛板、蝶窦或额窦	肿瘤侵犯眶前部、鼻或颊部皮肤、前颅窝微小浸润、翼板、蝶窦或额窦
	T_{4b}	肿瘤侵犯眶尖、硬脑膜、中颅窝、脑神经（除外三叉神经第二支）、鼻咽、斜坡	
N-区域淋巴结（颈部）	N_X	区域淋巴结不能评估	
	N_0	无淋巴结转移	
	N_1	单个同侧淋巴结转移，最大径等于或小于3cm	
	N_{2a}	单个同侧淋巴结转移，最大径大于3cm、小于6cm	
	N_{2b}	多个同侧淋巴结转移，最大径小于6cm	
	N_{2c}	双侧或对侧淋巴结转移，最大径小于6cm	
	N_3	单个淋巴结转移，最大直径大于6cm	
M-远处转移	M_X	远处转移不能判定	
	M_0	无远处转移	
	M_1	远处转移	

表 6-2-4　鼻腔和鼻窦癌分期组

0 期	T_{is}	N_0	M_0
Ⅰ期	T_1	N_0	M_0
Ⅱ期	T_2	N_0	M_0
Ⅲ期	T_1，T_2	N_1	M_0
	T_3	N_0，N_1	M_0
Ⅳ期 A	T_1，T_2，T_3	N_2	M_0
	T_{4a}	N_0，N_1，N_2	M_0
Ⅳ期 B	任何 T	N_3	M_0
	T_{4b}	任何 N	M_0
Ⅳ期 C	任何 T	任何 N	M_1

学习笔记

问题3：临床和影像学上，应与上颌窦鳞状细胞癌鉴别的主要疾病有哪些？

思路：临床和影像学上应与上颌窦癌鉴别的疾病应该是两者表现相近，但性质完全不同的疾病。上颌窦炎性肉芽肿性病变为其典型代表。

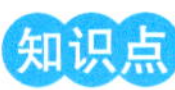

上颌窦鳞状细胞癌与炎性肉芽肿性病变的影像鉴别诊断

两者之间的鉴别要点为：①上颌窦癌多有范围较大的窦壁破坏吸收；炎性肉芽肿性病变虽也可破坏吸收窦壁，但程度较轻，窦壁增厚和窦壁骨质密度增高是上颌窦炎性肉芽肿性病变的特点。②上颌窦癌的实性部分一般都有对比剂注入后的增强表现，而炎性肉芽肿性病变，尤其是黏液分泌滞留所致的感染性病变则较少有此表现。此外，近来出现的功能性MRI检查，如动态增强MRI（DCE-MRI）、MR波谱成像（MRS）和弥散加权成像（DW-MRI），也能为两者的鉴别提供有益信息。

二、颈淋巴结转移性肿瘤

颈淋巴结转移性肿瘤（metastatic tumor of cervical lymph node）指发生于全身其他组织器官的恶性肿瘤转移到颈部淋巴结。口腔颌面部原发性恶性肿瘤（鳞状细胞癌为主）是导致颈部淋巴结发生转移性肿瘤的主要原因。病理上，除鳞状细胞癌以外，颈部淋巴结转移性肿瘤还可见于恶性黑色素瘤、涎腺上皮癌、甲状腺癌和间叶组织肉瘤等。颈部淋巴结转移性肿瘤多见于男性，年龄多在40岁以上。临床上，颈部淋巴结转移性肿瘤主要表现为颈部无痛性质硬肿块，病变活动性差，边界不清。大多数颈部淋巴结转移性肿瘤之患者都有原发性恶性肿瘤病史可寻；少数患者亦可原发病灶不明。

学习笔记

【影像学表现】

1. 颈部淋巴结转移性肿瘤最常发生于颈二腹肌组淋巴结（即位于颈静脉前、外、后区的淋巴结）。颈二腹肌组淋巴结大致和颈Ⅱ区淋巴结相对应。

2. 颈部转移性淋巴结几乎均呈类圆形。多个转移性淋巴结可相互融合表现为分叶团块状。肿瘤如无包膜外侵犯，则边界清晰；有包膜侵犯者，则边缘模糊。

3. 颈部淋巴结大小变化是判断其异常与否的主要标准之一。通常，正常颈二腹肌组和下颌下组淋巴结（颈Ⅰb区）的最大直径不超过15mm，其他部位颈淋巴结的最大直径不超过10mm。超过此最大直径者，则应视为异常。此外，还可测量颈部淋巴结最大纵轴直径与最大横轴直径（L/T）之比。如果该比值小于2，则应高度怀疑有颈部淋巴结转移性肿瘤（图6-2-5C）。

4. 超声上，病变多呈光点分布均匀的低回声区，偶见液性暗区（图6-2-10）。淋巴门结构多显示不清。CDFI超声上，可见病变边缘有点或条状血流信号。

5. 平扫CT上，淋巴结转移性肿瘤多为软组织密度表现（图6-2-1A）；增强CT上，病变或表现为均匀强化（图6-2-1B、图6-2-11）；或表现为中心低密度，边缘环形强化表现（图6-2-5C、图6-2-12）。后者被认为是诊断颈部淋巴结转移性肿瘤可靠标准之一。一般认为淋巴结中心坏死区的直径大于3mm时即可在CT上有所表现，故据此征象诊断时有时可忽略前述淋巴结大小判断标准。

6. 平扫MRI上，淋巴结转移性肿瘤在T1WI上呈低或中等信号（图6-2-1D，图6-2-4D，图6-2-5G，图6-2-12B）；在T2WI上为高信号（图6-2-1E，图6-2-4E，图6-2-5H，图6-2-

12C）。MRI 增强 T1WI 上，病变或为均匀强化表现（图 6-2-1F，图 6-2-4F）；或为中心无强化而边缘呈环形强化（图 6-2-5I，图 6-2-12D）。

7. FDG-PET 或 PET-CT 上可见颈部淋巴结转移性肿瘤有浓聚表现（图 6-2-13）。

【病例】

病例 1：女性，67 岁。左舌癌术后 2 年，左颈部无痛性肿块 3 个月（图 6-2-10）。

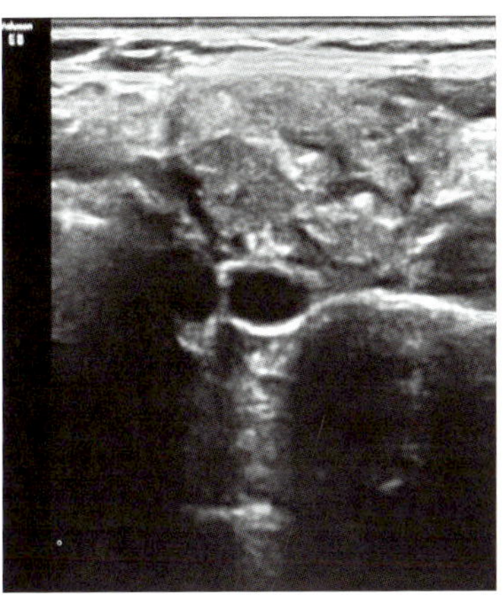

图 6-2-10　左颈部淋巴结转移性肿瘤（鳞状细胞癌）

超声图示左颈上有不规则形实性低回声肿块，内部回声不均匀，部分回声较低，淋巴门结构不清，后方回声部分增强，境界清晰，有包膜反射光带

病例 2：女性，70 岁。右腮腺区未分化癌术后和放疗后 2 年，右颈部无痛性肿大 1 个月（图 6-2-11）。

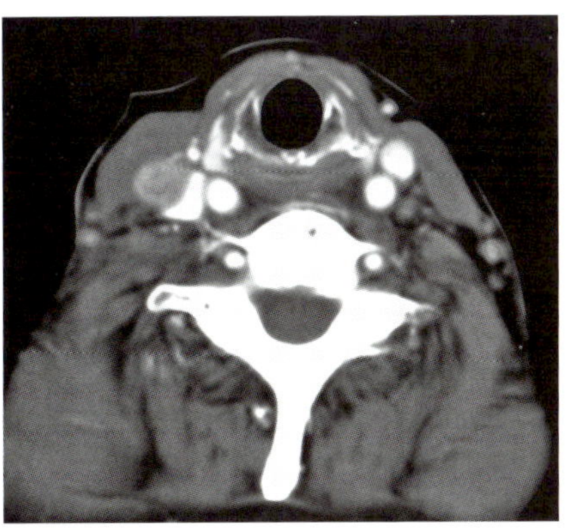

图 6-2-11　右颈部淋巴结转移性肿瘤（未分化癌）

横断面增强 CT 示右颈Ⅲ区淋巴结肿大，呈均匀强化表现，界限清晰。右颈内静脉受压变形

学习笔记

病例3：男性，48岁。左舌癌术后1年，左颈部无痛性肿大2个月（图6-2-12）。

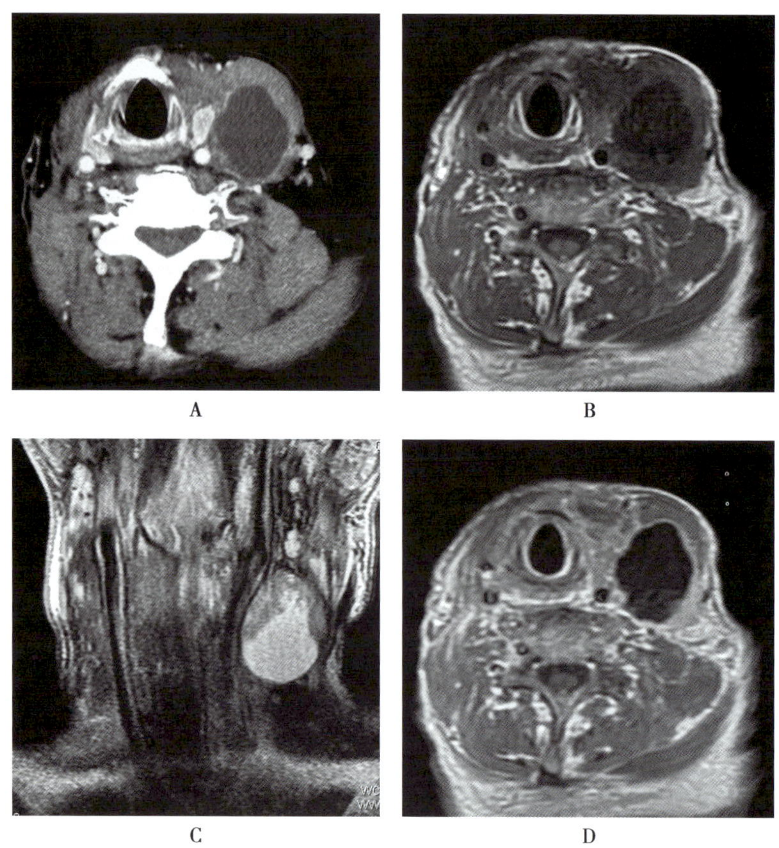

图6-2-12　左颈部淋巴结转移性肿瘤（鳞状细胞癌）

横断面增强CT（A）示左颈Ⅳ区有肿大淋巴结，病变中心区呈低密度改变，周缘厚薄不均，呈强化表现。横断面T1WI（B）示病变中心呈低信号，边缘为等信号；冠状面T2WI（C）示病变中心为高信号，周壁厚薄不均，呈略高信号，边界清晰；横断面增强T1WI示病变中心无强化表现，边缘强化明显（D）。左侧颈鞘被推内移，并部分为病变包绕（180°），左颈内静脉影消失

病例4：男性，60岁。左下牙龈鳞状细胞癌术后2年。发现左下颌下区无痛性肿物2个月（图6-2-13）。

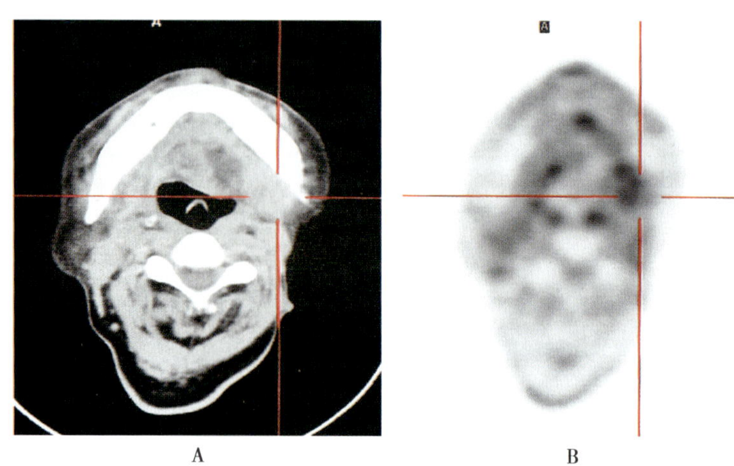

图6-2-13　左颈Ⅰb区淋巴结转移性肿瘤

^{18}F-PET-CT示左下颌下间隙内有异常软组织肿块形成（A），并可见该肿块呈异常浓聚改变（B）

【问题】

问题 1：对颈部淋巴结疾病的影像学检查而言，临床上宜作为首选的方法为何？为什么？

思路 1：在确定首选方法时应综合考量任一影像学检查对颈部淋巴结疾病显示的利与弊。

思路 2：这些综合考量因素主要包括：影像检查的有效性（包括对颈部淋巴结整体分布的显示能力和对病变形态、结构和内部成分的显示能力）；检查的无害性和无创性；检查的方便舒适性和费用。其中，检查的有效性是最为重要的考量因素。

思路 3：在超声、CT 和 MRI 三者中，既能整体显示颈部淋巴结，又能清晰显示病变形态、结构和内部成分者应属 CT 和 MRI。比较而言，CT 在显示淋巴结病变内部微小钙化和直径较小的液化坏死灶方面优于 MRI，故在通常情况下应首选 CT 作为颈部淋巴结疾病的首选检查方法。

问题 2：颈部淋巴结转移性肿瘤会影响其周围的重要血管组织吗？如何根据影像学表现判断颈部淋巴结转移性肿瘤对颈鞘血管的侵犯？

思路 1：首选应明确判断颈鞘内血管是否为颈部淋巴结转移性肿瘤侵犯，此对评估疾病预后具有重要意义。

思路 2：其次，与颈鞘相邻的颈部淋巴结转移性肿瘤存在侵犯其内血管的可能性。

思路 3：这种可能性是基于颈部淋巴结转移性肿瘤破坏淋巴结包膜，并侵犯颈鞘鞘膜的病理基础。继而应该知晓颈部淋巴结转移性肿瘤之包膜外侵犯的发生率随病变直径的增大而上升。对此，超声，CT 和 MRI 均有相应的征象显示以作为判断依据。

知识点

判断颈部淋巴结转移性肿瘤侵犯颈鞘内血管的影像学征象

①病变与血管之间的脂肪带消失；②颈动脉和颈内静脉受压变形（图 6-2-11A），或颈内静脉节段性消失（图 6-2-12）；③病变包绕颈鞘血管超过 180°（图 6-2-12）或 270°；④颈部血管边缘模糊。当然，以上所述征象均存在一定的假阴性和假阳性，使用时应注意与其临床表现相结合。

问题 3：影像学上应与颈淋巴结转移性肿瘤相鉴别的疾病有哪些？如何鉴别？

思路：影像学上应与颈淋巴结转移性肿瘤相鉴别的疾病有 2 类：淋巴结疾病和非淋巴结疾病。

前者主要有结内型淋巴瘤、淋巴结反应性增生、淋巴结结核和结节病；后者主要是第二鳃裂囊肿。

知识点

颈部淋巴结转移性肿瘤的影像鉴别诊断

1. 与结内型淋巴瘤鉴别　见淋巴瘤影像鉴别诊断。

2. 与颈淋巴结反应性增生鉴别　颈淋巴结反应性增生在 CT 和 MRI 上多为实性结构表现，病变内低密度液化坏死灶者少见。

3. 与颈淋巴结结核鉴别　颈淋巴结结核表现多样，常与颈部淋巴结转移性肿瘤相似。但结核病变内钙化斑点和蜂窝状液化坏死灶的影像表现特点罕见于颈淋巴结转移性肿瘤。

4. 与颈淋巴结结节病鉴别　结节病为罕见疾病。病变以实性表现为主。其与颈淋巴结转移性肿瘤和结内型淋巴瘤主要不同在于：结节病边界清晰，少有淋巴结包膜外侵犯征象，亦无病变间相互融合表现。

5. 与第二鳃裂囊肿鉴别　鳃裂囊肿常有较大的直径，囊壁薄而均匀，边界清晰，无囊外侵犯征象。临床上，鳃裂囊肿多表现为无痛而质地柔软肿块，可反复肿大。

学习笔记

问题4：你能简述 FDG-PET 和 PET-CT 在颈部淋巴结转移性肿瘤中的诊断作用吗?

思路1：首先应明确肿瘤代谢成像检查的特点。肿瘤代谢成像,尤其是 FDG-PET 成像的检查特点是能显示早期病灶,并有较高的敏感性、特异性和准确率。近年来出现的 PET-CT(图 6-2-13)更是弥补了单纯 PET 检查所存在的空间分辨率差和解剖结构显示模糊等不足。

思路2：其次应明确采用 PET-CT 检查颈部淋巴结转移性肿瘤的作用。如帮助明确临床上不明原发部位的恶性肿瘤病灶;显示直径较小的颈淋巴结转移性肿瘤(尤其是临床上难以发现的隐匿性淋巴结转移性肿瘤);显示除颈淋巴结转移性肿瘤以外的全身其他转移性病变。

思路3：了解 PET-CT 检查的不足。其主要不足是检查费用昂贵;有一定的假阳性和假阴性。

三、淋 巴 瘤

淋巴瘤(lymphoma)是指发生于淋巴网状系统的肿瘤,主要有霍奇金病(Hodgkin disease, HD)和非霍奇金淋巴瘤(non-Hodgkin lymphoma, NHL)2 种类型。近来,口腔颌面颈部淋巴瘤的发生呈明显上升趋势。头颈部中,淋巴瘤是发生率仅次于鳞状细胞癌的第二常见恶性肿瘤。HD 主要累及的是淋巴结。青年人和老年人多见,无明显性别差异。临床上表现为颈部淋巴结无痛性肿大,部分(40%)患病人群可伴有全身症状(如发热、盗汗和体重明显下降)。与 HD 相比,口腔颌面颈部 NHL 明显多见,且以成熟 B 淋巴细胞肿瘤为主。NHL 可见于任何年龄。通常将口腔颌面颈部 NHL 分为结内型和结外型(前者较后者少见)2 种。有时两者可同时并存。临床上,NHL 可表现为局部症状和全身症状。局部症状因病灶所在部位不同而表现各异,如出现溃疡、坏死、肿块、局部疼痛、出血、面颈部肿胀和功能障碍等;全身症状与上述 HD 相同外,尚有贫血、全身乏力和肝脾肿大等。

通常,适宜于口腔颌面颈部淋巴瘤的影像学检查方法主要有超声、CT 和 MRI。

学习笔记

【影像学表现】

1. 口腔颌面颈部结内型淋巴瘤以颈内淋巴链受累者最为常见。结外型 NHL 的最常发生部位是 Waldeyer 环,以后依次为鼻窦,涎腺,鼻腔,眼眶、面深间隙和甲状腺。口腔颌面颈部淋巴瘤的特点之一是可以多部位发生:或为单侧多个和双侧多个结内型淋巴瘤;或为结内型与结外型共存。

2. 结内型淋巴瘤多为类圆形肿块状表现,边界清晰。部分有包膜外侵犯者或淋巴结相互融合者,边界模糊。结外型淋巴瘤的形态表现主要有 2 种:肿块和黏膜异常增厚(图 6-2-15)。前者直径可大(直径超过 10cm)可小;后者少见,主要见于部分 Waldeyer 环(图 6-2-15)。

3. 超声上,淋巴瘤内部多为不均匀低回声表现(图 6-2-14),也可以是均匀低回声。部分病变内部可有点状或树枝状高回声区;部分则回声接近于液性暗区。CDFI 上可见病变中心有血流信号显示。

4. 平扫 CT 上,淋巴瘤多为实性软组织密度(图 6-2-15A,图 6-2-16A,图 6-2-17A,图 6-2-19A,图 6-2-20A)。增强 CT 上,病变多为明显均匀强化表现(图 6-2-15B,图 6-2-16B,图 6-2-17B,图 6-2-19B,图 6-2-20B)。少数病变可出现中央低密度而边缘有强化或无明显强化(图 6-2-20B)。

5. MRI 上,淋巴瘤大多表现为 T1WI 上的中等信号(图 6-2-16C,图 6-2-17C,图 6-2-18A,图 6-2-21A)和 T2WI 上的均匀高信号(图 6-2-16D,图 6-2-17D,图 6-2-18B,图 6-2-21B)。增强 MRI 上,

病变实质区可呈强化表现(图6-2-16E,图6-2-18C,图6-2-21C)。

6. FDG-PET检查显示:结内型和结外型淋巴瘤均对FDG有较高的摄取,但部分为假阳性或假阴性。

【病例】

病例1:女性,73岁。左上颈部无痛性肿大3个月。触及左下颌下区多个肿大淋巴结,质地中,活动,无压痛,界限清晰(图6-2-14)。

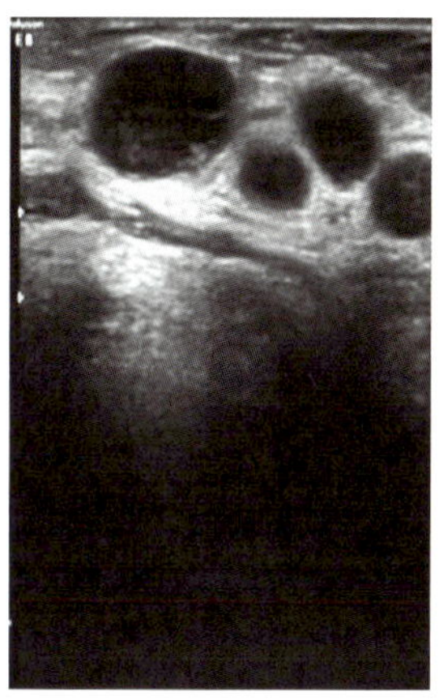

图6-2-14　右颈部淋巴结淋巴瘤
超声图示左侧下颌下区有多个类圆形低回声肿块,分布尚均匀,部分有液性暗区,淋巴门结构不清,后方回声稍增强,境界清晰,有包膜反射光带

病例2:女性,69岁。左咽部不适感3月余(图6-2-15)。

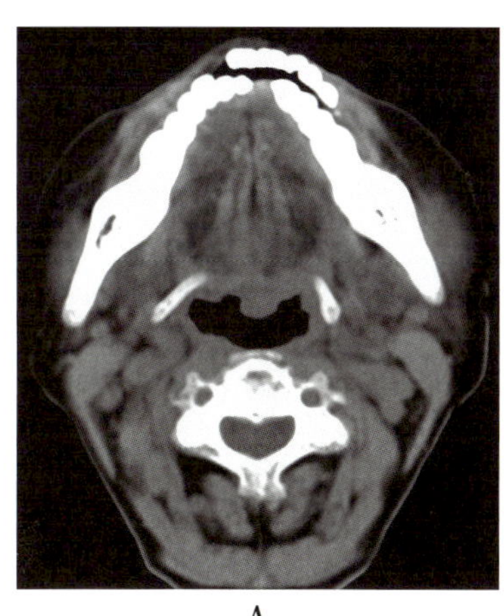

A

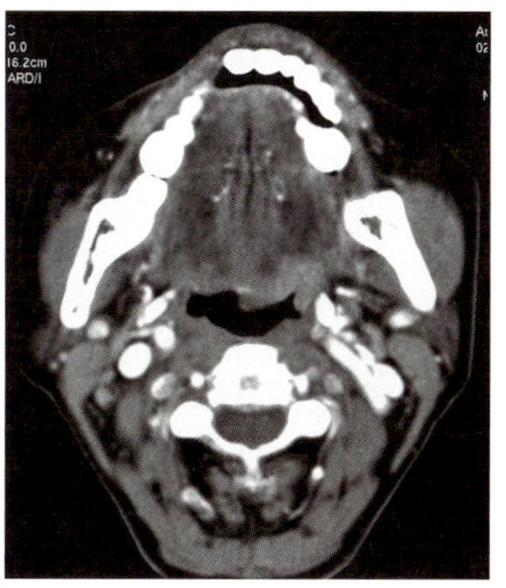

B

图6-2-15　左口咽部(Waldeyer环)淋巴瘤
横断面平扫CT(A)示左口咽侧壁软组织增厚,边界欠清晰。横断面增强CT(B)示病变有强化,密度均匀

学习笔记

病例 3：男性，62 岁。右面下部无痛性肿大 2 月余。触及右面下部质地较硬肿块，无压痛（图 6-2-16）。

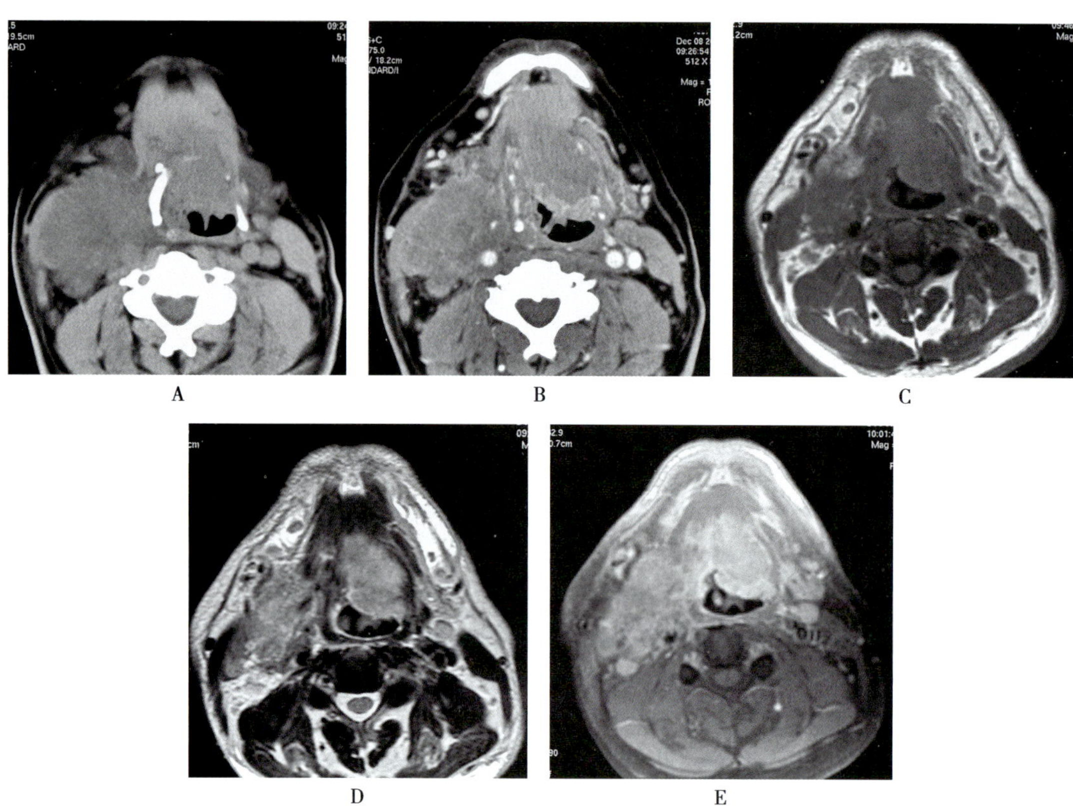

图 6-2-16　舌后会厌（Waldeyer 环）和右颈部淋巴结淋巴瘤

横断面平扫 CT（A）示舌后会厌区和右颈上部分别有软组织肿块形成，边界不清。横断面增强 CT（B）示舌后会厌区和右颈上部软组织肿块均有强化表现。舌骨体破坏吸收。右侧颈总动脉被病变包绕，右颈内静脉影消失。横断面 T1WI（C）上，舌后会厌区病变呈略高信号；右颈上部肿块呈中等信号。横断面 T2WI（D）上，病变呈较均匀高信号。横断面抑脂增强 T1WI（E）上，病变呈强化表现，界限不清

病例 4：女性，51 岁。右颈上部无痛性肿块 1 月余。触及右颈上部肿块，质地中等，界线清晰，可活动（图 6-2-17）。

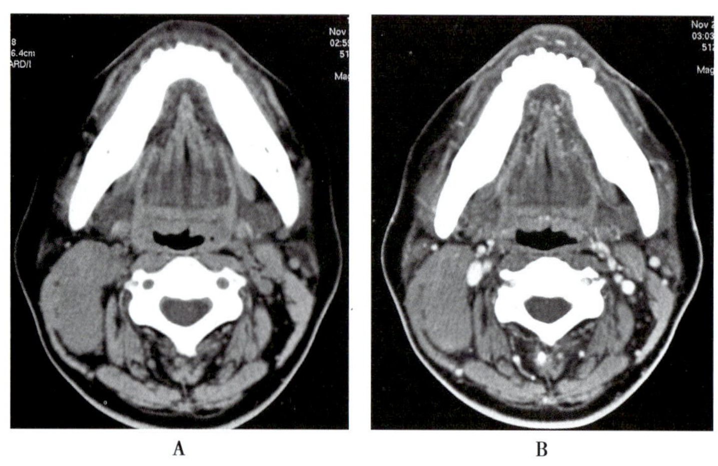

学习笔记

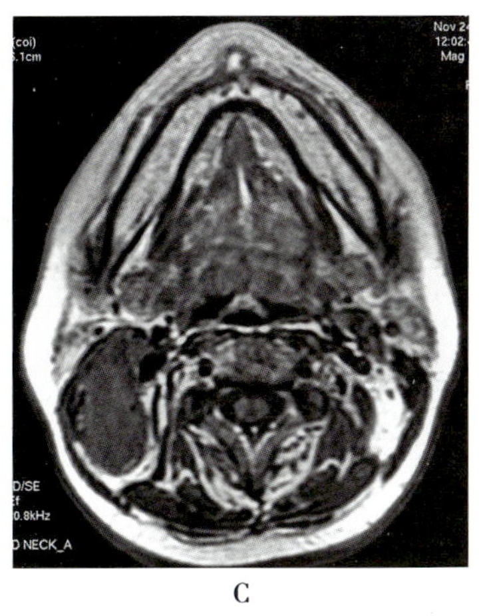
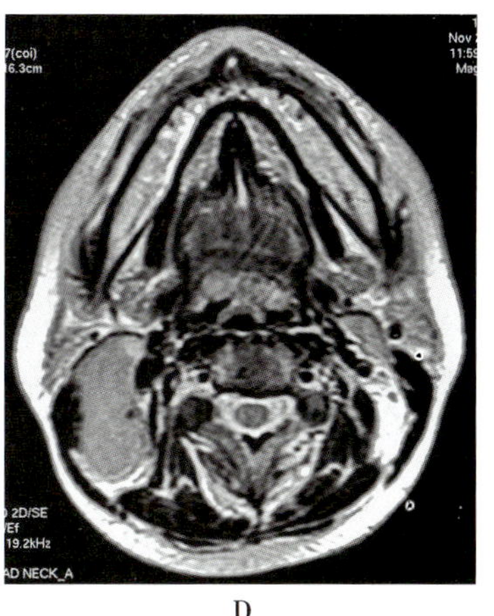

C　　D

图 6-2-17　右颈部淋巴结淋巴瘤

横断面平扫 CT(A)示右颈上部有软组织肿块形成,密度均匀,病变系由多个淋巴结(颈Ⅱ区)融合而成,边界清晰。横断面增强 CT(B)示病变有轻度强化,密度均匀。横断面 T1WI(C)示病变呈中等信号。横断面 T2WI(D)示病变呈均匀高信号,界限清晰

病例 5: 男性,62 岁。右颈上部无痛性肿块 2 月余。于右腮腺下极触及肿块,质地中等,无压痛,界线清晰(图 6-2-18)。

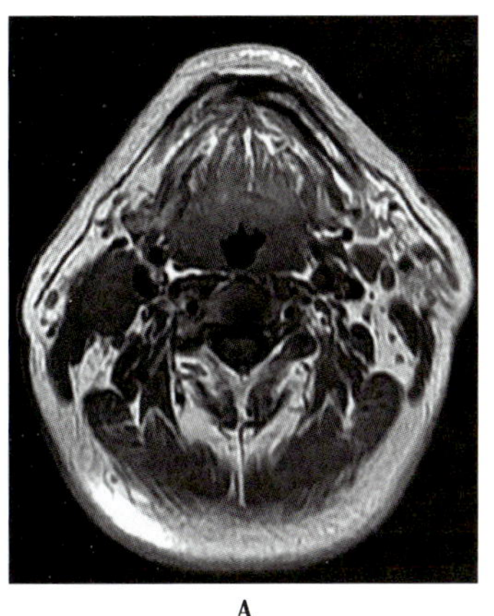
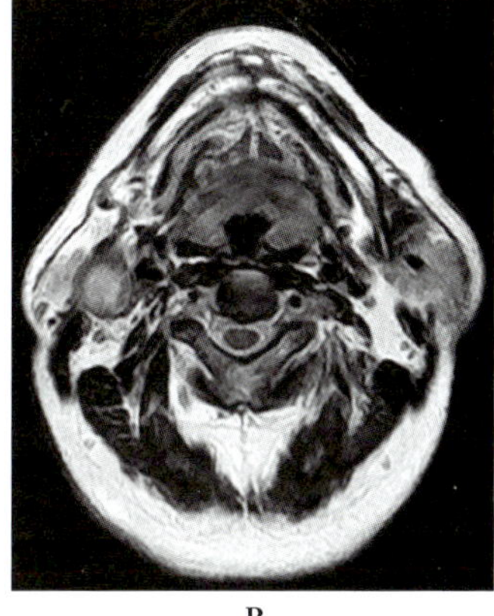
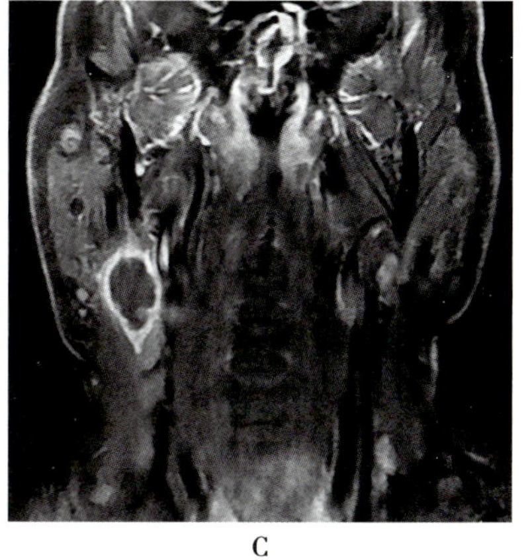

A　　B　　C

图 6-2-18　右颈部淋巴结淋巴瘤

MRI 示右上颈部有类圆形肿块状病变形成,界限清晰。横断面 T1WI(A)上病变为中等信号;横断面 T2WI(B)上病变中心为高信号,边缘为略高信号;冠状面抑脂增强 T1WI(C)示病变中心无强化,边缘强化明显

病例 6: 男性,11 岁。左颈部无痛性肿大 3 月余。触及左颈部弥漫性肿块,质地硬,不活动(图 6-2-19)。

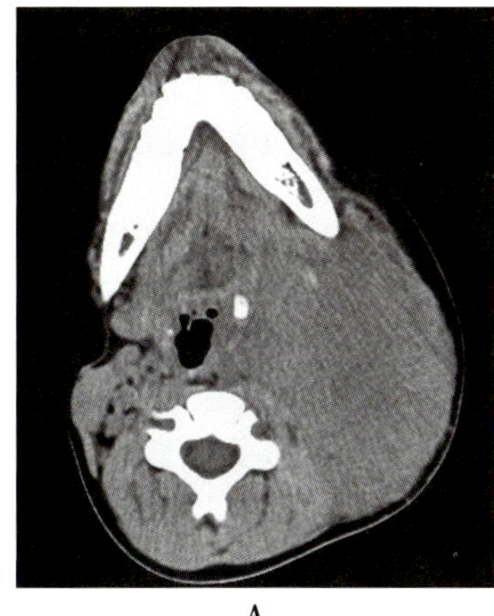
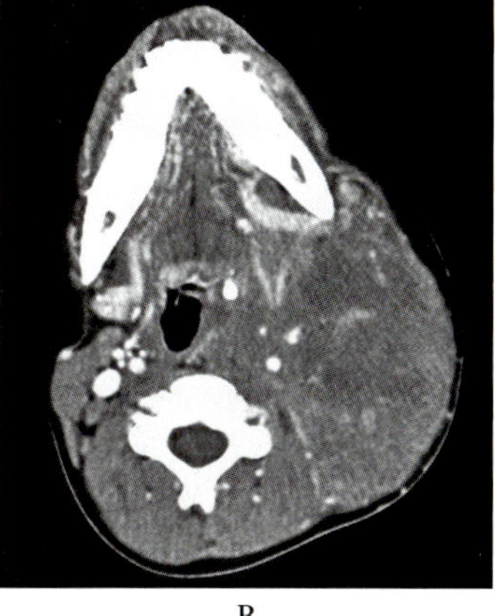

A　　B

图 6-2-19　左颈部淋巴结淋巴瘤

横断面平扫 CT(A)示左颈上部有弥漫状软组织肿块形成。横断面增强 CT(B)示病变有轻度强化,密度均匀,边界不清。左颈鞘内血管被病变包绕

病例7：女性，80岁。左面部肿胀感5个月。于左上颌前部触及质地较硬隆起，无压痛（图6-2-20）。

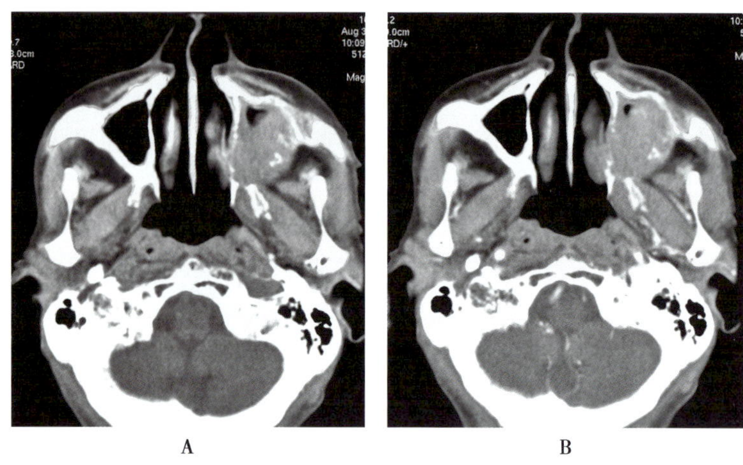

图6-2-20　左上颌窦淋巴瘤

横断面平扫CT（A）示左上颌窦内有软组织肿块形成，左上颌窦后外壁和左翼突骨质破坏吸收，边界不清。横断面增强CT（B）示左上颌窦病变强化不明显

病例8：男性，63岁。左腮腺区无痛性肿块2个月。触及左腮腺区质地中等肿块，界线不清，无压痛（图6-2-21）。

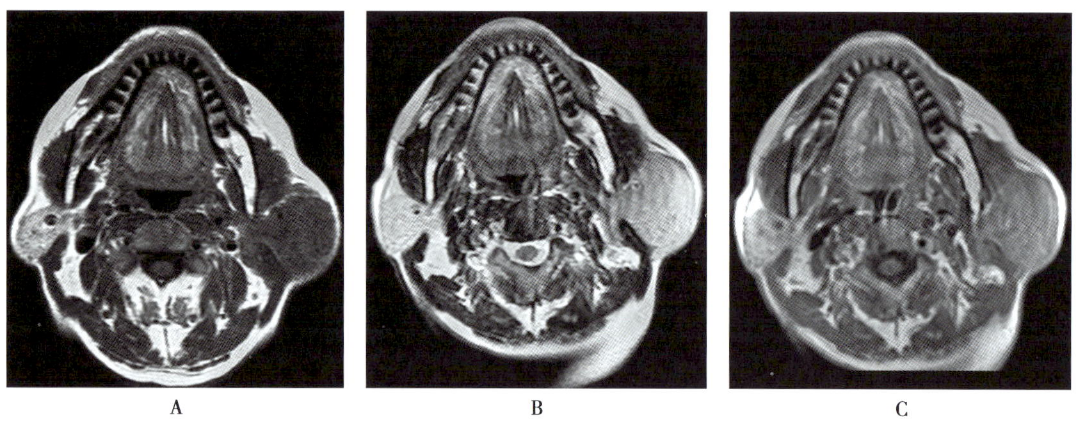

图6-2-21　左腮腺淋巴瘤

MRI示左侧腮腺肿大，有弥漫肿块形成，边界不清。横断面T1WI（A）上病变呈中等信号；横断面T2WI（B）上病变呈高信号；横断面增强T1WI（C）上可见病变有强化

【问题】

问题1：头颈部淋巴瘤发生部位广泛，各影像学检查方法的适用特点为何？

思路：超声、CT和MRI成像原理不同，其所适宜显示的口腔颌面部组织也各不相同。通常，超声检查适宜于显示部位浅表的淋巴瘤；CT和MRI检查虽不受病变部位深浅的限制，但两者在显示骨质结构受侵方面存在差异：CT能更清晰地显示淋巴瘤对骨密质的侵蚀，MRI能清晰地显示淋巴瘤对骨髓组织的侵犯。

问题2：头颈部淋巴瘤的发生部位多而复杂，影像学上有分类吗？意义何在？

思路：根据淋巴组织在人体组织中的分布特点，一般将淋巴瘤分为淋巴结内型和淋巴结外型2种。对头颈部淋巴瘤而言，近来采用的影像学分类为Lee分类和Harmsberger分类。前者适用于HD和NHL；后者仅适用于NHL。头颈部淋巴瘤的影像学分类意义在于帮助临床进行准确

学习笔记

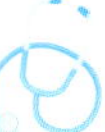

的临床病理分期,并评估其预后。

知识拓展:头颈部淋巴瘤的影像学分类

Lee 分头颈部淋巴瘤为 4 型:1 型为仅有淋巴结受累;2 型为仅有结外组织受累;3 型为结内和结外组织均受累;4 型为多中心病变伴或不伴淋巴结受累。Harmsberger 分头颈部 NHL 为 3 型:Ⅰ型为结内型 NHL;Ⅱ型为结外含淋巴组织(如 Waldeyer 环)的 NHL;Ⅲ型为结外不含淋巴组织(如眼眶、鼻窦、面深间隙、下颌骨、腮腺、皮肤和咽部)的 NHL。

知识拓展:HD 和 NHL 之改良 Ann Arbor 分期(表 6-2-5 和表 6-2-6)

表 6-2-5 改良 Ann Arbor 霍奇金淋巴瘤分期

Ⅰ期:	病变累及单一区域淋巴结或淋巴组织(如脾、胸腺、Waldeyer 环)
Ⅱ期	病变累及 2 个或多个区域淋巴结,但限于同侧膈肌(纵隔为一个区域;肺门淋巴结分为左右各一个区域),解剖部位以下标数字表明(如 $Ⅱ_3$)
Ⅲ期	病变累及两侧膈肌区域淋巴结或淋巴组织
$Ⅲ_1$期	伴有或不伴有脾、肺门、腹腔、肝门淋巴结受累
$Ⅲ_2$期	伴主动脉旁、髂或肠系膜淋巴结受累
Ⅳ期	结外部位受累超过 E 相关分期(E 相关分期:1 个结外部位受累,或淋巴结 HL 附近的结外部位受累)

表 6-2-6 Ann Arbor 的非霍奇金淋巴瘤分期

Ⅰ期	病变累及单一淋巴结区域或结外器官
Ⅱ期	病变累及 2 个以上淋巴结区域,或单一淋巴结外器官受累,或同侧横膈淋巴结受累
Ⅲ期	病变累及膈肌两侧区域淋巴结或淋巴组织
Ⅳ期	多灶性病变,伴超过 1 个结外器官受累

问题 3:CT 和 MRI 是如何显示口腔颌面颈部淋巴瘤影响其周围组织结构的?

思路 1:口腔颌面部淋巴瘤对其周围组织结构的影响依其所在具体位置而定,如颈部、Waldeyer 环和颌面部软组织间隙。

思路 2:颈部淋巴瘤主要影响结构是颈鞘内血管。判断颈鞘内血管被淋巴瘤累及征象有二:①病变包绕颈鞘血管超过 180°或 270°(图 6-2-16,图 6-2-19);②病变与血管之间的脂肪带消失(图 6-2-16,图 6-2-19)。

思路 3:Waldeyer 环淋巴瘤可使咽腔变小(图 6-2-16),并可侵犯咽旁间隙、咽后间隙以及舌下口底间隙。

思路 4:鼻腔和鼻窦淋巴瘤主要影响的结构是破坏吸收鼻窦窦壁(图 6-2-20)。

思路 5:颌面部软组织间隙(如颊间隙、腮腺间隙、深部咀嚼肌间隙、咽旁间隙和咽后间隙)淋巴瘤可以侵犯颅底、颈椎椎体、上下颌骨和颧骨。

问题 4:Waldeyer 环区淋巴瘤与口咽鳞状细胞癌区别意义何在?如何区别?

思路 1:口腔颌面部淋巴瘤和鳞状细胞癌的临床处理方法有别(前者以化疗和放疗为主;后者以手术治疗为主),故其间区别对指导临床选择合适质量方法具有重要意义。

思路 2:两者在影像学表现上的不同如下:①淋巴瘤可呈多发表现(除外淋巴结),而口咽鳞状细胞癌罕见多发;②Waldeyer 环区淋巴瘤如伴有颈部淋巴结淋巴瘤,则其多为实性病变(图 6-2-15 ~ 图 6-2-17,图 6-2-19 ~ 图 6-2-21)而少有液化坏死表现;口咽鳞状细胞癌如果伴有颈部淋巴

学习笔记

结转移，则其表现多样(可呈实性，或呈中心液化坏死，或呈两者的混合表现)。

问题5：如何在CT和MRI上将结内型淋巴瘤同其他颈淋巴结病变区别？

思路：首先应明确除淋巴瘤外的其他颈部淋巴结病变。这些疾病包括颈部淋巴结炎或反应性增生、结核、转移性肿瘤、结节病、Castlman病和窦组织细胞增多症。其次应根据各疾病影像学表现特点予以区分。

知识点

颈部淋巴瘤的CT和MRI鉴别诊断

1. 与淋巴结转移性肿瘤鉴别　结内型淋巴瘤以实性病变表现为主，少见液化坏死表现。

2. 与淋巴结结核鉴别　淋巴结结核内部可有钙化灶显现，而结内型淋巴瘤内部罕见钙化。

3. 与淋巴结反应性增生、结节病、Castlman病和窦组织细胞增多症鉴别　与淋巴瘤相似，这些疾病均以淋巴结实性增大为主，且可多发。但淋巴瘤发病病程短，可有包膜外侵犯，且可相互融合而形成巨块；而淋巴结反应性增生、结节病、Castlman病和窦组织细胞增多症多病程较长，少有包膜外侵犯或融合成块。

参考文献

1. 马绪臣. 口腔颌面医学影像学. 北京：北京大学医学出版社，2006.
2. 余强，王平仲. 颌面颈部肿瘤影像诊断学. 上海：上海世界图书出版公司，2009.
3. Fletcher CDM, Bridge JA, Hogendoorn PCW, et al. WHO classification of tumours. Soft Tissue and Bone. 4th edition. Lyon: IARC Press, 2013.
4. Mulliken JB, Glowacki J. Hemangiomas and vascular malformations in infants and children: a classification based on endothelial characteristics. Plast Reconstr Surg, 1982, 69: 412-420.
5. Hein KD, Mulliken JB, Kozakewich HP, et al. Venous malformations of skeletal muscle. Plast Reconstr Surg, 2002, 110: 1625-1635.
6. Harnsberger HR. Diagnostic imaging. Head and neck. Salt Lake: Amirsys, 2004.
7. Kakimoto N, Tanimoto K, Nishiyama H, et al. CT and MR imaging features of oral and maxillofacial hemangioma and vascular malformation. Eur J Radiol, 2005, 55: 108-112.
8. Koeller KK, Alamo L, Adair CF, et al. Congenital cystic masses of the neck: radiologic-pathologic correlation. Radiographics, 1999, 19: 121-146.
9. De Schepper AM. Imaging of soft tissue tumors. 2nd edition. Berlin: Springer, 2001.
10. Weber AL, Montandon C, Robson CD. Neurogenic tumors of the neck. Radiol Clin North Am, 2000, 38: 1077-1089.
11. Som PM, Curtin HD. Head and neck imaging. 5th edition. St. Louis: Mosby, 2011.
12. Hughes DG, Wilson DJ. Ultrasound appearances of peripheral nerve sheath tumors. Br J Radiol, 1986, 59: 1041-1043.
13. Weiss SW, Goldblum JR. Enzinger and Weiss's soft tissue tumors. 4th edition. St. Louis: Mosby, 2001.
14. Delelis RA, Lloyd RV, Heitz PU, et al. WHO classification of tumours. Pathology and genetics of tumours of endocrime organs. Lyon: IARC Press, 2005.
15. Barnes L, Eveson JW, Reichart P, et al. WHO classification of tumours. Pathology & Genetics of head and neck tumours. Lyon: IARC Press, 2005.
16. Kassel EE, Keller MA, Kucharczyk W. MRI of the floor of the mouth, tongue and orohypopharynx, Radiol Clin North Am, 1989, 27: 331-351.
17. Som PM, Shapiro MD, Biller HF, et al. Sinonasal tumors and inflammatory tissues: differentiation with MR imaging. Radiology, 1988, 167: 803-808.

学习笔记

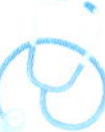

18. Som PM, Dillon WP, Sze G, et al. Benign and malignant sinonasal lesions with intracranial extension: differentiation with MR imaging. Radiology, 1989, 172: 763-766.
19. Som PM. Detection of metastasis in cervical lymph nodes: CT and MR criteria and differential diagnosis. AJR Am J Roentgeol, 1992, 158: 961-969.
20. Harmsberger HR, Bragg DG, Osborn AG, et al. Non-Hodgkin's lymphoma of the head and neck: CT evaluation of nodal and extranodal sites. AJNR, 1987, 8: 673-679.
21. Lee YY, Van Tassel P, Nauert C, et al. Lymphomas of the head and neck: CT findings at initial presentation. AJNR, 1987, 8: 665-671.
22. Aiken AH, Glastonbury C. Imaging Hodgkin and non-Hodgkin lymphoma in the head and neck. Radiol Clin N Am, 2008, 46: 363-378.

学习笔记

第七章 唾液腺疾病

第一节 唾液腺发育异常

一、唾液腺先天缺失或发育不全

唾液腺先天缺失(congenital absence of salivary gland)或发育不全(aplasia)是一种原因不明且极为罕见的先天病症。少数患者有家族发病史,推测与遗传缺陷有关。任何唾液腺均可发生,可单侧也可双侧,腮腺相对常见。可单独发生,可伴随头颈部其他异常,如附耳,鳃弓综合征,泪器异常,泪腺、泪点、泪囊等缺失,先天性牙缺失,过小牙,骨畸形等,也可见于外胚叶发育不全患者,或可为综合征表现的一部分,如眼-耳-牙-指综合征。临床特点为出生后口水较少,有口干症状,检查时无法定位相应唾液腺导管开口,常伴有牙猖獗龋、念珠菌感染、咽喉炎、黏膜炎等。

【影像学表现】

1. 唾液腺造影检查时,由于导管口未发育或无法定位导管口,无法插管注入造影剂,往往不能完成检查。

2. CT 检查或 MRI 检查时可见腺体组织缺如(图 7-1-1)。

3. 放射性核素(如^{99m}Tc)检查,一次成像可显示多个腺体。当唾液腺缺失或发育不全时,表现为正常腺体结构区域内没有放射性浓聚现象,或仅有少许放射性分布,影像模糊(图 7-1-2)。

【病例】

病例:男性,8 岁,家长发现从小口水较少。检查颊部未发现双腮导管口结构,口底黏液池唾液少,黏膜干燥,猖獗龋,泪道发育异常(图 7-1-1、图 7-1-2)。

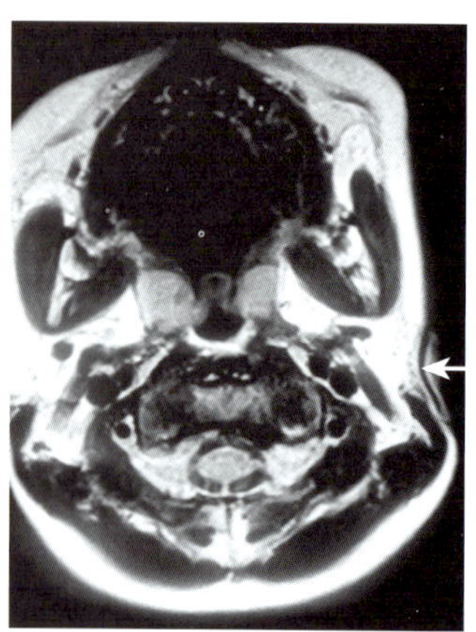

图 7-1-1 双侧腮腺先天缺失

MRI 轴位 T1WI 像示双侧腮腺分布区组织信号近似脂肪组织,未见发育良好腺体结构,正常腺体信号略低(箭头)

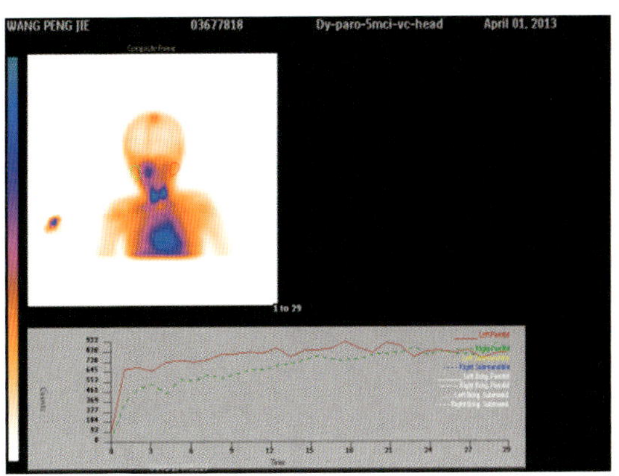

图 7-1-2　同一患者^{99m}Tc 双侧腮腺动态显像示采集到 15 分钟时口服维生素 C，继续采集 15 分钟。定量分析后结果如下：双侧腮腺未见显影，甲状腺可见显影，口服维生素 C 后，半定量曲线未见任何变化

【问题】

问题 1：临床表现为口干，检查发现口底黏液池唾液少的儿童患者，都是唾液腺先天缺失或发育不全吗？

思路 1：多种疾病均可表现为口干症状，伴随猖獗龋、白色念珠菌感染等并发症，如儿童期舍格伦综合征、1 型糖尿病、唾液腺放射损伤等，此时一定要注意询问病史，进行全面的临床检查并结合相关实验室检查结果，综合评估，推导出可能的临床诊断及需要进行鉴别的疾病谱。

思路 2：相对于唾液腺先天缺失或发育不全，儿童期舍格伦综合征，1 型糖尿病，唾液腺放射损伤等发生率似乎更高些，目前尚无各病在儿童期的发病情况的流行病学研究。从临床表现上看，舍格伦综合征多同时有眼干，双腮反复肿胀，检查时可以找到腮腺导管口，实验室检查时有多项免疫指标呈阳性表现，如抗核抗体（ANA）、抗 SS-a、抗 SS-b 等；1 型糖尿病有多饮、多尿、多食、体重减轻等表现，实验室检查时血糖增高；唾液腺放射损伤患儿有明确的放射治疗病史。要结合临床，从常见病入手，当发现头颈部伴有其他发育异常时要能想到唾液腺先天缺失或发育不全。

问题 2：如何诊断唾液腺先天缺失或发育不全？

思路 1：怀疑唾液腺先天缺失或发育不全时，有以下影像学方法可供选择：超声检查、唾液腺造影、CT、MRI、放射性核素检查等。

1. 超声检查时，正常腮腺腺体实质表现为细腻均匀的中等回声信号，而腮腺先天发育不全或缺失时表现为局部结构不清，回声略强类似纤维结缔组织，下颌下腺表现相近，此时只能提示腺体可能发育异常，尚不能据此得出唾液腺先天缺失或发育不全的诊断。

2. 唾液腺造影检查时，由于导管口未发育或发育不良，往往无法找到完成造影插管，从而无法诊断。当能勉强完成插管时，造影剂的用量较少，腺体充盈差，与单纯造影操作差充盈不足时出现相同的影像学表现，造成鉴别困难。

3. CT 和 MRI 检查均可从唾液腺结构是否存在或大小变化，得出唾液腺先天缺失或发育不全的诊断，但是对于发育不全的腺体功能无法进行评估。

4. 核素检查可以一次对多个腺体功能进行评估比较，缺点是只能反映功能状态，无法提示是否是由于其他疾病造成摄取降低，比如儿童期舍格伦综合征等。

思路 2：在充分收集病史和临床检查证据的基础下，同时做形态学检查和功能评估，比如 CT 或 MRI，与核素检查同期进行。在收集所有证据后，经过分析当发现唾液腺结构缺如或发育不良，同时伴有功能证据如核素摄取异常和唾液流率减少，并且排除其他常见疾病后方可诊断。

学习笔记

问题 3：需要复查吗？

目前此类疾病无对因治疗方法，无法重建腺体组织结构，同时发育不全的患者也不会进一步恶化，所以当不伴有其他疾病时无需复查。

知识拓展：唾液腺放射性核素显像检查

放射性核素显像（radionuclide imaging，RI）是一种以脏器或病变聚集特异性放射性显像剂的数量为基础的显像方法，可相对早期显示组织结构的功能性改变，并可做定量分析。1965 年 Bornen 等发现唾液腺小叶内导管的上皮细胞具有摄取高锝酸盐离子（$^{99m}TcO_4$）的特性，可用检查唾液腺功能。目前认为是评估唾液腺功能状态的首选方法，还可用于诊断腮腺腺淋巴瘤，诊断唾液腺先天性缺失或变异等疾病。

检查方法：

（1）静态显像：主要用于唾液腺肿瘤的检查，通过静脉注射$^{99m}TcO_4$15 分钟后进行正位和双侧位成像，结束后给予 25% 柠檬酸刺激，再次显影，比较前后显像剂在唾液腺中的分布变化进行诊断。

（2）动态显像：主要用于评价唾液腺功能状态，通过静脉注射$^{99m}TcO_4$后，立刻进行动态采集，记录 30 分钟的核素分布变化，观测腺体摄取能力，给予酸刺激后观测腺体分泌排泄情况。通过设定本底区和兴趣区，可以绘制动态功能曲线，并可获得唾液腺功能指数，如摄取指数、分泌指数、摄取指数率、分泌指数率及功能指数等。本例中患儿双腮对$^{99m}TcO_4$基本没有摄取，结合患儿从小唾液少，无放疗等腮腺治疗病史等临床信息，可以明确诊断为双腮先天性缺失。

学习笔记

二、迷走唾液腺和异位唾液腺

迷走唾液腺（aberrant salivary gland）指唾液腺的部分始基异位于正常情况下不含唾液腺组织的部位，而正常唾液腺可存在。迷走唾液腺无导管系统，可形成涎瘘，进食时可见分泌物流出。唾液腺的发育与第一、二鳃弓关系密切，因而迷走唾液腺最常见于颈侧咽部及中耳，也可见于颌骨体内。在下颌骨体内偶见唾液腺组织，通常穿过颌骨舌侧密质骨板，部分与正常的下颌下腺或舌下腺相连，称为静止性骨腔或 Stafine 骨腔。

腮腺或下颌下腺均可发生异位（ectopia），单侧或双侧发生，腮腺常沿咬肌前缘或下缘异位，下颌下腺可异位至扁桃体窝、颌舌骨肌之上、舌下间隙，有的与舌下腺融合。

迷走唾液腺临床上多无症状。腮腺异位至耳前区及颞部，可凸起如肿块，触之质软，进食时可有发胀感。往往在腺体组织发生肿瘤时发现。

【影像学表现】

1. 静止性骨腔 X 线表现为卵圆形骨密度减低区，边界清晰，边缘整齐，可见骨壁线环绕（图 7-1-3）。

2. 曲面体层 X 线片可见病变通常位于下颌管与下颌下缘之间、下颌角的前方。

3. CT 或 CBCT 检查可见下颌骨舌侧皮质骨缺损（图 7-1-4）。

4. 下颌下腺造影有时可见部分腺体位于此密度减低区中。舌下腺陷入少见，可发生于下颌舌侧前段，表现为境界不清的密度减低区，位于下颌中切牙及第一前磨牙之间。

5. 对于唾液腺异位病变，唾液腺造影时造影剂如可注入，则可见唾液腺异位患部明显凸起，X 线表现为发育不全的唾液腺。

6. CT 检查可见异位腺体呈软组织密度，正常解剖部位腺体缺失。

7. 核医学检查时见异位腺体放射性核素浓聚，则可证实。

【病例】

病例：男性，48 岁，为治疗牙周疾病拍片时发现颌骨囊肿，无任何不适。临床检查下颌骨无膨隆，无压痛，牙无龋损。口底黏液池唾液量正常，挤压各腺体分泌正常。（图 7-1-3）

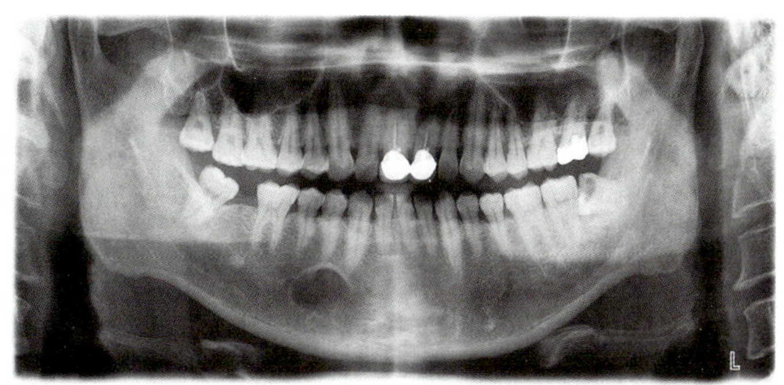

图 7-1-3 右下颌骨静止性骨腔

曲面体层 X 线片显示右下颌骨内单囊型骨密度减低区，边界清，边缘整齐，骨壁线环绕

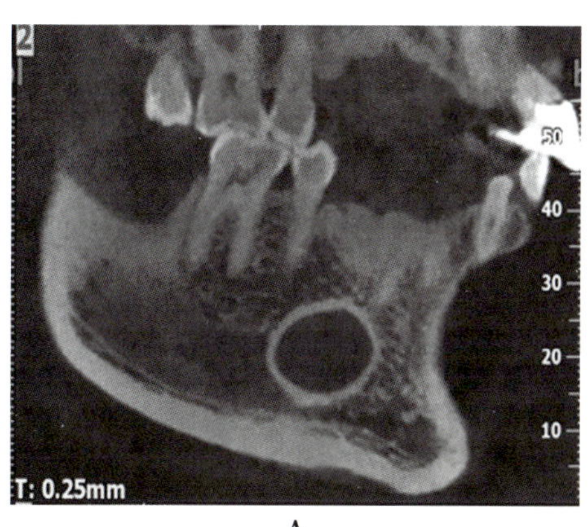

A

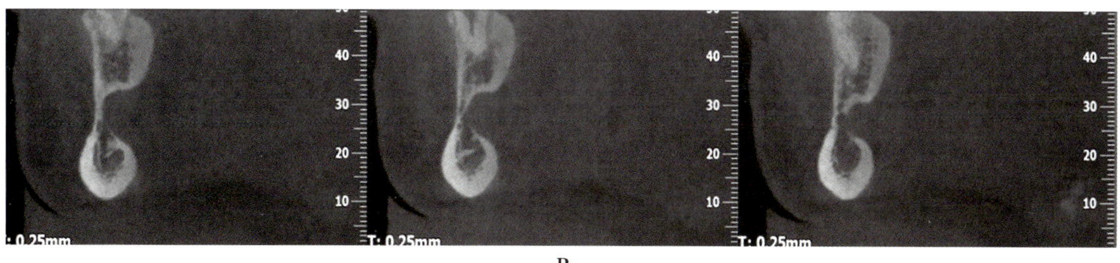

B

图 7-1-4 右下颌骨静止性骨腔

A. 矢状位锥形束 CT 示右下颌骨内圆形骨密度减低区，骨壁线环绕，边缘边界清晰；B. 冠状位 CBCT 示下颌骨舌侧骨质内陷，骨皮层完整，与牙根和神经管无联系

【问题】

问题：影像学检查发现病变，而临床申请单描述中无相应症状或体征支持时，该遵循怎样的检查程序？

思路 1：首先要核对申请单信息，影像学检查不能离开相关病史和临床检查，要有诊断学的整体意识，不要仅仅依靠影像资料就做出判读。条件允许时强烈建议找到患者亲自检查，收集一手资料，做出全面评估后再出影像学报告。条件不允许时，要在影像学报告中提示临床可能

学习笔记

的鉴别诊断,候选的影像学方法,或随诊观察建议。

思路2:其次,要评判影像学方法选择是否恰当。要掌握不同影像学方法的适应证,并深刻地理解它的局限性,时刻警惕影像学方法使用不当会造成误诊。对于X线平片或曲面体层X线片要考虑二维影像中结构层叠可能造成的误诊,如在本例中全口牙位曲面体层X线片是不可能显示舌侧骨板凹陷的(图7-1-3)。

思路3:仔细读片,重视细节冲突,充分考虑异病同像和诊断的层次。如临床上牙无龋损,牙根与病变无密切关系(图7-1-3),利用这些细节上的冲突可基本排除根尖周囊肿。颌骨中的单囊型骨密度减低区,可以是许多牙源性良性肿物的共同的早期表现。此时诊断只要做到初步定性即可。

思路4:多考虑几种诊断会更合理些,同时要提供更合适的诊断方法推荐。在本病例中凡是可以提供多层次断层影像或三维影像检查的方法都可以清晰显示结构的全方位变化。如CBCT可以发现硬组织病损真相(图7-1-4)。此例中如选择螺旋CT检查,还可以明确迷走腺体的来源。

思路5:发现问题及时沟通,医疗安全需要各专业科室通力合作。有时报告传递会有延误,及时与临床医生直接沟通非常关键,以防临床作出错误的治疗计划。本例患者已安排手术,在明确非颌骨囊肿后,治疗计划改为定期观察,不适随诊。

三、导管异常

唾液腺导管发育异常是一类少见先天性疾病,其中最常见的是先天性导管扩张和导管开口位置异常。导管缺失或导管先天闭锁非常罕见,也可能是由于病人无症状,缺乏相关资料。

先天性唾液腺导管扩张(congenital sialectasis)患者多无明显不适,部分腮腺导管先天性扩张患者面颊部腮腺导管走行处可触及条索状包块(图7-1-5A),挤压时口内口水增多相应包块减小。常因继发感染,局部肿疼流脓就诊。

唾液腺导管开口位置异常,多为进食时发现皮肤表面小孔处有清亮液体流出。临床检查正常导管口可存在或位置变异,面颊部可见小孔,挤压或酸刺激时有液体从小孔处流出,可伴附耳。

【影像学表现】

1. 导管异常类疾病一般需要行唾液腺造影检查,可以在碘油或碘水灌注后选择正位和侧位平片检查、锥形束CT或传统CT检查。

2. 先天性唾液腺导管扩张唾液腺造影表现为导管系统异常扩张,可单侧,也可双侧同时出现(图7-1-5)。

3. 唾液腺导管开口位置异常建议使用锥形束CT辅助下唾液腺造影,经过三维重建后可帮助明确导管位置关系和走行方向,对术前制订手术方案具有指导价值(图7-1-6)。

【病例】

病例1:男性,52岁,右颊反复肿胀40余年。右腮腺及右颊部反复肿胀,进食时加重,挤压局部口内有咸水。临床检查右腮腺导管走行处条索状包块,上下活动度强于前后活动,腺体略肥大。右腮腺导管口正常,挤压腺体大量唾液涌出,混有少许絮状分泌物。左侧正常。根据病史及锥形束CT唾液腺造影表现(图7-1-5),临床诊断为先天性唾液腺导管扩张。

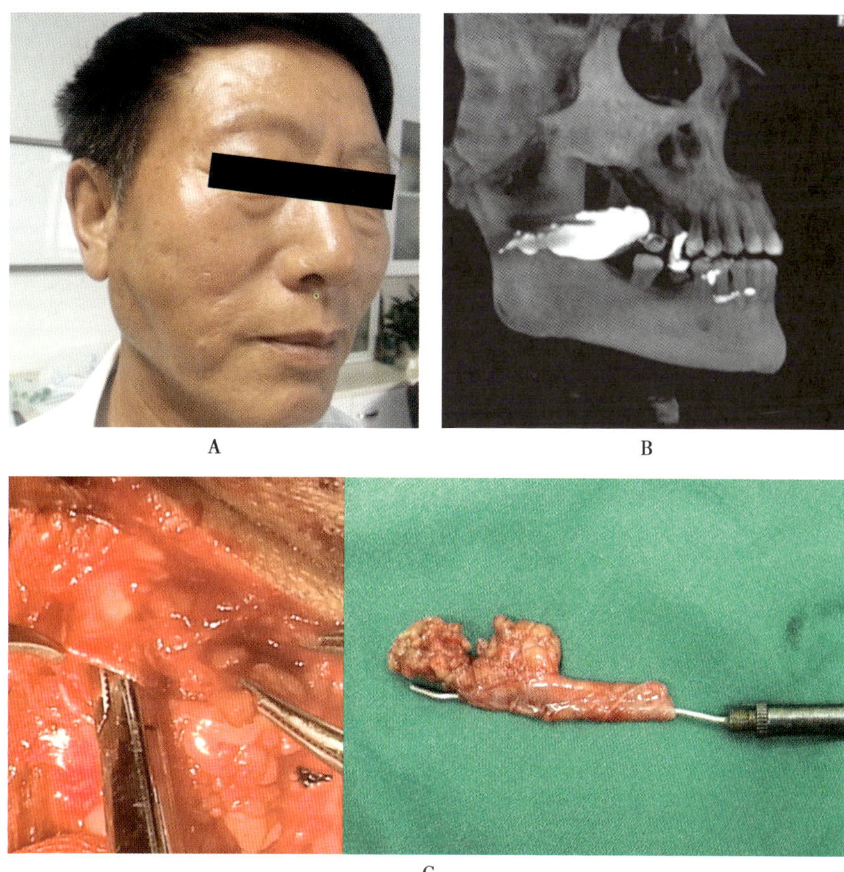

A　B　C

图 7-1-5　先天性唾液腺导管扩张

A. 面颊部右腮腺导管走行处条索状包块；B. 锥形束 CT 三维重建示唾液腺造影示部分导管扩张明显；C. 术中和术后标本可见导管扩张，止血钳可探入

学习笔记

病例 2：男性，6 岁，左口角皮肤小孔流水 6 年。左口角下方皮肤小孔进食时流水，余无不适。临床检查，左腮腺导管口正常，挤压时分泌正常。根据病史及锥形束 CT 唾液腺造影表现（图 7-1-6），发现左腮副腺体导管开口于口角皮肤处，形成异位导管口，临床诊断为左腮腺导管开口位置异常。

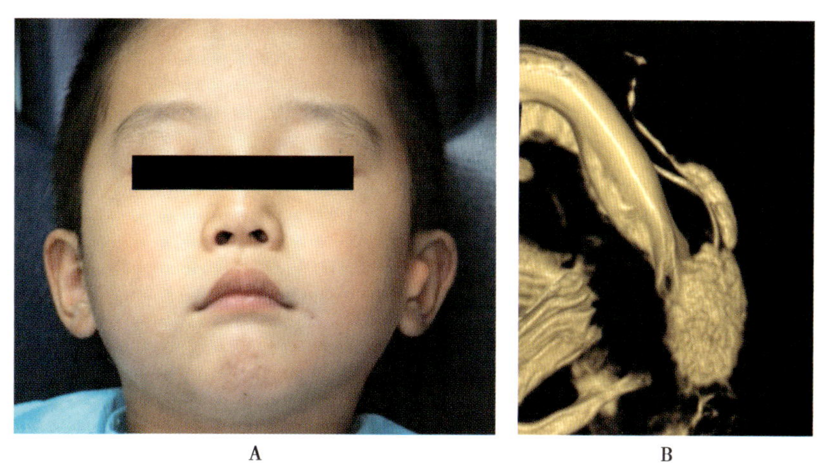

A　B

图 7-1-6　左腮腺导管开口位置异常

A. 左口角下方皮肤小孔；B. 分别从正常导管口和皮肤瘘口行唾液腺造影术，锥形束 CT 三维重建由下向上观示左腮副腺体导管开口于口角皮肤处，形成异位导管口，与主导管无交集

【问题】

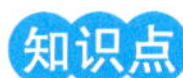

问题：对于唾液腺导管异常，如何选择影像学方法？

思路1：唾液腺导管系统的结构异常，选用普通X线平片和CT检查没有价值；超声或MRI水成像可能发现较严重的导管扩张，但是无法显示细节；基于唾液腺导管造影技术的成像方法中，CBCT或CT检查优于正侧位X线平片检查，可以明确导管异常的程度、部位和三维定位。

思路2：行造影检查时可以选用油剂造影剂（40%碘化油）也可使用水剂造影剂（如60%泛影葡胺等），要注意排除碘剂过敏，急性感染等禁忌证。

知识点

唾液腺导管异常的诊断

主要根据病史（病程较长）和唾液腺造影表现。对于导管先天扩张要结合临床，排除唾液慢性阻塞性炎症类疾病，后者病程相对较短，有局部阻塞原因可寻。

知识拓展：唾液腺导管异常类疾病中，精确的诊断直接指导治疗计划的制订，也是微创手术的基础。

第二节　唾液腺结石病

唾液腺导管或腺体内形成钙化性团块而引起的一系列病征称为唾液腺结石病（sialolithiasis）。唾液腺结石病以下颌下腺最多见，占80%～90%，这与下颌下腺逆重力向上分泌唾液的解剖特点及分泌物性质黏稠有关，其次为腮腺，而舌下腺及小唾液腺结石较少见。唾液腺结石的形成是一个复杂的过程，可能与唾液内电解质平衡失调、炎症、唾液淤滞、唾液pH改变等因素有关。有些伴发全身其他器官发生结石者，如肾结石、胆结石等可能与全身代谢有关。

涎石的典型结构是：中心为高度矿化的球状核，周围为无机物与有机物交替排列的层状结构，外表面主要为有机物。有时为围绕异物形成钙化团块，此时中心处可以表现为低密度区。唾液腺结石常伴有导管及腺体的逆行性感染，长期可导致腺体萎缩硬化。

临床上，在进食（尤其是酸、辣等刺激性食物）时，患者多有腺体肿胀、疼痛，进食后数小时肿胀及疼痛可缓解或消失。病史的长短，症状严重程度与结石大小关系不大。临床检查腺体可略肿胀，质地略硬，导管口黏膜可红肿，挤压腺体可有少许脓性分泌物溢出；双合诊涎石处压痛，可触及硬结及炎性浸润。

【影像学表现】

1. 临床检查可触及结石者　临床检查可触及结石者，多为阳性结石，可行X线检查。影像学表现为分布在唾液腺腺体或导管走行范围内的X线阻射性团块影。阳性结石呈圆形、卵圆形或柱状高密度影像，大小可为数毫米至2cm不等，沿导管走行方向及位置排列，有时可见层状结构。多数为单个结石，约有25%的患者可见导管的多发结石。

（1）怀疑下颌下腺结石在导管前段者，用下颌横断殆片检查（图7-2-1），投照时X线方向应与下前牙的长轴平行，避免导管口处的结石与颌骨影像重叠；并应采用软组织条件投照，以能显示舌的影像为标准，以避免遗漏钙化程度较低的结石；胶片应充分向后放置，以显示导管中后段的结石。

（2）怀疑下颌下腺涎石在导管后段或腺体内者，用下颌下腺侧位片检查，投照时应使患者将头部稍前伸，以避免涎石与下颌骨重叠（图7-2-2）。

（3）腮腺导管前段结石可用口内含片检查，在腮腺导管口处放置一牙科胶片，胶片贴于被投照侧口内颊部,自口外用软组织条件垂直投照。

(4) 腮腺导管后部结石可用鼓颊后前位片检查,口腔充分鼓气使颊部向外膨出,形成良好的空气与软组织的密度对比,用后前位投照。

(5) 锥形束 CT 和 CT 检查用于检查唾液腺导管结石,影像学表现同以上平片,但对诊断和治疗有更好的指导价值(图 7-2-3)。由于可以在一次成像中获得整个唾液腺的影像,有益于发现分布在不同位置的多个结石,避免漏诊;并可以精确定位,有利于治疗方法选择(图 7-2-4)。

(6) MRI 和唾液腺内镜检查不适合作为单独首次检查时选用。

2. X 线检查未发现阳性结石者

(1) 有 10% ~20% 的导管结石是不阻射 X 线的,称为阴性结石,多见于腮腺。阴性结石在 X 线平片上不能显示,需用唾液腺造影术检查。造影时应缓慢注入造影剂以免将结石推向导管远端。阴性结石在造影片上显示为圆形或卵圆形充盈缺损(图 7-2-5),其远心段可见导管扩张;涎石完全阻塞导管时,可见注入的造影剂影像突然中断,或末端呈分叉状。

(2) 唾液腺内镜可直接看到导管内的结石(图 7-2-6),也可发现纤维样物质、黏液栓、息肉等放射学检查不易发现的导管阻塞因素,这些情况以往可能被误诊为阴性结石。

【病例】

病例 1:男性,78 岁。右下颌下腺反复肿痛 20 年。右下颌下腺前部导管可及数个小结节,导管口红肿,挤压可见黏稠分泌物(图 7-2-1)。

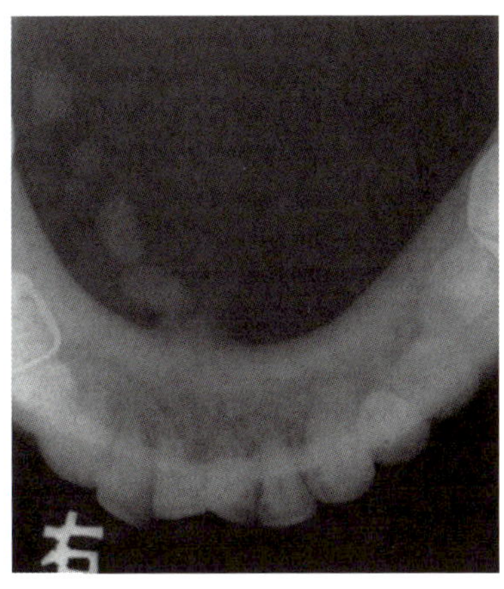

图 7-2-1　右侧下颌下腺导管多发结石

下颌横断𬌗片显示左侧下颌下腺导管前段结石,呈柱状高密度影,沿下颌下腺导管走行方向排列

病例 2:男性,32 岁。右下颌下腺反复进食性肿痛 3 年。右下颌下腺腺体肿胀,质硬,导管口无红肿,挤压可见大量唾液流出(图 7-2-2)。

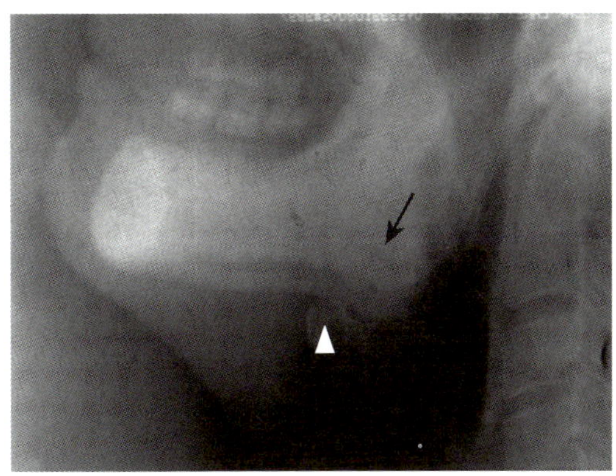

图 7-2-2　右下颌下腺导管后段结石

下颌下腺侧位片显示下颌下腺导管结石位于下颌骨角前切迹重叠处,呈类圆形稍高密度影(箭头),其下方骨性结构为舌骨(三角)

病例 3:女性,45 岁。左下颌下腺反复进食性肿痛 7 年。左下颌下腺腺体肿胀,质硬,口内导管口无红肿,双合诊导管中后段可及质硬结节,挤压腺体可见大量唾液流出(图 7-2-3)。

学习笔记

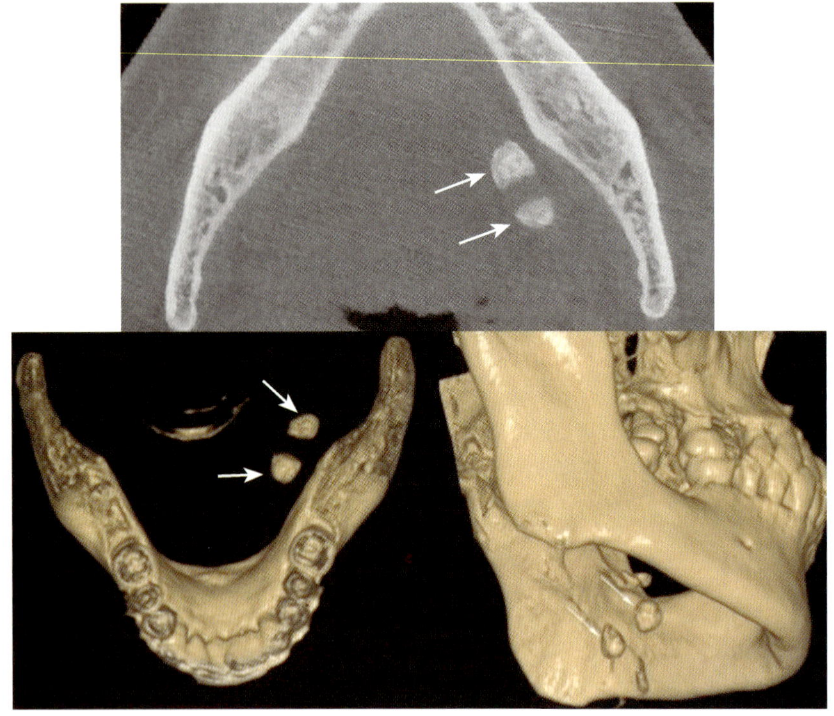

图 7-2-3 左下颌下腺导管多发结石

下颌下腺 CBCT 片示左下颌下腺导管 2 枚结石位于下颌骨角前切迹下方，导管轴柄角处（箭头）

学习笔记

病例 4：男性，42 岁。右腮腺反复肿痛 8 年。右腮腺体质地略硬，导管口处可及质硬小结节，挤压腺体分泌物黏稠（图 7-2-4）。

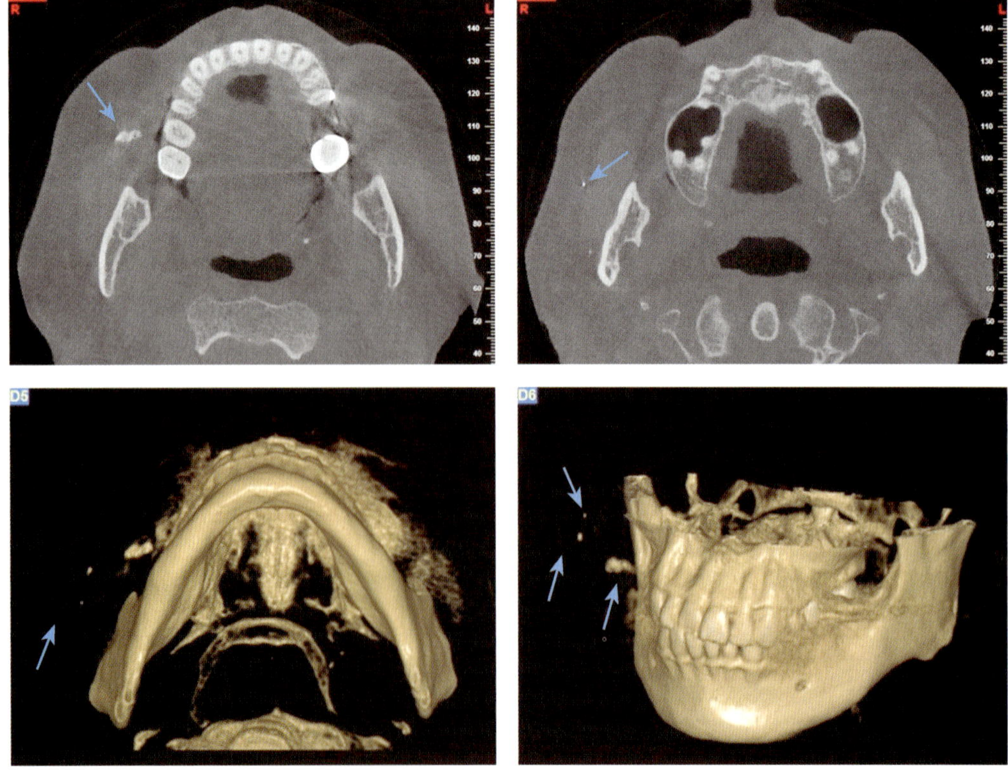

图 7-2-4 右腮腺多发结石

右腮腺 CBCT 片显示右腮腺导管口处、导管中后段可及 3 枚以上结石（箭头）

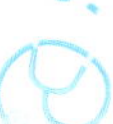

病例5：男性，62岁。右腮腺反复肿痛10年。右腮导管口红肿，挤压腺体分泌物黏稠，量多（图7-2-5）。

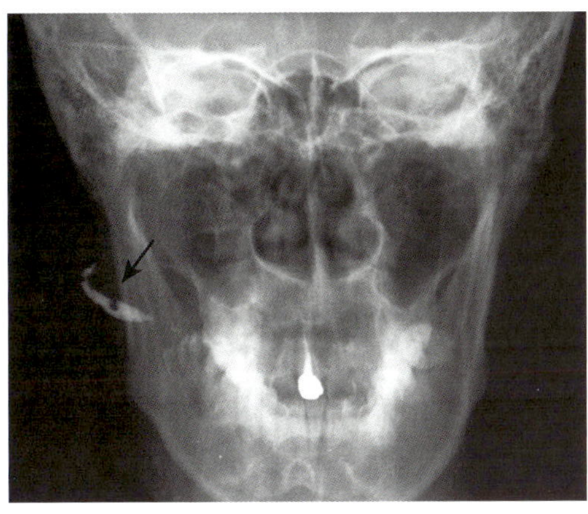

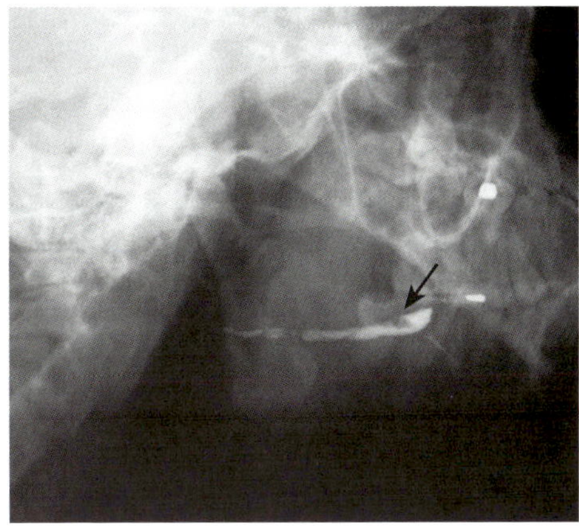

图7-2-5　右腮腺导管阴性结石

右腮腺正侧位造影片显示右腮腺导管中段可见圆形充盈缺损（箭头），主导管扩张不整和分支未显影

病例6：男性，20岁。右腮腺反复进食性肿痛6年。右腮质地稍硬，导管口狭窄，挤压腺体可见絮状分泌物（图7-2-6）。

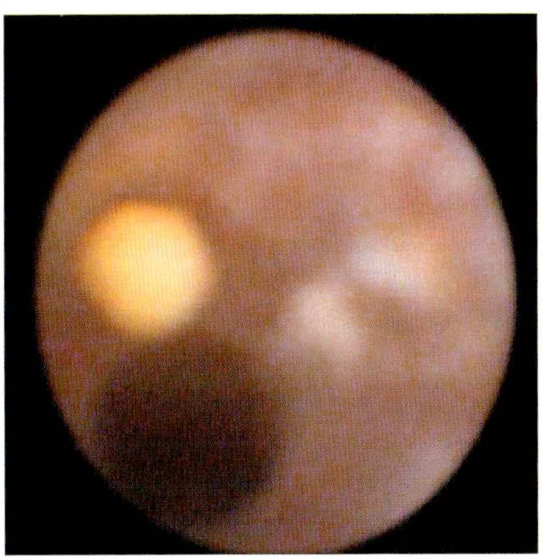

图7-2-6　腮腺内镜示分支导管内结石

病例7：男性，38岁。右腮腺反复肿痛2年。右腮导管中段咬肌浅面可及小结节，导管口红肿，挤压可见黏稠分泌物（图7-2-7）。

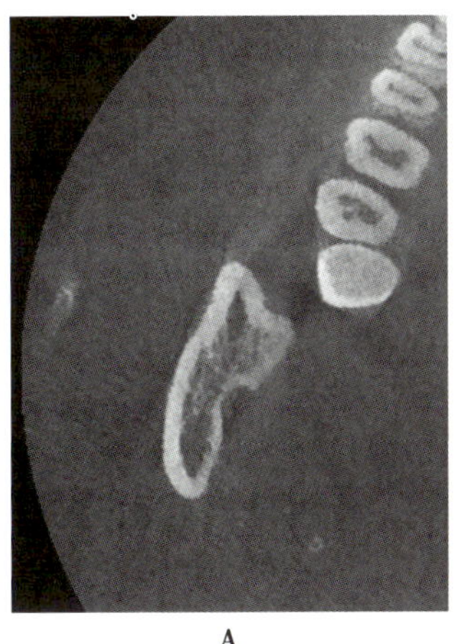

A

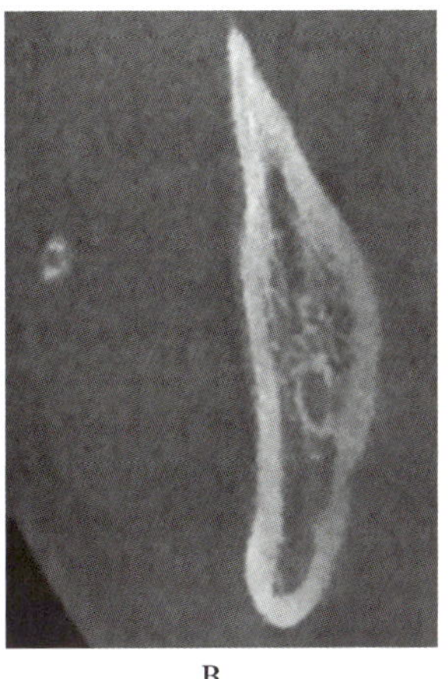

B

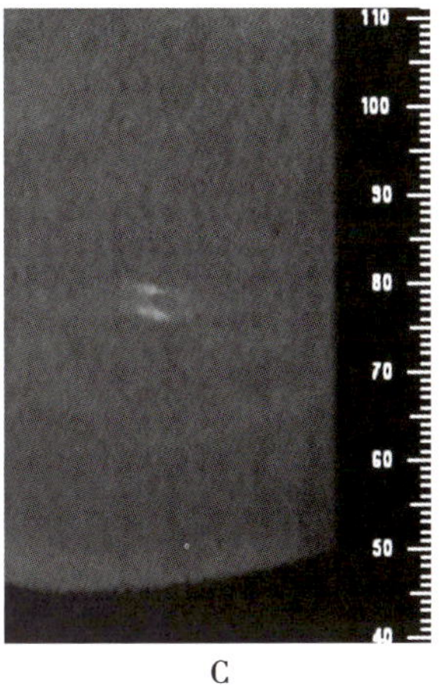

C

学习笔记

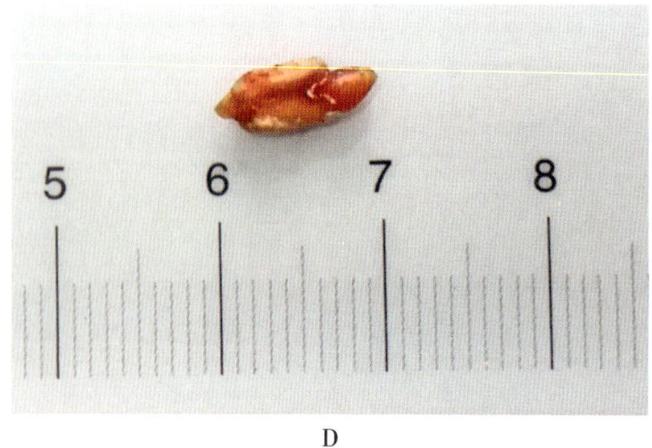

D

图 7-2-7　右腮导管异物钙化

CBCT 轴位（A）、冠状位（B）、矢状位（C）示右腮导管走行范围内可见管状高密度影，可疑为腮腺导管壁钙化；D. 手术取石，病理发现为植物性异物钙化性包绕，形成结石

病例 8： 女性，32 岁。左颌下肿胀 17 年，偶有进食性肿胀，有消长史，整体渐增大。左颌下区肿胀，质地不均可及多个结节，左下颌下腺导管口正常，挤压分泌物略多、清亮（图 7-2-8）。

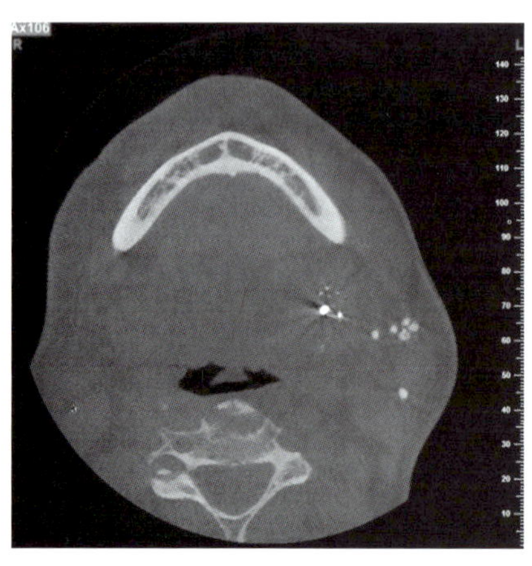

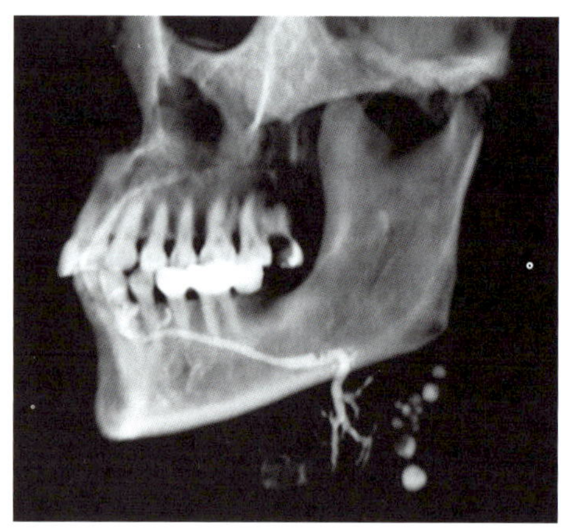

图 7-2-8　左下颌下区血管畸形

CBCT 造影示左下颌下腺外多发钙化影，导管系统造影剂充盈好，轴柄角前似可见充盈缺损。诊断为静脉石，血管畸形

病例 9： 男性，39 岁。右腮肿胀化脓 1 年，进食时加重。右腮腺区肿胀，导管前段呈条索状，挤压可见脓性分泌物（图 7-2-9）。

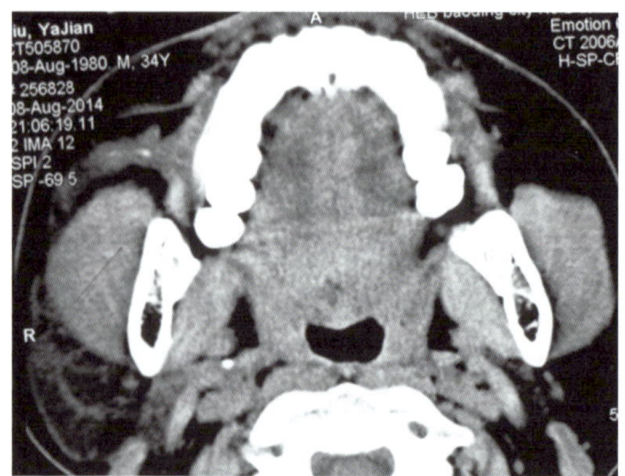

图 7-2-9　右腮腺导管异物

CT 轴位示右腮腺导管内针状钙化影，腺体增厚，密度不均。手术后证实为误入的鱼刺

【问题】

问题：如何选择合适的影像学检查方法以全面显示唾液腺结石？

思路1：临床中如何猜测阳性结石或阴性结石？

患者有反复发作的唾液腺进食性肿胀等临床症状时，要考虑唾液腺结石病。由于患者耐受能力的差异，病史长短或症状不适程度与结石大小常无关系。

当双合诊可以在导管走行方向上触及质硬结节时，多为阳性结石，此时结节较孤立，可活动，可伴腺体硬化。

对于临床有症状，双合诊无明显结石，可触及的质中包块或未触及异常时，要考虑阴性结石、息肉、导管狭窄等阻塞原因。

思路2：怀疑唾液腺结石病时，先按阳性结石的诊断程序进行；未发现阳性结石时，再按阴性结石处理；如仍无阳性发现时，可行唾液腺内镜检查，要注意内镜也只能检查部分较粗的导管，或者尝试 MRI 水成像。

思路3：唾液腺阳性结石，可选各种影像学方法的比较：普通 X 线片，虽然费用较低，各级医院都有拍照条件，但由于片子范围所限往往需要分部位多次拍片；骨性结构遮挡有时不易发现结石；在多发结石时可能发生漏诊；曝光条件不好掌握，需要特殊体位，可能需要反复尝试等种种缺陷，建议谨慎选择，充分考虑漏诊可能（图 7-2-2）。

锥形束 CT 大视野模式可以完整包括受累腺体，可提供断层影像和三维重建，可以明确结石数目、位置、大小等信息。综合考虑诊断的准确性，结石定位能力和辐射计量，治疗的指导价值，有条件时建议首选 CBCT，也可选择 CT 检查（图 7-2-4）。

思路4：怀疑唾液腺阴性结石时，要行唾液腺导管造影术，可选各种辅助影像学方法。与上同理，建议有条件的首选 CBCT，也可选择 CT 辅助下的导管造影检查。

知识点

头颈部软组织内钙化物的一般影像学表现特点

1. 诊断头颈部软组织内钙化物时首选基于 X 线原理的检查方法，如 CBCT、正侧位平片、CT 等。

2. X 线检查，多见软组织内高密度团块影，可以是单发，也可多发。有时均匀致密，边界清晰；有时呈同心圆状；有时形态不规整；或者呈砂粒状。

3. 钙化物分布的位置与诊断密切相关，分布在唾液腺范围内可考虑唾液腺结石病，如见多个结石，分布多为沿导管走行方向纵行排列。

4. 钙化物分布在唾液腺范围外时，要结合病史、临床检查，鉴别淋巴结钙化、异物、老年人皮下钙化点，静脉石等。

【知识拓展】

下颌下区的钙化淋巴结和静脉石有时易与下颌下腺导管涎石混淆，淋巴结钙化多呈不规则的点状聚集，并常是多发的，可以出现在下颌下腺导管走行区以外的部位。

对于阴性结石，造影检查时，造影剂注入过程中应注意防止气泡混入，以免与阴性涎石混淆。重复唾液腺造影或采用唾液腺造影数字减影技术可区别阴性涎石和导管内的气泡。

唾液腺内镜可直视下检查管腔内情况，是检查唾液腺导管结石，排除纤维样物质、黏液栓、息肉等其他阻塞原因的可靠方法。

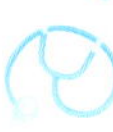

第三节 涎 瘘

涎瘘(salivary fistula)分为获得性和先天性两种,获得性涎瘘多发生在腮腺,可因外伤、感染或不正确的手术切口而形成。腺体或导管损伤后,唾液由创口外流,影响创口愈合,形成瘘管。外涎瘘唾液经瘘口流至面颊部;内涎瘘的唾液流入口腔,对患者影响不大。文献中有报告外伤后涎瘘造成鼻瘘的,可能与上颌骨折,腮腺涎瘘进入上颌窦有关。先天性涎瘘极为少见,可伴发于 Goldenhar 综合征。

根据涎瘘发生的部位,可分为腺瘘和管瘘,腺瘘为发生在腺体的涎瘘,在腮腺区皮肤上可以见到很小的点状瘘孔,并有少量透明液体从瘘孔流出。管瘘是发生在主导管的涎瘘,可有透明或混浊的唾液外流至面颊部。进食时分泌物排出量增多,瘘口周围皮肤可因唾液激惹出现轻度炎症或湿疹样皮损。

【影像学表现】

涎瘘的明确诊断需进行唾液腺造影,可鉴别腺瘘及管瘘,并观察瘘口与自然导管口及腺门的关系,对于估计预后和决定治疗方法有重要意义。造影时应使用油性造影剂以便于操作,可经口内正常导管口注入造影剂,在导管口闭塞时也可经瘘口注入造影剂。腺瘘在造影图像上显示导管系统完整,造影剂自腺体部外漏,有时瘘口小,并不能显示,结合临床亦不难诊断为腺瘘;管瘘则表现为造影剂自主导管破损处外漏,瘘口狭窄或继发感染时可见其远心段导管扩张(图 7-3-1)。

学习笔记

【病例】

病例:女性,34 岁。右面部腮腺区外伤清创术后局部流液体 2 个月(图 7-3-1)。

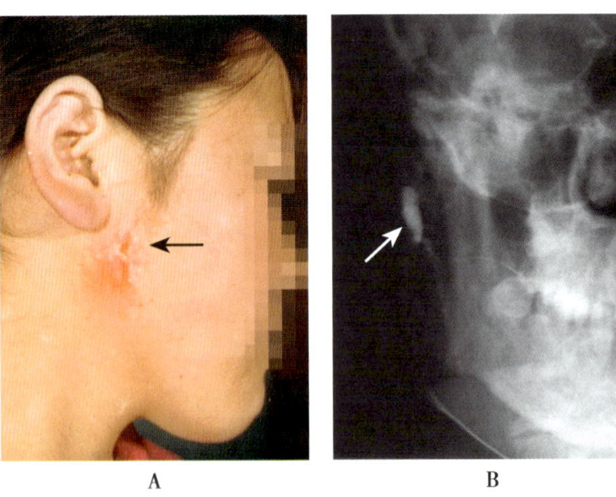

图 7-3-1 右腮腺涎瘘

A. 患者右侧颊部外伤后,有清亮液体自右颊部流出进食加重;B. 右腮腺造影示右腮腺主导管中段造影剂漏出(箭头)

【问题】

问题:涎瘘造影诊断的价值在哪儿?

思路 1:涎瘘多有外伤史或手术史,检查的目的在于发现瘘口的位置及性质,以决定治疗的方式。

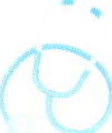

思路2：涎瘘造影时选用碘水流动性好，但需要操作迅速；碘油流动性差，易于潴留局部，无法吸收。建议选碘水，要严格排除碘剂过敏患者。

知识点

涎瘘有哪些常用的检查方法？

1. 如怀疑涎瘘时，建议行CBCT辅助下的唾液腺造影，此时能更好地显示导管瘘或腺体瘘的部位，与自然导管系统或腺体的关系，对于估计预后和选择治疗方案很有意义。

2. 临床上对外伤波及唾液腺区域的在诊断和治疗中要适当关注涎瘘可能，以防漏诊或治疗后出现医源性损伤，必要时行唾液腺造影检查。

第四节　唾液腺炎症

唾液腺中腮腺和下颌下腺易发炎症，症状较重，影像学检查对诊断和治疗有指导意义；而小唾液腺炎症较少，多为局部感染波及，较局限，易于控制，影像学检查帮助不大。唾液腺炎症可以分为化脓性感染、特异性感染（结核、梅毒等）和病毒性感染（流行性腮腺炎）。

化脓性感染中急性化脓性腮腺炎或下颌下腺炎多为慢性炎症的急性发作，也有少数为继发于严重疾病（如急性传染病、败血症等）或发生于大手术后的年老体弱患者，长期卧床的消耗性疾病患者或控制差的糖尿病患者。通过临床病史、症状、体征和实验室检查，必要时穿刺多可明确诊断。超声检查有一定指导意义，炎症早期多可见腺体增厚，血流信号增多；脓肿形成后腺体内可见无回声的液性暗区边界模糊，多个时可呈蜂窝状，暗区周围血流信号丰富，周围可及肿大淋巴结影像。

慢性腮腺炎是最常见的唾液腺炎症，目前分为慢性复发性腮腺炎和慢性阻塞性腮腺炎两类。慢性下颌下腺炎多为下颌下腺结石病，也可由于导管内纤维样物质、黏液栓、息肉等导管阻塞因素诱发。

一、慢性复发性腮腺炎

慢性复发性腮腺炎（chronic recurrent parotitis）可发生于儿童或成人，多自儿童期起病，有自限性，一般成年后痊愈。到青春期后仍未痊愈，则转变为成人复发性腮腺炎，此时仍有自行好转可能。关于其病因尚有争论，一般认为与儿童唾液腺结构或免疫系统发育不成熟，免疫功能低下，易发生逆行性感染有关。有些患儿有家族性发病史。曾有人认为先天性唾液腺发育异常为其潜在的发病因素。

儿童复发性腮腺炎发病年龄平均3～5岁，最小可仅几个月，男性稍多；腮腺反复肿胀，不适，可突然发生或逐渐肿起，可伴发热，多数双侧发病，也有单侧起病，腮腺肿胀程度一般不及流行性腮腺炎明显，皮肤潮红，体温升高。白细胞增高，淋巴细胞比例降低。发作期数天至数周，间隔期数周、数月不等，有些可间隔1～2年。随年龄增长，间隔期变长，到成年期即不再发作。

少数患者可继续发展到成人期，成为成人复发性腮腺炎，但发作次数逐渐减少，直至临床痊愈。其与儿童期复发性腮腺炎的严重程度和发作频率无明显正相关。

【影像学表现】

1. 唾液腺造影表现　对于合作的患儿，可行腮腺造影检查，但要排除急性炎症期，碘制剂过敏等禁忌证。可选用正侧位平片或锥形束CT，可加拍排空片。腮腺造影表现：主导管一般无异常改变或可轻度扩张不整；分支导管因尚未发育成熟，显示稀少；末梢导管扩张呈点状（直径<1mm）、球状（直径<2mm），少数甚至可呈腔状（直径>3mm），副腺体也可受累；排空功能迟缓。

学习笔记

随着年龄增长,临床发作次数减少,末梢导管扩张数目也逐渐减少(图 7-4-1),直至完全消失。造影表现完全恢复正常一般在临床痊愈之后若干年。下颌下腺未见明显影像学异常。锥形束 CT 可以一次拍照呈现双侧腮腺造影影像(图 7-4-2)。

2. B 超表现　对于造影术禁忌的患者可选用超声检查。唾液腺的急性炎症期可见腺体增大,内部回声不均匀,可见点状、窦状低回声区,血流信号增多;脓肿形成时表现为液性暗区。慢性炎症时腺体可增大,内部回声仍不均匀,仍可见点状、窦状低回声区,可能较急性期减少(图 7-4-3)。临床症状较重侧超声检查一般可见更多点状、窦状低回声区。

3. MRI 表现　MRI 平扫,T1WI 可见腺体中不均匀的低信号点状、球状或腔状区域,T2WI 则为高信号表现。磁共振水成像(MR sialography)采用特殊的成像程序,不需要注入造影剂即可显示导管系统结构,有助于造影插管困难的患者诊断。

【病例】

病例 1：男性,13 岁,自 2 岁起左腮腺反复肿胀。急性期临床检查,导管口红肿,有脓性分泌物。慢性期挤压腺体,涎液黏稠,可伴蛋花汤样分泌物(图 7-4-1)。

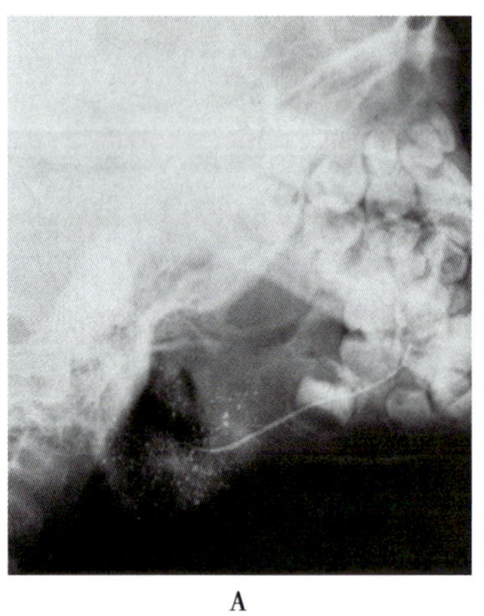

A

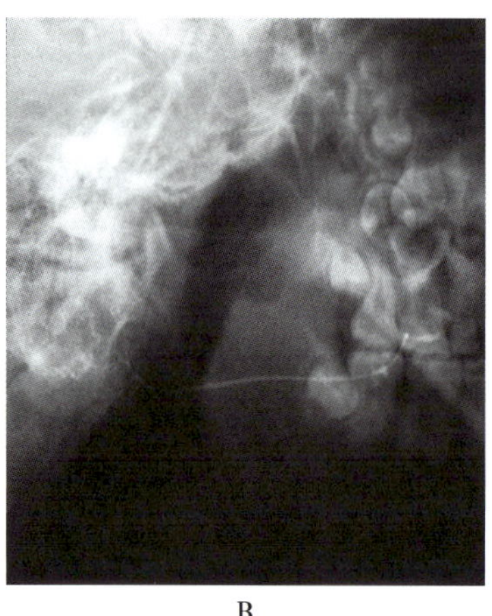

B

图 7-4-1　儿童复发性腮腺炎

造影检查见左腮腺末梢导管扩张呈点状、球状。A 图为 4 岁时,B 图为 13 岁时拍摄,末梢导管扩张明显减少

病例 2：女性,8 岁,自 3 岁起双侧腮腺反复肿胀。左侧发作次数多,抗感染治疗有效(图 7-4-2)。

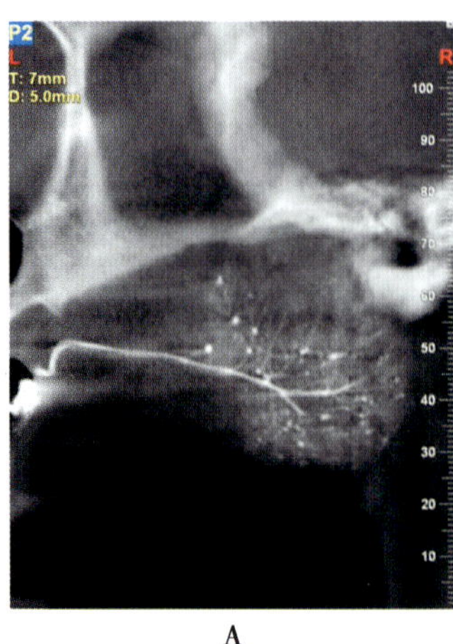

A

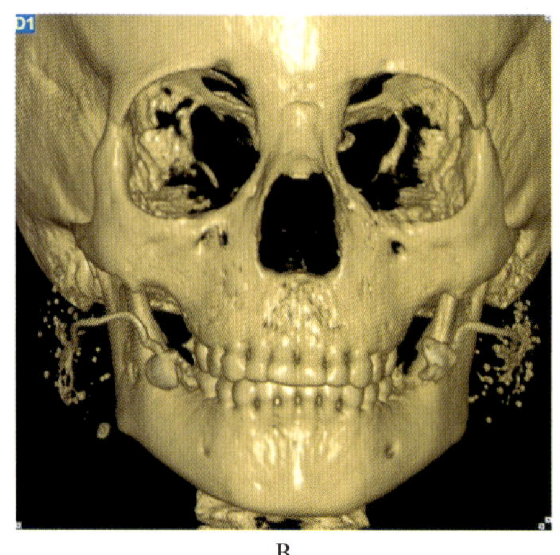

B

图 7-4-2　双腮儿童复发性腮腺炎

锥形束 CT 腮腺造影,矢状位(A)示末梢导管扩张呈点状、球状;三维重建(B)可同时显示双侧结构异常,右侧点扩数量少于左侧

病例3：男性，8岁，自3岁起双侧腮腺反复肿胀。左侧发作次数多，肿胀严重（图7-4-3）。

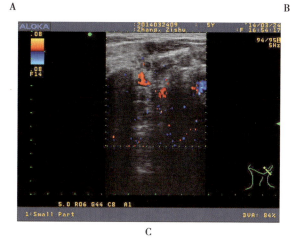

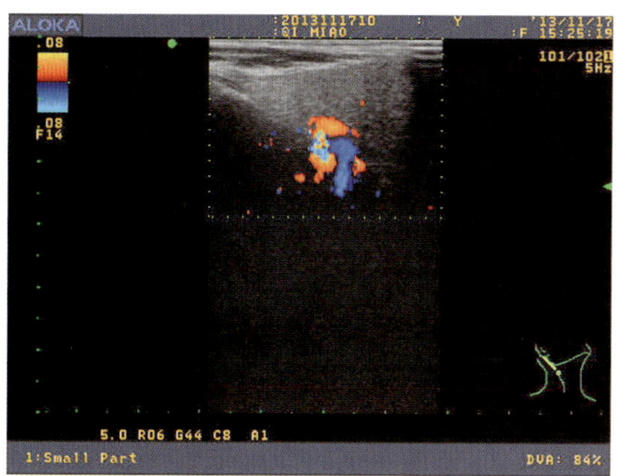

A

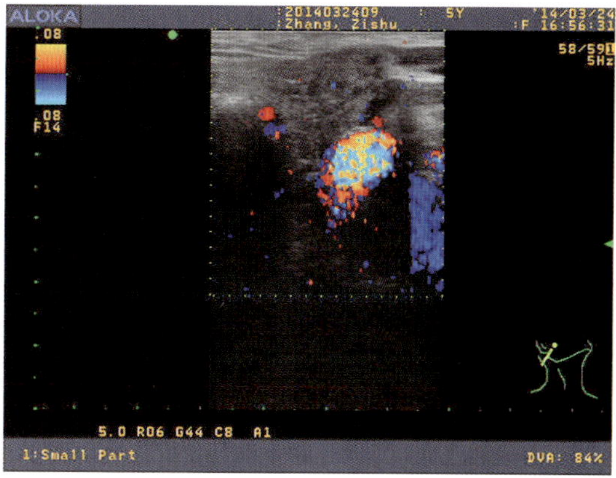

B

C

图7-4-3　慢性儿童复发性腮腺炎超声表现

A. 正常儿童腮腺声像图；B. 儿童复发性腮腺炎右侧腮腺声像图；C. 同一患儿左侧声像图，表现较右侧严重，低回声区更多，血流信号丰富

【问题】

问题1：儿童腮腺肿胀时，如何选择合适的影像学检查方法？

思路1：初起的儿童腮腺肿胀，要结合临床排除流行性腮腺炎（详见知识点）。影像学检查可首选超声，流行性腮腺炎表现为腺体增大，回声略高，尚均匀；儿童复发性腮腺炎急性期可见腺体增大，内部回声不均匀，可见点状、窦状低回声区（图7-4-3），血流信号增多；脓肿形成时表现为液性暗区。一定要结合实验室检查和询问接触史及疫苗接种史。

思路2：多次发作时，可以做超声检查或在症状缓解期行腮腺造影检查。

思路3：患儿无法耐受造影检查时，可行MRI检查。

思路4：可定期行超声检查，观察病程变化，是否在自愈中。

思路5：复发性腮腺炎主要根据多次发作的腮腺炎症病史和临床表现，及造影末梢导管点球状扩张多可诊断，但要嘱咐患者定期复查，监控其自愈趋势。

问题2：腮腺区肿大者，除腮腺炎外，还应考虑有何较常见且能为影像学检查发现的疾病？

思路1：除腮腺炎以外的其他腮腺疾病，如肿瘤性疾病、自身免疫性疾病等。

思路2：检查是否罹患智齿冠周炎。

思路3：下颌骨病变，如颌骨边缘性骨髓炎、颌骨肿瘤和瘤样病变等。

思路4：咀嚼肌间隙、颊间隙和咽旁间隙区软组织病变。此时CT和MRI检查必不可少。

学习笔记

知识点

儿童慢性复发性腮腺炎需与流行性腮腺炎和腮腺淋巴结炎相鉴别

1. 流行性腮腺炎(mumps),是由流行性腮腺炎病毒引起的急性传染病。有明显的接触史,在接触后2周左右发病,潜伏期2~3周。春秋季节性流行,城市儿童由于接种麻风腮疫苗,发病率有所下降。临床表现为腮腺肿胀以耳垂为中心,边缘不清,质地稍硬,有弹性,轻度压痛,皮肤不红,表面发热,多为双侧同时起病。导管口不红,挤压腮腺分泌物清亮。全身乏力,伴头痛发热。少数可伴下颌下腺肿大,或仅下颌下腺肿大而无腮腺肿大。化验白细胞无明显升高,但分类淋巴细胞相对升高,血中及尿中可检出淀粉酶。常见的并发症为睾丸炎及脑膜脑炎。一般感染一次即可获终身免疫。结合临床表现及实验室检查表现,一般可以明确诊断。可行超声检查,表现为腺体增大,回声均匀;一般无需做造影。当儿童腮腺炎多次发作时,局部肿胀,导管口脓性分泌物,造影表现为末梢导管点球状扩张时,与之鉴别不难。

2. 腮腺淋巴结炎又叫假性腮腺炎,是由于腮腺内的淋巴结发炎导致腮腺局部肿胀,压痛,无流腮接触史,一般可找到局部原因,如皮肤感染,外耳道炎症等。

3. 当伴有口干、眼干等症状或其他自身免疫病表现时,复发性腮腺炎要与舍格伦综合征继发感染相鉴别,舍格伦综合征多见于中老年女性,多无幼年发病史,免疫血清学检查类风湿因子、抗核抗体、抗SSa、抗SSb多为阳性。详见后节舍格伦综合征。

二、慢性阻塞性唾液腺炎

慢性阻塞性唾液腺炎(chronic obstructive sialadenitis)可发生于腮腺或下颌下腺,多由导管口狭窄、导管前段狭窄、涎石、异物、瘢痕或肿瘤压迫等阻塞性因素引起。与涎石并存时可诊断为唾液腺结石病,详见前节内容。

临床上的典型症状是进食时腺体肿胀,有些患者每次进食时都肿胀,有些患者发病时症状较轻,不易察觉。急性发作时发病快,局部肿胀明显,消失也快,可有脓性分泌;慢性过程时可自觉口内有咸味分泌物,可有晨起时肿胀或进食第一口时局部酸胀感,能很快消失。检查时可见腺体肿大,有些可触及粗硬的导管呈索条状,导管口可红肿、狭窄,挤压腺体及导管时,可有脓性或黏稠、混浊的含胶冻样物分泌。

【影像学表现】

1. 唾液腺造影表现　唾液腺造影是阻塞性唾液腺炎的主要检查方法,其表现是导管系统的扩张不整,首先表现为主导管扩张,或导管扩张与狭窄相交替,呈腊肠状;逐渐波及分支导管,甚至出现末梢导管扩张征象(图7-4-4)。可双侧发生,但严重程度可不同(图7-4-5)。下颌下腺小叶内导管短而粗,不易出现末梢导管扩张征象。

2. B超表现　唾液腺的急性炎症期可见腺体增大,内部回声不均匀,脓肿形成时表现为液性暗区。慢性炎症时腺体可增大,晚期可缩小呈结节状,边界不清,内部回声粗糙,有时可探及扩张的主导管呈管道样液性暗区。

3. CT及MRI表现　唾液腺炎症在CT片上可见腺体增大,密度增高,强化明显;伴有蜂窝织炎时,可见皮下脂肪层呈条纹状、颈阔肌增厚等;脓肿形成时可见低密度区,周围可见边缘强化;有时可见导管结石影像。在MRI检查中,T1WI可见腺体增大,信号减低;T2加权像呈低或高信号,与水肿等情况有关。增强T1WI可见腺体整体强化,脓肿形成时可仅有边缘强化表现。磁共振水成像采用特殊的成像程序,不需要注入造影剂即可显示导管系统,对于造影插管困难的患者有助于诊断。

4. 唾液腺内镜表现　唾液腺内镜可见导管狭窄,管腔内絮状渗出物,导管壁出血、糜烂等表

学习笔记

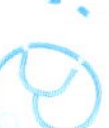

现(图 7-4-6)。

【病例】

病例 1：女性，61 岁，左腮腺反复肿胀 10 年，与进食有关(图 7-4-4)。

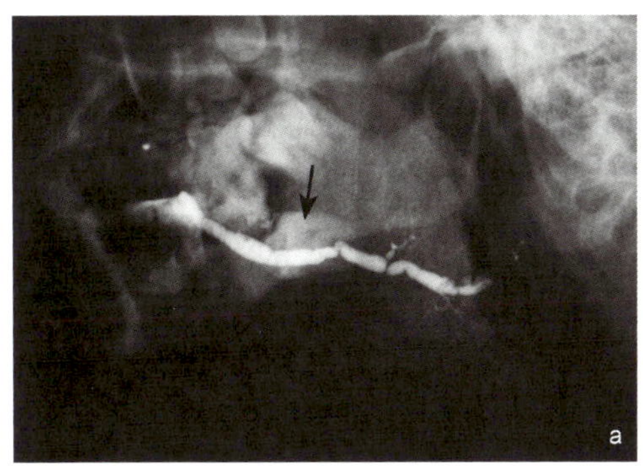

图 7-4-4　左腮腺阻塞性腮腺炎
左腮造影示左腮腺主导管扩张，粗细不均，呈腊肠状，导管内可见充盈缺损(箭头)

病例 2：女性，71 岁，双腮腺反复肿胀 20 年，进食性加重。左腮重，挤压腺体可见大量黏稠唾液，味咸(图 7-4-5)。

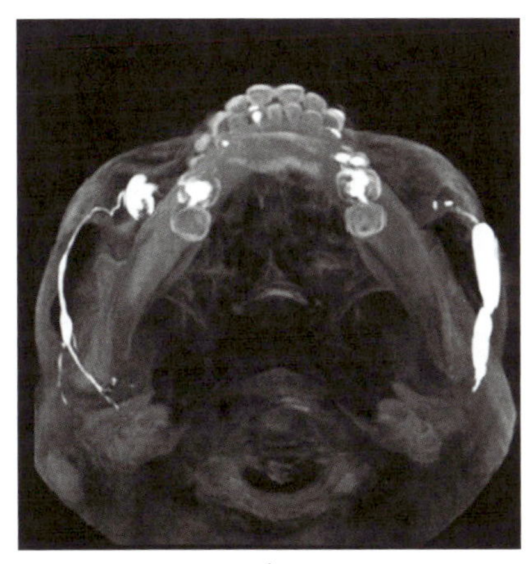
A
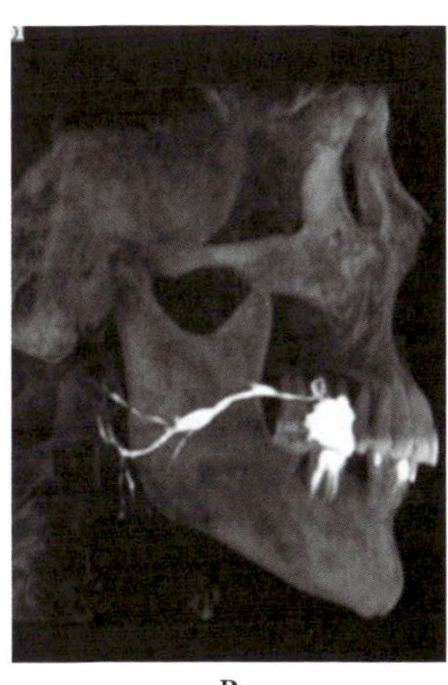
B
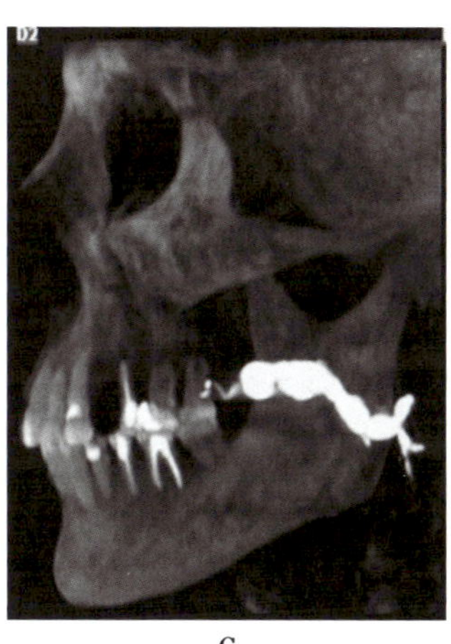
C

图 7-4-5　双腮阻塞性腮腺炎
A. CBCT 造影三维重建下面观示，双腮导管扩张；B. 左腮主导管中后段极度扩张，分支导管未显影；C. 右腮导管前段呈膝状扭结，中后段扩张

病例 3：女性，41 岁，右腮腺反复肿胀 12 年，进食性加重。右腮挤压腺体可见大量黏稠唾液，味咸(图 7-4-6)。

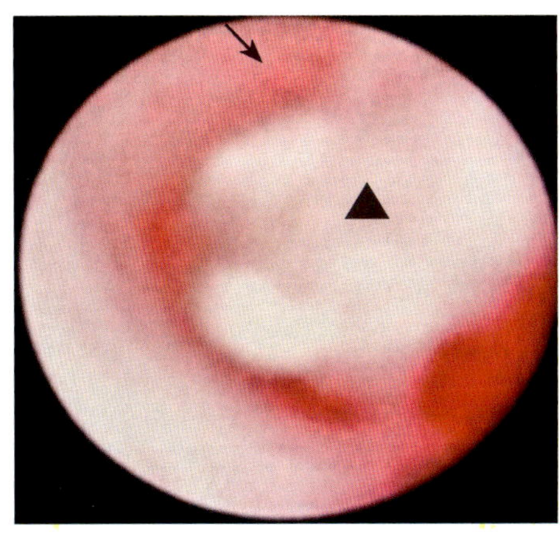

图 7-4-6　右腮阻塞性腮腺炎
腮腺唾液腺内镜表现　唾液腺内镜可见管腔内絮状物堵塞(三角)，导管壁充血(箭头)、糜烂等表现

学习笔记

【问题】

问题1：患者有腮腺反复肿胀进食加重病史时，应如何选择影像学方法？

思路1：临床检查必不可少，在决定行唾液腺造影术前影像科医生应当亲自查体，触诊唾液腺导管是否可及结石，导管口是否溢脓。

思路2：如可触及结石，建议先行X线平片或CBCT，以排除唾液腺阳性结石。因为有结石时行导管造影术可能引起结石移位，造成以后手术取石时定位困难。

思路3：当导管口可见溢脓，腺体整体肿胀明显时，建议先行抗感染治疗，肿胀减轻后再行X线检查，因为软组织严重肿胀时可能掩盖钙化欠佳结石，造成漏诊、误诊。

思路4：当腺体肿胀不明显，又未能清晰触及结石时，建议在排除导管造影禁忌证后，可行唾液腺造影术，拍片可以选择X线正位和侧位平片（图7-4-4）。

思路5：建议有条件时拍片可选CBCT，可以通过三维重建明确结石，阴性结石，导管狭窄，充盈缺损，扭转等的具体位置（图7-4-5），有利用术前评估手术难度。

思路6：CT和MRI可进行仿真内镜重建，对于唾液腺目前分辨率尚不能用于诊断，但可能在未来可作为造影术的替代。

思路7：根据唾液腺反复进食性肿胀等临床表现结合造影或内镜发现引起的阻塞原因多可诊断。

问题2：对于临床诊断为唾液腺阻塞性炎症，但目前影像学方法不能给出确定性诊断的患者，怎么办？

思路1：对上述患者，可以选择观察，半年后复查。

思路2：也可以行唾液腺内镜检查。造影检查无法发现的息肉、纤维样物质等可以通过内镜观察（图7-4-6），但内镜只能观察腮腺和下颌下腺的主导管部分，受器械直径限制无法探查较细的分支导管。

学习笔记

知识点

慢性阻塞性腮腺炎的鉴别诊断

1. 成人复发性腮腺炎临床表现为腮腺反复肿胀，导管口也可以有脓性或混浊分泌，唾液腺造影表现为末梢导管扩张，有时需要与慢性阻塞性腮腺炎进行鉴别。但成人复发性腮腺炎有幼年发病史，追踪观察可发现发作期逐渐变短，间隔期延长，唾液腺造影的末梢导管扩张数目逐渐变少，虽然主导管可伴有炎症而扩张，但其他分支导管一般无异常改变。慢性阻塞性腮腺炎多表现为进食时腮腺肿胀，唾液腺造影以导管系统的扩张为主，"点扩"一般出现在主导管、叶间导管和小叶间导管扩张之后。

2. 腮腺内非特异性淋巴结炎临床表现可与慢性阻塞性腮腺炎相似，应注意鉴别。腮腺内含有多个淋巴结，腮腺内淋巴结炎可引起腮腺区红肿、疼痛，并可破坏淋巴结包膜，侵及周围腺体和导管。超声表现为椭圆形低回声表现，边界清楚。

三、唾液腺结核

唾液腺结核为结核杆菌感染所致，多有家族或个人结核病史。一般认为其传播途径为淋巴源、管源及血源，其中大部分是淋巴源性传播。唾液腺结核发生在腮腺者较多见，下颌下腺次之，舌下腺和小唾液腺很少见。临床上分为慢性包块型和急性炎症型，极少数病例可伴有面瘫表现。

腮腺结核的组织学表现包括炎症及干酪样坏死，病变初期腺泡间有孤立的结核结节，以上皮样细胞为主，周围有淋巴细胞；中期小叶中腺泡大多消失，为结核病变取代；后期小叶外形已不能辨认，有干酪样坏死，有些可液化形成脓肿。

【影像学表现】

1. 唾液腺造影表现　当病变局限在唾液腺淋巴结内时，唾液腺造影呈良性占位性表现，分支导管移位，腺泡充盈缺损等；当病变组织分解，形成空洞，淋巴结包膜破溃，波及腺实质时，可见团块状造影剂外溢等恶性肿瘤表现。

2. B超表现　病变局限在淋巴结内时，显示为边界清楚的低回声区，早期内部回声为不均匀的暗淡光点，血流较多；晚期由于发生干酪样坏死，呈边界不清楚的液性暗区，伴有强回声光团，液性暗区中无彩色血流显示。病变突破淋巴结包膜时呈边界不清、形态不规则的低回声区，外形呈结节状。

3. CT表现　腮腺内单发或多发性圆形、类圆形低密度影，大小不一，边界清楚或模糊；增强扫描可呈实性均匀强化，边缘轻中度环形强化（图7-4-7），也可无明显强化。

【病例】

病例：女性，80岁。左面部无痛性肿大3个月（图7-4-7）。

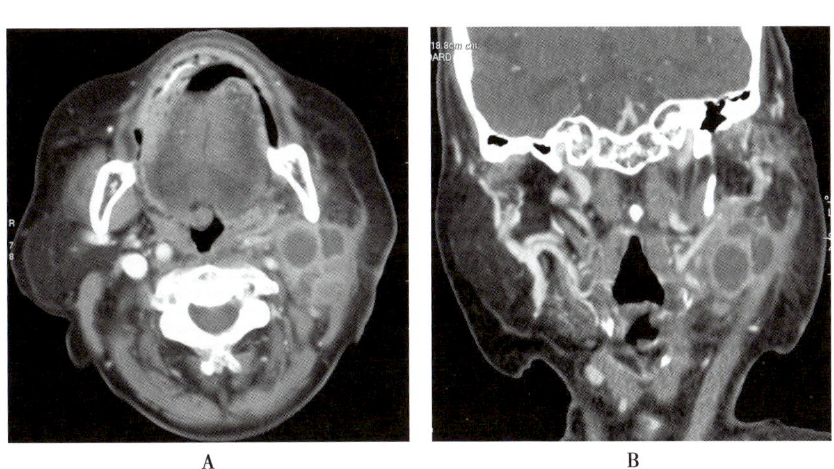

A　　B

图7-4-7　左腮腺结核（上海交通大学医学院附属第九人民医院余强医师供图）
CT增强轴位（A）及冠状位示左侧腮腺肿块性病变呈囊实性改变，其内有多囊状低密度区，边缘呈环形强化表现。左腮腺筋膜局部增厚，皮下脂肪密度略高

【问题】

问题：唾液腺结核的诊断依据是什么？

思路1：腮腺区可及小包块反复肿胀，或整个腺体弥散性肿胀时，要询问患者有无结核病史或午后低热等结核症状，必要时建议行结核病专项检查，包括胸部X线或CT检查。

思路2：唾液腺结核与唾液腺区域的良恶性肿瘤仅凭单纯的影像学检查诊断困难，可以行细针吸细胞学检查。

思路3：唾液腺结核有时要与多形性腺瘤，腺淋巴瘤，淋巴瘤，转移瘤，结节病等相鉴别。

（祁森荣）

学习笔记

第五节　唾液腺肿瘤

唾液腺肿瘤占人体全部肿瘤的2.3%，为口腔颌面部常见肿瘤。腮腺肿瘤占64%～80%，下颌下腺肿瘤占7%～11%，舌下腺肿瘤占1%，小唾液腺肿瘤占9%～23%。腮腺和下颌下腺肿瘤中，良性多于恶性，其中良性分别占68%～85%和55%～59%，舌下腺和小唾液腺肿瘤恶性多于良性，恶性分别占70%～90%和80%～90%。成人唾液腺肿瘤良性多于恶性，儿童唾液腺肿瘤恶性多于良性。

根据2005年WHO分类唾液腺肿瘤分为五大类：良性上皮性肿瘤、恶性上皮性肿瘤、软组织肿瘤、淋巴造血系统性肿瘤和继发性肿瘤。良性上皮性肿瘤包括多形性腺瘤、腺淋巴瘤、基底细胞腺瘤、嗜酸细胞腺瘤等，恶性上皮性肿瘤包括黏液表皮样癌、腺样囊性癌、恶性多形性腺瘤、鳞状细胞癌等。

一、多形性腺瘤

多形性腺瘤（pleomorphic adenoma）又称混合瘤，是唾液腺最常见的良性肿瘤，80%起源于腮腺，其余位于下颌下腺、小唾液腺及舌下腺。腮腺、下颌下腺多形性腺瘤常表现为腮腺、一侧颌下区无痛性肿块，边界清楚，生长缓慢。多发生于30～50岁青壮年，女性多于男性。一般情况下，肿瘤不影响唾液分泌或面神经功能。

病理上，多形性腺瘤多呈圆形或椭圆形，有完整厚度不等的纤维包膜，瘤体剖面呈实性，灰白色或浅黄色，其主要成分为浅蓝色软骨样组织及半透明胶冻状黏液样组织。镜下观察细胞排列呈索状或片状，可构成大小不等的囊腔，有纤维、黏液组织及软骨样组织等，以黏液样组织最为突出，有时可见钙化，约25%可合并癌。

学习笔记

【影像学表现】

1. 腮腺多形性腺瘤80%发生于腮腺浅叶，直径在3cm以下者大多呈圆形或椭圆形，表面光滑（图7-5-1），大者可呈分叶状，边界清楚；发生于腮腺深叶者累及咽旁间隙，使茎突下颌间隙增宽（图7-5-2），将口咽黏膜向中线方向推移。

2. 超声上小肿瘤为中等回声，而较大肿瘤则显示为复杂的、不均匀回声，代表病变内的囊性成分与钙化。

3. CT平扫呈软组织密度（其密度多高于腮腺组织）改变，直径小于2cm者多密度均匀；直径较大者密度不均，有时可见低密度囊变坏死区，病变内可出现点状钙化（图7-5-1）。增强扫描较小的多形性腺瘤可均匀强化，较大者呈不均匀强化。

4. MRI平扫T1WI呈等或稍低信号，T2WI呈高信号，因含黏液其信号高于脑脊液；如发生坏死、囊变，T2WI呈混杂信号；肿瘤有纤维包膜，T1WI和T2WI均呈低信号，与正常组织分界清楚。增强肿瘤实性部分中等至明显强化，部分延迟强化，呈缓慢上升型；因囊变或坏死可呈不均匀强化（图7-5-2、图7-5-3）。

5. 小唾液腺多形性腺瘤　常发生于咽旁间隙、腭部；亦可发生于颊、舌、舌根、上唇、磨牙后腺及下唇等部位。发生于腭部者可致邻近骨质压迫性吸收（图7-5-4），可突破硬腭侵入鼻腔或完全位于上颌骨内，邻近骨质常可见硬化缘。

【病例】

病例1：女性，43岁。发现右耳下肿物渐大8年。专科检查见右耳下方腮腺区触及一肿物，大小约4.0cm×3.5cm，质韧，边界清楚，活动度可，轻触压痛，局部皮肤无红肿（图7-5-1）。

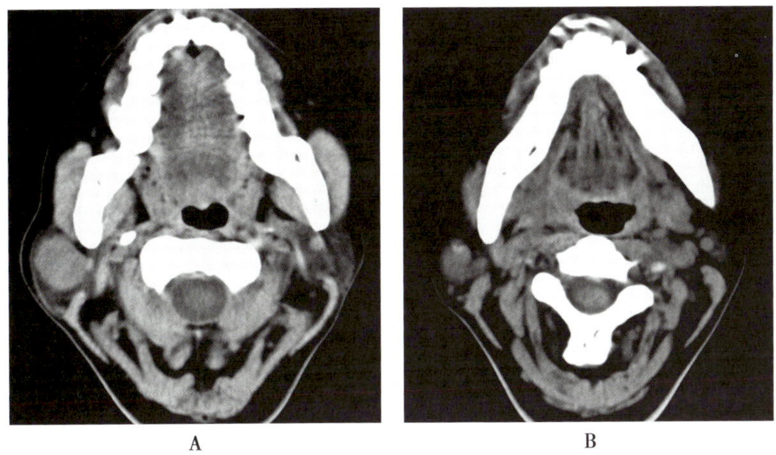

图 7-5-1 腮腺多形性腺瘤

CT 平扫(A、B)示右侧腮腺浅叶见一类圆形结节影,呈软组织密度,其下缘见点状钙化影,病灶边缘光滑,境界清楚

病例 2:女性,25 岁。发现右咽旁肿物伴吞咽不适 5 月余。专科检查见右侧耳垂后下方可触及一肿物,质中偏硬、压痛;右侧软腭明显膨隆,越过中线,悬雍垂左偏,质中等偏硬(图 7-5-2)。

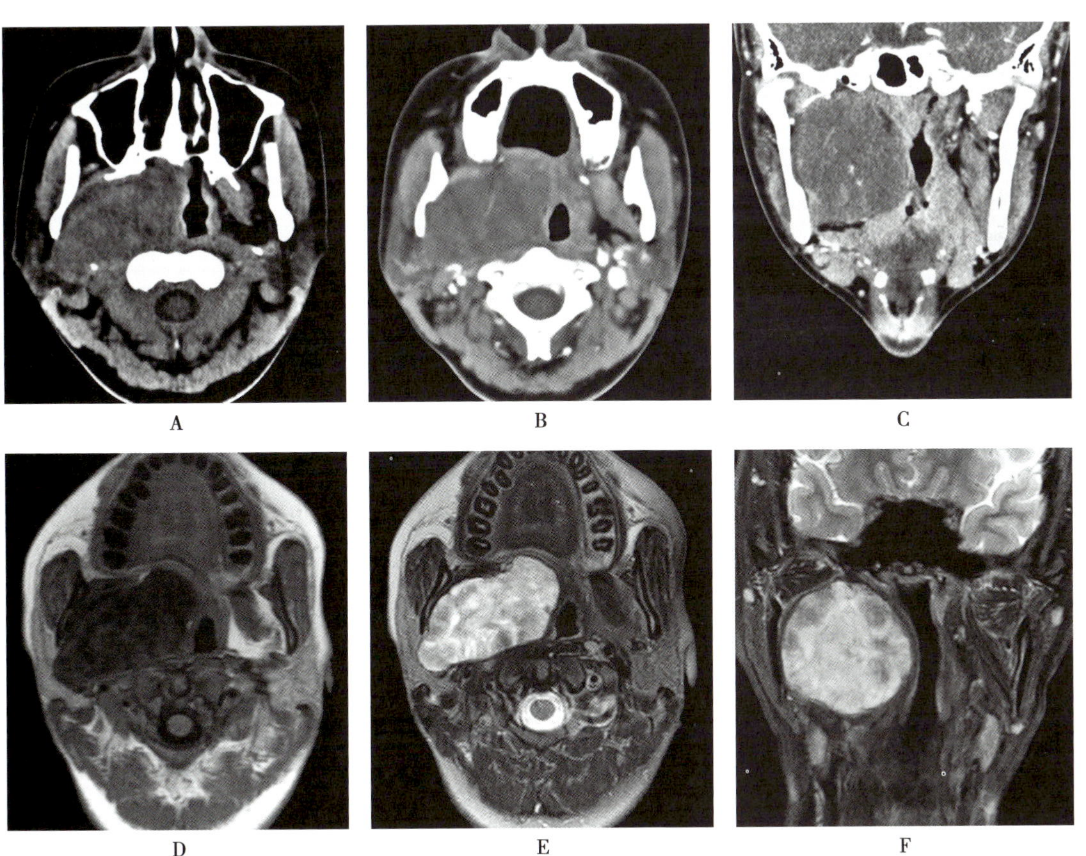

学习笔记

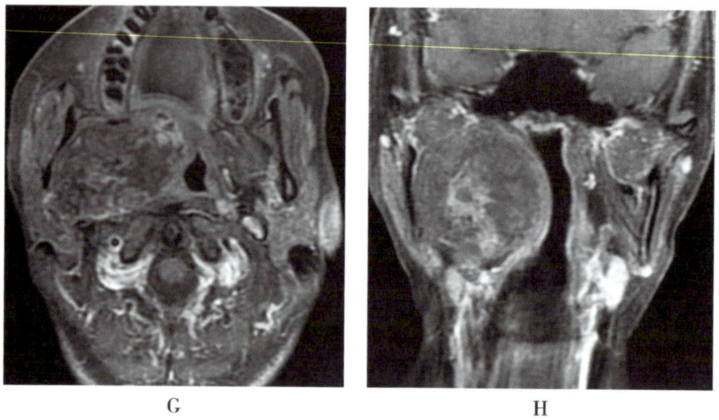

G　　H

图 7-5-2　咽旁间隙多形性腺瘤

CT 平扫示(A)右侧咽旁间隙见一团块状稍低密度影,右侧咽旁脂肪间隙消失;CT 增强(B、C)示病灶呈不均匀强化,右侧茎突前间隙增宽,口咽右侧壁受压向内推移,口咽腔变小;MR 平扫轴位 T1WI(D)呈不均匀低信号,轴位、冠状位 T2WI(E、F)呈不均匀高信号;MR 增强轴位、冠状位抑脂 T1WI(G、H)示右侧咽旁间隙病灶呈明显不均匀强化

病例 3:女性,42 岁。发现右下颌下区肿物 6 个月。专科检查见右下颌下区可扪及一肿物,约鹌鹑蛋大小,质中,界尚清,表面光滑,活动度差。(图 7-5-3)。

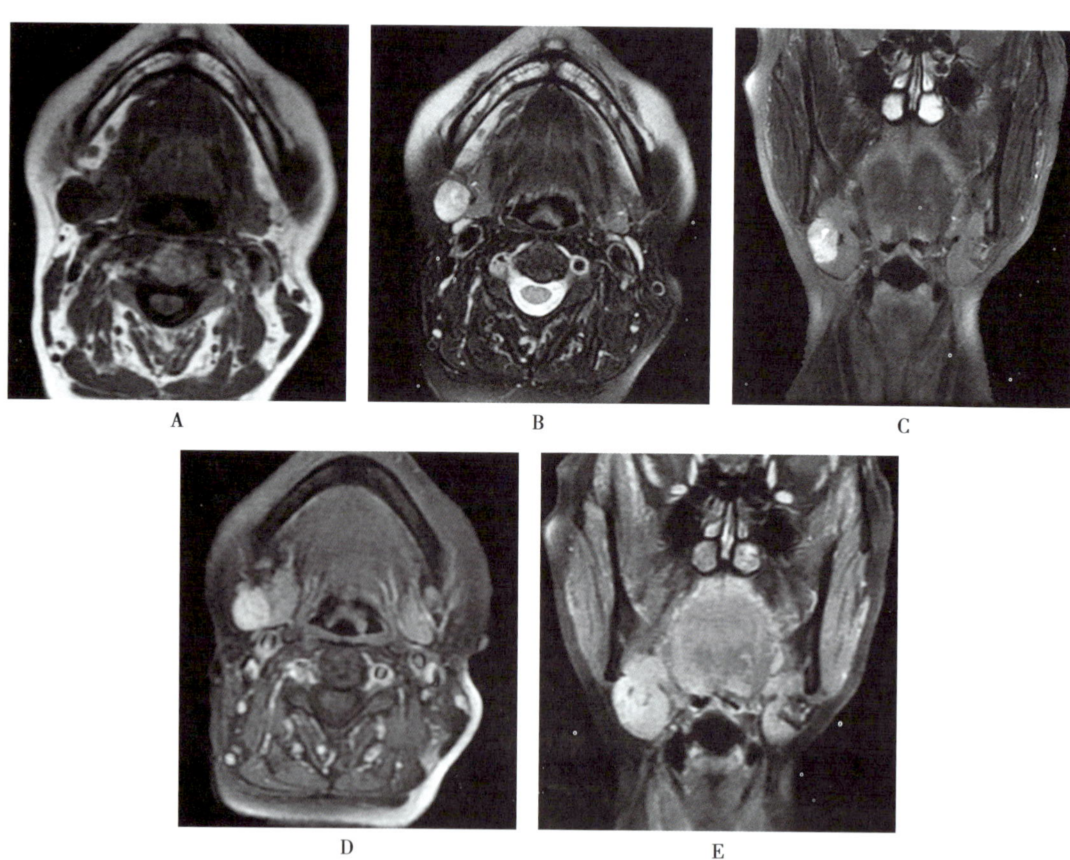

图 7-5-3　下颌下腺多形性腺瘤

MR 平扫轴位 T1WI(A)示右侧下颌下腺区见一低信号影,轴位、冠状位 T2WI(B、C)呈高信号,其内信号不均匀。MR 增强轴位、冠状位抑脂 T1WI(D、E)示右侧下颌下腺区结节呈明显强化,强化欠均匀

病例 4:女性,64 岁。发现右腭肿物 10 年余。专科检查见上腭肿物,右上颌 14 至 16,左侧越过中线约 1.0cm,前至切牙乳头后 1.0cm,后及软腭,隆起高出黏膜表面,固定,质中偏软(图 7-5-4)。

学习笔记

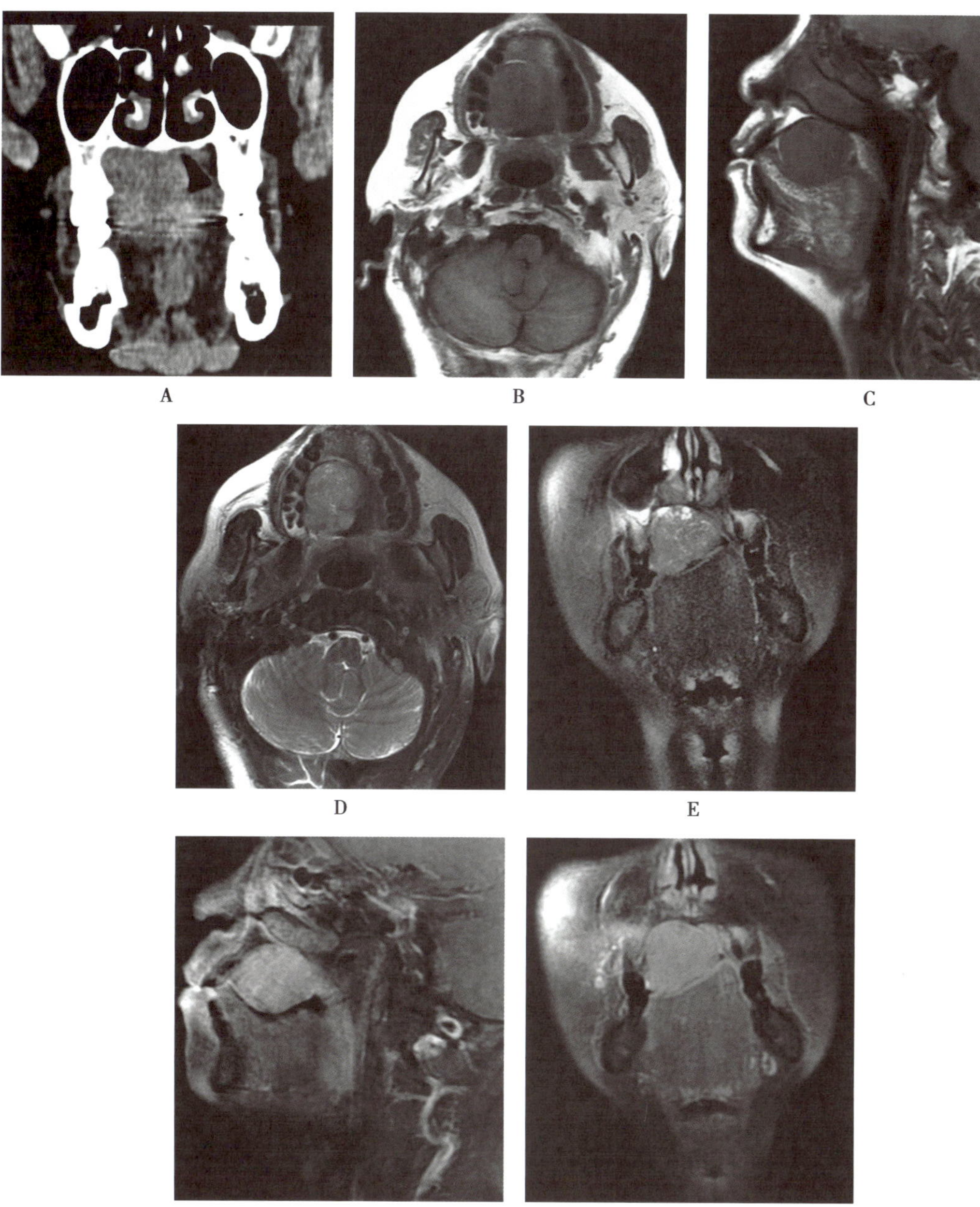

图 7-5-4 腭部小唾液腺多形性腺瘤

CT 平扫冠状位重建(A)示右侧硬腭下方一团块状软组织密度影,向内跨过中线;MR 平扫轴位、矢状位 T1WI(B、C)右侧硬腭下方见一团块状低信号影;轴位、冠状位抑脂 T2WI(D、E)呈不均匀高信号,相邻的舌体明显受压;MR 增强矢状位、冠状位抑脂 T1WI(F、G)示右侧硬腭下方病灶,呈中等度均匀强化

【问题】

问题 1:对唾液腺肿物,有哪些影像学检查方法,各有哪些优缺点?

思路 1:能够直接显示口腔颌面部软组织病变的影像检查方法有超声、CT 和 MRI,能间接反映腺体病变的有唾液腺造影等。

思路 2:X 线平片检查能显示唾液腺肿瘤所致的下颌骨骨质改变,但因其密度分辨率低而不能直接显示软组织肿瘤细节。而 X 线唾液腺造影曾是显示唾液腺导管及腺实质的唯一影像学检查手段,现已被超声\CT 和 MRI 检查所取代。

思路3：超声操作简便，价格低廉，安全无害，可用于随访观察；但检查视野有限，不能完整显示较大肿瘤，也难以明确肿瘤三维方向上的范围及与邻近组织的关系。

思路4：CT平扫配合增强扫描可完整显示肿瘤范围及其与邻近组织的关系，CT对唾液腺肿瘤检出率高；需观察肿瘤钙化时首选CT检查。但CT存在电离辐射，不适合多次复诊观察。

思路5：MRI软组织分辨率高，为唾液腺肿瘤首选的影像检查方法。MRI能显示肿瘤范围其与邻近组织的关系，对手术计划的制订有重要的指导作用。但检查耗时稍长，费用相对较高。

知识点

腮腺肿瘤的影像定位诊断

腮腺深叶肿瘤和咽部肿瘤的鉴别是CT检查的一个优势。腮腺深叶肿瘤时，由咽旁间隙所形成的透明带位于肿瘤与咽缩肌之间；而在咽旁肿瘤时，咽旁间隙透亮带位于肿瘤与腮腺深叶之间。这对于临床选择手术入路具有重要意义。

腮腺深叶肿瘤突向咽旁间隙时，术前需了解肿瘤与颈动脉鞘的关系，为手术方案的确定提供依据。腮腺深叶肿瘤与颈动脉鞘有以下关系：①血管与肿瘤之间有腮腺组织或脂肪间隙，提示颈动脉鞘未受侵犯；②血管位置及形态正常，但与肿瘤紧邻；③血管被肿瘤推挤移位；④血管受压出现弧形压迹，可伴血管移位。

问题2：如何合理地安排唾液腺肿瘤的影像检查程序？

思路1：浅表的唾液腺肿瘤首选超声检查，范围小、良性特征明显的选超声即可；性质不明时还可行细针吸取活检，术前帮助明确性质或诊断。

思路2：超声不能明确性质的、超出超声检查视野的、不能完整显示的较大肿瘤、肿瘤向深叶延伸时、不能明确肿瘤与邻近组织关系的、小唾液来源的肿瘤，应行CT和(或)MR平扫，必要时行增强扫描。

学习笔记

问题3：对于舌下腺或小唾液腺的肿物如何选用影像检查方法？

思路1：对于舌下腺或位置较深的小唾液腺应以CT和MRI检查为主。

思路2：对于腭部小唾液腺肿瘤行CT和MRI检查时，应行CT冠状面重建、MRI冠状面扫描，以明确病灶与其上下方相邻组织的关系。

知识点

腮腺多形性腺瘤的影像鉴别诊断

1. 腮腺腺淋巴瘤　腮腺常见的第二位良性肿瘤；常多发，20%为多中心，可累及双侧腮腺，或一侧腺体内多个病灶，常有大小不等的囊变区，强化呈速升速降。

2. 腮腺淋巴结炎、嗜酸性肉芽肿　小的多形性腺瘤与腮腺淋巴结炎、嗜酸性肉芽肿不易区别，应结合病史予以分析。

3. 咽旁间隙肿瘤　使咽旁间隙内的脂肪外移，而腮腺深叶肿瘤常使咽旁间隙内的脂肪组织内移。咽旁间隙肿瘤可分为神经源性肿瘤或涎腺肿瘤。神经鞘瘤好发于颈动脉鞘间隙，易囊变，囊变区边缘清楚，常呈环状强化。咽旁间隙多形性腺瘤与腮腺多形性腺瘤表现相同，鉴别主要依靠准确定位。

4. 唾液腺恶性肿瘤　可出现面神经麻痹症状。CT上密度混杂，囊变、坏死及出血常见，多呈浸润性生长，边缘不规则，边界不清，脂肪间隙可模糊；可较明显强化，可伴乳突尖或茎突骨质破坏，颈部见转移的肿大淋巴结。

二、腮腺腺淋巴瘤

腮腺腺淋巴瘤(adenolymphoma,Warthin tumor)是腮腺第二位常见的良性肿瘤,50岁以上多见,男性明显多于女性,多有吸烟史。近年来的研究认为本病与免疫功能减退、吸烟及EB病毒感染等有关。好发于腮腺下极和下颌角区,位置较浅,生长缓慢,瘤体一般较小,直径为3cm左右,很少超过3cm。质地较软,光滑,轻度活动。

腺淋巴瘤虽具有良性组织学形态,但具有多中心生长的特点,与其他类型的肿瘤伴发,可双侧同时发生。临床上对有长期吸烟的老年患者,腮腺发现直径3cm左右、质地较软的肿块,应高度怀疑腮腺腺淋巴瘤的可能。肿块有消长史是腺淋巴瘤的突出临床特点之一,感冒或上呼吸道感染可诱发肿瘤增大。

【影像学表现】

1. 好发于腮腺浅叶,下极多见;可单侧多发或同时累及双侧腮腺,是最常见的双侧腺体发生的肿瘤,多不对称。
2. 超声上肿瘤内部结构呈均匀低回声,其内可见管道样或网格样结构。
3. CT平扫上,呈类圆形软组织密度(图7-5-5),肿瘤囊变可见低密度区,边缘光滑,境界清楚;增强CT上多数呈均匀强化。
4. MR平扫T1WI可呈低信号,若含蛋白和胆固醇结晶,也可呈高信号;T2WI信号可呈低、等混杂信号,也可呈高信号,常有分叶及多发小囊状表现(图7-5-6、图7-5-7)。增强多呈轻-中度较均匀强化,动脉期明显强化,静脉期信号减低,呈速升速降型。可出现周围结构如下颌后动脉和面神经的受压移位。
5. 肿块呈浸润性生长,有沿神经生长的生物学特点,因此面神经乳突部见异常密度或异常信号影。

【病例】

病例1:男性,57岁。右耳下肿物渐大7年。专科检查见右腮腺区一肿物约4.0cm×6.0cm,高出皮肤,质硬,无触压痛,活动度一般,境界清楚(图7-5-5)。

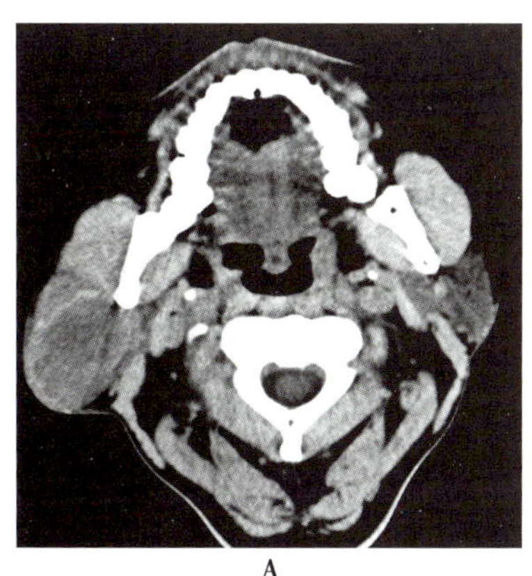

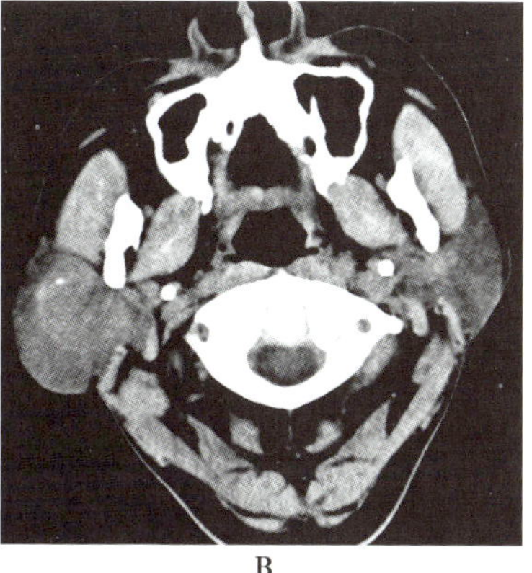

图7-5-5　腮腺腺淋巴瘤

CT平扫(A、B)右侧腮腺区见一类圆形稍高密度影,边缘可见包膜,并见点状钙化影,境界清楚

病例2:男性,64岁。发现右耳垂下一肿物缓慢性增大1年余。吸烟40年,每天吸烟20支左右。专科检查见右耳垂下触及一肿物,大小约2.5cm×4cm,质韧,界清,活动度可(图7-5-6)。

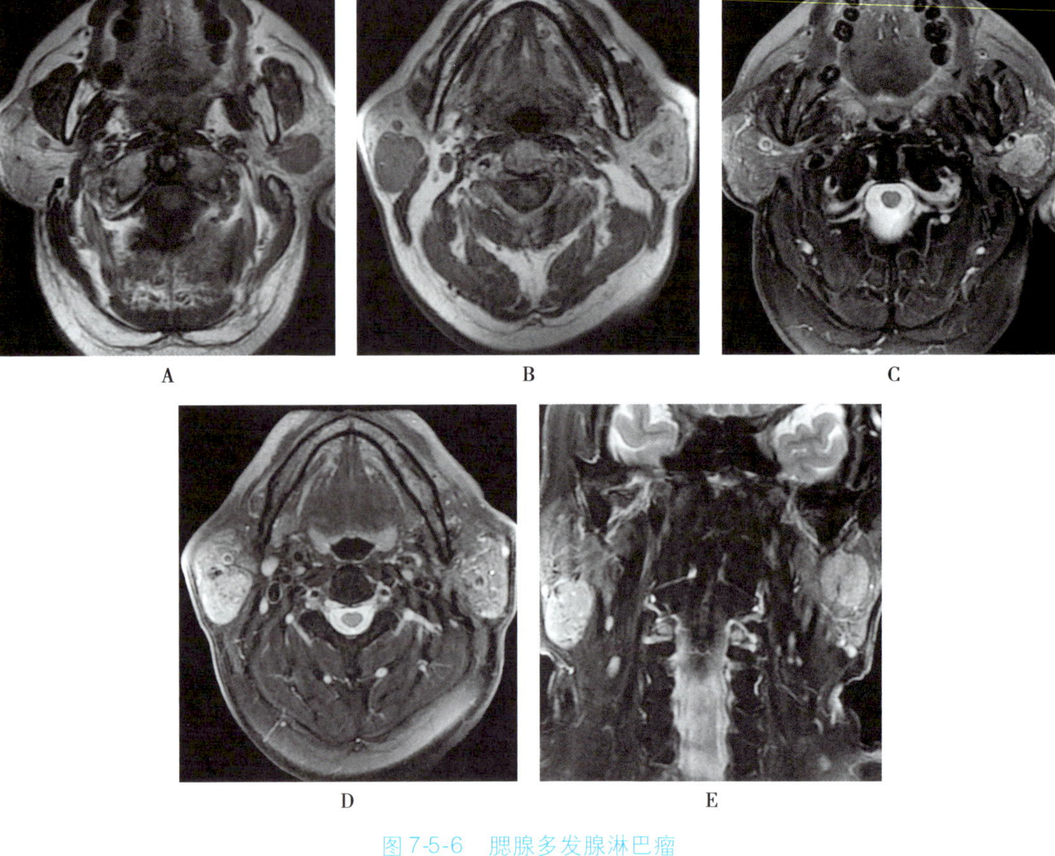

图 7-5-6　腮腺多发腺淋巴瘤

MR 平扫轴位 T1WI(A、B)示双侧腮腺区各见一结节状低信号影，轴位、冠状位抑脂 T2WI(C～E)呈不均匀高信号，境界清楚，右侧病灶位于下极

病例 3：女性，68 岁。发现右耳垂下方渐大性肿物 4 年余。专科检查见右耳垂下方见一类圆形肿物，大小约 4cm×4cm，质中，界清，活动度好，与皮肤无粘连，无压痛(图 7-5-7)。

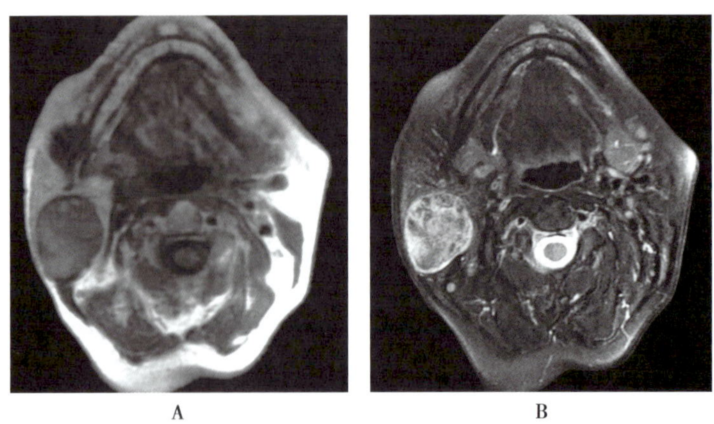

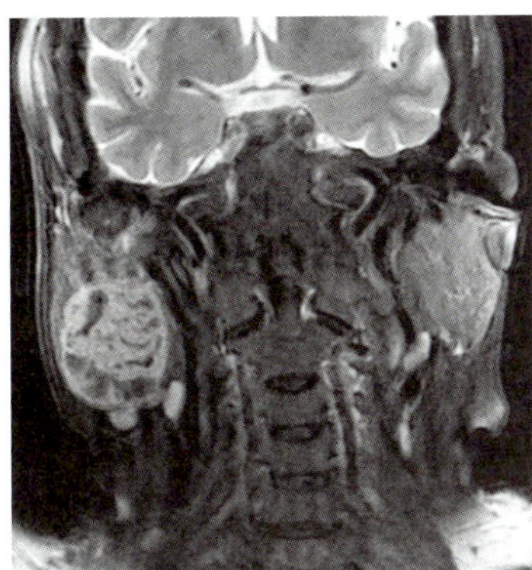
C

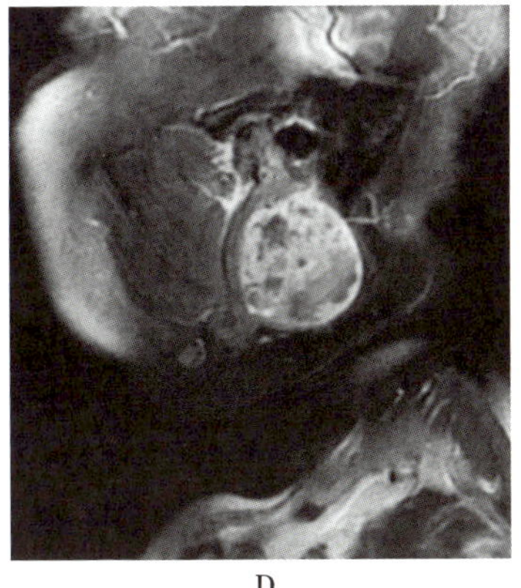
D

图 7-5-7 腮腺单发腺淋巴瘤

MR 平扫轴位 T1WI(A)示右侧腮腺下极见结节状稍高信号影;轴位、矢状位及冠状位抑脂 T2WI(B、C、D)呈不均匀高低混杂信号,境界清楚

【问题】

问题 1:如何选择合适的影像学检查方法以完整显示腺淋巴瘤?

思路 1:MRI 软组织分辨率高,为首选的影像学检查方法。

思路 2:CT 平扫及增强扫描对唾液腺肿瘤检出率高,可显示肿瘤范围及其与邻近组织的关系。

思路 3:放射性核素腮腺显像可做出特异性诊断,且可发现临床不明显的病变。

思路 4:B 超可作为老年人群腮腺区肿块普查的简易手段。

问题 2:如何在 CT 和 MRI 上鉴别腮腺腺淋巴瘤与多形性腺瘤?

思路 1:腺淋巴瘤多见于老年男性,多发于腮腺浅叶下极。CT 平扫密度低于多形性腺瘤。MR 平扫 T1WI 可呈低或高信号,T2WI 呈不均匀稍高信号,增强扫描因肿瘤血供丰富,动脉期可明显强化,静脉期信号减低,呈"快进快出"强化特点。

思路 2:多形性腺瘤发病年龄较腺淋巴瘤轻,女性较多。CT 平扫呈软组织密度。MR 平扫 T1WI 呈低信号,T2WI 呈高信号,增强后多中度强化,呈"慢进慢出"强化特点。

知识点

腮腺间隙多发性肿块的影像鉴别诊断

1. 腮腺腺淋巴瘤 约 20% 的腮腺腺淋巴瘤为多发的实性或囊实混合性腮腺肿块,囊实性病变中可见壁结节。

2. 腮腺良性淋巴上皮病 双侧腮腺肿大,内见囊性或囊实性肿块,40% 有壁结节。伴有颈部反应性淋巴结肿大,腭扁桃体、咽扁桃体及舌扁桃体肿大。肿大淋巴结无坏死。中老年妇女患者多见,可有干燥综合征(舍格伦综合征)和其他结缔组织疾病。

3. 腮腺结节病 可累及双侧腮腺,多呈弥漫性肿大表现,可伴有颈部和纵隔淋巴结肿大,有相关的扁桃体增生。

4. 腮腺非霍奇金淋巴瘤 多为双侧腮腺实性结节,可伴颈部淋巴结肿大,或伴有全身系统性非霍奇金淋巴瘤。

5. 腮腺淋巴结转移性肿瘤 双侧腮腺单发或多发肿块,表现多样,可为实性、囊性或囊实性结构。典型者表现为肿块中心液化坏死,边缘呈环形强化表现。患者多有原发肿瘤病史可寻。

学习笔记

三、基底细胞腺瘤

基底细胞腺瘤(basal cell adenoma,BCA)是唾液腺肿瘤中一种少见的良性上皮源性肿瘤,占所有唾液腺上皮源性肿瘤的1%～7%。病理上由单层基底样细胞构成,并有清晰的基底细胞层和基底膜样结构,而缺乏多形性腺瘤所含有的黏液和软骨基质。80%好发于腮腺。常见于60岁以上女性,男女发病率之比约1∶2。表现为耳垂下无痛性、渐大性、可移动肿物。

【影像学表现】

1. 发病部位多位于腮腺浅叶;多为单侧、单发;形态呈圆形、椭圆形;边缘光滑或有浅分叶,境界清楚,可见包膜;病灶直径多小于3.0cm。

2. CT平扫呈稍高软组织密度(图7-5-8),CT增强上病变实性部分呈早期明显强化,病变还可表现为薄壁环形强化,且有壁结节,包膜可见。

3. MR平扫肿瘤实性部分T1WI呈低信号,T2WI信号低于正常腮腺;易囊变(图7-5-9、图7-5-10);可见包膜,呈病灶周围低信号环。MR增强实性部分可呈均匀或不均匀性强化,其内可见裂隙样、小片状低信号,强化程度高,呈早期明显强化,晚期强化程度略有下降,但仍呈持续强化。

【病例】

病例1:女性,69岁。发现右耳后肿物4年。右腮腺区耳后可及一直径约3cm大小肿物,无痛,质中,可活动,界限较清(图7-5-8)。

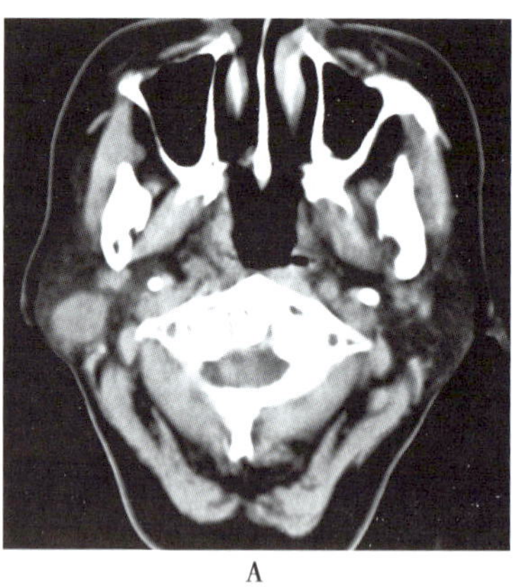

A

图7-5-8 腮腺基底细胞腺瘤
CT平扫(A)右侧腮腺区见一类圆形结节影,呈稍高密度改变

病例2:女性,65岁。发现右耳垂下无痛性肿物半月余。专科检查见右耳垂下可触及一肿物,大小约2cm×2cm×4.5cm,质软,无压痛,界尚清,上下活动度可,与表面皮肤无粘连(图7-5-9)。

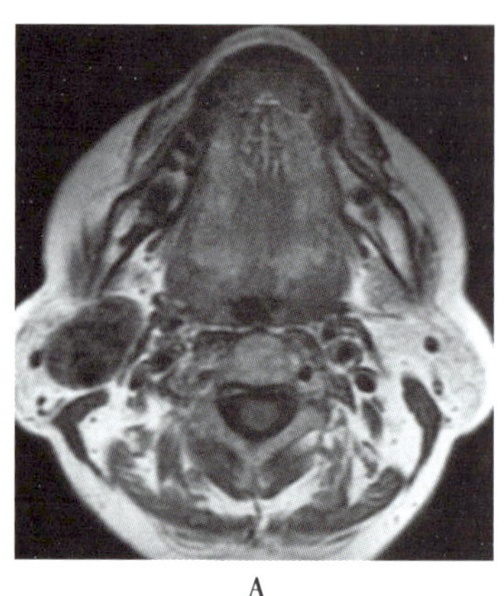

A

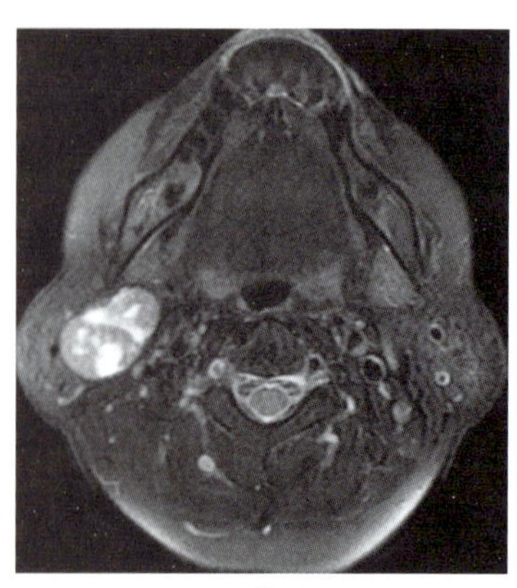

B

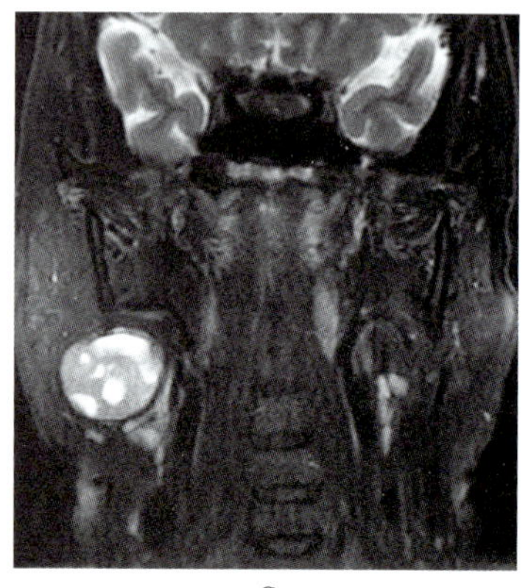

C

学习笔记

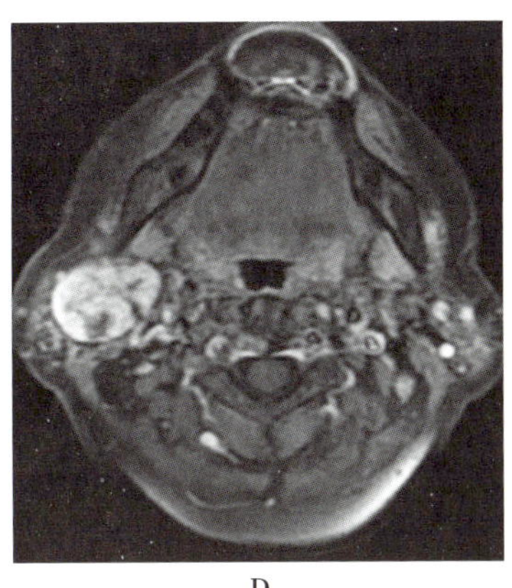
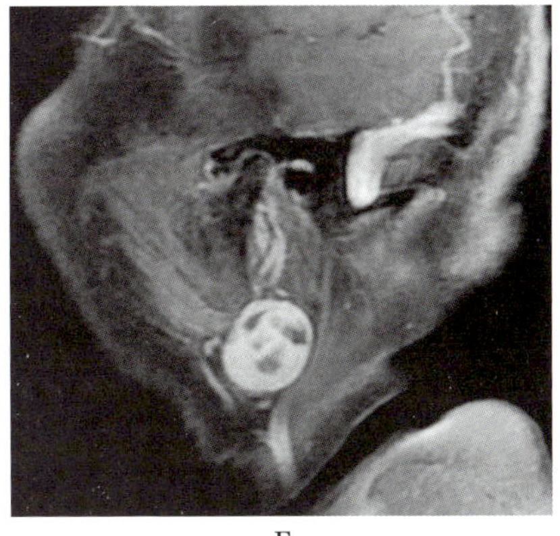

D E

图 7-5-9 腮腺基底细胞腺瘤

MR 平扫轴位 T1WI(A)示右侧腮腺区见一低信号影，轴位、冠状位抑脂 T2WI(B、C)呈高信号，其内信号不均匀。MR 增强轴位、矢状位抑脂 T1WI(D、E)示右侧腮腺区结节呈明显强化，强化欠均匀，其内见无强化囊变区

病例 3：男性，59 岁。发现右腮腺区肿物 1 月余。专科检查见、面神经各分支功能正常。双侧腮腺区略肥大，双侧腮腺区及下颌下腺区未及肿物、压痛，头颈部浅表淋巴结未及肿大（图 7-5-10）。

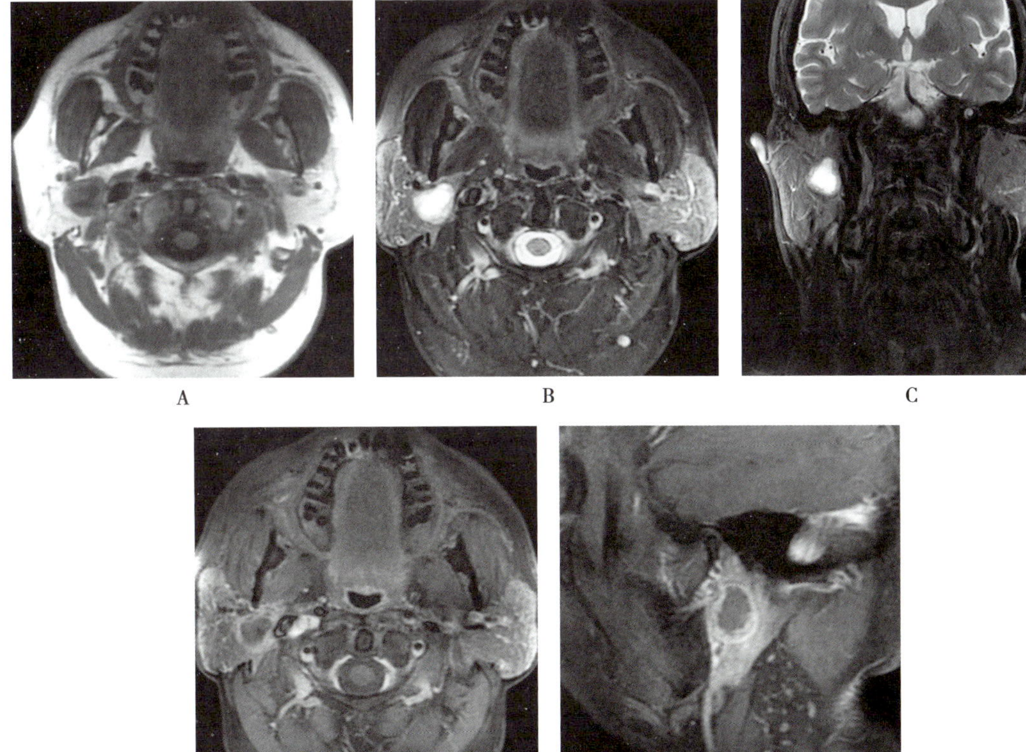

A B C D E

图 7-5-10 腮腺基底细胞腺瘤

MR 平扫轴位 T1WI(A)示右侧腮腺区见一类圆形低信号影，轴位、冠状位抑脂 T2WI(B、C)呈高信号，其内信号不均匀。MR 增强轴位、矢状位抑脂 T1WI(D、E)示右侧腮腺区结节周边呈明显强化，中心无明显强化，境界清楚

【问题】

问题：腮腺基底细胞腺瘤与其他腮腺肿瘤的鉴别诊断。

思路1：腮腺基底细胞腺瘤：好发于老年女性患者，单发；CT表现为稍高软组织密度影；MRI表现为T1WI低信号、T2WI高信号，其内易囊变而信号不均；增强呈不均匀强化。

思路2：腮腺多形性腺瘤：发病年龄较轻，比基底细胞腺瘤平均早10年；CT表现为高密度，MRI表现为不均匀信号，典型者T2WI呈明显高信号；ADC值较高；分叶多见；动态增强呈渐进性持续强化表现。

思路3：腮腺腺淋巴瘤：多见于老年男性患者，多发，多位于腮腺浅叶下极；T1WI呈低或高信号，T2WI呈等信号；动态增强动脉期显著强化，静脉期强化幅度快速下降。

思路4：腮腺低度恶性肿瘤：呈浸润性生长，包膜不完整，边界不清；动态增强静脉期呈持续强化。

四、唾液腺上皮性恶性肿瘤

唾液腺上皮性恶性肿瘤常见的有黏液表皮样癌（mucus epidermoid carcinoma）、腺样囊性癌（adenoid cystic carcinoma，ACC）。多见于中老年人，女性略多于男性；好发于腮腺及腭部小唾液腺。临床上病程缓慢，多为无痛性包块，常粘连固定，可出现疼痛、麻木、面瘫、感觉异常等症状；小唾液腺肿瘤可表现为腭部隐匿性肿胀，进而压迫性溃疡。

黏液表皮样癌低度恶性较常见，生长缓慢，临床症状轻微；高度恶性少见，侵袭性强，生长迅速，早期即见淋巴转移。腺样囊性癌无包膜，为高侵袭性恶性肿瘤。常围绕神经纤维侵袭性生长，患者疼痛程度与肿瘤大小、生长速度不成正比是其突出的临床表现，术后易复发；肿瘤易向咽旁间隙播散。嗜神经生长及早期肺转移为该肿瘤重要临床特征。

学习笔记

【影像学表现】

1. 唾液腺上皮性恶性肿瘤多见于小唾液腺（如腭部、牙龈）和舌下腺；也发生于腮腺及下颌下腺，但相对少见。

2. B超上表现为回声不均的软组织肿块，边界不清。

3. CT平扫表现为软组织密度肿块，形态不规则，界限不清。肿瘤较小时常为实性软组织肿块，与良性肿瘤难鉴别，肿瘤较大时可出现囊变坏死区而密度不均。CT增强扫描常呈中等度不均匀强化（图7-5-11）。邻近乳突及茎突受累时可见骨质破坏。

4. MRI平扫上，低度恶性者多呈T1WI上的中等信号和T2WI上的呈较高信号，信号均匀，边界清楚；中高度恶性者其内出现囊变坏死区，T1WI低、等或稍高信号，T2WI上高信号或高低混杂信号，肿瘤形态不规则，呈浸润性生长；增强MRI上肿瘤呈均匀或不均匀较明显强化（图7-5-12～图7-5-14），动态增强曲线呈迅速上升型，信号强度逐渐升高。

5. 肿瘤嗜神经浸润，恶性肿瘤特别是腺样囊性癌常沿神经组织侵犯和扩散，表现为受侵神经增粗。面神经受侵时可见面神经增粗，面后静脉及茎乳孔外侧脂肪垫消失；颅底神经浸润时颅底卵圆孔和圆孔可扩大，被浸润的神经增粗且信号异常，受该神经支配的肌肉萎缩。

6. 肿瘤可突破腮腺包膜向周围组织扩散，侵犯肌肉时MR平扫T2WI呈高信号，增强见强化；侵犯血管时可见血管被包绕（图7-5-12）；侵犯骨骼时可见相邻下颌骨或硬腭骨质破坏，表现为脂肪抑制T2WI上正常低信号骨组织被高信号肿瘤组织所取代。

7. 颈部淋巴结转移表现为淋巴结肿大，增强呈不均匀强化。

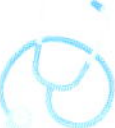

【病例】

病例 1：女性，11 岁。发现左上腭肿胀 1 年余。专科检查左侧硬腭部可见一直径约 3cm 的隆起，表面光滑，质中，移动度差（图 7-5-11）。

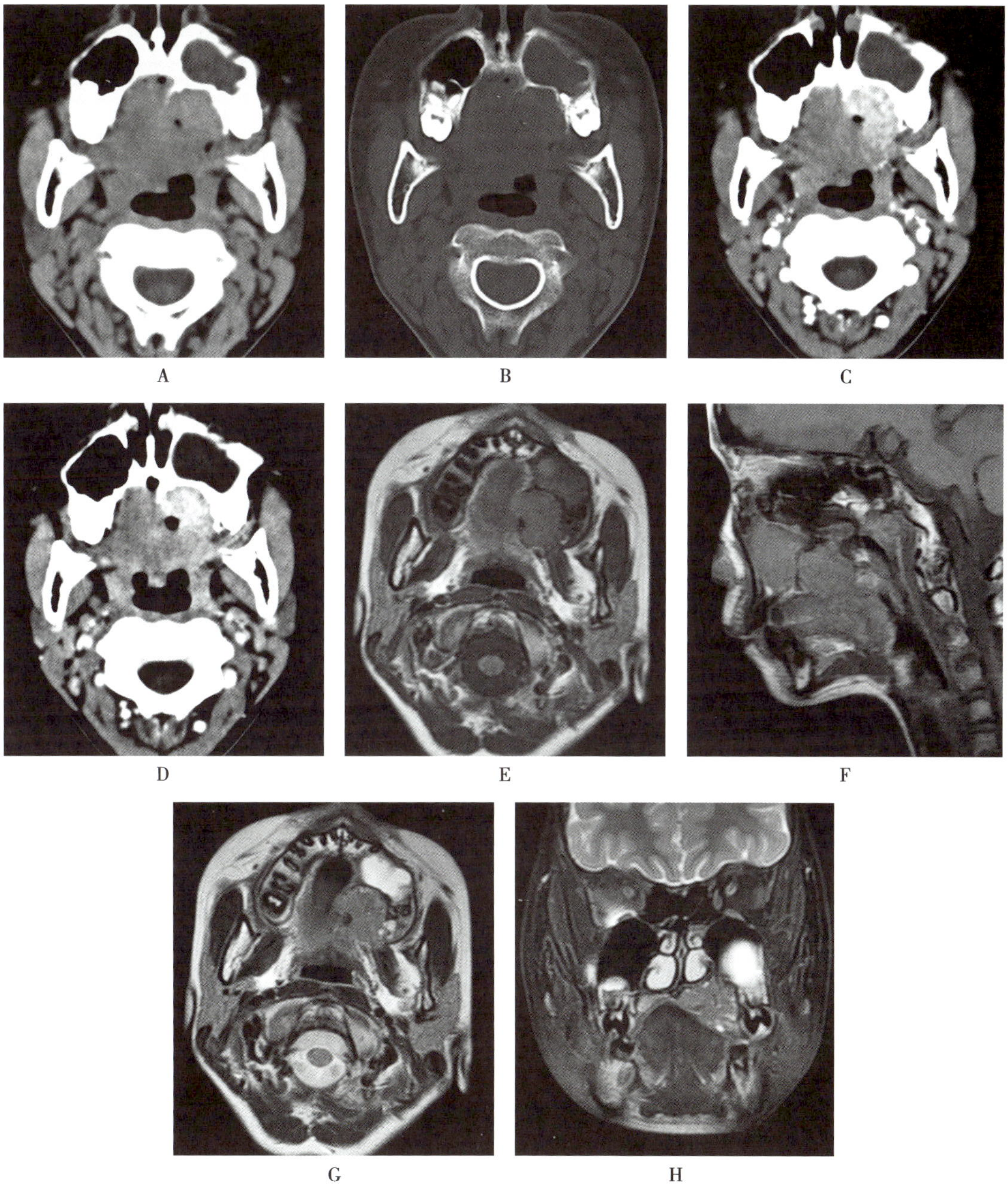

A　B　C　D　E　F　G　H

图 7-5-11　腭部黏液表皮样癌

CT 平扫软组织窗（A）左侧硬腭处一稍高密度影，骨窗（B）左侧硬腭处见压迫性骨质吸收；CT 增强动脉期（C）、静脉期（D）示左侧硬腭处肿块呈明显但不均匀强化；MR 平扫轴位、矢状位 T1WI（E、F）示左侧硬腭处一类圆形低信号影；轴位 T2WI（G）呈稍高信号，境界尚清；冠状位 T2WI（H）见左侧腭骨水平板骨质破坏

病例 2：女性，37 岁。发现张口说话时左侧面部歪斜半年余。专科检查见左侧耳垂周围腮腺区、下颌角处皮肤膨隆，扪诊可及一包绕左侧耳垂周围腮腺区直径约 1.2cm 的类半圆形肿物，其边界清楚，质地中等稍偏硬，不可活动，有结节感，触诊稍疼痛（图 7-5-12）。

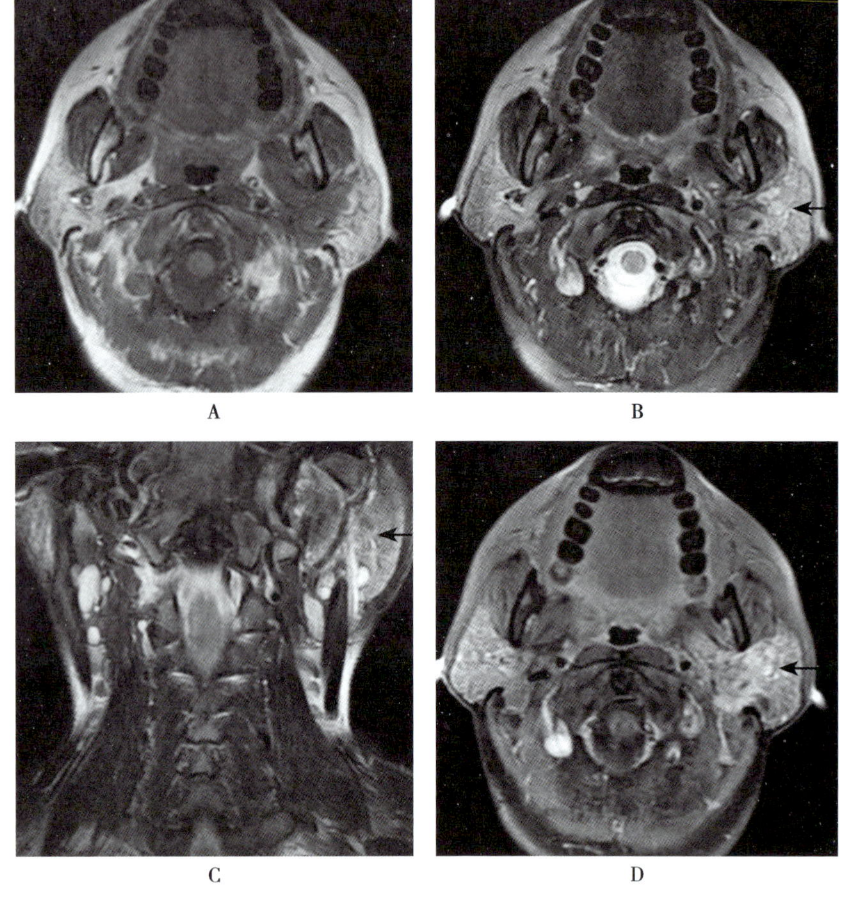

图 7-5-12　腮腺黏液表皮样癌

MR 平扫轴位 T1WI(A)示左侧腮腺一不规则形低信号,轴位、冠状位抑脂 T2WI 呈不均匀高信号,其内可见流空信号被包绕于其中,境界不清。MR 增强轴位抑脂 T1WI 病灶呈不均匀强化,境界不清

病例 3:男性,58 岁。发现右耳垂下渐大性肿物 3 月余。专科检查见颜面外形不对称,右耳下可及一肿物,约 4.0cm×4.0cm,与表面皮肤无粘连,质硬,界清,活动度可(图 7-5-13)。

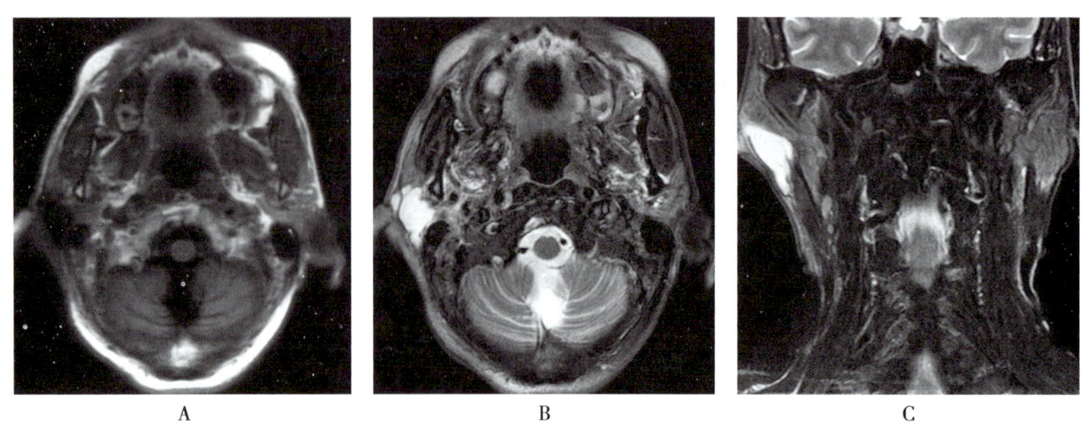

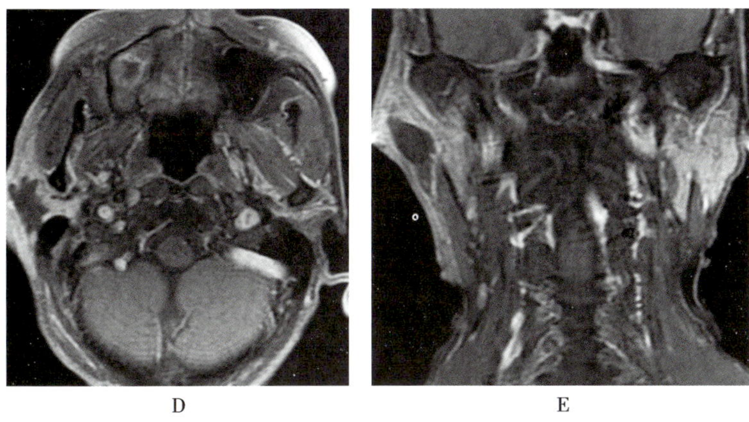

图 7-5-13　腮腺腺样囊性癌

MR 平扫轴位 T1WI(A)右侧腮腺区见一不规则低信号影;轴位、冠状位抑脂 T2WI(B、C)呈高信号;MR 增强轴位、冠状位 T1WI(D、E)示右侧腮腺区病灶大部分无强化,边缘呈不规则分叶状改变

病例 4: 男性,49 岁。发现左舌下肿物 4 月余。专科检查见左舌下区见一隆起肿物,表面黏膜呈淡黄色,大小约 1.5cm×1.5cm,质硬,压痛明显,界欠清。左舌缘及舌尖感麻木(图 7-5-14)。

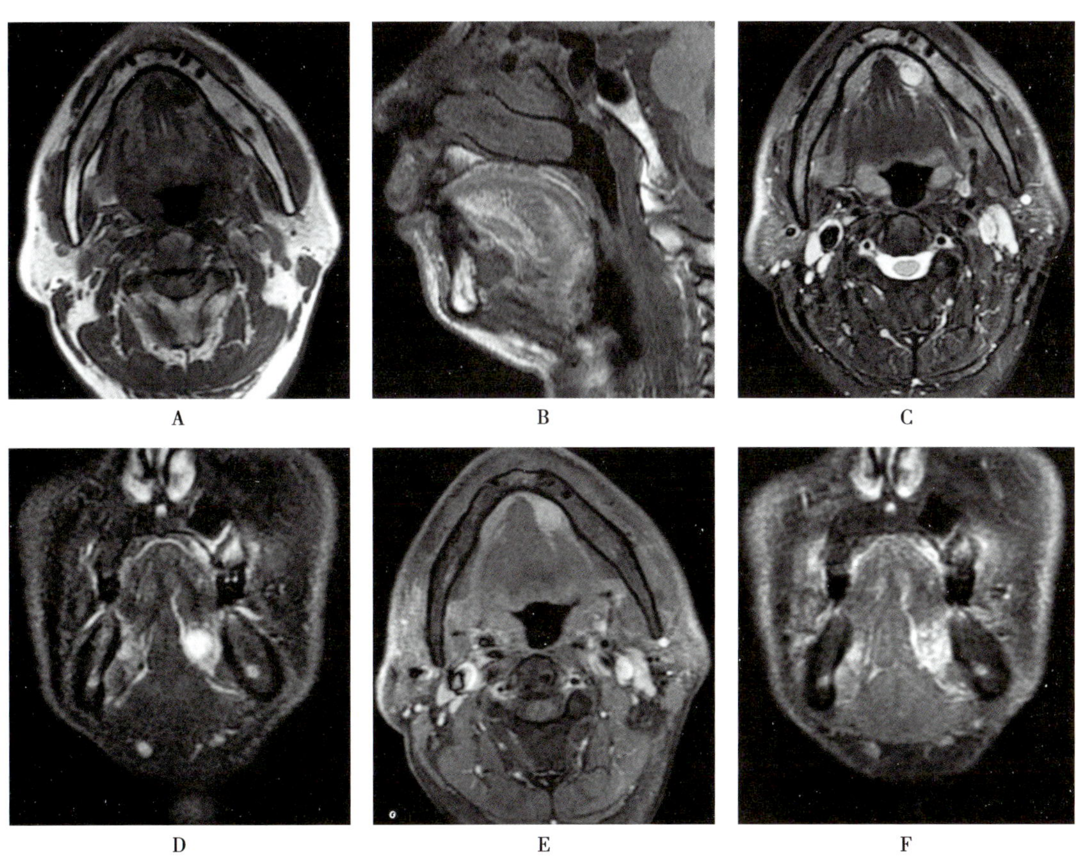

图 7-5-14　舌下腺腺样囊性癌

MR 平扫轴位、矢状位 T1WI(A、B)左侧舌下腺区见一类圆形低信号结节;轴位、冠状位抑脂 T2WI(C、D)呈高信号;MR 增强轴位、冠状位抑脂 T1WI(E、F)示左侧舌下腺区病灶呈明显强化,强化欠均匀,境界尚清

学习笔记

【问题】

问题 1：唾液腺恶性肿瘤影像学检查的目的是什么？

思路 1：影像学检查的目的在于明确唾液腺肿瘤的部位，在大唾液腺还是小唾液腺，有无累及腺体外；肿瘤有无局部扩散，邻近神经、肌肉、血管、骨骼有无受侵犯；判断有无转移性淋巴结肿大；身体其他部位影像检查帮助判断有无全身转移。

思路 2：大唾液腺肿瘤的初步诊断可由超声引导下细针穿刺完成。鉴于 MRI 的高软组织分辨率，对于颌面部其他部位可疑占位性病变应当进一步选择 MRI 检查。

问题 2：唾液腺良、恶性肿瘤的 MRI 鉴别诊断。

思路 1：唾液腺良、恶性肿瘤 MRI 鉴别要点主要是肿瘤边缘是否光整，边界是否清楚。良性肿瘤多呈类圆形，T2WI 多呈高信号，信号均匀，边缘光整，境界清楚，增强多呈均匀强化。恶性肿瘤多形态不规则并呈浸润性生长，T2WI 多呈低 ~ 等信号，信号多不均匀，边缘可呈分叶状，境界不清，增强多呈不均匀强化，颈部见多发肿大淋巴结。

思路 2：有无神经受累是重要的鉴别诊断临床症状，腮腺恶性肿瘤可发生面神经瘫痪，小唾液腺恶性肿瘤可累及三叉神经。应注意在不同位置上观察肿瘤是否沿神经走行方向生长，有无神经浸润的征象；而良性肿瘤出现神经受累症状较少见。

思路 3：MRI 还可观察到恶性肿瘤浸润相邻的肌肉、血管及骨骼，局部出现异常信号影，增强强化明显。

学习笔记

知识扩展：唾液腺腺样囊性癌与鳞状细胞癌影像表现上有哪些区别？

1. 唾液腺腺样囊性癌具有多发囊性或筛囊状表现，T2WI 信号相对较高，且相邻骨质常受压。腺样囊性癌有较强侵袭性，倾向黏膜下生长，易向深部组织浸润而很少穿破黏膜；肿瘤易沿三叉神经侵犯，侵犯范围较广；而生长缓慢、病史长，与形态表现上的侵袭性不相称。

2. 唾液腺鳞状细胞癌常见虫蚀状骨质破坏，受压相对少见；鳞状细胞癌常破坏局部黏膜。

知识点

唾液腺良、恶性肿瘤的 CT 鉴别诊断

1. 唾液腺良、恶性肿瘤的 CT 鉴别诊断主要从肿块的形态、密度、边缘、境界、强化及有无肿大淋巴结考虑。肿瘤边界是否清楚为良、恶性肿瘤的鉴别要点。肿物若不规则并呈浸润性生长，增强后明显强化，伴颈部多发肿大淋巴结，为恶性肿瘤的典型征象。但良恶性肿瘤 CT 表现存在“异病同影”，在鉴别时还应结合临床表现综合分析。

2. CT 上还应注意观察颅底有无骨质破坏。由于茎乳孔内有面神经、卵圆孔内有三叉神经的下颌神经、圆孔内有三叉神经的上颌神经通过，因此重点观察这些孔有无异常扩大及骨质破坏，有助于对肿瘤侵犯这些神经做出判断。

3. CT 将腮腺内肿块分为三类。圆形或椭圆形，边界清楚，有包膜，多见于良性肿瘤；分叶状，边界清楚，有包膜，多见于具有局部侵蚀性的良性肿瘤及生长缓慢的低度恶性肿瘤；形态不规则，边界不清，弥漫性、浸润性生长，多为恶性肿瘤。

（曹代荣）

第六节　舍格伦综合征

1933 年瑞典眼科医师 Sjögren 首先报告了 19 例干燥性角结膜炎、伴有口干症的病例，其中

13 例伴有多发性关节炎。1965 年 Block 等研究者将此类疾病命名为舍格伦综合征(Sjögren's syndrome)。舍格伦综合征又称为干燥综合征,是一种以外分泌腺损害为主的慢性、系统性自身免疫病,发病率为 0.29% ~0.77%,可分为原发性舍格伦综合征及继发性舍格伦综合征。在自身免疫病中仅次于类风湿关节炎,位于第二位。仅有口干症及眼干症者为原发性舍格伦综合征;口干症和(或)眼干伴有其他结缔组织病者(如伴有类风湿关节炎、系统性红斑狼疮、硬皮病和多发性肌炎等)为继发性舍格伦综合征。舍格伦综合征的组织病理学镜下表现主要是淋巴细胞和组织细胞增生浸润。舍格伦综合征的诊断主要基于患者口、眼干燥的主观症状、口干和眼干的临床检查、血清学检查和组织病理学检查。唾液腺影像学检查是舍格伦综合征诊断的重要依据之一,伴发全身其他系统病变时需进行系统性全身检查。

舍格伦综合征多见于中老年女性,男女之比约为 1∶10。临床表现主要有口干、眼干或唾液腺反复肿胀。患者口干,影响进食、吞咽及语言功能,时间长于 3 个月;检查可见舌背丝状乳头萎缩,舌面光滑,可有舌裂;口底黏液池唾液少,挤压腮腺或下颌下腺分泌物少。患者常伴有白色念珠菌感染、猖獗龋及口角炎等。眼干可造成患者畏光、眼摩擦感、砂粒感等症状。唾液腺可反复肿胀或呈弥漫性肿大,抗感染治疗有效;有时可及包块不消褪,或渐增大,此时要考虑舍格伦综合征的恶变。

【影像学表现】

对于舍格伦综合征患者的唾液腺受累情况的判定,主要根据唾液流率检查、影像学检查和唇腺活检。其中影像学检查目的为明确诊断和排查恶变,方法主要有造影检查、放射性核素检查和 MRI。

1. 唾液腺造影　唾液腺造影是舍格伦综合征诊断的重要检查方法,其唾液腺造影表现分为以下 4 型。

(1) 腺体形态正常,排空功能迟缓:功能正常的腮腺,在正常的腺泡充盈状态下,经酸刺激 5 分钟后,适量碘水造影剂应当能够完全排空。舍格伦综合征患者可出现排空功能迟缓的表现。但对于患者唾液腺功能的准确评价,应当采用核医学检查方法。

(2) 唾液腺末梢导管扩张:唾液腺末梢导管扩张是舍格伦综合征较典型的造影表现,其典型所见为主导管无改变,腺内分支导管变细、稀少或不显影。末梢导管扩张可分为 4 期:①点状期:末梢导管呈弥漫、散在的点状扩张,直径小于 1mm;②球状期:在较重的病例,末梢导管扩张呈球状,直径 1 ~2mm;③腔状期:更严重的病例显示为末梢导管球状扩张影像融合,呈大小不等、分布不均的腔状,直径大于 2mm(图 7-6-1、图 7-6-2);④破坏期:在病变晚期,周围的导管及腺泡被破坏,不能显示,造影剂进入腺体分隔和包膜下。

除末梢导管扩张外,有时还可以伴有由逆行感染引起的主导管扩张不整;或由于导管上皮完整性丧失,管周结缔组织变性、断裂,造影剂外渗所造成的,具有特征性的主导管边缘不整齐,呈羽毛状、花边状、葱皮状(图 7-6-1 箭头);有些患者可伴有腺泡充盈缺损现象,边缘不整齐,周围分支导管无移位现象,其形成原因可能为腺内导管上皮或肌上皮增生,导致小导管阻塞,造影剂不能注入,腺泡无法充盈。

(3) 向心性萎缩:在唾液腺造影片上显示为仅有主导管和某些主要的分支导管显影,周缘腺体组织不显示,说明腺体萎缩变小,称为向心性萎缩。这种情况多为晚期病变,腺体组织大部分被破坏,代以淋巴组织;有些腺内导管完全被阻塞,造影剂无法注入。

(4) 肿瘤样改变:舍格伦综合征在唾液腺造影片上可表现为肿瘤样改变,这是由于局部腺小叶受侵,融合,形成包块;其中腺体已大部分被破坏,代之以淋巴组织,形成一无包膜包绕的包块。在造影片上表现为腺泡充盈缺损,周围的分支导管多有移位。

2. 放射性核素检查　舍格伦综合征患者早期可表现为唾液腺分泌功能下降,摄取功能正常;晚期则摄取及分泌功能均下降。

3. CT表现 舍格伦综合征患者在CT上可表现为腺体增大,腺体内部密度不均匀。部分可见点状钙化。

4. MRI表现 舍格伦综合征患者MRI上可表现为腺体增大,T1WI上呈点状、球状或腔状低信号区域,T2WI则为高信号表现,晚期则表现为多发囊状表现。磁共振唾液腺造影(MRS)是一种基于磁共振水成像技术的检查方法,不需要注入造影剂,即可显示导管系统和腺泡改变,可用于舍格伦综合征检查,表现类似唾液腺造影。

5. 超声表现 舍格伦综合征患者腮腺腺体回声不均匀,可见点窦状低回声区(图7-6-3);恶变时在整体回声不均匀的背景里可及边界不清低回声区,血流信号可增多。

【病例】

病例1:女性,45岁,口干,眼干5年余。检查口底黏液池唾液少,舌乳头萎缩,挤压腺体无分泌。类风湿因子、血沉、抗核抗体、抗SS-a抗体、抗SS-b抗体均阳性。眼科诊为干眼症(图7-6-1)。

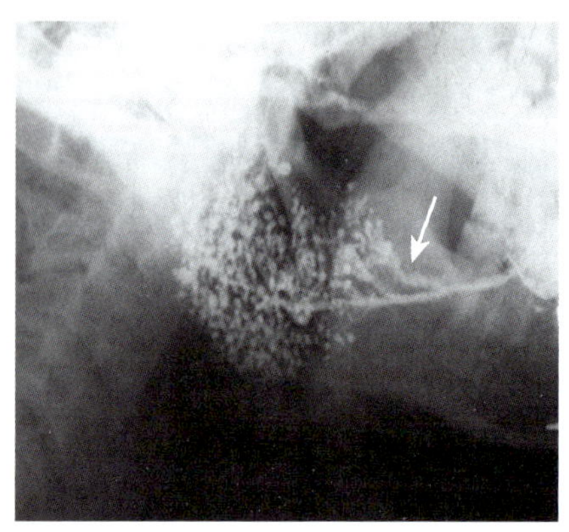

图7-6-1 舍格伦综合征
右侧腮腺造影显示末梢导管呈点状、球状扩张,部分主导管扩张,边缘呈羽毛状(箭头)

病例2:女性,19岁,左腮反复肿胀1年余。检查口底黏液池唾液量尚可,挤压腺体有分泌,较黏稠。类风湿因子、血沉、抗核抗体、抗SS-a抗体均阳性(图7-6-2)。

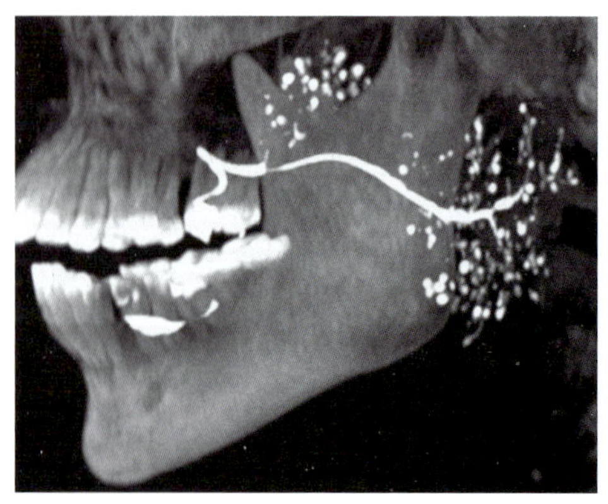

图7-6-2 舍格伦综合征
左侧腮腺CBCT造影显示主腺体和副腺体均有末梢导管呈点状扩张,主导管可见狭窄和扩张

学习笔记

病例 3：女性，79 岁，口干 20 余年。检查口底黏液池唾液量少，挤压腺体几无分泌，猖獗龋。类风湿因子、血沉、抗核抗体、抗 SS-a 抗体均阳性。导管口极度狭窄，无法行造影术（图 7-6-3）。

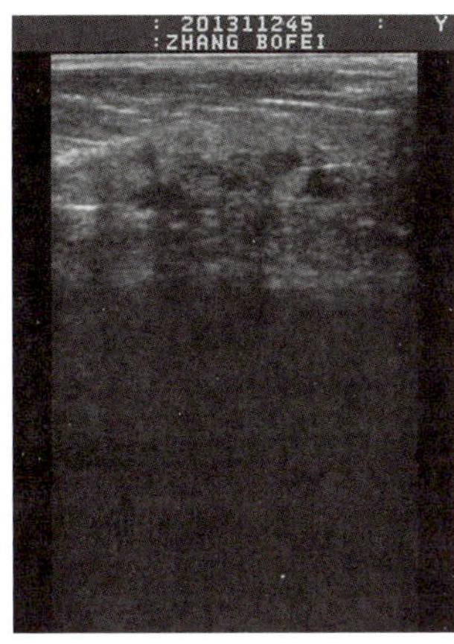

图 7-6-3 舍格伦综合征
腮腺腺体回声不均匀，可见点窦状低回声区

【问题】

问题 1：舍格伦综合征患者口腔检查有哪些项目？

思路 1：国际上常用的舍格伦综合征诊断标准中，诊断口干症及对唾液腺受累程度评估的依据主要是唾液流率的测定、唇腺活检、唾液腺造影、放射性核素显像、超声和 MRS。

思路 2：各种方法的比较：唾液流率的测定，个体差异较大。唇腺活检有创，同时有文献报道敏感性与腮腺造影近似。唾液腺造影相对来说创伤小，费用少，敏感性较好，是常用的方法之一。超声检查特异性有待进一步研究。MRS 可以等同于唾液腺造影，且无痛苦，对无法行造影术的患者适用。X 线检查因其密度分辨率低而不能显示软组织细节，故不能被选用。

问题 2：造影检查为阴性结果时，能排除舍格伦综合征吗？

思路 1：舍格伦综合征从有症状到确诊可能历经数年，在病变的早期唾液腺可能未受累，所以造影表现可以正常，或出现排空缓慢，而无典型的末梢导管点球状扩张表现。

思路 2：此时要结合其他的实验室检查或眼科检查，必要时可长期随访观察。

知识点

舍格伦综合征的唾液腺造影表现应与以下疾病鉴别

1. 唾液腺肿瘤　有些舍格伦综合征患者临床上表现为局部肿块，唾液腺造影表现为局部充盈缺损类似肿瘤样表现，不易与唾液腺肿瘤区别。但舍格伦综合征唾液腺造影同时多有末梢导管扩张表现，充盈缺损可以不推移导管移位。当有明显推移导管移位，或导管中断，造影剂外溢时，要与舍格伦综合征恶变为淋巴瘤鉴别，必要时按肿瘤的诊断原则处理。

2. 成人复发性腮腺炎　唾液腺造影表现为末梢导管扩张，排空功能延缓，继发感染后可有主导管扩张呈腊肠样改变，这些都与舍格伦综合征相似。但成人复发性腮腺炎多有自幼年发病，反复发作的病史；挤压腺体可有较多的唾液分泌；而舍格伦综合征一般无唾液分泌，或唾液分泌很少。成人复发性腮腺炎的主导管可扩张，但没有边缘毛糙如羽毛状、花边状甚至葱皮状表现，末梢导管扩张较少，散在分布。追踪观察成人复发性腮腺炎的末梢导管扩张数目逐渐减少，直至痊愈，这些都与舍格伦综合征不同。无口干眼干等不适。

3. 唾液腺良性肥大　可表现为腮腺肿大，也可出现口干症状，腮腺造影可有末梢导管扩张表现。但口干表现及造影剂排空迟缓一般不及舍格伦综合征严重，结合临床情况及血清学检查可协助鉴别。

学习笔记

第七节　唾液腺良性肥大

唾液腺良性肥大临床主要表现为腮腺腺体缓慢的无痛性增大，以非肿瘤性、非炎症性为特点，也可见于下颌下腺。病因不详，多数患者与全身系统病有关，如高血压、糖尿病、内分泌失调等；有些与营养不良、肝硬化、慢性乙醇中毒及服用某些药物有关。其基本病理表现为腺泡明显增大，为正常的2～3倍；腺泡细胞融合，界限不清，腺泡腔消失，细胞核被挤压至基底部；细胞质呈蜂窝状或颗粒状，腺泡细胞顶端的分泌颗粒消失；间质结缔组织水肿或玻璃样变，有的腺泡消失为脂肪组织所代替。临床预后较好，但腺体肥大很难消失。

临床表现为唾液腺整体弥散性肿大，多为双腮腺肿大，可伴有双下颌下腺肿大，或单纯下颌下腺肿大，质地柔软，均匀，有时可伴口干症状；继发感染时局部可肿胀或变硬，挤压腺体可及炎性分泌物，抗感染治疗多有效，可有消长史。

【影像学表现】

1. 超声检查　唾液腺良性肥大表现为腺体增大，内部回声可增强，质地均匀，血流信号正常（图7-7-1）。继发感染时可见腺体明显增大，内部回声不均匀，血流信号增加；脓肿形成时表现为液性暗区。

2. 唾液腺造影表现　导管系统形态多正常，腺体体积明显增大。部分患者可伴有主导管扩张及末梢导管扩张等继发感染表现（图7-7-2）。排空功能迟缓，与腺泡的退行性改变有关，但程度一般不及舍格伦综合征患者重。

3. CT或MRI平扫　腺体增大，双侧多对称，内部结构规整，质地均匀，信号和密度表现正常，无占位性表现。

【病例】

病例1：男性，65岁。双腮肥大10余年，饮酒30年，每天250g。双腮增大明显，质地软，无压痛（图7-7-1）。

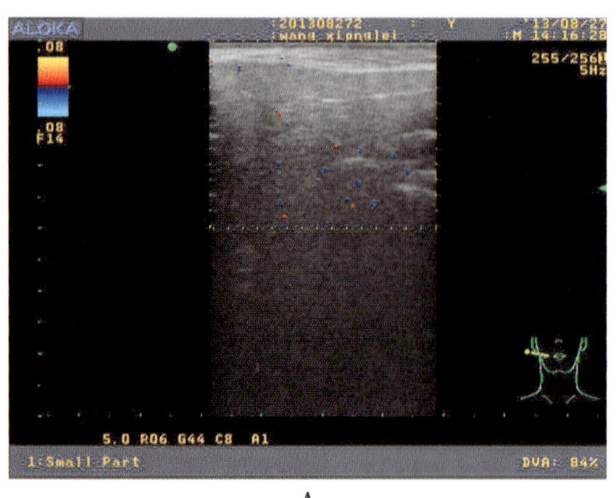

A

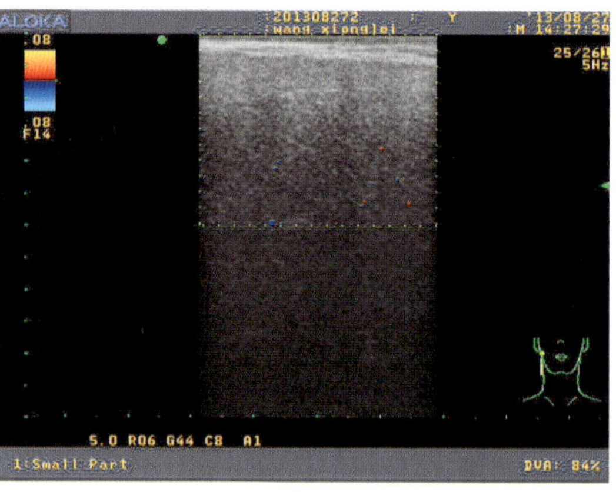

B

图7-7-1　腮腺良性肥大
右腮超声声像图，A为横截面，B为纵截面示内部回声可增强，质地均匀

病例 2：女性，56 岁。双腮肥大 7 余年，糖尿病 10 年，血糖控制尚可。双腮质地软，无压痛（图 7-7-2）。

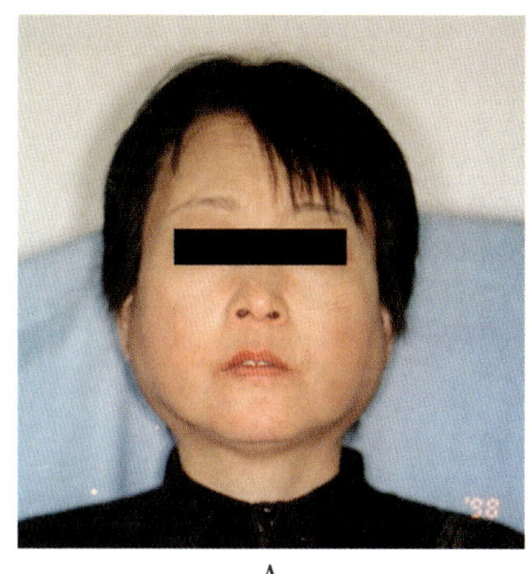
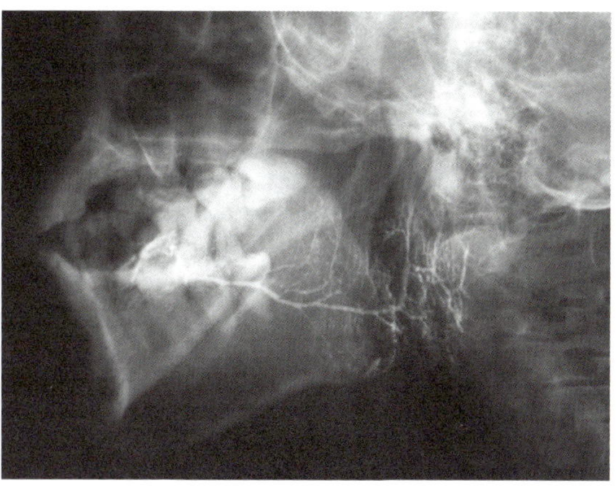

A　　　　　　　　　　B

图 7-7-2　腮腺良性肥大

A. 临床表现双腮腺体肥大；B. 腮腺造影示导管系统形态正常，腺体体积明显增大

【问题】

问题 1：如何选择合适的影像学检查方法?

思路 1：临床病史无炎症性表现，检查腺体均质肥大，无肿块，患者多为担心罹患唾液腺肿瘤，就诊目的是排除病变。合理安排检查程序，选择影像学检查的原则是在满足临床需求的前提下，尽量选择费用低廉，危害较小的方法，随着病情的逐步深入再附加新的检查。

思路 2：建议首选超声检查，观察时尽量仔细检查腺体深方结构，以防深叶肿物将腺体外推误诊为腮腺良性肥大。X 线平片检查对此病没有价值，造影检查建议在超声检查发现腺体炎症性病变基础上或者伴口干症状排除干燥综合征时再做。CT 或 MRI 只在不能排除占位性病变时再做。

思路 3：超声检查未发现占位，考虑诊断为唾液腺良性肥大时，应建议患者观察，定期随访；如发现腺体增大明显或出现包块时及时就诊。

问题 2：腺体肿胀（大）、肿块（物）、肥大等不同状态下，影像学表现的一般特点是什么?

思路 1：腺体肿胀或肿大，多指腺体突然增大，伴随皮肤红热，压痛等局部表现，可有加重或减轻等反复的消长史，可伴全身发热，血象白细胞增高，C 反应蛋白增高等。此时腺体肿胀多代表炎症性病变，当然也不能除外肿瘤继发感染。此时影像学表现主要为：

（1）超声检查腺体增大，腺体回声不均匀，血流信号明显增多，脓肿形成时可见液性暗区，边界不清，周围血流信号丰富。

（2）CT 检查可见腺体增大，密度增高，强化明显，脓肿形成时可见低密度区，周围可见边缘强化。

（3）在 MRI 检查中，T1 加权像可见腺体增大，信号减低；T2 加权像呈低或高信号，增强 T1 加权像可见腺体整体强化，脓肿形成时可仅有边缘强化表现。

思路 2：腺体肿块、肿物或包块等多指腺体内局限性部分组织增大，相对缓慢变大，早期多无症状，无消长史；全身无发热等症为占位性病变表现（详见唾液腺肿瘤）。

思路 3：腺体肥大多指腺体缓慢的无痛性增大，临床上没有肿瘤类或炎症类疾病特点。此时影像学表现见前。

学习笔记

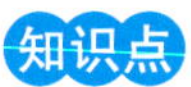

唾液腺良性肥大的鉴别诊断

1. 唾液腺良性肥大患者当伴有炎症表现或口干症状时，可行唾液腺造影检查，有主导管扩张及末梢导管扩张等继发感染表现的可诊断为唾液腺良性肥大继发感染。

2. 有末梢导管点球状扩张的要结合临床有无眼干等情况及血清学检查与干燥综合征相鉴别。

3. 当唾液腺良性肥大患者有儿童期腮腺反复肿胀病史时，可能为慢性成人复发性腮腺炎的转归表现，此时造影中或可见到残留的数个末梢导管点球状扩张影。

（祁森荣）

参考文献

1. 马绪臣. 口腔颌面医学影像诊断学. 第 6 版. 北京：人民卫生出版社，2012.
2. 余强，王平仲. 颌面颈部肿瘤影像诊断学. 上海：上海世界图书出版公司，2009.
3. 王松灵. 涎腺非肿瘤疾病. 北京：科学技术文献出版社，2001.
4. White SC. Oral Radiology：Principles and Interpretation. 6th edition. Mospy，2008.
5. Qi SR，Liu XY，Wang SL. Sialoendoscopic and Irrigation Findings in Chronic Obstructive Parotitis. Laryngoscope，2005，115(3)：541-545.
6. 马绪臣. 口腔颌面锥形束 CT 的临床应用. 北京：人民卫生出版社，2011.
7. 邹兆菊，王松灵，吴奇光，等. 儿童复发性腮腺炎(附 102 例分析). 中华口腔医学杂志，1991，26：208.
8. 鲜军舫，王振常，罗德红，等. 头颈部影像诊断必读. 北京：人民军医出版社，2007.
9. 兰宝森. 中华影像医学：头颈部卷. 第 2 版. 北京：人民卫生出版社，2011.
10. Vogl TJ，Balzer J，Mack M，et al. Differential diagnosis in head and neck imaging. Berlin：Thieme，1999.
11. Harnsberger HR. Diagnostic imaging head and neck. Salt Lake：Amirsys，2004.
12. 顾雅佳，王玖华，王弘士，等. 头颈部腺样囊性癌的 CT 影像分析. 中华放射学杂志，2009，34(9)：601-603.
13. 刘春玲，黄飚，周正根，等. 腮腺基底细胞腺瘤的 CT 和 MRI 特点. 中华放射学杂志，2009，43(6)：600-603.

学习笔记

第八章 颞下颌关节疾病

第一节 颞下颌关节紊乱病

颞下颌关节紊乱病(temporomandibular disorders,TMDs)是指累及颞下颌关节或(和)咀嚼肌系统,具有一些共同临床症状体征(如疼痛、弹响、张口受限等)的许多临床问题的总称。TMD并不是单一的疾患,也不是一个疾病的诊断,而是一组相关疾病的称呼。国内外曾有多种分类,各种分类大同小异,主要包括以下几大类:咀嚼肌疼痛(肌筋膜痛)、关节盘和髁突相对位置改变引起的各种关节盘移位、关节损伤或炎症的关节源性疼痛以及关节组织的退行性改变如骨关节病。2014年推出了最新的分类和诊断标准(diagnostic criteria for temporomandibular disorders,DC/TMD)。

影像学是TMD临床中一个最主要的辅助诊断手段。美国牙科研究学会的TMD临床指南中明确指出,除了各种影像学检查以外,还没有一种诊断工具在鉴别TMD与正常人群或诊断TMD各个具体疾病中具有足够的特异性和敏感性。咀嚼肌疼痛和关节损伤或炎症(无菌性的滑膜炎)的诊断主要依据是病史和临床检查,所以本章节只介绍颞下颌关节盘移位和颞下颌关节退行性变(骨关节病)的影像诊断。

一、颞下颌关节盘移位

颞下颌关节盘移位是指关节盘位置发生了改变,闭口位时失去了原有正常的盘-髁关系,关节盘移位至髁突前方(前下方),或向髁突内外侧方移位,干扰了下颌运动时髁突的滑动,造成一系列临床症状和体征,如关节弹响、疼痛和开口受限。按Tasaki M和Westesson P-L(1996)分类,关节盘移位包括:①单纯前移位;②外侧部分前移位;③内侧部分前移位;④前外旋转移位;⑤前内旋转移位;⑥外侧向移位;⑦内侧向移位;⑧后移位;⑨关节盘形态显示不清,不能归类。由于关节盘内外侧向移位诊断较为困难,MRI可以显示,但这些移位不至于造成严重的功能障碍,所以临床上可不作出如此详细的诊断。临床诊断颞下颌关节紊乱病关节盘移位常分为可复性盘前移位和不可复性盘前移位。关节盘后移位少见。

(一) 可复性盘前移位(disc displacement with reduction)

关节盘在髁突与关节结节之间发生移位,向前和向内或外移位,但大张口后能充分回复,通常有弹响声。

【影像学表现】

1. 造影表现关节造影侧位体层片闭口位示,前上隐窝造影剂增多增宽,造影剂下方关节盘影像处于髁突前下方,但不能确切辨认出关节盘形态和位置(图8-1-1)。开口位,髁突滑动到关节结节下(前下)方,造影剂几乎全部流向后上隐窝。前上隐窝造影剂变少或消失呈线条状,线条状造影剂下方为关节盘本体部,恰好位于关节结节与髁突顶之间(图8-1-1),即开口位关节盘充分回复,盘-髁位置关系正常。

2. MRI表现 T1WI(或PDWI)像斜矢状MRI扫描,闭口位见低信号的关节盘前移位(图8-1-2)。根据Drace JE等的诊断标准,盘后带与双板区分界线与髁突顶12点位垂线形成的夹角在

学习笔记

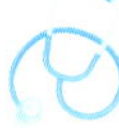

10°角以内为正常盘位。按这一诊断标准，相当一部分无症状人群亦存在关节盘前移位，高达32%。开口位时，关节盘回复呈正常盘-髁关系位，即关节盘位于关节结节下与髁突顶之间（图8-1-2）。

（二）不可复性盘前移位（disc displacement without reduction）

同可复性盘前移位，关节盘在髁突和关节结节之间的正常位置上发生移位，向前和向内或向外移位，但大张口时关节盘仍不能回复，髁突滑动受限，常伴有下颌开口受限。

【影像学表现】

1. 造影表现关节造影侧位体层片闭口（图8-1-3）位表现同可复性盘前移位。有些不可复性盘前移位病例，可伴有关节盘附着撕裂，多见于下颌后附着和外侧关节囊附着，表现为造影剂的外渗或外漏。开口位，前上隐窝仍有明显的造影剂（图8-1-3），残留的造影剂量可多可少。前上隐窝造影剂与髁突之间可见关节盘（明显的低密度影）仍停留在髁突前方，髁突滑动可能受限。

2. MRI表现斜矢状位成像，闭口位见低信号关节盘影像位于髁突顶的前方，或前下方，甚至移位至关节结节下方（图8-1-4）。可以是形态正常的双凹哑铃形关节盘，常可见关节盘变形，甚至关节盘上下缘或与盘后双板区分界不清；也可见关节盘信号增强、信号不均匀等变性改变。开口位，关节盘仍位于髁突的前方（图8-1-4）。因关节盘和髁突滑动度的差异，关节盘可以位于髁突的前下方，也可以位于髁突的前上方。开口位的关节盘形态变化较多，可见到关节盘挤压变形，常见到关节上腔或下腔高信号关节渗液。

学习笔记

【病例】

病例1：女性，28岁。主诉左关节弹响2年。临床检查发现左关节开口末闭口初弹响，不痛，无开口受限。关节造影诊断为可复性盘前移位（图8-1-1）。

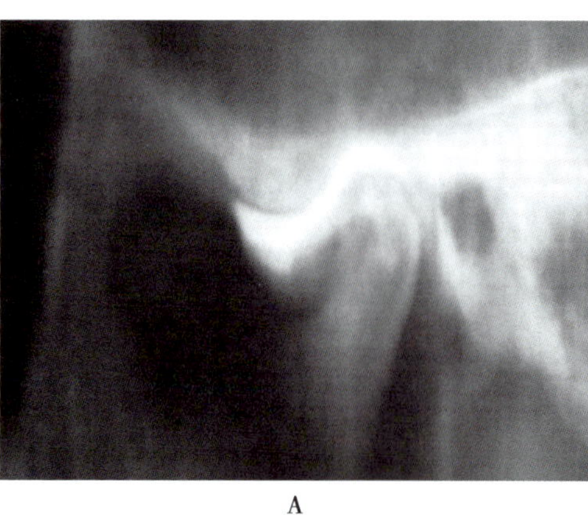

A

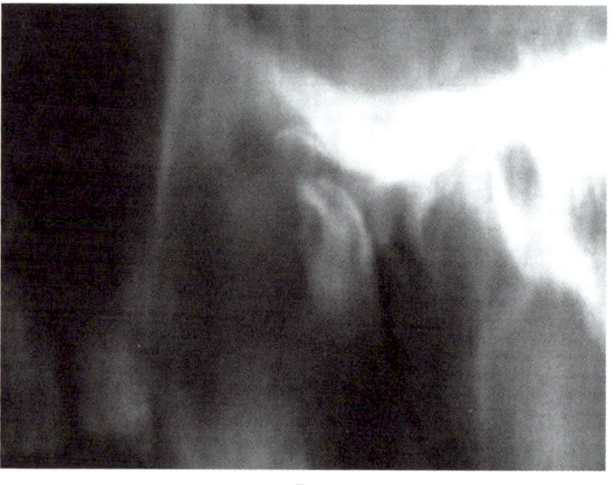

B

图8-1-1 颞下颌关节可复性盘前移位的关节造影侧位体层片

A. 闭口位见前上隐窝造影剂明显增多；B. 开口位，髁突滑动到关节结节前下方，关节结节和髁突之间可见线条状造影剂，可清楚辨认出关节盘前中后带的压迹，前上隐窝造影剂全部回流到后上隐窝

病例2：女性，20岁。主诉左关节弹响1年。临床检查发现左关节开口初闭口末弹响，不痛，无开口受限。MRI诊断为可复性盘前移位（图8-1-2）。

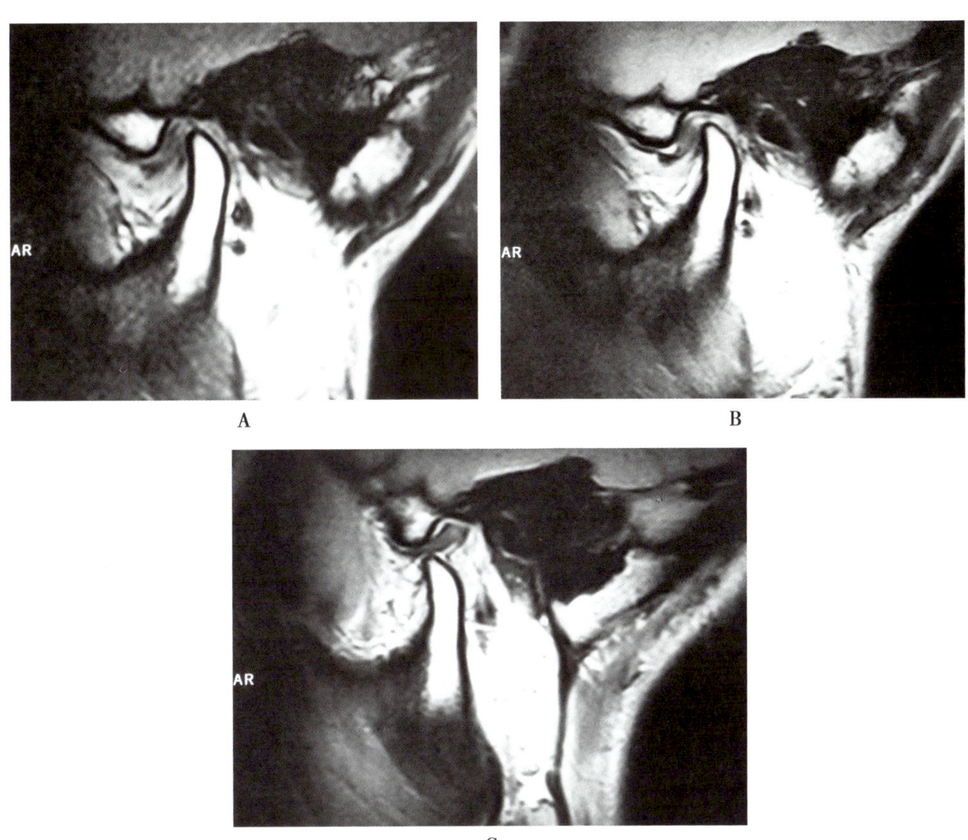

图8-1-2　颞下颌关节可复性盘前移位的斜矢状位MRI

A. T1WI（TR430毫秒，TE15毫秒）闭口位见低信号的关节盘前移；B. PDWI（TR3000毫秒，TE15毫秒）关节盘影像更清晰；C. PDWI（TR1730毫秒，TE15毫秒）开口位显示关节盘复位，位于关节结节下与髁突顶之间

病例3：女性，18岁。主诉张口受限半年，曾有左关节弹响3年。临床检查发现开口度30mm，下颌左偏，前伸和右侧向运动受限，伴左关节区疼痛。关节造影诊断为左关节盘不可复性前移位（图8-1-3）。

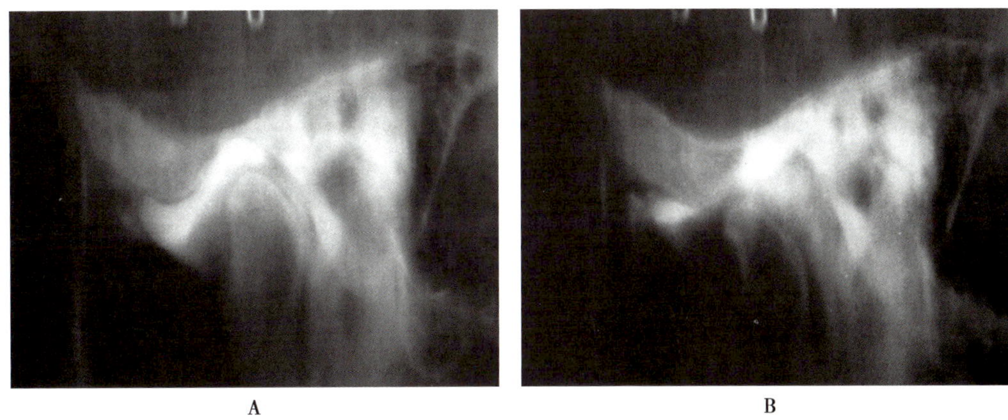

图8-1-3　颞下颌关节不可复性盘前移位的关节造影侧位体层片

A. 闭口位，见前上隐窝造影剂明显增多；B. 开口位，前上隐窝仍有明显的造影剂，造影剂下方关节盘仍位于髁突前方

学习笔记

病例4：女性，28岁。主诉右关节张口痛、受限3个月。几年前出现右关节弹响，3个月前晨起发现张口受限，弹响消失。现仍有张口疼痛不适。检查：开口度32mm，被动开口度38mm；关节肌肉压诊无疼痛；下颌前伸和左侧向受限。MRI诊断右侧关节盘不可复性前移位（图8-1-4）。

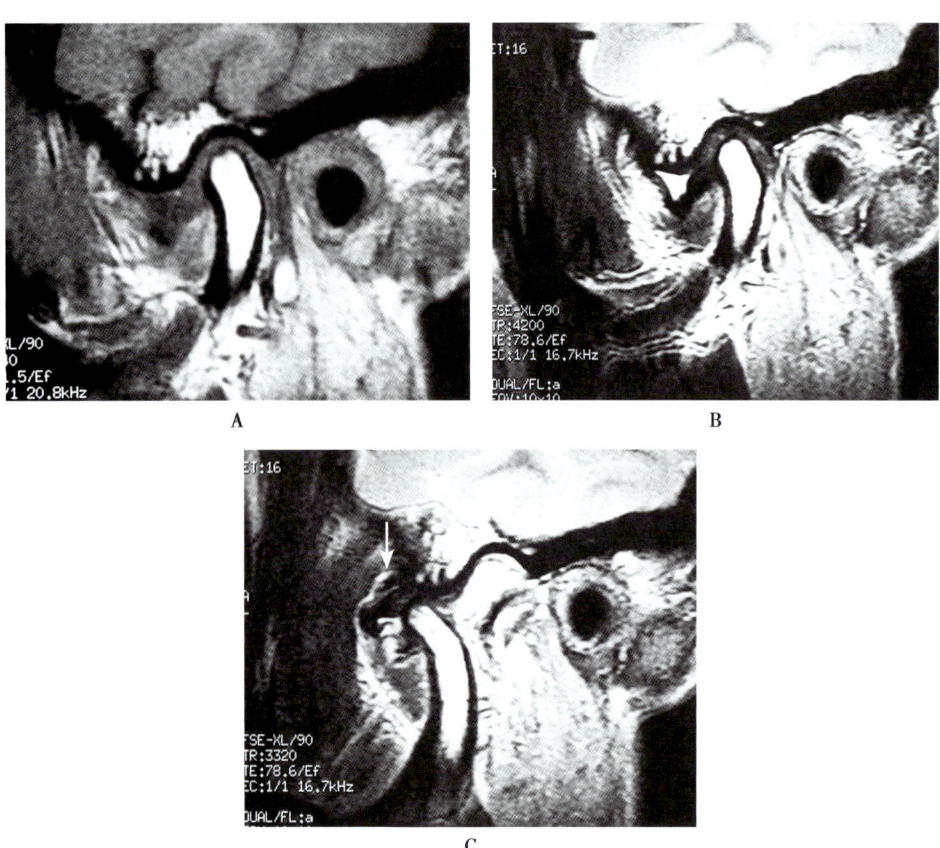

A　　B　　C

图8-1-4　颞下颌关节不可复性盘前移位的斜矢状MRI

A. T1WI抑脂成像（TR640毫秒，TE11.5毫秒）闭口位，见低信号的关节盘明显位于髁突前下方；B. T2WI抑脂像（TR4200毫秒，TE78.6毫秒）闭口位清楚显示黑色低信号的关节盘位置与形态，并可见关节上腔前上隐窝白色高信号的渗出液；C. T2WI抑脂像（TR3320毫秒，TE78.6毫秒）开口位，变形的关节盘仍位于髁突前方（箭头）

病例5：男性，35岁。主诉左关节弹响多年，否认曾有疼痛和张口受限。检查：开口度45mm，左关节开闭口均有弹响，下颌前伸及侧向运动正常，关节肌肉无压痛。临床诊断左关节盘可复性前移位，MRI证实（图8-1-5A、B），但发现右侧关节盘移位更明显（图8-1-5C），开口位不可复（图8-1-5D）。

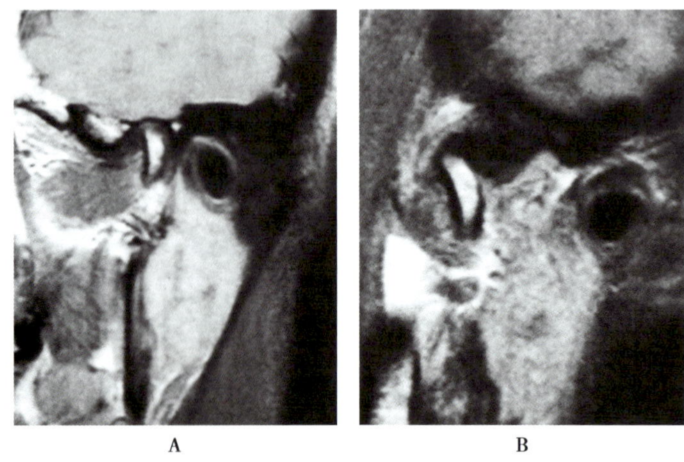

A　　B

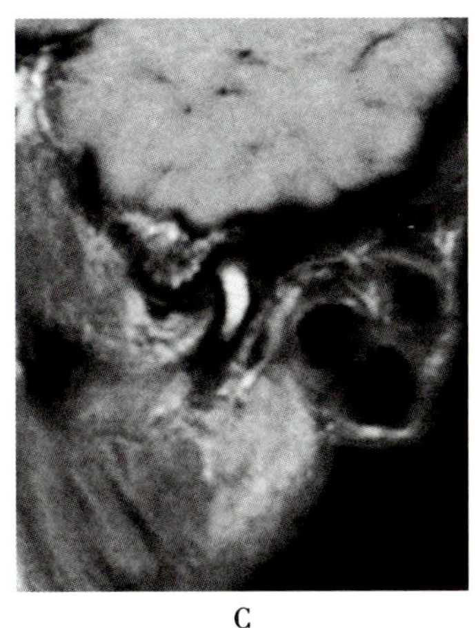

C

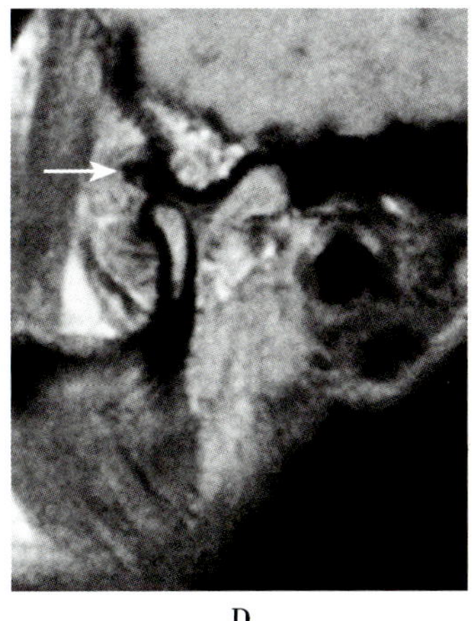

D

图 8-1-5　双侧颞下颌关节斜矢状 MRI(PDWI 成像)

A. 左侧闭口位,关节盘前移位;B. 左侧开口位,关节盘完全复位;C. 右侧闭口位,关节盘位于关节结节下的髁突前下方;D. 右侧开口位,髁突滑动良好至关节结节下方,但关节盘仍位于髁突前上方,明显挤压变形(箭头)

【问题】

问题 1:确诊关节盘移位首选 MRI,还是关节造影?

思路 1:关节造影曾广泛用于关节盘移位的诊断,但关节造影并不能直接观察到关节盘,只是根据造影剂的形态和分布来间接判断关节盘的位置(图 8-1-1、图 8-1-3),所以诊断的准确性并不高。

思路 2:MRI 可观察到不同层面上开闭口位时关节盘的形态和位置,它更适用于诊断关节盘移位(前移、侧向及旋转移位),但对于关节盘穿孔和关节囊撕裂,关节造影更佳。

思路 3:尽管 MRI 不能像 CT(特别是口腔颌面锥形束 CT)那样显示精细的骨改变,但也能显示髁突外形和骨皮质的影像,另外,还能显示髁突骨髓以及周围肌肉和软组织的异常改变,如 MRI 可以诊断关节内软组织肿胀、纤维化和关节渗液,MRI 可发现髁突坏死和关节盘变性。

问题 2:临床诊断关节盘移位一定需要作影像学检查吗?

思路 1:根据颞下颌关节紊乱病国际诊断分类标准,大部分病例通过询问病史和临床检查,就可以确诊关节盘移位。如,可复性盘前移位的诊断标准:①主诉关节弹响;②临床检查开闭口或前伸侧向可闻及弹响声。病例 1 和 2,根据临床情况已经可以诊断为可复性盘前移位。急性不可复性盘前移位(不可复性盘前移位伴开口受限)的诊断标准:①突然开口受限,以往曾有弹响史;②最大开口度小于 35mm,下颌偏向患侧;③下颌前伸受限、偏向患侧,下颌向对侧运动受限(图 8-1-3、图 8-1-4)。这些病例的临床表现已经明确告诉我们:曾有关节盘可复性前移位,现进展为不可复性盘前移位。

思路 2:如果是不可复性盘前移位无开口受限患者,即所谓的慢性不可复性盘前移位,临床没有开口受限,下颌运动也已经恢复了正常,仅凭临床资料则无法确认,必须依靠影像学检查,如病例 5。

思路 3:临床诊断关节盘移位,影像检查不是必需的。但是如果临床检查不能明确,或治疗过程中需要了解关节盘形态和移位程度,则有必要行影像学检查。事实上,关节盘移位普遍存在,表现为关节弹响或髁突滑动受限。无症状人群接受 MRI 检查,大约 1/3 可以诊断为关节盘移位。

学习笔记

知识点

关节盘移位的影像诊断和选择

1. 大多数情况下，根据病史和临床检查，可复性盘前移位和急性不可复性盘前移位（不可复性盘前移位，开口受限）临床很容易诊断。如果临床诊断不肯定，或治疗需要，则应该做影像学检查明确。

2. MRI 是检查关节软组织病变的最佳选择。MRI 可以明确关节盘形态、位置和开口是否复位；还可以了解双板区和滑膜病变，如炎症；关节区占位性病变，MRI 也是理想的选择。

二、颞下颌关节骨关节病

颞下颌关节骨关节病（osteoarthrosis，OA）分为原发性骨关节病和继发性骨关节病。在组织病理学改变上两者无法区分。骨关节病早期表现为关节骨表面软骨基质的降解和软骨的破坏，即退行性改变。随之表现为软骨下骨（皮质骨）的吸收破坏，最后导致较大范围的骨质破坏或增生硬化，关节骨外形变异、畸形，甚至有碎骨片游离脱落等。颞下颌关节紊乱病的骨关节病为继发性骨关节病，最常见的原因可能是关节盘的移位，特别是不可复性盘前移位。外伤、咬合创伤、夜磨牙、不良习惯等均可能造成颞下颌关节软骨的损伤，最终导致骨关节病。虽然 MRI 也可显示骨质破坏、凹陷缺损、髁突增生、硬化、磨平变短等，但检出能力不如 X 线检查。X 线检查有许勒位平片、经咽侧位平片、全口牙位曲面体层 X 线片、口腔颌面 CBCT 和螺旋 CT。

学习笔记

【影像学表现】

1. 关节间隙变窄　大关节（承重关节）骨关节病的早期改变表现为关节间隙的狭窄。颞下颌关节骨关节病关节间隙变窄并不多见，可能与颞下颌关节主要功能为非承重有关，也与上下颌牙齿的咬合存在有关。常规许勒位平片即可判定。

2. 髁突骨质改变　颞下颌关节骨关节病骨改变可发生在关节窝、关节结节和髁突。最常见的、也是容易观察的是髁突骨质改变，有时相对应的关节窝或关节结节也会有同样的骨改变。临床上多是根据髁突骨质 X 线改变来诊断颞下颌关节骨关节病。髁突骨质改变通常有以下几种。

（1）骨质破坏：早期表现为髁突皮质骨模糊不清、连续性中断、表面不平整（图 8-1-6、图 8-1-7B），继而发展为凹陷缺损，严重的进展为广泛的破坏（图 8-1-8A、图 8-1-9D、图 8-1-9E）。

（2）骨质增生：表现为髁突表面或边缘小的突起，发生在髁突前缘多呈唇样改变；较大的骨质增生，称为骨赘形成；脱落的小骨块进入关节腔，变成关节游离体。

（3）骨质硬化：可表现为松质骨内的弥散性、斑点片状或广泛的高密度致密影像，也可表现为皮质骨板的增厚，单一的骨质硬化可以是一种生理性的骨改建。

（4）髁突短小或形态改变：髁突破坏或磨损后，外形发生改变，变得短小或各种形态异常（图 8-1-8、图 8-1-9）。如果只有髁突前斜面的磨平改变，可能只是髁突的一种生理性改建，要结合临床或其他的 X 线表现才可以诊断为骨关节病。

（5）骨质囊样变：表现为髁突内部的圆形或椭圆形的低密度囊样病变，边界清，多有硬化的边缘，还常有其他骨关节病征象，如增生、硬化等。

【病例】

病例 1：女性，23 岁，主诉为左侧颞下颌关节区张口疼痛 2 年。2 年前打哈欠后出现左关节疼痛和张口受限，做过理疗和吃过消炎止痛药，效果不明显，近 2 个月疼痛加重，之前有过两侧关节弹响史。检查，开口度 24mm，最大被动开口度 35mm；前伸和侧向运动受限，左关节区疼痛；

两侧关节区压痛。临床诊断为：①两侧不可复性盘前移位；②骨关节病？

患者自带有MRI证实我们的临床不可复性盘前移位的诊断，为明确诊断有无骨关节病，患者拍摄了两侧关节的CBCT，均显示骨关节病改变（图8-1-6）。

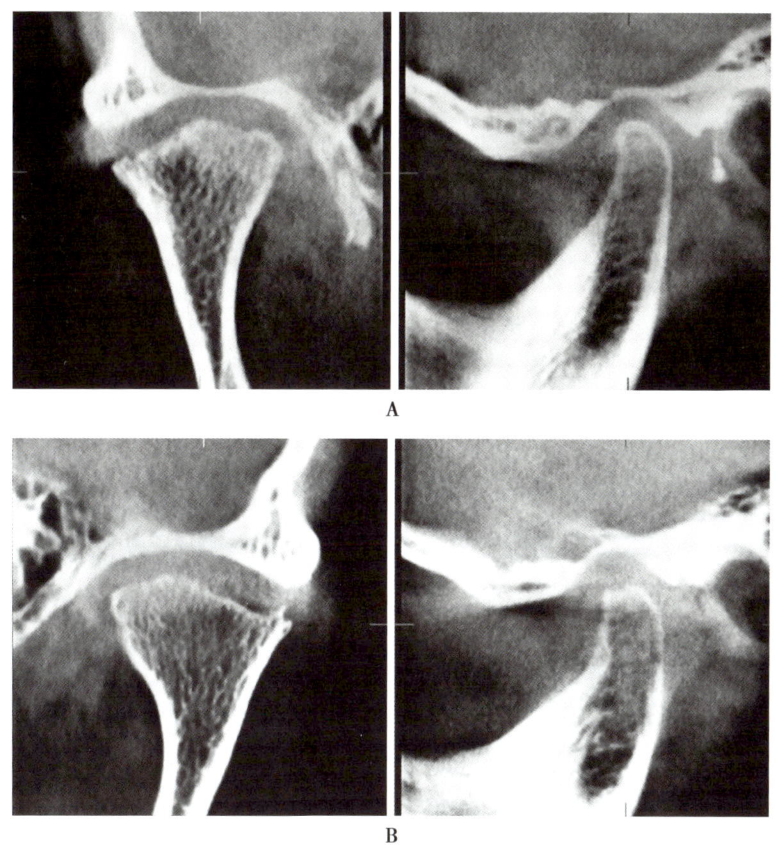

图8-1-6　颞下颌关节骨关节病CBCT

A. 右关节（冠状位和矢状位）；B. 左关节（冠状位和矢状位），两侧髁突冠状位均显示广泛的骨质磨损，表面粗糙、不平整

病例2：女性，13岁，主诉右关节张口受限疼痛2周，曾有弹响史，开口度40mm。临床诊断为不可复性盘前移位，CBCT检查髁突骨质大致正常（图8-1-7A）。3个月后复查仍有右关节张口疼痛受限，开口度32mm。CBCT（图8-1-7B）诊断为早期骨关节病。

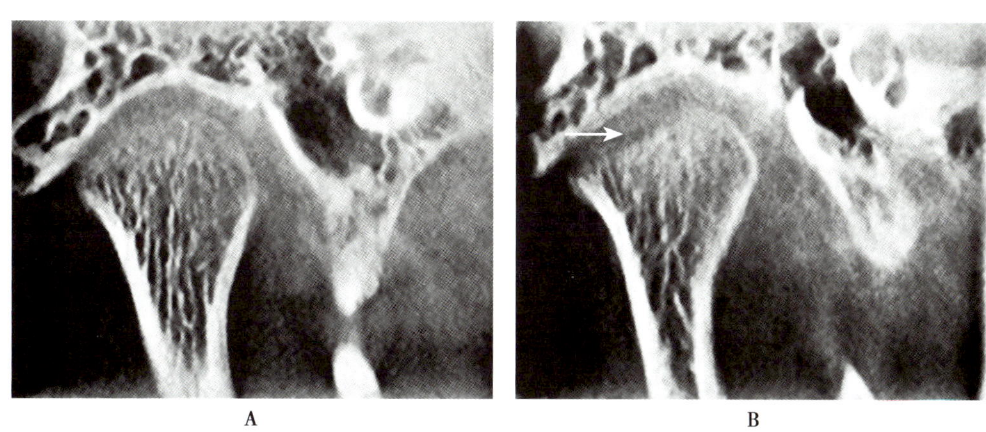

图8-1-7　早期骨关节病的冠状位CBCT

A. 第一次，髁突形态骨质大致正常；B. 3个月后，发现髁突外侧骨质有磨损改变，表面粗糙（箭头）

学习笔记

病例3：女性,16岁,正畸科治疗前拍片发现关节骨改变要求来进一步检查。病史:前牙开殆1年多,曾有弹响2年。检查:开口度48mm,左关节张口痛,双侧髁突滑动度低下,关节肌肉压诊无疼痛,前牙开殆。临床诊断:两侧颞下颌关节骨关节病(图8-1-8A)。

药物和理疗等对症治疗,症状消失。半年(图8-1-8B)和1年后(图8-1-8C)复查,X线显示髁突骨质有良好的改建,髁突表面变得光滑、平整,外形也好转。1年后开始正畸治疗。

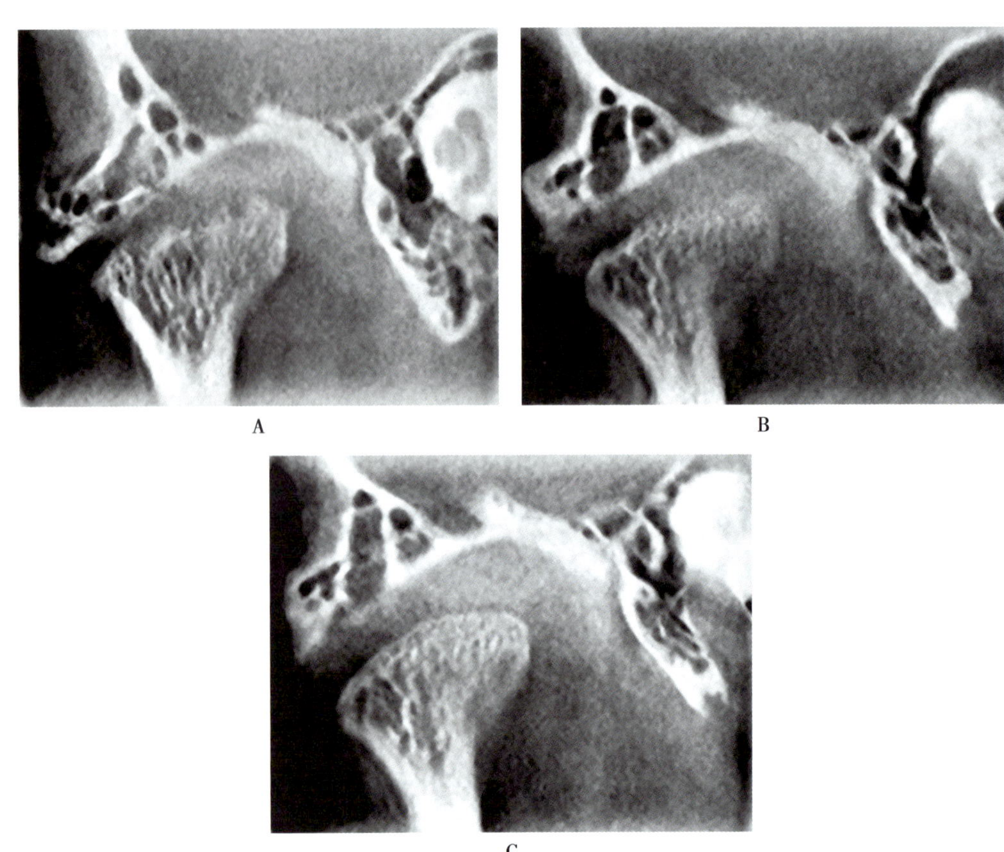

图8-1-8 骨关节病追踪观察,同一患者3次右侧关节冠状位CBCT比较
A. 初诊时显示髁突表面明显的磨损、不光滑;B. 半年后;C. 一年后

病例4：女性,21岁。正畸前拍摄头颅侧位、全口牙位曲面体层X线片和经咽侧位平片,发现两侧关节有磨损要求关节门诊做进一步检查。检查:开口度42mm,两侧关节滑动良好,未及明显的弹响,关节肌肉无压痛。拍摄双关节CBCT,清楚显示髁突磨损、变形短小(图8-1-9D、E)。诊断:双侧颞下颌关节骨关节病。

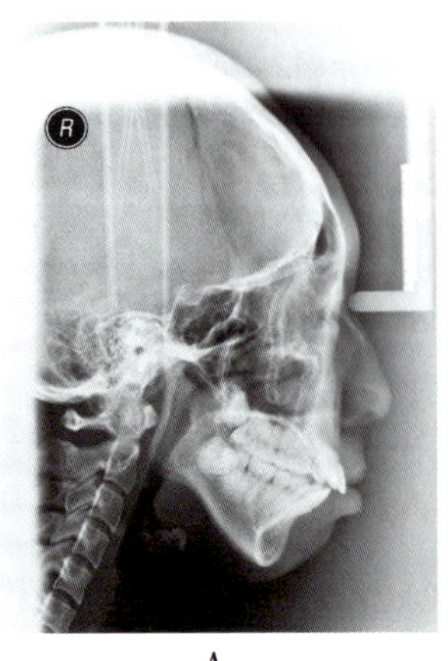

A

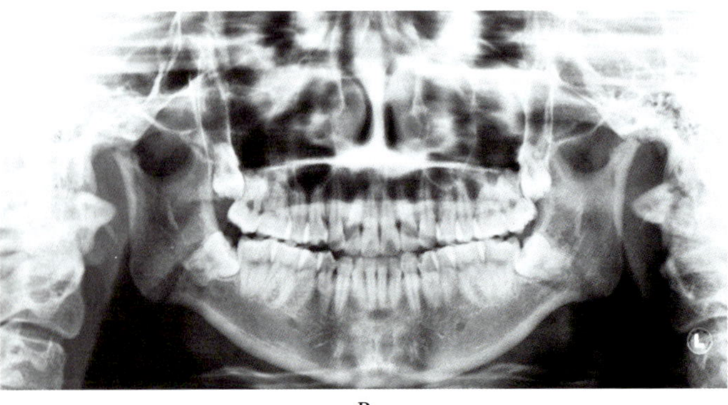

B

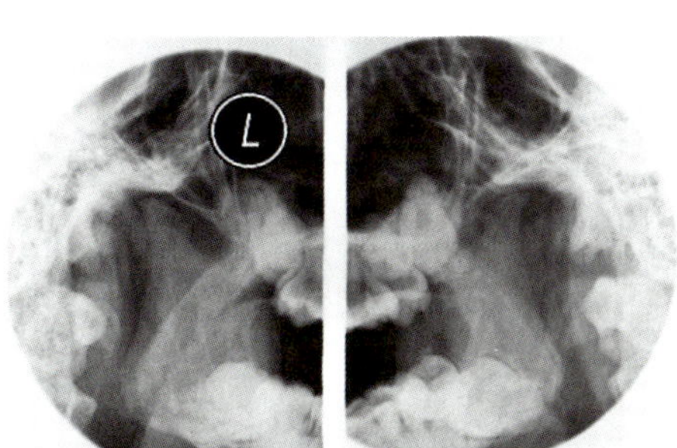

C

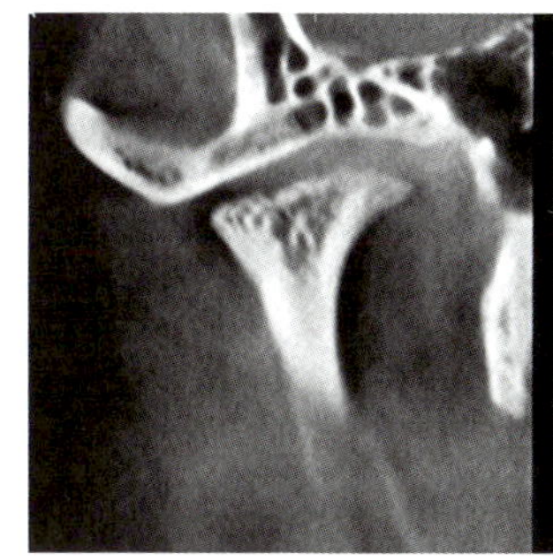
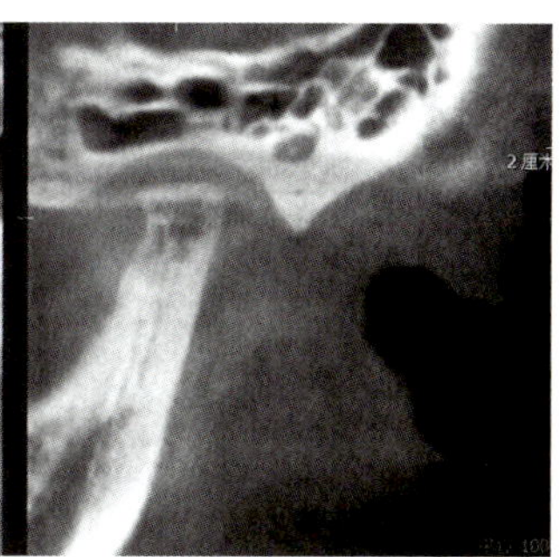

D

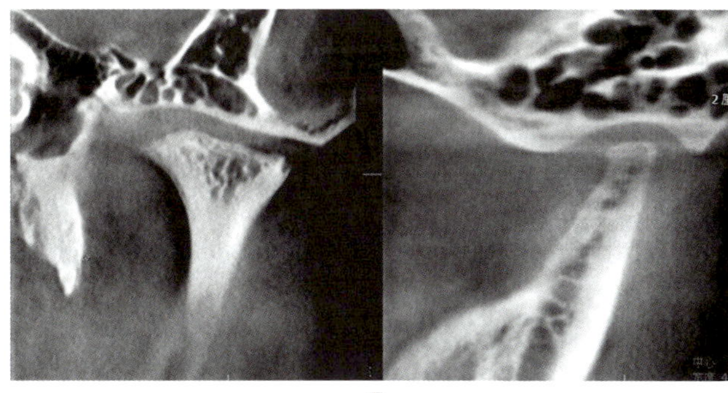

E

图 8-1-9　重度颞下颌关节骨关节病

A. 头颅侧位示下颌后缩；B. 全口牙位曲面体层 X 线片示两侧髁突磨损、短小；C. 经咽侧位片示两侧髁突磨平改变；D. 右关节 CBCT；E. 左关节 CBCT，显示两侧髁突磨平、短小

学习笔记

【问题】

问题 1：骨关节病诊断一定要拍 X 线片吗？

思路 1：骨关节病的诊断主要依靠影像学诊断，表现为骨质的磨损、缺损、破坏，骨质增生、硬化，形态改变如短小，或囊样变等。骨关节病的发现或检出率与检查手段有关，近年来应用于临床的 CBCT 大大提高了骨关节病的诊断水平。

思路 2：如临床检查发现有关节杂音，如摩擦音或破碎音，那么可以肯定有骨关节病的存在，即已经存在关节软骨或关节盘的破损，才会有髁突滑动时发出摩擦音或破碎音。

思路 3：X 线检查还可以显示骨关节病的病变类型、病变程度、病变是否进展或痊愈。

问题 2：如何选择骨关节病诊断的影像检查方法？

思路 1：颞下颌关节的 X 线检查有许勒位平片、经咽侧位平片、全口牙位曲面体层 X 线片、口腔颌面锥形束 CT 和螺旋 CT。

思路 2：应该拍摄两侧关节，①对比观察；②无症状侧关节也常有骨关节病改变。

思路 3：显示髁突骨质的平片最好选择经咽侧位平片，该片位的投照避开了与颅底影像的重叠，比较理想地显示髁突的细微骨质结构（图 8-1-9C）。但一般口腔科或牙科诊所并不擅长拍摄该片位，那么可以选择全口牙位曲面体层 X 线片（图 8-1-9B）。全口牙位曲面体层 X 线片可以显示两侧的髁突，但常会有影像变形、模糊或与颅底结构的重叠，影响观察和判断。目前多选用口腔颌面锥形束 CT，特点是空间分辨率高，可以很好显示髁突的细微骨结构，没有重叠，可以选取任意层面的断层观察，是当前最理想的观察髁突骨质的影像方法。

思路 4：螺旋 CT 不但可以显示骨质，还可以显示软组织影像，但骨质显示不如 CBCT，而且患者接受的放射剂量大，所以一般不用于骨关节病的诊断。

问题 3：影像检查能发现早期骨关节病吗？

思路：早期诊断对于疾病的治疗具有重要的意义，特别是对影像科医师，如果能够早期发现骨关节病，将会有助于临床医师制定更为有效的治疗计划。临床研究表明，CBCT 对颞下颌关节的骨关节病有更高的检出率，显示病变更清晰和明确，可以显示微小的早期病变（图 8-1-6，图 8-1-7B）。

问题 4：影像学检查能帮助判断骨关节病进展期还是静止期吗？

思路 1：目前尚无骨关节病是否静止的判断标准，通常骨质变得致密或病变表面变得平整或硬化，代表一种修复征象（图 8-1-8C）。

思路 2：临床上骨关节病患者需要咬合治疗，一般要追踪观察 1～2 年，X 线复查无进展，才考虑正畸或正颌等咬合治疗。

思路 3：X 线复查采用高分辨率的 CBCT 是最佳选择，可以观察到髁突骨质是否进一步破坏或修复改变，如病例 3。其优点是：①2 次拍摄重复性好，可以获得 2 次同一层面的断层图像便于对比；②CBCT 可以发现细微的骨质变化，帮助判断疾病的进展与否。

问题 5：正畸或修复治疗前要拍颞下颌关节 X 线片吗？

思路：通常情况下，正畸治疗前常规都要拍摄全口牙位曲面体层 X 线片。一方面了解牙颌情况，另一方面是要排除骨关节病的存在。因为无症状人群中存在骨关节病的人数并不少见，特别是Ⅱ类错𬌗患者，如病例 4。正畸治疗时间又长，治疗期间可能会出现关节肌肉症状，那时候再拍片检查出骨关节病改变，就容易引起医疗纠纷。修复治疗前最好询问病史，如果曾有过颞下颌关节症状或体征，那么建议拍一张全口牙位曲面体层 X 线片以排除骨关节病的存在。

问题 6：要排查骨关节病，如何选择影像检查方法？

思路 1：颞下颌关节的 X 线检查有许勒位平片、经咽侧位平片、全口牙位曲面体层 X 线片、CBCT 和螺旋 CT。

思路 2：作为排查骨关节病，从费用和患者接受放射剂量的角度考虑，选用全口牙位曲面体层 X 线片就足够了。如果观察不满意，再进一步选择 CBCT 明确病变情况。如果患者曾有过颞下颌关节病史，或检查发现有临床体征，则可以直接选择 CBCT。

学习笔记

知识点

颞下颌关节骨关节病影像检查的选择及临床意义

1. 颞下颌关节骨关节病的诊断主要依靠 X 线影像检查。

2. 颞下颌关节的 X 线检查有许勒位平片、经咽侧位平片、曲面体层 X 线片、CBCT 和螺旋 CT。目前 CBCT 是最为理想的检查方法，可以发现微小的早期病变。

3. 正畸或修复治疗前排查骨关节病选用曲面体层片。如果已经存在颞下颌关节病症状或体征，那么可以直接选用 CBCT。

4. 骨关节病追踪观察，选用高分辨率的 CBCT 是最佳选择，可以发现细微的骨质变化，帮助判断疾病的进展与否。

第二节　颞下颌关节外伤

颞下颌关节外伤包括软组织损伤和骨组织损伤。软组织损伤指外伤导致关节周围软组织的挫伤，如关节囊、韧带或肌肉等，表现为局部疼痛和张口受限。骨组织损伤则指相关骨的骨折，主要是髁突的骨折，还可以是颞骨鳞部关节面或关节窝的骨折。影像学检查主要是为了确定有无骨折、骨折部位与数目、骨折类型、骨折片移位情况及有无缺损、畸形等。本节介绍髁突骨折（condylar fracture）。

【影像学表现】

1. 髁突骨折按骨折线高低可分为髁头(高位)、髁颈以及髁颈下(低位)骨折。

2. 按移位的骨折段与关节窝的相对位置关系可分为移位性和脱位性骨折。前者指骨折段移位后髁突仍位于关节窝内;后者指骨折后髁突脱出关节窝。

3. 髁突还可发生矢状骨折。

4. 髁突骨折多合并下颌骨其他部位的骨折,如颏部、对侧下颌角等,可一侧单独发生或双侧同时发生。

【病例】

病例1:男性,27岁。主诉:摔伤3天,张口受限。检查:面部不对称,左颏部及颌下肿胀;张口度20mm,下颌运动受限;右关节压痛(图8-2-1)。

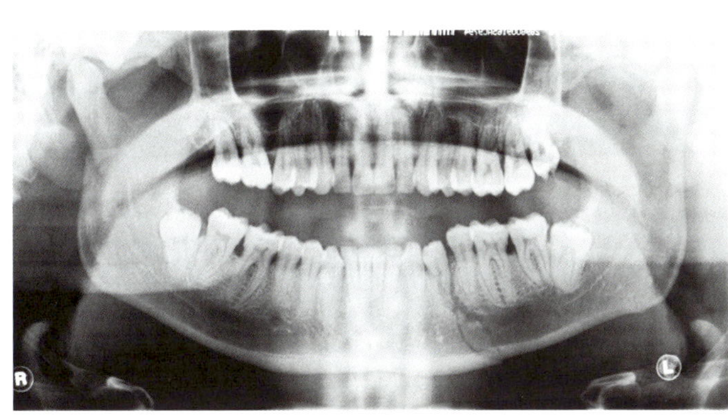

A

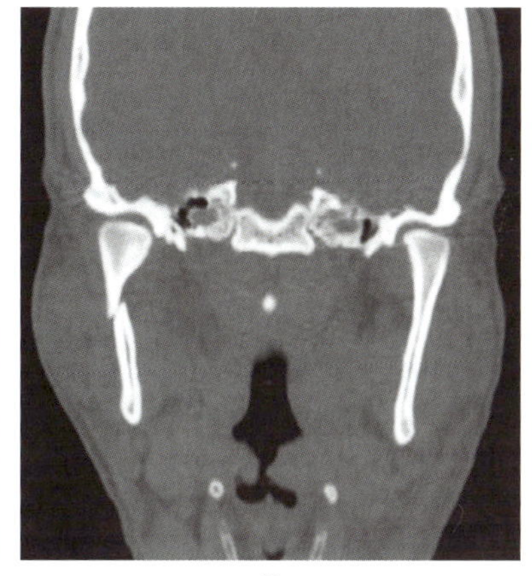

B

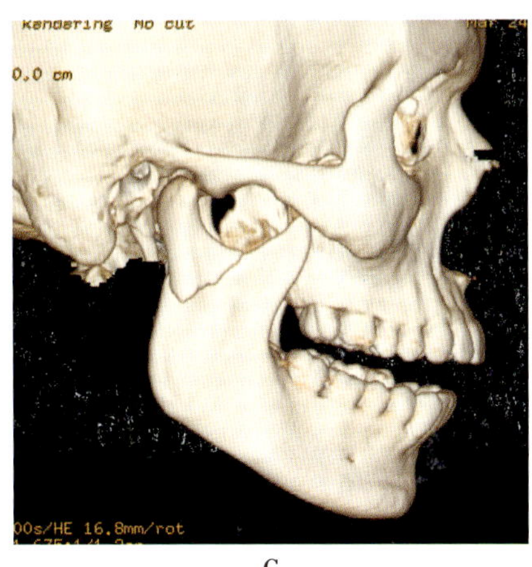

C

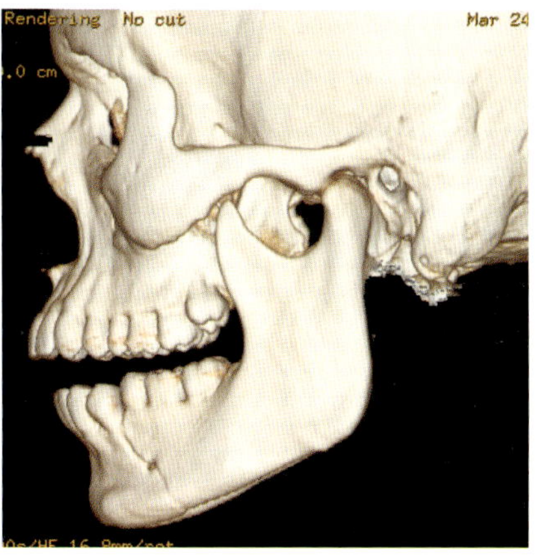

D

图8-2-1　颞下颌关节髁颈下骨折

A. 全口牙位曲面体层X线片,左下颌体颏孔区两条骨折线,右下颌升支后缘不连续;B. 螺旋CT冠状位,右侧髁突颈下骨折,轻度移位;C. 螺旋CT三维重建,右髁颈下骨折;D. 螺旋CT三维重建,左侧下颌骨体颏孔区骨折,无明显移位

学习笔记

病例2：男性，36岁。主诉：颌面外伤2天。检查：张口受限，双侧关节区压痛（图8-2-2）。

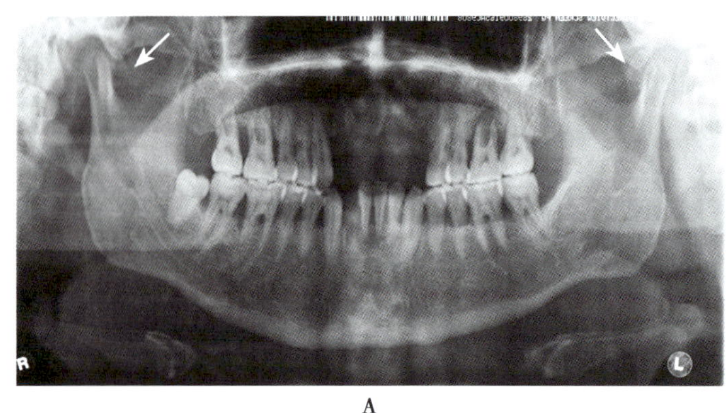

A

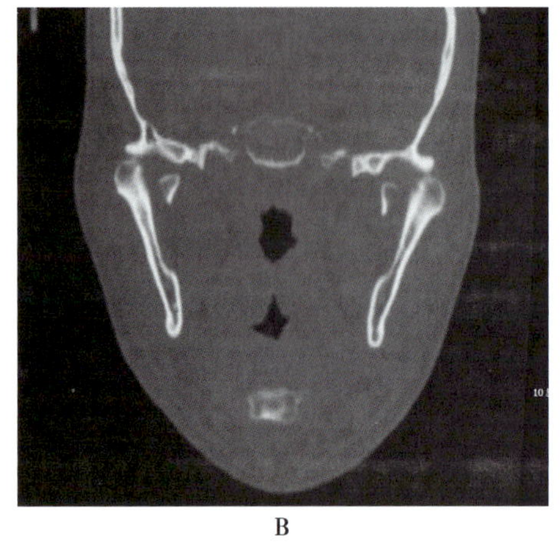

B

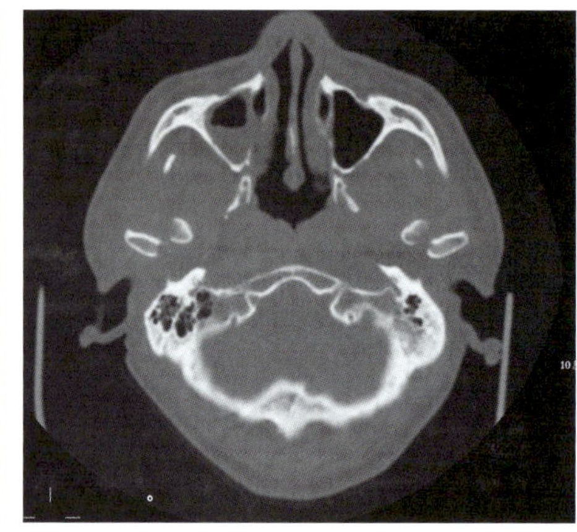

C

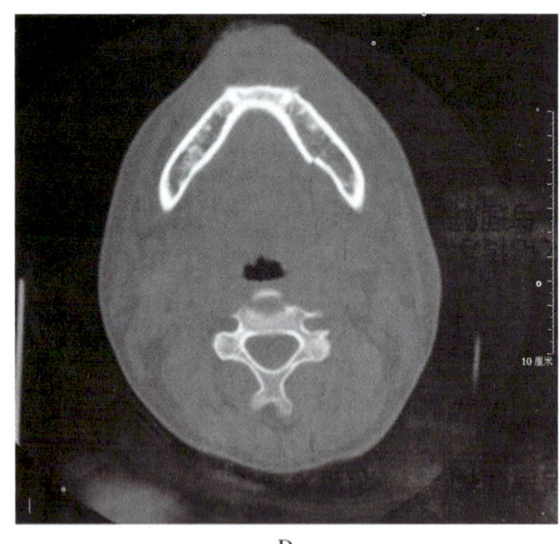

D

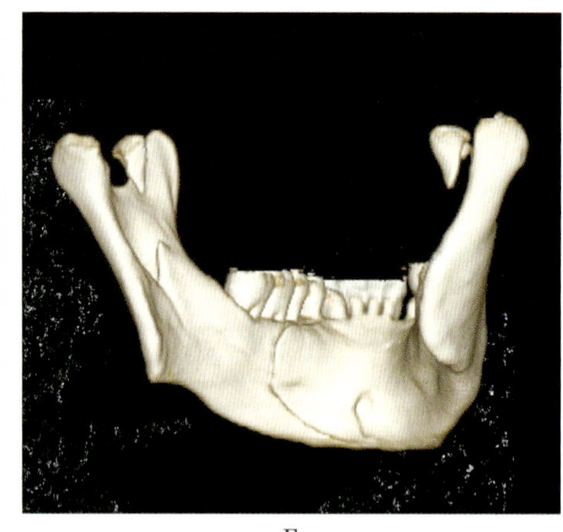

E

图8-2-2　颞下颌关节髁突矢状骨折

A. 全口牙位曲面体层X线片，左下颌体部第二前磨牙及第一磨牙根尖下方低密度骨折线影，两侧髁突形态存在，但仔细观察，髁突前方可见髁突"影子"（箭头）；B. 螺旋CT冠状位，两侧髁突矢状骨折，骨折片内下移位；C. 螺旋CT轴位，骨折片前内移位；D. 下颌体部螺旋CT轴位，左下颌骨体舌侧皮质骨不连续、轻度错位；E. CT三维重建，显示两侧髁突骨折片移位情况及左下颌体舌侧的骨折线影

学习笔记

【问题】

问题1：髁突骨折的影像学检查方法如何选择？

思路：髁突骨折普通X线检查应该首选全口牙位曲面体层X线片，最好同时拍摄下颌开口后前位片。有条件者可行CT或CBCT检查，三维立体重建影像可清晰观察骨折段移位及断端间相对位置关系。

问题2：髁突骨折的临床特点有哪些？

思路1：髁突骨折多发于髁颈部，是下颌骨折的好发部位。

思路2：多是由间接外力引起。一侧下颌骨或者颏部受到外力作用常常发生一侧或双侧髁突骨折。一侧髁突骨折时，患侧耳前区关节部位压痛明显，开口时疼痛加重，局部有肿胀，有时有外耳道出血。外耳道不能触及髁突运动，说明髁突骨折并有移位。

思路3：由于髁突段被翼外肌牵拉至前内侧，患侧升支高度变短，患侧软组织丰满。双侧同时髁突骨折移位时，双侧升支高度同时变短，升支被牵拉向上，后牙早接触，前牙开𬌗。

问题3：髁突骨折的影像学特点？

思路1：髁突骨折的影像诊断一般并不困难，在髁突不同部位，如髁头（高位）、髁颈以及髁颈下（低位）可见到骨折线，并有髁突和（或下颌骨）的移位。

思路2：髁突骨折多合并相对应的下颌骨其他部位的骨折，如颏部、对侧颏孔或下颌角等（图8-2-1A、图8-2-2D）。

思路3：当髁突发生矢状骨折，小部分分离的骨折片在全口牙位曲面体层X线片上显示不佳时，会有漏诊。此时，全口牙位曲面体层X线片上仍可见完整的髁突影像，要仔细观察可发现移位的髁突骨折片或“髁突影子”（图8-2-2A）。CT检查，可以清楚显示骨折线和骨断片的移位情况，一般不会漏诊。

知识点

髁突骨折的影像检查方法的选择及诊断注意事项

1. 髁突骨折普通X线检查首选曲面体层X线片，最好同时拍摄下颌开口后前位片。有条件者可行CT或CBCT检查。
2. 髁突骨折常合并相对应的下颌骨其他部位的骨折，如颏部、对侧颏孔或下颌角处，也要仔细观察。
3. 髁突矢状骨折在曲面体层X线片上容易误诊，最好选用CT检查。

第三节　颞下颌关节强直

因关节内外结构的器质性病变导致长期开口困难或完全不能开口者称为颞下颌关节强直（ankylosis）。临床上可分为三类：第一类是由于一侧或两侧关节内发生病变，最后造成关节内的纤维性或骨性粘连，称为关节内强直，简称关节强直，也称真性关节强直；第二类病变是在上、下颌骨间的皮肤、黏膜或深层组织（关节外），称为颌间挛缩或称关节外强直，也称假性关节强直。第三类是关节内强直和关节外强直同时存在的混合型强直。

颞下颌关节内强直的瘢痕样纤维增生、纤维软骨逐渐骨化，在关节骨断面间形成骨桥，此时X线影像可以显示。钙化或骨化组织逐步扩展，X线影像表现为致密的骨球，甚至会波及下颌乙状切迹、颧弓和颅底，形成关节区的完全骨融合。

【影像学表现】

1. 纤维性关节强直关节间隙密度增高或变得模糊不清，关节窝、关节结节和髁突可有不同程度的破坏，关节骨表面模糊不清，形态不规则。随着病变的进展，关节间隙更加窄小，密度也随之增高。
2. 骨性关节强直正常的关节骨性结构形态消失，表现为致密的骨性团块影。随着病变范围的扩大，髁突和关节窝融合成很大的致密团块，呈骨球状，可波及下颌乙状切迹、喙突、颧弓乃至

学习笔记

下颌骨升支。常伴有升支短小、角前切迹明显及喙突过长等改变。面部侧位片可见开前牙开骀和下颌后缩。

【病例】

病例1：女性，16岁。主诉：张口受限2年。检查：面型不对称、右偏，开口度12mm，右侧髁突无滑动。诊断为右侧颞下颌关节骨性强直。行保留内侧残余髁突的关节外侧成形术（图8-3-1）。

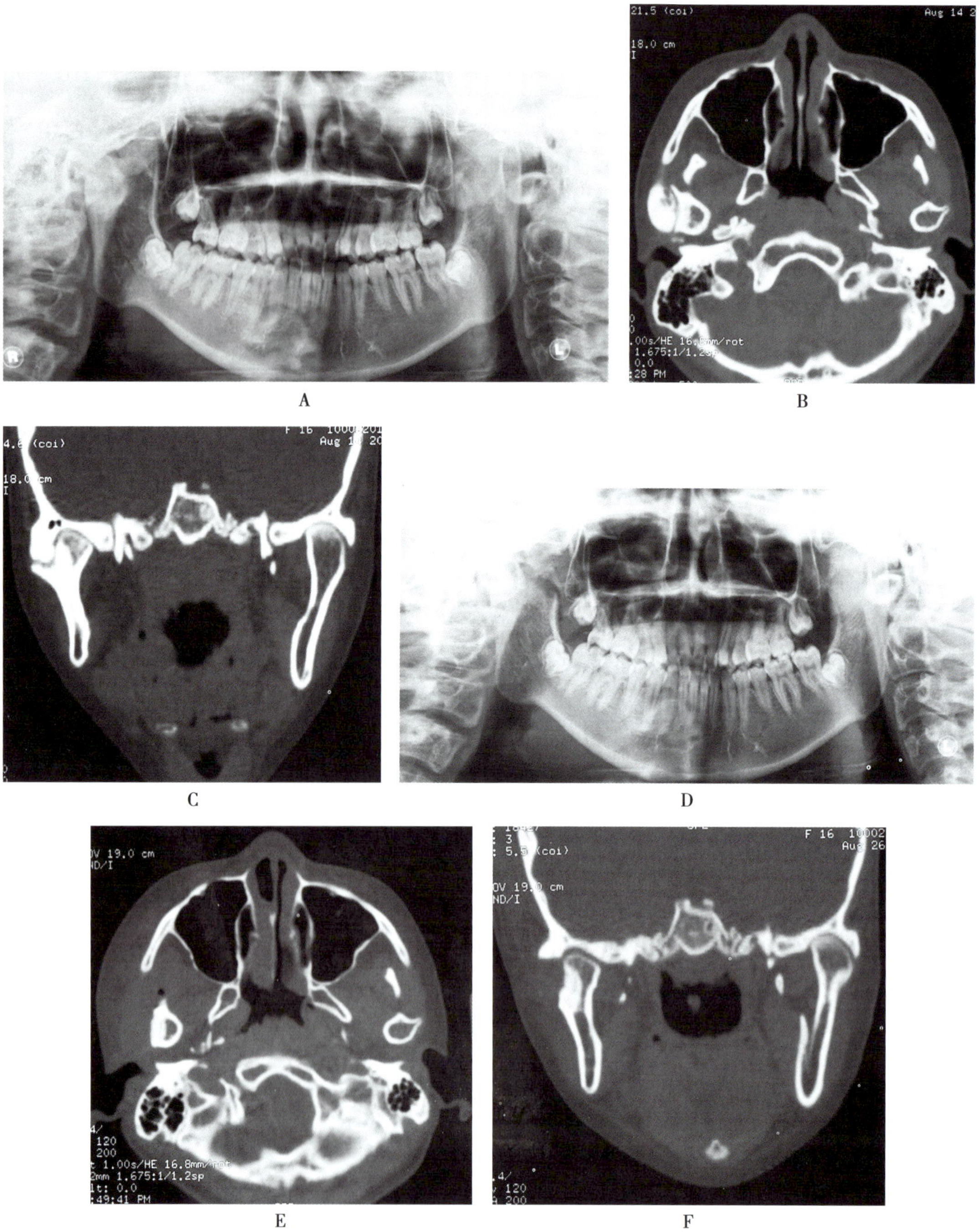

A

B

C

D

E

F

图8-3-1　一侧颞下颌关节强直

A. 全口牙位曲面体层X线片，右侧关节结构消失，髁突区呈致密团块影，右侧下颌升支短，角前切迹明显；B. 螺旋CT轴位，右侧髁突外侧与关节窝发生骨性融合；C. 螺旋CT冠状位，髁突内侧尚有正常关节影像及低密度的关节间隙存在；D. 术后全口牙位曲面体层X线片；E. 术后螺旋CT轴位；F. 术后螺旋CT冠状位

学习笔记

病例 2：男性，29 岁。主诉：张口受限 14 年。检查：小颌畸形面容，开口度 10mm，两侧髁突无滑动。诊断为双侧颞下颌关节骨性强直。行双侧颞下颌关节成形术、喙突切除术、颏成形术（图 8-3-2）。

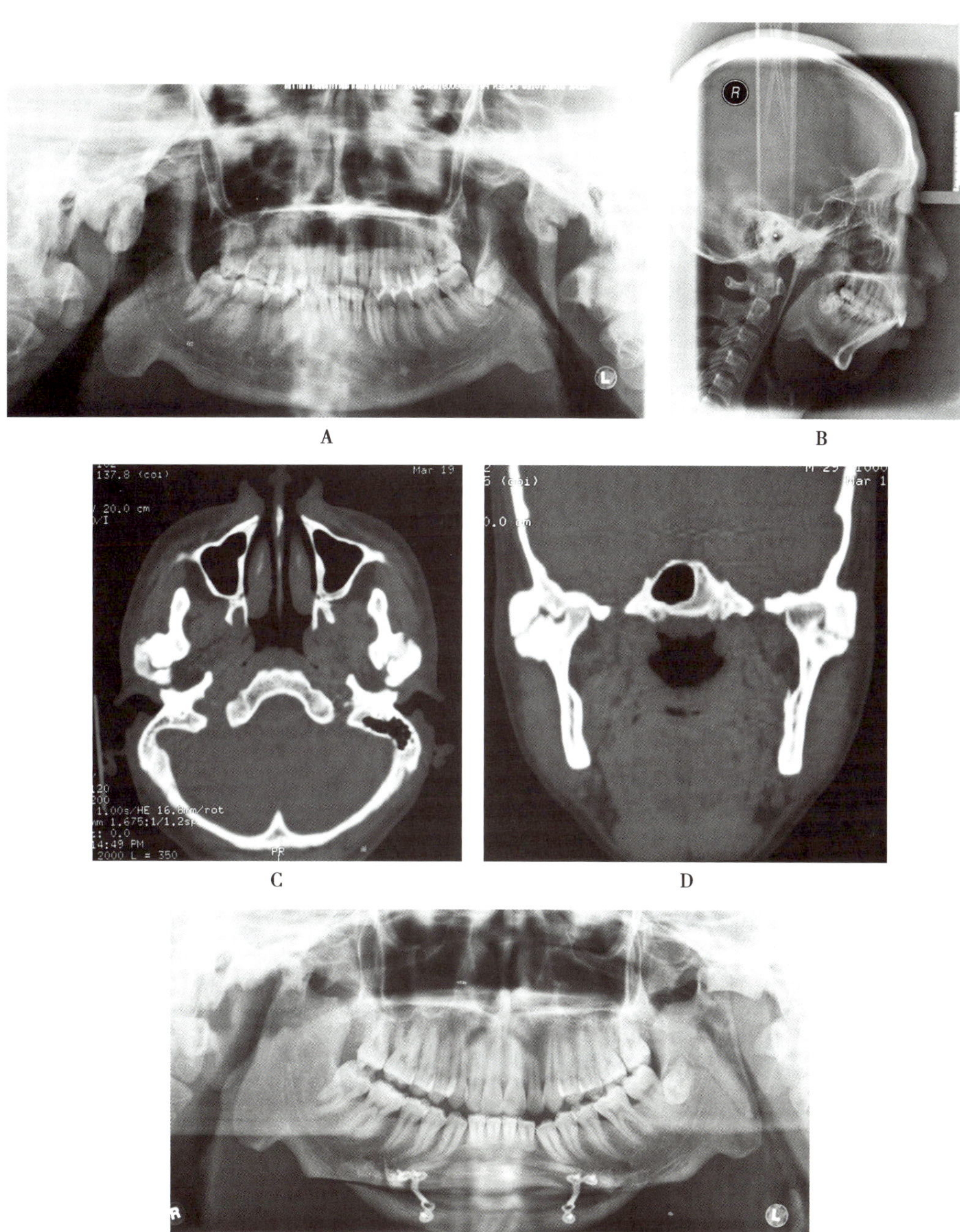

图 8-3-2 双侧颞下颌关节强直

A. 全口牙位曲面体层 X 线片，两侧髁突消失，代之以致密的骨球，两侧下颌角前切迹明显；B. 头颅侧位片，明显的下颌发育不足、颏部后缩畸形；C. 螺旋 CT 轴位，两侧髁突大部分与关节结节发生骨性融合，形成膨大的、高密度的骨球，但骨球内还是存在透射带；D. 螺旋 CT 冠状位；E. 术后全口牙位曲面体层 X 线片

【问题】

问题 1：颞下颌关节强直的影像检查方法如何选择？

思路 1：许勒位平片、下颌骨升支侧位片、全口牙位曲面体层 X 线片、CBCT 及螺旋 CT 均能用于诊断颞下颌关节强直。

思路2：CT检查可以明确显示病变范围及其与周围结构的关系，特别是面深部和颅底重要结构的关系，对术前设计有重要的指导意义。

问题2：颞下颌关节强直的CT表现及分型？

思路：目前关节强直的诊断多采用CT，可见四种表现或分型：①尚未形成骨球，关节解剖形态存在，关节间隙模糊，关节窝及髁突骨密质有不规则破坏。临床上可有大约25mm的开口度，术中表现为纤维性强直。②髁突和关节窝发生部分骨性融合。由矢状骨折继发而来的关节强直典型表现为"分叉"状髁突，外侧半与关节窝形成骨球，但骨球内存在透射带，内侧半与颅底形成假关节，中间有低密度的关节间隙存在。③发生全关节骨融合，形成膨大的、高密度的骨球。大部分创伤性关节强直的骨球内存在透射带，病理上表现为纤维软骨组织，这是残余张口度的主要原因。此时的临床张口度通常小于10mm。④强直骨球内的透射带消失，致密的骨性团块可波及下颌乙状切迹，使正常髁突、颧弓及下颌乙状切迹影像消失。此时患者完全不能张口。

知识点

颞下颌关节强直CT检查的临床意义

1. 颞下颌关节强直的诊断并不困难。CT检查对于确定病变范围及其与周围结构的关系，特别是面深部和颅底重要结构的关系，有重要价值。

2. CT检查对术前治疗设计有重要的指导意义。如CT冠状位，常可显示一种类型的强直，其强直骨球内侧有髁突残留，可采取保留残余髁突的关节外侧成形术（图8-3-1）。

第四节　颞下颌关节脱位

颞下颌关节脱位（dislocation）是指髁突滑出关节窝以外，超越了关节运动的正常限度，以至不能自行复回原位者，临床上以急性和复发性前脱位较常见，后方脱位、上方脱位和侧方脱位较少见。

【影像学表现】

1. 许勒位闭口位，可见髁突仍位于关节结节前或前上方，关节窝空虚。CT检查或CT三维重建更直观。

2. 外伤引起的脱位，其脱位的方向、位置由打击的力量和方向决定，并常伴有下颌骨骨折和颅脑损伤症状，如伴有关节窝处的颅底骨折（图8-4-3）。

【病例】

病例1：女性，81岁。主诉：4个月前一次打呵欠后出现上下颌牙齿咬合错乱。检查：无牙颌，下颌前突，义齿前牙无接触，开口度35mm。诊断：两侧颞下颌关节陈旧性脱位（图8-4-1）。

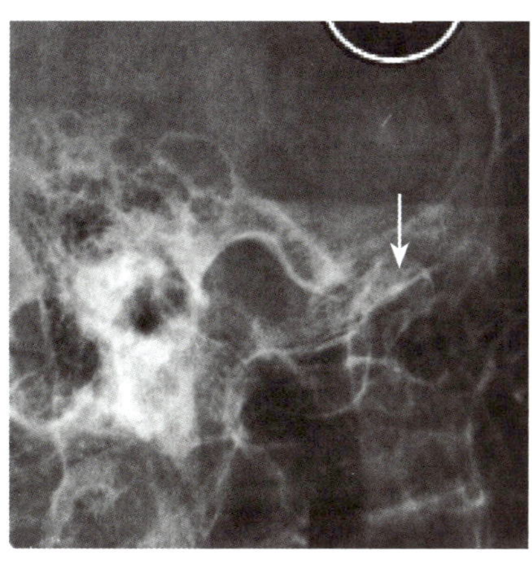
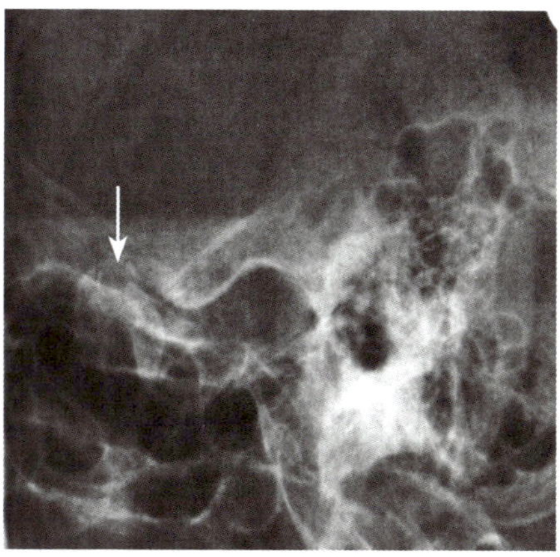

图 8-4-1　颞下颌关节脱位许勒位闭口位

髁突位于关节结节前上方(箭头),关节窝空虚

病例 2：男性,22 岁。主诉:半年前严重感冒发热后牙咬不上。检查:开口度 50mm,两侧髁突无滑动,关节肌肉无压痛,下颌前突开𬌗(图 8-4-2)。

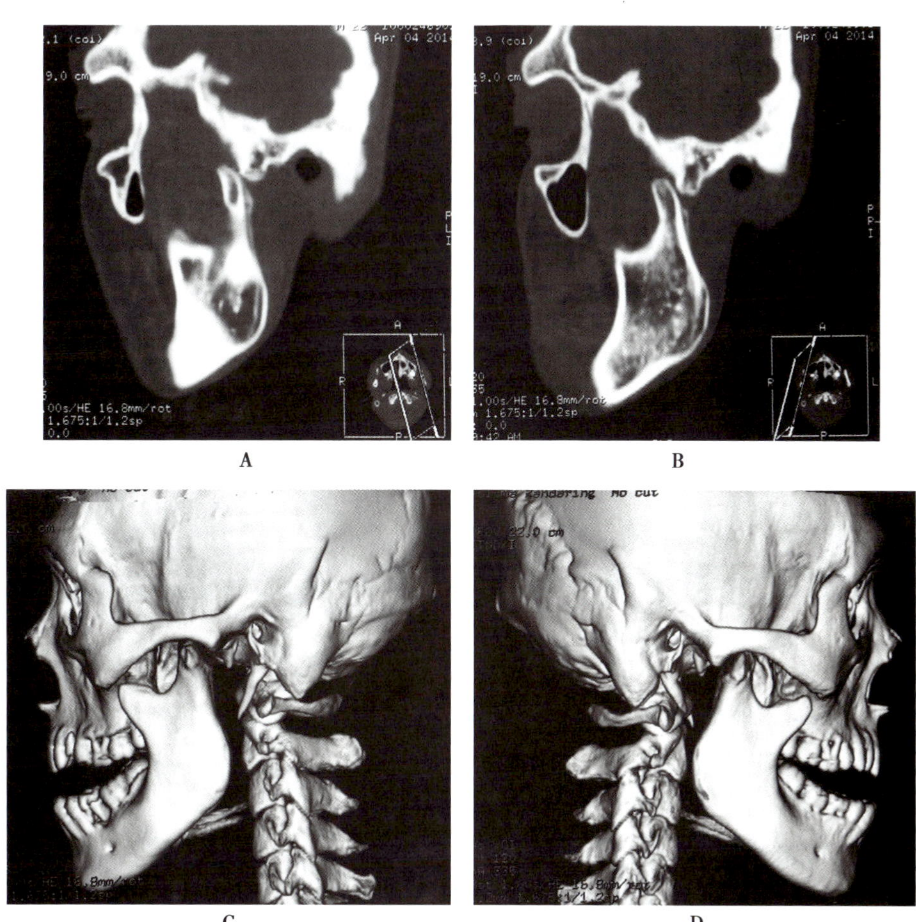

图 8-4-2　双侧颞下颌关节陈旧性脱位

A. 左侧关节螺旋 CT 矢状位,髁突位于关节结节前上方,升支后缘可见骨膜成骨;B. 右侧关节螺旋 CT 矢状位,同左侧所见;C. 三维重建(左侧),髁突位于关节结节前上方,下颌前突,前牙开𬌗;D. 三维重建(右侧),同左侧所见

学习笔记

病例3：女性，13岁。颌面部外伤1天。检查：右关节区肿胀疼痛，开口受限。诊断：右侧颅底骨折、颞下颌关节上方脱位（图8-4-3）。

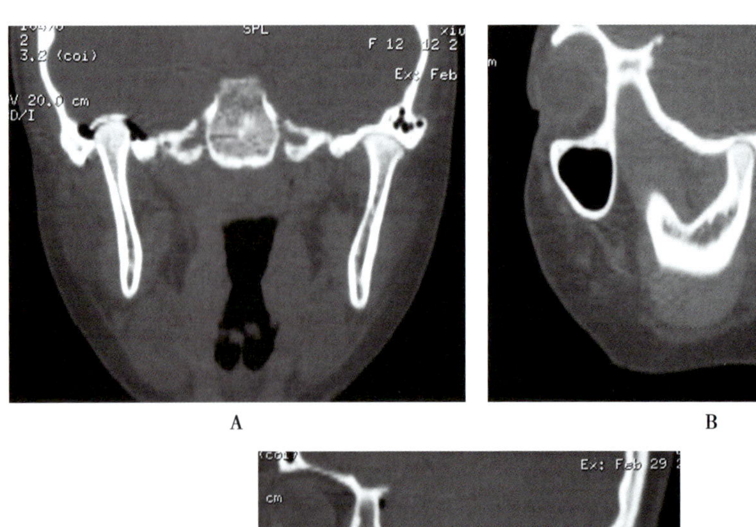

A　　　　　　　　　　　　　　　　　　B

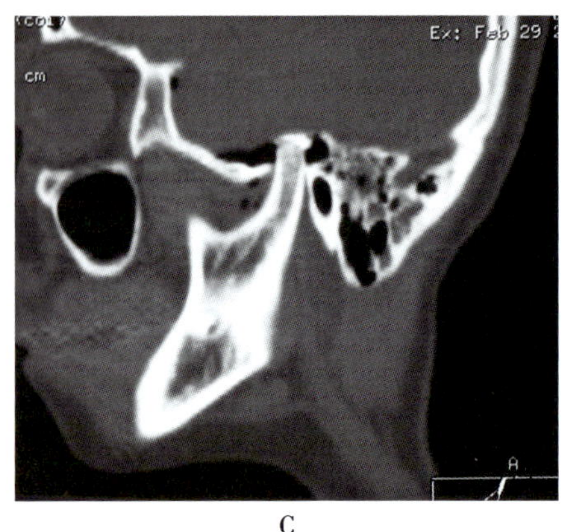

C

图8-4-3　颞下颌关节上方脱位

A. 螺旋CT冠状位，右侧颅底关节窝断裂，周围低密度气腔影，髁突移位突入颅内；B. 左侧关节矢状位；C. 右侧关节矢状位，髁突上方脱位

【问题】

问题1：颞下颌关节脱位需要影像诊断吗？

思路1：颞下颌关节急性脱位和复发性脱位一般并不需要影像检查，从临床表现和病史就可明确。

思路2：如果是陈旧性脱位，由于闭颌肌群的强力收缩，开殆程度会渐渐变小，甚至有上下颌牙齿的接触，下颌也可作一定程度的开闭口运动。此时需要X线检查来辅助诊断和鉴别诊断（图8-4-1、图8-4-2）。

问题2：颞下颌关节陈旧性脱位的鉴别诊断？

思路：如果陈旧性脱位持续数月，往往并不表现为通常所说的急性前脱位症状，也可以有正常的开闭口运动，也有上下颌牙齿的接触。但一般仍存在下颌前突，前牙开殆；如一侧脱位，则表现为偏颌畸形。此时，应与错殆畸形、颌骨发育畸形或占位性病变引起的错殆鉴别。

问题3：颞下颌关节脱位影像检查方法的选择？

思路1：普通X线检查选择许勒位闭口位，前脱位时可见髁突位于关节结节前或前上方，关节窝空虚。

思路2：目前多选用CT检查，特别是CT三维重建更容易明确诊断。

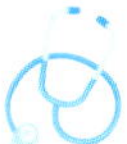

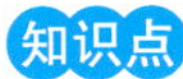

知识点

颞下颌关节脱位的诊断与鉴别诊断

1. 颞下颌关节脱位往往根据病史和临床表现就可诊断。

2. 影像检查可选择许勒位平片或CT。

3. 陈旧性脱位有时诊断比较困难，没有典型的急性前脱位症状，需要X线，最好是CT来检查确认。另外，还应该注意与关节区肿瘤引起的髁突移位（脱位）相鉴别。

第五节　颞下颌关节囊肿、肿瘤和瘤样病变

颞下颌关节囊肿、肿瘤和瘤样病变均不常见，但在颞下颌关节疾病的诊断、鉴别诊断和治疗中占有相当重要的位置。

颞下颌关节囊肿在临床上极为少见，仅有个案病例报道。

颞下颌关节良性肿瘤或瘤样病变有骨瘤、骨软骨瘤、滑膜软骨瘤病及弥漫性腱鞘巨细胞瘤等，其中，髁突骨瘤和骨软骨瘤临床上相对较为常见。多无明显的自觉症状，常因咬合关系紊乱或面部畸形就诊。部分患者表现为关节区疼痛、关节杂音、开口型异常，需要与颞下颌关节紊乱病鉴别。

颞下颌关节原发性恶性肿瘤少见，主要有骨肉瘤、滑膜肉瘤及软骨肉瘤等；而转移性肿瘤相对较为常见。因此，如在影像学上发现关节恶性肿瘤时，应首先考虑为转移瘤，并积极寻找原发灶，特别应注意检查邻近部位的腮腺、外耳道、中耳以及身体其他部位如甲状腺、乳腺、肝、肾、肺等有无肿瘤的存在。

【影像学表现】

1. 囊肿（cyst）增强CT或MRI检查发现颞下颌关节囊或关节附近具有囊肿特征的占位性病变，如MRI成像T1WI为低信号，T2WI表现为高信号的类圆形、边界清的囊肿影像。

2. 髁突骨瘤（osteoma）及骨软骨瘤（osteochondroma）　X线影像表现为髁突上有明确的骨性新生物，骨软骨瘤多为密度不均匀的高密度病变，其中低密度区往往提示肿瘤软骨成分的可能性。X线检查平片可选全口牙位曲面体层X线片和髁突经咽侧位片，CT检查可明确肿瘤的形态、部位、范围及与周围组织的关系。

3. 滑膜软骨瘤病（synovial chondromatosis）近年来国内外文献报道较多。X线检查表现为关节间隙增宽，关节腔内多个高密度的游离体存在，可伴有髁突和关节窝的骨质破坏、硬化等改变。CT图像上，可以清楚显示数目不等的关节游离体的影像及髁突骨质的改变。MRI检查可提供更多的诊断信息，如关节盘和关节滑膜等软组织的病变、病变的边界和范围，为治疗设计提供参考。

4. 腱鞘巨细胞瘤（giant cell tumor of tendon sheath）弥漫性腱鞘巨细胞瘤是一关节外软组织内生长的纤维组织细胞性肿瘤，与其相对应的在关节内生长的肿瘤称为色素性绒毛结节性滑膜炎，来源于关节滑膜、关节囊和腱鞘。临床表现为关节区肿块，一部分患者有类似颞下颌关节紊乱病症状，如咀嚼疼痛、关节杂音以及张口受限等均可出现。CT或MRI影像检查是必不可少的，可以确定病变的特征、部位和范围。病变区含铁血黄素的沉积，使得T1WI和T2WI成像上可见特征性的低信号。有些病例可见明显的关节窝骨侵蚀表现。

5. 恶性肿瘤（malignant tumor）骨肉瘤可以有成骨改变外，颞下颌关节恶性肿瘤均以关节结构的广泛破坏为主，以转移瘤多见。颞下颌关节的转移瘤常表现为髁突的广泛破坏，一般无特

学习笔记

征性的改变，也无法确定其原发病灶的来源。有些患者可见髁突骨质广泛破坏后的残余骨岛，此X线征象对于诊断髁突转移瘤的诊断有重要价值。

【病例】

病例1：女性，42岁。主诉：嘴歪1年。检查：开口度45mm，不痛；右髁突滑动不明显，开闭口过程有弹响；关节及咀嚼肌无压痛；颏部明显左偏，左侧反𬌗（图8-5-1）。

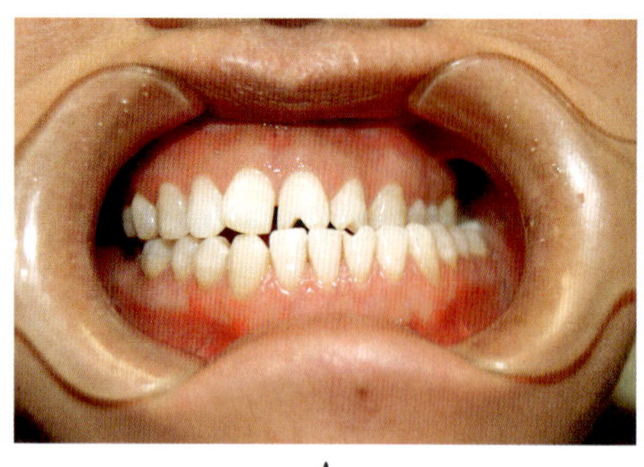

A

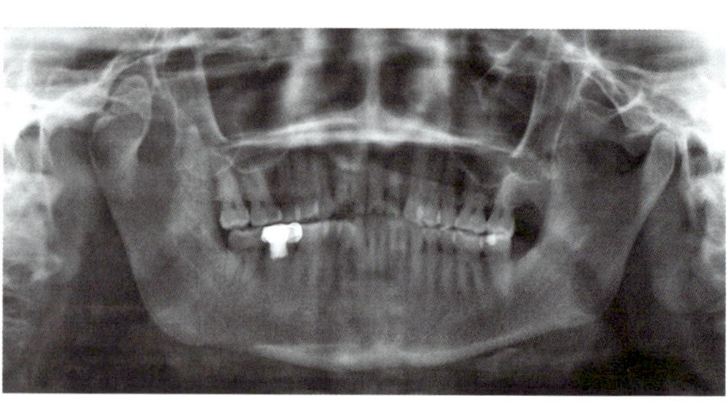

B

图8-5-1　髁突骨瘤

A. 患者咬合相；B. 全口牙位曲面体层X线片，右髁突前部一不规则的骨性突起，与髁突骨密度一致，并与髁突完全融合

病例2：女性，49岁。主诉：左关节疼痛肿胀6～7年，每年至少发作2次，伴有发热和开口困难。术后病理：滑膜软骨瘤病（图8-5-2）。

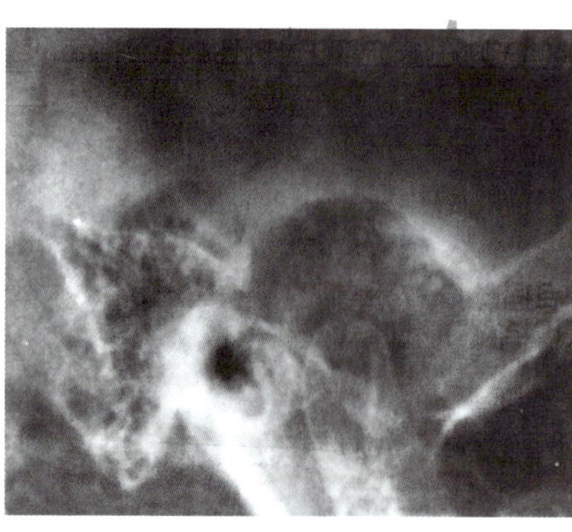

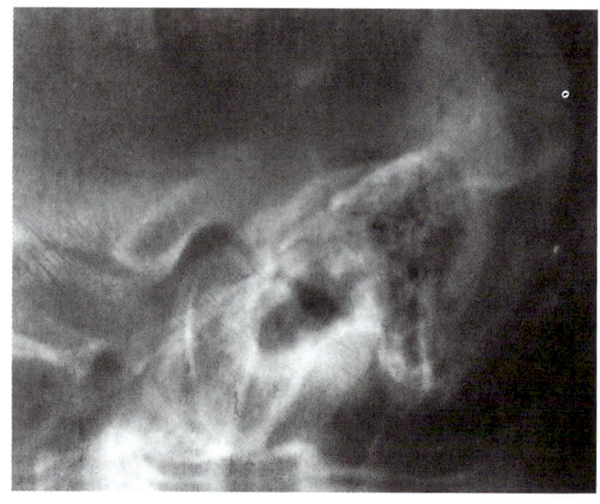

A

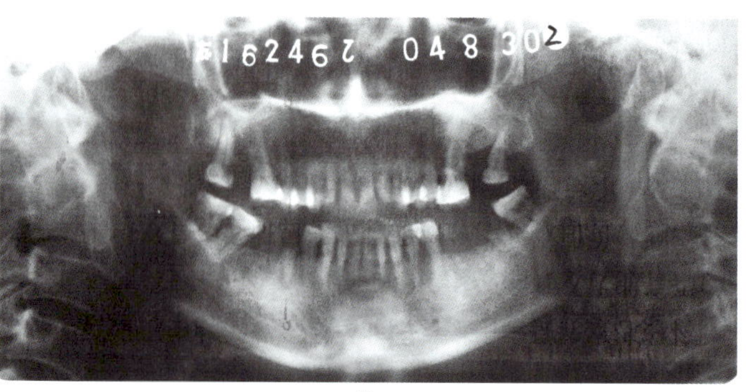

B

图8-5-2　颞下颌关节滑膜软骨瘤病

A. 许勒位片，左侧髁突明显前下移位，髁突形态和骨质正常。但是关节间隙明显增大，内含大量致密颗粒。关节窝也明显扩大，表面不平整，皮质骨板消失。B. 全口牙位曲面体层X线片，左髁突周围大量致密颗粒影，前方显著，无包膜，无边界

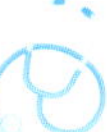

病例3：男性，47岁。主诉：发现左耳前肿物6个月。检查：左耳前隆起，质硬，活动度差，开口受限。术后病理：滑膜软骨瘤病(图8-5-3)。

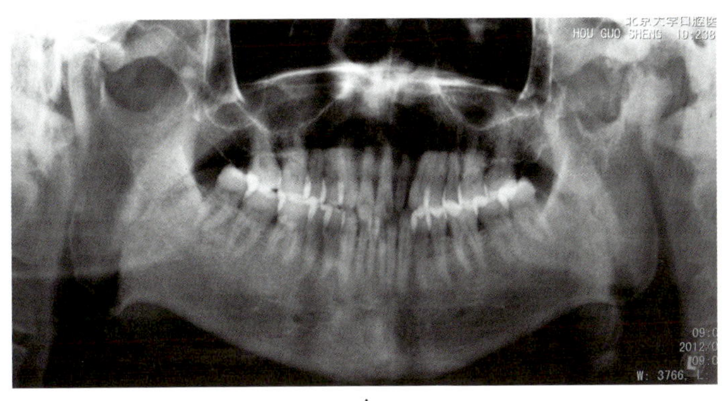

A

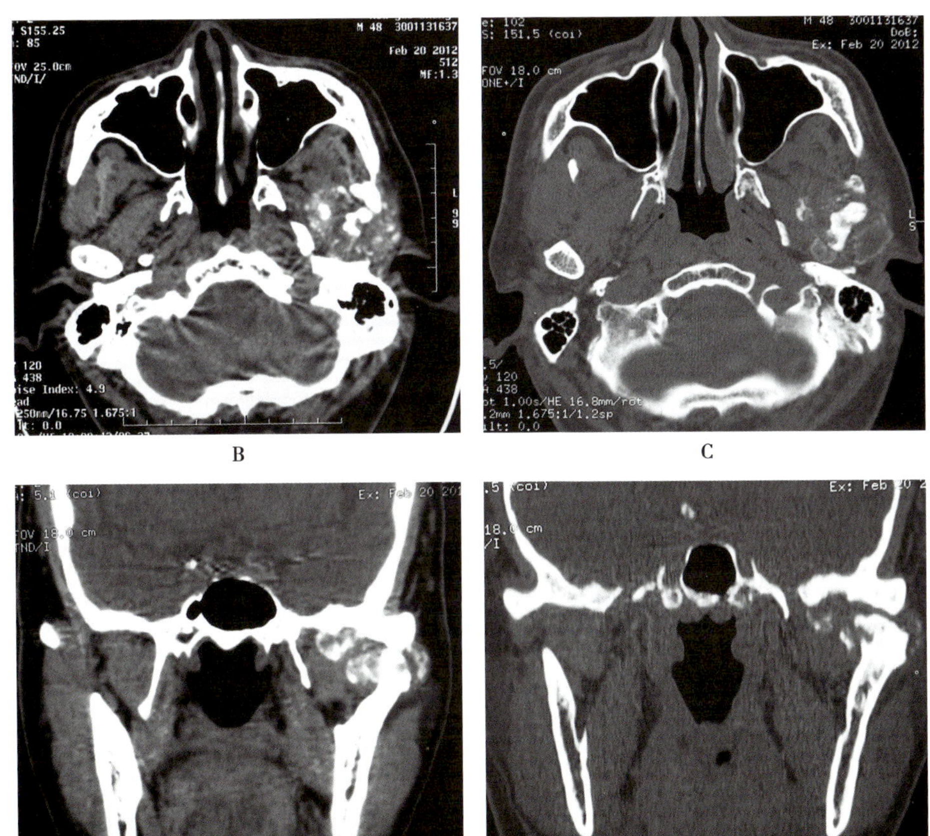

B　　C

D　　E

图8-5-3　颞下颌关节滑膜软骨瘤病

A. 全口牙位曲面体层X线片，左髁突顶不规则破坏，髁突前方及关节窝部位见大量颗粒样等不规则钙化影；B. 螺旋CT轴位(软组织窗)，左髁突不规则破坏，沿髁突四周分布大量的致密的颗粒或结节影，无确切边界，无包膜；C. 螺旋CT轴位(骨组织窗)，左髁突不规则、致密硬化，周围钙化影；D. 螺旋CT冠状位(软组织窗)；E. 螺旋CT冠状位(骨组织窗)，病变累及关节窝

病例4：女性，51岁。右侧颞下颌关节疼痛1年。检查：开口度35mm，开口及下颌前伸运动右关节疼痛，无弹响。右关节区触及一包块，随髁突活动，轻度压痛。临床及影像诊断为右侧颞下颌关节滑膜软骨瘤病(未手术)(图8-5-4)。

学习笔记

学习笔记

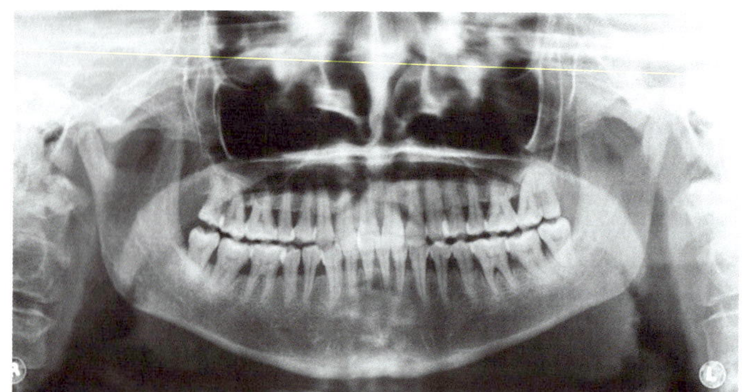

A

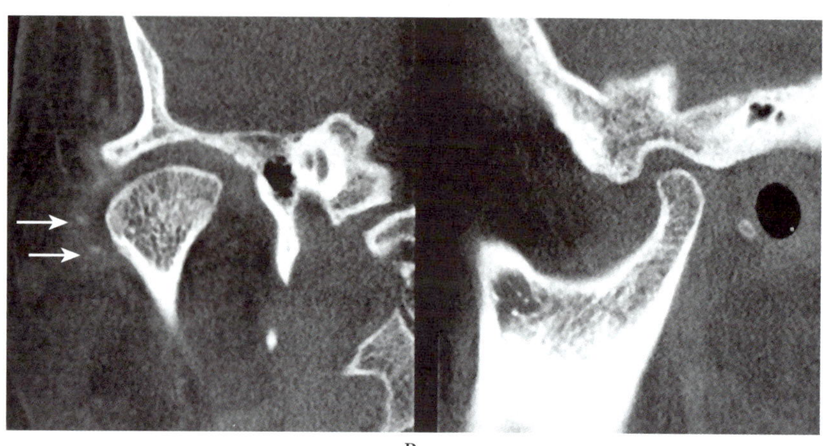

B

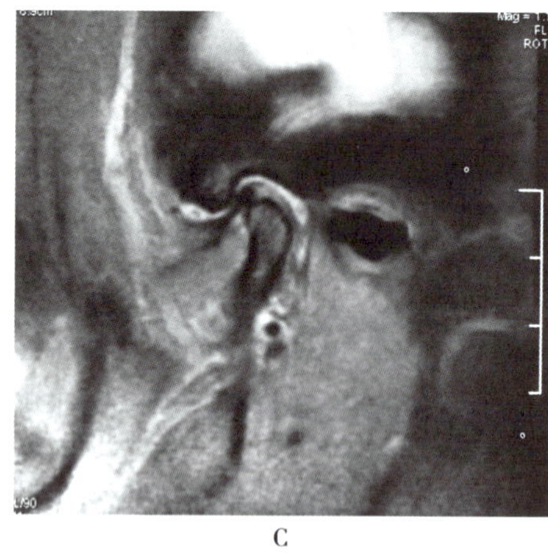

C

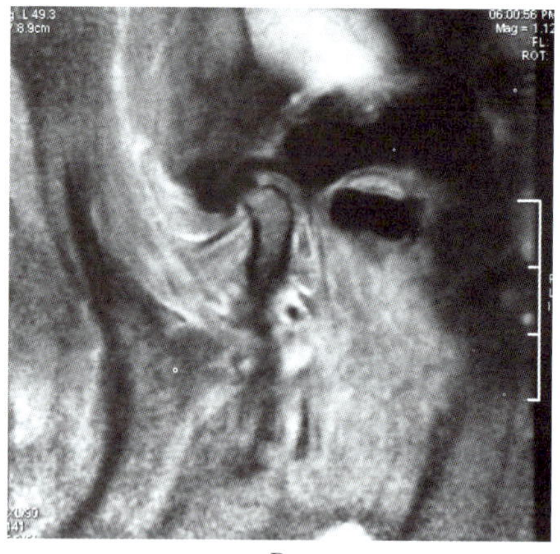

D

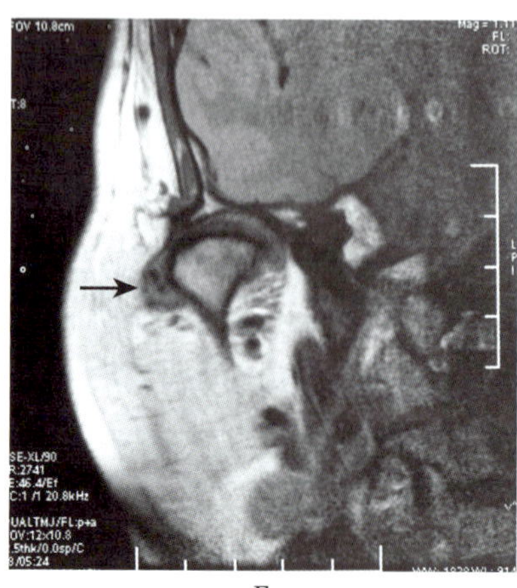

E

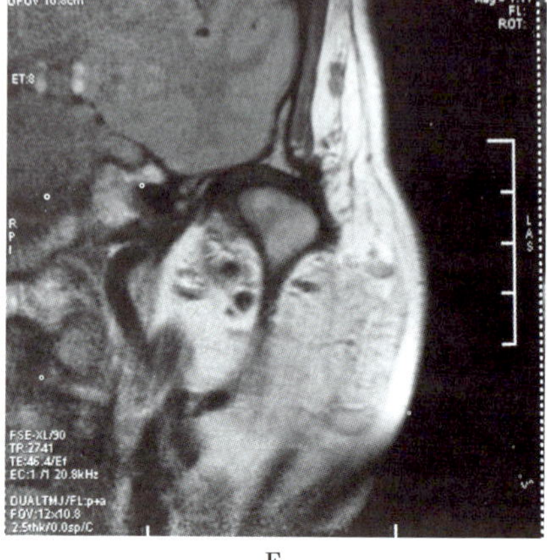

F

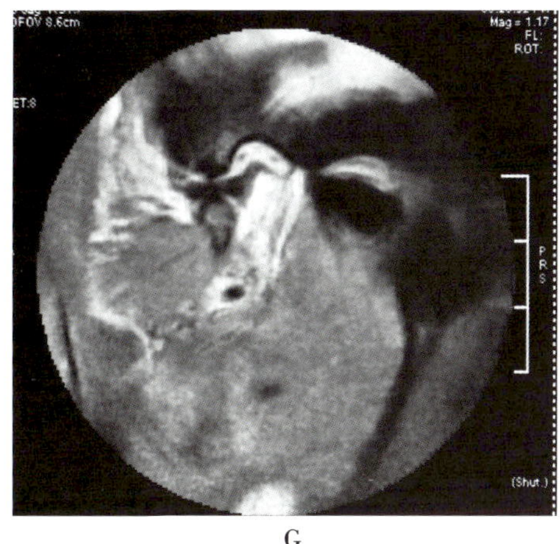
G

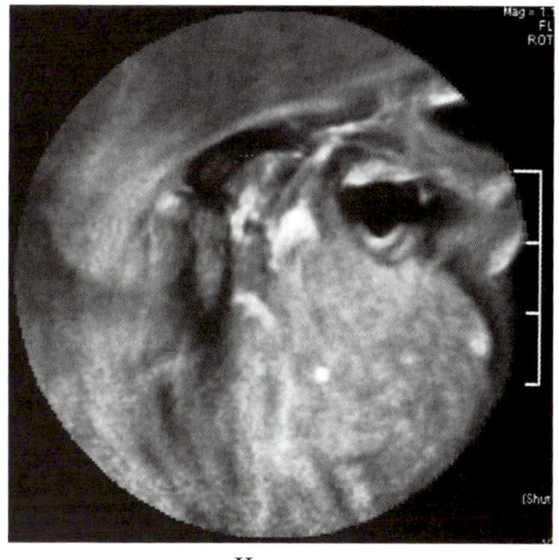
H

图 8-5-4 颞下颌关节滑膜软骨瘤病

A. 全口牙位曲面体层X线片，未见确切异常；B. 右关节CBCT，髁突后下移位，髁突及关节窝形态骨质无异常，但发现髁突外侧可见数个高密度影（箭头）；C. 右关节MRI斜矢状闭口位，关节盘形态、位置大致正常，PDWI抑脂像显示整个关节上腔高信号，在前上隐窝见到一低信号小结节（可能是软骨颗粒）；D. 左关节MRI斜矢状闭口位，大致正常；E. 右关节MRI冠状闭口位，髁突外侧较高信号的关节腔内两个低信号结节影（箭头）；F. 左关节MRI冠状闭口位；G. 右关节MRI斜矢状开口位，清楚显示高信号的关节上腔内多个低信号结节影；H. 左关节MRI斜矢状开口位

病例5：男性，62岁。主诉：左关节区肿物3～4年，无疼痛，无消长史。检查：左耳前区肿物5cm×4cm，表面光滑，质硬；开口度42mm，无明显疼痛。术后病理：弥漫性腱鞘巨细胞瘤（图8-5-5）。

学习笔记

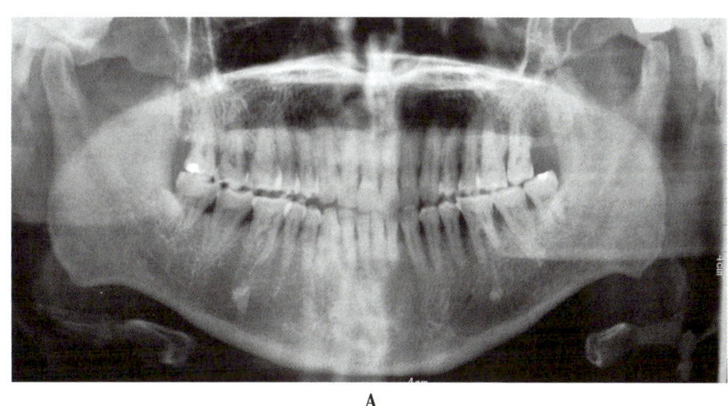
A

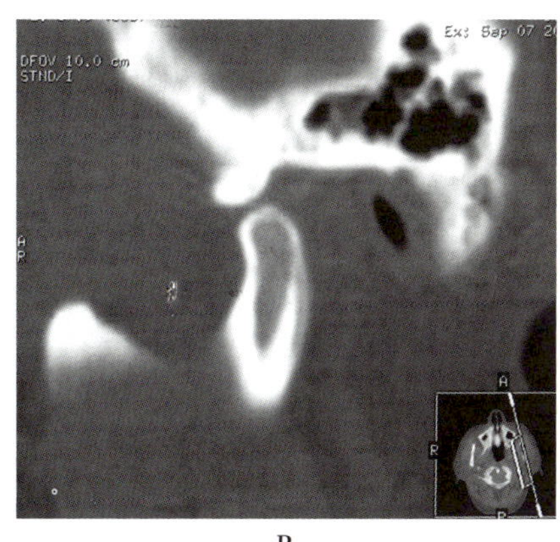
B

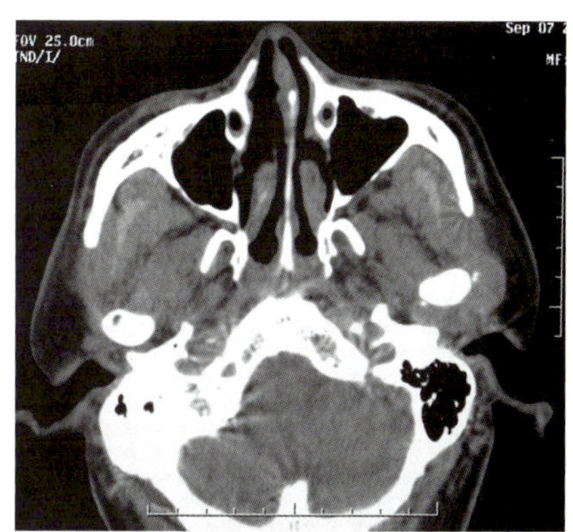
C

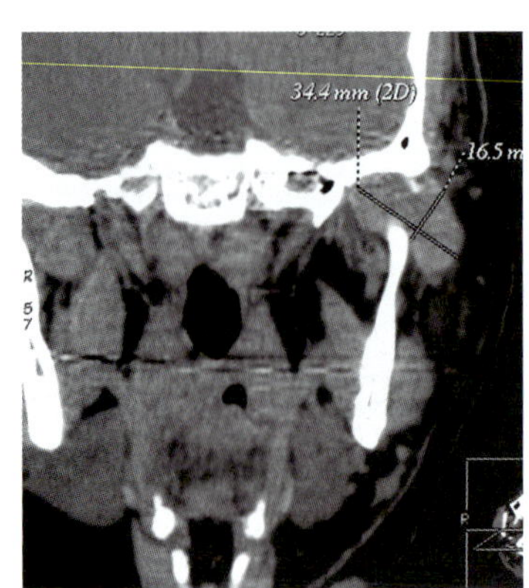

D

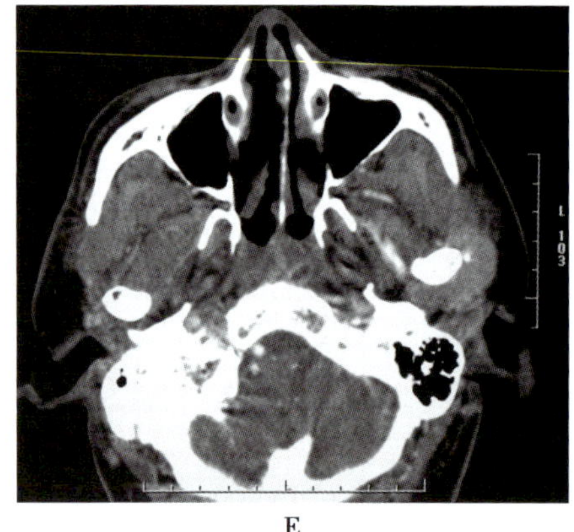

E

图 8-5-5 颞下颌关节弥漫性腱鞘巨细胞瘤

A. 全口牙位曲面体层 X 线片，上下颌骨及两侧髁突形态骨质正常；B. 左关节螺旋 CT 矢状位，左侧髁突明显前下移位；C. 螺旋 CT 轴位（软组织窗），左髁突内外侧软组织影，包绕髁突，内部散在的个别游离钙化影，边界清晰；D. 螺旋 CT 冠状位（软组织窗）关节窝内软组织影，突出髁突外，髁突及关节窝骨质未见破坏性改变；E. 螺旋 CT 轴位增强相，强化不明显

病例 6：女性，47 岁。主诉：左关节区反复肿痛 2 年。3 个月前症状加重，伴张口受限。检查：左面部以耳垂为中心肿胀，直径大约 5cm；质中，边界欠清；皮肤色温正常；开口度 15mm，左关节区疼痛。术后病理：弥漫性腱鞘巨细胞瘤（图 8-5-6）。

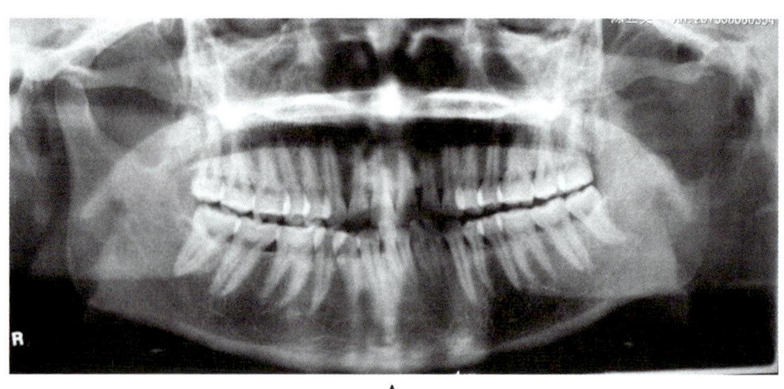

A

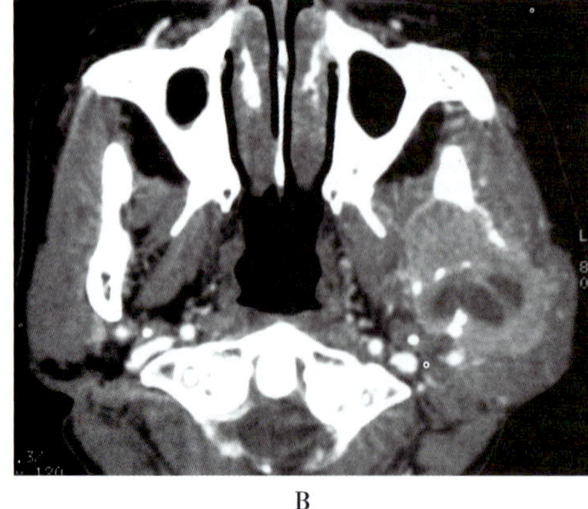

B

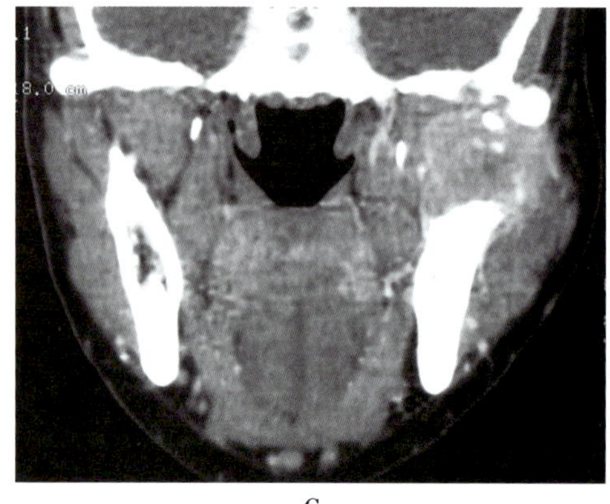

C

图 8-5-6 颞下颌关节弥漫性腱鞘巨细胞瘤

A. 全口牙位曲面体层 X 线片，左下颌升支上部及髁突破坏性改变，有边界，轻度膨隆；B. 螺旋 CT 轴位增强相，以髁突为中心的软组织占位性病变，有边界，不均匀强化，内部有液化坏死；C. 螺旋 CT 冠状位增强相，髁突、部分升支及关节窝受累破坏

学习笔记

病例7：男性，8岁。主诉：开口受限2周。检查：开口度16mm，无明显被动开口，右关节区疼痛；可触及软组织肿块，无确切边界，压痛明显；皮肤色泽正常。病理诊断：右髁突朗格汉斯组织细胞增生症（图8-5-7）。

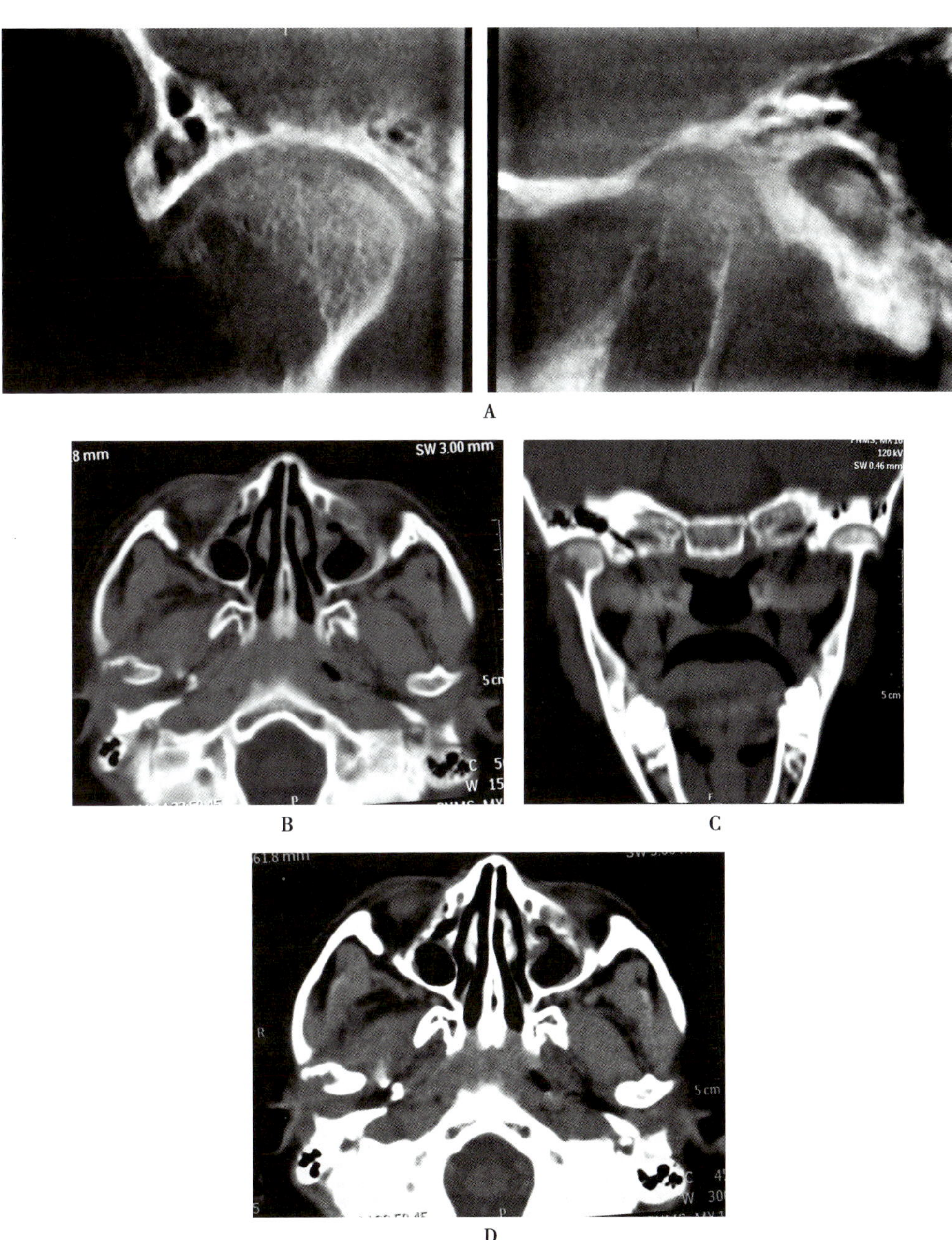

图8-5-7 髁突朗格汉斯组织细胞增生症

A. 右髁突CBCT，右髁突内部骨质破坏，病变累及下颌升支髁颈部，髁突表面皮质骨及关节间隙正常；B. 螺旋CT轴位（骨窗），右髁突外侧部位的内部骨质破坏，有边界但不规则；C. 螺旋CT冠状位（骨窗）；D. 螺旋CT轴位（软组织窗），后外侧髁突表面皮质骨板破坏，肿物突出与髁突后方软组织融合

学习笔记

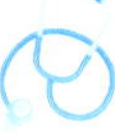

病例8：男性，71岁。主诉：左下颌关节持续性疼痛肿胀1个月。检查：左耳前区肿胀，触压疼痛明显；开口度20mm，左偏。病理诊断；肺上沟癌伴全身多发骨转移（图8-5-8）。

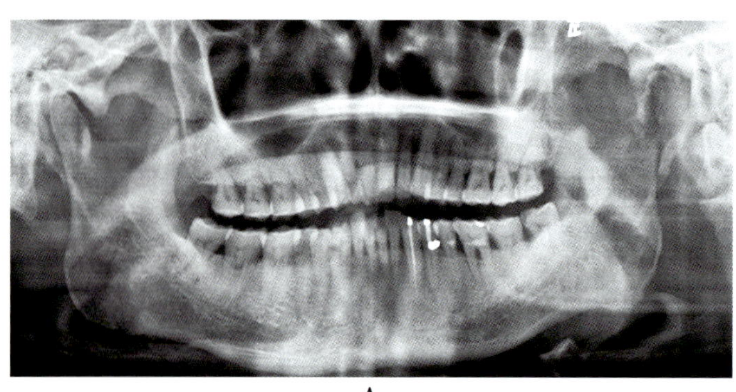

A

B

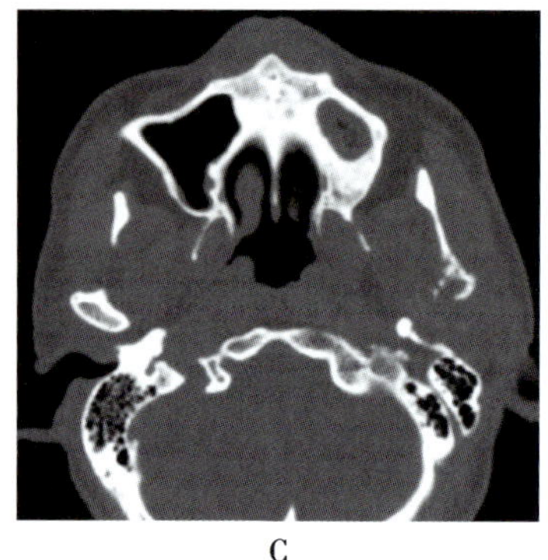

C

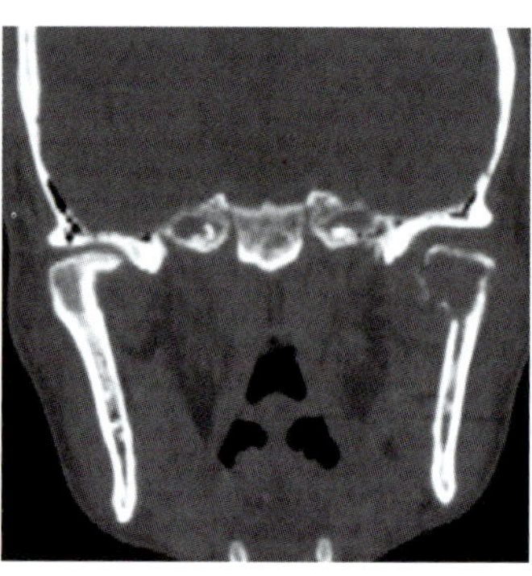

D

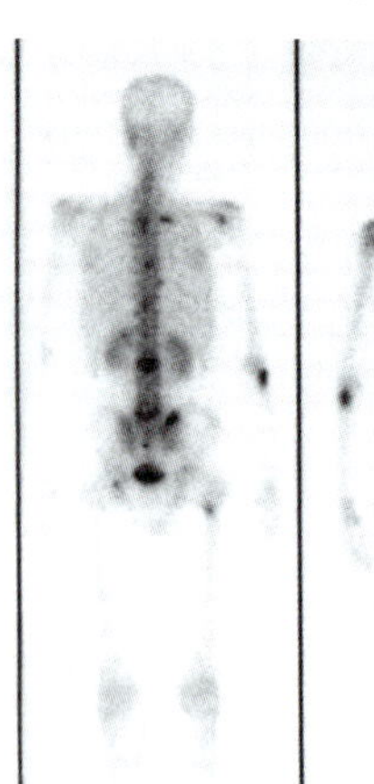

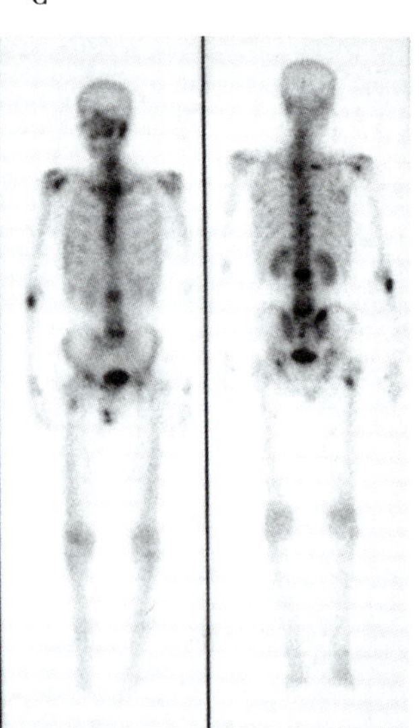

E

图8-5-8　颞下颌关节转移瘤

A. 全口牙位曲面体层X线片，左髁突溶解性破坏，达髁颈下；B. 螺旋CT轴位增强相，围绕髁突周围较大范围的软组织肿块，边界不清，内部不均匀强化，侵犯翼外肌；C. 螺旋CT轴位（骨窗），髁突呈溶解性破坏和残余骨岛；D. 螺旋CT冠状位（骨窗）；E. 全身骨扫描，左下颌升支，右第4、9后肋，4、5、8、11胸椎，2、5腰椎，骶骨和右骶髂关节，右股骨上端多处放射性异常浓聚影

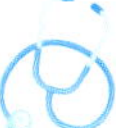

【问题】

问题1：开口受限的鉴别诊断有哪些？什么情况下要建议患者做CT或MRI进一步检查？

思路1：临床上，当遇到患者开口受限时，要进行详细的询问病史和临床检查。除了常见的颞下颌关节紊乱病中的不可复性盘前移位和骨关节病，还有冠周炎、根尖周炎或颌面部间隙感染累及咀嚼肌时会引起开口受限，外伤髁突骨折、关节强直、喙突过长等也常表现为开口受限。

思路2：关节区肿瘤或瘤样病变虽不常见，但必须要进行鉴别诊断。当有下列情况时要引起警惕，建议患者做静脉增强CT或MRI检查：①进行性或持续性开口困难；②开口受限，临床检查无明显被动开口，既往无关节弹响史；③疼痛严重，如自发性疼痛、持续性疼痛或剧烈疼痛；④关节区或耳前区肿胀，触及包块；⑤颞下颌关节紊乱病经保守治疗无效或症状持续加重，特别是中老年患者。

问题2：颞下颌关节滑膜软骨瘤病的影像特点是什么？

思路1：颞下颌关节滑膜软骨瘤病临床上并不罕见。多表现为关节区疼痛、肿胀、开口受限、杂音等，可伴有患侧耳前区疼痛和头痛等。症状类似于颞下颌关节紊乱病，但往往临床检查可触及耳前区包块。

思路2：X线检查常可发现关节间隙增宽，髁突周围高密度钙化的游离体。CT检查更容易发现关节腔内有几个或较多的钙化程度不等的游离体。MRI检查可显示早期钙化程度较低（X线不显示）的软骨结节的存在，可以更早期诊断。

思路3：滑膜软骨瘤病多局限于关节腔内，表现为良性肿瘤特征。少数患者病变具有侵袭性，髁突或关节窝骨质破坏，甚至破坏颅中窝底而侵入颅内。

问题3：颞下颌关节弥漫性腱鞘巨细胞瘤的影像诊断？

思路1：弥漫性腱鞘巨细胞瘤是一关节外软组织内生长的纤维组织细胞性肿瘤，与其相对应的在关节内生长的肿瘤称为色素性绒毛结节性滑膜炎。临床表现为关节区肿块，一部分患者有类似颞下颌关节紊乱病症状，如咀嚼疼痛、关节杂音以及张口受限等均可出现。

思路2：影像学检查是重要的辅助诊断手段，X线检查可见有髁突和关节窝的骨质破坏、侵蚀性缺损，但缺乏特异性。CT或MRI检查是必不可少的，可以确定病变的特征、部位和范围。MRI T1WI和T2WI可见明显的低信号区，与肿瘤内部含铁血黄素的沉积有关，有助于鉴别诊断。

思路3：局限型者病变局限于关节内，而弥漫型者，病变具有一定的侵袭性，可侵犯关节周围组织，甚至破坏中颅窝底而侵入颅内。

问题4：髁突溶解破坏有哪些鉴别诊断？

思路1：颞下颌关节骨关节病常有髁突的明显破坏，特别是青少年骨关节病，但往往同时有增生硬化的修复性改变。

思路2：类风湿性关节炎累及颞下颌关节则表现为髁突的溶解破坏，早期很少有增生硬化改变。较大范围，特别是累及下颌升支的髁突溶解破坏，要考虑恶性肿瘤。

思路3：颞下颌关节恶性肿瘤以转移瘤多见。一般无特征性的改变，有些患者可见髁突骨质广泛破坏后的残余骨岛（图8-5-8C、D），此X线特征对于诊断髁突转移瘤的诊断有重要价值。

思路4：对于儿童患者，还要考虑朗格汉斯组织细胞增生症引起的髁突骨破坏（图8-5-7）。

知识点

开口受限的鉴别诊断

1. 开口受限要进行仔细的鉴别诊断。当有下列情况时要引起警惕，建议患者做静脉增强CT或MRI检查，除外关节区肿瘤或类肿瘤样病变：①进行性或持续性开口困难；②开口受限，临床检查无明显被动开口，既往无关节弹响史；③疼痛严重，如自发性疼痛、持续性疼痛或剧烈疼痛；④关节区或耳前区肿胀，触及包块；⑤颞下颌关节紊乱病经保守治疗无效或症状持续加重，特别是中老年患者。

2. 颞下颌关节滑膜软骨瘤病的影像特点 X 线及 CT 上可见髁突周围个别或大量的钙化游离体存在。对于早期关节腔内软骨结节钙化不全（X线不显影）时，MRI检查可以早期发现软骨结节的存在，有助于诊断。

3. X线表现髁突溶解破坏，特别是髁突内部或颈部包括下颌升支部，要排除恶性肿瘤，以转移瘤最多见。

（傅开元）

参考文献

1. 张震康，俞光岩. 口腔颌面外科学. 第2版. 北京：北京大学医学出版社，2014.
2. 马绪臣. 口腔颌面医学影像学. 北京：北京大学医学出版社，2006.
3. 傅开元，张万林，柳登高，等. 应用锥形束CT诊断颞下颌关节骨关节病的探讨. 中华口腔医学杂志，2007，42(7)：417-420.
4. Greene CS. Managing the Care of Patients with Temporomandibular Disorders: A New Guideline for Care. JADA，2010，141(9): 1086-1088.
5. Tasaki MM，Westesson PL，Isberg AM，et al. Classification and prevalence of temporomandibular joint disk displacement in patients and symptom-free volunteers. Am J Orthod Dentofacial Orthop，1996，109(3)：249-262.

学习笔记

第九章 颅颌面部畸形

第一节 牙颌面骨畸形

一、下颌前突畸形

下颌前突畸形(mandibular prognathism)俗称"地包天",病因主要与遗传、疾病、创伤、不良生活习惯等有关,骨性下颌前突畸形主要是遗传因素,患者一般有家族史,下颌骨发育过度下颌向前突出导致前牙反殆反覆盖,下颌相对颅底的位置关系较正常者向前突出,可伴有上颌骨发育不足或过度发育。患者最显著的临床特征是颜面下1/3向前突出明显,前牙反殆或伴有开殆,甚至偏殆,患者咀嚼功能障碍,影响发音及唇闭合,或伴有颞下颌关节紊乱病。

【影像学表现】

1. 头颅侧位片显示颏部明显前突(图9-1-1B),下颌骨长度大于正常,下颌角钝,前牙多为反殆反覆盖,第一磨牙多为近中错殆关系。

2. X线头影测量或三维CT影像测量分析结果SNB角大于正常范围,ANB角小于正常,甚至为负数(图9-1-2B)。

【病例】

病例1:男性,24岁,因前牙反殆,下颌前突,要求矫治来就诊(图9-1-1)。

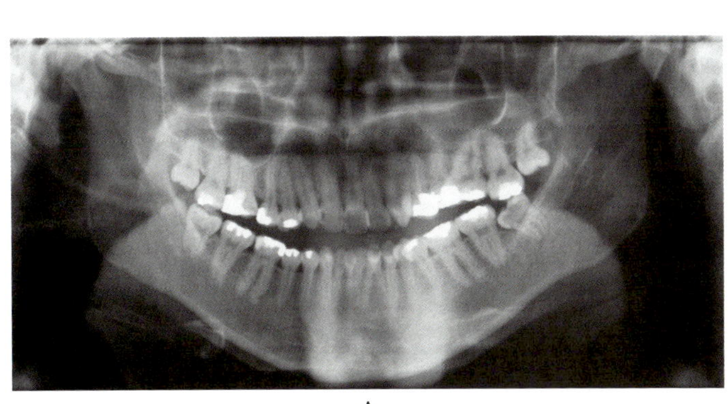

A

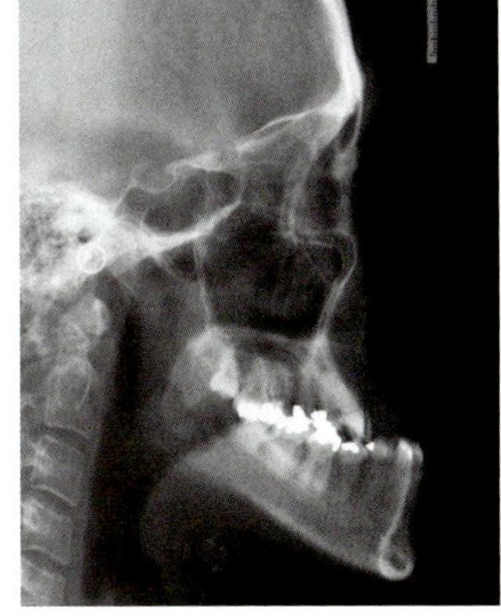

B

学习笔记

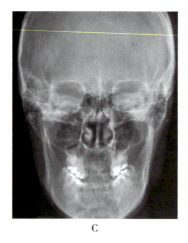

C

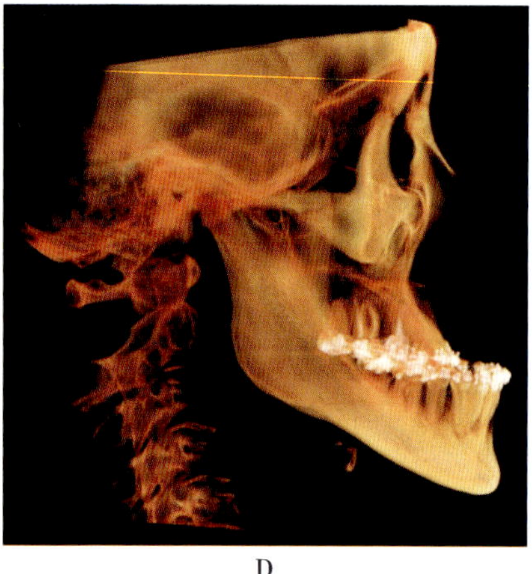

D

图 9-1-1　下颌前突畸形

全口牙位曲面体层 X 线片(A)、头颅定位侧位片(B)、头颅定位正位片(C)及 CBCT 三维重组(D)示颏部及下颌前突,前牙反殆反覆盖;头影测量结果,SNB 角为 87.6°,大于正常;ANB 角为-7.4°,小于正常;SNA 角为 80.2°,属正常范围

病例 2: 男性,22 岁,因下颌前突要求矫治来就诊(图 9-1-2)。

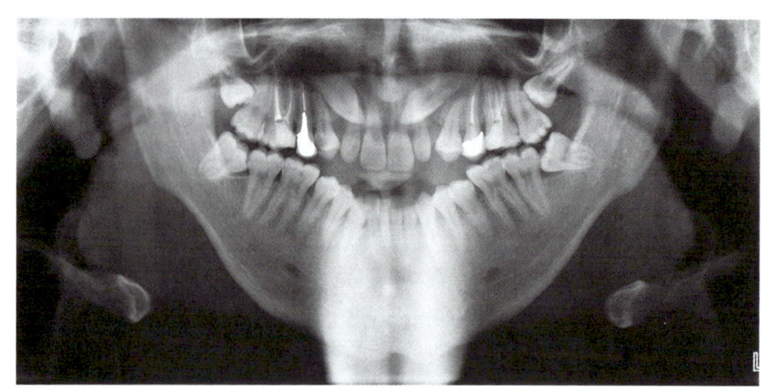

A

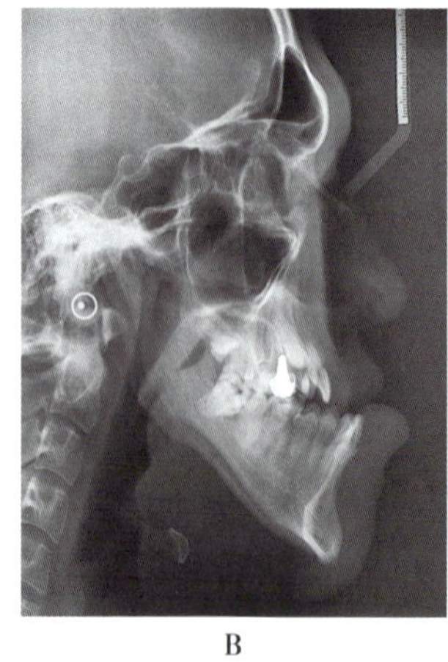

B

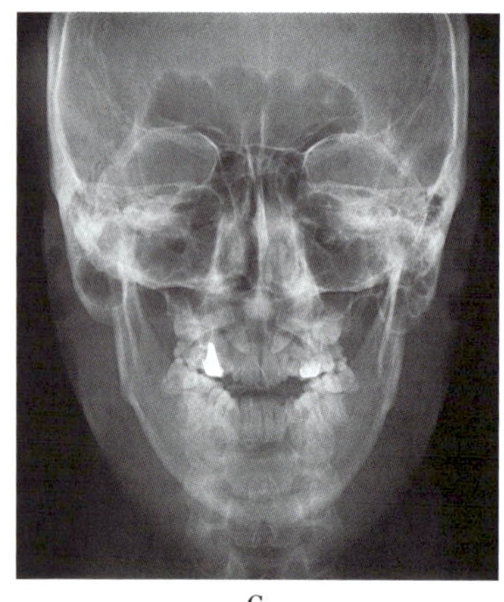

C

图 9-1-2　下颌前突畸形

全口牙位曲面体层 X 线片(A)、头颅定位侧位片(B)、头颅定位正位片(C)示颏部及下颌前突,前牙反殆反覆盖,水平向开殆;头影测量结果,SNB 角为 86.8°,大于正常;ANB 角为-1.4°,小于正常;SNA 角为 85.4°,属正常范围

病例3：男性,20岁,因下颌前突要求矫治来就诊(图9-1-3)。

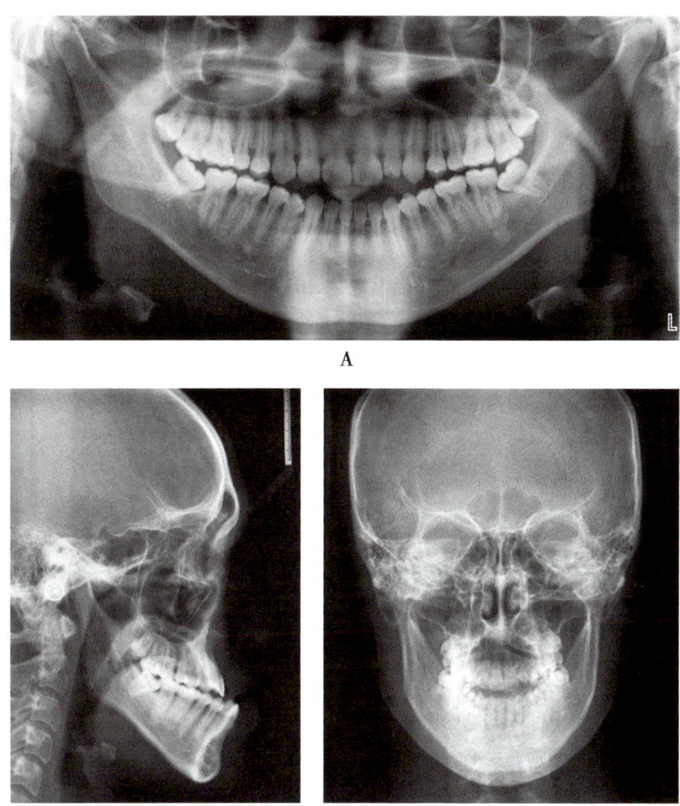

图9-1-3 下颌前突畸形

全口牙位曲面体层X线片(A)、头颅定位侧位片(B)、头颅定位正位片(C)示颏部及下颌前突,下颌角钝,前牙反殆反覆盖;头影测量结果,SNB角为90.4°,大于正常;ANB角为-6.1°,小于正常;SNA角为84.3°,属正常范围内;Ptm-A距离为47.3mm,属正常;Go-Po距离为83.4mm,大于正常

【问题】

问题1：下颌前突畸形应该做哪些影像学检查？如何确定下颌前突的程度和性质？

思路1：下颌前突畸形患者一般主要进行X线检查,包括全口牙位曲面体层X线片、头颅定位侧位片、头颅定位正位片等。

思路2：关节有症状或全口牙位曲面体层X线片发现关节骨质改变的患者可加照颞下颌关节侧斜位片、口腔CBCT等,关节造影或MRI可观察关节盘是否有穿孔、移位等。

问题2：下颌前突畸形如何诊断？

思路1：下颌前突畸形的诊断主要依据临床检查和X线头影测量分析结果确诊。通过X线头影测量或三维CT影像测量分析,确定下颌前突的程度和性质,明确其发生机制,是由于上颌骨发育不足引起的,还是下颌发育过度引起的,或是两者皆有。

思路2：患者的上颌骨发育可正常(图9-1-1)、不足或过度发育。

知识点

下颌前突畸形患者 SNA、SNB、ANB 角的变化

1. SNB 角大于正常,ANB 角小于正常,甚至为负数。
2. SNA 角可正常,也可大于正常或小于正常。

问题 3:下颌前突畸形应与哪些疾病鉴别?如何鉴别?

思路 1:骨性下颌前突畸形注意与假性下颌前突鉴别,例如上颌骨发育不足、功能性下颌前突畸形等。

思路 2:上颌骨发育不足引起的下颌骨相对前突,SNB 角一般在正常范围,SNA 角小于正常。功能性下颌前突畸形,是下颌功能性过度前伸导致下颌前突和前牙反殆反覆盖。多与不良口腔习惯有关,如吊奶瓶喂奶,咬上唇或下颌前伸等,下颌骨大小和形态基本正常,下颌可后退至前牙对刃或浅覆殆关系。

知识拓展:下颌前突与前牙反殆反覆盖、磨牙殆关系

1. 下颌前突的患者如果伴有上颌骨向前发育过度,前牙不一定反殆反覆盖。即患者不反殆也可以下颌前突。部分病例需要通过 X 线头影测量才能确定是否下颌前突。

2. 下颌骨整体发育过度导致的下颌前突第一磨牙为近中错殆关系,而下颌前部牙槽突发育过度的患者磨牙可为中性关系。

二、上颌前突畸形

上颌前突畸形(maxilla prognathism)指的是上颌骨水平方向上的过度发育,相对于下颌上颌骨前突。病因主要与口腔不良习惯、遗传和环境等因素有关,患者有明显家族遗传史。前突可由于整个上颌骨的向前过度发育,多数为上颌牙齿的前突及前部牙槽突的过度发育。上前牙及上唇突出明显,上下唇不易闭拢,开唇露齿,前牙多为深覆殆深覆盖,磨牙多为中性殆关系,伴有下颌后缩或整个上颌骨向前发育过度的可为远中错殆关系。

【影像学表现】

1. 头颅侧位片显示上颌前部突出明显,有的病例上前牙倾斜前伸,前牙多为深覆殆深覆盖。

2. X 线头影测量或三维 CT 影像测量分析结果 SNA 和 ANB 角大于正常范围(图 9-1-5B)。如果仅牙弓前突,则 SNA 角正常,但 U1/SN 角大于正常(图 9-1-4)。

【病例】

病例 1:女性,14 岁,因上颌牙齿前突要求矫治来就诊(图 9-1-4)。

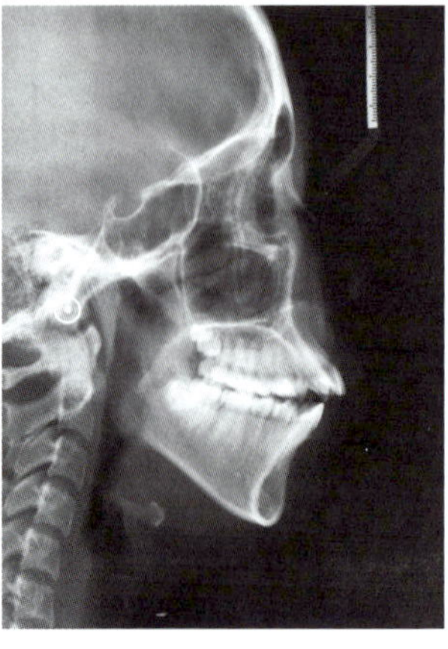

图 9-1-4　上颌前突畸形
头颅定位侧位片示上前牙向前突出,头影测量结果,SNA 角为 81.1°,属正常;U1/SN 角为 107.7°,大于正常,提示仅上颌牙齿前突

学习笔记

病例 2：男性，25 岁，因上颌前突要求矫治来就诊（图 9-1-5）。

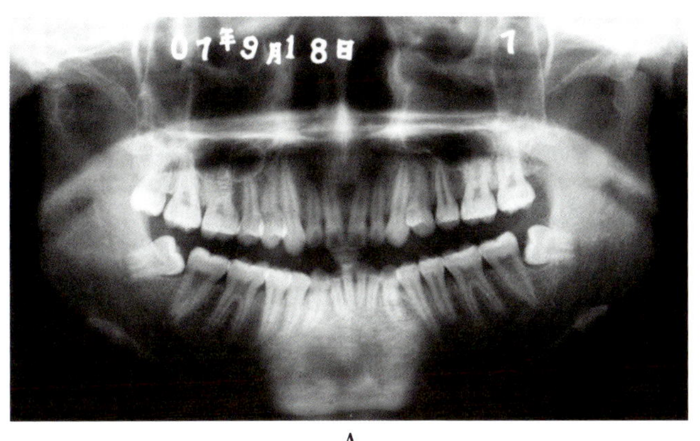

A

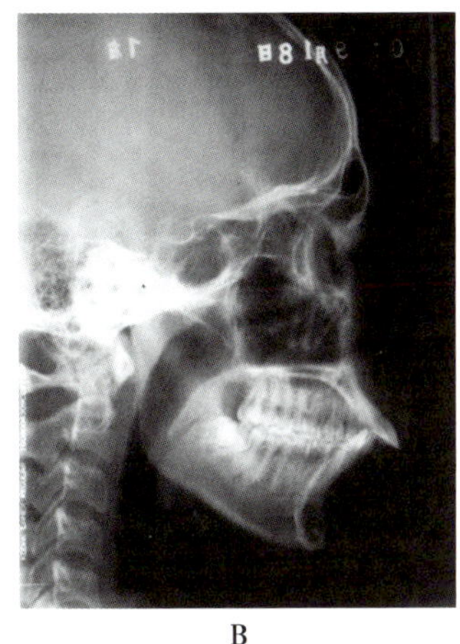

B

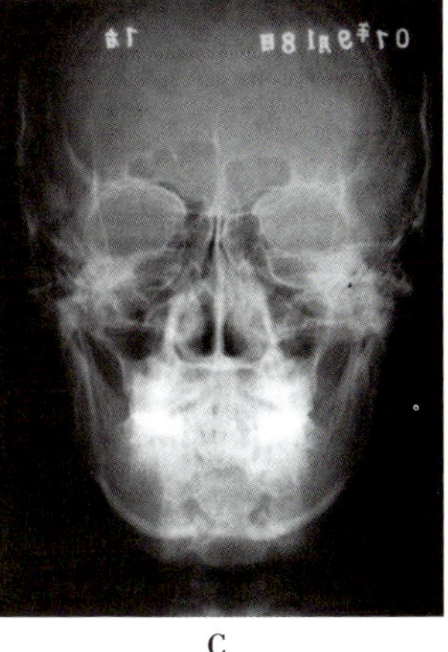

C

图 9-1-5　上颌前突畸形

全口牙位曲面体层 X 线片（A）、头颅定位正位片（C）示两侧下颌骨形态尚对称；头颅定位侧位片（B）显示上颌前部突出，头影测量结果，SNA 角为 90.5°，大于正常；SNB 角为 81.11°，属正常；ANB 角为 9.39°，大于正常；U1/SN 角为 126.26°，L1/MP 角为 109.75°，均大于正常，提示上下前牙也前突

【问题】

问题 1：上颌前突畸形应该做哪些影像学检查？如何确定上颌前突的程度和性质？

思路 1：上颌前突畸形患者一般主要进行 X 线检查，包括全口牙位曲面体层 X 线片、头颅定位侧位片、头颅定位正位片等。

思路 2：关节 CBCT、MRI 检查分别有助于观察关节骨质及关节盘，适用于关节有弹响、开口受限及其他临床症状，需要进一步检查的患者。

问题 2：上颌前突畸形如何诊断？

思路 1：结合临床检查和 X 线头影测量分析结果诊断上颌前突畸形。通过定位侧位片 X 线头影测量或三维 CT 测量分析，确定上颌前突的程度和性质，是牙性还是骨性，是否伴有下颌骨发育不足。

思路 2：患者的下颌骨发育可正常、不足或过度发育。

知识点

上颌前突畸形患者 SNA、SNB、ANB 角的变化

1. SNA 角大于正常，ANB 角大于正常。
2. SNB 角可正常，也可大于正常或小于正常。
3. 如果仅牙弓前突，则 SNA 角正常，但 U1/SN 角大于正常。

问题 3：上颌前突畸形应与哪些疾病鉴别？如何鉴别？

思路 1：上颌前突畸形注意与下颌骨发育不足相鉴别，还要判定是上颌牙齿的前突及前部牙槽突的过度发育还是整个上颌骨向前发育过度。此外，还应注意系统性疾病，如畸形性骨炎、重型珠蛋白生成障碍性贫血也可以导致上颌前突畸形。

思路 2：畸形性骨炎 X 线表现具有一定的特征性，上颌骨的骨质密度呈"棉花絮团状"，生化指标对本病的诊断和疗效判断有重要的意义，实验室检查血清碱性磷酸酶升高。重型地中海贫血患者的贫血症状明显，根据临床特点和实验室检查，结合阳性家族史，一般可明确诊断。

三、上颌后缩畸形

上颌后缩畸形（maxilla retrognathism）主要是上颌骨水平方向上发育不足，可伴有牙弓横向发育不足。病因包括先天性因素和后天性因素，母体妊娠期营养不良、腭裂、不良习惯、儿童期发生的颌骨外伤、骨髓炎、营养不良等均可导致上颌后缩。患者呈凹面型，后牙大多为中性𬌗或近中𬌗，前牙多为反𬌗或对刃𬌗，严重者伴有后牙反𬌗。

【影像学表现】

1. 头颅侧位片显示上颌后缩，前牙反𬌗或对刃𬌗。

2. X 线头影测量或三维 CT 测量分析结果 A 点后移，SNA 小于正常，ANB 角减小多为负值，上颌骨前后向长度（Ptm-A）变短（图 9-1-6C）。

【病例】

病例 1：女性，23 岁，因前牙反𬌗要求矫治来就诊（图 9-1-6）。

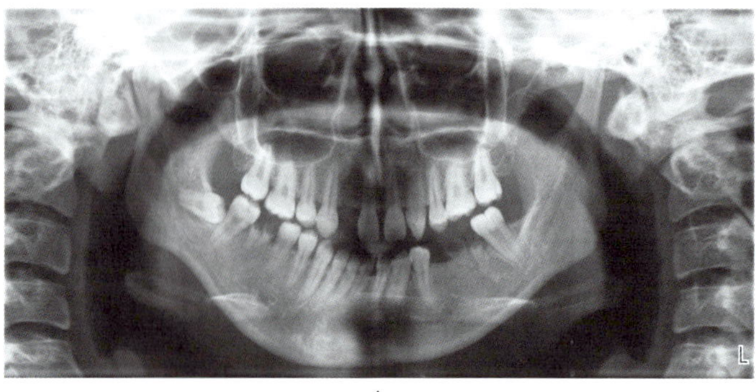

A

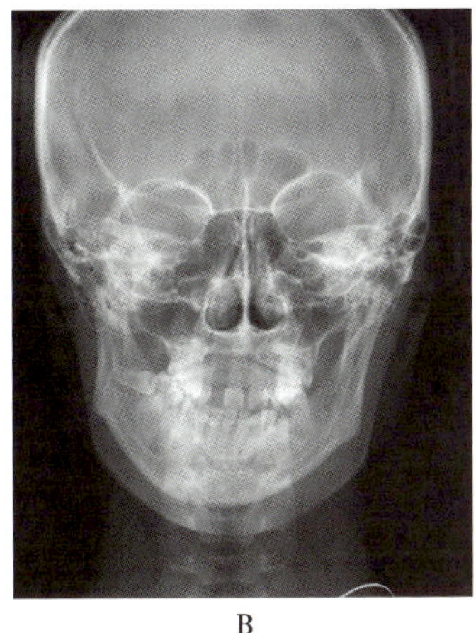
B

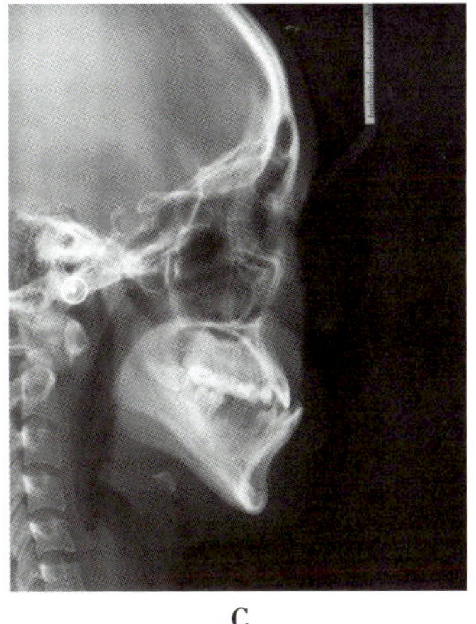
C

图 9-1-6　上颌后缩畸形

全口牙位曲面体层 X 线片（A）及头颅定位正位片（B）显示下颌骨两侧形态不对称，下颌中线右偏；头颅定位侧位片（C）显示上颌后缩，前牙反𬌗；头影测量结果，SNA 角为 71°，小于正常；SNB 角为 74.1°，在正常范围内；ANB 角为-3°，Ptm-A 距离为 34.6mm，均小于正常

病例 2：男性，10 岁，腭裂，因前牙反𬌗要求矫治来就诊（图 9-1-7）。

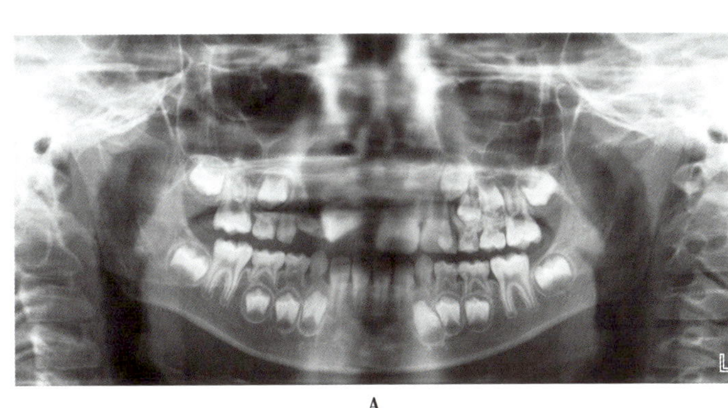
A

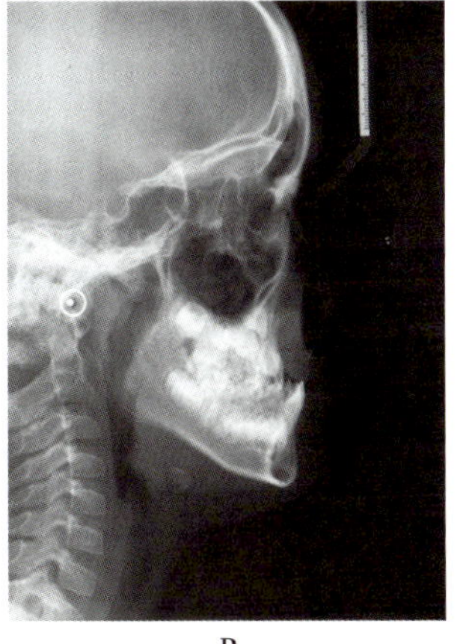
B

图 9-1-7　上颌后缩畸形

全口牙位曲面体层 X 线片（A）示右侧完全性腭裂；头颅定位侧位片（B）示上颌后缩，前牙反𬌗；头影测量结果，SNA 角为 72.8°，小于正常；SNB 角为 79.8°，属正常；ANB 角为-7°，Ptm-A 距离为 38.5mm，均小于正常

【问题】

问题 1：上颌后缩畸形应该做哪些影像学检查？

思路 1：上颌后缩畸形患者一般主要进行 X 线检查，包括全口牙位曲面体层 X 线片、头颅定位侧位片等，面部左右不对称的患者可行头颅定位正位片检查。

思路 2：关节有症状或骨质改变的患者可进一步进行 CBCT、关节造影、MRI 检查。

问题 2：上颌后缩畸形如何诊断？

思路 1：主要依据临床检查和 X 线头影测量分析结果确诊。通过定位侧位片 X 线头影测量或三维 CT 测量分析，确定是否上颌骨水平方向上发育不足。

思路 2：患者的下颌骨发育一般正常，但也可以发育不足或过度发育。

学习笔记

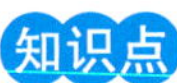

知识点

上颌后缩畸形患者 SNA、SNB、ANB 角的变化

1. SNA 角小于正常，ANB 角小于正常。
2. SNB 角多数正常，也可大于正常或小于正常。

问题 3：上颌后缩畸形应与哪些疾病鉴别？如何鉴别？

思路 1：上颌后缩畸形注意与骨性下颌前突相鉴别。

思路 2：X 线头影测量分析可以鉴别，骨性下颌前突 SNB 角一定大于正常，上颌后缩畸形。SNA 角小于正常，SNB 角多数正常。如果 SNA 角小于正常，SNB 角大于正常则上颌后缩伴有下颌前突畸形。

四、下颌后缩畸形

下颌后缩畸形（mandibular retrognathism）是下颌骨向前发育不足，下颌骨长度过小，下颌相对于颅骨及上颌骨位置偏后导致的错殆与面部畸形，严重发育不足的又称为小下颌畸形（micrognathia）。病因与遗传和环境因素有关，先天性发育异常如第一、二鳃弓综合征，Treacher Collins 综合征等，后天性如婴幼儿期髁状突损伤或关节强直等疾病均可导致下颌后缩畸形。临床主要表现为面下 1/3 高度降低，下牙弓小于上牙弓，后牙多为远中错殆，前牙深覆殆深覆盖。部分病例伴有颞下颌关节紊乱病、阻塞性睡眠呼吸暂停综合征。小下颌畸形患者下颌颏部短小，侧面观下颌后缩似“鸟嘴”样。

学习笔记

【影像学表现】

1. 头颅侧位片显示下颌后缩，前牙深覆殆深覆盖。
2. X 线头影测量或三维 CT 测量分析结果 B 点后移，SNB 角明显小于正常，ANB 角大于正常（图 9-1-8B），下颌骨体长度小于正常，下颌升支高度及下颌高度均低于正常。

【病例】

病例 1：男性，19 岁。6 岁时患类风湿性关节炎，逐渐张口困难，12 岁时曾手术治疗，现完全不能张口，要求再次手术治疗来就诊（图 9-1-8）。

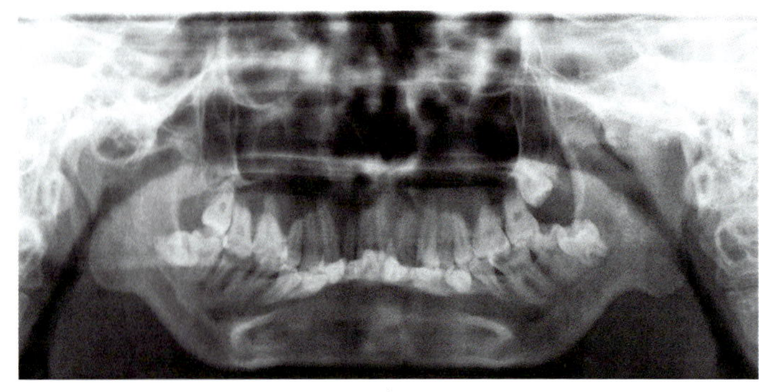

A

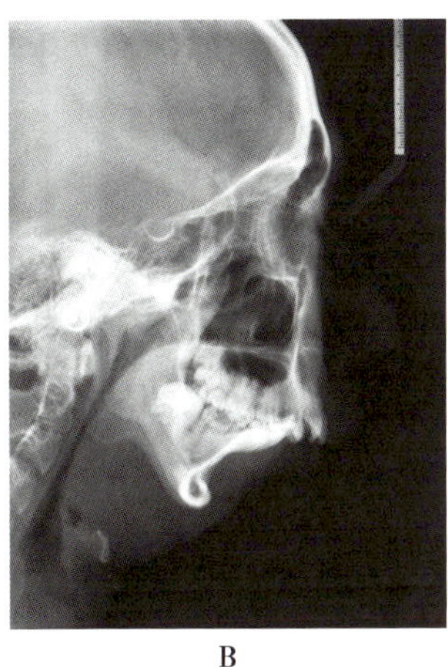
B

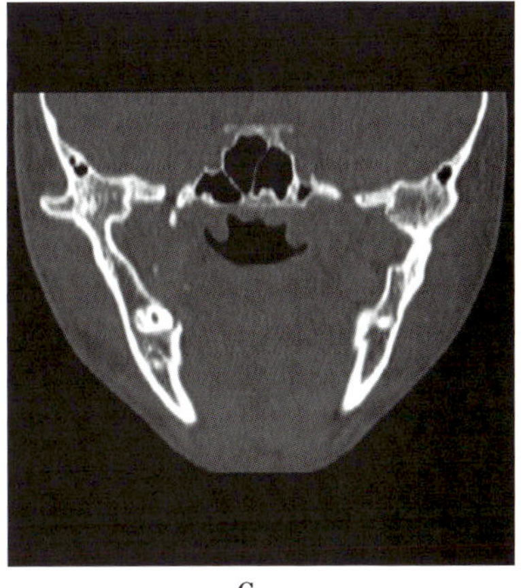
C

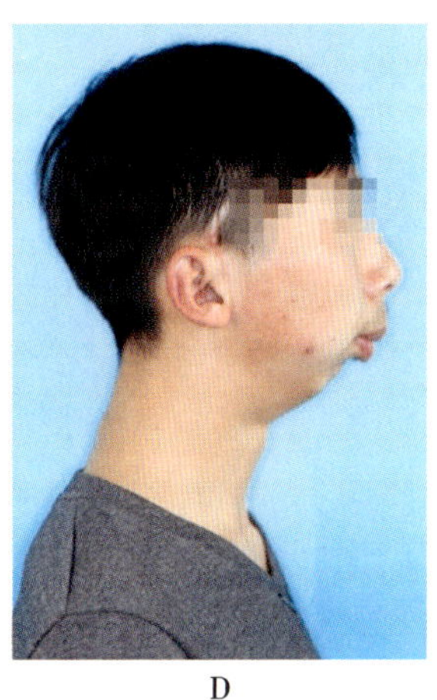
D

图 9-1-8　下颌后缩畸形

全口牙位曲面体层 X 线片(A)示角前切迹加深,颏部显示不清楚;头颅定位侧位片(B)显示下颌短小、后缩,前牙深覆𬌗深覆盖;CT 冠状位骨窗图像(C)示双侧颞下颌关节骨性强直;侧面像(D)呈“鸟嘴”样畸形;头影测量结果,SNB 角为 55.8°,小于正常;ANB 角为 19.7°,大于正常;SNA 角为 75.5°,小于正常

病例 2:女性,16 岁。下颌后缩要求矫治来就诊(图 9-1-9)。

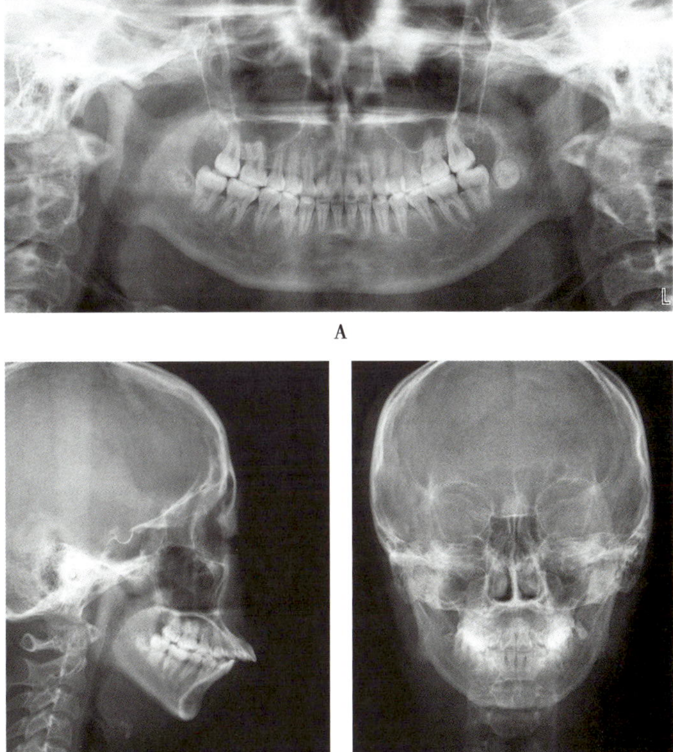
A　B　C

图 9-1-9　下颌后缩畸形

全口牙位曲面体层 X 线片(A)示双侧髁状突磨平变短;头颅定位侧位片(B)示前牙深覆𬌗深覆盖;头颅定位正位片(C)示两侧下颌骨尚对称;头影测量结果,SNB 角为 68.3°,小于正常;ANB 角为 9°,大于正常;SNA 角为 77.3°,小于正常;U1/SN 角为 121.7°,大于正常

【问题】

问题 1：下颌后缩畸形应该做哪些影像学检查?

思路 1：下颌后缩畸形患者一般主要进行 X 线检查，包括全口牙位曲面体层 X 线片、头颅定位侧位片、头颅定位正位片等。

思路 2：关节病变必要时可进一步加照颞下颌关节侧斜位片、CBCT、关节造影、MRI 等。

问题 2：下颌后缩畸形如何诊断?

思路 1：依据临床检查和 X 线头影测量分析结果诊断。通过定位侧位片 X 线头影测量或三维 CT 测量分析，确定是否下颌骨水平方向上发育不足。

思路 2：患者的上颌骨发育一般正常，但也可以发育不足(图 9-1-9B)或过度发育。

知识点

下颌后缩畸形患者 SNA、SNB、ANB 角的变化

1. SNB 角小于正常，ANB 角大于正常。
2. SNA 角多数正常，也可大于正常或小于正常。

问题 3：下颌后缩畸形应与哪些疾病鉴别? 如何鉴别?

思路 1：下颌后缩畸形注意与骨性上颌前突相鉴别。

思路 2：X 线头影测量分析可以鉴别，骨性上颌前突 SNA 角一定大于正常，下颌后缩畸形 SNB 角小于正常，SNA 角多数正常。

五、双颌前突畸形

双颌前突畸形(bimaxillary protrusion)是指上下颌骨同时前突，多为上下颌前牙及牙槽前突。病因与遗传、不良习惯等有关，有明显家族遗传史，有民族和地域差异，黑种人前突最明显，其次是黄种人、白种人。表现为侧貌面型凸，主要为面中 1/3 及面下 1/3 向前突出，上前牙及上唇突出明显，上下唇短，不易闭拢，开唇露齿，磨牙关系多为中性。前突也可由于整个颌骨的向前过度发育，临床上相对少见。

【影像学表现】

头颅侧位片显示上下前牙长轴唇侧倾斜，整个颌骨前突者 SNA、SNB 角一般大于正常。

【病例】

病例：女性，38 岁。上下颌前牙前突要求矫治来就诊(图 9-1-10)。

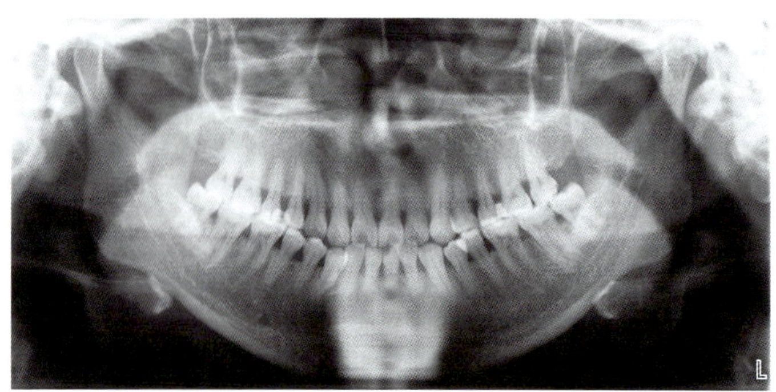

A

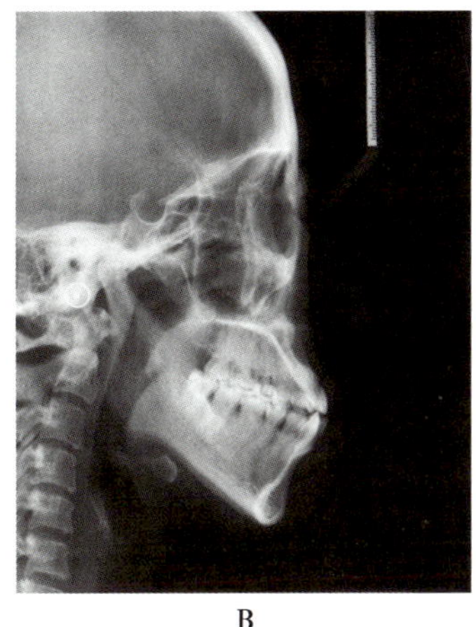
B

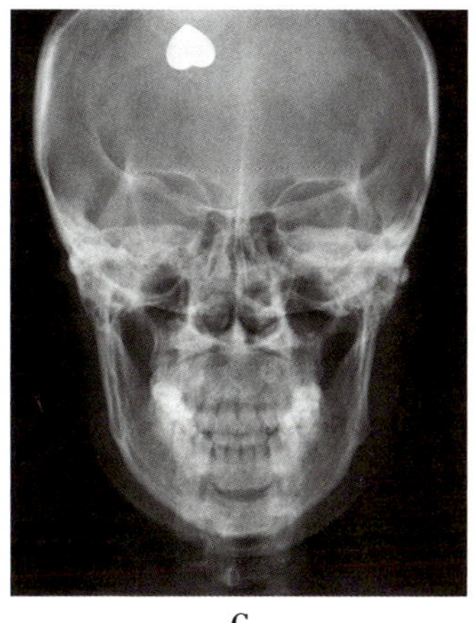
C

图 9-1-10 双颌前突畸形

全口牙位曲面体层 X 线片(A)示两侧髁状突形态不对称;头颅定位侧位片(B)示上下颌前牙前突;头颅定位正位片(C)示下颌牙列中线左偏;头影测量结果,SNA 角为 91.5°,大于正常;SNB 角为 88.6°,大于正常;ANB 角为 4°,属正常;U1/SN 角为 118.1°,大于正常

【问题】

问题 1:双颌前突畸形应该做哪些影像学检查?

思路 1:双颌前突患者一般主要进行常规 X 线检查,包括全口牙位曲面体层 X 线片、头颅定位侧位片或头颅定位正位片等。

思路 2:关节造影、CBCT、MRI 适用于需要进一步检查颞下颌关节骨质及关节盘的患者。

思路 3:通过定位侧位片 X 线头影测量或三维 CT 测量分析,确定前突发生机制。

问题 2:双颌前突畸形临床分类有哪些?

思路:双颌前突按发生机制可分为单纯性双牙弓前突和复杂性双颌前突两类。前者上下切牙或牙弓明显前倾,上下唇闭合不全,但上下颌骨无向前过度发育,后者上下颌骨及牙弓均前突,上下切牙唇倾或直立。

知识点

双颌前突畸形患者 SNA、SNB、ANB 角的变化

1. 单纯性双牙弓前突 SNA 角与 SNB 角正常,而表示上下切牙倾斜度或突度的测量值大于正常,上下唇突度也高于正常。
2. 复杂性双颌前突 SNA 角、SNA 角均大于正常,上下切牙倾斜度正常或大于正常。

六、开 𬌗 畸 形

开𬌗畸形(open bite)是上下牙弓及颌骨垂直向发育异常,前牙或后牙在正中𬌗位及下颌功能运动时无𬌗接触。根据发生机制可分为牙型开𬌗和骨型开𬌗,前者主要与口腔不良习惯有关,前牙萌出不足,前牙槽发育不足或后牙萌出过多,后牙槽发育过度,患者面部无明显畸形,颌骨发育基本正常。后者多与遗传、疾病等有关,患者面下 1/3 过长,严重者呈长面形。

【影像学表现】

前牙区牙型开𬌗头颅侧位 X 线片显示牙列呈前大后小的楔形开𬌗状。骨型开𬌗患者 X 线头影测量显示下颌升支短,角前切迹深,下颌平面陡,下颌平面角大,Y 轴角大,后面高减小,前面高增加,后前面高比(S-Go/N-Me)小于 62%。

【病例】

病例1：女性，26岁。因前牙开殆要求矫治来就诊（图9-1-11）。

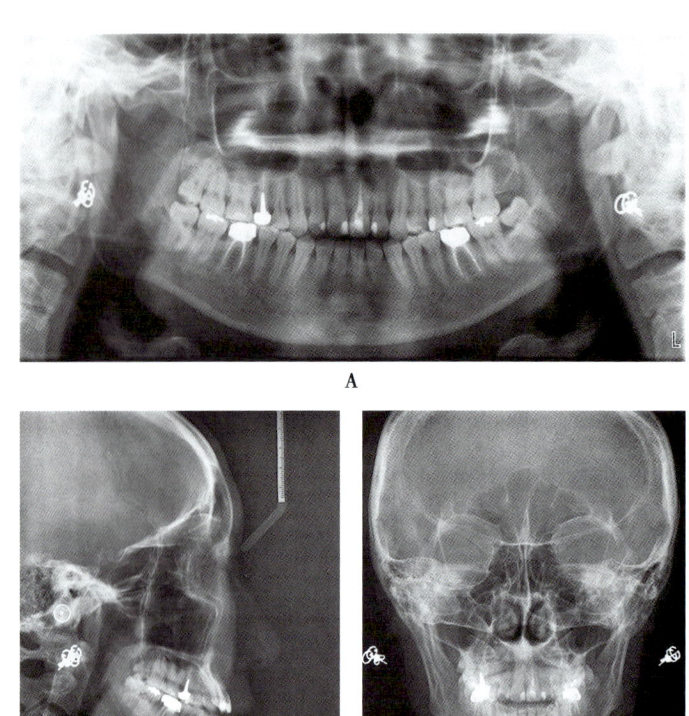

图9-1-11　开殆畸形

全口牙位曲面体层X线片（A）、头颅定位侧位片（B）及头颅定位正位片（C）显示上下颌前牙呈楔形开殆状；头影测量结果，前面高（N-Me）为131mm，大于正常；后前面高比（S-Go/N-Me）为60.5%，小于正常

病例2：女性，17岁。因前牙开殆要求矫治来就诊（图9-1-12）。

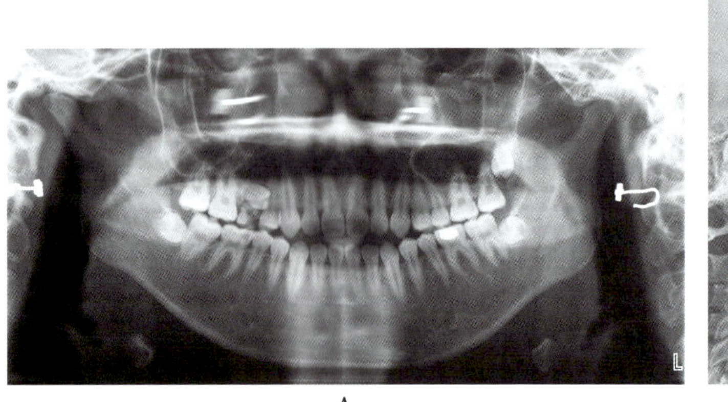
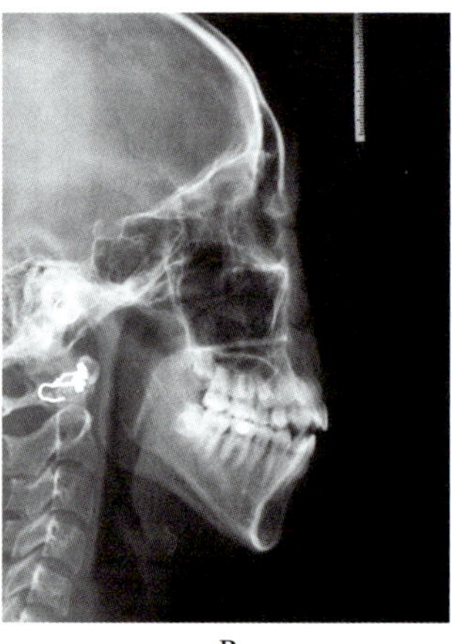

A　　B

图9-1-12　开殆畸形

全口牙位曲面体层X线片（A）及头颅定位侧位片（B）显示前牙区开殆；头影测量结果，前面高（N-Me）为123.7mm，大于正常；后前面高比（S-Go/N-Me）为57.9%，小于正常

病例 3：女性，13 岁。因前牙开𬌗要求矫治来就诊（图 9-1-13）。

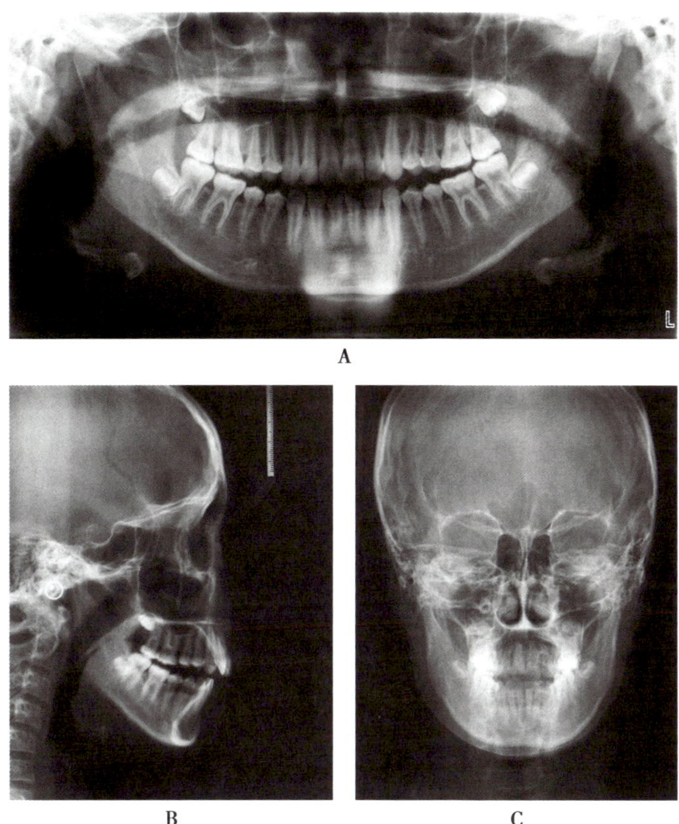

图 9-1-13　开𬌗畸形

全口牙位曲面体层 X 线片（A）、头颅定位侧位片（B）及头颅定位正位片（C）显示上下颌牙列呈前大后小的楔形开𬌗状；头影测量结果，前面高（N-Me）为 121.1mm，大于正常；后前面高比（S-Go/N-Me）为 61%，小于正常

【问题】

问题 1：开𬌗畸形应该做哪些影像学检查？

思路 1：开𬌗畸形患者主要进行全口牙位曲面体层 X 线片、头颅定位侧位片、头颅定位正位片等常规 X 线检查。

思路 2：考虑颞下颌关节骨关节病的患者可进行关节侧斜位片、CBCT 等检查，考虑关节盘移位、穿孔的患者可进行关节造影或 MRI 检查。

问题 2：开𬌗畸形如何诊断？

思路 1：依据临床检查确定开𬌗的范围、程度及分类。

思路 2：结合 X 线头影测量结果分析开𬌗发生机制，制订治疗方案，严重的骨性开𬌗，应考虑外科-正畸联合治疗。

知识点

开𬌗畸形的分类及 X 线头影测量

1. 根据发生机制可分为牙型开𬌗和骨型开𬌗，根据发生部位可分为前牙区开𬌗和后牙区开𬌗，根据发生范围可分为局部性开𬌗和广泛性开𬌗。

2. 下颌平面角大，前面高增加，后前面高比（S-Go/N-Me）小于 62%。

学习笔记

问题3：开殆畸形应该注意与哪些疾病鉴别？

思路1：注意与髁突特异性吸收、髁突发育不良、关节区肿瘤等引起的前牙开殆相鉴别，Ⅱ类高角伴前牙开殆的患者一定要排除髁突特异性吸收的可能性。

思路2：髁突特异性吸收X线表现为髁突形态不规则，体积变小，表面骨皮质连续性中断，髁突及下颌升支高度降低。MRI表现为髁突及升支骨髓腔信号降低，关节盘移位甚至穿孔等。髁突发育不良X线表现为髁状突体积及形态缩小。关节区肿瘤患者影像上可见新生物，一般为单侧。

七、半侧下颌肥大畸形

半侧下颌肥大畸形（hemimandibular hypertrophy）是一侧下颌骨发育过度导致半侧下颌骨整体增大，患侧的髁状突、下颌升支、下颌骨体部长度、高度、厚度均较健侧明显增大，但很少越过下颌骨正中联合。临床表现为面部两侧不对称，扭曲状面型，患侧面部垂直高度明显大于健侧，患侧下颌骨下缘低于健侧，颏部偏向健侧。咬合关系紊乱，下颌中线偏向健侧，患侧牙列下垂，殆平面偏斜，患侧低于健侧。患侧后牙区反殆甚至开殆，磨牙呈近中殆关系，健侧后牙区往往反覆殆反覆盖，磨牙呈远中殆关系，前牙区反覆盖。少数患者可伴有患侧关节区的疼痛、弹响、运动异常等症状，开口度正常，开口型可有偏斜。

【影像学表现】

患侧下颌骨体积较健侧明显增大，髁状突增粗增大，但仍保留正常形态和骨质密度，其骨皮质与髁状突颈部相连续，髁状突颈部显著延长，下颌升支增宽增高，患侧下颌角圆钝，明显低于健侧，下颌骨下缘弓形下垂，下颌管下移，病变范围不超过颏部正中联合。

学习笔记

【病例】

病例：女性，18岁。因下颌偏斜要求矫治来就诊（图9-1-14）。

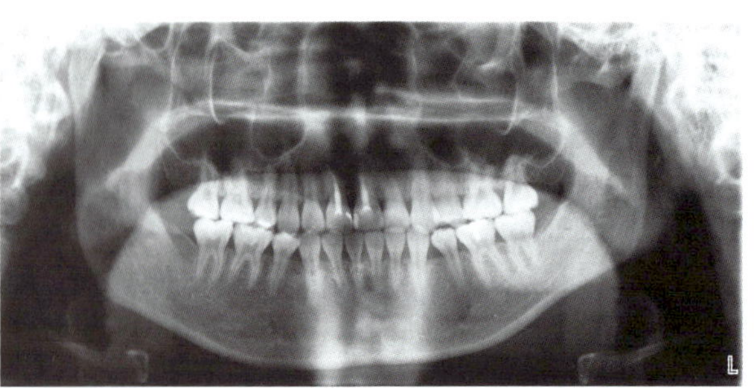

A

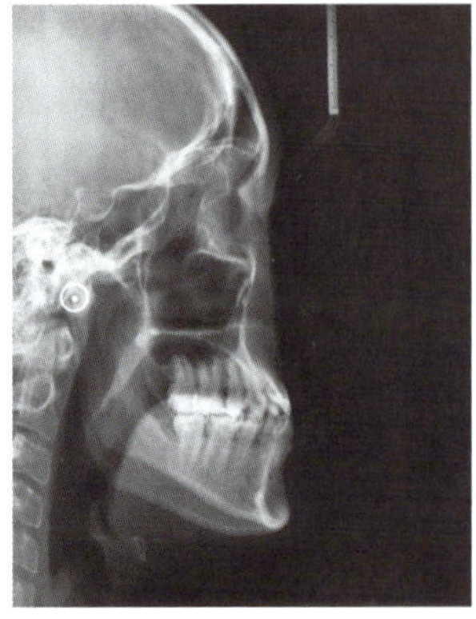

B

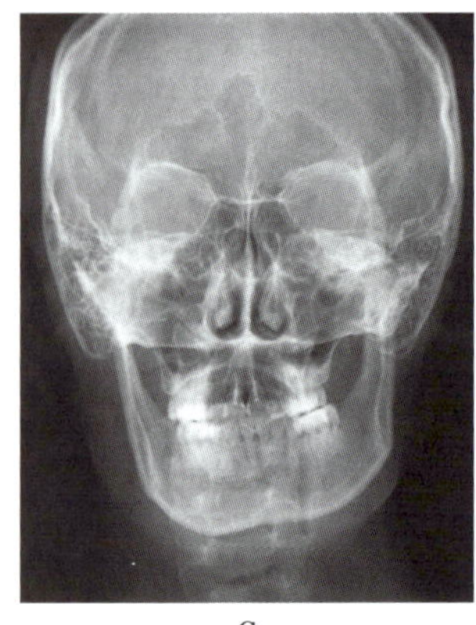

C

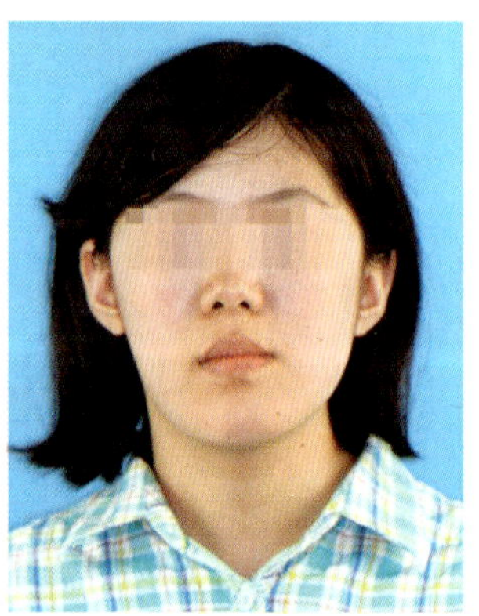

D

图9-1-14　半侧下颌肥大畸形

全口牙位曲面体层X线片（A）、头颅定位侧位片（B）及头颅定位正位片（C）显示右下颌骨体积较明显增大，右髁状突增粗增大。正面像（D）示面部两侧形态不对称

【问题】

问题1：半侧下颌肥大畸形应该做哪些影像学检查？CT检查对诊断和治疗有何作用？

思路1：半侧下颌肥大畸形患者一般进行X线检查，包括全口牙位曲面体层X线片、头颅定位侧位片、头颅定位正位片、颏顶位片、CT等。怀疑关节盘病变的可进一步关节造影、MRI检查。

思路2：通过X线头影测量或三维CT测量分析，了解畸形的范围和程度，全面直观分析颌骨的不对称性，制订治疗方案，预测手术时截骨量。

思路3：CBCT扫描后获得DICOM数据，导入专业软件可在计算机上模拟正颌外科手术。CT数据导出STL格式文件，3D打印机可打印出1∶1的颌骨模型，利用此模型进行手术设计，制作正颌外科手术导板，使外科医生能够在手术过程中便利地移动骨段，精确定位颌骨的位置。

问题2：半侧下颌肥大畸形如何诊断？主要与哪些疾病鉴别？

思路1：半侧下颌肥大畸形的诊断主要依据临床检查和X线检查，一般不难做出诊断。

思路2：主要与髁状突良性肥大（图9-1-15）、原发性半侧颜面肥大、髁状突骨瘤和软骨瘤等鉴别。

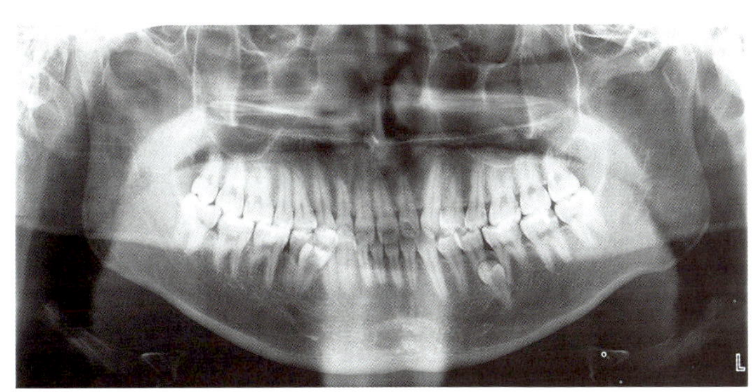

图9-1-15　右髁状突良性肥大

全口牙位曲面体层X线片示下颌可见额外牙2枚，右髁状突体积增大，颈部增长，右下颌骨体部形态与左侧基本对称

知识点

半侧下颌肥大畸形的影像鉴别诊断

1. 髁状突良性肥大表现为髁状突体积增大，不失基本外形，颈部增长，升支高度增加，但下颌骨体部形态与对侧基本对称，高度不增加，下颌神经管位置不下移。

2. 原发性半侧颜面肥大可累及同侧的上颌骨、颧骨、颞骨、颅骨、颜面软组织，受累侧上述骨骼、皮肤、皮下组织、肌肉、涎腺、舌体等均明显增大。

3. 髁状突骨瘤和软骨瘤往往使髁状突失去正常形态，骨质密度增高，病变可不与髁状突颈部骨皮质连续。

知识拓展：面部不对称畸形主要有哪些？

面部不对称畸形表现多样，发病因素复杂，可为先天性、发育性和获得性。面部不对称多数由于下颌不对称畸形引起的，可累及上颌骨、颧骨颧弓等，有时难以确定哪一侧是患侧，单纯上颌骨引起的面部不对称畸形少见。目前尚未有一种公认的完善分类，多结合病因、病理及临床表现分类。

学习笔记

1. 不对称性下颌前突畸形　即偏突颌，多数发育性面部不对称属于此类，患者为不对称性长脸畸形，侧貌呈直面形或凹面形。下颌前突，两侧下颌骨发育不对称，下颌骨体积增大，一侧增大显著，颏点及下颌中线偏向健侧，前牙反殆，患侧后牙为近中关系，健侧为中性或近中关系，健侧后牙多为反殆，患侧殆平面可低于健侧，可同时伴有或不伴有上颌骨发育不足。X 线片显示一侧下颌升支、下颌骨体部长度增大。

2. 不对称性下颌后缩畸形　即偏缩颌，患者多有外伤史或感染史，侧貌为凸面形。下颌后缩，两侧下颌骨发育不对称，颏点及下颌中线偏向患侧，前牙深覆盖或正常，患侧后牙为远中关系，健侧为中性或轻远中关系，患侧殆平面高于健侧，可同时伴有或不伴有上颌骨轻度发育不足。X 线片显示一侧髁状突、下颌升支、下颌骨体部长度明显短，殆平面及下颌平面陡。

3. 单侧髁状突良性肥大　患者外貌同不对称性下颌前突畸形，颏点及下颌中线偏向健侧，患侧下颌角低于健侧，X 线片显示髁状突体积增大，外形保持不变，颈部长，升支高度增加，体部形态与对侧基本对称。

4. 半侧下颌肥大畸形　详见前述。

5. 单侧髁突及颌骨占位性病变　髁状突骨瘤或软骨瘤最多见，颏点及下颌中线偏向健侧，临床表现同不对称性下颌前突畸形。单侧或双侧颌骨骨化纤维瘤等占位性病变也可导致面部不对称，影像学检查有助于确诊。

6. 半侧颜面短小畸形　即第一、二鳃弓综合征，详见后述相关章节。

八、腭　　裂

腭裂（palate cleft）俗称狼咽，是颜面部常见的先天性畸形之一，可单独发生，也可并发唇裂。病因尚不完全清楚，一般认为与妊娠期内分泌异常、病毒感染、创伤、营养缺乏及遗传等因素有关。可分为软腭裂、不完全性腭裂、单侧完全性腭裂、双侧完全性腭裂。少数患者可见一侧完全、一侧不完全，悬雍垂缺失，隐裂，硬腭部分裂孔等。口腔与鼻腔间有裂隙，吸吮功能障碍，导致患儿一般营养不良，易发生呼吸道感染，腭裂语音，听力障碍，上颌骨发育不足导致面中部塌陷，严重者呈碟形脸，牙齿排列不齐，咬合紊乱，多为反殆。

【影像学表现】

胎儿唇腭裂超声表现为上唇及牙槽突回声带连续性中断，唇部软组织缺损及颅底上腭部骨缺损。学龄期患儿及成人 X 线检查，完全性腭裂牙槽突及硬腭可见裂隙（图 9-1-16A），口腔与鼻腔相通，侧位片显示上颌骨发育不足，前牙反殆反覆盖（图 9-1-16B）。

【病例】

病例 1：男性，23 岁。左侧完全性腭裂（图 9-1-16）。

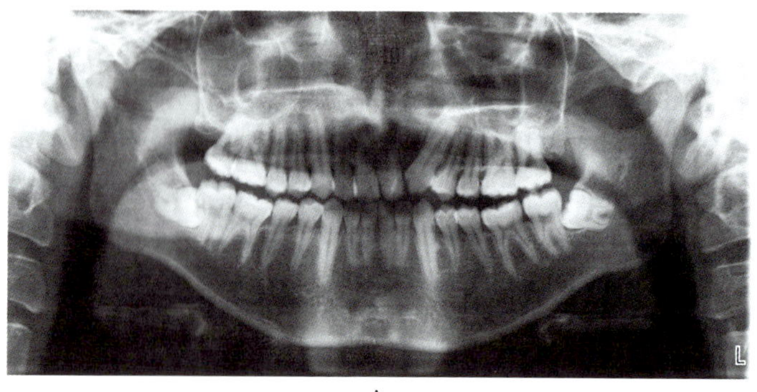

A

学
习
笔
记

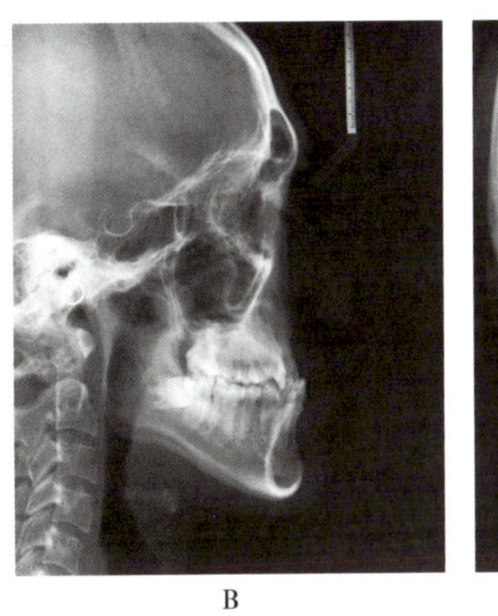

B

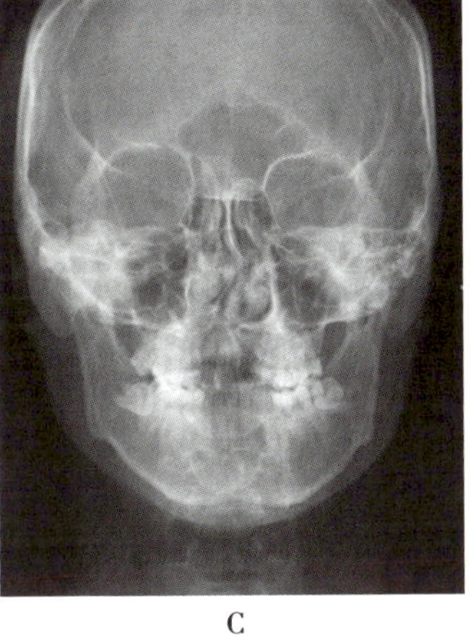

C

图 9-1-16　腭裂

全口牙位曲面体层 X 线片(A)、头颅定位侧位片(B)及头颅定位正位片(C)示左上颌中切牙与尖牙之间牙槽突及硬腭裂隙,前牙反𬌗反覆盖

病例 2:男性,13 岁。左侧完全性腭裂植骨术后 CT 复查(图 9-1-17)。

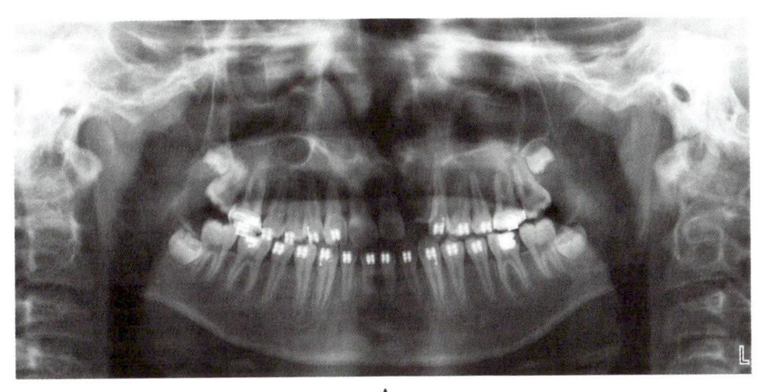

A

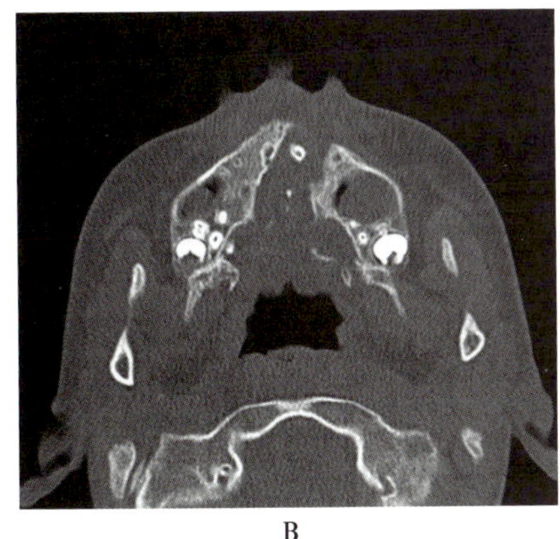

B

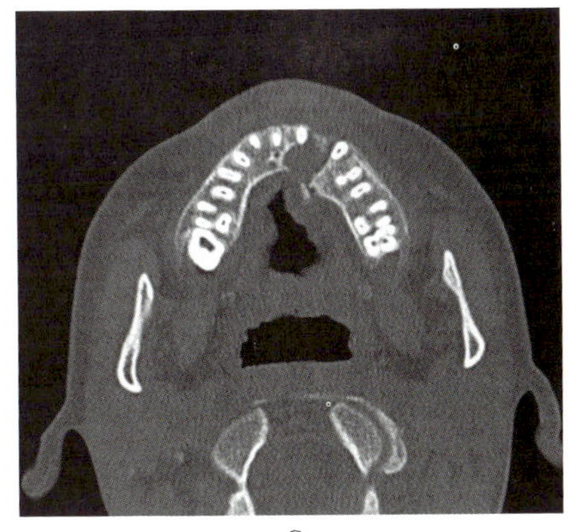

C

图 9-1-17　腭裂

全口牙位曲面体层 X 线片(A)、CT 横断面图像(B,C)示左前牙区牙槽突及腭部裂隙,其内可见残留植骨影

【问题】

问题 1:腭裂患者应该做哪些影像学检查?

思路 1:腭裂患者外科手术治疗前需进行胸部 X 线检查,观察心脏形态大小等改变、是否存在心包或胸腔积液、肺部是否有充血、缺血或感染,确定是否有先天性心脏病、胸腺肥大等。必

学习笔记

要时心脏彩超进一步检查。

思路2：牙槽突植骨术和正畸治疗是唇腭裂序列治疗的重要组成部分，上颌前部 片和CT检查有助于术前测量裂隙大小，计算植骨量，术后观察牙槽突植骨效果等（图9-1-17B）。正畸治疗一般主要进行X线检查，包括全口牙位曲面体层X线片、头颅定位侧位片、头颅定位正位片等，关节侧斜位片、关节造影及MRI适用于关节疼痛、弹响、运动异常等症状的患者。

问题2：胎儿唇腭裂畸形筛查有哪些影像学检查方法？

思路1：彩色多普勒超声是筛查胎儿唇腭裂畸形较可靠的影像学检查方法。只要能显示胎儿面部结构，超声诊断一般并不困难。

思路2：完全性腭裂多伴发牙槽突裂及完全性唇裂，超声容易诊断，而无唇裂或不完全性唇裂胎儿，由于牙槽突常完整，超声不能显示腭裂，易漏诊，轻度腭裂超声判断较困难。

第二节 颅颌面骨畸形

一、第一、二鳃弓综合征

第一、二鳃弓综合征又称半侧颜面短小畸形、口-下颌-耳综合征、Goldenhar综合征、眼耳脊柱发育不良等，多认为是胚胎时期第一、二鳃弓及第一鳃裂、颞骨原基的发育异常和神经嵴细胞迁移紊乱所致，以眼、耳、颜面和脊柱发育异常为主。临床表现具有高度多样性，主要为面部不对称、面横裂、耳部畸形等，例如一侧下颌骨发育不良、小耳、附耳（图9-2-1E）、瘘管（图9-2-1D、F）、听力障碍、巨口、眼部皮样瘤、斜视、视力障碍与畸形、脊柱裂、唇裂、腭裂等。亦可伴其他器官系统等的异常，如牙齿发育迟缓、牙齿缺失、肋骨发育异常、先天性心脏病、腹股沟斜疝等。

学习笔记

【影像学表现】

1. 口腔及颌骨　个别牙齿缺失，颌骨发育畸形（图9-2-1A），单侧下颌升支和髁状突短小，也可双侧受累表现为小下颌畸形、偏 畸形（图9-2-1C）、颧骨颧弓、眼眶也可受累发育不良。

2. 肋骨及脊柱　可伴有脊柱裂、椎体融合、脊柱侧弯、肋骨缺如等。

3. 其他　腭裂、先天性心脏病等。

【病例】

病例1：男性，21岁。出生时即发现附耳及右面部瘘口，瘘口有液体溢出，现要求治疗来就诊（图9-2-1）。

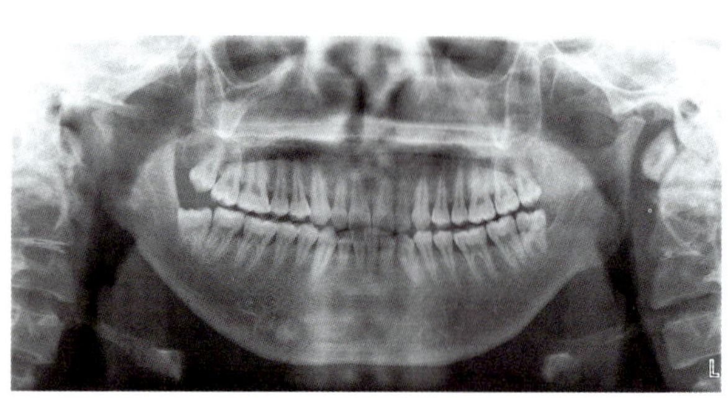

A

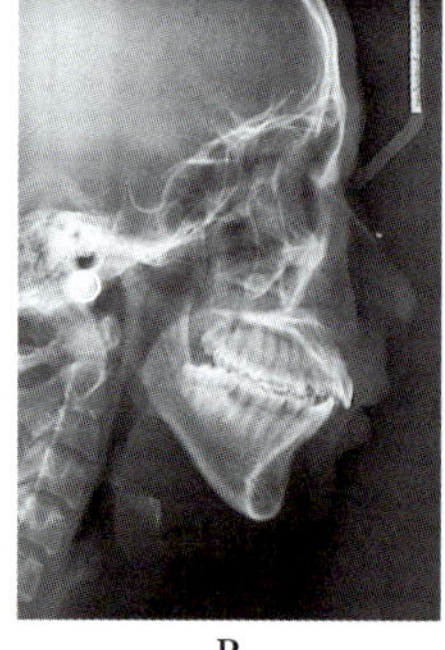
B

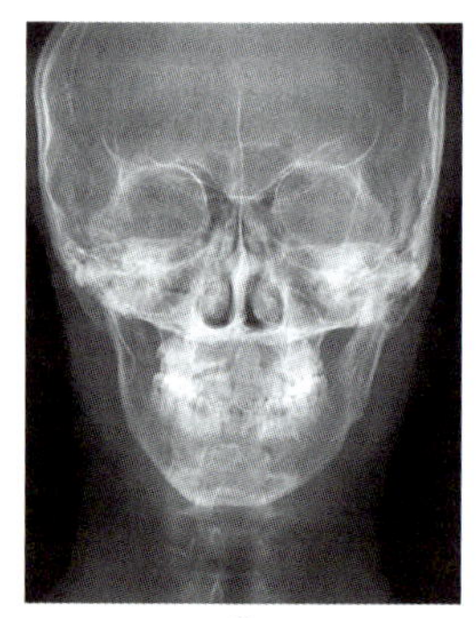
C

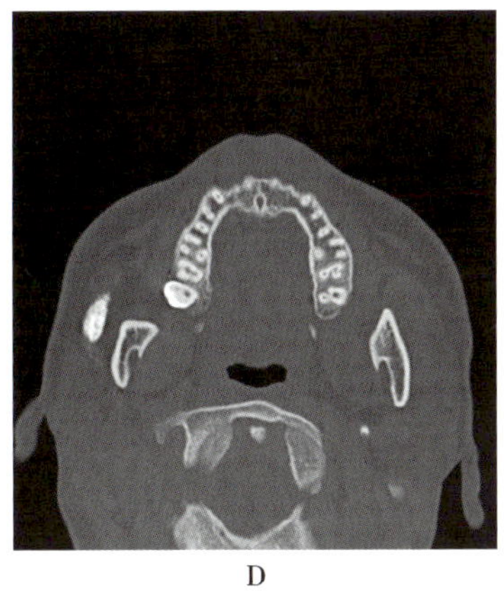
D

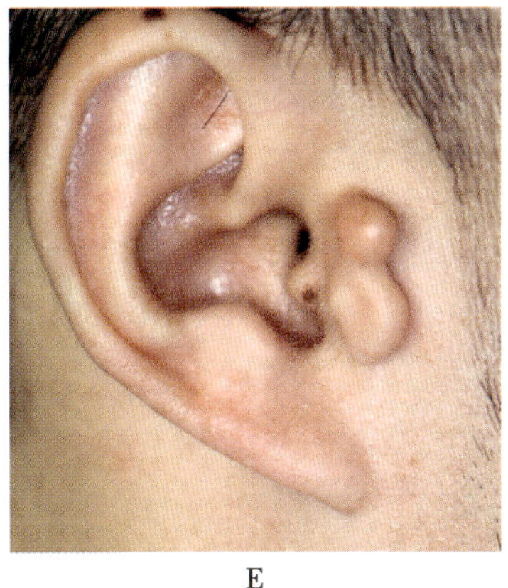
E

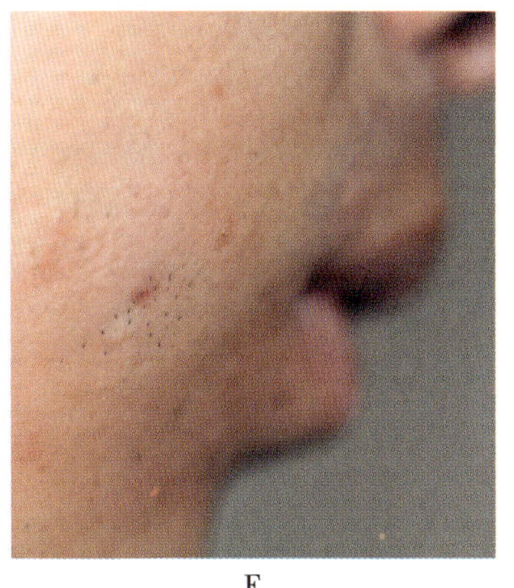
F

图 9-2-1 第一、二鳃弓综合征

全口牙位曲面体层 X 线片(A)、头颅定位侧位片(B)及头颅定位正位片(C)显示右下颌骨发育不良,下颌右偏;CT 造影横断面图像(D)示团状造影剂后方线状高密度影与右腮腺相通;侧面像(E,F)示附耳及瘘口溢液

病例 2: 男性,21 岁。出生时即发现颈部及面部多发性盲瘘,要求治疗来就诊,患者有附耳,耳聋,先天性心脏病(图 9-2-2)。

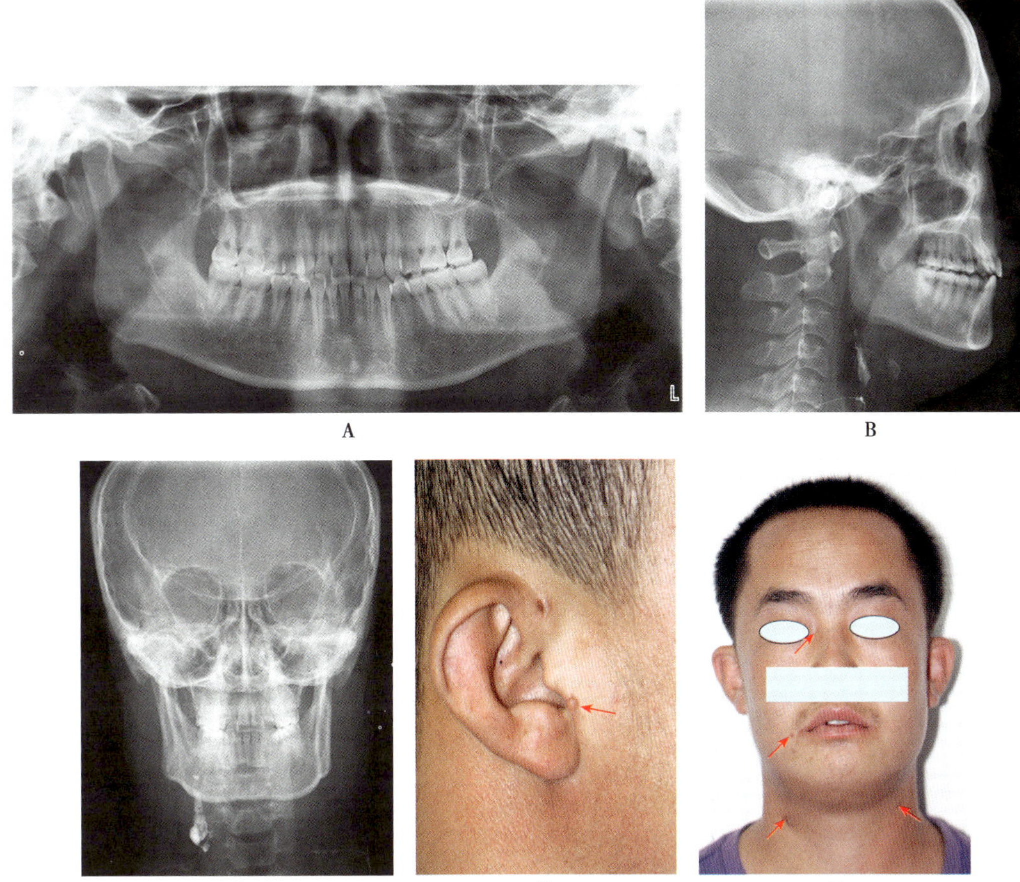
A B C D E

图 9-2-2 第一、二鳃弓综合征

全口牙位曲面体层 X 线片(A)、瘘管造影头颅定位侧位片(B)及造影头颅定位正位片(C)示上下颌骨发育尚可,右侧可见窦道向上方走行,左侧未见明显造影剂进入。侧面像(D)示附耳;正面像(E)示面部多发性盲瘘

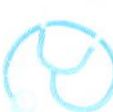

【问题】

问题 1：第一、二鳃弓综合征患者应该做哪些影像学检查？

思路：第一、二鳃弓综合征患者主要进行 X 线检查，包括全口牙位曲面体层 X 线片、头颅定位正位片、头颅定位侧位片、胸部正位片等，观察颌面骨、胸廓、脊柱等的发育情况。面部瘘管可造影检查，造影后 CT 检查可明确窦道走行及其与周围组织解剖关系。心脏彩超检查有助于先天性心脏病的诊断。

问题 2：第一、二鳃弓综合征如何诊断与鉴别诊断？

思路 1：第一、二鳃弓综合征的诊断主要依据临床表现，结合 X 线检查。

思路 2：与其他综合征有交叉临床表现，如 Treacher-Collins 综合征，注意鉴别诊断，详细见后述。

知识点

第一、二鳃弓综合征的诊断要点

1. 临床表现主要为眼、颌面部及耳部畸形等，颌面部瘘管、唇腭裂、附耳、听力障碍、眼部皮样瘤、斜视等。
2. 附耳是诊断线索。
3. 可伴先天性心脏病、肾、神经系统等的异常。
4. 颌骨发育不良，个别牙齿缺失。

学习笔记

二、Crouzon 综合征

Crouzon 综合征（Crouzon syndrome）又称遗传性家族性颅面骨发育不全、鹦鹉头综合征、狭颅综合征等，是常染色体显性遗传原发性发育异常，具有家族遗传性，多数患者成纤维细胞生长因子受体 2（Fibroblast growth factors receptor 2，FGFR2）基因突变。1912 年 Crouzon 首先报道，并认为骨缝炎导致了颅缝过早闭合，也有学者认为是由于芽胚浆的变异使两骨的骨化中心异常接合或异常分离。临床表现主要有头颅畸形，冠状缝早闭，上颌骨发育不足，鹦鹉嘴样鼻，眼球突出及眶距增宽等。患者智力低下，运动发育迟缓。

【影像学表现】

1. 头颅　头颅侧位片可显示头颅畸形（图 9-2-3A，图 9-2-4B），舟状头或三角头（图 9-2-4C），鼻咽部气道窄，颅骨脑回压迹加深。头部 CT 显示颅骨骨壁变薄，颅缝骨性连接，过早融合。颅中窝凹陷，垂体窝扩大，眼眶明显变小，视神经孔变窄、变扁。还可有脑积水、脑室系统畸形。

2. 口腔　上颌骨发育不足（图 9-2-3A），鼻梁凹陷，下颌前突，双侧后牙反殆（图 9-2-3D），前牙反殆反覆盖（图 9-2-4D），牙弓窄，硬腭位置高，部分牙齿缺失，牙列拥挤。

3. 其他　可伴有颈椎融合，脊柱隐裂等。

【病例】

病例 1：男性，8 岁。因前牙反𬌗来就诊（图 9-2-3）。

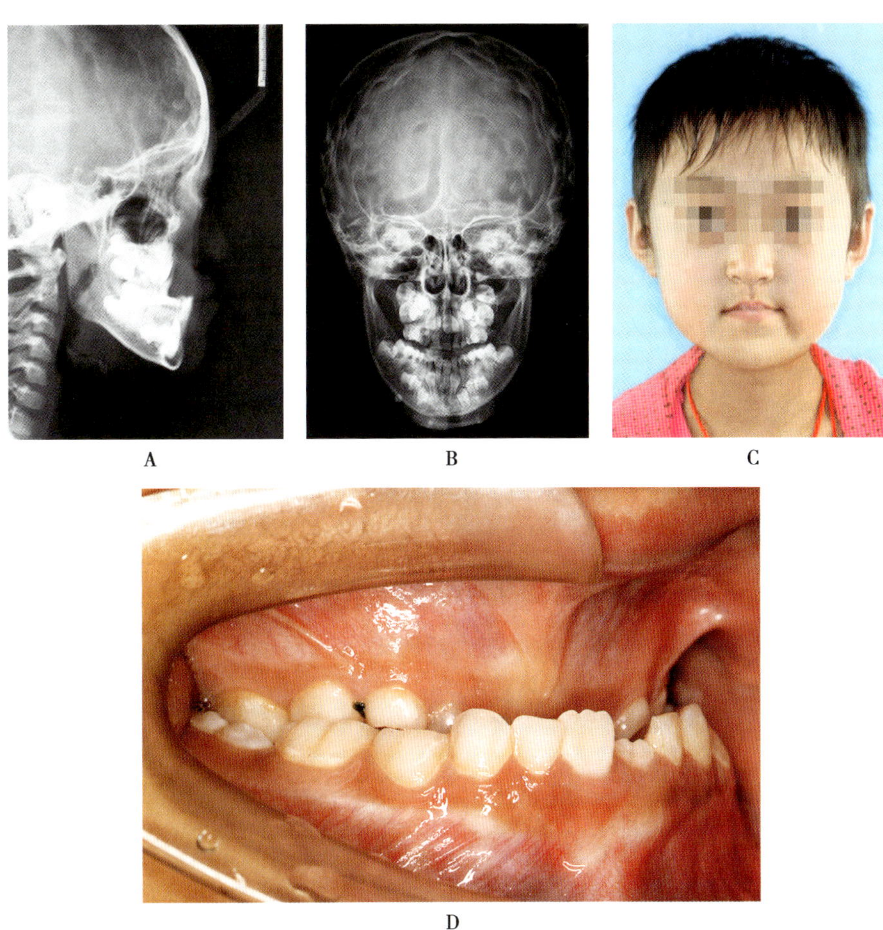

图 9-2-3　Crouzon 综合征

头颅定位侧位片（A）及头颅定位正位片（B）显示上颌骨发育不足，颅骨密度不均匀；正面像（C）示患者眼球突出；侧面𬌗像（D）示前后牙反𬌗

病例 2：男性，8 岁。因前牙反𬌗来就诊（图 9-2-4）。

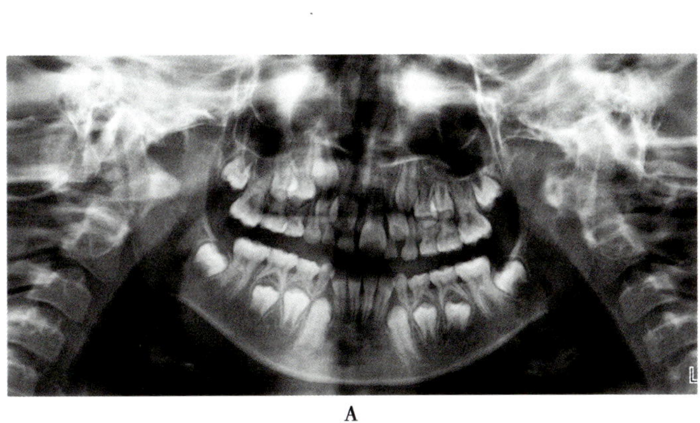

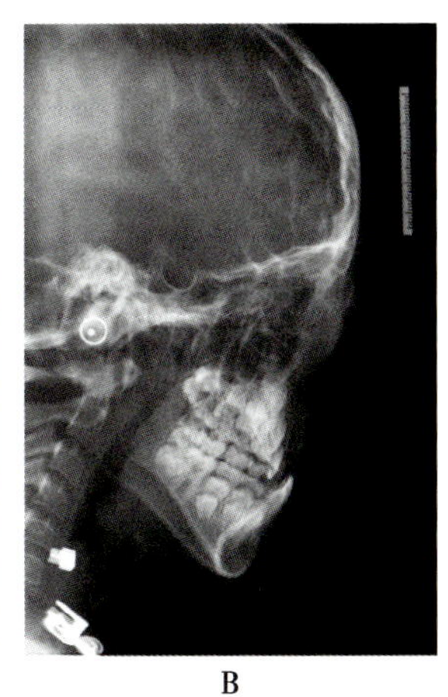

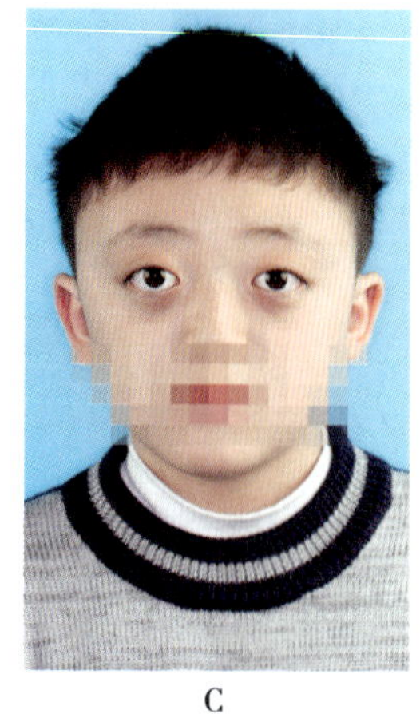

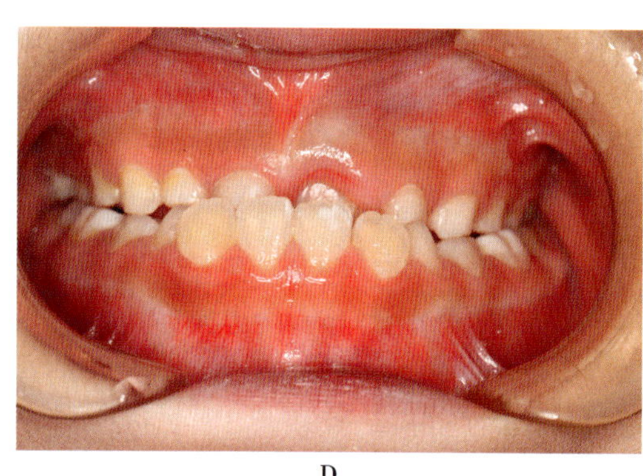

C　　　　　　　　　　D

图 9-2-4　Crouzon 综合征

全口牙位曲面体层 X 线片(A)及头颅定位侧位片(B)示上颌骨发育不足,颅骨密度不均匀;正面像(C)示患者头尖似三角形、眼球突出;正面𬌗像(D)示前牙反𬌗

【问题】

问题 1：Crouzon 综合征患者应做哪些影像学检查？产前有哪些影像学检查方法？

思路 1：Crouzon 综合征患者 X 线检查包括全口牙位曲面体层 X 线片、头颅定位侧位片、头颅定位正位片、CT 及三维重组等,明确颅缝早闭的程度、范围以及头颅畸形的严重程度。

思路 2：Crouzon 综合征产前检查包括超声、MRI 等。定期的超声检查确定是否存在颅缝早闭及颅面畸形,表现为颅缝区域无低回声表现,胎头指数异常,突眼、眶距增宽等,超声检查异常可进一步进行基因筛查。MRI 能够明确是否伴有颅脑及脊髓异常。

问题 2：Crouzon 综合征如何诊断？主要与哪些疾病鉴别？

思路 1：Crouzon 综合征的诊断主要依据临床表现头形异常、突眼、上颌骨后缩及 X 线检查颅缝早闭等。

思路 2：主要与其他常见颅缝早闭症相鉴别,如 Apert 综合征、小头畸形。

知识点

Crouzon 综合征的鉴别诊断

1. Apert 综合征　又称尖头并指(趾)综合征,患者颅骨和颜面骨异常,且伴有并指(趾)畸形,为常染色体显性遗传。特征为手足对称性并指(趾),程度不等,部分融合或完全性融合,以第 2、3、4 指(趾)完全愈合最为常见,掌骨较短,可与桡骨融合。头形尖而短,前额高,冠状缝早期愈合,颅骨纵轴增大,眼球突出,眼距增大,斜视。鼻小而扁,呈钩鼻状。上颌骨发育不良,腭弓高。

2. 小头畸形　常因妊娠早期受放射线照射或宫内感染所致,脑的重量明显轻,不超过 900g,脑回过小或根本无脑回。病人头顶部小而尖,额与枕部常平坦,前囟闭合早,骨缝全部或部分闭合过早,身体及智力发育差,语言及行为发育障碍。

三、Treacher-Collins 综合征

Treacher-Collins 综合征(Treacher-Collins syndrome,TCS)又称 Franceschetti 综合征、Franceschetti-Zwahlen-Klein 综合征、Klein-Tranceschtti 综合征、下颌面发育不全及耳聋综合征。病因可能与支配第一鳃弓的镫骨动脉发育异常或供血不足、怀孕早期受放射线照射、羊水压力过大、胎

位异常、维生素缺乏、代谢紊乱、口服化学药品等有关，是5号染色体 *treacle* 基因突变导致的遗传性疾病，为常染色体显性遗传，呈不同程度外显，也可为新生突变。患者具有特征性面部外形，颧骨及下颌骨发育障碍，伴有眼、耳、听力、智力等发育异常，多数为两侧对称性形态异常。颧骨体对称性发育不足或缺失，眶外缘、颧弓根部凹陷，鼻窦小或完全不发育，下颌骨发育不足，呈"鸟嘴"样。眶距宽，眼斜位，外眦角下移，睑裂短、外1/3的下睑通常缺如，睫毛少或缺如，泪点、睑板腺或睑板缺如。耳位低、外耳道闭锁、前庭耳蜗畸形或部分缺如、听小骨畸形或缺如、传导性耳聋、附耳、耳前窦道、鳃裂瘘等。鼻部突出，鼻孔小，鼻翼软骨发育不全，后鼻孔闭锁。上颌前突、腭弓高、腭裂、巨口。智力一般正常，也可发育迟缓。

【影像学表现】

1. 头颅　眶距增宽，鼻骨前突，鼻额角消失变平。乳突小，密度增高，甚至气房缺如。

2. 口腔颌面部　颌骨发育不良，上颌窦小或完全不发育（图9-2-5C），上颌前突，下颌骨体部及升支短小，髁状突颈部短缩（图9-2-5B），下颌角钝，角前切迹加深，颏部后缩。颧骨小而低（图9-2-5A），颧骨颧弓残缺或缺如（图9-2-5C），但两侧对称。

【病例】

病例：女性，12岁。因面部畸形要求整形就诊（图9-2-5）。

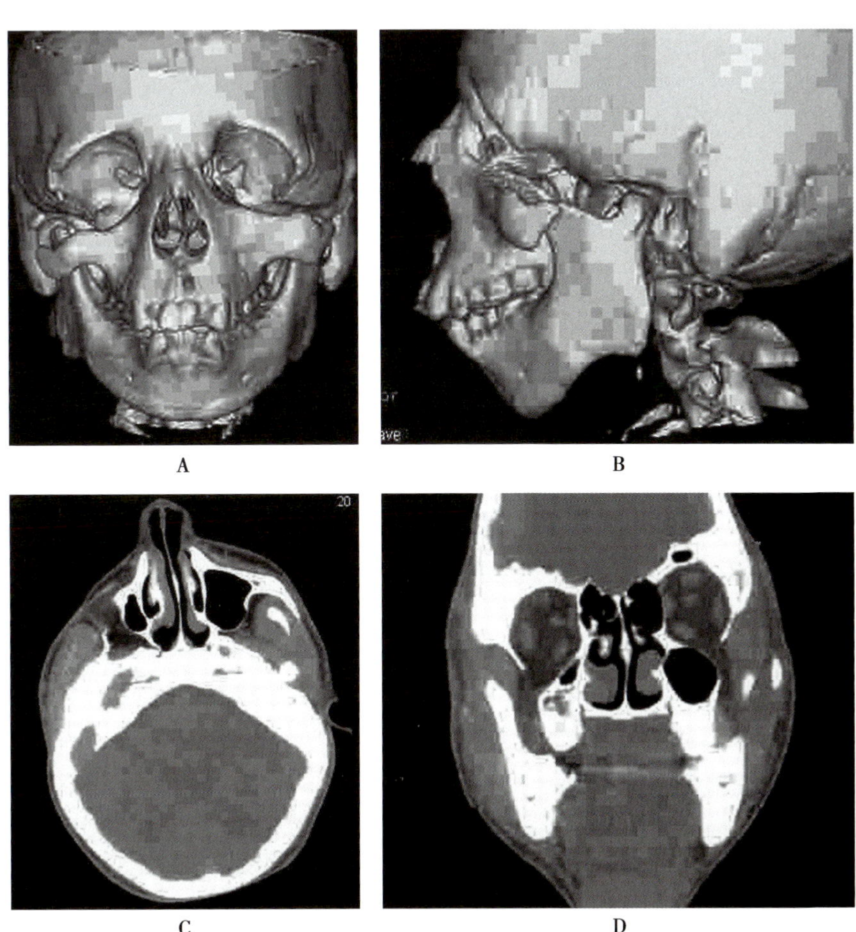

图9-2-5　Treacher-Collins 综合征（上海第九人民医院放射科余强教授供图）
CT三维重组（A）示双侧眶外侧壁下份缺如，右颧骨小、低；三维重组（B）示髁状突颈部短，角前切迹变深，颧弓残缺；横断面（C）及冠状面（D）显示右上颌窦小，双侧颧弓残缺

学习笔记

【问题】

问题1：Treacher-Collins 综合征患者应该做哪些影像学检查？胎儿产前宫内筛查有哪些影像学检查方法？

思路1：Treacher-Collins 综合征患者 X 线检查包括全口牙位曲面体层 X 线片、头颅定位侧位片、头颅定位正位片、华特位（Water's）片等。CT 及三维重组可直观显示颅面骨的解剖学改变，有利于诊断。

思路2：超声检查 Treacher-Collins 综合征胎儿羊水过多，胎儿无吞咽活动，颅顶径和头围发育差。有家族史的，胎儿镜有助于产前诊断。

问题2：Treacher-Collins 综合征如何诊断？主要与哪些颅面畸形综合征鉴别？

思路1：Treacher-Collins 综合征的诊断主要依据特征性临床表现及 X 线检查。眶外侧及颧弓部凹陷，侧貌可呈"鸟嘴"样。X 线检查显示颧骨颧弓发育障碍甚至缺如，髁状突颈部短小。

思路2：Nager 综合征、Miller 综合征及第一、二鳃弓综合征患者面部特征与 Treacher-Collins 综合征相似，注意鉴别。

知识点

Treacher-Collins 综合征的鉴别诊断

1. Nager 综合征　又称轴前性肢端面骨发育不全综合征，患者不仅颧骨发育不良，眼斜，小下颌，外耳异常以及腭裂，同时伴有肢体畸形，通常是轴前不对称性的，包括拇指发育不良或缺失、桡骨发育不全、桡尺骨骨性结合。

2. Miller 综合征　又称轴后性肢端面骨发育不全综合征，Genee-Wiedemann 综合征，其面部特征与 Treacher-Collins 综合征的面部特征相似，小耳畸形和颧骨发育不全，但 Miller 综合征轴后肢端变短，通常伴有全部四肢的第五指或趾缺失。

3. 第一、二鳃弓综合征　通常为半侧颜面萎缩，下颌骨发育障碍，偶有双侧受累，但常一侧更严重，还有听力障碍、眼部皮样瘤、斜视、脊柱裂等。

四、颅骨锁骨发育不全

颅骨锁骨发育不全（cleidocranial dysostosis）又称 Marie-Sainton 综合征、Hulkerantt 骨形成不全、Schenthaurer 综合征等，是一种先天性骨骼系统发育异常，膜内化骨部位的骨化延迟，主要发生在锁骨、颅骨和骨盆，躯干骨和四肢长、短管状骨也可受累。多数患者有家族遗传史，为常染色体显性遗传，致病基因 *CBFA1/RUNX2* 定位在 6p21，是骨母细胞特异的转录因子和骨母细胞分化的调节剂。男女发病率无明显差别。患者典型临床表现是头大、脸小、肩下垂、胸部狭窄。可一侧或两侧锁骨的胸骨端或肩峰端缺如，两侧锁骨完全缺如少见，后者患者两肩关节内收活动极大，甚至两侧肩膀可放到胸前（图 9-2-8D），并有肱骨头半脱位。头部发育异常，主要表现为颅缝宽，不闭合或推迟闭合，前囟门增大，甚至可达眼眶边缘，个别患者前囟直至成人仍不闭合，一般颅底正常。身材矮小，两眼距离增宽（图 9-2-8D），多数患者智力正常。几乎都存在牙齿受累，主要表现为牙齿发育迟缓，排列不齐，乳牙滞留，恒牙萌出障碍，颌骨内可见多个埋伏阻生额外牙。

【影像学表现】

1. 口腔　牙齿发育异常，全部乳牙或大部分乳牙未脱落，恒牙萌出较迟或未萌出，颌骨内常见多个埋伏额外牙等（图 9-2-6A）。

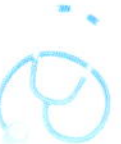

2. 胸部　锁骨有不同程度的发育不全或缺如(图 9-2-6C),以锁骨内或外 1/3 缺如多见,甚至一侧或双侧完全缺如,少数表现为锁骨发育短小。

3. 头颅　主要表现为囟门大且延迟闭合,甚至终生不闭合。颅骨的横径大,颅缝未闭,副鼻窦小或完全未发育、乳突发育不良等。

4. 其他　患者可有脊椎裂,耻骨联合增宽或耻骨完全缺如,也可见股骨头缺损,髋内翻及膝内翻,指(趾)骨发育短小等。

【病例】

病例 1:女性,7 岁。前囟门不闭合,恒牙萌出迟缓(图 9-2-6)。

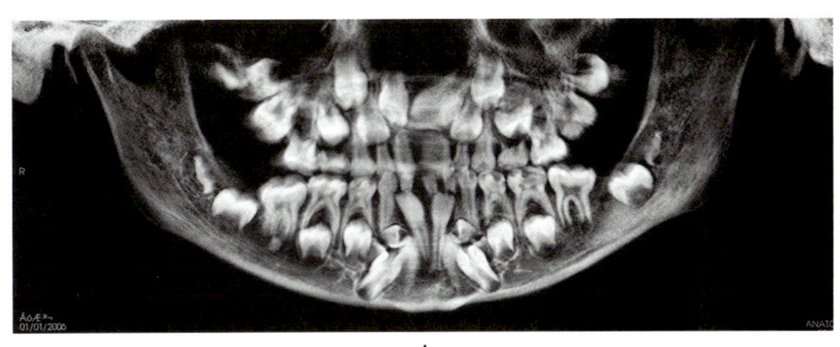

A

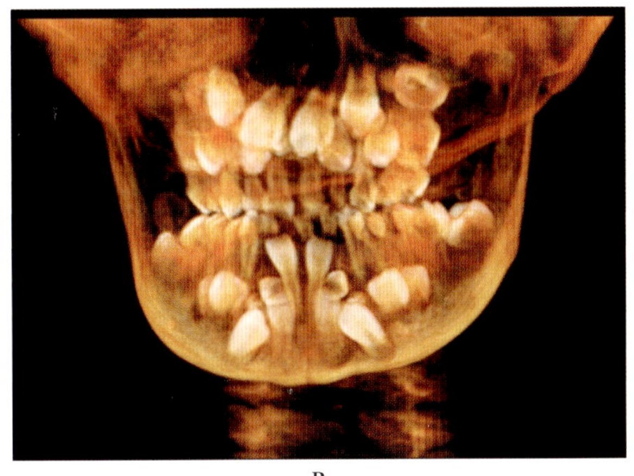

B

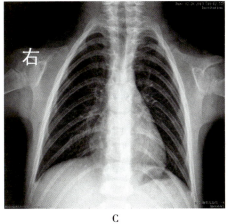

C

图 9-2-6　颅骨锁骨发育不全

CBCT 曲面断层重组(A)及三维重组(B)示乳牙未脱落,多数恒牙未萌出,颌骨内见多个埋伏额外牙。胸部后前位片(C)示双侧锁骨缺如

病例 2:女性,15 岁。因前牙反殆要求矫治来就诊(图 9-2-7)。

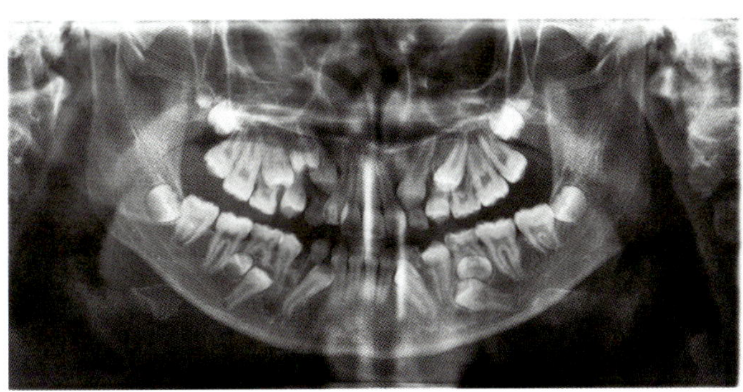

A

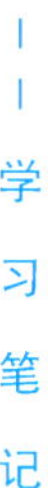

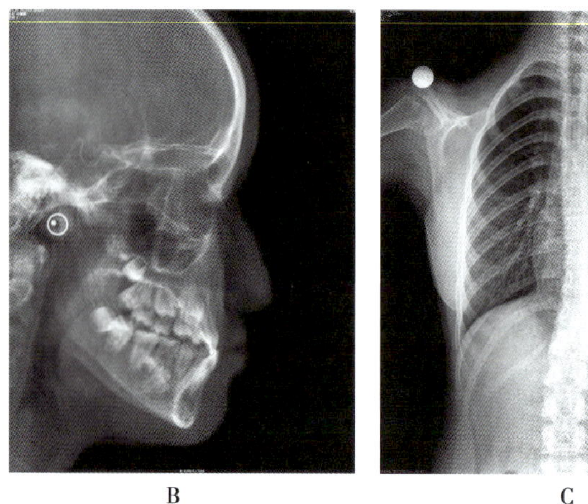

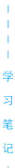

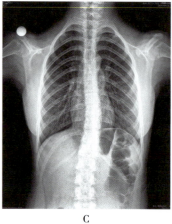

B　　C

图 9-2-7　颅骨锁骨发育不全

全口牙位曲面体层 X 线片（A）及头颅定位侧位片（B）示部分乳牙未脱落，部分恒牙阻生，下颌骨内见埋伏额外牙。胸部后前位片（C）示双侧锁骨缺如

病例 3：男性，16 岁。因乳牙不退来就诊（图 9-2-8）。

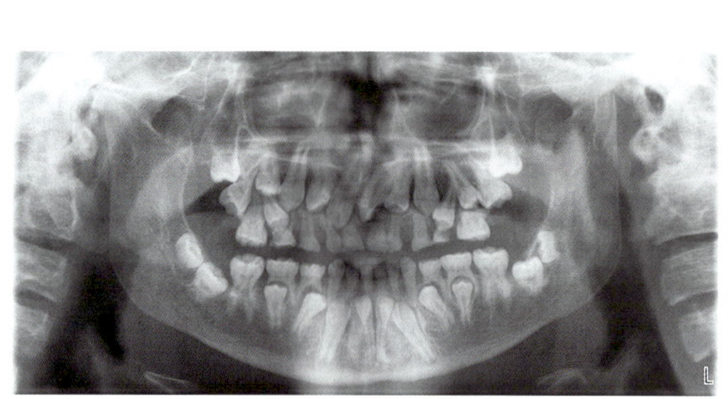

A

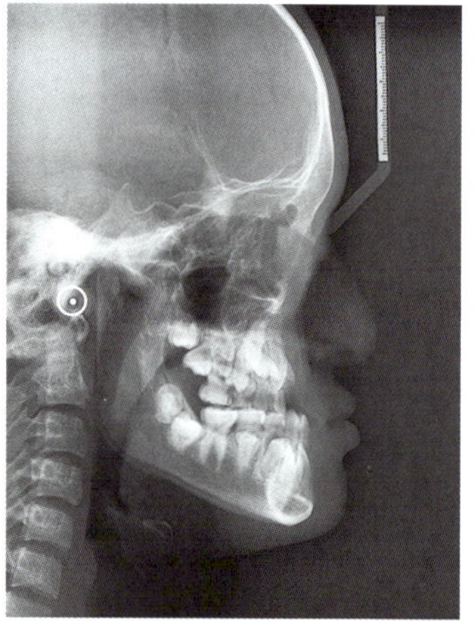

B

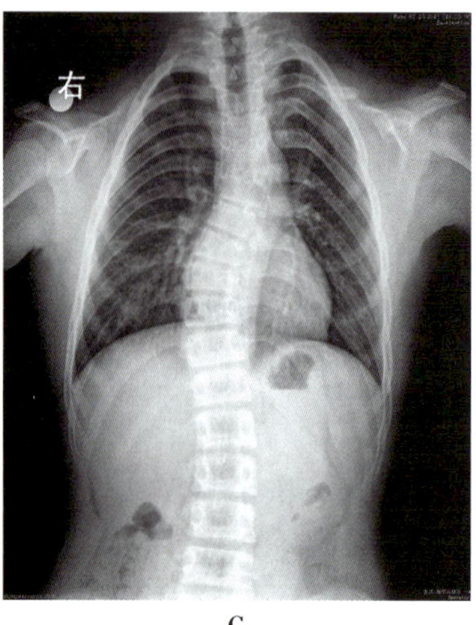

C

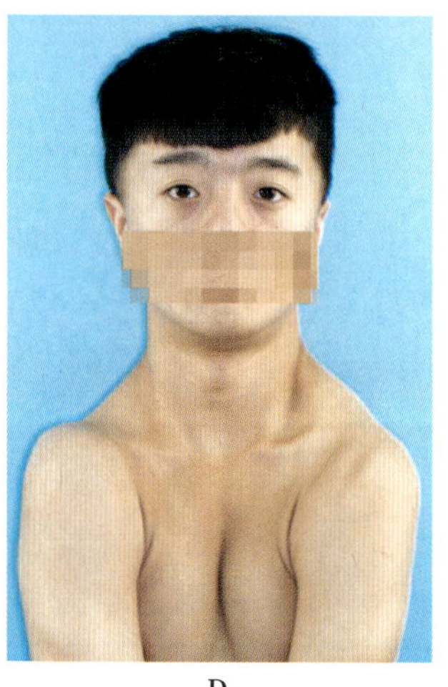

D

图 9-2-8　颅骨锁骨发育不全

全口牙位曲面体层 X 线片（A）示多数乳牙未脱落，恒牙未萌出；头颅定位侧位片（B）示前牙反𬌗；胸部后前位片（C）示双侧锁骨缺如；正面像（D）示患者眼距增宽，两侧肩膀可放到胸前

【问题】

问题1：颅骨锁骨发育不全综合征应该做哪些辅助检查及影像学检查？

思路1：颅骨锁骨发育不全综合征患者一般血、尿、便等实验室常规检查无异常。由于主要是骨骼系统异常，以颅骨与锁骨发育障碍为主要特征，累及牙齿，因此主要进行X线检查，包括胸部正位片、头颅正侧位、全口牙位曲面体层X线片等，一般不需要做超声和MRI检查。

思路2：患者往往有多个埋伏阻生额外牙，常规全口牙位曲面体层X线片往往难以清晰全面显示，CT检查可进一步显示埋伏额外牙的位置及数量、颌骨发育情况等细节。

问题2：颅骨锁骨发育不全综合征如何诊断？

思路1：临床上患者典型体征是头大面小、两眼距宽、身材矮小、囟门未闭合、长颈窄肩、颅骨缺损。口腔检查发现牙齿发育不良，乳牙不脱落，恒牙迟萌，应给予系统X线检查。

思路2：结合X线表现，上下颌可见埋伏额外牙、单侧或双侧锁骨部分或全部缺如，颅骨缺损，囟门、颅骨缝未闭合等，容易确诊。有家族史的患者有助于明确诊断。

问题3：颅骨锁骨发育不全综合征容易与哪些疾病混淆？

思路1：其他一些原因也可导致患者身体矮小，颅骨发育异常，颅缝增宽等，颅骨锁骨发育不全综合征X线检查具有特征性表现，因此X线检查是确诊的主要手段。

思路2：颅骨锁骨发育不全综合征应注意与佝偻病、呆小症、软骨发育不全等相鉴别。

知识点

颅骨锁骨发育不全综合征的鉴别诊断

1. 佝偻病　患者身体矮小，囟门闭合延迟。但佝偻病锁骨发育正常，且经补充维生素D和钙剂治疗迅速好转。

2. 呆小症　又称克汀病、先天性甲状腺功能减退症。患者头大，身材矮小，四肢短，智力低下，牙齿发育不全。颅骨发育异常，颅缝增宽。可有不同程度的听力和言语障碍。

3. 软骨发育不全　又称软骨营养障碍性侏儒，为全身软骨发育异常，主要影响长骨。智力发育良好。患者身材矮小，四肢短小，锁骨发育无异常。

（李志民）

学习笔记

参考文献

1. 马绪臣. 口腔颌面医学影像诊断学. 第6版. 北京：人民卫生出版社，2012.
2. 马绪臣. 口腔颌面锥形束CT的临床应用. 北京：人民卫生出版社，2011.
3. 吴运堂. 口腔颌面骨疾病临床影像诊断学. 北京：北京大学医学出版社，2005.
4. 邹兆菊. 口腔颌面X线诊断学. 第2版. 北京：人民卫生出版社，1993.
5. 傅民魁. 口腔正畸学. 第6版. 北京：人民卫生出版社，2012.
6. 胡静，王大章. 正颌外科. 北京：人民卫生出版社，2006.
7. White SC, Pharoah MJ. Oral Radiology: Principles and Interpretation. 4th edition. St. Louis: The C. V. Mosby Co., 2000.
8. White SC, Pharoah MJ. Oral radiology: Principles and Interpretation. 5th edition. St. Louis: Mosby, 2004.

第十章 口腔种植影像学

自口腔种植(oral implantology)诞生之日起,影像学就成为其不可或缺的诊断技术,近10余年来,口腔颌面CBCT的出现与发展,极大地推动了口腔种植学的发展。为了确保种植成功,术前通过影像学检查以了解颌骨的质与量是十分必要的。影像学检查是种植治疗计划制订的必要环节,通过影像学检查,可以正确分析牙槽骨、颌骨的疏松及其他病变情况,确定牙槽骨、颌骨的高度与宽度,明确种植体植入部位相邻的解剖结构,如上颌窦、下牙槽神经管、颏孔、鼻腭孔等。在种植术后的随访中,影像学检查是观察种植体周围骨质愈合状况的必要手段。种植影像学在医患沟通、医疗档案存档、发表论文、学术交流及科学研究中具非常重要的作用。

第一节 上颌磨牙区种植影像学

上颌磨牙缺失(absence of maxillary molar)是临床常见病,包括磨牙及前磨牙的缺失。一般情况下,该区域牙槽骨丰满,牙槽骨的宽度与高度可以满足牙种植的需要,但由于牙缺失的原因各异,缺牙时间长,可以出现牙槽骨高度降低、宽度变窄、骨质疏松等改变。另一方面,上颌窦(maxillary sinus)是上颌磨牙区种植密切相关的最重要结构之一,上颌窦的解剖变异或病变均会影响牙种植术,术前进行相关的影像学检查是牙种植手术成功的重要保证。

学习笔记

【影像学表现】

1. 上颌磨牙区牙槽骨骨密质薄,骨松质多,骨小梁呈交织状,X线片显示为颗粒影像。上颌磨牙缺牙区正常牙槽骨密度均匀,骨小梁清晰,牙槽骨丰满,其表面覆盖薄层骨密质板(图10-1-1),当发生骨质疏松症时,牙槽骨的密度明显减低,骨小梁不清晰(图10-1-2)。

2. 上颌窦与上颌磨牙区种植密切相关。上颌窦底可出现骨性分隔(septum),或窦内钙化;上颌窦黏膜可增厚、或出现黏膜下囊肿等改变(图10-1-3、图10-1-4);在病理和外伤情况下,上颌窦内可因积液而出现液平面征象(图10-1-5);上牙槽后动脉(superior posterior alveolar artery)走行于上颌窦侧壁,须注意其走行方向及与上颌窦壁的关系。

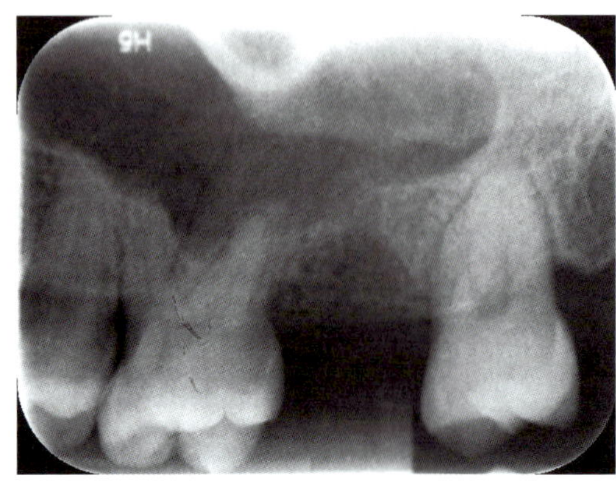

图10-1-1 左侧上颌第二磨牙缺失

根尖片示缺牙区牙槽骨密度均匀,骨小梁清晰,牙槽嵴顶覆盖薄层骨密质

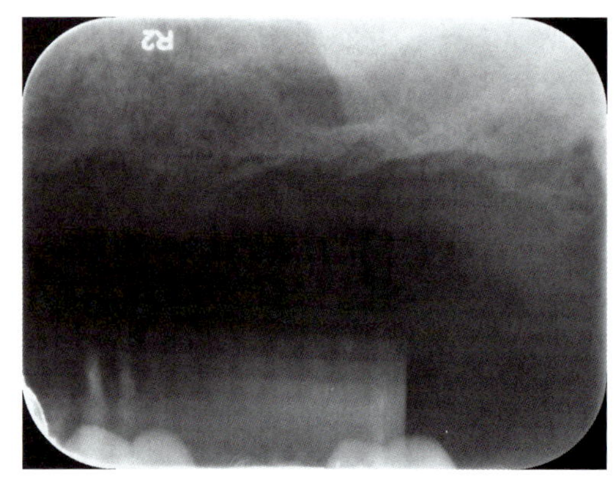

图10-1-2 左侧上颌磨牙缺失

根尖片示缺牙区牙槽骨质疏松,牙槽骨高度降低,密度减低,骨小梁不清晰,牙槽嵴顶表面皮质影不清晰

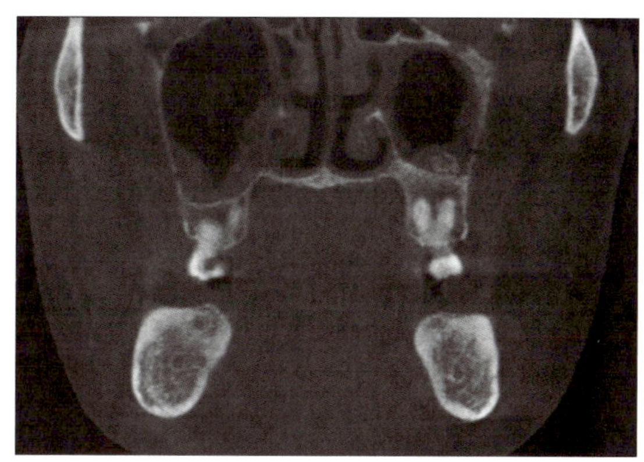

图 10-1-3　双侧上颌窦黏膜增厚

CBCT 冠状位示双侧上颌窦黏膜增厚，左侧上颌窦增厚的黏膜内见团片状钙化影

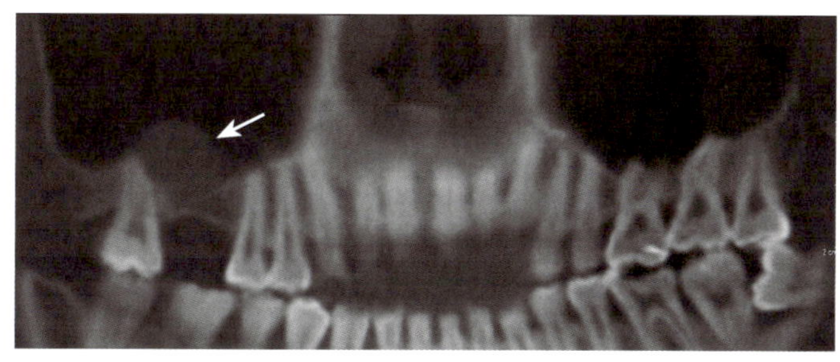

图 10-1-4　右侧上颌窦黏膜下囊肿

CBCT 重建全口牙位曲面体层 X 线片影像示右侧上颌窦底黏膜下囊肿，表现为半圆形密度均匀增高影

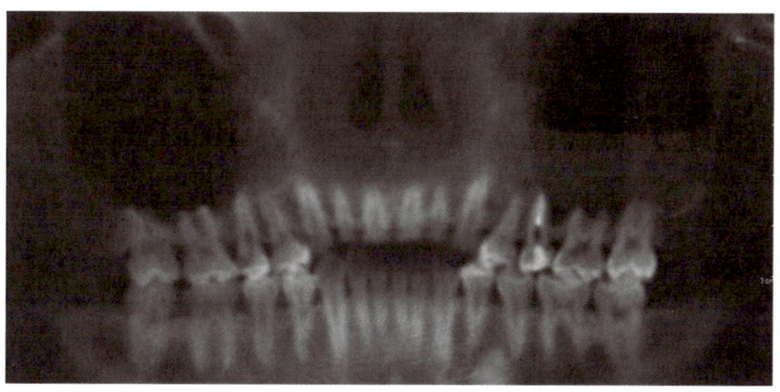

图 10-1-5　左侧上颌窦液平面影像

CBCT 重建全口牙位曲面体层 X 线片影像示左侧上颌窦底部密度均匀增高，其表面近似平行于水平面

学习笔记

【病例】

病例 1：男性，53 岁。上颌多颗牙缺失 10 余年，现要求种植修复左侧上颌磨牙，术前行 CBCT 检查，影像如下（图 10-1-6）：

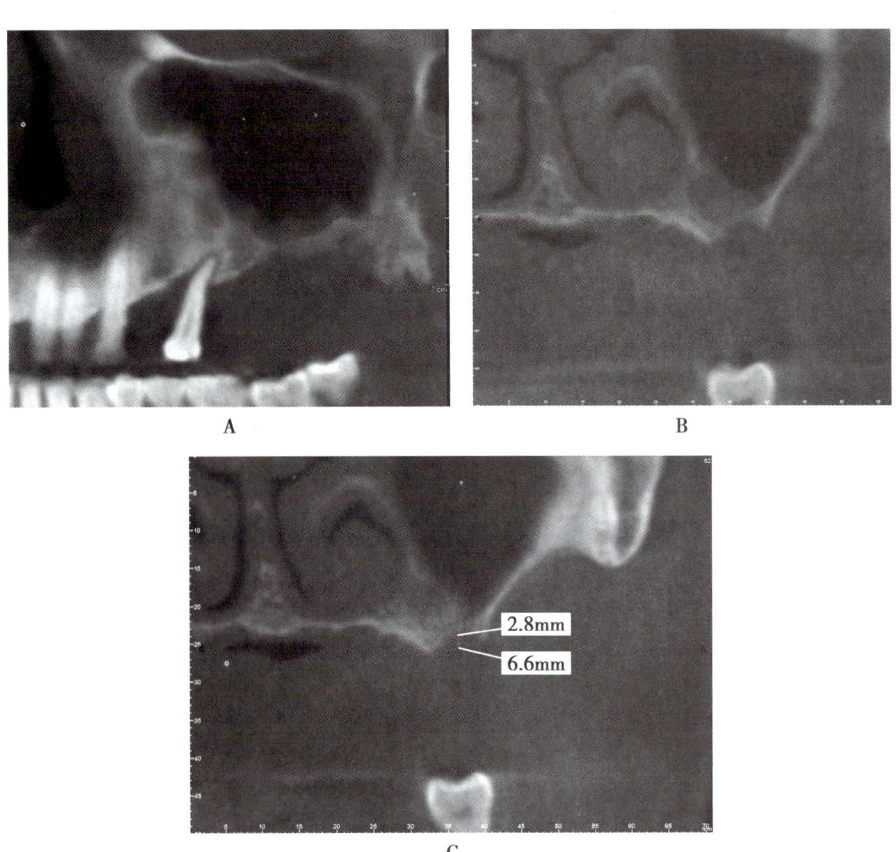

图 10-1-6　左侧上颌磨牙缺失

A. CBCT 重建全口牙位曲面体层 X 线片影像示左侧磨牙区牙槽骨吸收，窦底黏膜增厚；B. CBCT 冠状位影像示左侧上颌第一磨牙区牙槽骨吸收严重，与上颌窦仅相隔菲薄骨质，窦底黏膜增厚；C. CBCT 冠状位示左侧上颌第一磨牙区牙槽骨缺牙区牙槽骨高度 2.8mm，宽度 6.6mm

【问题】

问题 1：左侧上颌磨牙区牙槽骨是否满足种植要求？

思路 1：左侧上颌磨牙区的影像表现。CBCT 影像显示牙槽骨垂直向吸收严重，牙槽嵴顶骨质稀疏，顶部凹凸不平，未见明显的皮质影，上颌窦底黏膜增厚。

思路 2：经 CBCT 测量，左侧上颌磨牙区牙槽骨高度约 2.8mm，宽度约 6.6mm（图 10-1-6C），由于牙槽骨高度严重不足，必须进行牙槽骨增高后才能进行种植手术。

问题 2：如何选择合适的影像检查技术对种植区进行检查？

思路 1：常用的口腔影像学检查技术有全口牙位曲面体层 X 线片检查、根尖片检查、CBCT 等，因螺旋 CT 设备昂贵、辐射剂量大、空间分辨率较低，口腔种植领域已经不再使用螺旋 CT 检查。

思路 2：应根据不同检查技术的影像特点选择适当的检查技术。①全口牙位曲面体层 X 线片可以观察上下颌骨及牙列的全貌，可以初步判断颌骨的骨质密度、牙槽骨的高度、牙齿的邻接关系及上下牙齿的颌间距离，但不同区域的放大率存在不一致的情况（图 10-1-7、图 10-1-8）。②根尖片通常用于种植术前牙槽骨质量的评估及种植术后复查。通过根尖片检查初步评价缺牙区牙槽骨的骨质密度是否适合种植手术；术后拍摄根尖片主要用于评价种植体周围骨质愈合情况、牙槽骨吸收情况(图 10-1-9)。③全口牙位曲面体层 X 线片及根尖片均是二维平面影像，不能用于评价牙槽骨颊舌向的宽度及形态。④CBCT 具有辐射剂量相对较低、空间分辨率高、可对扫描范围进行任意方向观察测量等优点，可以从冠状位、矢状位、轴位、全口牙位曲面体层 X 线片等影像(图 10-1-10)对牙槽骨的质与量进行全面观察分析，已经成为口腔种植领域最重要的影像检查手段。

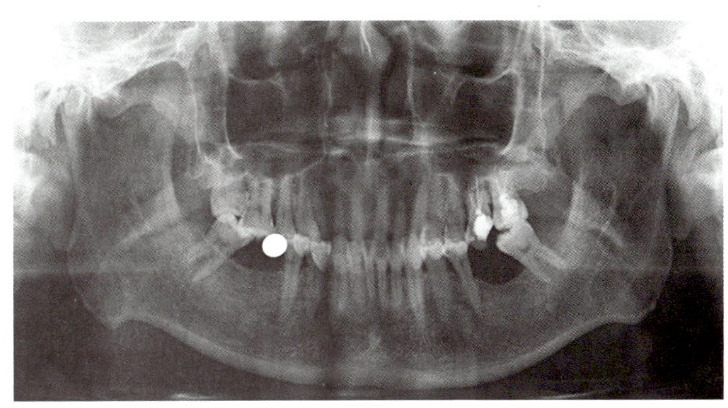

图 10-1-7 双侧下颌第一磨牙缺失

全口牙位曲面体层 X 线片示右侧下颌磨牙区放置钢珠拍摄，钢珠影像呈近似圆形

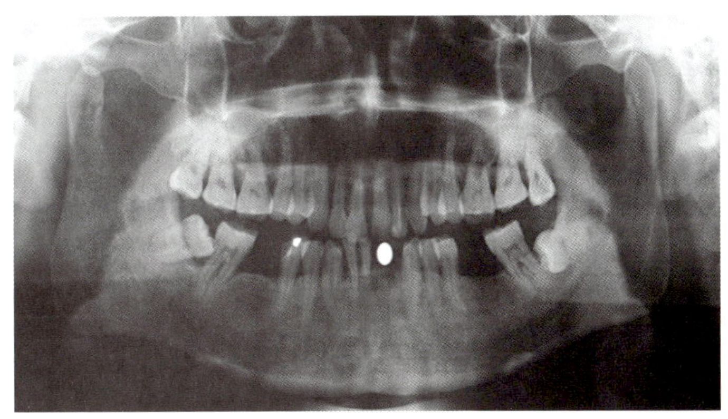

图 10-1-8 左侧下颌切牙及双侧下颌第一磨牙缺失

全口牙位曲面体层 X 线片示左侧下颌切牙区放置钢珠拍摄，钢珠影像呈缩小的长椭圆形

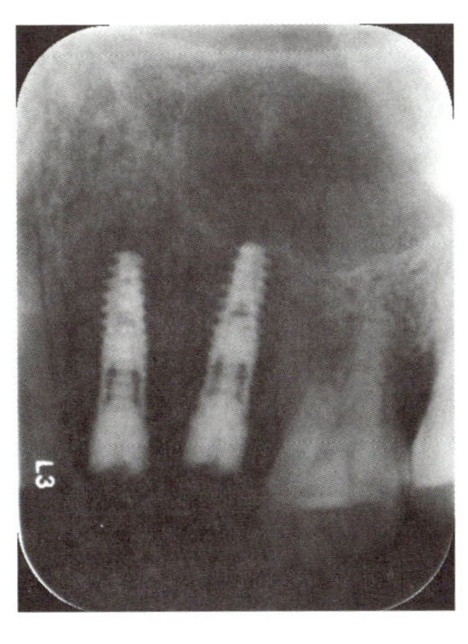

图 10-1-9 左侧上颌前磨牙种植体

根尖片示种植体螺纹清晰，种植体周围骨质愈合良好

学习笔记

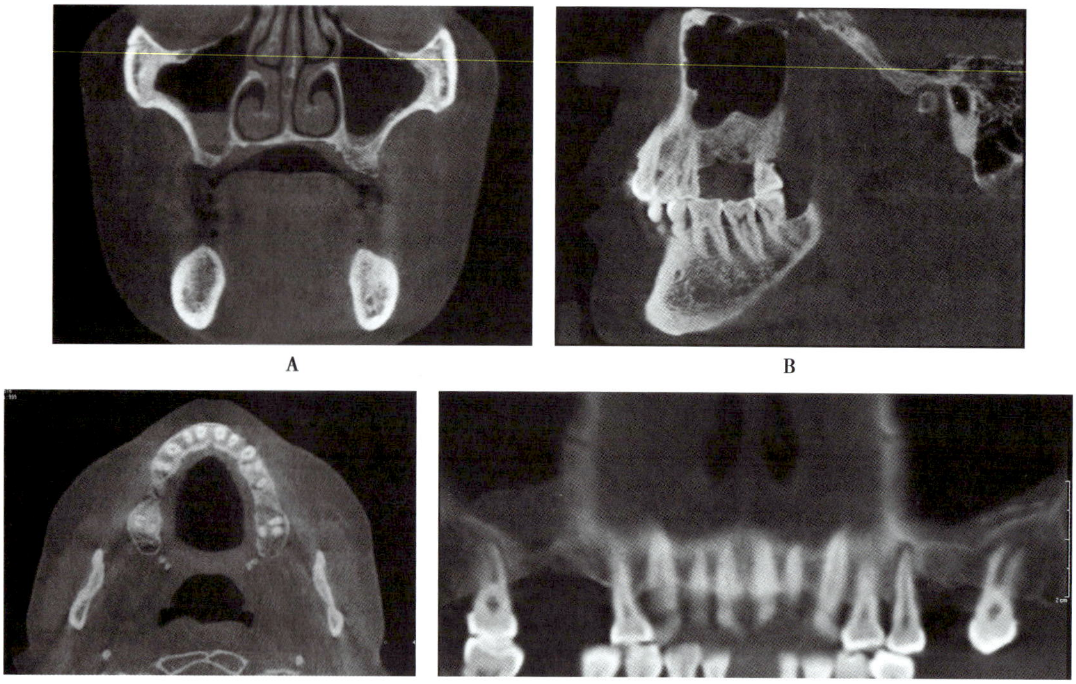

A　　　　　　　　　　B

C　　　　　　　　　　D

图 10-1-10　颌面部 CBCT 影像

A. 冠状位影像；B. 矢状位影像；C. 上颌牙列轴位影像；D. 重建上颌全口牙位曲面体层 X 线片影像

思路 3：应综合考虑影像学检查技术的应用原则与目的。影像学检查技术应用的基本原则是从简单到复杂，从低级到高级。然而，由于种植影像学检查的目的不仅仅是疾病诊断，更要判断牙槽骨的质与量是否能满足种植的需要，因此，种植术前的影像学检查可以首选 CBCT，种植术后可首选全口牙位曲面体层 X 线片、根尖片检查。

问题 3：如何应用影像学检查技术正确评估上颌磨牙缺牙区牙槽嵴顶的形态？

思路 1：考虑 X 线片与 CBCT 的影像特点。正确评估牙槽嵴顶的形态关系到种植设计时对种植体的选择，即确定牙槽骨的有效种植高度与宽度。无论是根尖片还是全口牙位曲面体层 X 线片，都是二维平片，都难以评估牙槽嵴顶的形态。CBCT 可以在冠状位精确评估种植部位的牙槽嵴顶形态，确定有效种植高度与宽度（图 10-1-11）。

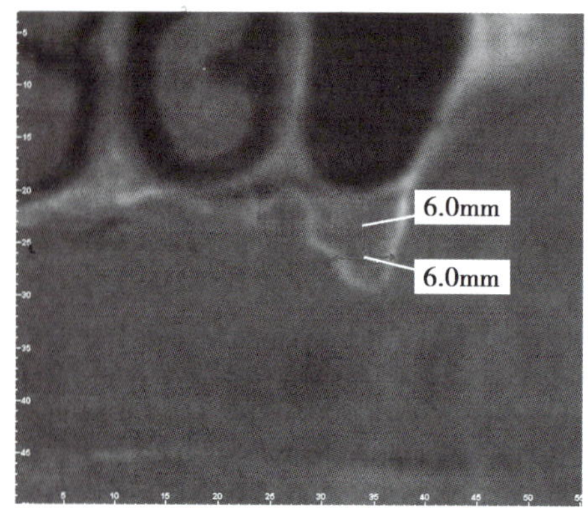

图 10-1-11　右侧上颌第一磨牙区牙槽骨测量

CBCT 冠状位上测量缺牙区牙槽骨的有效种植宽度为 6.0mm，有效高度为 6.0mm（从有效宽度平面至上颌窦底的高度），牙槽骨表面覆盖清晰连续的骨皮质

思路 2：根据牙槽骨在 CBCT 冠状位影像显示，可以将牙槽嵴顶的形态可以分为平坦型、刃状型、凹陷缺损型（图 10-1-12）。

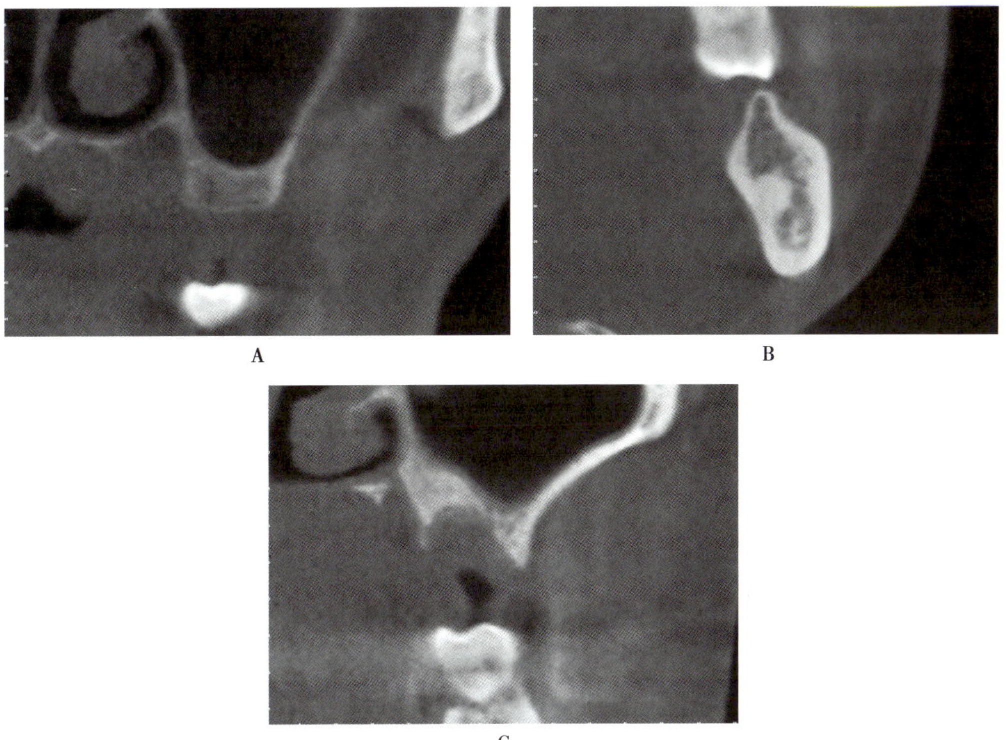

图 10-1-12　牙槽嵴顶形态

CBCT 冠状位示牙槽嵴顶形态：平坦型（A）、刃状型（B）、凹陷缺损型（C）

学习笔记

知识点

口腔种植影像学检查的目的、常用检查技术及各自的优点与缺点

1. 在进行缺牙区种植修复时，影像学检查目的为判断是否有骨质疏松、明确牙槽骨高度与宽度以及种植区周围的重要结构等因素是否符合种植的要求。

2. 常用种植影像学检查技术　全口牙位曲面体层 X 线片、根尖片检查、CBCT。

3. 缺牙区牙槽骨的有效种植高度与宽度测量　CBCT 优于全口牙位曲面体层 X 线片。

知识拓展：如何拍摄种植体螺纹（thread of implant）？

为了清晰地显示种植体螺纹，在拍摄时，X 线中心线应与种植体螺纹平行（图 10-1-13），螺纹越密集，平行精确度要求越高。然而，由于种植体已经植入骨质中，难以判断种植体螺纹方向，因此，要清晰地显示种植体螺纹，并非拍摄一次就能成功，有时需要拍摄 2 ~ 3 次才能清晰地显示种植体螺纹（图 10-1-14）。

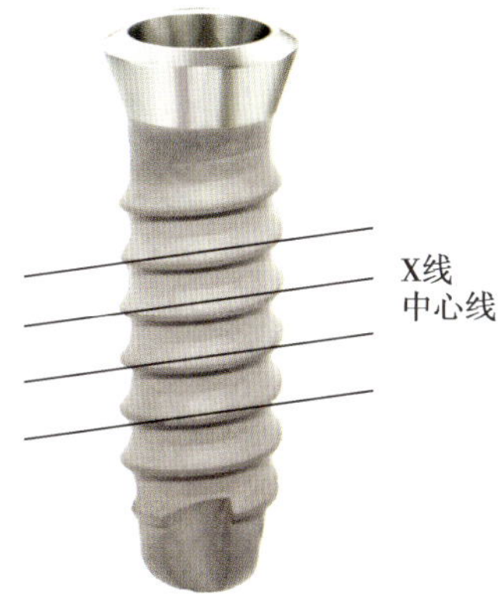

图 10-1-13　种植体螺纹拍摄示意图

X 线中心线与种植体螺纹平行

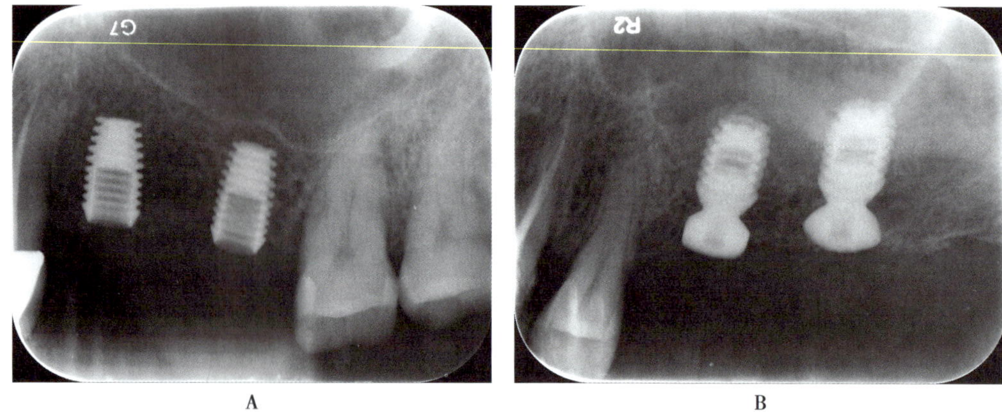

图 10-1-14　根尖片上的种植体

A. 种植体螺纹清晰；B. 种植体螺纹重叠

病例 2：女性，55 岁。左侧上颌第一磨牙缺失 6 年，现要求种植修复，影像资料如下（图 10-1-15）：

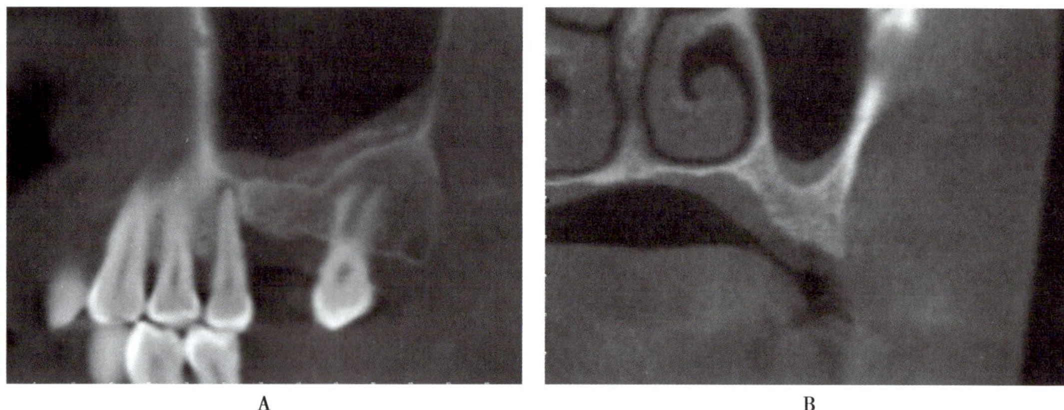

图 10-1-15　左侧上颌第一磨牙缺失

A. CBCT 矢状位示左侧上颌磨牙区牙槽骨密度均匀；B. CBCT 冠状位示左侧上颌第一磨牙缺牙区牙槽嵴顶呈刃状

【问题】

问题 1：左侧第一磨牙区及上颌窦影像学特点如何？

思路 1：CBCT 显示牙槽嵴顶表面皮质影较清晰，牙槽骨密度均匀，未见骨质疏松征象，上颌窦黏膜均匀增厚，窦底后部分增厚的黏膜内见长片状密度增高影，考虑为窦内钙化，冠状位显示缺牙区牙槽嵴顶呈刃状。

思路 2：应考虑上颌窦内类似影像学特征的可能病变。①正常的上颌窦为一含气的空腔，窦腔黏膜呈密度均匀一致薄薄地贴在上颌窦壁，该黏膜在 X 线影像上难以辨认，当发生病变时，可出现黏膜增厚、黏膜下囊肿或上颌窦积液等改变；②黏膜增厚表现为上颌窦黏膜均匀增厚影（见图 10-1-3）；黏膜下囊肿表现为圆形或半圆形密度均匀增高影，附于上颌窦底或侧壁（见图 10-1-4）；上颌窦积液表现为上颌窦内液平面征象（见图 10-1-5）。

问题 2：上颌窦内出现液平面征象的可能病变有哪些？何种影像检查显示最佳？

思路 1：上颌窦内出现液平面征象可以是积脓或积血。积脓时，通常为慢性化脓性上颌窦炎（sinusitis）的脓性渗出，此时应禁止手术；积血时，通常是因为手术损伤上颌窦黏膜血管导致出血，一般发生在种植手术后，需密切观察，并预防感染。

思路2：口腔颌面 CBCT 对上颌窦黏膜病变的显示明显优于全口牙位曲面体层 X 线片和根尖片，通常采用 CBCT 冠状位及矢状位显示上颌窦的情况。

问题3：上颌窦内表现为局部高密度影像的可能结构或病变有哪些？

思路：上颌窦内钙化及植入物（人工骨粉或自体骨）均可表现为高密度影像。上颌窦内钙化又可以表现为点状、条状、团块状钙化灶，或弥散性钙化；人工骨粉表现为团状高密度影（图 10-1-16）。当手术或患者咳嗽损伤了窦腔黏膜，植入的人工骨粉可以随出血散布于窦腔内，则表现为散在点状高密度影。

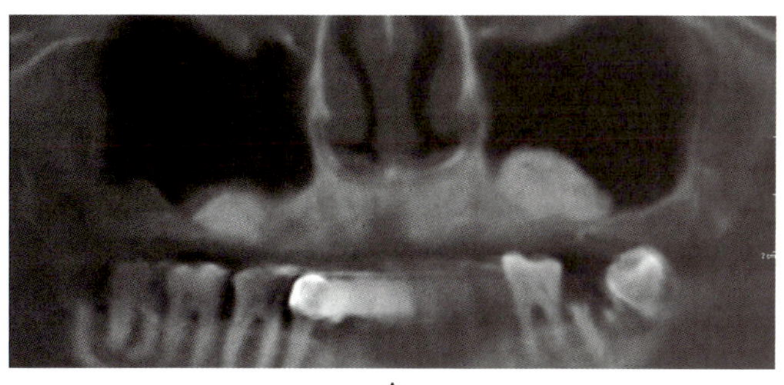

A

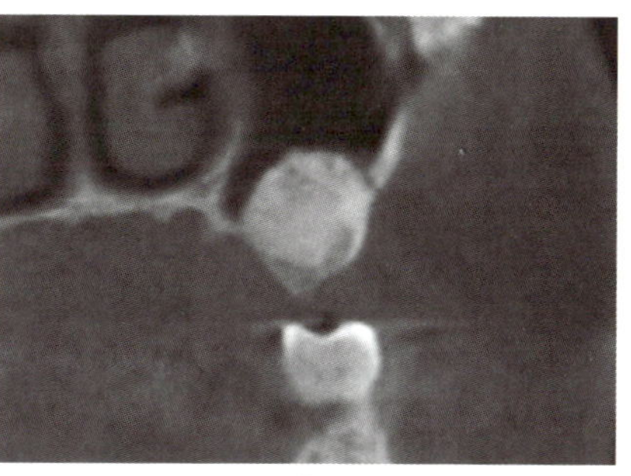

B

图 10-1-16　双侧上颌窦植入骨粉

CBCT 重建全口牙位曲面体层 X 线片示双侧上颌窦（A），CBCT 冠状位示左侧上颌窦（B），上颌窦内植入骨粉，影像表现为窦底团块状高密度影像，其内密度较均匀

知识点

上颌窦内异常密度影的可能病变及意义

1. 上颌窦黏膜病变可表现为黏膜增厚、黏膜下囊肿等改变。
2. 上颌窦内出现液平面征象可以是积脓或积血。
3. 上颌窦内钙化及人工骨粉均可以表现为上颌窦内局部高密度影。
4. 上颌窦黏膜的病变可影响上颌磨牙区种植手术方法及时机的选择。

病例3：女性，60 岁。右侧上颌第二磨牙缺失 17 年，现要求种植修复，X 线影像检查资料如下（图 10-1-17）：

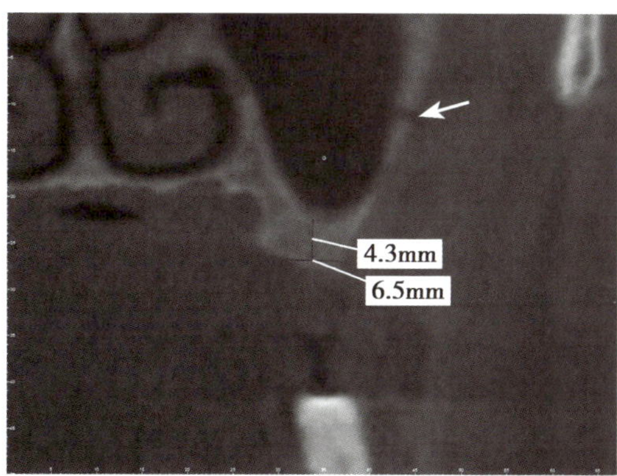

图 10-1-17　右侧上颌窦外侧壁血管影

CBCT 冠状位影像示上颌窦外侧壁见骨质缺如影像（箭头示），为血管影，牙槽骨密度均匀，牙槽嵴顶表面皮质影清晰，有效种植宽度 6.5mm，高度 4.3mm

学习笔记

【问题】

问题1：描述该缺牙区及上颌窦的影像学特点，如何指导临床？

思路1：右上颌第二磨牙区牙槽骨质密度较均匀，未见明显骨质疏松征象，牙槽嵴顶皮质影较清晰，牙槽骨有效种植宽度6.5mm，有效种植高度4.3mm，上颌窦底黏膜稍增厚，上颌窦外侧壁见骨质缺如影像，该影像为穿行窦壁的血管影像。

思路2：由于牙槽骨高度不足，需进行上颌窦底提升术以便增加牙槽骨高度，当进行上颌窦底外提升术时，需行上颌窦外侧壁开窗，应避免损伤穿行窦壁的血管，以免引起大出血。

问题2：上颌窦侧壁血管走行与窦壁骨质的关系如何？

思路1：上颌窦外壁血管主要指上牙槽后动脉，该动脉来源于颌内动脉，沿上颌骨体后面下行，发出分支进入上颌窦后壁的牙槽管，分布于上颌磨牙、前磨牙及上颌窦黏膜，另有分支沿骨面继续向前下行，供应上颌磨牙及前磨牙牙槽突颊侧黏膜和牙龈。

思路2：上牙槽后动脉在上颌窦外侧壁走行与窦壁骨质的关系可以分三类（图10-1-18）：穿窦壁型、窦壁内侧型、窦壁外侧型。穿窦壁型的血管位于窦壁骨质中；窦壁内侧型的血管走行于窦壁的窦腔侧；窦壁外侧型的血管走行于窦壁的外侧。上颌窦侧壁血管走行方式在全口牙位曲面体层X线片、根尖片上均难以发现与判断，但在CBCT影像上清晰可见。明确这种血管走行方式对于预防上颌窦外提升手术时大出血具有重要意义。

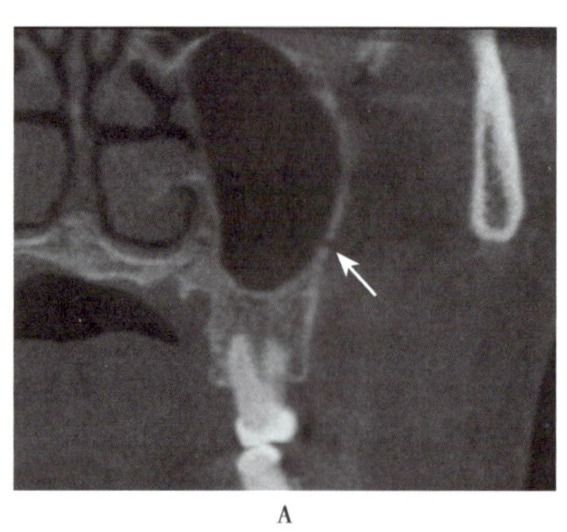

A

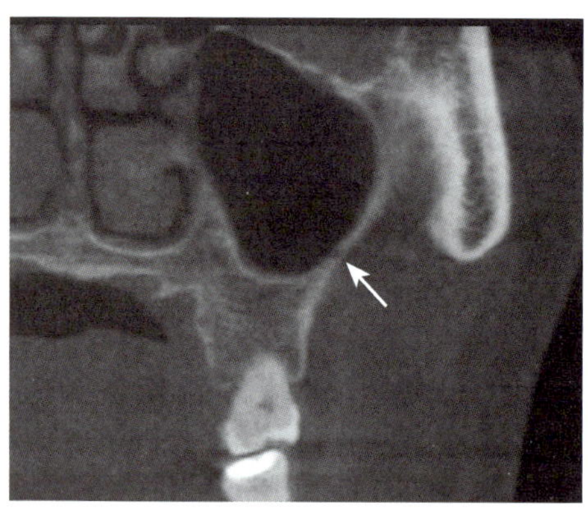

B

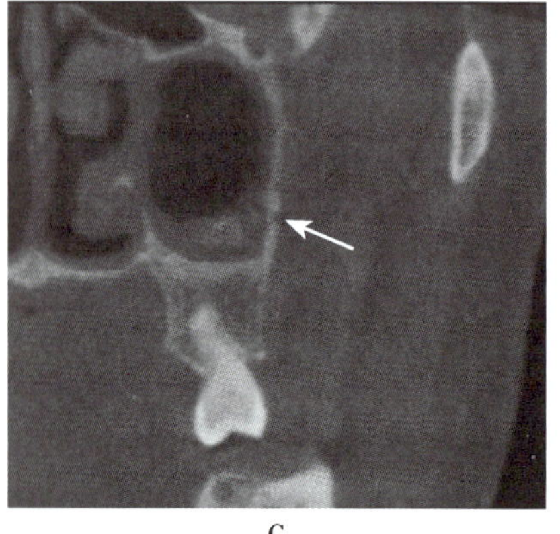

C

图10-1-18　上牙槽后动脉在上颌窦外侧壁走行与窦壁的关系

上颌窦CBCT冠状位示，图A为穿窦壁型，上颌窦壁骨质为血管穿过，局部骨质中断；图B为窦壁内侧型，上颌窦壁的窦腔侧骨质呈凹陷性缺如，血管走行于窦壁内侧；图C为窦壁外侧型，上颌窦壁的颊侧骨质呈凹陷性缺如，血管走行于窦壁颊侧

思路3：在进行上颌窦底外提升前，可经CBCT影像定位血管走行于上颌窦侧壁的位置，测量血管距离牙槽嵴顶的距离（图10-1-19），为外提升手术提供参考，避免意外大出血。

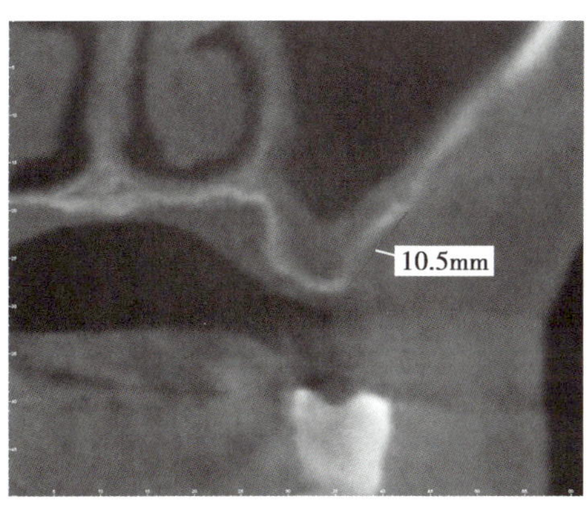

图 10-1-19　上颌窦侧壁血管定位测量

上颌窦 CBCT 冠状位示窦外侧壁血管影距牙槽嵴顶 10.5mm

问题 3：上颌窦底形态与上颌窦底外提升手术时植骨的关系如何？

思路 1：上颌窦底变异较大，根据窦底的形态，可以分为平坦型、凹陷型、骨性分隔型（图 10-1-20），术前明确窦底的形态，对于上颌窦提升手术具有重要意义。

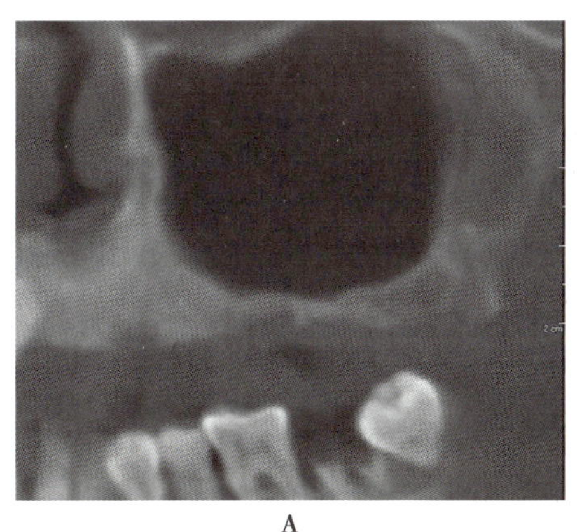

A

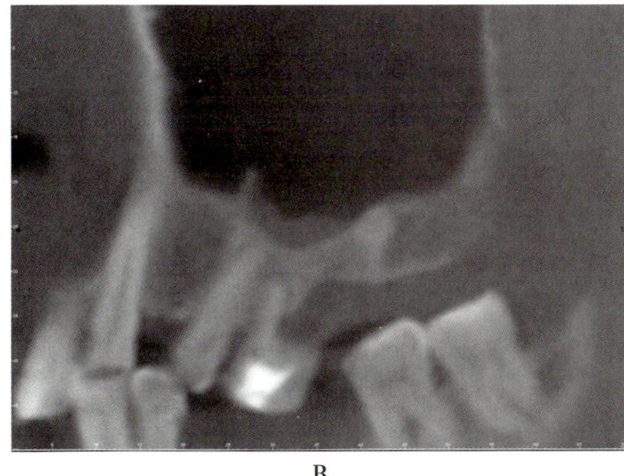

B

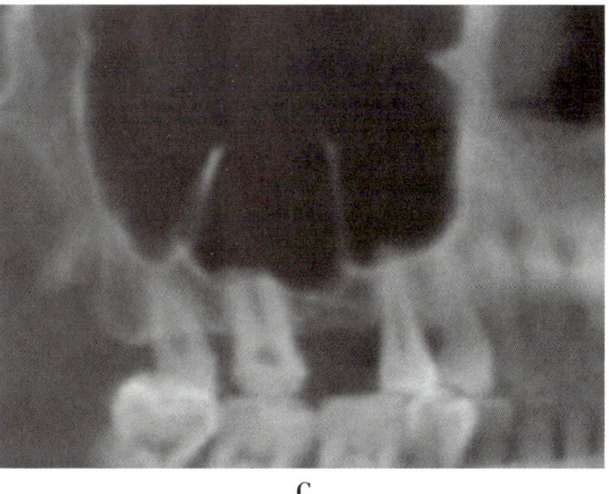

C

图 10-1-20　上颌窦底形态

CBCT 重建上颌全口牙位曲面体层 X 线片示上颌窦底形态，平坦型（A）、凹陷型（B）、骨性分隔型（C）

思路 2：窦底的形态与植骨密切相关，一般来说，窦底平坦者，植骨量多且植骨不稳定；窦底呈凹陷型与骨性分隔型者，植骨量少，相对稳定，但骨性分隔型者，植骨手术更复杂。

学习笔记

知识点

上颌窦侧壁血管的影像检查及意义

1. 上牙槽后动脉在上颌窦外侧壁的走行与窦壁骨质的关系可以分三类：穿窦壁型、窦壁内侧型、窦壁外侧型。

2. 可经 CBCT 影像定位上颌窦侧壁血管位置，测量血管距离牙槽嵴顶的距离，为外提升手术提供参考，避免意外大出血。

知识拓展：上颌窦底提升(sinus floor elevation)手术方法有哪些？术前进行 CBCT 检查有何意义？

上颌窦底提升术主要有两种方式：①上颌窦底外提升，在上颌窦侧壁开窗，直视下将上颌窦底黏膜剥离并向上向内推，在上颌窦底黏膜和上颌窦底之间植入骨移植材料，以增加上颌窦底至牙槽嵴顶的骨量；②上颌窦底内提升。

无论采用何种手术方法，术前进行 CBCT 检查都是必要的，对于外提升手术，经 CBCT 可准确判断上颌窦外侧壁的血管走行，避免术中大出血；对于内提升手术，经 CBCT 可以精确测量种植部位牙槽骨的高度，避免窦底意外穿孔。

病例 4： 男性，59 岁。左侧上颌第二磨牙缺失 6 年，要求种植，种植术前影像学检查资料如下(图 10-1-21、图 10-1-22)：

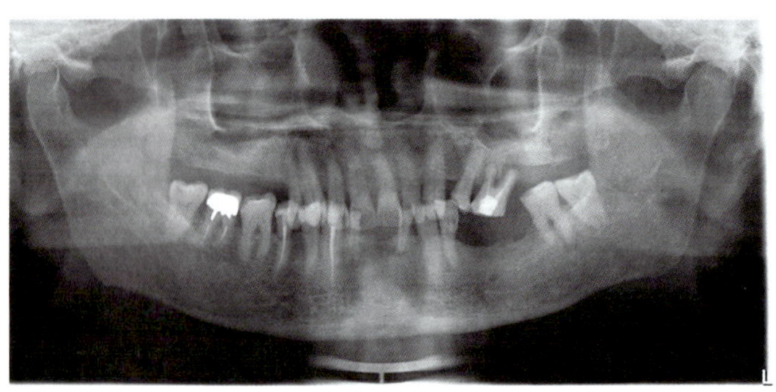

图 10-1-21 上下颌牙列缺损

全口牙位曲面体层 X 线片示左侧上颌第二、三磨牙缺失，牙槽骨密度较均匀，第二磨牙区域的牙槽骨内见片状密度增高影

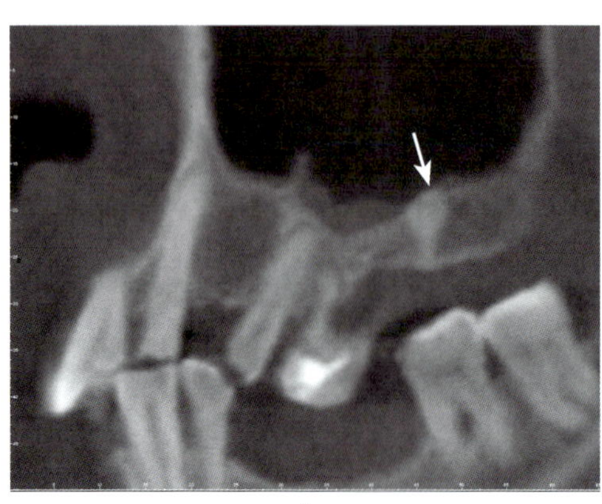

A

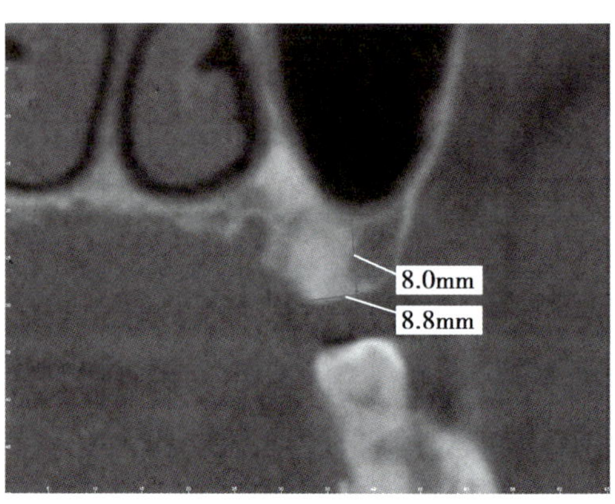

B

图 10-1-22 左侧上颌磨牙区牙槽骨内骨岛

A. CBCT 矢状位示左侧上颌第一磨牙远中根周牙槽骨吸收，第二磨牙区域的牙槽骨内见片状高密度影，边界清晰；B. CBCT 冠状位示第二磨牙区牙槽骨内的片状高密度影位于牙槽骨的腭侧，向上延伸至上颌窦底，为骨岛

【问题】

问题 1：左侧上颌第二磨牙缺牙区的影像学表现如何？

思路 1：全口牙位曲面体层 X 线片显示左侧上颌第二磨牙缺失，左侧上颌第一磨牙远中颊根根尖周见低密度影，边界清晰，牙槽骨吸收至根尖，缺牙区牙槽骨低平，牙槽骨内片状高密度影，上颌窦底凹陷，窦底黏膜稍增厚（图 10-1-21）。

思路 2：CBCT 矢状位显示，左侧上颌第二磨牙区牙槽骨内见局部密度增高影，其内密度均匀，呈长条状，边界清晰，周围无包膜影；CBCT 冠状位显示，该高密度影主要位于牙槽骨的腭侧，并向上延伸至上颌窦底的鼻侧（图 10-1-22）。综合上述情况，可以判断该高密度影为骨岛。

问题 2：牙槽骨内高密度影的病变可能有哪些？

思路：有较多的疾病或结构可以表现为牙槽骨内高密度影，如残根、骨岛、牙骨质结构不良、骨化纤维瘤、骨纤维异样增殖征、人工骨粉等，它们的各自影像特点见本书有关章节，明确这些高密度影的可能病变或结构对于种植手术具有重要意义。

知识点

牙槽骨内密度增高影的可能病变有哪些？

牙槽骨内的密度增高影可能为残根、骨岛、拔牙创内的人工骨粉愈合、牙骨质结构不良、骨化纤维瘤、骨纤维异样增殖征等，须鉴别诊断。

病例 5：男性，45 岁。双侧上颌磨牙种植术后 1 个月，现复查，影像学检查资料如下（图 10-1-23）：

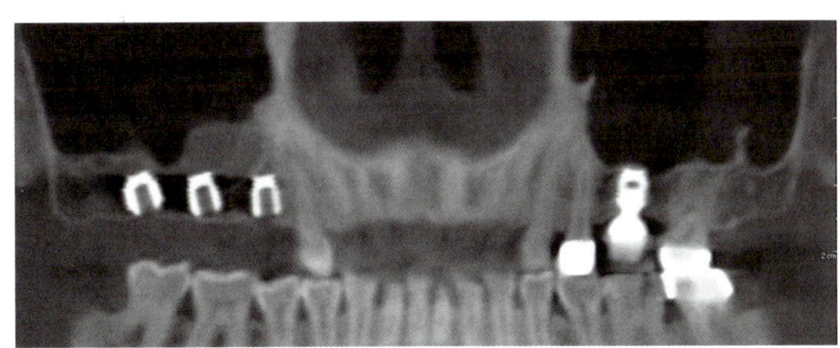

图 10-1-23　双侧上颌磨牙区种植体植伪影

CBCT 重建上颌全口牙位曲面体层 X 线片示左侧上颌磨牙种植体近中及远中面呈密度减低影像，右侧上颌磨牙区的种植体之间见低密度影，此为金属伪影

【问题】

问题 1：上颌种植区影像学表现如何，是否可以诊断为种植体周围炎（peri-implantitis）？

思路 1：左侧上颌第一磨牙区可见一种植修复体，其种植体远中面的密度稍减低；右侧上颌磨牙区见 3 颗种植体影像，种植体的近中及远中见低密度影（图 10-1-23）。

思路 2：由于金属等高密度物质在 CBCT 成像中会产生伪影，该伪影会导致周围组织的密度减低，因此，该病例中种植体周围的密度减低影应该首先考虑为金属伪影，不宜诊断为种植体周围炎。

问题 2：如何通过影像学方法诊断种植体周围炎？CBCT 检查可否作为常规诊断？

思路：种植体周围炎的影像表现为种植体周围密度减低影像，首选根尖片检查技术以诊断种植体周围炎，次选全口牙位曲面体层 X 线片检查。CBCT 成像可以作为种植体周围炎影像学

学习笔记

诊断的辅助技术，但不能作为常规诊断技术。

问题3：如何用影像学方法判断种植体颊舌向骨质厚度？

思路1：根据不同检查技术的影像学特点选择合适的检查技术。根尖片及全口牙位曲面体层X线片均为二维平片，颊舌向骨质影像重叠于其上，均不能判断种植体颊舌向骨质厚度。CBCT可以显示任意方向的图像，因此可选择CBCT检查技术以判断种植体颊舌向骨质厚度。

思路2：根据CBCT观察窗口的影像显示特点选择适当的观察窗口。若需判断种植体颊舌向骨质厚度，宜采用CBCT冠状位（或cross section）、轴位观察窗口进行观察（图10-1-24）。

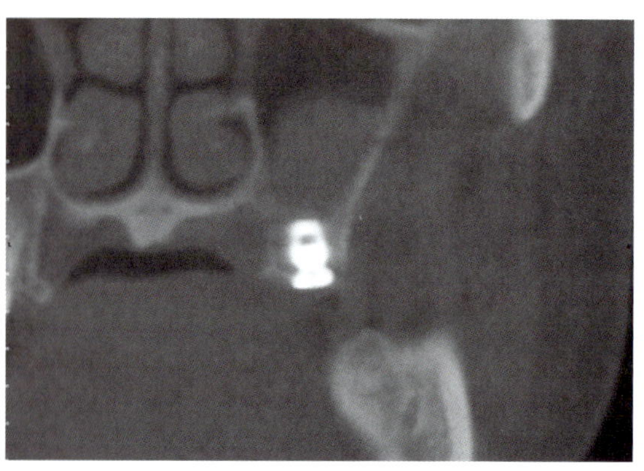

图10-1-24　上颌磨牙种植体

CBCT冠状位示种植体植入上颌牙槽骨内，种植体颊侧及腭侧骨质清晰可见

学习笔记

思路3：CBCT检查显示种植体周围骨质厚度有其局限性。CBCT检查时，种植体周围会产生伪影干扰，并不一定能清楚地显示种植体周围骨质厚度；另外，由于CBCT影像分辨率的限制，当种植体周围的骨质非常菲薄时，仍难以准确判断种植体周围骨质厚度（图10-1-25）。

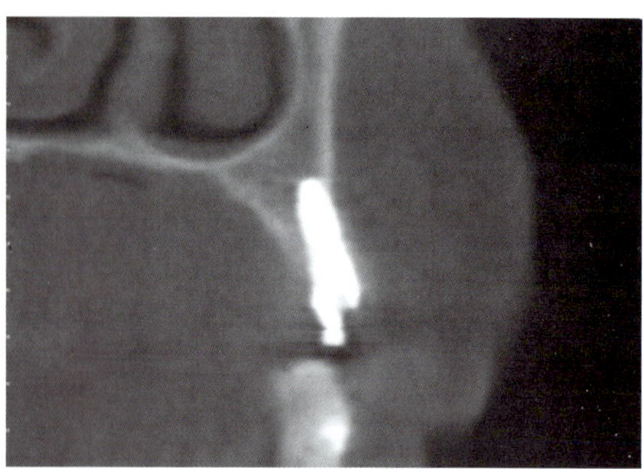

图10-1-25　左侧上颌尖牙种植体

CBCT冠状位示种植体颊侧骨质菲薄，难以辨认颊侧骨质

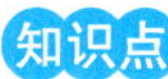

知识点

金属等高密度物质在CBCT成像中产生伪影及意义

1. 金属等高密度物质在CBCT成像中会产生伪影，导致周围组织的密度减低，易误诊为种植体周围炎。

2. 对于种植体周围炎的诊断，可以首选根尖片检查，CBCT成像作为补充。

知识拓展：哪些高密度物质会在CBCT成像中产生低密度影？

在CBCT成像中，金属、牙胶尖、根管充填糊剂、碘仿等的物质会在其周围产生低密度影，从而干扰正常影像的判断。

学习笔记

第二节　上颌前牙区种植影像学

上颌前牙缺失（absence of maxillary anterior teeth）在临床亦为常见，包括切牙与尖牙缺失，以切牙缺失最常见。由于上颌前牙是颌面美学的门户，一旦切牙缺失，患者迫切希望修复。一般情况下，上颌前牙区的牙槽骨高度可以满足种植术的需要，但其唇腭向通常发生骨量不足，如牙槽骨唇侧可以发生凹陷畸形，或因牙缺失后唇侧骨质塌陷，从而使其唇腭向宽度变窄；另外，因牙周病导致的牙缺失常常发生牙槽骨高度不足。

【影像学表现】

1. 上颌前部缺牙区X线平片表现为密度均匀、骨小梁清晰，当牙槽骨塌陷吸收而变薄或唇侧凹陷严重时，可表现为密度均匀减低影像，CBCT检查是确诊该区域牙槽骨唇腭侧形态及牙槽骨厚度的最佳方法（图10-2-1）。

2. 鼻腭神经管（nasal palatal neural canal）是上颌前牙区的重要结构，在X线片上表现为上颌中线牙槽骨基部的长椭圆形密度减低影，边界较清晰，周边为密度较均匀、骨小梁清晰的骨质，但有时因切牙孔明显扩大而类似囊肿病变影像（图10-2-2），需与发生在该区域的囊肿病变鉴别。

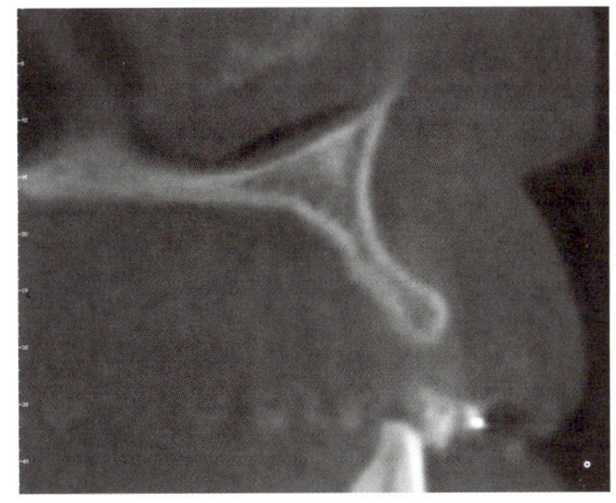

图10-2-1　上颌切牙区牙槽骨唇侧凹陷
CBCT矢状位示右侧上颌切牙缺失，牙槽骨唇侧骨质凹陷

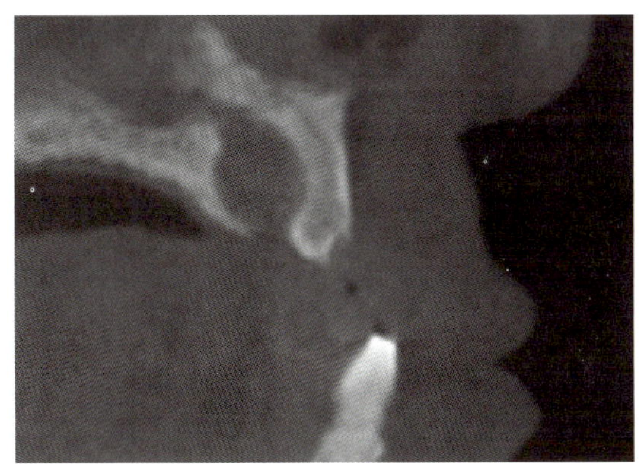

图10-2-2　鼻腭神经管扩大
CBCT矢状位示切牙孔扩大呈椭圆形，牙槽受压变薄

3. 因美观的需要，上颌前牙区通常需要进行即刻种植修复，此时应注意种植区残根及其周围骨质情况。

【病例】

病例1：男性，41岁。右侧上颌侧切牙缺失5年，曾采用活动义齿修复，现要求种植治疗，影像检查资料如下（图10-2-3）：

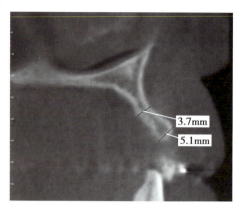

图 10-2-3　右侧上颌切牙缺失

CBCT 矢状位示缺牙区唇侧骨质凹陷，牙槽嵴顶厚度 5. 1mm，最凹陷处厚度 3. 7mm

【问题】

问题 1：该缺牙区牙槽骨是否适合种植？

思路 1：CBCT 影像显示，右侧上颌侧切牙区骨质密度较均匀，牙槽骨高度无明显减低；缺牙区牙槽骨唇侧骨质中部凹陷明显，经测量，缺牙区牙槽骨唇腭侧厚度最薄处约 3. 7mm，牙槽嵴顶处唇腭侧厚度 5. 3mm。

思路 2：目前常用的种植体系中，前牙区最小的种植体直径为 3mm，考虑到种植体周围必须有 1mm 厚的骨质覆盖，则缺牙区牙槽骨的厚度最小需 5mm，本病例中，牙槽骨最薄处为 3. 7mm，须增加骨质的厚度才能满足种植的需要。

问题 2：选用何种影像学检查方法对上颌前牙区骨量进行精确评价？

思路 1：根据不同检查技术的影像学特点进行选择。前牙区牙槽骨的唇侧骨量变异较大，有些患者的骨质丰满，有些则严重凹陷畸形，全口牙位曲面体层 X 线片、根尖片等为二维平片，牙槽骨的颊侧与腭侧影像相互重叠，难以观察牙槽骨的唇腭侧情况。CBCT 是发现这些变化的最佳方法。

思路 2：选择适当的 CBCT 观察体位进行评价。当选择 CBCT 检查时，需从 CBCT 影像的矢状位（Sagittal）、轴位（axial）及表面遮蔽显示（surface shaded display，SSD）影像对缺牙区的骨质进行评价，SSD 影像可以对骨质的凹陷情况进行三维立体展示（图 10-2-4）。

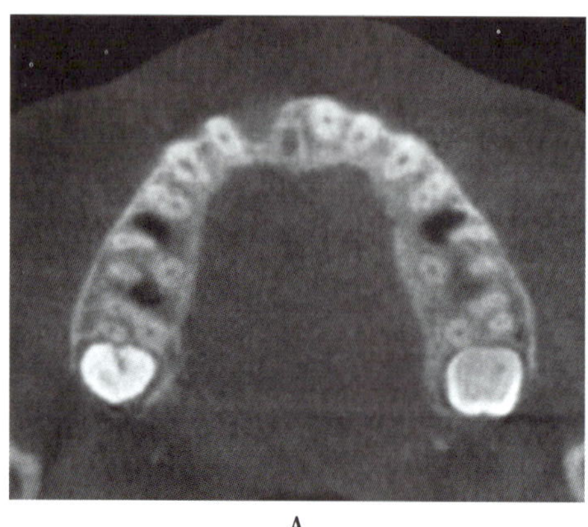

A

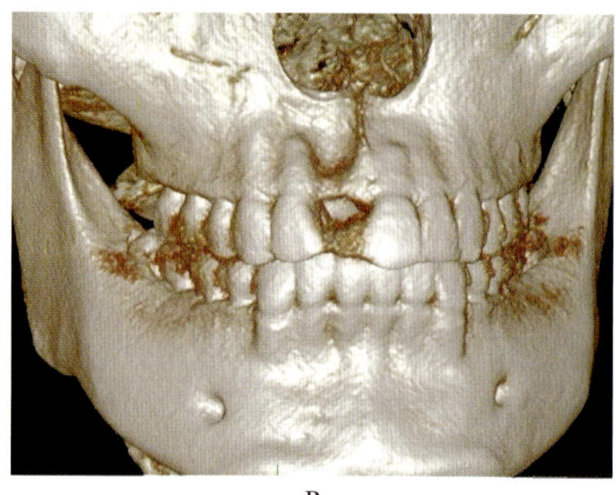

B

图 10-2-4　左侧上颌中切牙缺失

CBCT 轴位（A）、CBCT SSD 影像（B）示左侧上颌中切牙缺牙区唇侧骨质凹陷

知识点

上颌前牙区牙槽骨形态的评价及意义

1. 上颌前牙区牙缺失后，牙槽骨可发生塌陷，牙槽骨的唇侧骨量变异较大，有些出现凹陷畸形，影响种植治疗。

2. X线片无法评价骨量的唇腭侧改变，CBCT检查是发现这些变化的最佳方法。

病例2：女性，38岁。右侧上颌侧切牙缺失1年，曾采用活动义齿修复，现要求种植治疗，影像检查资料如下(图10-2-5)：

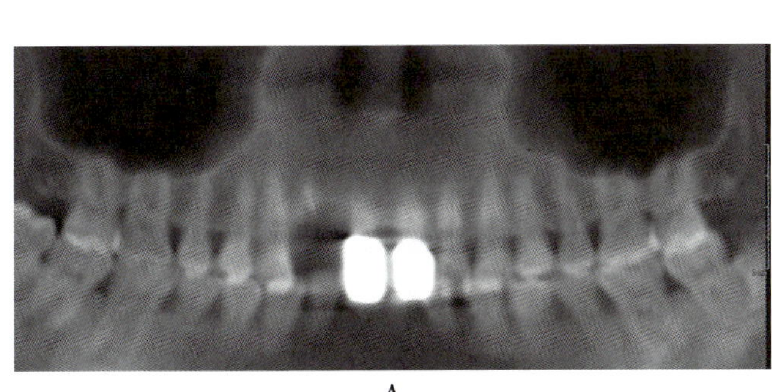

A

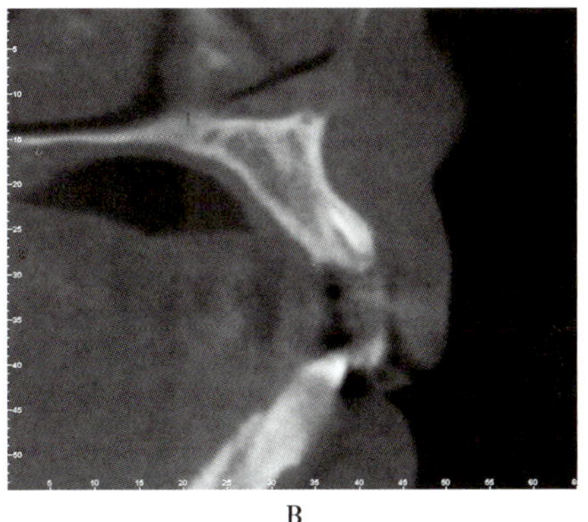

B

图10-2-5　右侧上颌2缺失

A. CBCT重建全口牙位曲面体层X线片示右侧上颌2缺失，牙槽骨内残根存留；B. CBCT矢状位示缺牙区残根及唇舌侧骨质影像

【问题】

问题1：缺牙区影像特点如何？

思路：CBCT影像显示，右侧上颌侧切牙区牙槽骨内见残根(residual root)影像，残根周围未见明显低密度影，残根根管内见充填物影像，缺牙区牙槽骨丰满，未见明显骨质缺损征象。

问题2：该缺牙区能否即刻种植修复(Immediate implant prosthesis)？

思路1：测量缺牙区牙槽骨的高度及唇腭侧宽度。经CBCT测量，缺牙区牙槽高度14.6mm、宽度6.5mm(图10-2-6)，未见明显骨质缺损征象，牙槽骨骨量符合种植要求。

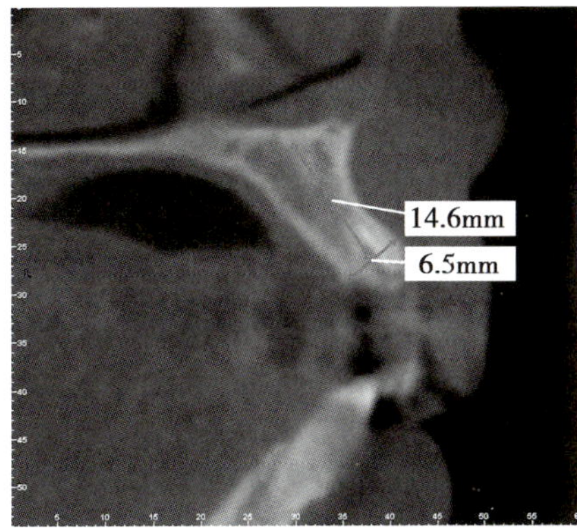

图10-2-6　缺牙区牙槽骨CBCT测量

CBCT矢状位示右侧上颌侧切牙牙槽骨测量，高度14.6mm，宽度6.5mm

思路2：根据残根周围的影像学特点判断是否能进行即刻种植修复。该病例中，残根周围无明显炎症征象，且其周围骨质完整无缺损，可以行即刻种植修复。

知识点

即刻种植时，CBCT 影像检查的意义

CBCT 影像检查对于即刻种植术前的种植区骨质与骨量的评估具有重要意义。残根拔除的即刻种植修复，通过 CBCT 影像检查，可以明确种植区骨量是否符合种植要求，还可以明确残根周围炎症状况。

病例3：男性，55岁。左侧上颌中切牙缺失8年，既往行活动修复治疗，现计划行种植治疗，影像检查资料如下（图10-2-7）：

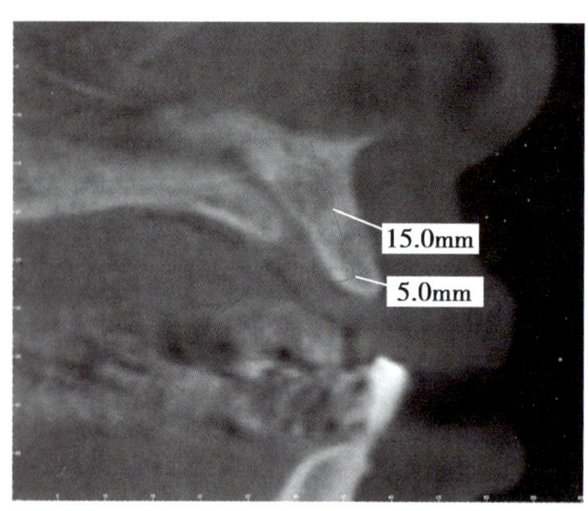

图 10-2-7　左侧上颌中切牙缺失
CBCT 矢状位示测量牙槽骨高度 15.0mm，宽度 5.0mm，鼻腭神经管无明显扩大

学习笔记

【问题】

问题1：缺牙区影像学特点如何？是否适合种植？

思路：左侧上颌中切牙缺牙区骨质密度均匀，牙槽嵴顶皮质影清晰，骨质完整无缺损，唇侧骨板平直无凹陷，未见明显密度减低影像，牙槽骨唇腭向宽度5mm，高度15mm。鼻腭神经管较细小，未见明显扩大征象。根据测量数据，可以选择直径3mm、长度12～15mm的种植体进行种植修复。

问题2：鼻腭神经管的影像特点如何？需要同哪些疾病进行鉴别？

思路：鼻腭神经管内走行的是鼻腭神经血管束，在X线片上表现为上颌中线牙槽骨基部的长椭圆形密度减低影，边界较清晰，周边为密度较均匀、骨小梁清晰的骨质，但有时因切牙孔扩大而类似囊肿病变影像（图10-2-2），需鉴别。严重扩大的切牙孔在影像学上难以与鼻腭囊肿鉴别，需借助穿刺检查以确诊。

知识点

鼻腭神经管的影像检查及意义

鼻腭神经管为上颌中切牙区重要的解剖结构之一，在进行种植影像检查时，需注意该结构的变异情况，如切牙孔扩大似囊肿样改变，CBCT 矢状位影像能清晰地显示鼻腭神经管扩大及周围骨质的情况。

第三节　下颌磨牙区种植影像学

下颌磨牙区牙缺失(absence of mandibular molar)在临床上更为常见,包括磨牙及前磨牙缺失。该区域的牙缺失后,牙槽骨向舌侧吸收明显,随着时间的延长,牙槽嵴顶变薄呈刃状,从而使牙槽骨的宽度难以满足种植术的需要;另外,下牙槽神经走行于下牙槽神经管(inferior alveolar neural canal)内,是下颌磨牙区的重要结构,一旦损伤该神经将导致一侧下唇麻木,种植手术禁止穿破下牙槽神经管壁,该区域牙种植体的长度因此而受限。术前进行相关的影像学检查,明确下牙槽神经管的位置是该区域牙种植手术成功的重要保证。

【影像学表现】

1. 下颌牙槽骨骨小梁呈网状结构,牙槽嵴顶表面覆盖薄层密质骨板。下颌磨牙区牙槽骨可以向舌侧倾斜突出明显,当进行种植影像学检查测量时,需注意牙槽骨的这种变化,以确保种植需要的有效高度与宽度。

2. 下牙槽神经管的管壁为骨密质,X 线平片影像表现为致密的线管状影像,CBCT 冠状位上,下牙槽神经管表现为圆管样结构。当发生下颌骨骨质疏松(osteoporosis of mandible)时,下牙槽神经管在 X 线影像上可能显示不清,乃至无法辨认。

3. 下牙槽神经存在分叉变异的情况,如分叉或分支(图 10-3-1)全口牙位曲面体层 X 线片、根尖片等常规 X 线影像检查难以发现这种变异,CBCT 检查是确定这种变异的最佳方法。

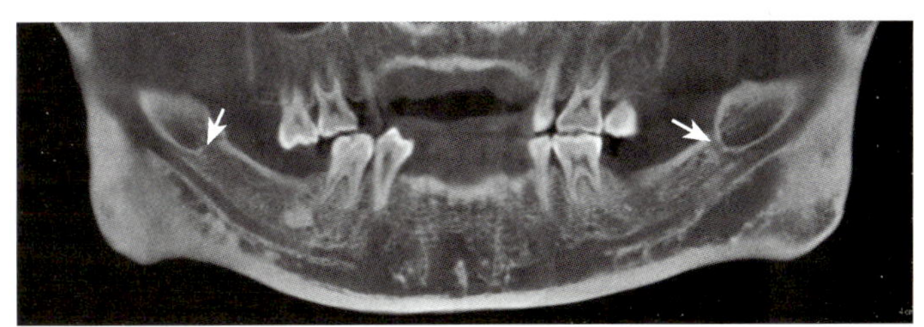

图 10-3-1　双侧下牙槽神经磨牙后区分支

CBCT 重建全口牙位曲面体层 X 线片示双侧磨牙后区见一与下颌神经管相连的管状影像,为下牙槽神经分支

【病例】

病例 1:女性,24 岁。左侧下颌第一前磨牙缺失多年,现计划行种植修复,影像检查资料如下(图 10-3-2):

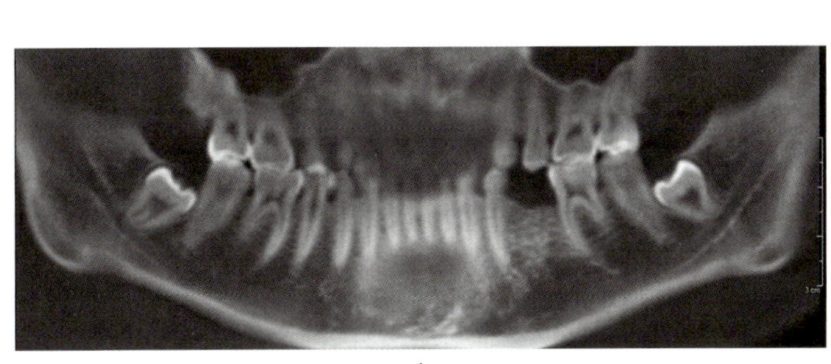

A

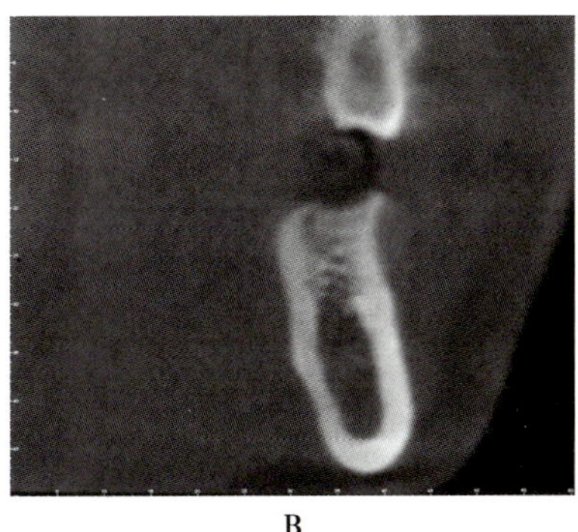

B

图 10-3-2　左侧下颌骨生理性骨质稀疏

CBCT 重建全口牙位曲面体层 X 线片(A)、CBCT 冠状位(B)示缺牙区牙槽骨下方呈密度减低影,为生理性骨质稀疏征象,下牙槽神经管在骨质稀疏区域难以辨认

【问题】

问题 1：缺牙区影像特点如何？下牙槽神经管是否清晰？

思路 1：缺牙区牙槽骨及颌骨的影像学特点。缺牙区牙槽骨密度均匀，骨小梁清晰，牙槽嵴顶平坦，表面皮质影清晰，经 CBCT 测量牙槽骨颊舌向宽度为 9.0mm，高度 14.8mm；牙槽骨下方下颌骨体部呈骨质稀疏征象，骨松质呈范围较大的密度减低影，下颌神经管影像消失。

思路 2：影响下牙槽神经管不清晰的因素。通常，下牙槽神经管的管壁为骨密质，X 线平片影像表现为致密的线管状影像，但生理性骨质稀疏及骨质疏松症在全口牙位曲面体层 X 线片断层域不正确等因素下，均可以影响神经管的显示。骨质疏松症患者，其下颌骨体部的骨松质呈对称性的密度减低影，神经管壁因脱钙而致密度减低，严重时难以辨认，乃至影像消失，即使 CBCT 影像也难以显示；另一方面，当进行下颌骨全口牙位曲面体层 X 线片检查时，若下牙槽神经管不在断层域内，则下颌神经管可能会显示不清晰，但此类情况的下牙槽神经管在 CBCT 影像上可以清楚的显示。

思路 3：神经管变异情况。常见的神经管为自下颌孔至颏孔区的单一管状结构，但 CBCT 影像检查发现，下颌神经管存在变异的情况，如神经管分叉或分支（图 10-3-3），这种变异可能会影响种植手术时的麻醉效果及导致种植术后疼痛。

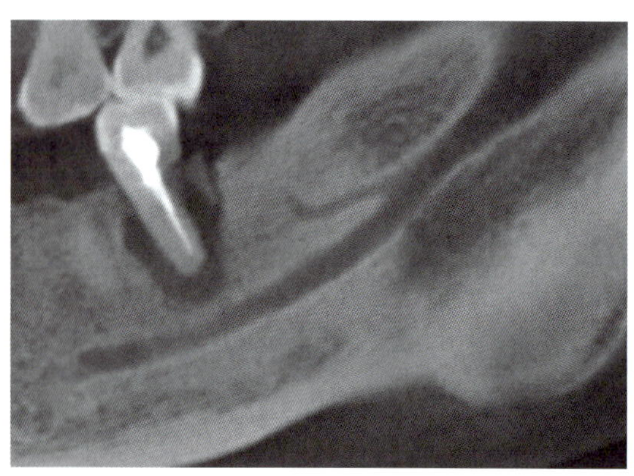

图 10-3-3　左侧下牙槽神经分叉

CBCT 重建全口牙位曲面体层 X 线片示左侧下牙槽神经在第三磨牙区域分出一水平支

问题 2：如何确定缺牙区种植的有效高度与宽度？

思路 1：应用全口牙位曲面体层 X 线片测量牙槽骨高度的适应证。采用全口牙位曲面体层 X 线片测量牙槽骨的高度仅适用于牙槽嵴顶丰满且平坦的病例，对于牙槽嵴顶呈刃状、一侧缺损、牙槽骨向舌侧突起倾斜明显的病例则不适合（图 10-3-4）。

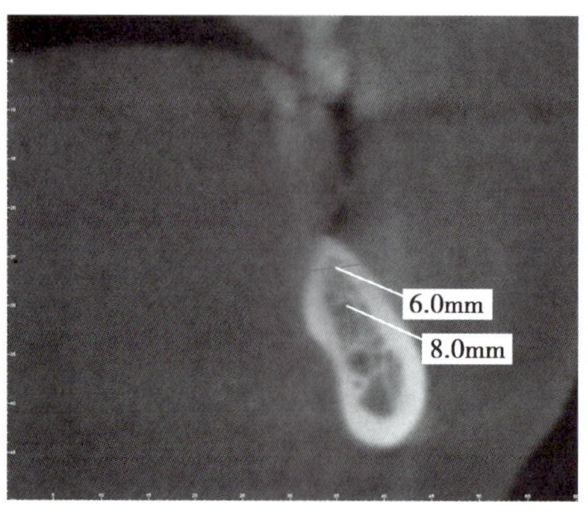

图 10-3-4　牙槽骨舌侧倾斜突起

CBCT 冠状位示左侧下颌第二磨牙区牙槽骨向舌侧倾斜突起，缺牙区骨小梁致密，下颌神经管清晰可见，牙槽骨宽度 6.0mm，高度 8.0mm

思路 2：CBCT 影像测量牙槽骨高度的方法。CBCT 检查是测量牙槽骨的高度及宽度、评估牙槽骨形态的最佳方法，可以获得种植所需的有效高度与宽度（图 10-3-4）。为了保证种植手术的安全距离，在测量时，应该垂直神经管测量牙槽骨有效高度，或根据种植具体部位进行测量。

知识点

下牙槽神经管的影像检查及意义

1. 下牙槽神经管是下颌磨牙区的重要解剖结构之一，骨质疏松症和全口牙位曲面体层 X 线片断层域均可以影响下牙槽神经管显示清晰程度。

2. 下牙槽神经管存在变异的情况，如神经管分叉或分支

3. CBCT 检查不但可以明确神经管变异，还可以确定牙槽骨有效种植高度及宽度、评估牙槽骨形态。

病例 2：女性，35 岁。因左侧下颌磨牙区种植术后下唇麻木 3 天，无疼痛，行 CBCT 检查，资料如下（图 10-3-5）：

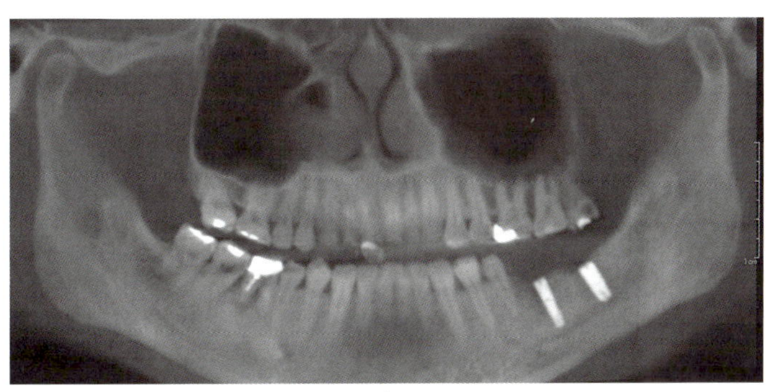

A

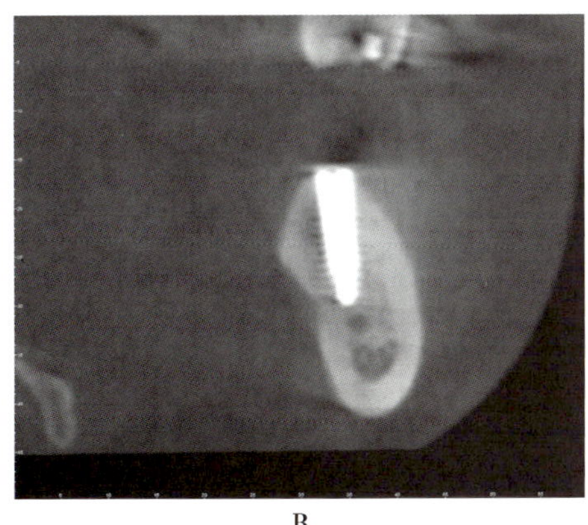

B

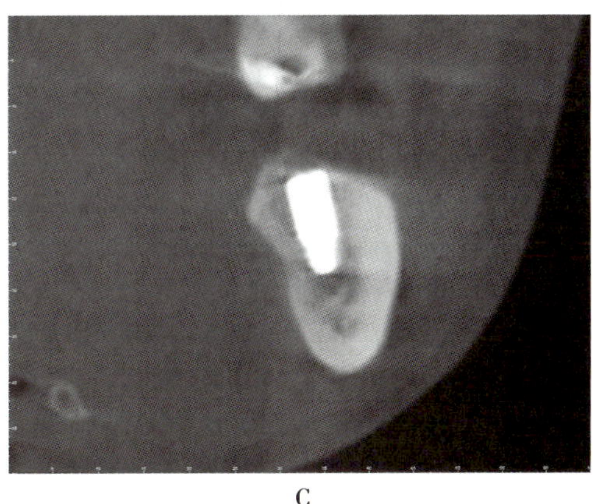

C

图 10-3-5　左侧下颌磨牙种植体植入术后

A. CBCT 重建全口牙位曲面体层 X 线片示左侧下颌磨牙区种植体与下颌神经管的关系；B. CBCT 冠状位示左侧下颌第一磨牙种植体尖端与下颌神经管尚有一定距离；C. CBCT 冠状位示左侧下颌第二磨牙种植体尖端进入下颌神经管

【问题】

问题 1：试从影像学角度分析下唇麻木的原因。

思路 1：CBCT 曲面重建及冠状位重建显示，左侧下颌可见 2 颗种植体，分别为左侧下颌第一磨牙及左侧下颌第二磨牙，左侧下颌第一磨牙种植体尖端距神经管上壁尚有少许距离，神经

管上壁完整；左侧下颌第二磨牙种植体尖端已经突破神经管上壁且进入神经管，神经管上壁影像消失(图 10-3-5A、C)。

思路 2：根据神经管的影像学特点判断神经管的完整性。正常的神经管壁为密质骨板，影像表现为致密线管状影像，本病例中的左侧下颌第二磨牙种植体破坏了神经管上壁的完整性，且进入神经管内，可以诊断为下牙槽神经受压或损伤导致下唇麻木。

问题 2：如何避免种植体误入下颌神经管？

思路 1：明确神经管的位置。术前经过影像学检查明确神经管的位置是非常重要的，建议采用 CBCT 检查。在测量牙槽骨的高度及宽度时，要根据种植需要确定种植所需的牙槽骨有效高度与宽度。但骨质疏松症的患者可能存在下颌神经管不清晰的情况，需仔细鉴别。

思路 2：考虑种植窝洞制备的深度与种植体长度选择原则。为了保证手术的安全，种植窝制备的深度及种植体的长度必须保证不能超过 CBCT 测量的有效高度，不能超过术前在影像学上测量的骨量高度。

知识点

下牙槽神经管的影像特点及意义

1. 正常的下牙槽神经管壁为密质骨板，影像表现为致密线管状影像围绕成圆管样结构。
2. 种植术前详细的影像学检查以明确神经管的位置是预防种植术中损伤神经管的重要方法。

病例 3：女性，53 岁。右侧下颌磨牙种植术后 7 天，下颌种植区持续性疼痛，现进行根尖片及 CBCT 检查，影像资料如下(图 10-3-6)：

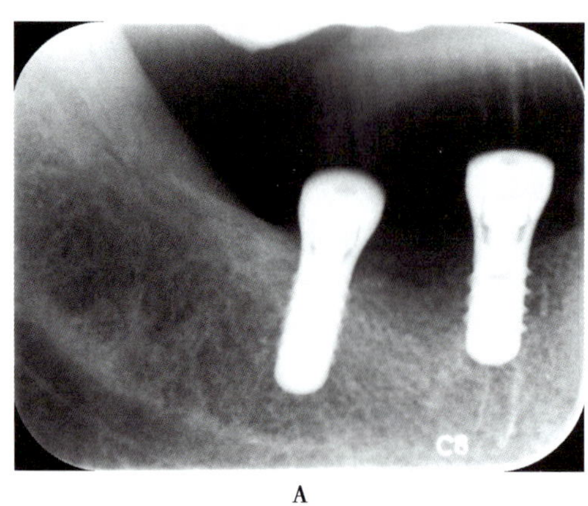

A

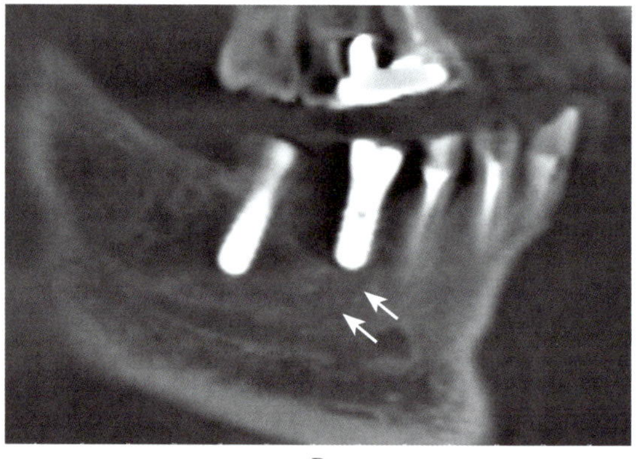

B

图 10-3-6　右侧下颌磨牙区种植体植入术后

A. 根尖片示种植体周围骨质愈合良好，种植体周围未见明显低密度影；B. CBCT 矢状位示右侧下颌第一磨牙区种植体尖端见线状低密度影，为下牙槽神经分支

【问题】

问题：试根据影像特点分析右侧磨牙区疼痛的可能原因是什么？

思路 1：根尖片显示右侧下颌磨牙区可见 2 颗种植体影像，种植体周围骨质密度均匀，未见明显低密度影，骨小梁清晰，可以排除种植体周围炎；CBCT 矢状位显示近中种植体的尖端前下方见一细管状结构，向前延伸至该种植体尖端，向后与下颌神经管相连，因此可以考虑为种植体压迫下牙槽神经分支。

思路 2：注意鉴别诊断。对于种植术后的疼痛，除了考虑种植体压迫下颌神经分支，也需要与种植术后感染(infection)相鉴别。种植术后感染的影像表现为,种植体周围呈边界不整齐的密度减低影,骨小梁影像消失(图 10-3-7)。

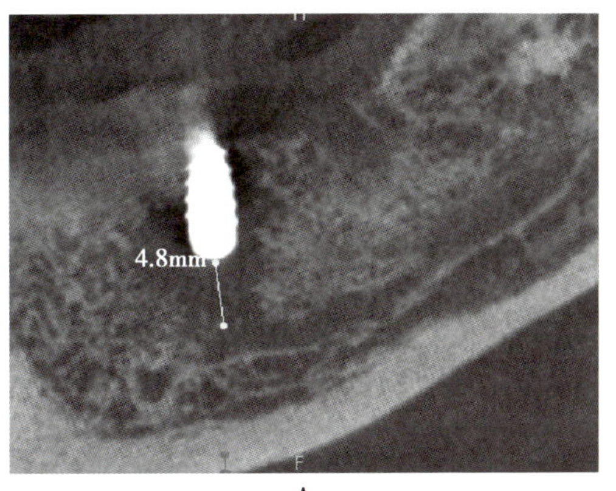

A

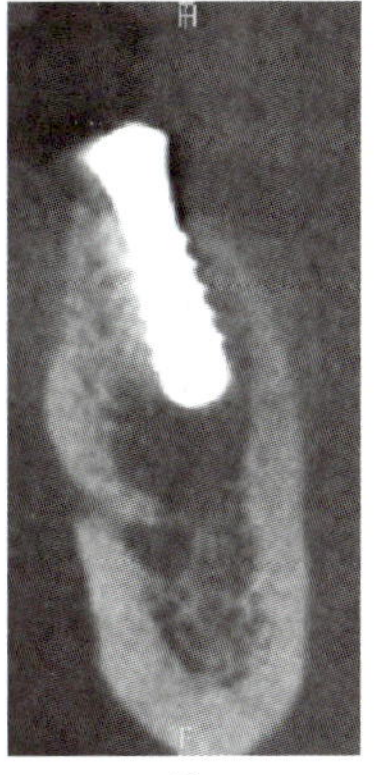

B

图 10-3-7　左侧下颌磨牙区种植术后感染

CBCT 矢状位(A)、CBCT 冠状位(B)示种植体尖端周围呈范围较大的低密度影区,其内密度较均匀,边界不整齐,下牙槽神经管上壁不完整

知识点

种植术后持续性疼痛的可能原因及其影像学表现

1. 种植术后当天因手术刺激可出现术区短暂的疼痛。
2. 种植术后发生的剧烈疼痛,可能为种植体压迫神经分支或种植区颌骨感染。
3. 种植术后颌骨感染的影像表现为种植体周围呈边界不整齐的密度减低影,骨小梁影像消失。

病例 4:女性,34 岁。右侧下颌第二前磨牙缺失 2 年,现计划行种植修复,影像检查资料如下(图 10-3-8):

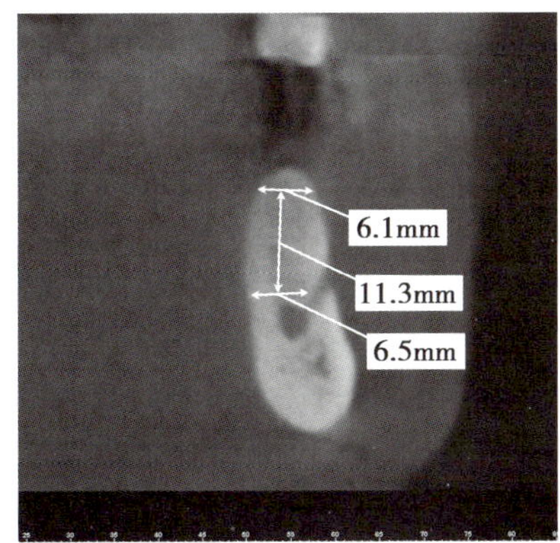

图 10-3-8　右侧颏神经管

CBCT 冠状位示右侧下颌第二前磨牙缺失,缺牙区牙槽骨密度均匀,下颌神经管及颏神经管清晰可见,牙槽骨高度 11.3mm,宽度 6.1mm

学习笔记

【问题】

问题：缺牙区影像学表现与种植手术的关系如何？

思路1：该缺牙区牙槽骨密度均匀，未见明显减低影像，下颌神经管清晰可见，在牙槽骨的颊侧见一管状低密度影与下颌神经管相连，此为下牙槽神经走行至颏孔的部位（图10-3-8），即颏神经管。

思路2：由于颏神经管自下颌神经管斜向外上侧穿行于牙槽骨，在测量牙槽骨的有效种植高度时，除了应避开下颌神经管，还应避开颏孔（颏神经管）（图10-3-8），种植术时应避免破坏颏神经管。

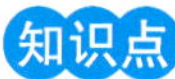

知识点

下颌前磨牙区种植影像学检查注意事项

下牙槽神经和颏神经为下颌前磨牙区重要解剖结构之一，种植影像检查时应注意下牙槽神经及颏神经的走行方向与位置，以免在种植术中损伤神经。

第四节　下颌前牙区种植影像学

下颌前牙区包括尖牙及切牙，以切牙缺失（absence of incisor）最常见。下颌切牙是全口牙中最小的牙齿，下颌切牙区牙槽骨是全口牙槽骨最薄的部位，其牙槽骨厚度通常难以满足种植需要，牙槽骨基部的唇侧常呈凹陷形态，进一步加重了牙槽骨厚度的不足，通常需要采取骨增量手术以增加牙槽骨的厚度，CBCT检查是评价该区域牙槽骨形态与厚度的最佳手段。

学习笔记

【影像学表现】

1. 下颌前牙区牙槽骨在X线片上表现为密度均匀、骨小梁致密的影像，可见颏嵴或颏结节，在全口牙位曲面体层X线片上，颈椎影像常与该区域的影像重叠。

2. 在CBCT影像应用于口腔种植影像学检查以前，常常认为下颌前牙区是种植的安全区，没有重要的解剖结构，随着CBCT影像的应用，现有这种观点被修正。CBCT发现，下颌前牙区颌骨内可出现下牙槽神经颏部分支，其走行于颏部骨质内，全口牙位曲面体层X线片及根尖片难以显示这种结构。

【病例】

病例1：男性，52岁。右侧下颌尖牙断裂1年，计划种植修复，影像资料如下（图10-4-1）：

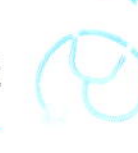

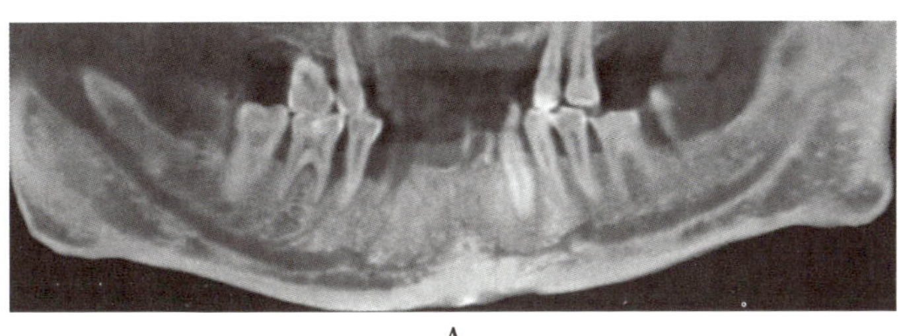

A

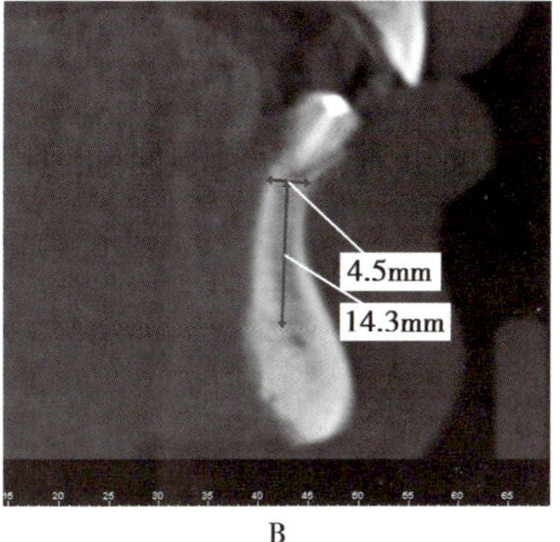

B

图 10-4-1　下牙槽神经管颏部分支

A. CBCT 重建全口牙位曲面体层 X 线片示下牙槽神经向颏部发出分支，走行至颏部中线处；B. CBCT 冠状位示右侧下颌尖牙残根及下牙槽神经颏部分支

【问题】

问题：右侧下颌尖牙区的牙槽骨可否满足种植要求，种植体长度为多少?

思路 1：分析右侧尖牙区影像学特点。右侧尖牙牙冠缺失，见残根影像，冠状位显示残根尖周牙周膜间隙稍增宽，舌侧及唇侧骨板菲薄，根尖下方牙槽骨唇侧骨质凹陷明显，骨质自此向下逐步增宽，在近牙槽骨基部处见一细管状低密度影结构，该结构为下牙槽神经的颏部分支(图 10-4-1A)。

思路 2：考虑确定种植体长度、大小的原则。在进行下颌前牙区牙槽骨测量时，应避开下牙槽神经的颏部分支，本病例的有效种植高度为 14.3mm，由于牙槽嵴顶只有 4.5mm，且唇侧骨质凹陷，因此，对于这类骨量不足的情况，应采用植骨的方法以增加有效的骨厚度(图 10-4-2)。

学习笔记

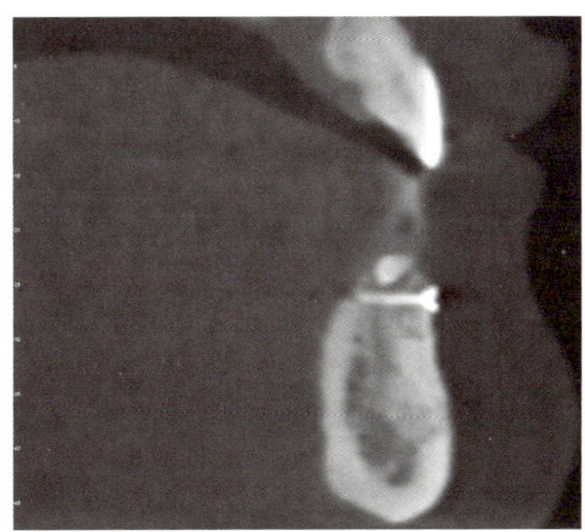

图 10-4-2　下颌侧切牙区牙槽骨唇侧植骨

CBCT 矢状位示右侧下颌侧切牙缺失，唇侧植骨及固位螺钉

学习笔记

知识点

下牙槽神经的颏部分支及影像学检查的意义

下牙槽神经除了从颏孔穿出，有时候会发出下颌前牙区神经分支，X线片难以发现这些分支，CBCT影像可以清晰地分辨这种分支，在进行下颌前牙区牙槽骨测量时，应避开下牙槽神经的颏部分支。

病例2：男性，48岁。右侧下颌中切牙缺失2年，现计划种植治疗，影像检查资料如下（图10-4-3）：

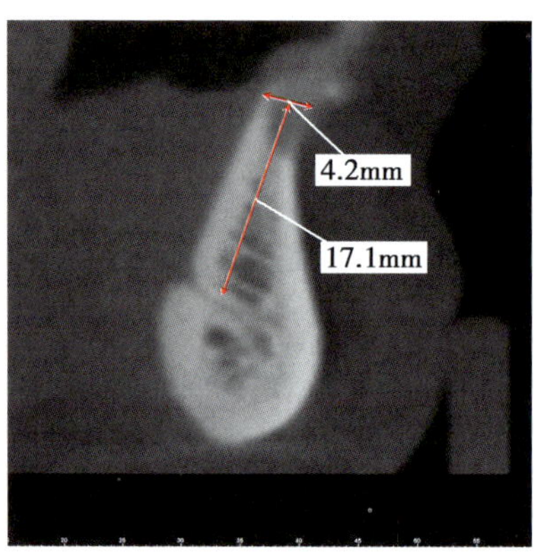

图10-4-3　下颌舌侧管

CBCT矢状位示右侧下颌中切缺失，缺牙区牙槽骨基部见下颌舌侧管影像，牙槽骨高度17.1mm，宽度4.2mm

【问题】

问题：试分析该区域影像学特点？

思路1：CBCT矢状位显示，牙槽嵴顶唇侧骨质呈低密度影，其余部分骨质密度均匀，骨质完整，骨松质骨小梁清晰；CBCT测量牙槽嵴顶宽度约4.2mm，自牙槽嵴顶向牙槽骨基部逐步增厚；颏部正中见一小管状低密度影，为下颌舌侧管，其内走行的为血管束；颏部舌侧的骨质自颏小孔处至下颌下缘逐步缩窄。

思路2：选择合适的影像检查技术进行牙槽骨的骨量评估。全口牙位曲面体层X线片及根尖片不能观察下颌前部骨质的唇舌向骨质情况，宜采用CBCT矢状位观察，以期准确了解骨质情况，避免种植体穿破下颌下部的舌侧骨板而导致口底出血。

知识点

颏部的影像检查及意义

颏部正中可见下颌舌侧管影像，种植手术时应避免损伤该结构以免大出血，CBCT检查是评价该区域骨质形态的最佳方法。

（曾东林）

参考文献

1. 马绪臣. 口腔颌面医学影像诊断学. 第6版. 北京：人民卫生出版社，2012.

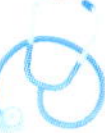

2. 王虎. 口腔种植影像学. 北京：人民卫生出版社，2013.
3. Kopecka D, Simunek A, Brazda T, et al. Relationship between subsinus bone height and bone volume requirements for dental implants: a human radiographic study. Int J Oral Maxillofac Implants, 2012, 27(1): 48-54.
4. Parks ET. Cone beam computed tomography for the nasal cavity and paranasal sinuses. Dent Clin North Am, 2014, 58(3): 627-651.
5. Nicolielo LF, Van Dessel J, Jacobs R, et al. Presurgical CBCT assessment of maxillary neurovascularization in relation to maxillary sinus augmentation procedures and posterior implant placement. Surg Radiol Anat, 2014, May 15. [Epub ahead of print].
6. Ilgüy D, Ilgüy M, Dolekoglu S, et al. Evaluation of the posterior superior alveolar artery and the maxillary sinus with CBCT. Braz Oral Res, 2013, 27(5): 431-437.
7. Neugebauer J, Ritter L, Mischkowski RA, et al. Evaluation of maxillary sinus anatomy by cone-beam CT prior to sinus floor elevation. Int J Oral Maxillofac Implants, 2010, 25(2): 258-265.
8. Pertl L, Gashi-Cenkoglu B, Reichmann J, et al. Preoperative assessment of the mandibular canal in implant surgery: comparison of rotational panoramic radiography (OPG), computed tomography (CT) and cone beam computed tomography (CBCT) for preoperative assessment in implant surgery. Eur J Oral Implantol, 2013, 6(1): 73-80.
9. Oliveira-Santos C, Capelozza AL, Dezzoti MS, et al. Visibility of the mandibular canal on CBCT cross-sectional images. J Appl Oral Sci, 2011, 19(3): 240-243.
10. de Oliveira-Santos C, Souza PH, de Azambuja Berti-Couto S, et al. Assessment of variations of the mandibular canal through cone beam computed tomography. Clin Oral Investig, 2012, 16(2): 387-393.
11. Yamada T, Ishihama K, Yasuda K, et al. Inferior alveolar nerve canal and branches detected with dental cone beam computed tomography in lower third molar region. J Oral Maxillofac Surg, 2011, 69(5): 1278-1282.

学习笔记

中英文名词对照索引

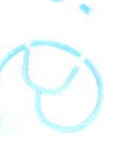

K

L

M

N

P

Q

R

S

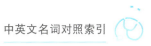

32